中国医学临床百家·病例精解

神经内分泌肿瘤MDT
诊治策略与实践

名誉主编：蔡建强
主　　编：赵　宏　赵东兵　依荷芭丽·迟

U0348738

科学技术文献出版社
SCIENTIFIC AND TECHNICAL DOCUMENTATION PRESS
·北京·

图书在版编目（CIP）数据

神经内分泌肿瘤MDT诊治策略与实践 / 赵宏，赵东兵，依荷芭丽•迟主编. —北京：科学技术文献出版社，2019.10

ISBN 978-7-5189-5990-7

Ⅰ.①神… Ⅱ.①赵… ②赵… ③依… Ⅲ.①神经递体—内分泌病—肿瘤—诊疗 Ⅳ.① R736

中国版本图书馆 CIP 数据核字（2019）第 192119 号

神经内分泌肿瘤MDT诊治策略与实践

策划编辑：程　寒　责任编辑：帅莎莎　程　寒　责任校对：张吲哚　责任出版：张志平

出 版 者　科学技术文献出版社
地　　址　北京市复兴路15号　邮编 100038
编 务 部　（010）58882938，58882087（传真）
发 行 部　（010）58882868，58882870（传真）
邮 购 部　（010）58882873
官方网址　www.stdp.com.cn
发 行 者　科学技术文献出版社发行　全国各地新华书店经销
印 刷 者　北京地大彩印有限公司
版　　次　2019 年 10 月第 1 版　2019 年 10 月第 1 次印刷
开　　本　787×1092　1/16
字　　数　543千
印　　张　46.5
书　　号　ISBN 978-7-5189-5990-7
定　　价　398.00元

编委会

名誉主编　蔡建强　中国医学科学院肿瘤医院

主　　编　赵　宏　中国医学科学院肿瘤医院
　　　　　赵东兵　中国医学科学院肿瘤医院
　　　　　依荷芭丽·迟　中国医学科学院肿瘤医院

副 主 编　吴文铭　中国医学科学院北京协和医院
　　　　　白春梅　中国医学科学院北京协和医院
　　　　　楼文晖　复旦大学附属中山医院
　　　　　谭煌英　中日友好医院
　　　　　白雪莉　浙江大学附属第一医院

编　　委　（按姓氏笔画排序）
　　　　　于江媛　北京大学肿瘤医院
　　　　　马　涛　浙江大学附属第一医院
　　　　　王　勇　中国医学科学院肿瘤医院
　　　　　王　峰　南京市第一医院 / 南京医科大学
　　　　　王行雁　北京大学第三医院
　　　　　王贵齐　中国医学科学院肿瘤医院
　　　　　车　旭　中国医学科学院肿瘤医院
　　　　　方维佳　浙江大学附属第一医院
　　　　　石素胜　中国医学科学院肿瘤医院
　　　　　石雪迎　北京大学医学部病理系 / 北京大学第三医院
　　　　　卢　琳　中国医学科学院北京协和医院
　　　　　叶　枫　中国医学科学院肿瘤医院
　　　　　白晓枫　中国医学科学院肿瘤医院
　　　　　闫　东　中国医学科学院肿瘤医院

毕新刚　中国医学科学院肿瘤医院
毕新宇　中国医学科学院肿瘤医院
刘绍严　中国医学科学院肿瘤医院
孙永琨　中国医学科学院肿瘤医院
纪　元　复旦大学附属中山医院
寿建忠　中国医学科学院肿瘤医院
杜顺达　中国医学科学院北京协和医院
李　俏　中国医学科学院肿瘤医院
李　洁　北京大学肿瘤医院
李秉璐　中国医学科学院北京协和医院
李智宇　中国医学科学院肿瘤医院
杨　敏　中国医学科学院肿瘤医院
吴宏亮　中国医学科学院肿瘤医院
吴峻立　南京医科大学第一附属医院
应建明　中国医学科学院肿瘤医院
冷家骅　北京大学肿瘤医院
张　雯　中国医学科学院肿瘤医院
张　睿　中国医科大学肿瘤医院／辽宁省肿瘤医院
张业繁　中国医学科学院肿瘤医院
陆　明　北京大学肿瘤医院
苗　毅　南京医科大学第一附属医院
范金虎　中国医学科学院肿瘤医院
林冬梅　北京大学肿瘤医院
罗　杰　中日友好医院
金　晶　中国医学科学院肿瘤医院
周健国　中国医学科学院肿瘤医院
周爱萍　中国医学科学院肿瘤医院
周海涛　中国医学科学院肿瘤医院
郑朝纪　中国医学科学院北京协和医院
郎　韧　首都医科大学附属北京朝阳医院
赵　峻　中国医学科学院肿瘤医院

赵建军　中国医学科学院肿瘤医院
钟宇新　中国医学科学院肿瘤医院
贺　舜　中国医学科学院肿瘤医院
贾　茹　解放军总医院第五医学中心
原春辉　北京大学第三医院
黄　振　中国医学科学院肿瘤医院
蒋力明　中国医学科学院肿瘤医院
韩　玥　中国医学科学院肿瘤医院
韩显林　中国医学科学院北京协和医院
景红丽　中国医学科学院北京协和医院
程月鹃　中国医学科学院北京协和医院
鲁海珍　中国医学科学院肿瘤医院
曾辉英　中国医学科学院肿瘤医院
谭锋维　中国医学科学院肿瘤医院
霍　力　中国医学科学院北京协和医院

编　　者　（按姓氏笔画排序）
万雪帅　中国医学科学院北京协和医院
王　健　中国医学科学院肿瘤医院
王月华　北京市朝阳区三环肿瘤医院
王年昌　中国医学科学院肿瘤医院
王佳妮　中国医学科学院肿瘤医院
王童博　中国医学科学院北京协和医学院
文雅茹　中国医学科学院肿瘤医院
石　刚　中国医科大学肿瘤医院 / 辽宁省肿瘤医院
包旭东　中国医学科学院北京协和医学院
刘　勇　中国医学科学院肿瘤医院
刘继喜　中日友好医院
刘维丽　北京市朝阳区三环肿瘤医院
闫晓菲　中国医科大学肿瘤医院 / 辽宁省肿瘤医院
祁志荣　中日友好医院

严仕达　中国医学科学院北京协和医学院
苏　昊　中国医学科学院北京协和医学院
李　刚　北京大学第三医院
李　倩　复旦大学附属中山医院
李　鹏　中国医学科学院肿瘤医院
李　颖　中国医学科学院肿瘤医院
李远良　北京中医药大学
李明娜　南京医科大学第一附属医院
李政奇　中国医学科学院北京协和医学院
李星辰　中国医学科学院北京协和医学院
李腾雁　中国医学科学院北京协和医学院
李慕行　北京大学第三医院
杨已起　北京市朝阳区三环肿瘤医院
吴文川　复旦大学附属中山医院
吴朝锐　中国医学科学院北京协和医学院
邱旭东　北京中医药大学
沈美萍　南京医科大学第一附属医院
张　卫　中国医学科学院北京协和医学院
张月明　中国医学科学院肿瘤医院
张晓杰　中国医学科学院北京协和医学院
陈　晓　中国医学科学院肿瘤医院
陈启晨　中国医学科学院北京协和医学院
陈莹莹　北京中医药大学
陈楚岩　中国医学科学院北京协和医学院
罗治文　中国医学科学院北京协和医学院
周玉陶　中国医学科学院北京协和医学院
郑志博　中国医学科学院北京协和医院
赵传多　中国医学科学院北京协和医学院
赵震宇　南京市第一医院/南京医科大学
胡翰杰　中国医学科学院北京协和医学院
饶　微　中国医学科学院肿瘤医院

姜志超　中国医学科学院肿瘤医院
姚晓晨　南京市第一医院／南京医科大学
夏艳飞　中国医学科学院北京协和医学院
原嘉隆　首都医科大学
徐　林　中国医学科学院深圳肿瘤医院
徐文彬　南京医科大学第一附属医院
高文涛　南京医科大学第一附属医院
郭镜飞　中国医学科学院阜外医院
黄素明　复旦大学附属中山医院
斯　岩　南京医科大学第一附属医院
葛大壮　中国医学科学院北京协和医学院
童　舟　浙江大学附属第一医院
窦利州　中国医学科学院肿瘤医院
魏文健　北京市朝阳区三环肿瘤医院

编写秘书：陈　晓　中国医学科学院肿瘤医院

名誉主编简介

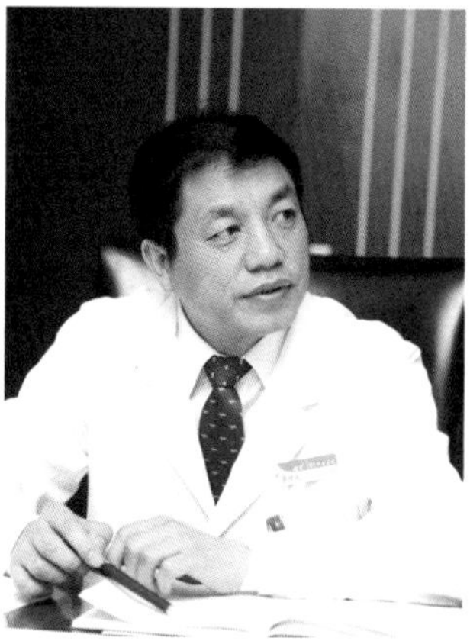

蔡建强

主任医师，教授，博士生导师，中国医学科学院肿瘤医院副院长，享受国务院特殊津贴，国家卫生计生委突出贡献中青年专家。从医30余年，始终致力于腹部肿瘤尤其是肝脏肿瘤的综合治疗及相关转化医学研究。作为课题负责人或主要成员，承担国家科学技术重大专项等国家级课题5项、省部级课题3项，在*Nature genetics*等国内外重要学术期刊发表论文90余篇。荣获国家科学技术进步奖二等奖1项，上海科学技术进步奖一等奖等省部级奖励5项。同时，担任中华医学会外科专业委员会副秘书长，中国医疗保健国际交流促进会肝脏肿瘤分会副主任委员、结直肠癌肝转移分会主任委员、神经内分泌肿瘤分会名誉主任委员，中国抗癌协会软组织肉瘤分会候任主任委员及《肝癌电子杂志》主编等众多学术职务。

主编简介

赵 宏

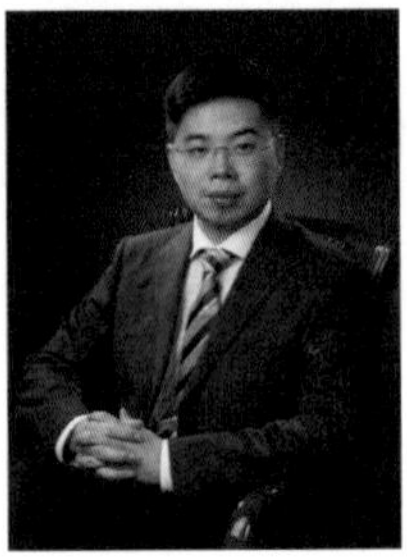

主任医师，教授，博士生导师，中国医学科学院肿瘤医院肝胆外科副主任。作为中国医疗保健国际交流促进会神经内分泌肿瘤分会（CNETS）创始发起人之一，推动该疾病诊治规范化和合作研究的发展，并担任 CNETS 秘书长及青委会主任委员。学术成绩得到国际同行认可，受邀担任欧洲神经内分泌肿瘤学会（ENETS）顾问委员会委员。

擅长神经内分泌肿瘤、原发性肝癌、结直肠癌肝转移的外科治疗。并在上述疾病发病机制、诊断和预后标志物方面进行了较为深入的研究。相关成果发表在 *Nature genetics*、*Nature Communication*、*Gastroenterology*、*Annals of Surgery* 等国际高水平期刊。

2009 年入选北京市科技新星，2014 年获教育部霍英东青年教师奖二等奖，2015 年当选首届首都十大杰出青年医生。同时兼任中国医疗保健国际交流促进会肝脏肿瘤分会青委会总干事、北京医学会肿瘤分会青委会副主任委员、北京中山医学会副会长、中国医师协会智慧医疗分会委员、*Annals of Translational Medicine* 副主编等重要学术职务。

赵东兵

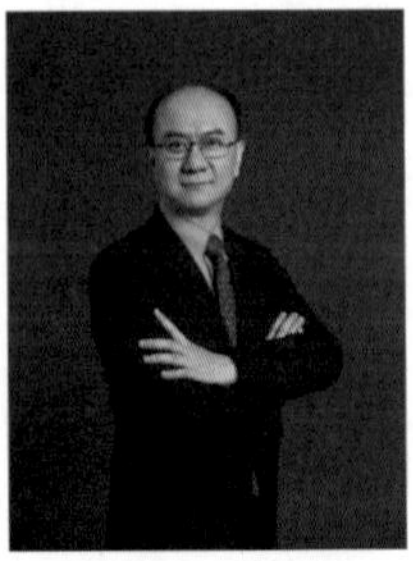

主任医师，教授，博士生导师，中国协和医科大学肿瘤学博士学位，国家癌症中心 / 中国医学科学院肿瘤医院胰胃外科副主任、书记，中国医疗保健国际交流促进会神经内分泌肿瘤分会主任委员，北京医学会外科专业委员会胃肠学组副组长，国家远程医疗与互联网中心胃肠肿瘤专业委员会副主任委员，中国抗癌协会内镜专业委员会常委，北京医学会肿瘤分会常委，中国抗癌协会胃癌专业委员会委员，中国医师协会外科肿瘤专业委员会委员，国际肝胆胰协会委员，北京市肿瘤治疗质量控制和改进中心专业委员，北京市医疗事故鉴定委员会委员，英国皇家癌症研究所和香港基督教医院访问学者。

擅长胃癌、胃间质瘤、胰腺癌、结直肠癌及神经内分泌肿瘤的诊治。尤其擅长消化道肿瘤的微创治疗，在胃癌微创治疗，结直肠癌保肛、胰腺癌根治手术及神经内分泌肿瘤综合治疗方面经验丰富。发表学术研究论文60余篇，获得包括国家自然科学基金在内的多项课题资助。

依荷芭丽·迟

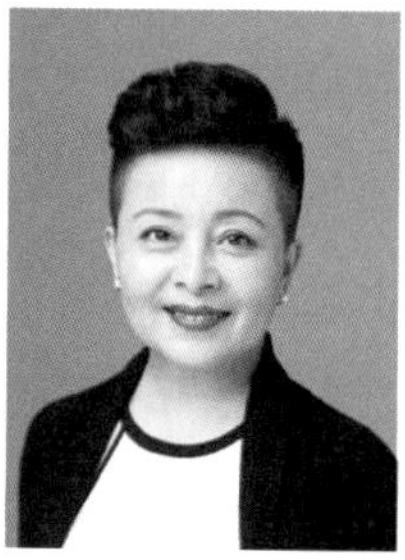

女，维吾尔族。主任医师，北京协和医学院硕士生导师，中国医学科学院肿瘤医院肿瘤内科工作。兼任中国医疗保健国际交流促进会神经内分泌肿瘤分会（CNETS）副主任委员、中国抗癌协会胰腺专业委员会神经内分泌学组副组长、中国医师协会胰腺专业委员会神经内分泌学组副组长、CSCO神经内分泌肿瘤专家委员会委员、CSCO肉瘤专家委员会委员、中国医疗保健国际交流促进会结直肠癌肝转移治疗专业委员会委员、ASCO会员、CSCO会员、ESMO会员、ENETS会员、《慢性病与转化医学（英文）杂志》编委，《肝癌电子杂志》编委等及北京市民族联谊会理事等职务。

一直从事肿瘤内科工作30年，期间前往法国巴黎学习深造，并获得法国第十一大学医学肿瘤学博士学位。2002年回国后在中国医学科学院肿瘤医院内科工作至今，负责和参与临床研究30余项，发表文章近20余篇。其中参与和负责中国自主创新药物盐酸安罗替尼的Ⅰ期、Ⅱ期和ⅡB期临床研究工作，见证此药从研发到上市全过程，并两次在美国ASCO年会做口头报告。获得CSCO和中国医学科学院肿瘤医院优秀学术论文等各级奖励。

副主编简介

吴文铭

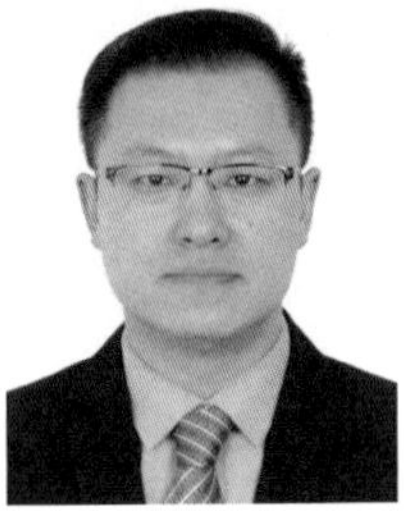

现任北京协和医院副院长，党委委员。北京协和医院基本外科主任医师，外科学教授。中华医学会外科学分会全国委员兼副秘书长，中华医学会外科学分会胰腺外科学组委员兼秘书，北京医学会外科学分会青年委员会副主任委员，北京医师协会肥胖和2型糖尿病综合诊治专科医师分会副主任委员，中国研究型医院学会胰腺病专业委员会常务委员兼秘书长，中国医师协会外科医师分会肥胖和糖尿病外科医师委员会常务委员，中国研究型医院学会机器人与腹腔镜外科专业委员会常务委员，中国研究型医院学会普通外科专业委员会常务委员。担任 *Journal of Pancreatology* 编辑部主任兼常务编委，*Surgery*，*Gastroenterology and Oncology Journal* 编委，《中华医学杂志英文版》《中华外科杂志》《中华消化外科杂志》通讯编委。

从事临床医疗、教学及科研工作20年，研究领域包括胰腺外科、胃肠外科、内分泌外科及机器人外科。目前研究方向主要集中在胰腺癌、胰腺内分泌肿瘤、胰腺囊性疾病、急慢性胰腺炎、肥胖和糖尿病代谢外科的基础研究及外科诊断和治疗。发表SCI及核心期刊文章60余篇，参编书籍3部，主持国家自然科学基金及院校级科研基金6项，参与多项卫生部、科学技术部等国家级科研项目并担任分项目负责人。

白春梅

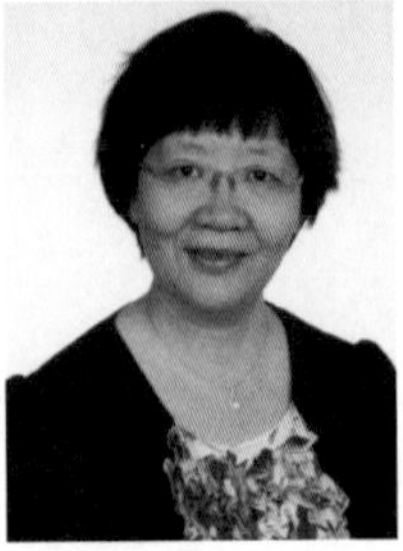

主任医师，博士研究生导师，北京协和医院肿瘤内科主任。CSCO执行委员会委员，CSCO神经内分泌肿瘤专家委员会委员、老年肿瘤学会执行委员。《中华临床营养杂志》编委，《中国新药杂志》审稿人。分别于1989年和1999年在北京医科大学和中国协和医科大学获得医学学士和内科临床博士学位。经历血液学和肿瘤内科学系统专科学习。2000年在美国北卡大学医学院进修学习。主要研究方向为肿瘤诊断和治疗，特别是分子标志物在肿瘤诊断、治疗和预后中应用。主持国家自然科学基金项目，主持和参加抗肿瘤新药临床药物试验。

楼文晖

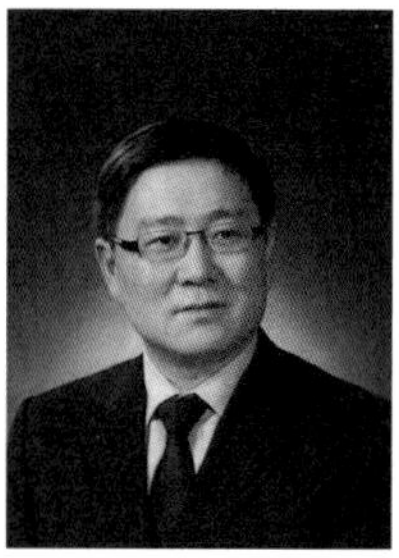

医学博士，主任医师，教授，博士生导师。复旦大学附属中山医院胰腺外科主任、普外科副主任、外科中心实验室主任。长期从事胰腺肿瘤、胃肠道肿瘤和胃肠胰神经内分泌肿瘤诊断和治疗。上海市优秀学科带头人。现任上海医学会普外科分会主任委员，上海医学会外科分会副主任委员，中华医学会第十八届外科委员会全国委员，中华医学会外科学分会胰腺外科学组副组长，中国研究型医院协会胰腺病分会副会长，中国医师协会外科分会全国委员，中国医师协会胰腺病专业委员会常务委员，MDT 专业委员会常务委员、神经内分泌肿瘤分委会主任委员，中国医疗保健国际交流促进会神经内分泌肿瘤分会副主任委员，快速康复委员会、减重及代谢外科分会副会长，中国医学装备协会外科装备分会基础装备专委会主任委员。兼任 *Journal of Digestive Disease*、*Annual of Surgery*（中文版）、《外科理论与实践》《中国实用外科杂志》《中华肝胆外科杂志》《中华医学杂志》《中华外科杂志》《中华消化外科杂志》编委和通讯编委。近年来以第一作者和通讯作者在国内核心期刊和国外杂志发表文章 100 多篇，承担包括国家自然科学基金，“863”项目等多项国家级和省市级研究课题。

谭煌英

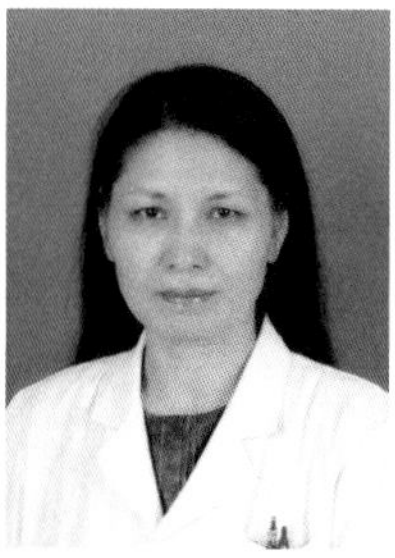

教授，博士生导师，中日友好医院中西医结合肿瘤内科主任医师，中日友好医院神经内分泌肿瘤诊疗中心负责人。CSCO 神经内分泌肿瘤专家委员会委员，中国抗癌协会胰腺癌专业委员会神经内分泌肿瘤学组（CSNET）副组长，中国医疗保健国际交流促进会神经内分泌肿瘤分会（CNETS）常务委员，中国研究型医院学会肿瘤学专业委员会委员，北京中西医结合学会第七届肿瘤专业委员会委员。分别于 1996 年和 2005 年在北京中医药大学中西医结合临床专业获医学硕士和博士学位，系统学习中西医肿瘤内科学。2009 年 9 月至 11 月在美国 Fox Chase 肿瘤中心接受胃肠胰神经内分泌肿瘤临床培训，师从 Paul Engstrom 教授。回国后专注于神经内分泌肿瘤的诊疗。主持多项国家自然科学基金项目，发表 SCI 及中文核心期刊文章 50 余篇。擅长各种神经内分泌肿瘤的诊断及中西医治疗，主要研究方向为胃神经内分泌肿瘤的分型诊治及中药干预预防 1 型胃神经内分泌肿瘤复发的分子机制。参与多项神经内分泌肿瘤的国际多中心临床研究，如 RADIANT-4 研究。

白雪莉

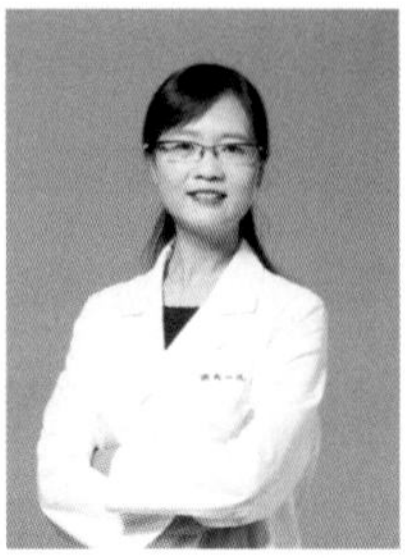

主任医师、浙江大学外科学教授、博士生导师，浙江大学附属第一医院肝胆胰外科常务副主任，浙江省胰腺病研究重点实验室副主任，浙江省卫生高层次创新人才，中国肿瘤青年科学家奖获得者。长期从事肝胆胰外科和肝脏移植，先后留学香港大学玛丽医院、西澳大学、美国约翰霍普金斯医院。

兼任国际肝胆胰协会（IHPBA）会员，中国研究型医院学会加速康复外科专业委员会副主任委员兼秘书长、胰腺疾病专业委员会常务委员，中华外科学分会门脉高压学组委员，中国医师协会外科医师分会胆道外科医师委员会常务委员、肝脏外科医师委员会委员，中国医师协会胰腺病学专业委员会青年委员会副主任委员，中国医疗保健国际交流促进会结直肠癌肝转移治疗专业委员会、神经内分泌肿瘤委员会委员，中国抗癌学会肝癌专业委员会委员、肿瘤转移分会青年委员、胰腺癌专业委员会青年委员，中国肝癌精准治疗联盟常务委员，浙江省医师协会胰腺病专委会副主任委员，《中华肝胆外科杂志》编委等职务。

主持科研项目 14 项，其中国家自然科学基金 5 项；发表学术论文 102 篇，其中以第一或通讯作者在 *Gut*、*Hepatology* 等期刊发表 SCI 论文 37 篇，专著两部。以第二名成绩荣获浙江省自然科学奖一等奖、教育部高校科学技术进步一等科学技术奖励 4 项。

Preface

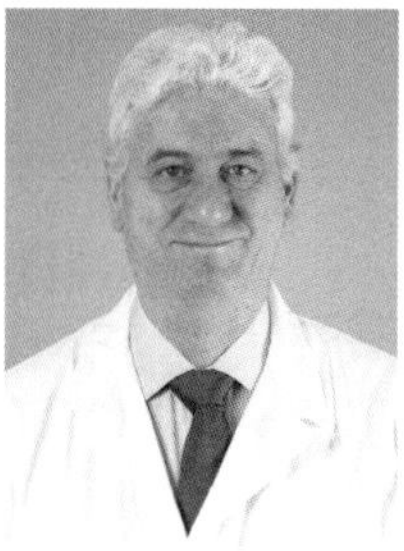

"Multidisciplinary Team Strategies and Practice of Neuroendocrine Neoplasms" is a clear and direct guide to this class of diseases.

Organized in a logical way, the book first explains the current guidelines for the diagnosis and treatment of NENs.It then moves on to present many practical cases with both common and uncommon clinical manifestations.Most problems encountered in daily practice are discussed in this book along with the relevant references. The book allows both practitioners and patients to easily discover if there are options for treating a particular concern in diagnosis or treatment of NENs.

The book's patient-centered approach is appealing, and its accessible style and natural language make it easy to understand.It explains complicated medical ideas in a straightforward way.Each chapter is summarized, with key points highlighted, at its conclusion.

It has taken practitioners of an older generation many years of clinical experience, seminars, books and articles to figure out how to treat patients with NENs.Now younger practitioners can be spared this prolonged and difficult course of learning. Instead of everyone having to do his or her own research, Dr. Hong Zhao has collected the most relevant research from the past decades into this brilliant and informative book. Because he has made this information so readable and easy to use, I recommend that *"Multidisciplinary Team Strategies and Practice of Neuroendocrine Neoplasms"* be on the desk of every Chinese practitioner interested in these diseases.

Full Professor of Surgery, Università Vita-Salute San Raffaele

Chairman of ENETS (2016—2018)

Honorary Chairman of CNETS

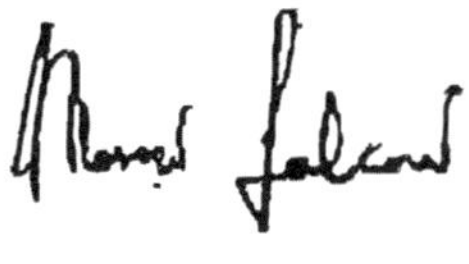

Milano, Italy

August 2019

序

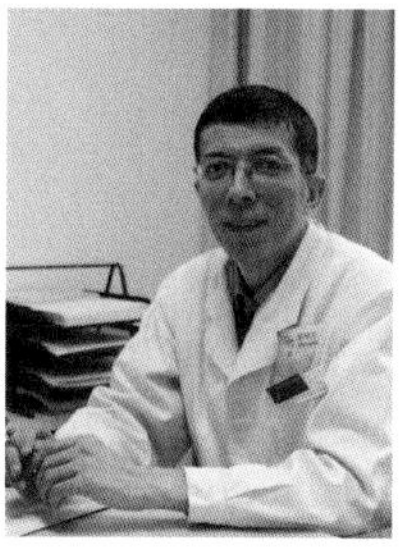

神经内分泌肿瘤是一类起源于干细胞、具有神经内分泌标志物的肿瘤。临床可见于胃肠、胰腺、肺、胸腺等各个器官，也有少部分原发灶不明。可来源于胚胎的前肠、中肠或后肠。根据分泌的肽类和神经胺类激素的不同，可分为胰岛素瘤、胃泌素瘤、胰高血糖素瘤、血管活性肠肽瘤、生长抑素瘤等。根据分泌的激素是否导致临床症状，神经内分泌肿瘤也可以分为功能性和非功能性。总之，神经内分泌肿瘤的命名和分类较为复杂。

神经内分泌肿瘤总体发病率较低。根据美国监测、流行病学与最终结果数据库的数据估计，神经内分泌肿瘤的发病率为 5.25/10 万。目前我国尚无大规模神经内分泌肿瘤的流行病学统计数据。从各单中心的报道来看，虽然发病部位和病理分级与欧美有明显的差异，但总体的流行病学数据与西方国家较为相似。

因为神经内分泌肿瘤较为罕见，曾经被认为是一类“疑难杂症”。这主要是因为大多数医生对这类疾病的认识不足，以致于患者辗转医院的多个科室不能确诊。即使在欧美国家，确诊的平均时间也要 5~7 年，所以约有一半以上的患者在确诊时已发生转移。在我国这个比例可能会更高。但是，神经内分泌肿瘤的患病率较高，如欧美的胃肠胰腺神经内分泌肿瘤的发病率仅占胃肠道肿瘤的 2%，但其患病率仅次于结直肠癌，成为排名第二的胃肠道肿瘤。

神经内分泌肿瘤根据病理分级可以分为神经内分泌瘤和神经内分泌癌两大类。其中“瘤”的预后明显好于“癌”，即使已经发生转移，患者的生存期也相对较长。因此，“瘤”和“癌”的治疗策略有很大的不同。对于神经内分泌瘤，早期和部分已经转移的患者，手术是达到根治最有效的方法；而手术不能切除的晚期或转移的患者，目前的治疗方法有多种，包括生物治疗、靶向治疗、化疗、核素治疗及局部治疗。这些药物的选择和使用上存在诸多的“艺术”。对于神经内分泌癌，治疗原则与其他上皮来源的癌类似。

由于神经内分泌肿瘤的复杂性，医生充分认识这类疾病，规范临床诊断和治疗是非常必要的。由赵宏教授、赵东兵教授和依荷芭丽•迟教授主编的《神经内分泌肿瘤 MDT 诊治策略与实践》正是从临床实践出发，对 ENETS 指南进行了详细的解读，邀请国内活跃在神经内分泌肿瘤诊断和治疗的一线专家从遗传学、流行病学、分子病理诊断、影像诊断、内外科治疗、局部治疗等方面畅谈自己独到的见解，并提供了丰富的临床病例解析供读者参考借鉴。这些作者的学术水平高、经验丰富，本书内容是专家们多年来从事神经内分泌肿瘤研究和临床诊治经验的结晶，值得推荐给临床医师。

解放军总医院第五医学中心　主任医师、教授

CNETS 名誉主任委员

CSCO 神经内分泌肿瘤专家委员会主任委员

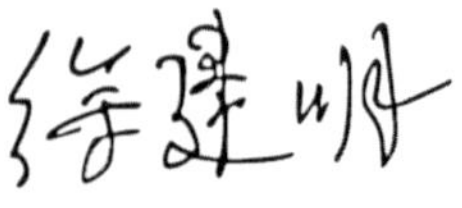

2019 年 8 月于北京

前　言

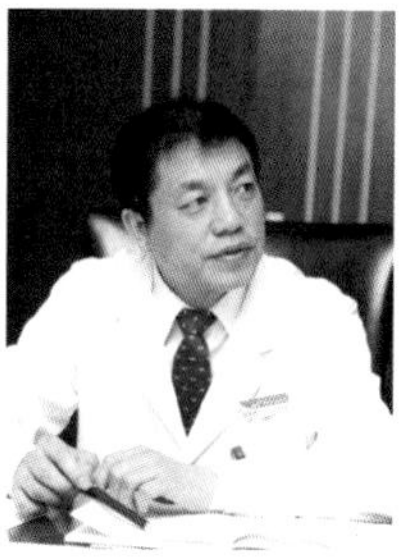

神经内分泌肿瘤（neuroendocrine neoplasms，NENs）是一组起源于神经内分泌细胞，具有显著异质性的肿瘤。在过去 30 年间，神经内分泌肿瘤的发病率逐渐增高，其中欧美地区 NENs 的患病率从 1.09 /10 万上升到 5.25/10 万，增加了 5 倍。在我国，神经内分泌肿瘤也越来越多地出现在肿瘤科医师的临床工作中。然而，目前我们对神经内分泌肿瘤的认识还有很多不足，在 NENs 的临床诊疗方面尚存在很多富有争议的问题及还未探索的领域。因此，如何在临床工作中治疗、管理该类疾病的患者，是临床医师的一大课题。

中国医疗保健国际交流促进会神经内分泌肿瘤分会（CNETS）自 2015 年 10 月成立以来，一直致力于规范 NENs 的临床诊疗、建立专业交流合作平台、传播最新研究进展。为进一步提高国内神经内分泌肿瘤的诊疗水平，推广神经内分泌肿瘤的规范化诊疗技术和理念，CNETS 组织各委员及多位专家共同撰写了《神经内分泌肿瘤 MDT 诊治策略与实践》一书。

本书图文并茂、行文流畅、制作精美，有很高的学术价值和可读性，是我国第一本涵盖 NENs 指南解读、热点问题评述和 MDT 实战的专著，主编和副主编均是活跃在我国 NENs 诊疗中的中青年专家，他们不仅精力充沛、善于钻研，而且是一批勇于探索和实践的队伍。本书不仅有助于临床医师建立对神经内分泌肿瘤诊疗的整体观念，还可通过大量的 MDT 个案报道，让读者能够身临其境地学习和体会神经内分泌肿瘤的 MDT 诊治流程，有助于指导相关专业各级医师的临床工作，代表了目前神经内分泌肿瘤诊治方面的最高水平。

“宝剑锋从磨砺出，梅花香自苦寒来”。本书凝聚了作者大量心血，真心希望国内同道能在此书中获益，这也是整个团队出版此书的最大心愿。

中国医学科学院肿瘤医院 主任医师、教授
中华医学会外科专业委员会副秘书长
CNETS 名誉主任委员

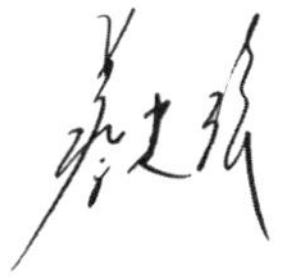

2019 年 8 月 于北京

目　录

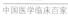

ENETS 指南精粹

ENETS 指南解读——胃神经内分泌肿瘤和十二指肠神经内分泌肿瘤

一、胃神经内分泌肿瘤

1. 概述

胃神经内分泌肿瘤（gastric neuroendocrine neoplasms，g-NENs）是最常见的消化系统神经内分泌肿瘤，随着胃肠镜的普及，其检出率逐步增加。胃神经内分泌肿瘤通常呈惰性、良性生长，但肿瘤散发时可能具有一定侵袭性，其生物学行为有时类似于胃腺癌。

笔记

2. 欧洲神经内分泌肿瘤学会（European Neuroendocrine Tumor Society，ENETS）基本共识

（1）流行病学和临床病理特征

胃神经内分泌肿瘤在全部消化道神经内分泌肿瘤中所占的比例在不同地区相对接近。阿根廷近期的流行病学数据显示 g-NENs 占所有消化系统神经内分泌肿瘤的 6.9%；流行病学和最终结果（surveillance epidemiology and the results，SEER）数据库显示 g-NENs 占胃肠神经内分泌肿瘤的 8.7%；澳大利亚的一项前瞻性研究显示，g-NENs 占所有消化系统神经内分泌肿瘤的 5.6%。

分化良好的 g-NENs 根据临床及病理学特点可分为 3 型（表 1–1）。与 2012 版 ENETS 指南不同之处在于，2016 版 ENETS 指南将 g-NENs 的分型限定于“分化良好的 g-NENs”，并且将 3 型 g-NENs 的病理表述为神经内分泌癌（neuroendocrine carcinoma，NEC）G3，前后出现了矛盾。2010 版北美神经内分泌肿瘤学会（North American Neuroendocrine Tumor Society，NANETS）、2013 版 NANETS 及 2019 版美国国家综合癌症网络（National Comprehensive Cancer Network，NCCN）指南均将分化良好的 g-NENs 分为 3 型。ENETS、NANETS 及 NCCN 指南对于 g-NENs 的分型均存在无法涵盖所有 g-NENs 的缺陷。基于以上缺陷，中国学者针对 g-NENs 的分型提出了四型分类法（表 1–2），即分化良好的 g-NENs 分为 1 型、2 型及 3 型，同 NANETS 及 NCCN 指南的分型，将分化差的 NEC 及混合性腺神经内分泌癌（mixed adenoneuroendocrine carcinoma，MANEC）归为 4 型。

表 1–1　胃神经内分泌肿瘤的分型（ENETS 指南）

	1 型	2 型	3 型
发病率占比（%）	70～80	5～6	14～25

笔记

续表

	1 型	2 型	3 型
肿瘤特点	通常肿瘤较小（＜ 1 ~ 2cm），65% 为多发病灶，78% 为息肉样病灶	通常肿瘤较小（＜1~2cm），多发，息肉样病灶	单发，通常肿瘤较大（＞ 2cm），息肉样或溃疡型病灶
相关疾病	慢性萎缩性胃炎	胃泌素瘤 /MEN1	无
病理	G1 ~ G2 NET	G1 ~ G2 NET	G3 NEC
血清胃泌素水平	↑	↑	正常
胃内 pH	↑ ↑	↓ ↓	正常
转移率（%）	2 ~ 5	10 ~ 30	50 ~ 100
肿瘤相关死亡率（%）	0	＜ 10	25 ~ 30

表 1-2　胃神经内分泌肿瘤的分型
（中国胃肠胰神经内分泌肿瘤专家共识）

临床特征	1 型	2 型	3 型	4 型
发病率占比（%）	70 ~ 80	5 ~ 6	14 ~ 25	少见
肿瘤特点	小（<1 ~ 2cm），65% 的病例多发，78% 为息肉样	小（<1 ~ 2cm），多发，息肉样	大（>2 cm），单发，有息肉、溃疡	巨大溃疡或球形息肉
相关疾病	慢性萎缩性胃炎	胃泌素瘤 ZES/MEN1	无	无
分化程度	良好	良好	良好	差
病理分级	多为 G1	G1 ~ G2	G1、G2、G3	NEC、MANEC
血清胃泌素水平	↑	↑ ↑	正常	多数正常
胃内 pH	↑ ↑	↓ ↓	正常	多数正常
转移率（%）	2 ~ 5	10 ~ 30	50 ~ 100	80 ~ 100
肿瘤相关死亡（%）	0	＜ 10	25 ~ 30	＞ 50

1 型是 g-NENs 中最常见的类型（70%~ 80%），且多为良性（NET G1）。1 型 g-NENs 多见于女性，且大部分患者（70%~ 80%）在 50 ~ 60 岁和 70 ~ 80 岁两个年龄段内获得确诊。随着内镜检查的广泛应用，1 型 g-NENs 的诊断群体将逐渐趋于年轻化，特别是伴有多发

笔记

性自身免疫性疾病的患者群体。

2 型 g-NENs 约占 5%~6%，相对罕见，但在初诊时高达 35% 的病例已发生转移。

1 型 g-NENs 普遍预后良好，肿瘤相关死亡率低。2 型 g-NENs 中，肿瘤转移所致死亡的也属个案。

3 型 g-NENs 罕见，占 14%~25%，呈散发，其发生并非潜在的胃黏膜异常增生所致。3 型 g-NENs 通常病灶较大、远处转移风险高、分级高（多为 G3）。

小的 g-NENs 通常无症状。尽管文献报道，存在不到 1% 的患者有“非典型类癌综合征”的临床症状，但绝大多数 1 型 g-NENs 患者的临床症状仍以胃体萎缩性胃炎引起的消化不良和贫血为主。

（2）预后和生存

1 型 g-NENs 总体预后较好，但仍存在复发风险。对于较大的病灶予以定期内镜随访及内镜下切除，无复发生存期接近 24 个月，生存率可达到 100%。

1 型 g-NENs 常局限于黏膜下层；转移和分化不良的病例较为罕见，意大利经验约为 3%。

2 型 g-NENs 远处转移率为 10%~30%，最常见转移部位为肝脏和腹腔淋巴结，肿瘤相关死亡率＜10%。3 型 g-NENs 远处转移率为 50%~100%，其最常见的转移部位为肝脏和腹腔淋巴结，亦可能出现腹腔外转移，肿瘤相关死亡率达 25%~30%。

坚持规范严格的内镜检查随访，可以及时发现这些复发转移病灶，并通过外科手术达到根治性治疗目的。

（3）诊断流程

通过内镜检查仔细评估肿瘤和胃黏膜背景及对组织的活检病理是诊断 g-NENs 的金标准。

笔记

活检要求：分别从胃窦（活检 2 处）、胃体 / 胃底（活检 4 处）及胃内最大的息肉处取活检。

2016 版 ENETS 指南中指出，对于 1 型 g-NENs，根据肿瘤大小确定超声内镜检查的指征目前仍无定论。2012 版 ENETS 指南建议对于拟行内镜下切除的 1 型和 2 型 g-NENs，如肿瘤直径大于 1 ~ 2cm，应首先通过超声内镜检查进一步评估。

CT 扫描和 MRI 对病灶较小的 1 型 g-NENs 和 2 型 g-NENs 诊断价值有限；但对于进展期肿瘤及 3 型 g-NENs 的分期评估具有重要意义。

功能学检查（如生长抑素高表达或 ^{68}Ga-PET-DOTANOC）对 1 型 g-NENs 诊疗价值有限，但在 2 型 g-NENs、3 型 g-NENs 的整体分期评估及治疗方案选择方面可能存在一定价值。

1 型和 2 型 g-NENs 患者的生化检查至少应包括血清胃泌素和 CgA 水平检测，幽门螺旋杆菌抗体、壁细胞抗体、甲状腺功能和甲状腺过氧化物酶抗体检测有助于更好地确诊萎缩性胃炎和可能相关的自身免疫性甲状腺炎。随诊过程中，不必重复检查 CgA 和胃泌素水平。

（4）病理和遗传学

确诊 g-NENs 必须依据病理结果，病理结果中至少应包括 CgA 和突触素的免疫组化检测结果。

病理结果中必须包括每 10 个 HPF 下的核分裂象计数及 Ki-67 指数（通过免疫组化法计算）。Ki-67 指数可用于根据 WHO 2010 版标准对患者进行分类（G1 ~ G3，NET 或 NEC）。

只有那些多发性内分泌瘤病 1 型（multiple neuroendocrine neoplasia type 1，MEN1）阳性家族史或存在罕见的尚未诊断 MEN1 且不合并萎缩性胃炎的多发 g-NENs 病例，才需进行生殖细胞系基因检测。对于疑似 MEN1 的病例也应进行基因分析。

笔记

基因检测应包括突变筛查和测序，以便分析整个编码基因和剪切位点。

所有患者进行基因检测前应该提供相应的遗传咨询。基因检测前还必须签署知情同意书。

不推荐进行组织标本（肿瘤）的基因检测。

（5）治疗方法

1 型 g-NENs 首选以内镜随访及内镜下切除为主的保守治疗，而非外科手术治疗（图 1-1）。

2016 版 ENETS 指南建议对病灶≥ 1cm 的 1 型 g-NENs 进行内镜下切除治疗。2012 版 ENETS 指南建议对于 1 型 g-NENs，切除所有可见病灶。但目前缺乏对比积极的内镜治疗（切除所有可见肿瘤）和选择性的内镜治疗（仅切除较大病灶）疗效的随机研究数据，且 1 型 g-NENs 的远处转移风险总体上相对较低，其远处转移风险与病灶大小直接相关（临界值为 10mm）。因此，2016 版 ENETS 指南对于 1 型 g-NENs 的内镜下切除指征进行了更新，在不影响整体预后的前提下，减小了患者的创伤。

2016 版 ENETS 指南增加了对内镜下切除方式的描述，内镜下切除方式包括内镜下黏膜切除术和内镜黏膜下剥离术，侧面体现出内镜下治疗技术的发展使 g-NENs 患者获益。内镜黏膜下剥离术的优势在于可以整块切除病灶，便于后续病理科对病灶进行整体的组织学评估。

内镜下切除应由有经验的内镜科医师进行操作，内镜下黏膜切除术和内镜黏膜下剥离术均存在出血和穿孔的风险。

对于有慢性萎缩性胃炎病史的 1 型 g-NENs 患者，2016 版 ENETS 指南建议对病灶周边正常的胃黏膜进行定位活检，评估是否出现异型增生。

笔记

对于术后病理为 T2 或切缘阳性的 1 型 g-NENs，需考虑进一步行局部切除或部分胃切除。

通过胃窦切除术来抑制高胃泌素血症及 ECL 生长目前存在争议。

不推荐对早期 1 型 g-NENs 使用生长抑素类似物。

生长抑素类似物可用于伴有远处转移、SSTR2 表达阳性且 Ki-67 指数较低的 g-NENs 的治疗。

2 型 g-NENs 推荐局部切除，应由富有经验的神经内分泌肿瘤多学科团队制定个体化治疗方案。

3 型 g-NENs 的治疗策略同胃腺癌，建议外科手术根治性切除（部分或全胃切除 + 淋巴结清扫）。

无法手术或 4 期的 3 型 g-NENs 建议全身治疗。

（6）随诊

2016 版 ENETS 指南中指出，接受内镜下治疗的 g-NENs 患者术后合理的内镜随访时间目前没有确定，但推荐至少每两年复查一次内镜。2012 版 ENETS 指南推荐 1 型 g-NETs 复发病例每 12 个月复查一次内镜，无复发病例每 24 个月复查一次；2 型 g-NENs 应每年复查一次内镜；3 型 g-NENs 术后随诊方案应参照胃腺癌的适用方案进行。

在复查中一旦发现可疑病变，应尽可能在内镜下完整切除。

任何一次复查，均应截取保存完整的内镜检查照片。

复查内镜时，除了对息肉进行活检外，还应同时对正常黏膜进行多个部位活检，以便更好地评估 ECL 状态和萎缩性胃炎的程度。

除复查内镜外，还应同时行临床检查和实验室检测，包括血清铁和维生素 B_{12} 水平。

笔记

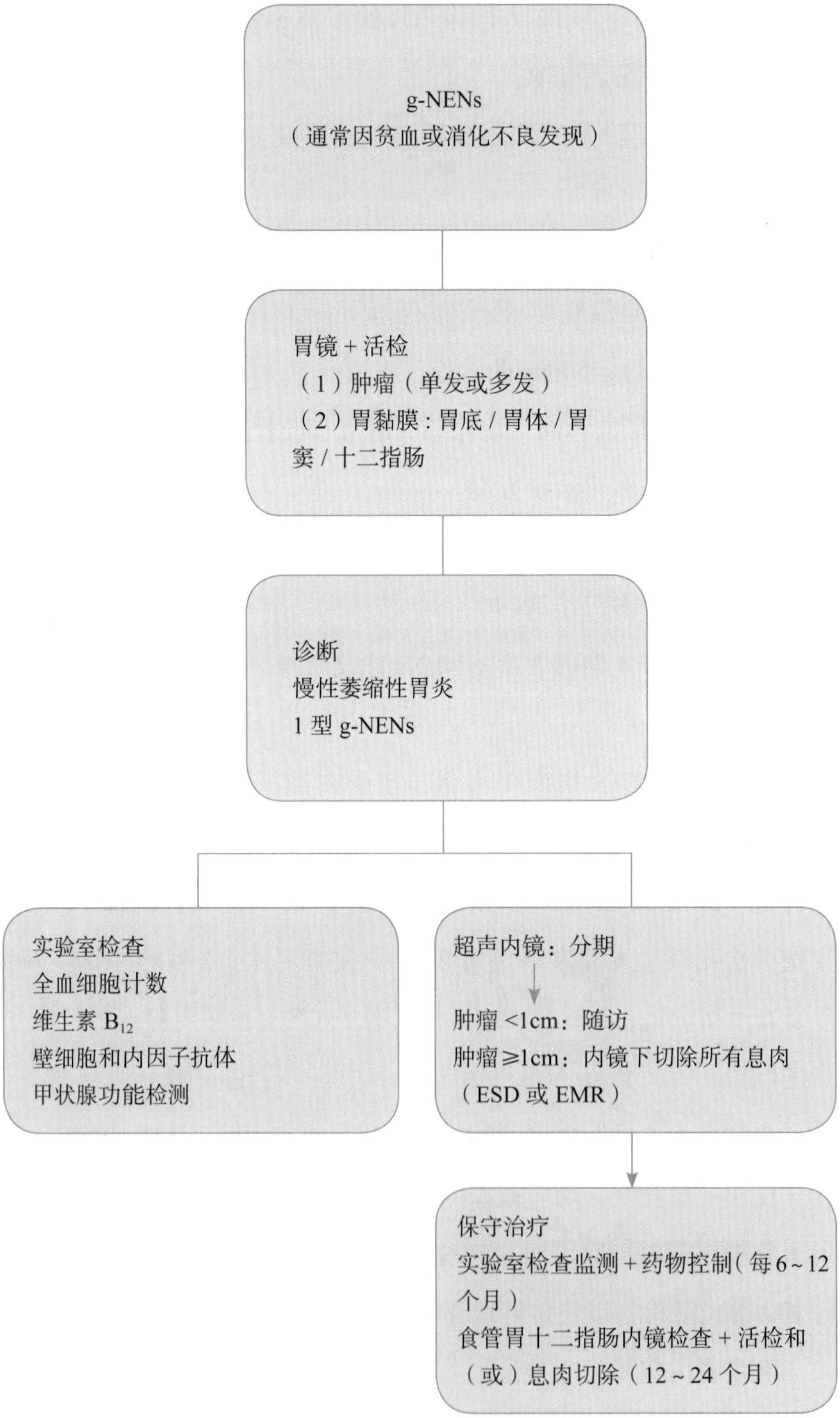

图 1-1　1 型 g-NENs 的诊治流程

笔记

二、十二指肠神经内分泌肿瘤

1. 概述

十二指肠神经内分泌肿瘤（duodenal neuroendocrine neoplasms，d-NENs）或呈散发，或与多发性内分泌瘤病 1 型相关，并伴有功能性症状（如伴有卓艾综合征的胃泌素瘤）。d-NENs 包括所有具有神经内分泌肿瘤组织学和免疫组化特征的肿瘤，包括胞浆 NE 标志物阳性［神经特异性烯醇，PGP 9.5］，分泌囊泡蛋白［嗜铬粒蛋白 A，突触小泡蛋白］及常见的特异性胃肠道激素阳性。本文中 d-NENs 包括了在不同研究中被分类为十二指肠类癌、十二指肠胃肠胰肿瘤，十二指肠胰腺神经内分泌肿瘤，十二指肠胃泌素瘤，十二指肠生长抑素瘤，副神经节瘤，壶腹类癌或生长抑素瘤，十二指肠 5- 羟色胺嗜银类癌，砂粒体型生长抑素瘤，十二指肠神经内分泌癌，十二指肠低分化和小细胞神经内分泌癌。

自 2012 版 ENETS 指南颁布以来，近几年关于 d-NENs 基础及临床研究的数据更新不多，因此本文在 2012 版 ENETS 指南基础上，结合最新诊疗数据更新，对 2016 版 ENETS 指南进行解读。

2. ENETS 基本共识

（1）流行病学和临床病理特征

1）概述

2016 版 ENETS 指南指出，阿根廷近期的流行病学数据显示 d-NENs 占所有消化系统神经内分泌肿瘤的 2.0%。2012 版 ENETS 指南指出，d-NENs 在全部神经内分泌肿瘤中所占比例在历次普查中略有不同，分别是 1.8%（ERG，1950—1969 年）、2%~3%（第三次 NCS 普查，1969—1971 年）、1.9%（早期 SEER 登记，1973—1991

笔记

年）、3.8%（后期 SEER 登记，1992—1999 年）和 2.8%（PAN-SEER 登记，1973—1999 年）。

尸检病例中原发十二指肠肿瘤的发生率为 0.03%～0.05%，d-NENs 占全部原发十二指肠肿瘤的 1%～3%。

尽管超过 95% 的 d-NENs 会合成多肽或有机胺，但 90% 的 d-NENs 并不会出现功能性综合征。

在表现出功能性综合征的 10%病例中，各综合征发生的概率依次为：卓艾综合征（10%）>类癌综合征（4%）>其他综合征（<1%）。

d-NENs 最常发生于十二指肠近侧端，90%以上的 d-NENs 发生于十二指肠球部和降部。

40%～60% 的 d-NENs 伴有淋巴结转移。d-NENs 肝转移发生率< 10%。

20%的 d-NENs 发生于壶腹周围区，该部位的 d-NENs 与其他部位具有不同的生物学行为，临床表现、组织学特点和免疫组化特征也不相同。

2）分级

①NET G1（50%～70%）。良性：无功能、局限于黏膜和黏膜下层、无血管侵犯、直径≤ 1cm。如产生胃泌素的肿瘤（十二指肠上段）；分泌血清素（5- 羟色胺）肿瘤；副神经节瘤（任何大小和侵袭程度，壶腹周围区）。良性或低度恶性（恶性可能性不确定）：局限于黏膜和黏膜下层，伴有或不伴有血管侵犯，或直径>1cm；产生胃泌素的功能性肿瘤（胃泌素瘤），散发或 MEN 相关；产生生长抑素的无功能性肿瘤（壶腹区域）。合并或未合并多发性神经纤维瘤病 1 型；无功能性泌血清素肿瘤。

笔记

② NET G2（25%～50%）。低度恶性：侵及、浸透固有肌层或

转移。产生胃泌素的功能性肿瘤（胃泌素瘤），散发或 MEN 相关；产生生长抑素的无功能性肿瘤（壶腹区域），合并或未合并多发性神经纤维瘤病 1 型；无功能性或功能性肿瘤（伴有类癌综合征）；恶性副神经节瘤。

③ NEC（＜1%~3%）。高度恶性。

（2）预后和生存

不同病变范围的 d-NENs 5 年生存率与其他上消化道 NETs 近似，局限性病变 80%~95%，仅累及局部的病变 65%~75%，5%~10% 存在肝脏或远处转移的病例则为 20%~40%。

侵及黏膜肌层、原发肿瘤大、核分裂象高均是与 d-NENs 的转移或侵袭性生长呈正相关的影响因素。

壶腹区 NENs 的生长模式与非壶腹区 NENs 不同。

（3）诊断流程

上消化道内镜检查和活检是目前诊断原发性 d-NENs 的最敏感方法。

超声内镜可用于明确肿瘤的局部分期，也是内镜下切除息肉样病灶前有效的评估手段。

为了全面评估疾病的进展情况并及时发现可能的远处转移灶，应进行腹部 CT 或 MRI 检查，并进行生长抑素受体显像。

对于进展期患者，特别是存在肝转移的病例，应进行骨扫描、生长抑素受体显像及脊柱 MRI 检查，以便及时发现骨转移灶。

所有 d-NENs 患者都应进行血清 CgA 检测。

当患者出现激素相关症状或 d-NENs 的免疫组化结果提示含有相关激素时，应进行血清胃泌素、生长抑素、生长激素释放因子及肾上腺皮质激素（尿 5- 羟基吲哚乙酸或尿皮质醇）的测定。

MEN1 合并 d-NENs 的患者应进行血清生长抑素、胃泌素、

笔记

CgA、泌乳素、胰高血糖素、胰岛素和甲状旁腺素水平测定，也应进行血糖和钙离子的检测。

合并 von Recklinghausen 病的患者，应进行血清生长抑素、CgA、降钙素水平测定。

（4）病理和遗传学

*50%~75%的 d-NENs 为分化良好的 NET G1~G2，25%~50%为分化良好的 NET G3，NEC G3 不到 1%~3%。

所有 d-NENs 应进行常规 HE 染色，同时行 CgA 和突触素染色。

当怀疑副神经节瘤或胃泌素瘤时应进行 S-100 染色，如果伴有临床症状，还应进行生长抑素和 5- 羟色胺染色。

d-NENs 应通过计算核分裂象和 Ki-67 值得出核分裂指数，用以评估肿瘤增殖速度。

细胞学检查不做常规推荐。

MEN1 合并 d-NENs 的患者，具有 MEN1 家族史或多发 d-NENs 的患者应考虑进行生殖细胞系 MEN1 基因检测（检测前需先提供遗传咨询）。

*2012 版 ENETS 原文为“50 %~75 % of d-NENs are well-differentiated NETs，25 %~50 % well-differentiated carcinomas and ＜1%~3% NEC G3”，随着 NET G3 命名的演变，我们认为文中提到的“well-differentiated carcinomas”应该指目前的 NET G3，即中国病理共识中高增值活性 NET G3。

（5）治疗方法（图 1-2）

如果不存在远处转移或其他显著降低生存预期或增加手术风险的相关因素时，所有 d-NENs 均应首选切除。

小的 d-NENs（≤ 1cm）可以行内镜下局部切除。

笔记

壶腹周围区 d-NENs 行局部切除的同时还需行淋巴结清扫或选择淋巴结摘除。

大的 d-NENs（＞ 2cm）或伴有淋巴结转移的 d-NENs 均应通过手术切除病灶。

伴有肝转移的 d-NENs 病例，如果肝转移灶可切除且不伴有其他远处转移灶、不存在显著降低生存预期或增加手术风险的相关因素时，应考虑行手术切除和（或）射频消融治疗肝转移灶。

对于伴有功能性激素综合征的 d-NENs 患者（发生率＜ 10%），应该针对激素过量的情况采取适当的有针对性的治疗，包括采用质子泵抑制剂抑制合并卓艾综合征的患者胃酸分泌，用生长抑素类似物（SSA）控制类癌综合征，采用药物或肾上腺切除术治疗 Cushing 综合征。

（6）随诊

经内镜完整切除无功能性 d-NENs 病灶的患者，分别应在术后第 6 个月、第 24 个月和第 36 个月时复查内镜、腹部超声或 CT、并检测血清 CgA 水平。

经手术切除 d-NENs 病灶的患者，应在术后第 6 个月和第 12 个月时复查 CT、SRS，并检测血清 CgA 水平，之后每年复查一次，持续至少 3 年。

对于无法切除的进展期转移 d-NENs 病例，如果因病变无进展或无症状而未采取治疗措施，应每隔 3～6 个月通过复查 CgA、CT 和（或）超声及 SRS 重新进行一次评估。

笔记

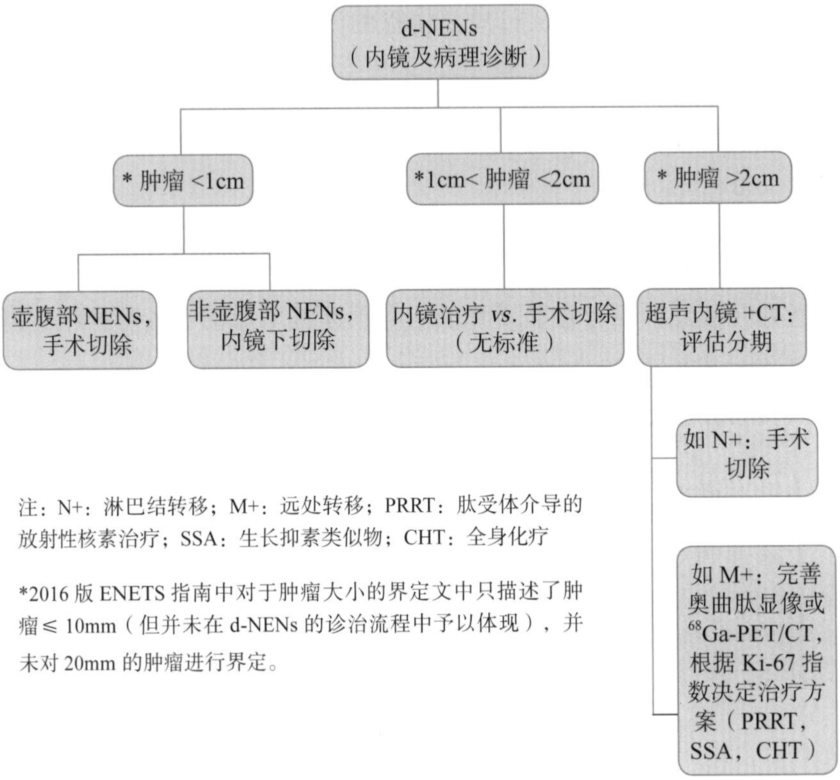

注：N+：淋巴结转移；M+：远处转移；PRRT：肽受体介导的放射性核素治疗；SSA：生长抑素类似物；CHT：全身化疗

*2016 版 ENETS 指南中对于肿瘤大小的界定文中只描述了肿瘤≤ 10mm（但并未在 d-NENs 的诊治流程中予以体现），并未对 20mm 的肿瘤进行界定。

图 1-2　d-NENs 的诊治流程

（钟宇新）

ENETS 指南解读——功能性胰腺神经内分泌肿瘤

1. 概述

胰腺神经内分泌肿瘤（pancreaticendocrine tumors，p-NETs）包

括具有临床症状的功能性神经内分泌肿瘤和无明显临床症状的无功能性胰腺神经内分泌肿瘤。

无功能性 p-NETs 常分泌胰多肽、嗜铬粒蛋白 A、神经元特异性烯醇化酶、人绒毛膜促性腺激素亚单位、降钙素、神经降压素或其他多肽，但它们通常不会产生特定症状，因此临床上被认为是无功能性肿瘤。最常见的两种功能性 p-NETs（胃泌素瘤、胰岛素瘤）将单独讨论，而其他的罕见功能性 p-NETs 被归类为罕见功能性 p-NETs（rare functional p-NETs，RFTs）（表 1–3）。

胃泌素瘤属于神经内分泌肿瘤，通常位于十二指肠或胰腺，分泌胃泌素引起被称为卓艾综合征（Zollinger-Ellison syndrome，ZES）的临床症状。ZES 特征是胃酸过度分泌导致的严重消化性疾病（消化性溃疡病，peptic ulcer disease，PUD）、胃食管反流病（gastroesophageal reflux disease，GERD）。十二指肠和胰腺胃泌素瘤引起的 ZES 临床症状相似。

胰岛素瘤是位于胰腺的神经内分泌肿瘤，分泌过多胰岛素，引起以低血糖症状为特征的综合征。症状通常与禁食有关，大多数患者表现出继发于低血糖中枢神经系统（central nervous system，CNS）效应的症状（头痛，意识障碍，视觉障碍等），或低血糖引起的儿茶酚胺系统兴奋症状（出汗，震颤，心悸等）。

RFTs 可以发生于胰腺或其他位置［血管活性肠肽瘤、生长抑素瘤、生长激素释放激素瘤，促肾上腺皮质激素瘤，p-NETs 引起的类癌综合征或高钙血症（甲状旁腺激素相关肽瘤）］（表 1–3）。每一个确立的 RFTs 综合征都具有其独特的临床综合征，反映了其异位分泌的激素。

2. 功能性 p–NETs 的流行病学和临床病理特征

（1）胃泌素瘤

胃泌素瘤是最常见的恶性的功能性 p-NETs 综合征，发病率为每

笔记

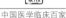

年 0.5～2.0 /100 万，约占 p-NETs 的 30%。十二指肠肿瘤，占散发型 ZES 的 50%～88% 和 MEN1/ZES 中胃泌素瘤的 70%～100%。极少数情况下，胃泌素瘤发生在胰腺十二指肠以外的腹部脏器（胃、肝、胆道、卵巢）和腹腔外的脏器（心脏、肺）。

与其他胃肠胰神经内分泌肿瘤相似，胃泌素瘤既可以使用目前的 WHO 分类系统（TNM 分期），也可使用 ENETS 的 TNM 分期和分级系统，两者都被证明具有预后意义。根据 WHO 2010，胃泌素瘤属于 NET G1～G2，通常大于 1cm，有局部浸润和（或）淋巴结转移。胰腺胃泌素瘤比十二指肠胃泌素瘤更易出现肝转移。胰腺胃泌素瘤可以发生在胰腺的任何部位，十二指肠胃泌素瘤主要位于十二指肠球部。在手术当中，70%～85% 的胃泌素瘤都被发现位于右上腹（十二指肠和胰头区），即所谓的“胃泌素瘤三角”。MEN1 是一种常染色体显性遗传综合征，在 ZES 患者中的发生率为 20%～30%。在这些患者中，十二指肠肿瘤占 ZES 的 70%～100%，大部分为多发。大多数胃泌素瘤组织学上分化良好并显示出一种小梁状的、假腺体样的病理特点。增殖活性（即 Ki-67 指数）2%～10%，大部分接近 2%。

（2）胰岛素瘤

胰岛素瘤是最常见的功能性 p-NETs，发病率为每年 1～3 /100 万，不到 10% 是恶性的。在 50 岁后时发病率达到高峰，女性的发病率略高于男性。约 10% 为多发，约 5% 与 MEN1 综合征相关。

（3）罕见功能性肿瘤

RFTs 包括已确立的 RFTs 综合征：胰高血糖素瘤、血管活性肠肽（vasoactive intestinal peptide，VIP）瘤、生长抑素瘤、生长激素释放激素（growth hormone-releasing hormone，GRH）瘤、促肾上腺皮质激素（adrenocorticotropic hormone，ACTH）瘤、引起类癌综合征或高钙血症的 p-NETs（甲状旁腺激素相关肽瘤）。

笔记

RFTs 还包括其他五种可能的 RFTs 综合征：p-NETs 分泌的降钙素、肾素、黄体生成素、促红细胞生成素和胰岛素样生长因子Ⅱ（表 1-3）。RFTs 占所有 p-NETs 不到 10%。大多数胰腺 RFTs 患者存在肝转移（40%~90%）。生长抑素瘤可发生于胰腺或小肠上段，然而十二指肠生长抑素瘤很少出现功能性临床综合征（生长抑素瘤综合征）（表 1-3）。除了生长抑素瘤，许多其他 RFTs 也发生于胰腺外脏器（表 1-3）。大多数 RFTs 为 WHO G2。该疾病平均诊断年龄为 50~55 岁，男女分布均衡。最常见的与 RFTs 相关的家族性疾病是 MEN1，3% MEN1 患者伴随胰高血糖素瘤，3% 伴随 VIP 瘤，低于 1% 伴随 GRH 瘤或生长抑素瘤。

3. 功能性 p-NETs 和 MEN1 的转归及预后

（1）胃泌素瘤

约 25% 的散发型 ZES 和 15% 的 MEN1/ZES 胃泌素瘤表现出侵袭性生长的特点。30%~40% 的胃泌素瘤可发生肝转移。

肝转移是最重要的预后因素，无肝转移患者的 10 年生存率为 90%~100%，而肝转移患者仅为 10%~20%。除肝转移以外的不良预后因素包括胃酸过度分泌控制效果不佳、淋巴结转移、女性、无 MEN1、发病到诊断的时间较短、空腹胃泌素水平显著升高、原发肿瘤直径较大（1~3cm）、胰腺原发的胃泌素瘤、出现异位库欣综合征或骨转移、出现不同的流式细胞学特征、较晚的 TNM 分期、特定分子标志物（*HER2/neu* 基因高表达，1q 染色体杂合性缺失，EGF、IGF1 受体表达上调）或不良组织学特征（血管侵犯、神经周围侵犯、每 20 高倍镜视野大于 2 个核分裂象、Ki-67 > 2%、分化较差）。

（2）胰岛素瘤

90%~95% 的胰岛素瘤在发病时是良性的，其中 95%~100% 可

笔记

通过手术治愈。肝转移患者（＜ 10%）中位生存期短于 2 年。肿瘤直径大于 2cm，Ki-67 指数高于 12% 和多个特定分子特征（染色体不稳定，染色体 3p 或 6q 缺失，7q、12q 或 14q 染色体拷贝数增加）都是转移的预测因素，预示生存期缩短。

（3）RFTs

大部分的 RFTs 患者发生转移，其 5 年生存率取决于肿瘤的生长，而不是激素过度分泌状态。晚期患者的 5 年生存率为 29%～45%。RFTs 的预后危险因素包括肿瘤 Ki-67 指数≥ 2%、肝转移、细胞角蛋白 -19 染色阳性和各种分子特征（染色体 7p 拷贝数增加、染色体不稳定）。

4. 功能性 p-NETs 的临床表现

（1）胃泌素瘤

散发型胃泌素瘤患者的平均年龄为 48～55 岁；54%～56% 是男性，从发病到诊断的平均延误时间是 5.2 年。除去病程后期的症状，其他的全部症状都是由胃酸过度分泌导致的。大多数 ZES 患者存在单发十二指肠溃疡、消化道症状、GERD 症状、溃疡并发症或腹泻。随着拮抗胃分泌药物的广泛使用，特别是质子泵抑制剂（proton pump inhibitors，PPIs），症状可能会被掩盖。如果 PUD/GERD 症状持续时间较长，或治疗后症状复发，通常需要怀疑胃泌素瘤。75%～98% 的病例出现 PUD 或 GERD 导致的腹痛，30%～73% 出现腹泻，44%～56% 出现烧心，44%～75% 出现出血，12%～30% 出现恶心 / 呕吐，7%～53% 出现体重减轻。在发病时，超过 97% 的患者空腹血清胃泌素水平升高，87%～90% 有明显的胃酸分泌过多。

伴随 MEN1 的 ZES 患者（20%～30%）发病平均年龄为 32～35 岁，早于不伴 MEN1 的患者。在高达 45% 的 MEN1/ZES 患者中，

笔记

ZES 的症状出现早于甲状旁腺功能亢进，可能是这些患者的初始疾病症状。几乎所有 MEN1/ZES 患者在 ZES 诊断的时候就已经伴随甲状旁腺功能亢进，如果不进行离子钙和血清甲状腺激素测定或口服钙剂激发试验，很容易漏诊甲状旁腺功能亢进。

（2）胰岛素瘤

胰岛素瘤发生于 40～45 岁，60% 发生于女性，症状来自于低血糖。大多数症状与低血糖对中枢神经系统的影响有关，包括意识模糊、视力障碍、头痛、行为改变或昏迷。大多数患者还因低血糖症出现出汗、震颤、心悸和烦躁等肾上腺素能系统兴奋症状。

（3）罕见功能性肿瘤

RFTs 特征性地表现出特定激素过多导致的症状（表 1-3），并且在大多数病例中出现于病程后期，此时疾病已进入晚期。在一小部分具有功能性 p-NETs 的患者中，第二功能综合征可能随着时间的推移而发展。

5. 功能性 p-NETs 和 MEN1 的诊断

所有功能性 p-NETs 的诊断都依赖于特异的血清激素标志物异常升高及特定激素过度分泌的临床或实验室证据（表 1-3），并不仅仅依赖于免疫组化检查的结果。

（1）ZES 的诊断

ZES 的诊断需要证实在胃酸过多或酸性 pH 的情况下存在高胃泌素血症，即空腹血清胃泌素（fasting serum gastrin，FSG）的异常升高。

对于大多数病例，目前进行的第一项实验室检查是 FSG 测定。单独的 FSG 测定不足以诊断 ZES，因为其他疾病也可引起高胃泌素血症，如慢性萎缩性胃底胃炎等胃酸缺乏性疾病，或者 ZES 以外的其他引起胃酸过度分泌的疾病，如幽门螺旋杆菌感染、胃流出道梗阻、

笔记

肾功能衰竭、胃窦 G 细胞综合征、短肠综合征、胃窦潴留。单独的 FSG 测定无法区分 ZES 和胃酸缺乏状态。

PUD 患者出现如下情况应怀疑 ZES：反复的、严重或家族性 PUD；缺乏幽门螺旋杆菌感染或其他危险因素（服用 NSAIDs、阿司匹林）；与严重 GERD 相关；耐受治疗或出现并发症（穿孔、穿透、出血）；伴有内分泌疾病或腹泻；内镜检查发现明显胃皱襞（在 ZES 患者中比例可达 92%），或伴有高钙血症或高胃酸症。所有 MEN1 患者都应该检查是否有 ZES。当 PUD 患者的腹泻可通过 PPI 治疗迅速得到缓解时，也应怀疑 ZES。

ZES 的临床诊断，进行的初步检查通常是 FSG 测定，FSG 升高见于 98% 以上的 ZES 患者。但由于高胃泌素血症还有许多其他病因，单独的 FSG 测定不足以确诊 ZES。为了确诊 ZES，应进行 FSG 和胃 pH 测定。因为胃窦潴留可能性通常可以通过病史排除，因此如果 FSG 水平升高大于 10 倍，胃 pH 升高＜ 2，即可以诊断 ZES。PPI 可能使 ZES 的诊断更加复杂，因为可引起非 ZES 患者 FSG 升高，导致促胰液素试验假阳性，还可掩盖 ZES 患者的症状，患者服用 PPI 时通常无法诊断 ZES。

（2）ZES：怀疑 MEN1

对于 ZES 患者应特别关注是否合并 MEN1，因为 20%～25% ZES 患者合并 MEN1，而且患者可能仅表现出 ZES 的症状。在 ZES 患者中，以下情况应怀疑 MEN1：有内分泌疾病家族史、个人史或反复消化性疾病家族史；评估期间发现了其他内分泌疾病；有肾绞痛或肾结石的病史；高钙血症或 p-NETs 综合征病史，或存在多个 p-NETs/ 十二指肠 NET。此外，如果发现胸腺、肺或胃的类癌肿瘤（2 型），则应怀疑 MEN1，因为散发型 ZES 少见，更常见于 MEN1。

笔记

（3）胰岛素瘤、RFTs：怀疑 MEN1

胰岛素瘤患者有以下情况应怀疑 MEN1：有任何内分泌疾病的个人或家族史（特别是甲状旁腺功能亢进）；伴随胃泌素瘤或随时间推移，其他 RFTs 出现或发展；存在无功能性 p-NETs；多发胰岛素瘤或切除后复发。

（4）MEN1 和其他 p-NETs 相关遗传综合征的遗传学检查

如果存在 MEN1 家族史、临床 / 实验室结果怀疑 MEN1 或存在多发肿瘤，就应考虑 MEN1，进行 MEN1 基因检测。MEN1 的基因检测，应包括整个基因组及其剪接变体的测序。

（5）胰岛素瘤诊断

低血糖症状可分为由低血糖症引起的神经系统症状，包括头痛、复视、视力模糊、意识模糊、头晕、行为异常、嗜睡、失忆，但是低血糖很少引起癫痫发作和昏迷。自主神经系统症状包括出汗、虚弱、饥饿、震颤、恶心、焦虑和心悸。胰岛素瘤需要和非胰岛素瘤的胰源性低血糖症或肥胖症胃旁路手术后继发的低血糖症做出鉴别。胰岛素瘤 Whipple 三联征基本上还是准确的。该三联征包括：①低血糖症状；②血浆葡萄糖水平≥ 2.2mmol/L（≥ 40mg/dl）；③给予葡萄糖后症状缓解。

准确的胰岛素瘤诊断需要通过临床症状，确诊胰岛素瘤需要以下六条标准：①记录到血糖≤ 2.2mmol/L（≤ 40mg/dl）；②伴随胰岛素水平≥ 6 U/ml（≥ 36pmol/L；免疫化学发光法≥ 3U/L）；③ C 肽水平≥ 200pmol/L；④胰岛素原水平≥ 5pmol/L；⑤ β - 羟基丁酸酯水平≤ 2.7mmol/L；⑥血浆和（或）尿液中不存在磺酰脲（代谢物）。进一步的实验包括 72 小时禁食试验，是胰岛素确诊的金标准。

（6）RFTs 诊断

RFTs 的生化检查至少需要特定激素活性的生化分析，疾病的

笔记

临床症状和激素过度分泌状态的证据。常规标志物如血清嗜铬粒蛋白 A 可能支持神经内分泌肿瘤的存在，有助于在疾病过程中进行监测，但不能确诊 RFTs 综合征。全部生化测试应该在患者第一次就诊时进行。

6. 功能性 p–NETs 的肿瘤定位 / 肿瘤范围

（1）p-NETs：肿瘤定位

所有 p-NETs 患者都需要进行肿瘤定位检查，确定肿瘤累及范围。有了准确的肿瘤位置信息，大多数胰岛素瘤、部分胃泌素瘤和其他 RFTs（10%~40%）方可通过根治性手术切除获得治愈。肿瘤定位检查是确定有无手术切除指征、定位原发肿瘤、明确疾病累及范围、是否发生肝转移或远处转移和评估治疗后肿瘤累及范围变化的必要手段。

目前有多种推荐的定位检查，包括常规影像学检查（CT、MRI、超声）、选择性血管造影、功能定位方法、生长抑素受体闪烁扫描（somatostatin receptor scintillation scanning，SRS）、内镜超声（endoscopic ultrasound，EUS）及各种术中定位方法，如术中超声（intraoperative ultrasound，IOUS）。

对于 SRS 及所有的传统检查手段，肿瘤大小是重要变量，在超过 50% 的病例中，小于 1cm 的肿瘤都出现了漏检的情况。大多数十二指肠胃泌素瘤都小于 1cm，因此漏检的情况比较常见。

功能定位检查不受肿瘤大小的限制，属于有创性检查，主要是用于其他定位方法无法诊断的胰岛素瘤。对于可能患有十二指肠 NET 的患者，如 ZES 患者，外科手术探查时进行十二指肠切开术可发现多达 50% 的十二指肠肿瘤，可提高根治率。许多研究表明正电子发射断层扫描（position emission tomography，PET）（尤其是使

笔记

用镓-68 标记的生长抑素类似物 PET）与 CT 结合时具有高特异性，且敏感性优于 SRS 或其他方法。标准的 ^{18}FDG-PET 发现分化良好的肿瘤的效果不佳，但对发现侵袭性低分化的胰腺神经内分泌癌有一定价值。

总之，所有生化上提示 ZES 的患者均需接受肿瘤定位检查。建议首先进行上消化道内镜检查，仔细检查十二指肠，随后进行多排螺旋 CT 或 MRI 和 SRS 检查。如果这些检查结果均为阴性、而且考虑手术探查，那就应该进行 EUS 检查，可发现大多数胰腺胃泌素瘤，但可漏诊高达 50% 的十二指肠肿瘤。SRS 是疾病初步分期、发现肝转移和远处转移的最佳检查手段，但是可漏诊 50% 直径＜ 1cm 的肿瘤。所有患者术中时都应接受 IOUS 和常规十二指肠切开术。患者容易发生骨转移，因此应进行 SRS 和脊柱 MRI 检查。对于胃泌素瘤及其他 p-NETs/ 十二指肠 NETs，PET 扫描（尤其结合 CT 扫描的 PET）因其较高的敏感性 / 特异性受到越来越多的关注。

（2）MEN1：神经内分泌肿瘤的定位

MEN1 患者不仅有功能性或无功能性的 p-NETs/ 十二指肠 NETs，还有甲状旁腺、垂体、肾上腺、皮肤、甲状腺、中枢神经系统、平滑肌的肿瘤或增生及肺、胸腺、胃的类癌。

因此，除了初步筛查功能性 p-NETs/ 十二指肠 NETs、甲状旁腺功能亢进症和功能性垂体腺瘤之外，所有 MEN1 患者需要接受仔细的身体检查和影像学检查评估是否发生其他肿瘤。这些肿瘤通常是无功能的。此外，EUS 发现多个胰腺肿瘤时应高度怀疑 MEN1，但目前不建议所有 MEN1 患者都接受 EUS 检查，因为不推荐常规手术切除小的 p-NETs（＜ 2cm），这些患者接受手术治疗的 EUS 指征尚不明确。

笔记

（3）胰岛素瘤：肿瘤定位

胰岛素瘤几乎都发生于胰腺（1/3 在胰头，1/3 在胰体，1/3 在胰尾），特征性的表现是小 p-NETs（82%＜ 2cm，47%＜ 1cm），因此难以发现。超声、CT 和 MRI 使用广泛，但在许多研究中仅有 10%～40% 的病例检查结果阳性。SRS 仅在 50% 的局限胰岛素瘤病例中呈阳性。EUS 在内镜医师经验丰富的情况下，在 70%～95% 病例中可发现小 p-NETs，因此当其他无创性检查手段结果均为阴性，EUS 是应选的影像检查。IOUS 对于术中定位胰岛素瘤、确定正确的手术方案至关重要。^{18}F-FDG PET 对胰岛素瘤的成像效果不理想，而采用 ^{11}C-5-HTP 和 ^{68}Ga-DOTA-D-Phe1-Tyr3- 奥曲肽（^{68}Ga-DOTATOC）等其他同位素标志物的 PET/CT 方法，已经取得了成果。

（4）RFTs：肿瘤定位

推荐联合多排螺旋 CT 扫描（或）MRI 和 SRS-SPECT 评估 RFTs。EUS 不是普遍推荐的一线 RFT 评估方法；在螺旋 CT、MRI 和 SRS-SPECT 结果均不明确的情况下可能有一定价值，尤其在术前的时候。EUS 引导的细针穿刺是一种有效且安全的获取组织用于 p-NETs 病理诊断的方法。如果上述推荐影像检查的结果在 RFT 患者中不明确或为阴性，则考虑进行 ^{68}Ga 标记的生长抑素类似物 PET。其他可能有用的检查是 ^{18}F-DOPA-PET 或 ^{11}C-5-HTP-PET。

7. 功能性 p-NETs 的组织病理学和遗传学

（1）组织病理学和遗传学

特定类型的功能性 p-NETs 的诊断（表 1-3）需要功能综合征的临床表现、诊断性的激素和功能检查、NETs 免疫组织化学上表达特定激素。免疫组织化学对于功能性 p-NETs 综合征的诊断并非至关重要（表 1-3），但它确认了肿瘤产生激素，可以鉴定特定的细胞表

笔记

型及提供有关肝转移来源的信息。产生激素但不引起临床综合征的 NETs 不被认为是功能性肿瘤综合征。但是，文献中的大多数生长抑素瘤在没有临床表现或生长抑素异位释放的生化证据的情况下，仅通过免疫组织化学即被诊断。

在具有功能性 p-NETs 的 MEN1 中，功能性 p-NETs 的诊断由于多个 p-NETs 而变得复杂。这些病灶大部分只有在显微镜下才能发现，小部分肉眼即可发现。同样地，在由于十二指肠胃泌素瘤而患有 ZES 的 MEN1 患者中，也几乎都是多发。在患有胰岛素瘤的 MEN1 患者中，分泌胰岛素的肿瘤位于胰腺内并且经常是多发的。

无论是肝转移灶还是原发灶，病理诊断都可通过病理活检实现。RFT 的病理诊断通常需要苏木精和伊红（HE）染色，以及嗜铬粒蛋白 A 和突触素的免疫组织化学染色。因为需要评估侵袭程度，因此通过计数 10 个高倍镜视野和（或）通过免疫组织化学计算 Ki-67 指数来确定有丝分裂指数是必须的。

遗传性肿瘤综合征的基因检测应在怀疑家族性 MEN1，或者存在其他相关的内分泌病（如血清钙或 PTH 升高，分别提示甲状旁腺功能亢进和催乳素分泌过多），以及适当的遗传学咨询后进行。

（2）胃泌素瘤病理和遗传诊断

1）病理学

根据目前 WHO TNM 分类系统，为了对胃泌素瘤诊断和正确分类，详细的肉眼、镜下描述和免疫组化结果是必须的。HE 染色切片的组织学检查必须同时有嗜铬粒蛋白 A、突触素和胃泌素的免疫组化染色。基于有丝分裂计数和 Ki-67 指数的有丝分裂指数是必须的。p53，SSR 和淋巴血管的免疫组织化学标记是可选择的。在 MEN1 患者中，应该在所有原发灶和转移灶中引起该综合征的激素进行染色。细胞学可能有帮助，特别是对于转移性疾病。

笔记

2）遗传学

仅在以下情况下推荐对胃泌素瘤的患者进行遗传性肿瘤综合征的胚系 DNA 检测：有家族史或临床 / 实验室检查结果提示 MEN1、VHL（von hippel-lindau disease）、结节性硬化或存在多发性肿瘤。取得知情同意后应进行突变分析以检测是否存在 menin、VHL 或结节性硬化症突变。基因检测应使用已获批的方法进行，任何基因检测之前都应进行遗传咨询。

（3）胰岛素瘤病理和遗传诊断

1）病理学

根据目前 WHO TNM 分类系统，为了对胰岛素瘤正确分类，详细的肉眼、镜下描述和免疫组化结果是必须的。HE 染色切片的组织学检查必须同时有嗜铬粒蛋白 A，突触素和胃泌素的免疫组化染色。通过有丝分裂计数和 Ki-67 指数计算有丝分裂指数是必须的。细胞学可能有帮助，特别是对于转移性疾病。对于没有 MEN1 但有多发的胰岛素瘤或疾病多次复发的患者，应怀疑胰岛素瘤病。

2）遗传学

仅在以下特定情况下推荐对患有胰岛素瘤的患者进行遗传性肿瘤综合征的胚系 DNA 检测：家族史或临床表现提示 MEN1、结节性硬化或 VHL，存在多发肿瘤或肿瘤周围胰腺组织中发现前驱病变。取得知情同意后应进行突变分析以检测是否存在 menin、VHL 或结节性硬化症突变。基因检测应使用已获批的方法进行，任何基因检测之前都应进行遗传咨询。

（4）RFTs 病理和遗传学

1）病理学

详细的肉眼的、镜下的和免疫组化结果是必须的，对于 RFTs 的诊断、借助目前 WHO TNM 分类对其正确分级分期十分重要。HE

笔记

染色切片的组织学检查必须同时有嗜铬粒蛋白 A，突触素和临床怀疑的特定激素的免疫组化染色。有丝分裂计数和Ki-67指数是必须的。

在有 RFTs 的 MEN1 患者中，在所有原发灶和转移灶标本中也应该进行除胰多肽、胃泌素、胰高血糖素和生长抑素之外的胰岛素染色以确定其完整的激素表达谱。细胞学可能有帮助，特别是对于转移性疾病。在 MEN1 患者中，在所有原发和转移灶标本中也应对胃泌素、胰多肽、胰高血糖素、胰岛素、生长抑素等进行染色，以确定激素表达谱。在存在多种含胰高血糖素的肿瘤的情况下，应考虑胰高血糖素细胞腺瘤病。

2）遗传学

仅在以下情况下推荐对患有 RFTs 的患者进行遗传性肿瘤综合征的胚系 DNA 检测：MEN1 的家族史、存在可疑的临床发现或多个肿瘤或前驱病变。对疑似 MEN1、VHL、神经纤维瘤病 -1 和结节性硬化病例也应进行遗传分析。当进行基因检测时，应包括突变筛查和测序，以便分析整个编码基因和剪接位点，在此之前应寻求遗传咨询。在所有患者中进行基因检测之前，必须获得知情同意。应根据批准的方法进行基因检测。不建议进行体系（肿瘤）DNA 检测。

8. 功能性 p-NETs 的外科治疗

（1）ZES 的外科治疗

对于潜在可切除的、没有严重手术禁忌证的散发型 ZES 应常规进行手术探查。在散发型 ZES 和 MEN1/ZES 患者中，60%～90%病例可发现十二指肠胃泌素瘤，通常很小，一般在术前影像学检查或 EUS 中无法发现，只有进行了十二指肠切开术后才能在术中发现。应在剖腹手术而不是腹腔镜手术中进行十二指肠切开探查。除非患者拒绝或无法口服抗胃酸分泌药物（1%～2%），否则不应进行全

笔记

胃切除术（＜2%）。通常不建议实施 Whipple 手术，这种手术可能在少数挑选过的、预期寿命较长的、胃泌素瘤直径较大或多发的、无法实施剜除的患者中起作用。

（2）胃泌素瘤外科治疗

对于散发型胃泌素瘤，完全切除原发灶和淋巴结清扫是唯一的治愈方法。手术已被证明可降低肝转移发生率，这是影响长期生存最重要的预后因素，可提高患者生存率。因此，对于无肝转移的散发型 ZES 或合并症已损害预期寿命的患者，建议进行根治性手术。

当肿瘤位于胰腺尾侧时，应进行远端胰腺切除术和常规十二指肠切开以发现小的十二指肠胃泌素瘤。对于位于胰腺左侧的散发型胃泌素瘤，可考虑伴或不伴脾切除的中段或远端胰腺切除术。在谨慎挑选的胰头部胃泌素瘤和既往手术后局部复发或肿瘤残留的患者中，胰十二指肠切除术可能是一种备选方案。对于散发型胃泌素瘤，无论哪个原发部位，都应常规进行区域性淋巴结清扫和术中肝脏探查，因为十二指肠 / 胰腺胃泌素瘤的淋巴结和肝转移比较常见。手术探查的价值具有争议，应进行多学科讨论并评估是否进行手术。当决定手术后，手术方案应包括全面的剖腹探查、术中胰腺超声、十二指肠切开和常规淋巴结切除术（至少胃泌素瘤三角区）。

腹腔镜切除胃泌素瘤是有争议的，一般不推荐，因为术前影像学检查常发现不了原发灶，肿瘤通常位于十二指肠黏膜下层，常伴有淋巴结转移。

（3）胰岛素瘤的外科治疗

对于散发型胰岛素瘤，标准手术方案应该包括通过触诊和 IOUS 探查胰腺。当肿瘤距离胰管超过 2~3mm 时，优先考虑胰腺剜除术，否则应行部分胰腺切除（中央、远端或胰头切除），不需要淋巴结清扫。

如果胰岛素瘤术前已定位，则可通过腹腔镜检查安全地进行胰

笔记

体/尾部剜除和远端胰腺切除术。当散发型胰岛素瘤术前没有定位时，需要进行手术探查。此外，术中确定肿瘤位置可能还需 IOUS，术中胰岛素取样和冰冻切片。对于怀疑患有恶性胰岛素瘤或复发的罕见患者，需要进行旨在治疗局部复发和（或）肝转移的根治性手术。如果术前或术中胰岛素采样都无法确定胰岛素瘤位置，不建议盲目进行远端胰腺切除。

MEN1 经常存在多个肿瘤，手术目的是通过切除所有胰岛素瘤来控制胰岛素的过度分泌。术前必须定位哪个胰腺肿瘤是胰岛素瘤，因为这些患者经常有其他胰腺 NETs（通常是无功能性的）。

（4）RFTs 的外科治疗

手术适应证取决于临床症状的控制程度，肿瘤大小、位置、累及范围，是否为恶性和有无转移扩散。即使存在转移性，包括局限性肝转移，如果可以手术切除并且患者能够耐受手术，也应尽可能行根治性手术。手术的类型取决于原发肿瘤的位置，包括胰十二指肠切除术（Whipple 手术）、远端胰腺切除术、肿瘤剜除术或剜除术联合胰腺切除术。由于 RFTs 恶性可能性大，因此必须进行足够范围的淋巴结清扫。在已经发生局限性肝转移或累及更大范围的情况下，如果手术可切除至少 90% 的肉眼可见的肿瘤，也应考虑手术。

因此，通过内科治疗达到最佳的临床症状控制状态后，只要可行，始终建议进行根治性手术。由于 RFTs 肿瘤直径一般较大和肝转移率较高，根治性手术应该包括通过开腹进行的胰腺切除术和淋巴结清扫。不建议进行腹腔镜手术，因为需要进行淋巴结清扫和仔细检查有无周围侵犯或转移。

（5）晚期有症状的 p-NETs 外科治疗

控制所有功能性 p-NETs 的激素过度分泌导致的临床综合征可以

笔记

通过单独手术或联合射频消融（radiofrequency ablation，RFA）的肿瘤细胞减灭术等针对肿瘤本身的治疗方法来实现。当转移性疾病是局部的，或 90% 以上的肿瘤负荷是手术可切除的，应考虑肿瘤细胞减灭术。

9. 功能性 p-NETs 的内科治疗

（1）ZES 的内科治疗：控制胃酸过度分泌

对于所有患者，为了预防消化系统并发症，控制胃酸过度分泌至关重要，H2 受体拮抗剂和 PPI 都可以控制胃酸过度分泌。

因 PPIs 药物持续时间较长，因此被推荐为首选药物。对于大多数患者每天一次或两次给药即可达到较长的持续时间。研究表明，所有可用的 PPIs 都是有效的。推荐的起始剂量相当于奥美拉唑 60mg qd（散发型 ZES）和 40 ~ 60 mg bid（MEN1/ZES）。在长期治疗过程中，每年监测一次血清维生素 B_{12} 水平。H2 受体拮抗剂需要比在常规消化性疾病中更高的剂量方能起效（经常超过 10 倍常规剂量）。组胺 H2 受体拮抗剂也是有效的，但需要高剂量、频繁给药。长效的生长抑素类似物也可控制胃酸分泌，但不推荐在 ZES 中用于抑酸，因为 PPIs 可以口服给药，更为简单有效。

（2）胰岛素瘤内科治疗

适当的饮食管理有助于避免延长禁食时间。药物治疗仅适用于术前控制血糖水平、无法切除的转移性疾病、不能或不愿接受手术治疗的患者。

在手术前或对于转移性胰岛素瘤患者，除了少食多餐和静脉输注葡萄糖外，常需要药物治疗来控制低血糖。二氮嗪（50 ~ 300mg/d，可增加至 600mg/d）通过直接作用于 β 细胞来抑制胰岛素释放，是控制低血糖的最有效药物。对于难治性病例，糖皮质激素如泼尼松

笔记

龙也是有效的。

（3）RFTs 功能综合征的内科治疗

大多数病例的症状都可以通过联合药物、外科手术、放射等方法得到控制。生长抑素类似物和干扰素已被证实可以有效控制功能性 p-NETs 和 RFTs 的症状。80%～90% 的 VIP 瘤和胰高血糖素瘤患者症状迅速改善，腹泻和皮疹明显缓解，60%～80% 患者的 VIP 和胰高血糖素水平降低。生长抑素类似物也可以抑制 p-NETs 生长，为控制症状，生长抑素类似物治疗应从短效生长抑素（奥曲肽 100μg 皮下注射，每日 2～3 次）开始，根据临床反应进行剂量滴定。

长效生长抑素类似物在一些生长抑素瘤病例中可有效控制异位激素分泌。在患有库欣综合征的患者中，大多数患者在发病时已出现转移，在进行肾上腺切除术之前主要使用肾上腺素阻滞剂（酮康唑、甲吡酮）。对于某些病例，长效生长抑素类似物可能是有效的。如果生长抑素类似物控制激素过度分泌无效或效果减弱，单独干扰素治疗或联合生长抑素类似物可能有助于控制症状。

（4）晚期转移性 p-NETs 综合征的内科治疗

生长抑素类似物对于缓慢进展的低增殖的胰腺和胃十二指肠来源的 NET（G1）可能有一定价值。对于胰腺 NET、前肠胰腺外 NET（G2）和任何部位的神经内分泌癌（G3），推荐化疗。全身细胞毒性药物治疗适用于疾病进展的且无法手术的胰腺来源分化良好的 NET 肝转移患者。对于肝脏转移的患者，尤其是难以控制的功能性 p-NETs 患者，应考虑使用经动脉栓塞和（或）化学栓塞及基于放射性标记颗粒的肝脏定向治疗，其中每种方法的应答率均高于 50%。

肽受体介导的放射性核素治疗（peptide receptor radionuclide therapy，PRRT）适用于功能性和无功能性的 NET，与肿瘤原发部位

笔记

无关。

新的分子靶向药物如依维莫司和舒尼替尼是晚期 p-NETs 的新型治疗选择。依维莫司是 p-NETs 化疗失败后的一种治疗选择，但在某些病例中可作为替代局部治疗或化疗的一线治疗方案。舒尼替尼作为一种多重酪氨酸激酶抑制剂，可作为 p-NETs 进展之后的靶向治疗选择。舒尼替尼的主要适应证是作为二线或三线用药。当生长抑素类似物、化疗和（或）局部治疗不可用或预计无效，舒尼替尼在这种情况下可作为一线治疗用药。

10. 功能性 p-NETs 的随访

MEN1 患者（甲状旁腺功能亢进，垂体疾病）初次治疗后应每隔 6～12 个月检查 1 次，其他 MEN1 问题也应进行检查。根治性切除后的患者除非疾病复发，否则可以每年检查 1 次。

（1）胃泌素瘤患者随访

所有疾病活动期的患者最初应每 3～6 个月评估 1 次，疾病稳定后则每年 1 次。每次评估时，应进行生化检查（维生素 B_{12} 水平、离子钙、甲状旁腺激素、胃泌素），尽可能进行胃酸分泌控制情况的评估和肿瘤影像学检查（每年 1 次腹部 CT 或 MRI，至少每 3 年 1 次 SRS）。

对于 MEN1/ZES 患者，应每年评估 1 次，通过影像学检查评估肿瘤范围（腹部 CT、MRI 和胸部 CT），生化检查评估 MEN1（离子钙、血清甲状旁腺激素、催乳素、胰岛素），FSG，胃酸控制，上消化道内镜检查胃类癌。对于根治性切除术后的患者，如果仍在服用 PPIs/H2 受体拮抗剂，应每年进行 FSG 测定、促胰液素激发试验和胃酸分泌控制。

笔记

对于晚期转移性疾病患者，随访应每隔 3～6 个月进行 1 次肿瘤影像学检查［CT 或 MRI 和 SRS（必要时）］，FSG 和胃酸分泌控制情况（6 个月）。至少每年进行 1 次尿皮质醇和血清皮质醇测定评估异位库欣综合征。

（2）胰岛素瘤患者随访

无 MEN1 的胰岛素瘤切除术后的患者随访间隔为 3～6 个月。多发胰岛素瘤或合并 MEN1 的根治性切除术后的患者应每年进行 1 次随访，并在症状复发的任何时候重新评估。在随访中除了仔细收集空腹低血糖症状的病史外，还应进行空腹血糖、胰岛素、C 肽和胰岛素原测定。

转移性 RFTs 患者的随访间隔为 3～6 个月，非转移性的为每年 1 次。

笔记

表 1-3　功能性胰腺内分泌综合征（functional pancreatic endocrine tumor，PET）

名字	生物学上分泌活跃的多肽	发病率（每年新发病例/10万人）	肿瘤位置	恶性率（%）	与MEN1相关(%)	主要症状/体征
A. 最常见的功能性PET综合征						
胰岛素瘤	胰岛素	1～3	胰腺（＞99%）	＜10	4～5	低血糖症状（100%）
佐林格 - 埃利森综合征	胃泌素	0.5～2.0	十二指肠（70%）；胰腺（25%）；其他部位（5%）	60～90	20～25	疼痛（79%～100%）；腹泻（80%～100%）；食管症状（31%～56%）
B. 已确定的罕见功能性PET综合征（RFTs）						
血管活性肠肽瘤（韦 - 莫二氏综合征，胰性霍乱，WDHA）	血管活性肠肽	0.05～0.20	胰腺（90%，成人）；其他（10%，神经系统，肾上腺，神经节周围）	40～70	6	腹泻（90%～100%）；低钾血症（80%～100%）；脱水（83%）
胰高血糖素瘤	胰高血糖素	0.01～0.10	胰腺（100%）	50～80	1～20	皮疹（67%～90%）；葡萄糖不耐受（38%～87%）；体重下降（66%～96%）
生长抑素瘤	生长抑素	罕见	胰腺（55%）；十二指肠/空肠（44%）	＞70	45	糖尿病（63%～90%）；胆石病（65%～90%）；腹泻（35%～90%）

笔记

续表

名字	生物学上分泌活跃的多肽	发病率（每年新发病例/10万人）	肿瘤位置	恶性率（%）	与MEN1相关（%）	主要症状/体征
生长激素释放激素瘤	生长激素释放激素	不明	胰腺（30%）；肺（54%）；空肠（7%）；其他（13%）	＞60	16	肢端肥大症（100%）
促肾上腺皮质激素瘤	促肾上腺皮质激素	罕见	胰腺（占所有异位库欣综合征的4%~16%）	＞95	罕见	库欣综合征（100%）
引起类癌的PET	5-羟色胺？速激肽	罕见（43例）	胰腺（＜所有类癌的1%）	60~88	罕见	与上述类癌综合征相同
引起高钙血症的PET	甲状旁腺激素相关肽；其他不明	罕见	胰腺（高钙血症的罕见病因）	84	罕见	肝转移引起的腹痛；高钙血症引起的症状
C. 可能的罕见功能性PET综合征						
分泌降钙素的PET	降钙素	罕见	胰腺（高钙血症的罕见病因）	＞80	16	腹泻
分泌肾素的PET	肾素	罕见	胰腺	未知	无	低血压
分泌黄体生成素的PET	黄体生成素	罕见	胰腺	未知	无	（女性）不排卵、男性化，（男性）性欲下降
分泌促红细胞生成素的PET	促红细胞生成素	罕见	胰腺	100	无	红细胞增多症
分泌胰岛素样生长因子Ⅱ的PET	胰岛素样生长因子Ⅱ	罕见	胰腺	未知	无	低血糖

（吴朝锐　赵东兵）

笔记

ENETS 指南解读——高分化无功能性胰腺神经内分泌肿瘤

1. 概述

胰腺无功能性神经内分泌肿瘤（Non-functional neuroendocrine neoplasms，NF-NENs）是指没有激素分泌综合征的一类病变。胰腺 NENs 以无功能性为主。这些肿瘤的神经内分泌起源分类是指突触素和嗜铬粒蛋白 A 的免疫组化阳性。根据 2010 年世界卫生组织的分类，将 NF-NENs 分为 NETs G1 或 G2 和 NECs G3。

然后 NETs 根据有丝分裂计数和 Ki-67 指数分为 NETs G1（有丝分裂计数＜ 2 每 10 倍镜视野下或 Ki-67 指数≤ 2%）；NETs G2（有丝分裂计数 2～10 每 10 倍镜视野下或 Ki-67 指数 3%～20%）。所有 NECs 均为 G3（有丝分裂计数＞ 20 每 10 倍镜视野下或 Ki-67 指数＞ 20%）。

多数胰腺 NF-NENs 都是高分化的，无功能性的 NECs 不常见。根据流行病学监测：NF-NETs 的发病率女：男为 1.8 ∶ 2.6。发病率随年龄增加，在 60～70 岁达到峰值。

（1）临床表现

NF-NENs 通常是当肿瘤造成邻近器官压迫及侵犯或有转移后才产生出明显的临床症状。最常见的症状是腹痛（35%～78%），体重减轻（20%～35%），厌食症和恶心（45%）。较少的症状是腹腔出血（4%～20%）、黄疸（17%～50%）或可见肿块（7%～40%）。

笔记

（2）预后

有研究证实，胰腺 NF-NENs 中位生存时间为 38 个月，而影响生存最主要的原因是发生远处转移。肿瘤局限和发生局部区域侵犯的中位生存时间分别为 124 个月和 70 个月，而远处转移者中位生存时间仅为 23 个月。肿瘤的分级是预后重要预测指标，G2 和 G3 肿瘤患者的 5 年和 10 年生存期明显缩短，死亡风险分别提高了 2 倍和 10 倍。其他影响的因素是年龄＞ 40 岁和手术边缘阳性。评估胰腺内分泌肿瘤预后的标准见表 1–4。

表 1–4 胰腺神经内分泌肿瘤预后评估标准

生物学行为	WHO 分类（2000）	WHO 分类（2010）	远处转移	局部侵犯	肿瘤大小（cm）	侵犯血管	Ki-67 指数（%）
良性	高分化神经内分泌肿瘤	NET-G1 或 NET-G2	–	–	≤ 2	–	≤ 2
良性或低级别恶性	高分化神经内分泌肿瘤	NET-G1 或 NET-G2	–	–	>2	+–	≤ 2
低级别恶性	高分化神经内分泌癌	NET-G1 或 NET-G2	+	+	任何大小	+	＞ 2
高级别恶性	低分化神经内分泌癌	NEC	+	+	任何大小	+	>20

注：NET= 神经内分泌肿瘤；NEC= 神经内分泌癌。胰腺神经内分泌肿瘤预后评价标准（Massimo Falconi，Detlef Klaus Bartsch，Barbro Eriksson，et al.ENETS Consensus Guidelines for the Managementof Patients with Digestive NeuroendocrineNeoplasms of the Digestive System：Well-Differentiated Pancreatic Non-FunctioningTumors.Neuroendocrinology，2012，95（2）：120-134.）

（3）遗传性肿瘤综合征

MEN1 是一种罕见的常染色体显性遗传病，其特征是甲状旁腺、胰腺、十二指肠和垂体的高分化肿瘤。MEN1 也容易发展为支气管和胸腺 NETs、肾上腺肿瘤、皮肤病变、甲状腺疾病和脑膜肿瘤。

笔记

只有小部分胰腺NF-NETs有MEN1的症状，这些肿瘤只有19%诊断为MEN1，其在20岁、50岁和80岁时发病率分别为3%、34%和53%。

VHL（von hippel-lindau disease）是一种常染色体显性综合征，易发生多种肿瘤。VHL与多器官有关，包括肾脏（透明细胞型肾细胞癌）、肾上腺（嗜铬细胞瘤）、中枢神经系统（血管母细胞瘤）、眼（视网膜血管瘤）、内耳（内淋巴囊肿瘤）、附睾（附睾囊腺瘤）和胰腺（浆液性囊性肿瘤和实体性高分化NETs）。

2. 诊断程序（图1-3）

（1）生长抑素受体显像

SRS对NETs的敏感性和特异性分别为90%和80%。SRS是定位原发部位和疾病范围的主要方式。全身成像可以检测远处转移，从而影响治疗决策。SRS是第一个分期步骤，是否具有肝外转移的诊断对于做出治疗计划是必要的。与闪烁成像相比，正电子发射层析成像（PET）的空间分辨率提高了2~3倍，并对示踪剂的摄取进行了量化。用^{68}Ga标记生长抑素类似物DOTA-D-Phe1-Tyr 3-奥曲肽（DOTATOC）的PET对NENs的检测优于^{18}F-FDGPET。

（2）超声及增强超声造影

超声是一种操作简单的检查，在敏感性和特异性方面有很大的差异。胰腺NETs的诊断中，平均检出率为39%。近年来，超声造影的引入，提高了B超的诊断能力，主要表现在肝脏和胰腺。使用第二代造影剂与低声压超声技术相结合，有助于动态持续评估动脉、静脉和延迟期肿瘤的强化模式，从而能够描绘胰腺肿瘤的血流状况。

笔记

因此，CEUS 允许持续动态观察增强阶段，从而能够识别多血管病变，如 NF-NETs。CEUS 对 NF-NETs 的诊断明显优于 B 超，同时 CEUS 增强模式与 Ki-67 指数存在相关性。此外，CEUS 在发现肝转移瘤方面比 US 更敏感。

（3）超声内镜引导细针穿刺术

超声内镜可提供胃肠道壁内外结构的高分辨率图像。EUS 是更好的识别胰腺 NETs 的工具，超声引导下细针穿刺抽吸（fine-needle aspiration，FNA）是诊断胰腺 NENs 的一种有效方法。标准的细胞学检查，加上免疫细胞化学染色，可以比较准确地鉴别 NETs。

（4）CT 扫描

胰腺 NF-NENs 在 CT 增强扫描时虽然表现为典型的高血供病变，但病变却常表现为中度血管增生，尤其是当病变较大时，这些血管还可能有钙化。在胰腺 NF-NETs 的评估中，结合动脉期和门静脉期 CT 增强能够提高对肝转移瘤和原发性肿瘤的检测。CT 扫描诊断胰腺 NETs 的敏感性和特异性分别为 73% 和 96%。

（5）MRI

MRI 在胰腺 NETs 的检测中发挥着重要作用，特别是利用快速自旋回波和脂肪饱和技术。磁共振弥散加权序列广泛应用于所有肿瘤病变的检测，显示出较高的敏感性。T_1 加权脂肪抑制序列对胰腺病变的成像特别有用。胰腺 NENs 的信号强度低于正常胰腺组织，因而 T_1 加权脂肪抑制的图像具有更高的检出率。此外，T_2 加权 MR 图像可区分高信号的胰腺神经内分泌肿瘤与低信号的腺癌。采用相应的技术标准和设备，CT 和 MRI 的灵敏度为 75%~79%。

笔记

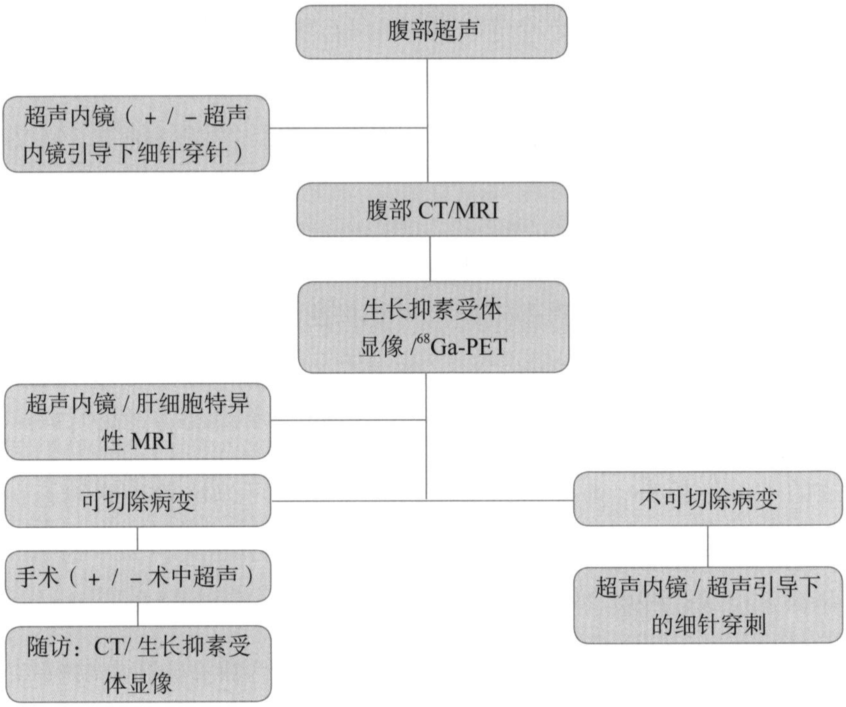

图 1-3　推荐不同诊断方案对胰腺 NF-NENs 的鉴别、分型和分期算法

注：Massimo Falconi，Detlef Klaus Bartsch，Barbro Eriksson，et al.ENETS Consensus Guidelines for the Management of Patients with Digestive Neuroendocrine Neoplasms of the Digestive System：Well-Differentiated Pancreatic Non-Functioning Tumors.Neuroendocrinology，2012，95（2）：120-134.

（6）实验室检测

在血浆或血清中引入 CgA 作为肿瘤标志物可显著提高对胰腺 NETs 的诊断和分期。CgA 是一种糖蛋白，属于嗜铬颗粒蛋白家族，又称分泌颗粒蛋白，存在于分泌颗粒中，也在神经内分泌系统中储存肽激素和儿茶酚胺。CgA 是治疗分化型 NETs 的神经内分泌标志物，其测定有助于评价治疗的疗效和对肝转移患者的随访。联合评估 CgA 和胰腺多肽（panoreatio polypeptide，PP）（通常这两种物质在肿瘤中都是免疫组织化学阳性，图 1-4）可使胰腺 NETs 的诊断率明显提高，敏感性由 74%提高到 90%。

笔记

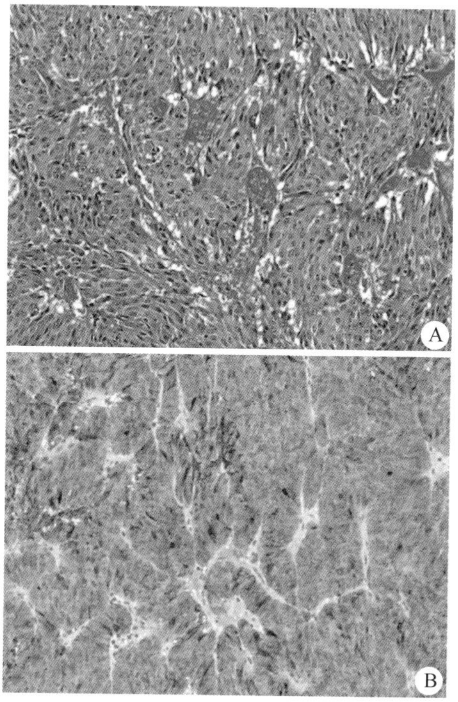

图 1-4　胰腺 NF-NETs

注：① Massimo Falconi，Detlef Klaus Bartsch，Barbro Eriksson，et al. ENETS Consensus Guidelines for the Management of Patients with Digestive Neuroendocrine Neoplasms of the Digestive System：Well-Differentiated Pancreatic Non-Functioning Tumors. Neuroendocrinology，2012，95（2）：120-134.

② A：高分化实体肿瘤细胞巢，HE×200；B：免疫组化检测 PP，免疫组化染色 ×200

3. 病理学与遗传学

（1）组织病理学

大多数 NF-NENs 是高分化肿瘤，表现出不同的组织学类型。虽然 FNS 细胞学不推荐作为常规的诊断程序，但它可能有助于建立正确的术前或术中诊断。常规神经内分泌标志物（突触素和 CgA）免疫染色可确定肿瘤的神经内分泌性质。根据世界卫生组织的分类，诊断报告应包括：①病变的组织学分类（NET 或 NEC，小细胞型或大细胞型）；②分级（G1，G2 或 G3）；③相关 TNM 分期（根据 ENETS 和 UICC 2009）；④激素，转录因子或生长抑素受

笔记

体的表达。生长抑素受体表达的检查是可选的，可用于展现内分泌功能活动，帮助发现原发肿瘤和确定生长抑素受体用于诊断和治疗 NETs。

（2）遗传学

MEN1 综合征的遗传分子诊断应仅在选定的病例中考虑。当怀疑 VHL 综合征时，应调查所有患者 *VHL* 基因的种系改变。突变分析应该应用于检测多发性内分泌腺瘤蛋白或 *VHL* 突变。

4. 外科治疗

（1）根治性手术指征

手术是治疗所有局限性胰腺肿瘤的首选方法，因为手术对生存有显著的提高。横断面成像技术的改进大大增加了对小 NF-NETs 的检测，目前争论的焦点在于是否应该定期切除所有无症状的小病灶。大多数肿瘤≤ 2cm 可能是良性或中危病变，偶然发现的≤ 2cm 胰腺 NF-NETs 只有 6% 是恶性的。在这种情况下，对于偶然发现的肿瘤≤ 2cm，可以推荐采用非手术方法。这些患者可建议在第 1 年内每 3 个月随访 1 次，后面每 6 个月随访 1 次到至少 3 年。

早期诊断和手术切除 MEN1 关联的胰腺 NETs 可以提高生存率，防止或延缓远处转移的发展。MEN1 相关的胰腺 NF-NETs 的手术在以下情况下是必须的：①转移瘤；②＞ 2cm；③每年增加＞ 0.5cm。

（2）手术类型

局限性的胰腺神经内分泌肿瘤的外科治疗包括标准和非标准切除。根据肿瘤部位的不同，胰头病变采用胰十二指肠切除术（PD）治疗，而体尾部病变则采用保留脾脏或不保留脾脏的胰体尾切除术（LP）。标准的胰腺切除与围术期并发症的高发生率及外分泌

笔记

和内分泌功能不全有关。因此，非标准切除在胰腺 NF-NETs 的治疗中被提出，特别是在分化良好且体积较小的情况下。目前，在肿瘤切除的界限问题上还没有达成共识。虽然恶性肿瘤的风险不能完全排除，但 2cm 的界限应该是足够安全的。中胰切除术只针对胰体的小肿瘤进行，而只有在主胰管能够安全保存的情况下，才考虑单纯摘除病变。非标准切除与标准切除相比的主要优点是长期内分泌 / 外分泌损害减少。但是，非标准性切除胰瘘的发生率高，尽管它们大多是暂时性的，临床影响很小。此外，单纯肿瘤摘除不能获得阴性的边缘，而在单纯摘除和中胰切除术中，通常都不进行淋巴结清扫术。因此，非标准切除仅适用于良性或不确定行为的小病灶并应始终进行节点采样。腹腔镜手术在胰腺内分泌肿瘤的治疗中起着重要的作用。有研究表明，腹腔镜下胰腺远端切除术和单纯摘除手术在治疗胰腺内分泌肿瘤是安全可行的。

（3）姑息性手术

1）局部晚期胰腺 NETs 的手术治疗

在胰腺 NECs 特定的患者中行联合切除脏器的手术是合理的。在这种情况下，手术切除的标准包括侵犯的邻近器官（胃、脾、结肠、肾上腺）或侵犯的血管结构。术前应评估胰腺 NF-NETs 的可切除性并除外以下情况：①门静脉系统周围侵犯伴门脉海绵状血管瘤（不含肿瘤血栓）；②肠系膜上动脉周围侵犯。而腹腔干侵犯并不是胰腺远端切除术的绝对禁忌证。

2）转移的胰腺 NF-NETs 的手术治疗

原发性肿瘤的手术治疗。在转移性无功能性癌中，没有明确显示原发肿瘤切除后有生存的优势。因此，原发肿瘤的手术仅适用于 G1 和 G2 肿瘤。但是有时需要考虑切除原发肿瘤后可以集中治疗肝转移，包括肝移植。在这些无功能肿瘤中，胰腺切除只能用于防止

笔记

危及生命的和梗阻性的并发症，包括出血或急性胰腺炎、黄疸或胃梗阻。

3）肝转移的手术治疗

肝转移瘤如果在肝切除后未留下残余病灶实施肝切除手术均可推荐。建议在任何外科手术之前必须评估的情况是：①没有腹腔外疾病；② FNS 显示（G1 或 G2）和低增殖指数（Ki-67）；③存在生长抑素受体（生长抑素受体），以提供放射性同位素标记治疗，因为其在减瘤术后治疗有效。

由于多灶性和双侧转移瘤的发生率很高，只有 10% 的患者可以进行根治性肝切除（切除肿瘤的 90% 或以上）。肝切除患者 5 年生存率为 47%~76%，与未治疗患者的 5 年生存率 30%~40% 相比有所提高。然而，术后肿瘤的复发率很高，高达 76%。肝切除的类型取决于肝转移的数目、部位及肝脏自身的储备。可以从简单的肿瘤剔除，到节段切除或肝叶切除术。术中必须例行超声检查肝脏病变。

对于有双叶转移或肝脏受累超过 75% 的患者，根治性手术很少能进行。在这种情况下，可以提供内科治疗、消融和栓塞技术，以允许根治性切除。图 1-5 给出了胰腺 NF-NETs 肝转移不同的治疗方案。

笔记

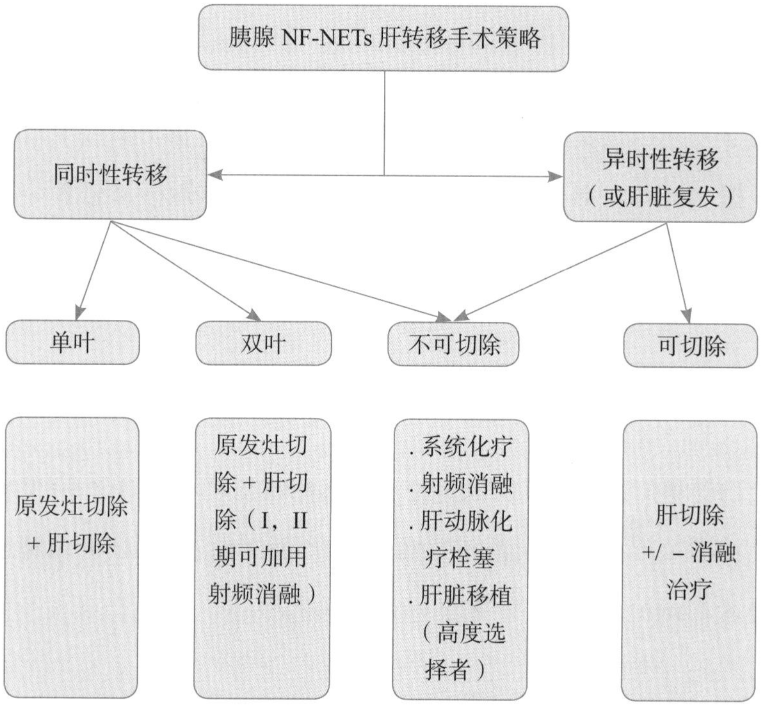

图 1–5　胰腺 NF–NETs 肝转移不同治疗方案的建议方案

注：Massimo Falconi，Detlef Klaus Bartsch， Barbro Eriksson，et al. ENETS Consensus Guidelines for the Management of Patients with Digestive Neuroendocrine Neoplasms of the Digestive System：Well-Differentiated Pancreatic Non-Functioning Tumors.Neuroendocrinology，2012，95（2）：120-134.

5. 局部消融治疗

（1）选择性（化疗）栓塞

肝动脉栓塞术（hepatic arterial embolization，HAE）适用于胰腺 NETs 合并肝转移患者，但不适用于手术切除患者。一般认为肝动脉化疗栓塞术（hepatic arterical chemoembolization，HACE）优于肝动脉栓塞术。技术的改进减少了与栓塞有关的并发症的发生率，而栓塞现在是一种普遍安全的手术方法。虽然研究显示 HAE 和 HACE 在缩小肿瘤大小方面是有效的，但是大多数研究的人群相对较少。关于 HACE 的药物类型（5-FU，阿霉素和丝裂霉素 C）、适当的剂量间隔和手术时机仍有争议。

（2）射频消融

各种消融技术已经被描述，包括冷冻消融、酒精消融和射频消融。RFA 涉及使用高交流电将射频波转换为热，在电流方向改变后引起离子振动。RFA 对直径＞ 5～7cm 的无法切除的转移瘤患者是一种可供选择的治疗方法。根据肿瘤部位的不同，RFA 可以通过经腹腔镜或经皮进行，发病率和死亡率较低。在一些患者中，RFA 可能被用来将无法切除的疾病转化为可切除的疾病。

（3）化疗栓塞

肝转移瘤的一种新方法是在肝动脉内注射动脉栓塞钇 90 微球。这项技术可直接将放射性核素输送至肝转移灶，其长期组织穿透深度可达 11mm。其疗效有待进一步观察评估。

（4）肝脏移植

在一些被高度选择的病例中，肝移植是一种可选择的治疗方法。被考虑移植的患者必须无肝外转移，对药物治疗无反应，或者不能进行其他治疗。大多数移植患者在几个月到几年内复发，可能是由于术后免疫抑制治疗和（或）术前未确诊的肝外转移。因此，有必要改进肝外转移的检测方法，然后才能使用或推荐肝移植。

6. 晚期疾病的内科治疗

化疗药物的选择也取决于肿瘤的部位、功能状态、病理分级和肿瘤分期。传统的细胞毒性化疗药物对于分化差的 G3 级神经内分泌肿瘤依然是一线治疗，但分化好的 G1、G2 级神经内分泌肿瘤对化疗不敏感。生物治疗和靶向治疗是 G1、G2 级神经内分泌肿瘤的主要药物治疗。生长抑素类似物在胰腺和胃十二指肠起源缓慢进展的低增殖 NETs（G1）患者的亚组中可能有价值。

笔记

目前用于神经内分泌肿瘤生物治疗的药物主要是生长抑素类似物，包括奥曲肽和兰瑞肽。靶向药物包括哺乳动物雷帕霉素靶蛋白抑制剂依维莫司和受体酪氨酸激酶抑制剂舒尼替尼。

对于转移性神经内分泌肿瘤也可以应用核素标记的生长抑素类似物进行肽受体介导的放射性核素治疗，简称 PRRT 治疗。PRRT 在功能性和非功能性 NETs 中都被考虑，与原发肿瘤部位无关。根据小规模Ⅱ期试验和回顾性数据，部分缓解率在 0～33%。舒尼替尼，一种多酪氨酸激酶抑制剂，针对 PDGF-R、VEGF-R、c-kit、RET 和 Flt-3，在进展的胰腺 NETs 第三阶段安慰剂对照试验中得到支持。舒尼替尼的主要适应证是将其用于第二或第三阶段治疗。如果生长抑素类似物、化疗和（或）区域疗法不可行或前景不佳，可将舒尼替尼作为一线治疗的选择。

7. 随访

胰腺 NETs 切除术后随访的目的是评价手术效果及选择其他治疗方法。对于接受胰腺根治术的局限性 NETs G1 患者，可以不做随访。但 NETs G2 患者的疾病复发是有可能的，尤其是高危的患者。随访内容应包括临床、实验室（CgA）和放射性检查。目前的程序包括有或没有造影剂的 US、内镜 US、CT、MRI、奥曲肽显像，以及在某些中心使用不同示踪剂的 PET 成像。胰腺 NEC 患者应严格随访，因为即使肿瘤被彻底切除，早期复发的风险也很高。这些患者应每 6 个月随访一次，生化标志物（CgA）和 CT/MRI 扫描。

（张晓杰　赵东兵）

笔记

ENETS 指南解读——空回肠神经内分泌肿瘤和阑尾神经内分泌肿瘤

一、空回肠神经内分泌肿瘤

1. 概述

小肠（空肠和回肠）神经内分泌肿瘤（small intestinal neuroendocrine neoplasms，Si-NENs）的发病率在胃肠道来源的神经内分泌瘤中排名第三。Si-NENs 来源于产 5- 羟色胺的肠嗜铬细胞，它的生物学特征不同于其他消化道系统的 NENs，绝大多数为低增殖活性的 G1 和 G2 级别。但是 Si-NENs 发现时常已处于晚期，约 48%的患者发现时存在远处转移。

之前的欧洲神经内分泌肿瘤学会相关指南已经对 Si-NENs 的临床表现、诊断与治疗有过详细的讨论，2012 年发布的指南进一步规范了 Si-NENs 的早期诊断和治疗。本文主要讨论来源于小肠的非转移性 Si-NENs 的相关问题，此类肿瘤早期曾被定义为“类癌(carcinoid)”。同时此次指南讨论了类癌性心脏病（CHD 或 Hedinger 综合征），因为早期识别和治疗对类癌综合征的并发症很重要。

2.ENETS 基本共识

（1）流行病学及预后

Si-NENs 总体上是一种相对罕见的实体肿瘤，根据相关文献报道其在英国的发病率约为 0.32/10 万，日本是 0.33/10 万，美国是 0.67/10 万。Si-NENs 初步诊断的平均年龄为 60～65 岁，其发病率没

笔记

有明显的性别差异。

根据核分裂象计数和 Ki-67 指数的分级（表 1-5）和 TNM 分期（表 1-6）都能很好的用于 Si-NENs 的预后分析。Si-NENs 的 5 年生存率约为 50%～60%，局部 Si-NENs 患者 5 年生存率可以达到 80%～100%，区域进展期疾病患者的 5 年生存率为 70%～80%，而Ⅳ期患者的 5 年生存率为 35%～80%。区域性肠系膜淋巴结转移，远处腹腔淋巴结转移，肝转移和腹腔外远处转移是 Si-NENs 独立的不良预后因素。

（2）临床表现

Si-NENs 大多是由于发现了有症状或无症状的转移灶后，在寻找原发病灶时发现的。只有约 37% 的小肠神经内分泌瘤患者表现出非特异性腹痛症状，而腹泻、黑便、潮红等临床表现发生率较低，约为 21.5%。在转移性 Si-NENs 患者中，有 20%～30% 的患者可表现出类癌综合征，有 20% 的患者表现为类癌性心脏病（carcinoid heart disease，CHD）。95% 肝转移患者可表现出类癌综合征，另外腹膜后转移及卵巢转移患者（5%）分泌过量的速激肽或 5-HT 可引起全身性的类癌综合征。

类癌综合征的临床表现有：分泌性腹泻（60%～80%），面部潮红（60%～85%），间歇性支气管痉挛（约 10%）。因此，建议初诊医师考虑到 Si-NENs 模糊的非特异性临床特征，及早开始适当的诊断检查。

（3）诊断及病理

首次就诊考虑 Si-NENs 的患者需检测血浆嗜铬粒蛋白和尿 5- 羟吲哚乙酸（5-hydroxyindole acetic acid，5-HIAA）。神经元特异性烯醇化酶对分化程度较好的 NENs（G1，G2）的诊断并不敏感。

多层螺旋 CT 三期增强扫描是 Si-NENs 的常规检查方法。

笔记

生长抑素受体显像（somatostatin receptor imaging，SRI）对原发性 Si-NENs 的敏感性约为 90%，对肝转移灶的敏感性大于 95%。

^{68}Ga 标记的 PET/CT，对于 Si-NENs 的检测具有更高的敏感性，而 ^{18}F 标记的 PET 对于分化较好的神经内分泌肿瘤敏感性低，而大多数 Si-NENs 分化程度较好，故不建议用于 Si-NENs，但是推荐其用于侵袭性强、分化差的 NENs（G3）。

常规结肠镜检查多用于排除合并结直肠肿瘤的情况，如果远端小肠肿瘤通过回肠瓣膜脱出进入结肠，也可通过常规结肠镜直接观察到。

建议胶囊内镜用于原发灶不明的转移性神经内分泌肿瘤患者，但是禁止用于怀疑发生小肠梗阻的患者。

SRI 和常规骨显像均可用于检查患者是否存在骨转移。

Si-NENs 的组织学检查需包括 CgA、突触蛋白、核分裂象计数和 Ki-67 指数，可选项目包括 5-HT、CDX-2、P53 和 SSR-2；有研究表明 SSR-2 的表达与肿瘤对生长抑素类似物的疗效有关，但有时候尽管肿瘤 SSR-2 免疫组化染色较弱甚至缺失，仍不影响使用 SSA 进行治疗。

不推荐患者进行基因检测。

Si-NENs 应根据增殖活性进行分级，根据 ENETS 指南进行分期，详细情况见表 1-5。

表 1-5　Si-NENs 分级

Grade	Ki-67（%）	核分裂象（/10HPF）
G1	≤ 2	＜ 2
G2	3 ~ 20	2 ~ 20
G3	＞ 20	＞ 20

笔记

表 1-6　临床分期（ENETS/UICC）

临床分期	原发肿瘤（T）	区域淋巴结（N）	远处转移（M）
Ⅰ期	T1	N0	M0
Ⅱa 期	T2	N0	M0
Ⅱb 期	T3	N0	M0
Ⅲa 期	T4	N0	M0
Ⅲa 期	anyT	N1	M0
Ⅳ期	anyT	anyN	M1

注：TX：原发肿瘤不能评估；T0：原发肿瘤不能评估；T1：肿瘤侵犯黏膜固有层或黏膜下层，且肿瘤＜ 1cm；T2：肿瘤侵犯固有肌层或肿瘤＞ 1cm；T3：肿瘤穿透固有肌层达浆膜下层但未穿透浆膜层；T4：肿瘤侵犯腹膜脏层（浆膜层）或其他器官、邻近组织（如为多发肿瘤则在任意 T 上加 M）；NX：区域淋巴结不能评估；N0：无区域淋巴结转移；N1：有区域淋巴结转移。MX：远处转移不能评估；M0：无远处转移；M1：有远处转移

（4）治疗

对于所有Ⅰ~Ⅲ期的 Si-NENs 患者，包括多中心发生的 Si-NENs 患者原则上均建议首选根治性切除，切除范围包括切除肿瘤且获得切缘阴性，广泛的清扫区域淋巴结；可以考虑采用微创（腹腔镜）入路进行手术，若患者腹腔肠系膜粘连严重或多发肿瘤的患者不适合行腹腔镜手术；Ⅰ期和Ⅱ期患者的 5 年和 10 年生存率均可达到 100%，而Ⅲ期患者的 5 年和 10 年生存率可达到 95% 和 80% 以上。

如果肿瘤位于回肠末端，需同时进行右侧半结肠切除。

建议同时行胆囊切除术，以预防患胆汁淤积和胆囊炎的发生。

行根治性手术切除的 Si-NENs 患者，术后一般不建议行辅助治疗。

（5）远处转移的 Si-NENs 患者的手术选择

若远处转移灶（多数为肝转移）可根治性切除，可选择同期或分期根治性手术切除原发灶和转移瘤；若肝脏转移灶较小，则可考虑同期切除，否则建议行分期手术。

笔记

若转移灶无法切除，但患者存在原发肿瘤出血或肠道梗阻等并发症时，需切除原发灶；为了避免局部血管阻塞和因腹腔纤维化粘连可能引起的小肠缺血等并发症，手术时需尽可能切除肠系膜淋巴结转移灶。

经过多学科评估后若切除原发灶肿瘤可改善存在患者的预后或症状，可考虑行切除原发灶肿瘤。

（6）类癌性心脏病（CHD，Hedinger syndrome）

在类癌综合征的患者中有 25%~ 50% 的患者会出现类癌性心脏病。CHD 会导致斑块状纤维性心内膜炎，主要涉及右心瓣膜，导致三尖瓣和肺动脉瓣的瓣叶收缩和固定，从而降低右心室功能。CHD 患者的 5 年生存率在近 20 年有了显著的提高，从之前的＜ 30% 到现在的 55% 左右，这主要得益于心脏瓣膜置换手术的发展。

超声心动图检查会显示右心室扩张或三尖瓣反流的体征，其严重程度取决于 CHD 的持续时间，建议类癌综合征和类癌心脏病的患者每年进行一次超声心动图检查。脑钠肽及其前体反应右心负荷，已被证明是早期 CHD 的敏感指标，建议定期监测，可用于评估进行三尖瓣和肺动脉瓣膜置换手术的时机。

对于 CHD 患者 SSA 治疗虽然不能阻止疾病的进展，但是可改善患者心脏储备功能，当患者激素分泌及肿瘤得到控制时，可考虑行心脏瓣膜置换手术。心脏瓣膜手术需要在肝脏手术或肝动脉栓塞术之前进行，而另一研究表明早期肝转移灶切除可能会减缓 CHD 的进展，特别是在早期阶段。最近有研究者发现，CHD 患者合并卵圆孔未闭时，会增加左心功能的损害，而封堵卵圆孔后会改善 CHD 患者的心脏功能。

（7）随访

笔记

进行根治性切除手术的 G1 和 G2 Si-NENs 患者，术后需要每

6~12 个月复查 1 次；未进行根治性手术的 G1 和 G2 患者，初期需每 3~6 个月复查 1 次，之后若病灶进展缓慢则可延长复查间隔时间；G3 患者需至少每 3 个月复查 1 次；复查项目应包括血浆 CgA 和尿 5-HIAA，以及增强 CT；Si-NENs 患者应终身随访。

二、阑尾神经内分泌肿瘤

1. 概述

阑尾神经内分泌肿瘤（appendiceal neuroendocrine neoplasms）是一种较为常见的 NEN 亚群，发病率约为每年 0.15~0.60/10 万，而且在西方国家中女性比例略大。虽然 NEN 经常被报道，但多数病例处于早期病例。近年来报告的发病率有所增加，然而，报道之间存在不同，但总的发病率在不同种族之间大致处于相同的范围内。此外，阑尾切除术的常规操作也可能影响报告的阑尾 NEN 发生率。

大多数阑尾 NEN 预后良好。报道中在肿瘤处于较低分期时，5 年生存率为 100%或接近这一水平。但在囊括所有分期肿瘤在内的整个队列并没有如此良好的预后，5 年生存率在 70%~85%。在晚期转移患者报道称预后更差，5 年生存率低至 12%~28%。然而，目前尚不清楚“恶性”组织学如杯状细胞类癌（goblet cell carcinoid，GCC）或预后较差的混合性腺神经内分泌癌多到哪种程度才被纳入这一系列。

2. ENETS 基本共识

（1）流行病学和预后

阑尾 NEN 是阑尾肿瘤中最大的亚群，约占所有阑尾肿瘤

笔记

的 30%~80%。据报道，平均诊断年龄在 38~51 岁。然而，在 4.5~19.5 岁的儿童患者中也报道过阑尾 NEN。多数病例发现时处于早期，阑尾神经内分泌肿瘤生存率较好［局部疾病 5 年生存率：95%~100%，区域疾病 5 年生存率：85%~100%，少数远处转移患者生存较差（5 年生存率：＜25%）］。

大多数阑尾 NEN 位于阑尾顶端（60%~75%），部分位于阑尾的中间部分（5%~20%），少部分（＜10%）位于阑尾的底部；阑尾 NEN 位于阑尾底部时，容易出现不完全切除导致复发和转移的情况。阑尾 NEN 病灶＜1cm，浸润未突破浆膜下或中阑尾部浸润＜3mm，手术边缘 R0 的患者行阑尾切除术后无复发危险。

（2）临床表现

阑尾 NEN 由于其诊断的偶然性，在大多数病例中很少有症状。有广泛的局部疾病或远处转移的肿瘤可能出现腹痛、肿块占位效应或肠梗阻的症状。

阑尾 NEN 很少表现出类癌综合征，出现时往往提示存在远处转移。

（3）诊断

嗜铬粒蛋白 A 可作为阑尾 NEN 的肿瘤标志物，与小肠 NEN 类似，在区分 NEN 与 GCC 时尤其有用。但它对复发性疾病的检测还没有得到彻底的研究，与其他 NEN 一样在转移性疾病中作为随访参数。

使用 CT 或 MRI 进行横断面成像，可排除局部或远处转移。局限于阑尾的 NEN 可以通过经腹超声检测。内镜检查很少有帮助，除非肿瘤局部进展并浸润盲肠，这是非常罕见的情况。因此，不建议用结肠镜检查肿瘤。

对于大多数偶然发现的最大直径＜1cm，R0 切除的高分化阑尾 NEN，不需要术后诊断程序。

笔记

对于分化良好的 1～2cm、R0 切除的肿瘤患者，术后建议行腹部 CT 或 MRI 排除淋巴结或远处转移可能。

阑尾中部深度浸润或血管浸润合并肿瘤者＞ 2cm，建议行腹部 CT 或 MRI 和生长抑素受体显像（生长抑素受体闪烁显像或 SR-PET/CT），明确有无远处转移的情况。

（4）病理学特征

阑尾 NET 组织学诊断应包括 CgA、突触素、有丝分裂计数和 Ki-67 指数，判断肿瘤的增殖能力。

不建议进行基因检测。

在肿瘤分级较高的病例中，我们应该怀疑是 GCC 或混合性腺神经内分泌癌，因为很少有“真正”的神经内分泌癌（G3 NEC）发生。两者都不被认为是 NET，因此超出了这些准则的范围。这些肿瘤的治疗应针对各自的腺癌。

ENETS TNM 分期与阑尾肿瘤的 AJCC/UICC/WHO TNM 分期不同，强烈建议在 AJCC/UICC/WHO 系统之外使用 ENETS TNM 分期（表 1–7 至表 1–9），并在病理报告中说明。

表 1–7　根据世界卫生组织分级分类 2010 年分类

分级	Ki-67 指数	核分裂象
NET G1	≤ 2%	＜ 2/10 HPF
NET G2	3%～20%	2～20/10HPF
NEC G3	＞ 20%	＞ 20/10 HPF

表 1–8　根据 ENETS 指南或 UICC/AJCC 分类对阑尾 NEN 进行 TNM 分期

	ENETS 指南	UICC/AJCC 分级
T- 原发肿瘤		
X	原发性肿瘤未被评估	
0	没有任何原发性肿瘤的证据	
1	肿瘤≤ 1cm 且浸润黏膜下层、肌层固有层	

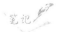

笔记

续表

	ENETS 指南	UICC/AJCC 分级
1a		肿瘤≤ 1cm
1b		肿瘤 1 ~ 2cm
2	肿瘤≤ 2cm 且浸润黏膜下层、肌肉固有层和（或）低侵犯（≤ 3mm）浆膜下层和（或）阑尾系膜	肿瘤 > 2cm 但≤ 4cm 或扩展到盲肠
3	肿瘤> 2cm 和（或）广泛（> 3mm）浸润浆膜下和（或）阑尾系膜	肿瘤> 4cm 或延伸至回肠
4	肿瘤浸润到腹膜和（或）其他邻近器官	肿瘤有腹膜穿孔或其他邻近结构浸润
N- 区域淋巴结转移		
X	区域淋巴结未被评估	
0	无区域淋巴结转移	
1	局部淋巴结转移	
M- 远处转移		
X	远处转移未被评估	
0	没有远处转移	
1	远处转移	

表 1-9　临床分期（AJCC/UICC）

临床分期	T- 原发肿瘤	N- 区域淋巴结转移	M- 远处转移
Ⅰ期	T1	N0	M0
Ⅱ期	T2 ~ T3	N0	M0
Ⅲ期	T4	N0	M0
Ⅲ期	anyT	N1	M0
Ⅳ期	anyT	anyN	M1

（5）治疗（图 1-6）

分化较好的阑尾 NET < 2cm 可单纯行阑尾切除术，其预后与肿瘤的位置无关。

右侧半结肠切除术仅适用于 1 ~ 2cm 的阑尾 NET，且合并切缘阳性或阑尾中部深度浸润（ENETS T2 期）或高增殖率（G2）和（或）

笔记

血管浸润的患者。

阑尾 NET（G1/G2）＞ 2cm 应行肿瘤右侧半结肠切除术加淋巴结清扫术。

阑尾 NEC（G3，Ki-67 ＞ 20%），无论肿瘤大小，均应采用肿瘤右半结肠切除术，并作为腺癌处理。

（6）随访

对于偶然诊断的高分化阑尾 NET，最大直径＜ 2cm 和 R0 切除的患者，无需随访；对于 1～2cm 和 R0 切除的分化良好肿瘤，没有足够的研究数据可以支持做出明确的规定。但大多数与会者在共识大会议上建议不定期的随访工作；对于阑尾 NET ＞ 2cm、存在转移或其他危险因素（R1 切除术）的患者，建议术后 6 个月和 12 个月进行随访，之后每年随访 1 次。

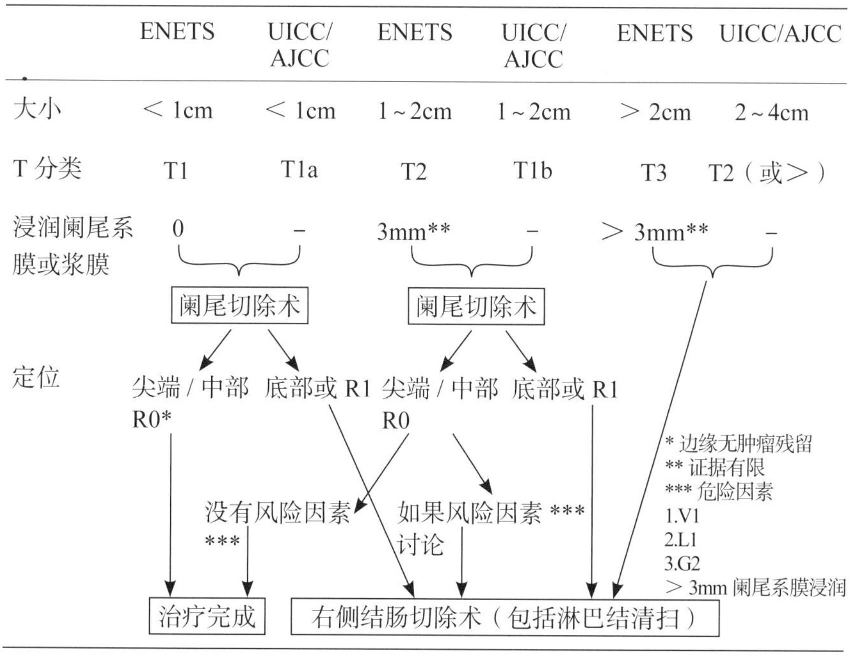

图 1-6　小阑尾 NET 的治疗流程

注：V1：血管浸润；L1：淋巴浸润；G2：2 级肿瘤（Ki-67：3%～20%）

（车　旭　徐　林　张　卫）

ENETS 指南解读——结直肠神经内分泌肿瘤

1. 结直肠 NEN 分类与流行病学

由于结肠和直肠的 NEN 有不同生物学特性，因此目前将结直肠 NEN 按照原发部位进行分类：结肠 NEN 和直肠 NEN。既往将结肠 NEN 分为后肠肿瘤和中肠肿瘤，但目前尚无证据表明不同部位结肠 NEN 存在不同生物学行为，因此不再按此进行分类。

（1）结肠 NETs

结肠 NETs 患者的平均诊断年龄约在 55～65 岁，约占美国所有 NETs 的 7.5%，欧洲的 4%～7%，亚洲的 8%。不同地区结肠 NETs 的发病率也不一样，1973—2004 年美国 SEER 数据库中记录的发病率从大约 0.02/10 万上升到大约 0.20/10 万，文献报道的欧洲发病率在 0.06/10 万左右。不同种族中的发病率也存在差异，非阑尾的结肠 NETs 在美国的黑人种族背景中略占优势。结肠 NETs 通常是突触素阳性，也可能有分散的血清素和生长抑素阳性细胞。由于早期症状不明显，很多肿瘤初诊时 30%～40% 已发生转移。肝、淋巴结、肠系膜或腹膜是较常见的转移部位。发生转移后，患者 5 年生存率为 43%～50%。

（2）直肠 NETs

直肠 NETs 的发病率持续上升，在总 NETs 约占 18%，在所有胃肠道 NETs 约占 27%。欧洲报道的直肠 NETs 占总 NETs 病例数的 5%～14%。亚洲直肠 NETs 占所有胃肠道 NETs 的 60%～89%。

笔记

最新的 SEER 数据库（SEER 17）报道的发病率从 1973 年的 0.20/10 万上升到 2004 年的 0.86/10 万。由于具有良性生物学行为的结直肠 NETs 病例可能没有完全上报 SEER 和欧洲数据库，因此真实发病率可能更高。直肠 NETs 发病率的明显增加，部分原因可能是由于内镜下小息肉病变切除例数的增多和相应的意识增强。直肠类癌可能存在明确的种族相关性。在美国，直肠 NETs 在黑人和亚裔人群中的发病率较高，黑人与白人、亚裔与非亚裔的比率分别为 2.30 和 4.99。直肠 NETs 常好发于相对年轻的患者，平均诊断年龄为 56.2 岁，并且表现为小的息肉样病变，位于直肠前壁或侧壁齿状线上方 4～20cm。大部分直肠 NETs 常是在行常规结肠镜检查时被偶然发现。直肠 NETs 通常含有胰高血糖素和肠高血糖素而不是血清素，它们很少引起 NETs 综合征。小的直肠 NETs（＜ 2cm）很少转移，内镜切除或其他经肛门切除术是有效的治疗手段。较大的肿瘤具有较高的恶性潜能，可能转移到骨、淋巴结和肝。总体来说，转移的直肠 NETs 在 SEER 数据库中仅占 2.3%，不过，西班牙和日本的数据集报道的比例更高。来自日本的数据显示，直肠 NETs 的转移率与切除息肉中的淋巴血管浸润相关。

功能性 NEN 在结直肠中的发病率极低。即使 Soga 报道的直肠功能性 NEN 最高发病率，在 1271 例直肠 NETs 病例中也只有 13%。在 Shebani 的研究中，38 例患者中仅有 3 例患有类癌综合征，Federspiel 的研究显示 45% 的患者血清素免疫染色阳性，但血浆水平正常，而 Alberta 的研究中 36 例患者中仅有 1 例分泌血清素。总体来说，结直肠 NETs 并未发现明显的特异激素相关性。

结肠多原发 NETs 的发生率较低，但有家族遗传性的胃肠道 NETs 患者，尤其是年龄超过 40 岁时，结肠腺癌也易发生，因此要进行相应检查。

笔记

2. 结直肠 NEN 病理学特征和遗传学特性

既往神经内分泌肿瘤存在不同的分类方法。经过多年的临床实践，目前多采用世界卫生组织 2010 年对结直肠神经内分泌肿瘤的分类和分级标准，将 NENs 分为神经内分泌瘤、神经内分泌癌和混合型腺神经内分泌癌；而根据肿瘤细胞增殖程度又分为三级，G1：核分裂象＜ 2/10 高倍镜视野和（或）Ki-67 ≤ 2%；G2：核分裂象 2～20/10HPF 和（或）Ki-67 3%～20%；G3：核分裂象＞ 20/10HPF 和（或）Ki-67 ＞ 20%。根据 WHO 的推荐，核分裂象计数应在至少 50HPF（1HPF=2mm^2）上进行，Ki-67 指数应当使用 MIB1 单克隆抗体，计算“热点”区域（500～2000 个细胞）中肿瘤细胞核染色阳性的百分比。当核分裂象和 Ki-67 评分不一致时，取较高的分级。神经内分泌肿瘤是一种恶性肿瘤，因此也应该根据部位相关的分期系统（TNM）进行分期。

神经内分泌瘤是一种分化良好的神经内分泌肿瘤，由表达神经内分泌标志物（嗜铬粒蛋白 A、突触素）和激素的肿瘤细胞组成，细胞异型性和增殖活性低，并被分为 G1 级或 G2 级。该类肿瘤包含了以前被归类为“类癌”的肿瘤。结肠和直肠的 NETs 为肠嗜铬细胞型或 L 细胞型。EC 细胞 NETs 主要发生于右侧结肠，其特征是分泌血清素。在显微镜下，肿瘤细胞呈实性的巢状生长，周围有栅栏状结构，有时形成菊形团和筛状结构。肿瘤细胞形态单一，细胞核圆形至卵圆形，染色质粗，核仁模糊。肿瘤细胞巢周围常可见明显的纤维间质，坏死少见。核分裂象和 Ki-67 指数较低，通常为 G1 级。EC 细胞 NETs 对低分子量角蛋白、嗜铬粒蛋白 A、突触球蛋白和血清素具有免疫反应活性。L 细胞 NETs 主要发生在远端结肠和直肠，其特征是分泌胰高血糖素样肽和 PP/PYY。肿瘤通常以小梁形态生长，有时具有菊形团和管状结构。其细胞学特征为细胞

笔记

核圆形至卵圆形，染色质颗粒状，核仁模糊。基质反应轻微，肿瘤坏死不常见。Ki-67 指数和核分裂象通常较低，大多数肿瘤属于 G1 级。大多数 L 细胞 NETs 呈低分子量角蛋白、嗜铬粒蛋白 A、突触素、GLP 和 PP/PYY 染色阳性。同时，大部分直肠 NETs 对前列腺酸性磷酸酶染色呈阳性。

NEC 是一种分化较差的高级别恶性肿瘤，由表达神经内分泌标志物（嗜铬粒蛋白 A、突触素）的肿瘤细胞组成，细胞异型性明显，坏死常见，增殖活性较高。NEC 是 G3 级肿瘤。这类肿瘤包含了以前被归类为小细胞癌、大细胞神经内分泌癌和分化差的内分泌癌。

NEC 目前被分为大细胞 NEC 和小细胞 NEC 两大类。大细胞 NEC 主要发生于右半结肠，占所有结直肠 NEC 的 75%。肿瘤通常与邻近的腺瘤或腺癌相关。呈实体或未分化样生长，伴有区域坏死，也可出现器官样排列生长。肿瘤由大中型细胞组成，具有高度不典型的泡状核和突出的核仁。核分裂象较高（中位 34/10HPF）。根据定义，核分裂象＞20/10HPF 或 Ki-67＞20%，对应 G3 级。大多数肿瘤中，嗜铬粒蛋白 A、突触素和 CD56 免疫组化染色呈阳性，并据此确定神经内分泌分化，但同样也缺乏特异性激素分泌。小细胞 NEC 占所有结直肠 NEC 的 25%，主要发生于远端结肠和直肠。肿瘤通常与鳞状细胞癌或腺癌相关。生长模式为弥漫型或类器官样，常见坏死。肿瘤细胞为小到中型，细胞质稀少，核圆形或卵圆形，染色质粗，核仁不明显，核铸模现象可见。增殖活性常很高，核分裂象通常为每 10 个 HPF 30～145（中位数 65），Ki-67 指数为 50%～100%。肿瘤细胞对低分子量角蛋白（通常为球状型）、嗜铬粒蛋白 A、突触素和 CD56 呈免疫反应活性。在小细胞 NEC 发病机制中，p53 和 Rb 常常表达异常。

笔记

尽管有家族性结直肠 NETs 患者其子女标准化发病率为 4.65 的零星报道，但结直肠 NETs 通常与多发性内分泌肿瘤综合征和其他遗传性综合征无关。

3. 临床表现和预后

由于结直肠 NENs 的生物学行为与肿瘤部位相关，因此结肠、直肠的肿瘤具有不同的临床特征和预后。

（1）结肠 NENs

与结肠腺癌类似，结肠 NETs 通常也表现为病变较晚期、瘤体较大，诊断时常已发生广泛转移。并且在有明确的病理诊断前，常被认作结肠腺癌。结肠 NENs 最常见的症状为腹泻、腹痛、胃肠道失血或体重减轻。临床上可出现贫血、肝肿大或可触及的腹部肿块，病变进展可出现肠梗阻。结肠镜活检是最常采用以明确组织学诊断的方法，腹部超声、增强 CT 及核磁等可被用于检查有无肝脏转移。在最新的 SEER 数据库中，45％的结肠神经内分泌肿瘤在诊断时处于局限期，而在注册样本数较小的西班牙数据库中，只有 22.5％处于局限期。在日本，65％的结肠肿瘤在诊断时处于局限期。

肠镜活检病理检查中，发现神经内分泌细胞并不一定就是 NENs。在由于其他原因所进行的偶然肠镜活检中，常可见孤立的神经内分泌细胞“巢”，这被认为可能与炎性肠病的炎症相关，通常不是肿瘤。此外，如结肠镜检查时发现含有小 NETs 的小息肉，此时可常规切除。这种小息肉（＜ 1.0cm）在内镜下完全切除后不会发生转移。

结肠 NETs 是所有胃肠道 NETs 中预后最差的，其 5 年生存率在 40％~ 70％，当然也与其具体部位和分期相关。2004 年 SEER 数据

笔记

库显示，局限期、区域期和远处转移期的结肠 NENs 生存时间分别为 261 个月、36 个月和 5 个月。可能是获益于易于进行高质量的内镜早期诊断和治疗，乙状结肠和其他远端结肠 NETs 的生存率更高。

（2）直肠肿瘤

与结肠神经内分泌肿瘤不同，直肠 NETs 可由于排便习惯、直肠出血、肛门直肠症状（如里急后重、不适或疼痛）及体重减轻而行结肠镜检查时被发现（约占 40%）。如出现转移时，可表现为右上腹部疼痛和肝肿大、嗜睡、消瘦、厌食症或癌症的常见症状。直肠肿瘤引起的肠梗阻少见，但也可发生于直乙交界或乙状结肠病变，或发生于晚期腹腔转移。由于功能性肿瘤在结直肠 NENs 中非常少见，因此具有类癌综合征的直肠 NETs 极其罕见。大部分直肠 NETs 在诊断时处于局限期（75%~85%）。在诊断时较少发生远处转移（此比例仅为 2%~8%）。在最新的 1973—2004 年的 SEER 数据库中，4% 的患者发生区域转移，5% 的患者发生远处转移。但不同地区也存在差异，在日本 30% 存在区域转移，8% 发生远处转移。

SEER 数据库中，直肠 NETs 的 5 年总生存率为 75.2%~88.3%。局限期、区域期和远处转移期的生存率分别为 290 个月、90 个月和 22 个月。因此，绝大多数患者的 5 年预期生存率超过 75%，与总体胃肠道 NETs 的生存率相比较高。

影响直肠 NETs 预后的因素有肿瘤大小和包括淋巴血管浸润和增殖指数等相关的组织学因素。

4. 诊断方法

结直肠 NENs 的诊断方法主要包括影像学（包括内镜检查）和实验室检查。

笔记

（1）影像学

①内镜检查。结肠镜检查是诊断结直肠 NENs 的最重要方法。直肠的大部分病变可经内镜诊断。患者需要行完整的结肠镜检查用于肿瘤分期，同时也排除伴随性结肠疾病及同时发生癌的可能性。由于许多病变表现为息肉，通过圈套息肉切除术完全切除后，经病理组织学检查后确诊。在检查时，所有其他的息肉也应被切除或取活检并标记，以备将来手术 / 内镜切除。在检查报告中，应仔细检查结直肠 NETs 的特点并详细记录。如出现黏膜中心凹陷或溃疡提示肿瘤转移潜能较高。

② CT/MRI。CT 仿真肠镜检查可以显示结肠肿瘤和可能的多发病灶，并较钡灌肠对结直肠肿瘤的敏感性更高。由于钡剂灌肠 /CT 仿真肠镜检查中，并无特异标准用以鉴别 NETs 与腺癌，因此一旦发现病变，仍需行内镜检查以对 NETs 进行组织学诊断。但 CT 仿真肠镜较结肠镜优点在于可以检测直肠周围脂肪和筋膜的浸润，以及直肠周围和直肠旁淋巴结的转移，并对梗阻性病变进行全结肠检查更具优势。

尽管 MRI 在确定肝转移方面更有优势，尤其是在使用弥散加权成像和肝特异性造影剂的时候，但有着多期肝脏扫描的多层 CT 对胸腔、腹部和骨盆的分期最有帮助。在直肠类癌手术切除前，必须进行骨盆 MRI 检查。MRI 是 T2、T3、T4 病期疾病和淋巴结阳性肿瘤的首选影像学检查。与腺癌一样，任何未在内镜下完全切除的直肠肿瘤都需要行盆腔扫描（MRI 可能是最准确的检查方法）来评估盆腔其他结构受累的局部播散范围并确定可切除性。

③腹部超声。经腹超声对原发的局限期病变敏感性较低，但对评估肝脏转移和指导可疑肝脏病变的活检有帮助。

笔记

④经肛 / 直肠超声。EUS 在术前评估直肠 NETs 方面非常有用。

EUS 可以准确评估肿瘤大小，T1、T2、T3 分期，浸润深度，有无直肠旁淋巴结转移。结合其他的辅助检查技术和内窥镜检查，可为临床选择治疗方式提供重要信息。

⑤铟 -111 奥曲肽扫描。由于结肠 NETs 相对少见，铟 -111 奥曲肽扫描的灵敏度难以确定，不过它对检测转移性病变可有帮助。该检查在检测带有背景活性的直肠肿瘤时比较困难。此外，更高级别的结直肠 NETs 病变往往对铟 -111 奥曲肽摄取呈阴性，必须依靠其他方式来检测盆腔外的疾病。正电子发射断层扫描可能对奥曲肽阴性肿瘤的检测有帮助。

⑥ PET。FDG PET 可用于区分高 / 低分化结直肠 NETs。镓 -68 DOTA 奥曲肽 PET 目前作用有限，但似乎较铟 -111 奥曲肽闪烁成像敏感性更高。

综上所述，结肠肿瘤的最基本检查需要行结肠镜（+ 活检）和增强胸腹盆 CT。对于直肠肿瘤，需要经肛超声和盆腔 MRI。如果 10mm 以内的小肿瘤已行内镜下切除，并且 Ki-67 较低，则不需要行进一步分期检查。如未行全面的结肠镜检查，则需行 CT 仿真肠镜。随访复查取决于复发和转移的可能风险。低 Ki-67 指数的小的直肠肿瘤经内镜切除后可不需要任何随访。

（2）实验室检查 - 生化诊断

血清嗜铬粒蛋白 A 可能升高，并可能反映肿瘤负荷。由于功能性肿瘤发生率较低，24 小时尿 5-HIAA 通常为阴性。血清酸性磷酸酶水平可能在前列腺特异性酸性磷酸酶阳性的肿瘤中升高，β -HCG 水平也可能增加。评估直肠 NETs，胰多肽测定可能会有帮助。

5. 手术治疗的适应证及手术方式

结直肠 NENs 的治疗与其大小、分级、分期等因素相关。

笔记

（1）局限期疾病手术

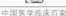

①结肠肿瘤。虽然结肠 NETs 的临床表现与结肠腺癌相似，但治疗方法却不尽相同。小于 2cm 的病灶可以内镜下息肉切除或内镜下黏膜切除。对于切除不完全或 G3 级病变，应进行根治性切除。由于大多数结肠肿瘤实际上是浸润固有肌层并且大小超过 2cm，因此适合行根治性手术，即部分结肠切除及相应淋巴引流区域的淋巴结清扫术。由于肿瘤往往较大，可能导致肠道梗阻，因此大多数情况下均建议手术治疗，即使只是姑息性手术。尽管证据有限，但进展期病变的治疗认为与腺癌仍有不同。由于原发肿瘤可引起肠梗阻，因此患者往往需要行手术切除原发肿瘤，而转移部位肿瘤的治疗则按照下文规范进行。由于发病率较低，病例数偏少，因此尚无明确的循证医学研究结果，但建议任何侵袭性病变都应采用腺癌的手术方式进行切除。

②直肠 NETs。对于局限期病变来说，肿瘤完整切除是唯一能保证治愈的治疗方法。尽管也应当考虑肿瘤的其他特征及患者因素，但肿瘤大小为预测疾病的生物学行为提供了最简单的方法。小于 1cm 的病变转移风险很低，可使用内镜或其他经肛门局部切除术完整切除。在适当的情况下，也可内镜下进行带式圈套器切除术、穿刺肿瘤切除术或剥脱活检。经肛门切除术使用了更多更新技术和设备，因而可以切除位置更高的病变，并能够行黏膜处及肌层的全层切除。更积极的手术方法，如直肠前切除术，对于小的病变（＜1cm）来说，与获益相比则带来了更多手术风险，因此恰当的局部切除便已足够，但目前对于 1～2cm 的病变其治疗效果尚不清楚。这种大小的肿瘤其转移风险被认为在 10%～15%。一些研究表明积极的治疗并没有带来获益。组织学上的固有肌层侵犯是侵袭性病变的一个指标，结合肿瘤大小，为评估肿瘤的生物学行为提供了最佳的预测方法。

笔记

肿瘤的其他特征，如异型性和高有丝分裂指数也很重要。在切除前，影像学可提示病变是处于局限期还是为全身转移的进展期。内镜超声和 MRI 适用于确定肿瘤浸润深度。直径＜ 1cm 的直肠 NETs 转移风险被认为低于 3%，故通常采用标准的息肉切除术，但在某些情况下这被认为是不够的，特别是如果有证据表明存在局部侵犯。在进行根治性手术之前，应当识别出具有特殊异型性和高有丝分裂指数的肿瘤。

总体来说，2cm 以内、有丝分裂率低、无固有肌层浸润的肿瘤大多可通过局部切除进行治疗。但也应当告知患者有些医疗决定尚缺乏强有力的证据支持。病变＞ 2cm 转移风险明显升高，为 60%~80%。本组肿瘤中常见有固有肌层侵犯，并表现出高转移潜能。在临床治疗中，为希望治愈肿瘤，这类患者大多会施行“全系膜切除”手术，但并不能保证有生存获益。对已有转移性病变的患者，尽管局部切除不太可能使患者得到生存获益，但可以缓解局部症状。由于此方面研究有限，而且病例数常很少，因此局部区域性切除是否可以控制局部症状及盆腔病变，但不提高生存率，这点还存在争议。

③易发生转移的危险因素。肿瘤大于 2cm，G3/ 高级别，组织学分化差，固有肌层浸润，淋巴血管浸润，血管生成，神经浸润，肿瘤增殖指数 - 有丝分裂指数增高。当存在这些因素时，应当考虑行根治性手术而不是局部切除。

④手术对预后的影响。在诊断时，任何的转移性病变都会提示预后较差。尽管在这些病例中，对原发性病变进行积极的治疗可能不会改变生存，但生活质量问题可能决定了不同患者的治疗抉择。手术可以改善与进展期直肠肿块相关的局部并发症的症状控制。对于诊断时没有转移性病变证据，但有高危转移风险因素的患者，手术是否带来生存优势仍尚未可知。不过，个别有高危转移风险，但

笔记

后续无明确转移性病灶的患者，已通过积极手术获得治愈。这种情况很难做出临床判断，需要进一步研究转移风险的预测因素。

（2）辅助治疗

目前尚无证据表明在手术后应进行辅助性药物治疗，尽管有争议应对 G3/ 分化不良且切除不完全的肿瘤进行化疗。

（3）姑息性手术

切除无功能性或功能性原发肿瘤，可预防肿瘤引起的肠梗阻或缺血性并发症。

对于肝转移瘤手术，除非进行小而有限的切除（如楔形切除等），否则通常将其与肠道手术分期进行。对于肝转移的手术及其他治疗方法，目前还没有特别与结直肠 NET 相关的足够证据，因此参照有更多证据基础的小肠 NETs 指南（图 1–7）。

6. 进展期疾病的药物治疗

（1）生物治疗

①生长抑素类似物。类癌综合征在结直肠 NETs 患者中非常少见。按照转移性小肠 NETs 治疗指南，生长抑素类似物可有效改善类癌综合征患者的症状。目前只有有限证据提示，可以使用生长抑素类似物作为无功能性结直肠 NETs 的抗肿瘤药物。②干扰素。现有证据仅提示干扰素对低增殖指数肿瘤患者可能有益处。

（2）全身化疗

全身化疗极少适用于 G1 或 G2 NETs。在治疗进展性疾病时，最常用的是链脲霉素联合 5- 氟尿嘧啶 ± 阿霉素，但反应率＜ 25%。新的抗血管生成或 mTOR 抑制剂可以考虑用于临床试验。替莫唑胺方案也认为可有一定作用。全身化疗在 NEC G3 患者中效果最好。

笔记

含铂类药物疗法已被证明对这些肿瘤有效。

7. 肽受体介导的放射性核素治疗

无法手术切除的转移性病变且铟 -111 奥曲肽扫描阳性的患者可以考虑使用肽受体介导的放射性核素治疗，也可以考虑使用标记了钇 -90 或镥 -177 的奥曲肽或奥曲酸进行治疗。与结直肠 NETs 相关的这方面结果很少，但在具有相似组织学的其他来源 NETs 的结果令人鼓舞。

8. 随访

（1）手术或内镜切除后的随访策略

（G1，G2）＜ 1cm，无淋巴结受累 / 无肌层浸润，无数据支持推荐定期随访。

＜ 1cm G3 和 1～2cm 的 G1～G3 NETs，1 年后随访，然后按腺瘤性息肉方案继续随访。

2cm：终身随访。G1～G2 患者（参见上文）：第一年行内镜检查 / 扫描 / 血清标志物各 1 次；G3 患者：第一年每 4~6 个月复查 1 次，以后每年至少复查 1 次。

（2）复查方法

直肠：EUS，结肠镜检查，MRI。

结肠：CT，结肠镜检查。

肝脏：使用肝特异性造影剂的 MRI 或有多期肝脏扫描的多层螺旋 CT。

（3）血清 CgA

随访时间一般长达 10 年，但偶尔此后也会出现转移。

笔记

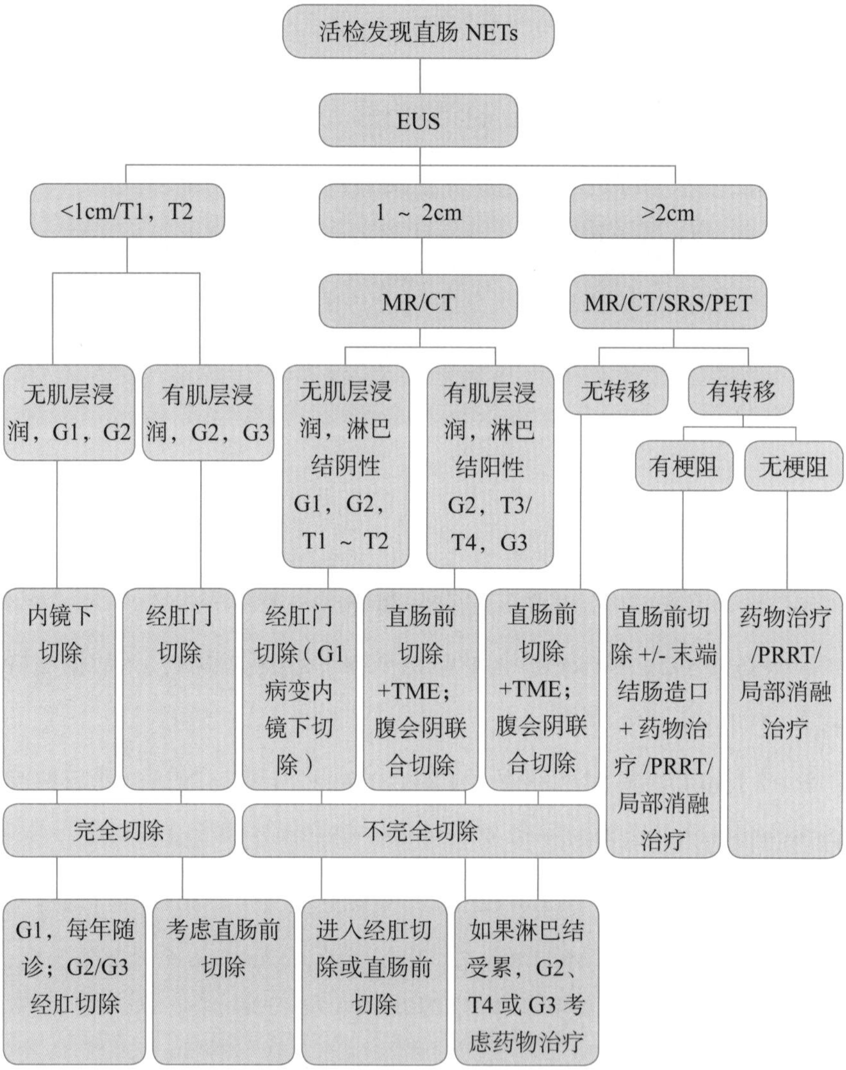

图 1-7　小肠 NETs 指南

（赵传多　周海涛）

ENETS 指南解读——转移性肠、胰腺、支气管及原发部位不明神经内分泌肿瘤

1.NEN 转移的流行病学

肠和胰腺来源的 NEN 在其病程中远处转移发生率非常高。40%~50%的首诊患者伴随有远处转移，随着病程延长，转移发生率进一步增加。局部分期越晚越容易发生远处转移。转移的发生部位以肝脏 / 淋巴结为主。骨转移发生率相对较低，不到 15%；不过由于受检查方法的限制，骨转移的真实发生率可能被低估了。其他少见的转移部位有肺脏、脑和腹膜等。

2. 转移性 NEN 的总体治疗原则

肝脏转移性 NEN 的局部治疗手段包括手术切除、消融术等（图 1-8）。具体采用何种治疗方式取决于是否存在肝外转移，或主要的肿瘤负荷是否在肝脏（功能性 NEN）。由于该病很罕见，用作依据的循证医学证据级别普遍不高，大多数治疗的推荐仅仅为专家意见。

在全身治疗中，生长抑素类似物和少数新型靶向药物（如多重酪氨酸激酶抑制舒尼替尼和 mTOR 抑制剂依维莫司）是仅有的经过随机对照临床试验进行疗效评估的药物。

由于疾病复杂、治疗方式多样，转移性 NEN 的治疗必须在 MDT 团队指导下进行，其中获取准确的影像和病理诊断至关重要。表 1-10 总结了推荐使用的一线靶向药物或一线化疗药物。

笔记

表 1-10　晚期 NEN 的最佳一线药物治疗方案

药物	功能	级别	原发部位	SSTR	注意事项
奥曲肽	+/–	G1	中肠	+	低肿瘤负荷
兰瑞肽	+/–	G1/G2（＜ 10%）	中肠、胰腺	+	肝脏肿瘤负荷低或高（＞ 25%）
干扰素 α-2b	+/–	G1/G2	中肠		SSTR 为阴性时
STZ/5-FU	+/–	G1/G2	胰腺		短期内 * 肿瘤进展或高肿瘤负荷或有临床症状
TEM/CAP	+/–	G2	胰腺		短期内 * 肿瘤进展或高肿瘤负荷或有临床症状；或有 STZ 禁忌或无 STZ 药物时
依维莫司	+/–	G1/G2	肺脏		非典型类癌和（或）SSTR 阴性
依维莫司	+/–	G1/G2	胰腺		胰岛素瘤或有 CTX 禁忌时
依维莫司	+/–	G1/G2	中肠		SSTR 为阴性时
舒尼替尼	+/–	G1/G2	胰腺		有 CTX 禁忌时
PRRT	+/–	G1/G2	中肠	+（必要条件）	有其他疾病或肝外转移时，如合并骨转移
Cisplatin§/依托泊苷	+/–	G3	任何部位		所有低分化 NEC

注：CAP：卡培他滨；TEM：替莫唑胺；CTX：环磷酰胺；*：≤ 6~12 个月；§：Cisplatin 可被卡铂代替

晚期肠道 NEN 和胰腺 NEN 治疗规范程序如图所示（图 1-9、图 1-10）。典型和非典型肺 NET 的治疗与胃肠胰腺 NEN 类似，均需考虑病理特征（核分裂象、Ki-67）、生长抑素受体的表达、生长速度和疾病程度。

笔记

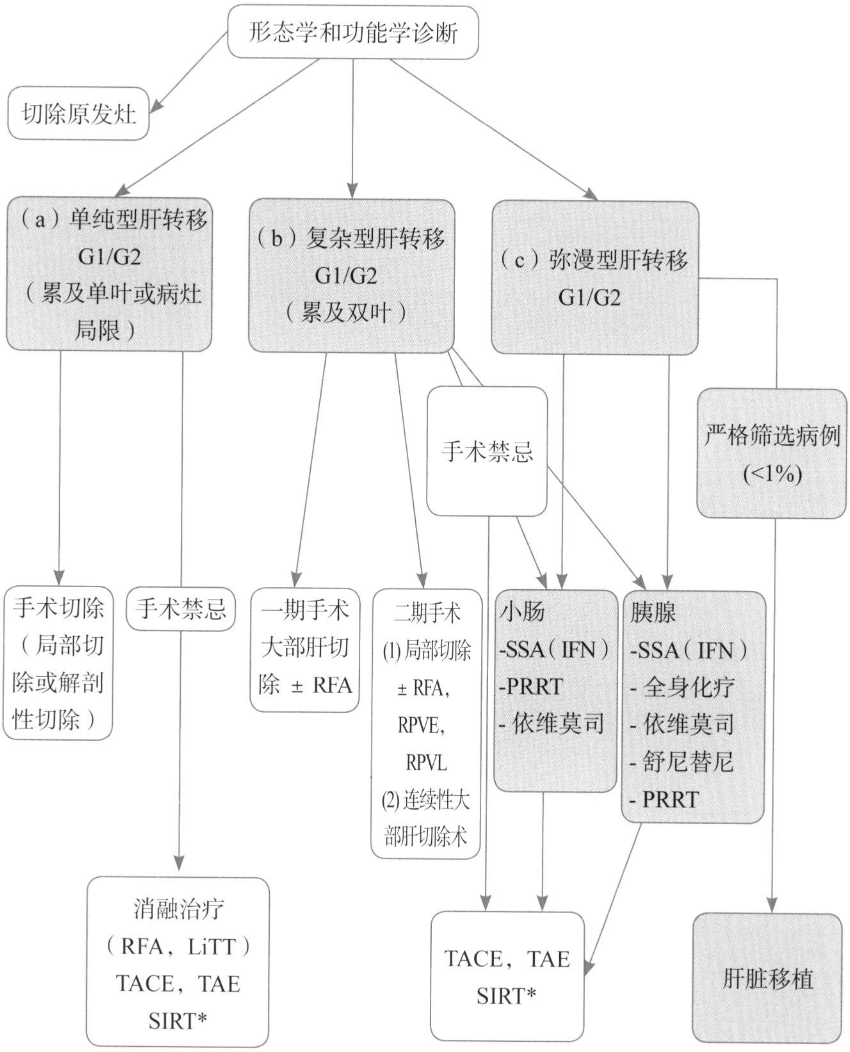

图 1-8　G1/G2 NEN 肝转移的治疗（无肝外转移灶）

注：SIRT*：（选择性内放射治疗）仍在研究中；LiTT：激光热疗；LMs：肝转移；RFA：射频消融术；RPVE：门静脉右支栓塞术；RPVL：门静脉右支结扎术；TACE：经肝动脉化疗栓塞术；TAE：经肝动脉栓塞术

3. 治疗方案

G1 和 G2 的 NET，即使存在肝脏和（或）淋巴结转移，也应首先考虑根治性手术切除（图 1-8）。不可切除的 NET，治疗目的主要是控制功能性综合征或抑制肿瘤生长。某些患者可能需要采用综合治疗方案以同时达到以上两个目的。

笔记

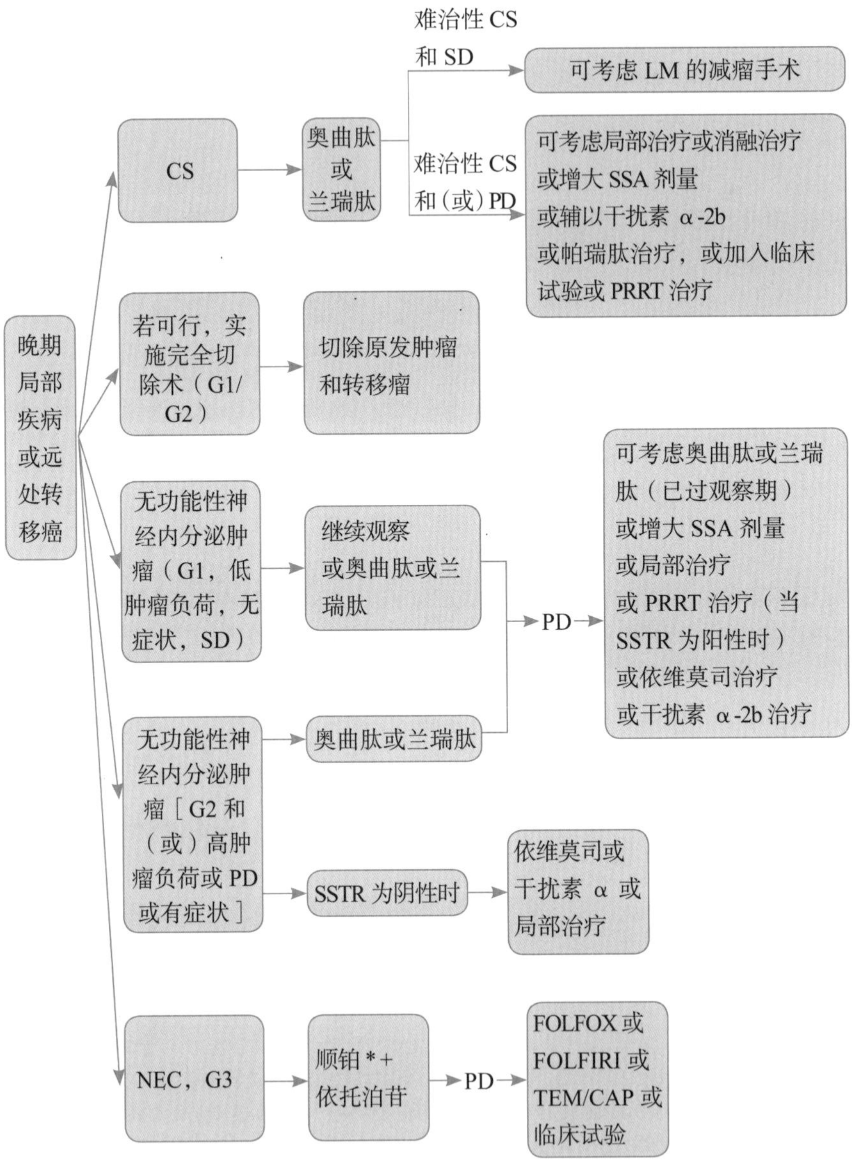

图 1-9　治疗流程：合并完全局部病灶和（或）远处转移灶的肠道（中肠）NEN

注：CS：类癌综合征；LM：肝转移；PD：疾病进展；SD：疾病稳定；TEM/CAP：替莫唑胺 / 卡培他滨；顺铂 *：可能被卡铂取代

笔记

（1）局部治疗

由于缺乏高级别循证医学证据，局部治疗方案需个体化处理，主要基于个体病理特征（如大小、分布和肝功能情况、血供情况、增殖指数）和医疗中心的经验。功能性的 NET 应在 SSA 治疗后尽早开展局部治疗，以预防类癌危象。如果疾病仅局限于肝脏，局部治疗可更为积极。

（2）减瘤手术

治疗效果不好的功能性肿瘤可考虑减瘤手术。对于非功能性肿瘤，如果病情在 6 个月内无进展，且患者出现与荷瘤相关的症状，可以考虑进行减瘤手术。其他无症状的 NET 转移瘤患者，是否能从减瘤手术中获益尚不清楚。即使是根治性手术，术后 3~5 年内疾病复发率也很高。类癌综合征患者，术前应用 SSA 控制患者血清素的分泌。

（3）肝移植

肝移植一般不推荐用于治疗晚期 NEN。以下情况经过严格评估后可考虑行肝移植：类癌综合征或其他功能性 NET 和具有其他肝脏合并症，SSA、干扰素 α、局部治疗和肽类受体靶向放疗等多项全身治疗方案疗效差。病例选择得当，肝移植可提高患者 5 年生存率。

笔记

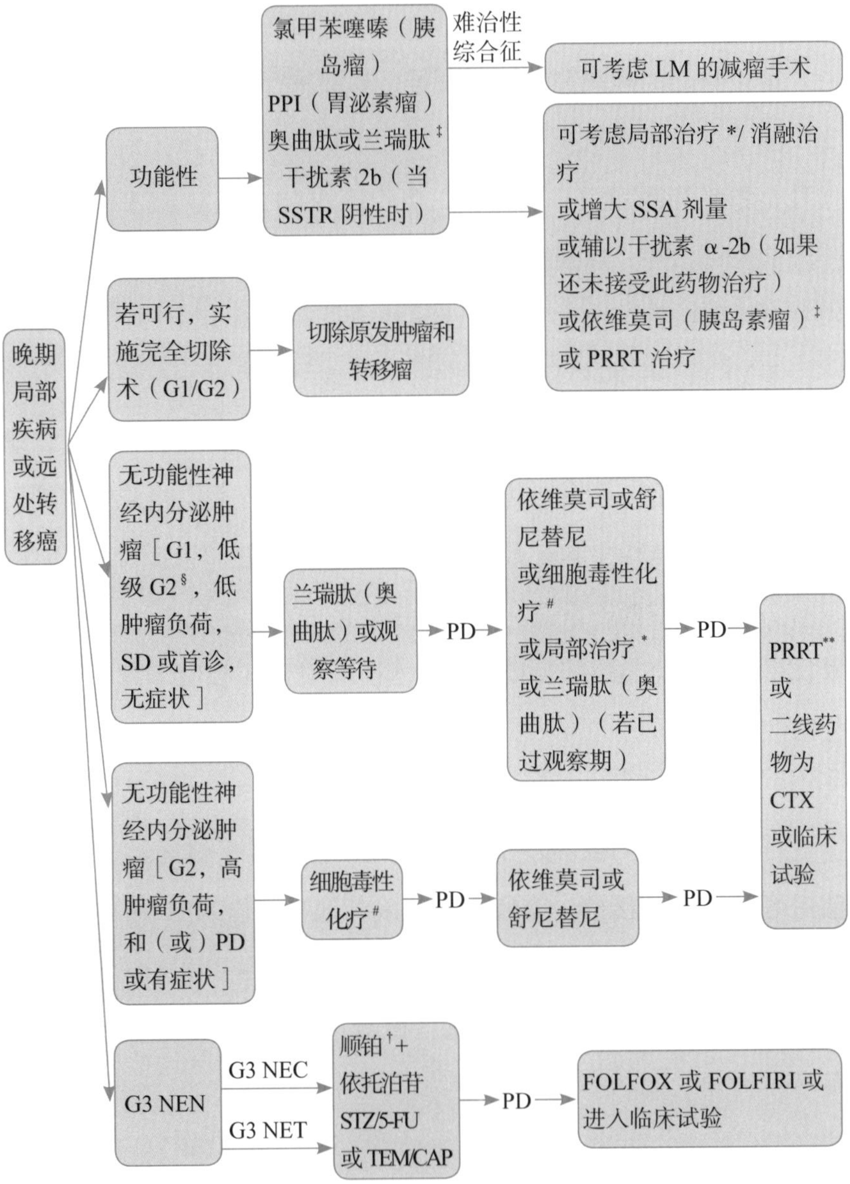

图 1-10　治疗流程：合并晚期局部疾病和（或）远处转移的胰腺 NEN

注：§ Ki-67＜5%～10%；* Whipple 术后局部治疗禁忌；# 推荐的化疗包括，STZ / 5-FU 或 STZ / 阿霉素；若无 STZ，可换成 TEM / CAP 方案；＊＊如果 SSTR 为阳性；‡应密切监测患者的异常反应（血糖进行性下降）；†顺铂可被卡铂取代；G3 NET 是指 Ki-67＞20%但分化形态良好或中度的肿瘤。5-FU：5- 氟尿嘧啶；CS：类癌综合征；CTX：化疗；LM：肝转移；PD：疾病进展；SD：疾病稳定；TEM / CAP：替莫唑胺 / 卡培他滨。“或”表示在疾病进一步发展时应考虑使用其他备选治疗方案，例如，接受依维莫司的 G1 或低级别 G2 NET 和（或）低肿瘤负荷的患者可在进展前接受标准的细胞毒性化疗，疾病进展后再考虑尚未获批的药物、二线化疗或临床试验

笔记

4. 全身治疗的进展

（1）SSA 和用于控制综合征的新型化合物

SSA 是功能活性 NEN 的一线药物，可用于治疗与类癌综合征相关的肿瘤和功能性胰腺 NET（如血管活性肠肽瘤和胰高血糖素瘤）。一般来说，长效配方用于中长期治疗。

对于难治性综合征，需增加药物剂量。一般通过使用长效 SSA 将注射间隔从 4 周缩短到 3 周进行剂量递增。也有共识提出可以增加剂量。由于难治性类癌综合征可供选择的治疗方案有限，当其他治疗方案失败或无法实施时（如局部治疗、减瘤手术、干扰素 α 和临床试验中的新药），可考虑为高度筛选的患者采取帕瑞肽治疗。

（2）SSA 用于控制肿瘤生长

奥曲肽 LAR 和兰瑞肽凝胶均被推荐作为一线全身治疗药物控制中肠 NET 的增殖。SSA 可作为胰腺 NET（Ki-67 ＜ 10%）的一线药物，其中兰瑞肽凝胶更适用于胰腺 NET。需要注意的是，对于 Ki-67 的阈值专家达成一致。部分专家认为在考虑 SSA 作为肠道或胰腺 NET 的一线治疗时，5% 作为 Ki-67 的阈值更合适。

CLARINET 研究的亚组分析结果建议将 SSA 应用于肝肿瘤负荷较高（＞ 25% 的肝脏受累）的患者。目前的共识是，对于肝肿瘤负荷高和病情加重的患者，应从诊断时就开始应用 SSA 治疗，因为这些都是预后不良因素。此外，对于原发部位位于胰腺的 NET 患者也建议早期开始 SSA 治疗，因为Ⅳ期胰腺 NET 的 5 年生存率不超过 40%～60%。病情进展时是否继续使用 SSA 治疗还缺乏证据，但对于功能性肿瘤，SSA 的治疗也许是不可缺少的。

其他部位的 NET 如果奥曲肽显像或免疫组化 SSTR 阳性，且肿瘤生长缓慢，级别为 G1 或 G2，且 Ki-67 ＜ 10%，也可应用 SSA 治疗。

笔记

（3）干扰素 α

干扰素 α 是功能性 NEN 的二线治疗药物。干扰素 α 被推荐作为 SSA 疗法的附加用药治疗功能性肿瘤。干扰素 α-2b 的推荐用法为 3×3～3×5 MU/ 周 s.c.。对传统疗法不耐受的患者，可另用聚乙二醇干扰素 α 治疗（50～180 μg/ 周 s.c.）。干扰素 α 具有抗肿瘤细胞增殖活性，如果没有其他获批药物可用，尤其是对于中肠 NEN 患者，可考虑用干扰素 α 进行抗肿瘤细胞增殖治疗。

（4）新型靶向药物

依维莫司和舒尼替尼已获批用于胰腺 NET 治疗。两种药物的中位 PFS 均在 11 个月左右，而依维莫司和舒尼替尼的肿瘤客观缓解率分别为 5%、＜ 10%。在进展性 G1/G2 胰腺 NET 中，无论 Ki-67 和肿瘤负荷如何，都建议使用依维莫司或舒尼替尼。依维莫司的标准剂量为 10mg/d，舒尼替尼为 37.5mg/d，且为持续用药。若不良反应明显，依维莫司的剂量可减少到 5mg/d，舒尼替尼的剂量减少到 25mg/d。目前缺乏两种药物疗效的头对头比较，靶向药物的选择需基于患者的病史、药物的不良反应情况和治疗的可及性来考虑。

虽然靶向药物可作为胰腺 NET 的首选药物，但共识认为因靶向药物具有潜在毒性，故不应被广泛用于一线治疗。现暂无证据说明胰腺 NET 不同治疗方案的实施顺序。如果疾病发生进展，在非胰腺为原发灶的晚期 NET 中可推荐使用依维莫司（如肠或肺源性 NET）。在中肠 NET 经 SSA 和（或）IFN-alpha 或 PRRT 失败后，依维莫司推荐作为二线或三线药物使用。

依维莫司作为晚期小肠 NET 的二线或三线治疗药物还取决于其他情况，如 PRRT 的可及性。患者的筛选也很重要。PRRT 的疗效也取决于 SSTR 的表达情况，疗效与表达情况呈正相关，然而肝脏、骨骼疾病过重、肾功能减退同样也会限制 PRRT 的应用。另外，糖尿病

笔记

或肺部疾病等合并症也会限制依维莫司的使用。对 SSA 失败后是否使用依维莫司或 PRRT 治疗，需全面回顾患者的病史、病理和影像学情况。

由于肺 NET 暂无获批药物，依维莫司可被推荐为一线药物治疗进展性肺 NET。但是对于低增殖活性且 SSTR 强阳性的肺 NET 患者，SSA 需作为一线药物。

靶向药物联合 SSA 疗法是功能活性 NEN 的标准治疗方案。依维莫司与 SSA 联合治疗的目的不仅是为了抑制肿瘤生长，也为了控制综合征，如用于与转移性胰岛素瘤有关的复发性低血糖患者。目前尚不能推荐 SSA 靶向药物用于前期的联合治疗。

（5）全身化疗

全身化疗用于治疗进展性或体积较大的胰腺 NET 和 NEN G3。NEN G3 是指 Ki-67 ＞ 20%，但未列入 2010 版 WHO 分类的高、中分化肿瘤（NET G3）和 Ki-67 ＞ 20% 的大细胞或小细胞肿瘤。化疗也可用于治疗其他部位的 NET。化疗的主要指征有：① Ki-67 很高（超过 NEN G2 的 Ki-67 上限）；②疾病进展迅速；③其他治疗失败；④ SSTR 显影为阴性。

化疗可用于治疗 G1 或 G2 胰腺 NET。细胞毒治疗相关的联合用药方案包括 STZ/5-FU 疗法和“阿霉素 +STZ”疗法；试验数据不支持顺铂、STZ、5-FU 三种联用，也不支持卡培他滨替代 5-FU 作为 STZ 的联合用药。高肿瘤负荷的患者即使之前肿瘤无进展，仍应考虑实施全身化疗。Ki-67 为 5%~20% 的胰腺 NET 可采取化疗方案。符合以下条件时，应推荐使用化疗：体积大、症状明显、肿瘤快速进展时间≤ 6~12 个月、有手术获益机会的可能（即化疗作为术前的新辅助治疗）。若无法实施“STZ/5-FU”方案，可考虑选用“替莫唑胺 +/ – 卡培他滨”方案。

在胰腺 NET 接受以 STZ 为基础的化疗失败后，有以下几种化

笔记

疗方案可供选择。“替莫唑胺 +/– 卡培他滨”方案和“奥沙利铂 +5-FU/ 卡培他滨”方案，目前尚不清楚哪种方案的疗效更佳；但对胰腺 NET 的治疗中，有研究表明“替莫唑胺 +/– 卡培他滨”方案的肿瘤应答率更高且化疗毒性更低。

非胰腺 NET 中进行全身化疗应满足以下要求：NET 为 G2 级 (Ki-67 ＞ 15％)、肿瘤具有侵袭性行为（RECIST 标准：3～6 个月复发进展）或 SSTR 为阴性。NET G2 或 SSTR 阴性的 NET 可使用替莫唑胺和（或）卡培他滨 +/– SSA 方案，也可在其他治疗失败后使用“卡培他滨 + 贝伐珠单抗”方案。

以顺铂为基础的化疗（如顺铂 / 依托泊苷）是 NEC G3 的标准治疗方案，已被推荐作为一线用药（详见低分化肿瘤指南）。二线全身治疗方案包括 FOLFOX 和 FOLFIRI。以替莫唑胺为基础的化疗方案推荐用于治疗 NET G3 或 Ki-67 ＜ 55％的胃肠 NEC。

（6）肽受体介导的放射性核素治疗

PRRT 应用放射性核素 ^{90}Y 和（或）^{177}Lu 标记的 SSA 治疗 SSTR 表达阳性的进展期 NET。PRRT 一般用在一线治疗失败之后。PRRT 相关的前瞻性随机对照试验仍没有结果。目前 PRRT 可在 SSA 疗法失败后作为二线疗法，或者 PRRT 也可在依维莫司治疗失败后作为三线疗法。

（7）原发部位不明的 NET 的治疗方案

在所有诊断的 NEN 中，有 13％左右的病例最终无法明确来源。原发部位不明的 NEN 最常见于肠或肺。常规方法无法诊断时，可进一步使用免疫组化（CDX-2，Islet-1，TTF-1）、PET/CT（如 ^{Ga}68-SR，^{11}C 5- 羟色胺或 ^{18}F-DOPA）、消化道内镜及胶囊内镜等诊断措施。如果仍然无法确定原发部位，可综合划分级别、功能活性、SSTR 状态、肿瘤侵犯范围和肝脏肿瘤负荷程度来制定治疗方案。

笔记

（罗治文　黄　振）

专家述评

东西方神经内分泌肿瘤流行病学差异研究述评

神经内分泌肿瘤（neuroendocrine tumor，NET）是起源于肽能神经元和神经内分泌细胞的一组异质性肿瘤，可发生于全身各个器官和组织，是临床上相对罕见的一组异质性肿瘤。它们可以通过分泌不同肿瘤的激素产生各种复杂的临床症状，也可能相对隐匿的发展，直到肿块增大或转移而产生症状。

1907 年，德国 Oberndorfer 首先描述了一种位于小肠的黏膜下肿瘤，并将其命名为“类癌”，随着研究的增多，大量的研究表明

笔记

类癌不全是良性的肿瘤，也可能表现出恶性特征。2000 年，世界卫生组织正式提出，以“神经内分泌肿瘤”取代类癌，代表临床上这一组具有神经内分泌特征、临床表现和预后显著区别于腺癌和鳞癌的肿瘤。

NET 作为一种罕见的肿瘤受到越来越多的关注。根据已有文献报道，近 40 年来 NET 发病率逐渐升高，有明显的地域性和种族性。令人遗憾的是，尽管目前关于神经内分泌肿瘤的研究逐渐增多，关于此类疾病的流行病学现状依然不甚明了，主要研究集中在美国及欧洲，亚太地区的研究较少，中国尚无基于登记系统的流行病学研究，其发病情况尚不清楚。

1. 时间及地区分布趋势

在过去的几十年中，世界各地神经内分泌肿瘤的发病率差异很大，但大多数国家或地区神经内分泌肿瘤的发病率均呈上升趋势。神经内分泌肿瘤的发病率数据主要从基于肿瘤登记系统的相关研究中获得。本综述纳入了不同地区不同国家的几项基于肿瘤登记系统的神经内分泌肿瘤研究。美国关于 NET 的研究主要基于流行病学和最终结果数据库，是目前国际上对于该疾病时间最长、人数最多的研究，其结果显示，美国 NET 发病率呈现上升趋势，自 1973—2012 年上升 6.4 倍，“欧洲罕见肿瘤监测项目”（the surveillance of rare cancers in Europe project，RARACE）数据显示，NET 的总发病率为 25/100 万，其中北欧的发病率为 32/100 万，东欧为 7.5/100 万；挪威国家人口肿瘤登记处关于神经内分泌肿瘤的登记数据相对比较全面，1993—2010 年 NET 发病率显著上升，其中女性年发病率上升更为明显。

笔记

亚太地区尚无如美国 SEER 数据库的大型基于人群的登记数据的

研究，目前主要的研究来自南澳大利亚州、澳大利亚昆士兰地区及中国台湾地区。Luke、Wyld 等基于地区登记系统分别对南澳大利亚州及澳大利亚昆士兰地区神经内分泌肿瘤的流行病学现状进行了描述。南澳大利亚州不同性别发病率均呈上升趋势，死亡率没有明显变化；昆士兰地区在 32 年间发病率上升近 5 倍；中国台湾地区汇总台湾肿瘤登记系统 1996—2008 年数据，发病率也呈现明显上升趋势。

2. 个体因素

性别、年龄等因素与神经内分泌肿瘤的发病率存在密切联系。美国、欧洲、澳大利亚昆士兰地区的神经内分泌肿瘤的发病率高峰集中在 60～65 岁，而中国台湾地区的中位发病年龄为 58 岁。不同国家或地区的神经内分泌肿瘤男女患病人数比例存在差异，美国、南澳大利亚州及昆士兰地区患病人数以男性居多，而欧洲和我国台湾地区患病人数以女性居多。

3. 好发部位

不同地区神经内分泌肿瘤好发部位不同，同一国家不同城市或不同人种神经内分泌肿瘤的好发部位也不尽相同。在南澳大利亚州排名前三位的原发部位为肺（26%）、小肠（21%）、大肠（14%），在昆士兰地区排名前三位的原发部位为阑尾（26%）、肺（19%）、大肠（19%）。而在美国，白种人与亚裔人群间好发部位也有所不同，白种人中有 30%～32%原发于肺部，而亚裔人群中有 41%发生于直肠。除基于登记数据的全部位神经内分泌肿瘤的研究外，亚太地区还有几项局限于胃肠胰腺神经内分泌肿瘤的大型多中心回顾性研究，韩国的研究中接近半数为直肠部位肿瘤多，而中国胰腺占比最多（31%）。

笔记

4. 生存情况

美国 SEER 数据库对于近 30 年的神经内分泌肿瘤患者的研究中，总体中位生存时间为 112 个月，肿瘤局限于原发部位中位生存时间超过随访的 30 年，局部及淋巴结浸润患者中位生存时间为 10.2 年，而肿瘤远处转移患者中位生存时间仅为 1 年。不同肿瘤分级患者生存时间也不同，G1 患者生存期超过 16.2 年。阑尾部 G1/G2 远处转移肿瘤 3 年生存率、5 年生存率分别为 33%、29%，而结肠部位肿瘤的生存率最差，分别为 33%、29%。欧洲 RARACE 肿瘤登记数据库显示，原发于甲状腺及阑尾的神经内分泌肿瘤 5 年生存率最高，胰腺及头颈部肿瘤生存率最差。法国 24 年肿瘤登记结果显示 5 年生存率为 42.7%，诊断时间没有显著影响疾病预后，肿瘤局限于原发部位的 5 年生存率为 64.9%，而远处转移仅为 30.1%。西班牙关于胃肠胰腺神经内分泌肿瘤的研究中，患者中位生存时间为 12 年，75.5%的患者生存时间超过五年，其中年轻女性及早期低级别肿瘤患者生存时间更长。再进一步的多因素分析中确定肿瘤期别及 Ki-67 指数是影响疾病生存时间的独立危险因素。南澳大利亚州原发在阑尾的肿瘤生存率最高，最低为胰腺及结肠部神经内分泌肿瘤。昆士兰地区直肠生存率最高，胰腺最低。中国台湾地区 5 年生存率为 50.4%，其中直肠生存率最高，食管最低。

5. 总结

神经内分泌肿瘤是临床上相对罕见的一组异质性肿瘤，目前国际上对于这种相对发病率较低、预后较相应部位腺癌和鳞癌较好的肿瘤不断重视，大量研究不断出现，但此类研究主要集中在美国及欧洲，亚太地区的研究较少。

笔记

SEER是北美最具代表性的大型肿瘤登记注册数据库之一，收集了大量循证医学的相关数据，为临床医师的循证实践及临床医学研究提供了系统的证据支持和宝贵的第一手资料，但仅基于此登记数据库的研究中缺少部分影响预后的因素，功能性及治疗相关信息不全面，需要进一步的流行病学研究。欧洲对于罕见肿瘤覆盖面最广的RARACE项目数据仅更新到2002年，不能全面的描述整个欧洲地区近年来的疾病状态，但国家内基于登记数据库的研究较为详尽。亚太地区基于登记系统的研究较少，目前已有的基于登记系统的研究也没有覆盖整个国家，而是局限于国内某一地区。除基于登记系统的研究外，亚太地区仍有一些大规模的多中心回顾研究，这些研究对于疾病的病理类型、治疗方案等进行了详细的分析，但对于疾病流行病学的描述不足，无法得到关于神经内分泌肿瘤在国家内的发病率等数据。

目前不同地区的研究中，神经内分泌肿瘤发病率总体呈上升趋势，生存情况逐渐转好。发病率及患病率上升可能是由于神经内分泌肿瘤疾病的概念被越来越多的临床医师熟知并接受，在诊断胰腺肿瘤时考虑到神经内分泌肿瘤的诊断，另外诊断技术的发展，如超声内镜的使用使穿刺变得更加精确，提高了诊断的准确性。由于研究的逐渐深入，对于该类疾病的治疗也更加有针对性，生存情况也呈现转好趋势。但由于很难得到同一时间不同地区的研究结果、不同地区对于神经内分泌肿瘤的分级、分期标准没有统一等原因，流行病学的研究难以进行比较，而该疾病具有明显的种族性和异质性，疾病的全球特征仍需进一步研究。

近年来我国研究报道神经内分泌肿瘤病例数不多，但是随着内镜诊断和治疗技术的提高，病例的发现越来越多。2010年11月，“中国首届神经内分泌肿瘤病理诊断共识专家讨论会”召开，并出版了《中

笔记

国胃肠胰神经内分泌肿瘤病理学诊断共识》，开启了国内医生对于神经内分泌肿瘤命名、分类、诊断等的系统了解。目前，我国缺乏权威的神经内分泌肿瘤流行病学数据，现阶段神经内分泌肿瘤的流行趋势、临床特征及防治状况不甚明了，缺乏与其他国家可比的数据信息。仅有的全国多中心临床流行病学研究对研究部位限于胃肠胰腺，且没有对纳入的研究对象进行密切随访，不能完全反映全国流行状态，也未能估算其发病率及生存情况，仍需基于肿瘤登记系统的研究及大规模的流行病学调查来补充。

参考文献

1. Dasari A，Shen C，Halperin D，et al.Trends in the Incidence，Prevalence，and Survival Outcomes in Patients With Neuroendocrine Tumors in the United States. Jama Oncology，2017，3（10）：1335-1342.

2. van der Zwan J M，Trama A，Otter R，et al.Rare neuroendocrine tumours：Results of the surveillance of rare cancers in Europe project.European Journal of Cancer，2013，49（11）：2565-2578.

3. Cetinkaya R B，Aagnes B，Thiisevensen E，et al.Trends in Incidence of Neuroendocrine Neoplasms in Norway：A Report of 16，075 Cases from 1993 through 2010. Neuroendocrinology，2017，104（1）：1-10.

4. Wyld D K，Wan M H，Moore J. Neuroendocrine Neoplasm Trends over 32 Years in Queensland，Australia.European Neuroendocrine Tumour Society Conference，2017，2017.

5. Tsai H J，Wu C C，Tsai C R，et al.The epidemiology of neuroendocrine tumors in taiwan：a nation-wide cancer registry-based study.Plos One，2013，8（4）：e62487.

6. Gastrointestinal Pathology Study Group of Korean Society of Pathologists，Cho M Y，Kim J M，et al.Current Trends of the Incidence and Pathological Diagnosis of

笔记

Gastroenteropancreatic Neuroendocrine Tumors （GEP-NETs）in Korea 2000—2009：Multicenter Study. Cancer Research & Treatment，2012，44（3）：157-165.

7. Fan J H，Zhang Y Q，Shi S S，et al. A nation-wide retrospective epidemiological study of gastroenteropancreatic neuroendocrine neoplasms in china. Oncotarget，2017，8（42）：71699-71708.

（范金虎）

神经内分泌肿瘤的分子遗传学

1. 介绍

低级别胰腺神经内分泌肿瘤（pancreatic neuroendocrine tumors，PanNETs）在胰腺恶性肿瘤中排第二位，约占新诊断胰腺恶性肿瘤患者的 2%。该疾病诊断率的提升主要归功于影像学和诊断手段的发展，以及大量偶然发现该疾病患者的增加。虽然 PanNETs 的致死性不及胰腺导管腺癌（pancreatic ductal adenocarcinoma，PDAC），但是仍有超过 50% 的患者在诊断时就伴随远处转移，该疾病的十年生存率也仅约 40%。相比低级别 PanNETs，高级别胰腺神经内分泌癌（neuroendocrine carcinoma，NEC）十分罕见，且致命性极高。

分化良好的 PanNETs 分为功能性和无功能性两类，后者更为常

笔记

见。功能性 PanNETs 可分泌激素，进而会产生激素相关的伴有全身效应的综合征。最常见的功能性 PanNETs 包括胰岛素瘤、胰高血糖素瘤、胃泌素瘤、生长抑素瘤、血管活性肠肽瘤（VIP 瘤）和一些混合组织来源的 PanNETs。无功能性 PanNETs 通常不分泌产生临床效应的激素，只是隐匿性地不断长大，此类患者通常因无症状腹部包块或肿瘤长大压迫引起的腹痛而就诊。无远处转移的患者和部分伴有远处转移的患者可以通过手术切除达到外科治愈，但仍有很多患者的肿瘤无法进行切除或伴有广泛的转移。

绝大部分 PanNETs 为散发型，然而，PanNETs 也可见于患有家族性综合征的患者，其中多发性内分泌肿瘤 1 型的患者中最为常见，其次是 von Hippel-Lindau 综合征（VHL）的患者，神经纤维瘤病 1 型（neurofibromatosis type 1，NF1）的患者和结节性硬化症（tuberoussclerosis complex，TSC）的患者。伴有以上综合征的 PanNETs 患者的出现，是因为这部分患者基因组中出现了单个或多个基因的种系突变，而综合征恰恰由这个（些）基因负责调控。

增殖率＞ 20％的神经内分泌肿瘤被定义为高级别神经内分泌癌，这是一种高度恶性的肿瘤，其包括之前定义为“小细胞”和“大细胞”的神经内分泌癌。有些肿瘤虽然增值率＞ 20％，但却具有良好的细胞分化形态，并且这些肿瘤的遗传学改变与分化良好的 PanNETs 类似，不同于高级别神经内分泌癌的遗传学改变。

我们知道，癌症的发生发展需要很多年，由很小一部分可以影响到少数细胞进程的基因顺序改变引起。迄今为止，许多肿瘤的基因组序已研究确定，虽然这些基因尚未被人类全部认知，但这些研究为降低癌症发病率和死亡率的有效方案提供了充分的信息。同样，PanNETs 和 NEC 肿瘤发生的遗传改变方面的认识也取得了很大的进展。本章节主要讲述 PanNETs 和 NEC 的基因谱，表观遗传学及其

笔记

临床应用等方面的内容。

2. 散发型 PanNETs 的遗传学

为深入了解 PanNETs 的遗传学基础，有科学家对 10 个同性质的无功能性 PanNETs 进行了全外显子测序（whole-exome sequencing，WES）。之后，在另外 58 个无功能性 PanNETs 中对最常见突变基因的突变情况进行了分析，最终发现最常见的突变基因编码了参与染色体修饰的蛋白质。44% 的样本出现 *MEN1* 基因失活突变。*ATRX* 和死亡域相关蛋白（death domain-associated protein，*DAXX*）基因分别在 18% 和 25% 的样本中出现互斥失活突变，并导致 43% 的 PanNETs 样本中 ATRX/DAXX 复合体的失活。大约 14% 的样本中出现了导致哺乳动物雷帕霉素靶蛋白（mammalian target of rapamycin，mTOR）通路活化的突变。结节性硬化症复合物 2（Tuberous sclerosis complex 2，*TSC2*）基因在 9% 的样本中失活，磷酸酯酶和张力素同源物（phosphatase and tensinhomolog，*PTEN*）基因在 7% 的样本中失活。此外，编码 PI3K 的 p110α 催化亚基的 *PIK3CA* 基因存在活化突变。*TP53* 基因仅在 3% 的 PanNETs 中出现失活（表 2-1）。总体而言，PanNETs 的每个肿瘤有 8～23 个突变基因，平均突变基因数量为 16 个，这与其他实体肿瘤相比突变基因数仍然较低。在所有样本中，仅有一例出现了致癌基因的激活突变，这也并不意外，因为在大多数实体肿瘤中，致癌基因的突变都很罕见。致癌基因缺乏激活突变正是发展 PanNETs 靶向治疗的困难之处。因此，了解肿瘤发生发展的细胞通路已成为发展肿瘤治疗学的关键。mTOR 通路就是一个很好的例子。现有的抑制该通路的治疗药物并不靶向该通路中常见的突变基因，而是靶向于该通路中共享的下游效应因子 mTORC1 起作用。

笔记

虽然全外显子测序 WES 大大增加了我们对 PanNETs 肿瘤发生中基因改变的认识和理解，但该技术仍有其局限性。例如，该研究无法发现染色体重排，拷贝数变异或外来序列等改变。比较基因组杂交研究表明，PanNETs 和其他实体肿瘤一样，也存在一些染色体的扩增和缺失。有些研究报道，与同一个体的原发性肿瘤相比，远处转移性病变中染色体扩增和缺失的数量更多。然而，目前尚不清楚这些染色体扩增和缺失是肿瘤发生发展的驱动者还是过客。

全外显子测序 WES 的另一个局限是难以识别抑癌基因的较大缺失。如 *ATRX* 和 *DAXX* 基因的失活突变与端粒延伸替代（alternative lengthening of telomeres，ALT）表型有关。在对 68 个 PanNETs 中的蛋白质表达的研究中发现，所有具有 *ATRX* 或 *DAXX* 基因失活突变的样本都表现出了端粒延伸替代表型。但有趣的是，肿瘤细胞核染色 *ATRX* 或 *DAXX* 呈阴性的肿瘤也出现了 ALT 的表型，这表明 *ATRX* 或 *DAXX* 基因失活，可能是由基因重排（如基因缺失）或表观遗传机制所致，而前者通过外显子测序并不能发现。该研究发现，*ATRX* 或 *DAXX* 基因的失活发生在大约 60% 的 PanNETs 样本中，在这 60% 的样本中，其中 43% 是由外显子突变引起，其余的样本最有可能是由大的基因缺失或表观遗传基因失活引起。

基因调控区域的突变也无法通过全外显子测序 WES 发现。这一方面最经典的研究即为端粒逆转录酶（telomerase reversetranscriptase，TERT）基因启动子的突变。两个核苷酸引起了几乎所有与人类癌症发生相关的 *TERT* 基因启动子突变。这些突变导致启动子染色质状态的改变，进而允许与促进端粒逆转录酶 TERT 表达的转录因子结合。该表达源自一个等位基因的突变，而另一

笔记

个等位基因保持沉默。在神经胶质肿瘤中，*ATRT* 基因失活突变和 *TERT* 基因启动子突变相互排斥，可能是因为每种类型的突变会保留不同的适合细胞生长的端粒长度。为了评估在 PanNETs 中发生这种情况的可能性，用于分析 *ATRX* 和 *DAXX* 基因突变的样本同样进行了 *TERT* 基因启动子的突变的分析。68 个 PanNETs 样本中突变热点区域均没有 *TERT* 基因启动子突变，而这些热点区域在许多其他肿瘤类型中往往存在突变。因此，我们推测端粒逆转录酶在这些具有突变的肿瘤中表达。

散发的功能性 PanNETs 的外显子组测序研究仅在胰岛素瘤中进行过。对 10 个胰岛素瘤的测序发现，最常见的突变基因是转录因子 *Yin Yang 1* 基因（*YY1*）。另外 103 个胰岛素瘤中 *YY1* 基因的测序发现其中 31 个胰岛素瘤存在热点突变。总体而言，30%（34/113）的胰岛素瘤具有 *T372R* 基因突变。最近一项针对高加索人群而非亚洲人群的研究发现，*YY1* 基因突变在散发型胰岛素瘤中的发生率低得多（13%）。在高加索人群中，*T372R* 基因似乎根据性别和年龄出现了分层。

笔记

表 2-1　PanNETs 和其他胰腺肿瘤常见突变基因和发病率的比较

基因	无功能 PanNETs(%)	综合征性微腺瘤 (%)	NEC (%)	PDAC (%)	胰岛素瘤 (%)	细胞内通路	临床应用	将来可能
MEN1	44	100	0	0	2.50	染色质甲基化	未应用	协同致死性
ATRX	18	0	0	0	2.50	染色质重塑—ALT	预后 / 诊断	协同致死性
DAXX	25	0	0	0	0	染色质重塑—ALT	预后 / 诊断	协同致死性
TSC2	9	未检测	未检测	0	0	mTOR	靶向治疗—mTOR 抑制剂	改进 mTOR 抑制剂
PTEN	7	未检测	< 10	0	0	mTOR	靶向治疗—mTOR 抑制剂	改进 mTOR 抑制剂
PIK3CA	1	未检测	未检测	0	0	mTOR	靶向治疗—mTOR 抑制剂	改进 mTOR 抑制剂
TP53	3	未检测	95	85	0	TP53	未应用	协同致死性
KRAS	0	未检测	30	100	0	KRAS	未应用	靶向治疗
CDKN2A	0	未检测	50	25	0	细胞循环	未应用	协同致死性
SMAD4	0	未检测	10	27	0	TGF β	未应用	协同致死性
RB1	0	未检测	74	0	0	细胞循环	未应用	协同致死性
YY1	0	未检测	0	0	13 ~ 30	转录	未应用	靶向治疗

3.PanNETs 中通路的改变

（1）ATRX/DAXX 通路

大约一半的 PanNETs 肿瘤存在 *ATRX* 或 *DAXX* 基因失活突变。*ATRX* 基因位于 X 染色体上，只需存在活性的基因拷贝出现失活就会导致 ATRX 蛋白完全缺失。然而，*DAXX* 基因位于 6 号染色体上，需要两个拷贝均出现失活才会导致 DAXX 蛋白的缺失。*DAXX* 基因突变包括单一核苷酸碱基替代，产生移码的插入缺失，单个或多个外显子的较大缺失和杂合性缺失。*ATRX* 和 *DAXX* 基因是抑癌基因，所有突变可导致 PanNETs 中各自基因的失活和核蛋白免疫标记的缺失。基因突变也相互排斥，与在同一通路中起作用的两个基因相一致。

ATRX 是一种与 DAXX 相互作用的染色质重塑蛋白，它们共同作为组蛋白伴侣复合物发挥作用，这一复合物将组蛋白变体 H3.3 沉积到周围，端粒和核糖体重复序列中。虽然 ATRX 背后作用的机制尚不清楚，但最近取得了一些进展。ATRX 被认为可能是通过与组蛋白相互作用而被募集到 G- 四链体 DNA 处，参与染色质重塑，对基因表达产生影响，并缓解复制叉的停滞。因此，它的缺失会妨碍非同源末端连接 DNA 修复和蛋白质复合物的形成，导致 DNA 的表观遗传状态发生改变。

也许更为有趣的是 ATRX 或 DAXX 蛋白表达缺失与 ALT 表型之间的联系。每个细胞分裂都存在端粒长度的磨损，导致端粒长度与细胞进一步生长不匹配。癌细胞必须克服这一问题。端粒长度通常由 TERT 维持，但是，TERT 并不总是具有活性。具有 ALT 表型的细胞具有非常长的端粒，其长度通过重组维持，而不是 TERT 的酶促作用来维持。*ATRX* 或 *DAXX* 基因突变消除了 PanNETs 中与 ALT 相关的蛋白质表达。*ATRX* 基因失活突变与 ALT 表型也同时

笔记

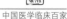

存在于神经胶质瘤，神经母细胞瘤和肉瘤等非胰腺肿瘤中和体外永生 ALT 细胞系中得到证实。此外，体细胞杂合子中野生型 ATRX 表达缺失与 ALT 表型相分离，而 ATRX 表达可抑制 ALT 表型。有一项研究使我们对 ATRX 缺失如何导致 ALT 表型及其与染色体不稳定性增加的关系有了更多的认识和了解，这一研究表明癌细胞系中 ATRX 的缺失可姐妹端粒内聚，这又与姐妹端粒间的重组增加有关。

ATRX 基因是第一个被证实可引起 X 连锁遗传综合征的基因。种系突变不会导致这些患者的癌症发病率增加，并且这些患者的细胞也不表达 ALT 表型。这可能因为这些个体中的突变谱主要是错义突变，甚至一些可能的失活突变停止了蛋白的表达。在 α - 地中海贫血骨髓增生异常综合征（alpha - thalassemia myelodysplastic syndrome，ATMDS）中，*ATRX* 基因也以错义突变为主。这可能因为骨髓增生异常综合征的患者往往年龄较大，部分或大部分突变都是乘客突变。相反，包括 PanNETs、中枢神经系统肿瘤和肉瘤等实体肿瘤中所有的突变都是失活的，并且都与 ALT 表达有关。

PanNETs 的独特之处还在于 *DAXX* 基因突变较 *ATRX* 基因突变占主导地位，即使 *DAXX* 基因突变在表达 ALT 的其他肿瘤类型中极为罕见，而这些肿瘤几乎无一例外均存在 *ATRX* 基因突变。不同疾病中 *ATRX* 基因突变谱的差异，以及 PanNETs 中 *DAXX* 基因的优先失活，为深入理解这一途径的复杂性及其肿瘤特异性 ALT 表型提供了丰富的依据，希望通过更深入的了解找到该通路的靶向治疗方法。

（2）MEN1 通路

MEN1 基因是 PanNETs 中最常见的体细胞突变基因。该基因编码转录调节因子 Menin 蛋白，Menin 蛋白可以募集 H3K4me3 组蛋白甲基转移酶混合谱系白血病（mixed-lineage leukemia，MLL）复合物。

笔记

Menin 蛋白与许多蛋白质相互作用并调控基因表达和细胞内细胞信号传导，并与许多细胞过程相关，包括调节 SMAD3 以抑制 TGFβ1 介导的增殖抑制，抑制 JunD 活性，调节同源域基因表达和抑制端粒酶的表达。PanNETs 中的 *MEN1* 基因突变是通过失活突变或通过突变与杂合性缺失相结合实现的，并能使两个等位基因失活。因此，从这个意义来讲，*MEN1* 基因是抑癌基因。

PanNETs的肿瘤发生似乎由组蛋白修饰和染色质重塑共同驱动，因为 *MEN1* 基因与 *ATRX/DAXX* 基因突变重叠比较明显（74%）。*MEN1* 基因和 *ATRX/DAXX* 基因是癌症的表观遗传驱动因子，导致细胞中大量的表观遗传改变。因此，确定哪些表观遗传改变是 PanNETs 肿瘤发生中的关键驱动因素十分重要，对发现相关通路的治疗方法具有重要意义。

（3）mTOR 通路

mTOR 信号通路接收环境信号以调节细胞生长和内环境的稳态。mTOR 是一种非典型的丝氨酸 / 苏氨酸蛋白激酶，通过与几种蛋白质相互作用，在通路中形成两个关键的复合物，称为 mTOR 复合物 1（mTOR complex 1，mTORC1）和 mTOR 复合物 2（mTOR complex 2，mTORC2），每种复合物介导不同的上游输入及下游输出。在癌症中通常突变的大量抑癌基因和癌基因位于 mTORC1 的上游，包括 PTEN/PIK3CA 通路、RAS/RAF 通路、TSC1/2、NF1 和 LKB1。PanNETs 测序发现 16% 的样本中存在 *TSC2*、*PTEN* 和 *PIK3CA* 基因突变，这些突变均激活了 mTOR 通路，对细胞具有促生长作用。该通路的下游效应因子包括 4E-BP1，其负反馈调节缺氧诱导因子 1（hypoxia - inducible factor 1，HIF1a）/VHL 靶标和 S6K1，可增加增殖信号 / 调节代谢和增加蛋白质合成。mTOR 通路的抑制剂对治疗包括 PanNETs 在内的不同肿瘤类型均有明显获益。

笔记

然而，目前尚未明确通路突变与临床获益的相关性。根据其他类型肿瘤的研究结果，我们推测存在 mTOR 通路突变的肿瘤患者对该通路的靶向治疗效果会更好。然而，在临床试验中，从 mTOR 通路抑制剂依维莫司治疗中获益的 PanNETs 患者多于存在 mTOR 通路突变的 PanNETs 患者。但是，这只是一个推断，因为该研究中的 PanNETs 患者未进行突变检测。值得注意的是，这样一种复杂的通路，除了突变之外还可能存在其他激活方式。与此相关的基因表达研究发现，PanNETs 患者 mTOR 途径中的基因表达存在上调。尽管如此，研究该通路突变状态的诊断潜能十分重要。

4. 高级别神经内分泌癌

与分化良好的 PanNETs 相比，在大多数高级别 NEC 中，对 *DAXX*/*ATRX* 和 *MEN1* 基因无法进行靶向治疗。相反，NEC 中 *RB1* 和 *TP53* 基因常发生体细胞突变。Yachida 等学者广泛研究了一系列胰腺 NEC（小细胞和大细胞神经内分泌癌），发现 95% 的 NEC 存在 p53 表达改变，74% 的 NEC 存在 *Rb* 基因表达改变。*TP53* 和 *RB1* 基因的基因内突变会导致 p53 和 Rb 蛋白的异常免疫标记。相比之下，这些肿瘤中的 DAXX 和 ATRX 标记都是完整的。这些遗传差异表明 PanNETs 和 PanNEC 的生物学和肿瘤发生过程不同，分化差的 PanNEC 不是由分化良好的 PanNETs 向较低分化状态进展而产生的。

遗传分析与组织病理学和临床结果相结合，有助于进一步剖析在 2010 年世界卫生组织分类中被归为“3 级 NEC”的肿瘤。仅增殖率略高于 20% 的一些 NEC 的细胞核形态与分化良好的 PanNETs 十分相似，而增殖率非常高的（如＞ 50%）神经内分泌肿瘤的细胞核形态则具有小细胞或大细胞的核形态。

笔记

前者（细胞核形态特征与分化良好的 PanNETs 类似）的遗传

学改变似乎更类似于分化良好的 PanNETs 肿瘤，而后者（增殖率>50%）属于 NEC，存在 *RB1* 和 *TP53* 靶向基因。一些学者据此提出了一种新的四级分类系统，把先前统一归类为 3 级 NEC 的 PanNETs 分为两组，增殖率略高于 20%，且存在分化良好的 PanNETs 中可见的基因突变（*DAXX* /*ATRX*，*MEN1*）的为一组，增殖率非常高且存在 *RB1*/*TP53* 基因突变的 NEC 为一组（6~9，60，60b）。

5.PanNETs 与其他胰腺肿瘤基因图谱的比较

分化良好的 PanNETs 的基因图谱与恶性胰腺导管腺癌（pancreatic adenocarcinoma，PDAC）的遗传基因图谱从根本上存在不同。神经内分泌肿瘤中未发现的 *KRAS* 基因突变几乎存在于所有的 PDAC 中（100%）。此外，PDAC 中 *SMAD4*、*CDKN2A* 和 *TP53* 基因有较高突变率，但没有 *DAXX*、*ATRX* 和 *MEN1* 基因突变。

PanNETs 的遗传学改变与胰腺其他肿瘤也存在不同。浆液性囊性肿瘤以 *VHL* 基因突变为特征，实性假乳头状肿瘤以 *CTTNB1* 基因突变为特征，导管内乳头状黏液性肿瘤存在 *KRAS*、*GNAS*、*RNF43*、*p16/CDKN2A* 和 *TP53* 基因改变，黏液性囊性肿瘤以 *KRAS*、*RNF43*、*p16/CDKN2A* 和 *TP53* 基因突变为特征，腺泡细胞癌以多种复杂的基因改变为特征，包括 *JAK1*、*BRAF* 和 *APC* 基因等突变。

胰腺不同类型肿瘤的独特突变谱表明，突变基因分析在将来可能有助于肿瘤分类。

最后，在神经内分泌肿瘤中，ATRX/DAXX 通路的靶向作用和 ALT 表达对起源于胰腺的神经内分泌肿瘤具有相对特异性。这表明，在未知原发部位的远处转移性神经内分泌肿瘤中，ALT 表达状态可用于明确肿瘤起源的器官。

笔记

6. 家族综合征

大多数 PanNETs 是散发的，但它们也可在某些易患综合征的个体中发生。大多数综合征性 PanNETs 发生在 MEN1 患者，其次是 VHL 综合征和 NF1 病的患者，偶尔发生在 TSC 的患者。也许并不惊讶，导致个体易患综合征的种系突变基因与散发型 PanNETs 中体细胞突变的通路有关。

MEN1 是由 11 号染色体上 *MEN1* 基因种系突变引起的一种常染色体显性遗传综合征，*MEN1* 基因是散发型 PanNETs 中最常突变的基因。如前所述，*MEN1* 基因是一种抑癌基因，遵循两种打击模式。MEN1 患者的第一次打击是失活遗传突变；第二次打击，发生于肿瘤中，是失活体细胞突变或剩余野生型等位基因的杂合性缺失。胰腺肿瘤是 MEN1 综合征的第二常见临床表现。MEN1 患者中的大多数 PanNETs 都是无功能的，尽管其中约 10% 是胰岛素瘤。通常表现为多个微腺瘤（< 0.5cm），但是，在许多病例中，它们可以同散发型 PanNETs 一样增大，甚至扩散到其他器官。对患有 MEN1 综合征的 PanNETs 患者的遗传学研究表明，MEN1 的失活先于 *ATRX*/*DAXX* 基因失活和伴随的 ALT 表达。在这项研究中，来自 28 例 MEN1 综合征患者的 109 个分化良好的 PanNETs 通过免疫染色检测 *ATRX* 和 *DAXX* 的表达和 ALT 的表达，对这些蛋白的检测代表了编码这些蛋白质的遗传失活基因。这些病变包括 47 个神经内分泌微腺瘤（< 0.5cm），50 个胰腺神经内分泌肿瘤（> 0.5cm）和 12 个胰腺神经内分泌肿瘤淋巴结转移。由于这些病变来自 MEN1 综合征患者，所有病变都存在 MEN1 蛋白功能丧失。这是发生在这些肿瘤中的首次事件，据推测此为始动事件。在全部 47 个微腺瘤中 ATRX/DAXX 均完整表达，而 ALT 无表达。另一方面，6% 的 PanNETs 中

笔记

缺乏 *ATRX/DAXX* 表达，且均发生于直径大于＞ 3cm 的肿瘤中。这些肿瘤 ALT 表达阳性，这与已经研究明确的 *ATRX/DAXX* 缺失在 ALT 发展中的作用一致。此外，在同时发生转移的样本中，原发性和转移性肿瘤的遗传改变是一样的。在 MEN1 综合征相关的 PanNETs 患者中，随着 *MEN1* 基因失活到 *ATRX/DAXX* 基因失活和 ALT 的表达，肿瘤大小和转移风险逐渐增加，这种情况很可能也存在于散发型 PanNETs 中。然而，散发性胰腺神经内分泌微腺瘤中 *ATRX/DAXX* 基因失活更为多见。

VHL 病由 3 号染色体上的 *VHL* 抑癌基因发生种系突变而引起。VHL 蛋白通过 HIF1 的泛素化来控制 H1F1 的降解，VHL 蛋白的缺失可导致肿瘤生长和血管生成。有学者提出 HIF1 调节是 mTOR 通路的下游环节。患有 VHL 病的患者可发生多种不同的良性和恶性肿瘤，其中 12%~15% 的患者患有无功能性 PanNETs。大多数这些肿瘤分化良好，但有些肿瘤侵袭性较强，并且可发生远处转移。

尽管不是很常见，PanNETs 也可出现于 NF1 和 TSC 综合征的患者中。NF1 和 TSC 分别由 *NF1* 基因和 *TSC1/TSC2* 基因种系突变引起。这两种基因都是抑癌基因，并与 mTOR 通路广泛相关。NF1 在 mTORC1 上游更远处调节该通路中 KRAS 臂。TSC1/TSC2 复合物抑制 mTORC1 的活化。在散发型 PanNETs 中，*TSC2* 基因突变是 mTOR 通路中最常见的突变位点。

如果 PanNETs 发生的起始事件确实是种系突变，使个体易患 NF1 或 TSC 综合征，那么很可能存在不止一条导致 PanNETs 的肿瘤发生的途径。*VHL*、*TSC2* 和 *NF1* 基因突变可能影响 mTOR 通路。这些综合征中 PanNETs 的患病率与散发型 PanNETs 中受影响的通路一致，其中 *MEN1* 突变发生在 44% 的 PanNETs 患者中，mTOR 仅发生在 16% 的 PanNETs 患者中。对综合征中 PanNETs 遗传学改变

笔记

的进一步研究，会提高对驱动 PanNETs 肿瘤发生通路的进一步认识和理解。

最近的一项研究，对 102 个 PanNETs 的体细胞进行全基因组测序，发现了罕见的 *MUTYH* 基因种系突变，甚至更罕见的 *CHEK2* 和 *BRCA2* 基因种系突变。

7. 表观遗传学

根据 RNA 谱， PanNETs 可分为三组：分化良好的胰岛细胞瘤 / 胰岛素瘤、低分化肿瘤和富含基因突变的肿瘤。前两个分组并不让人惊讶，因为 PanNETs 和 NEC 是两种不同类型的肿瘤。分化良好组和富含基因突变组之间的差异，在于它们具有不同的临床行为。在 RIP1-TAGs 小鼠模型中也存在分化良好和分化差的组，其中 PanNETs 是通过产生胰岛素的胰岛 β 细胞中 SV40T- 抗原癌基因表达诱导产生，表明该模型可模拟人类 PanNETs 发生的一部分。

对 53 个 PanNETs 的全基因组甲基化分析发现，不同级别的肿瘤之间和 *ATRX/DAXX* 基因是否突变的肿瘤之间甲基化谱存在显著差异。然而，这种聚类并不完美，因为一些具有这些基因突变的肿瘤与正常对照聚集在一起。有趣的是，甲基化谱在 *ATRX* 基因突变和 *DAXX* 基因突变的 PanNETs 之间存在显著差异。

8. 临床意义

遗传图谱反映了胰腺肿瘤不同的生物学和临床表现，并具有不同的临床表现。首先，遗传学可对不同病变进行明确的分类。其次，遗传学的差异为不同类型的治疗方法提供了帮助。遗憾的是，目前尚没有针对 PanNETs 中最常见的突变基因——*MEN1* 基因和 *ATRX/DAXX* 基因突变的靶向治疗方法。*ATRX/DAXX* 基因的缺失

笔记

与 ALT、重组和 DNA 修复之间的关系表明，干扰这些通路的药物合成可能具有合成致死性。但是，这尚未得到证实。

PanNETs 中 *ATRX/DAXX* 基因突变与预后相关。在一项对 142 个分化良好的 PanNETs 的研究中，ATRX 和 DAXX 的缺失及 ALT 的表达与更高的肿瘤分期和更差的预后相关，这可能反映了 *ATRX/DAXX* 基因突变是 PanNETs 肿瘤发生中的晚期事件。然而，当仅研究转移性的肿瘤患者时，ATRX 和 DAXX 的缺失与患者较长的存活率相关。这一结果与最初研究结果一致，即携带 *MEN1*、*ATRX* 和 *DAXX* 基因突变的转移性 PanNETs 患者具有更好的预后和更长的存活时间。同样，在一项对 43 例肝转移患者进行切除治疗的独立研究中表明，*ATRX* 和 *DAXX* 的缺失与患者更高的总生存率相关。对此的另一个印证是，一部分存在 *ATRX/DAXX* 基因失活突变的肿瘤和没有这些基因失活的 PanNETs 具有不同的临床表现。

此外，如前所述，在对 PanNETs 或胃肠道类癌患者肝脏转移性病变的比较中，在原发部位未知的情况下，转移性病变中 ALT 的表达是预测肝脏转移性病变起源于胰腺神经内分泌肿瘤的有效生物标志物。

PanNETs 中发现的所有突变中，位于 mTOR 通路中的突变具有作为治疗靶标的前景，因为在 mTORC1 上游具有 mTOR 通路突变的 PanNETs 将从 mTOR 抑制剂中获益。然而，这尚未在临床试验中得到证实。最近注册的一项试验将会对这一假设进行验证。值得注意的是 mTOR 通路是复杂的，PanNETs 中其他基因的突变或通过表观遗传机制也可能激活该通路。但至少目前来看，存在 mTOR 通路突变的患者和具有“隐匿型”mTOR 通路改变的患者都可以在治疗中获益。

依维莫司适用于包括激素受体阳性的 HER2 阴性乳腺癌和

笔记

晚期肾细胞癌在内的一些实性肿瘤的治疗。来自 BOLERO-1 和 BOLERO-3 试验的最新数据表明，存在 *PIK3CA* 基因突变，*PTEN* 基因缺失或 PI3K 通路过度活跃的人表皮生长因子受体 2 为阳性的晚期乳腺癌患者，可从依维莫司的治疗中获得更长的无进展生存期。

根据 RADIANT 三期临床试验的结果，依维莫司于 2011 年被美国食品和药物管理局批准用于晚期 PanNETs 患者的治疗。在该试验中，比较了依维莫司单药治疗与最好的支持治疗对晚期 PanNETs 患者的疗效。这些患者中大多数以前曾接受过不同的治疗方法。试验结果显示与安慰剂相比，依维莫司可增加无进展生存期（11 个月 *vs*.4.6 个月）。

9. 总结

在过去的几年中，本章节所提到的这些研究增加了我们对驱动 PanNETs 肿瘤发生的遗传改变和细胞内通路的认识。虽然还有许多内容需要进一步的研究进行确定，例如，需要进一步研究确定缺少 *MEN1*，*ATRX* 或 *DAXX* 基因突变的 PanNETs 中的驱动基因，但我们有足够的信息去发展基于这些肿瘤基因型的临床应用。未来的研究重点应该阐明哪些患者可应用目前的治疗方案，如依维莫司的使用，因为许多患者对此种药物的治疗并没有反应。即使在治疗有效果的患者中，患者的总体生存期的延长只是几个月而不是以年计，因此 PanNETs 患者还需要新的治疗方法。对 ATRX/DAXX 和 MEN1 通路的进一步认识和靶向治疗的研究是未来的发展趋势。很显然，分子遗传学为提高 PanNETs 患者的临床治疗提供了新的机会。

参考文献

1. Fraenkel M，Kim M K，Faggiano A，et al.Epidemiology of gastroenteropancreaticneuroendocrine tumours.Best Pract Res Clin Gastroenterol，2012，26（6）：691-703.

笔记

2. Yachida S, Vakiani E, White C M, et al. Small cell and large cell neuroendocrine carcinomas of the pancreas are genetically similar and distinct from well-differentiated pancreatic neuroendocrine tumors. Am J Surg Pathol, 2012, 36（2）: 173-184.

3. Heetfeld M, Chougnet C N, Olsen I H, et al.Characteristics and treatment of patients with G3 gastroenteropancreatic neuroendocrine neoplasms.Endocr Relat Cancer, 2015, 22（4）: 657-664.

4. Yang M, Tian B L, Zhang Y, et al. Evaluation of the World Health Organization 2010 grading system in surgical outcome and prognosis of pancreatic neuroendocrine tumors. Pancreas, 2014, 43（7）: 1003-1008.

5. Basturk O, Tang L, Hruban R H, et al.Poorly differentiated neuroendocrine carcinomas of the pancreas: a clinicopathologic analysis of 44 cases. Am J Surg Pathol, 2014, 38（4）: 437-447.

6. Oberg K. The genetics of neuroendocrine tumors.Semin Oncol, 2013, 40（1）: 37-44.

7. Tang L H, Untch B R, Reidy D L, et al. Well-differentiated neuroendocrine tumors with a morphologically apparent high-grade component: a pathway distinct from poorly differentiated neuroendocrine carcinomas.Clin Cancer Res, 2016, 22（4）: 1011-1017.

8. Basturk O, Yang Z, Tang L H, et al. The high-grade（WHO G3）pancreatic neuroendocrine tumor category is morphologically and biologically heterogenous and includes both well differentiated and poorly differentiated neoplasms. Am J Surg Pathol, 2015, 39（5）: 683-690.

9. Vogelstein B, Papadopoulos N, Velculescu V E, et al.Cancer genome landscapes. Science, 2013, 339（6127）: 1546-1558.

10. Horn S, Figl A, Rachakonda P S, et al.TERT promoter mutations in familial

笔记

and sporadic melanoma. Science，2013，339（6122）：959-961.

11. Huang F W，Hodis E，Xu M J，et al. Highly recurrent TERT promoter mutations in human melanoma.Science，2013，339（6122）：957-959.

12. Bell R J，Rube H T，Kreig A，et al. The transcriptionfactor GABP selectively binds and activates the mutant TERT promoter in cancer. Science，2015，348（6238）：1036-1039.

13. Stern J L，Theodorescu D，Vogelstein B，et al. Mutation of the TERT promoter，switch to active chromatin，and monoallelic TERT expression in multiple cancers.Genes Dev，2015，29（21）：2219-2224.

14. Kllela P J，Reitman Z J，Jiao Y，et al. TERT promotermutations occur frequently in gliomas and a subset of tumors derived from cells with low rates of self - renewal.Proc Natl Acad Sci U S A，2013，110（15）：6021-6026.

15. Cao Y，Gao Z，Li L，et al. Whole exome sequencing of insulinoma reveals recurrent T372R mutations in YY1.Nat Commun，2013，4：2810.

16. Lichtenauer U D，Di Dalmazi G，Slater E P，et al.Frequency and clinical correlates of somatic Ying Yang1 mutations in sporadic insulinomas. J Clin Endocrinol Metab，2015，100（5）：E776-E782.

17. Leung W C，Ghosal G，Wang W，et al. Alpha thalassemia/mental retardation syndrome X-linked gene product ATRX is required for proper replication restart and cellular resistance to replication stress. J Biol Chem，2013，288（6）：6342-6350.

18. Levy M A，Kernohan K D，Jiang Y，et al. ATRX promotes gene expression by facilitating transcriptional elongation through guanine-rich coding regions. Hum Mol Genet，2015，24（7）：1824-1835.

19. de Wilde R F，Heaphy C M，Maitra A，et al. Loss of ATRX or DAXX expression and concomitant acquisition of the alternative lengthening of telomeres phenotype are late events in a small subset of MEN1 syndrome pancreatic neuroendocrine

笔记

tumors. Mod Pathol，2012，25（7）：1033-1039.

20. Lovejoy C A，Li W，Reisenweber S，et al. Loss of ATRX，genome instability, and an altered DNA damage response are hallmarks of the alternativelengthening of telomeres pathway. PLoS Genet，2012，8（7）：e1002772.

21. Bower K，Napier C E，Cole S L，et al. Loss of wild-type ATRX expression in somatic cell hybrids segregates with activation of alternative lengthening of telomeres. PLoS ONE，2012，7（11）：e50062.

22. Clynes D，Jelinska C，Xella B，et al. Suppression of the alternative lengthening of telomere pathway by the chromatin remodelling factor ATRX. Nat Commun，2015，6：7538.

23. Koschmann C，Calinescu A A，Nunez F J，et al. ATRX loss promotes tumor growth and impairsnonhomologous end joining DNA repair in glioma.ScienceTransl Med，2016，8（328）：328ra28.

24. Pipinikas C P，Dibra H，arpathakis A，et al. Epigenetic dysregulation and poorer prognosis in DAXX-deficient pancreatic neuroendocrine tumours. Endocr Relat Cancer，2015，22（3）：L13-L18.

25. Matkar S，Thiel A，Hua X. Menin：a scaffold proteinthat controls gene expression and cell signaling. Trends Biochem Sci，2013，38（8）：394-402.

26. Hashimoto M，Kyo S，Hua X，et al. Role of menin in theregulation of telomerase activity in normal and cancercells. Int J Oncol，2008，33（2）：333-340.

27. Laplante M，Sabatini D M. mTOR signaling in growthcontrol and disease. Cell，2012，149（2）：274-293.

28. André F，Hurvitz S，Fasolo A，et al. Molecularalterations and everolimus efficacy in human epidermal growth factor receptor 2-overexpressing metastatic breast cancers: combined exploratory biomarker analysis from BOLERO-1 andBOLERO-3. J Clin Oncol，2016，34（18）：2115-2124.

笔记

29. Boora G K，Kanwar R，Kulkarni A A，et al.Exome-level comparison of primary well-differentiated neuroendocrine tumors and their cell lines. Cancer Genet，2015，208（7-8）：374-381.

30. Klimstra D S. Pathologic classification of neuroendocrine neoplasms. Hematol Oncol Clin North Am，2016，30（1）：1-19.

31. Bailey P，Chang D K，Nones K，et al. Genomic analysesidentify molecular subtypes of pancreatic cancer.Nature，2016，531（7592）：47-52.

32. Jiao Y，Yonescu R，Offerhaus G J，et al. Whole-exome sequencing of pancreatic neoplasms with acinardifferentiation. J Pathol，2014，232（4）：428-435.

33. Springer S，Wang Y，Dal Molin M，et al. A combinationof molecular markers and clinical features improvethe classification of pancreatic cysts. Gastroenterology，2015，149（6）：1501-1510.

34. Dogeas E，Karagkounis G，Heaphy C M，et al.Alternative lengthening of telomeres predicts site of origin in neuroendocrine tumor liver metastases. J Am Coll Surg，2014，218（4）：628-635.

35. Hadano A，Hirabayashi K，Yamada M，et al. Molecularalterations in sporadic pancreatic neuroendocrinemicroadenomas. Pancreatology，2016，16（3）：411-415.

36. Scarpa A，Chang D K，Nones K，et al. Corrigendum：Whole-genome landscape of pancreatic neuroendocrine tumours.Nature，2017，550（7677）：548.

37. Sadanandam A，Wullschleger S，Lyssiotis C A，et al. A cross-species analysis in pancreatic neuroendocrine tumors reveals molecular subtypes with distinctive clinical，metastatic，developmental，and metaboliccharacteristics. Cancer Discov，2015，5（12）：1296-1313.

38. Marinoni I，Kurrer A S，Vassella E，et al. Loss of DAXX and ATRX are associated with chromosome instabilityand reduced survival of patients with

笔记

pancreaticneuroendocrine tumors. Gastroenterology，2014，146（2）：453-460.

39. Neychev V，Steinberg S M，Cottle-Delisle C，et al. Mutation-targeted therapy with sunitinib or everolimus in patients with advanced low - grade or intermediategradeneuroendocrine tumours of the gastrointestinaltract and pancreas with or without cytoreductivesurgery: protocol for a phase Ⅱ clinical trial. BMJ Open，2015，5（5）：e008248.

40. de Wilde R F，Edil B H，Hruban R H，et al. Well differentiatedpancreatic neuroendocrine tumors: fromgenetics to therapy. Nat Rev Gastroenterol Hepatol，2012，9（4）：199-208.

（原嘉隆　李　刚　原春辉）

分子影像与神经内分泌肿瘤

神经内分泌肿瘤作为一类高异质性的肿瘤，临床对之认知较晚，一些治疗方案尚未规范，很多生物学特点和行为也尚在逐步探索之中。对于这种复杂而又神秘的肿瘤，以 PET/CT 为代表的分子影像显示出与传统影像截然不同的优势和特点，尤以针对不同病理生理机制的新型示踪剂的研发和获批，极大地推动了神经内分泌肿瘤的认知和诊治进程。本文主要针对 ^{68}Ga-DOTATATE 和 ^{18}F-FDG 两种 PET/CT 显像进行总结和论述。

笔记

1. 显像原理

（1）生长抑素受体显像

生长抑素受体（somatostatin receptor，SSTR）是神经内分泌肿瘤发生发展分子机制研究及治疗靶点之一。生长抑素受体显像应用放射性核素标记的生长抑素类似物奥曲肽（octreotide）作为显像剂，通过与肿瘤细胞表面的生长抑素受体特异结合而使肿瘤显像。显像结果反映了靶病灶 SSTR 表达和分布情况，直观地显示该类肿瘤对奥曲肽的摄取，从而有助于指导制定个体化治疗方案。该类显像以 ^{68}Ga-DOTATATE 为代表，并于 2016 年正式通过 FDA 批准应用于神经内分泌肿瘤显像。

（2）葡萄糖代谢显像

^{18}F-FDG 是目前临床应用最为广泛的正电子显像剂，所反映的是组织器官葡萄糖代谢的水平，并与肿瘤组织的恶性程度成正相关。^{18}F-FDG PET/CT 显像阳性往往提示神经内分泌肿瘤恶性程度高，生长迅速，因此，对于生长抑素受体显像阴性或增殖系数比较高的神经内分泌肿瘤是一种有益的补充检查手段。

2. ^{68}Ga-DOTATATE 和 ^{18}F-FDG 显像的临床应用

（1）诊断与分期

国外文献报道，^{68}Ga-DOTATATE 对于神经内分泌肿瘤诊断和分期灵敏度在 74%～96%，特异度达到 100%，而 ^{18}F-FDG 显像的灵敏度波动在 26%～75%，特异性最高也可达到 100%。上述数据表明，对于探测转移灶方面，无论是 ^{68}Ga-DOTATATE 还是 ^{18}F-FDG，都有很高的特异性，这是分子影像或者说是功能成像的优势。但是，各研究结果中，两种显像的灵敏度差异较大，分析原因与以下因素有关。

笔记

首先，显像原理决定了显像效能。^{68}Ga-DOTATATE PET/CT 显像反映的是神经内分泌肿瘤生长抑素受体的表达情况，包括受体表达的强度、密度和分布，而 SSTR 的表达与肿瘤的分化程度相关，分化越好、恶性程度越低的 NET，生长抑素受体表达概率越高或者越强，相反，分化较差的 NEC，SSTR 表达的概率和强度越低。其次，^{18}F-FDG 反映肿瘤细胞的葡萄糖代谢水平，作为细胞生长的最基础的代谢途径，越是生长速度快、分化越差的肿瘤，^{18}F-FDG 摄取的越高，显像越阳性。这两种显像恰好反映了神经内分泌肿瘤不同的生物学特点。因此，在不同分级的神经内分泌肿瘤群体中，^{68}Ga-DOTATATE 和 ^{18}F-FDG 显像的诊断效能或者说灵敏度是不一样的。

北京大学肿瘤医院的数据表明，在 Ki-67 ＜ 10%、Ki-67 ≥ 10% 和 Ki-67 ＞ 20 % 的分组中，^{68}Ga-DOTATATE 的灵敏度分别为 78.8%、83.3%、37.5%，而 ^{18}F-FDG 显像的灵敏度分别为 52.0%、72.2%、100.0%。且 PET/CT 显像中的 SUVmax 值与病理免疫组化的 Ki-67 指数相关。对于 ^{68}Ga-DOTATATE 显像，SUVmax 与 Ki-67 指数呈负相关，相关系数为 −0.415（$P \leqslant 0.001$），而 ^{18}F-FDG 显像则相反，SUVmax 与 Ki-67 指数呈正相关，相关系数为 0.683（$P \leqslant 0.001$）。

由此可见，各研究结果 ^{68}Ga-DOTATATE 和 ^{18}F-FDG 显像的灵敏度差异较大，主要的原因是因为研究群体中 G1、G2、G3 所占的比例不同，而神经内分泌肿瘤的最终诊断只有依靠病理，了解两种显像的显像原理和神经内分泌肿瘤的病理特征，才能在不同分级的肿瘤中更优化的应用功能成像。

对于 PET/CT 显像，还应该充分考虑空间分辨率的问题，对于＜ 5mm 的病灶，受仪器探测效率和部分容积效应的影响，其诊断效

笔记

能会大大降低。另外，假阳性问题也是两种功能成像应该鉴别诊断的，对于 ^{68}Ga-DOTATATE 显像，一些前列腺癌、乳腺癌、脑膜瘤和淋巴瘤也会出现阳性表达，而 ^{18}F-FDG 显像，活动性炎症则是诊断过程中的最大干扰。

（2）对治疗策略的选择和预后的影响

^{68}Ga-DOTATATE 显像因其直观地反映神经内分泌肿瘤生长抑素受体表达的密度和分布，是临床应用生长抑素类似物类药物的重要依据，更是多肽受体介导的放射性核素治疗的前提条件，只有 ^{68}Ga-DOTATATE 显像结果阳性的患者才能进行 PRRT 治疗，而 ^{18}F-FDG 显像则是 PRRT 的独立预后因素，^{18}F-FDG 结果阳性的患者预后越差。

近期的一项 Meta 研究发现，^{68}Ga-DOTATATE 显像结果改变了 44%（16%~71%）神经内分泌肿瘤患者的治疗策略，而这些患者中，多数是发生了治疗方式的改变。

^{68}Ga-DOTATATE 与 ^{18}F-FDG 显像均是预测预后的指标，^{68}Ga-DOTATATE 显像阳性、^{18}F-FDG 显像阴性是预后良好的标志。除了常规应用的 SUV 值之外，作为全身显像，肿瘤负荷（所有阳性病灶的体积）也是一个特征性指标，有初步的研究结果表明，高肿瘤负荷预示更快的疾病进展和更高的死亡率。

3. 双功能成像的联合应用

如前所述，^{68}Ga-DOTATATE 与 ^{18}F-FDG 显像反映了神经内分泌肿瘤生长抑素受体表达和葡萄糖代谢两方面的生物学特点，而两种显像结果也均与肿瘤的增殖活性相关。神经内分泌肿瘤作为一种异质性很强的一类肿瘤，不同病例生物学特点表现不一，即便同一病例，不同病灶之间，或者同一病灶在疾病发生发展期间，都可能会表现

笔记

出不同的生物学特性。正是基于此，双功能成像的联合应用体现出一加一大于二的价值。

北京大学肿瘤医院回顾性分析了 83 例神经内分泌肿瘤患者的双显像结果发现，仅 6%的患者双显像均呈阴性表现，^{68}Ga-DOTATATE 结果阳性而 ^{18}F-FDG 显像阴性组表现出更好的分化程度，Ki-67 均值仅为 5%，相反 ^{18}F-FDG 阳性而 ^{68}Ga-DOTATATE 阴性组则恶性程度较高，Ki-67 均值为 60%。而双显像均呈阳性结果者约占总样本 45%，Ki-67 均值为 18%。更有趣的是，双阳性组体现了神经内分泌肿瘤原发灶和（或）转移灶异质性的特征。近 30%的多发肝转移的病灶表现出不一样的生长抑素受体表达特点，即有的肝转移病灶高表达 SSTR，有的病灶呈低表达，而对于骨转移灶的探测，^{68}Ga-DOTATATE 显像要优于 ^{18}F-FDG（图 2-1）。

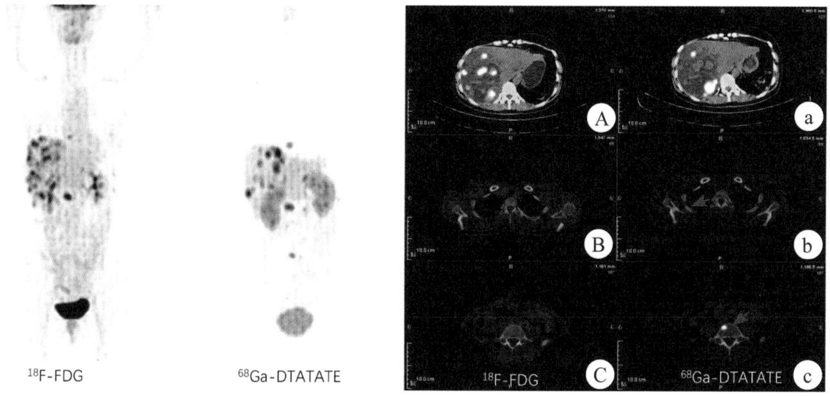

图 2-1　胰腺神经内分泌肿瘤 G3（Ki-67 80%），^{18}F-FDG 显像和 ^{68}Ga-DOTATATE 显像

注：A 和 a：^{18}F-FDG 显像显示的多发肝转移灶中，^{68}Ga-DOTATATE 显像提示部分病灶阳性，部分病灶阴性，体现了不同肝转移灶之间生长抑素受体表达的异质性；B、C、b、c：^{68}Ga-DOTATATE 显像所显示的肋骨和腰椎的骨转移病灶，^{18}F-FDG 呈阴性

作为 PET/CT 检查，价格比较昂贵，如何更优化的选择单功能成像甚至是双功能成像，基于以往的经验，北京大学肿瘤医院建议：Ki-67 指数低于 10%分化较好的 NET，应用 ^{68}Ga-DOTATATE 显像分期、选择治疗方案和预后；对于分化较差的 NEC，仅建议应用

笔记

^{18}F-FDG 显像；而对于 Ki-67 指数在 10%~20% 的 NET，以及高增殖活性 NET（Ki-67 < 55%），则建议进行双显像评估（图 2-2）。

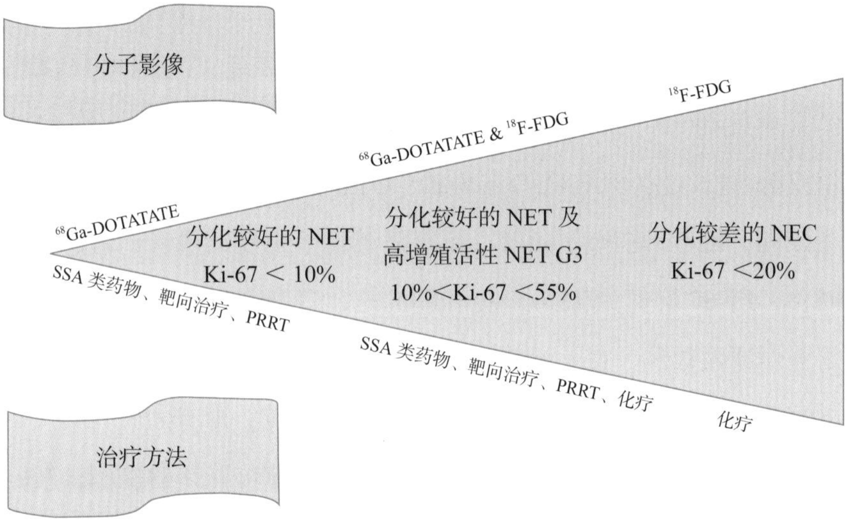

图 2-2 神经内分泌肿瘤功能成像的选择与非手术治疗

生长抑素受体显像从 20 世纪 80 年代至今，经历了近 40 年的发展，从 SPECT 到 PET/CT 的升级，到如今多功能成像的合理化应用，核医学在神经内分泌肿瘤的临床诊治中发挥了不可替代的独特作用。当然，核医学人对于该类肿瘤的探索不仅于此，对于胰岛素瘤，可应用更为特异的探针 ^{68}Ga-exendin-4（针对胰岛 β 细胞的胰高血糖素样肽 1 受体），可应用 ^{18}F-Fluorodopamine 针对神经内分泌肿瘤的多巴胺受体。另外，针对生长抑素受体这个靶点，一项Ⅱ期临床实验的结果表明，拮抗剂（^{68}Ga-OPS202）较传统的激动剂（^{68}Ga-DOTATTOC）表现出更高的探测效率和结合位点，而这种新型示踪剂也将更换治疗核素如 ^{177}Lu 标记，应用到 PRRT 治疗中。

神经内分泌肿瘤认知过程的曲折，多半归咎于其生物学特征的异质性和复杂性，而医学新技术的发展，不断提供了更准确、更全

笔记

面的视角去认知这类肿瘤，在诊治观点不断更新的进程中，分子影像发挥了不可磨灭的作用和价值，同样，神经内分泌肿瘤也推动了分子影像乃至 PRRT 的进步和发展，最终，知识和手段的更新推动医学的前进，也造福于人类疾病的诊断和治疗。

参考文献

1. Naswa N，Sharma P，Gupta S K，et al. Dual tracer functional imaging of gastroenteropancreatic neuroendocrine tumors using ^{68}Ga-DOTA-NOC PET/CT and ^{18}F-FDG PET/CT. Clin Nucl Med，2014，39（1）：e27-e34.

2. Albanus D R，Apitzsch J，Erdem Z，et al. Clinical value of ^{68}Ga-DOTATATE-PET/CT compared with stand-alone contrast enhanced CT for the detection of extra-hepatic metastases in patients with neuroendocrine tumours（NET）. Eur J Radiol，2015，84（10）：1866-1872.

3. Panpan Zhang，Jiangyuan Yu，Jie Li，et al.Clinical and prognostic value of PET/CT imaging with combination of ^{68}Ga-DOTATATE and ^{18}F-FDG in Gastroenteropancreatic Neuroendocrine Neoplasms. Contrast Media & Molecular Imaging，2018，2018：2340389.

4. Martin Barrio，Johannes Czernin，Stefano Fanti，et al.The impact of somatostatin receptor-directed PET/CT on the management of patients with neuroendocrine tumor：asystematic review and Meta-analysis. J Nucl Med，2017，58（5）：756-761.

5. Ambrosini V，Campana D，Polverari G，et al. Prognostic value of ^{68}Ga-DOTANOC PET/CT SUVmax in patients with neuroendocrine tumors of the pancreas. J Nucl Med，2015，56（12）：1843-1848.

6. Luo Yaping，Pan Qingqing，Yao Shaobo，et al. Glucagon-like peptide-1 receptor PET/CT with ^{68}Ga-NOTA-exendin-4 PET/CT for detecting localized insulinoma: a prospective cohort study. J Nucl Med，2016，57（5）：715-720.

7. Nicolas G P，Schreiter N，Kaul F，et al.Sensitivity comparison of ^{68}Ga-OPS202

笔记

and ^{68}Ga-DOTATOC PET/CT in patients with Gastroenteropancreatic neuroendocrine Tumors: aprospective phase Ⅱ imaging study. J Nucl Med，2018，59（6）：915-921.

（于江媛）

神经内分泌肿瘤的核医学影像诊断进展

几十年来，核医学在神经内分泌肿瘤领域中占有重要地位。在过去的 15 年里，正电子发射断层技术（PET/CT）的发展促进了这一领域的研究，特别是新型放射性药物的发展，其中一些放射性药物现在广泛应用于神经内分泌肿瘤的诊疗领域。本文主要是讨论多种新型的 PET 显像剂在神经内分泌肿瘤诊断中的临床应用及进展，包括 ^{68}Ga 标记的生长抑素类似物（^{68}Ga-SSA）、^{68}Ga 标记的生长抑素受体拮抗剂（^{68}Ga-JR11）、^{18}F-FDOPA 和 ^{18}F-FDG 等。

1. 用于神经内分泌肿瘤诊断的 PET 显像剂

^{18}F-FDG 是目前应用最广泛的常规 PET 显像剂。它是由发射正电子的放射性同位素 ^{18}F 标记脱氧葡萄糖（FDG），FDG 是葡萄糖类似物。^{18}F-FDG 主要积聚在葡萄糖膜转运体（GLUT 转运体）和己糖激酶过度表达的细胞中，己糖激酶是一种细胞内糖酵解酶。^{18}F-FDG PET/CT 反应的是细胞的葡萄糖代谢水平，在某些病理情况下，如某些类型的癌症或炎症性疾病，葡萄糖代谢会上调。

笔记

^{18}F-FDG PET/CT 显像对于神经内分泌肿瘤的诊断和预后价值已得到证实。

生长抑素受体包括五个亚型（SSTR1～SSTR5），其中80%～90%的神经内分泌肿瘤细胞表面都高度表达 SSTR2。例外的是分泌胰岛素的胰岛素瘤，其肿瘤细胞主要是高度表达胰高血糖素样肽 1 受体。生长抑素类似物是 SSTR 激动剂，能够与 SSTR 特异性结合。^{68}Ga 是发射正电子的放射性同位素，通过螯合剂化合物与 SSA 相连构成 ^{68}Ga-SSA，主要包含几个结构相似的显像剂，^{68}Ga-DOTA-TOC、^{68}Ga-DOTA-NOC 和 ^{68}Ga-DOTA-TATE 等。与 ^{111}In、^{99m}Tc 放射性核素标记的生长抑素类似物 SPECT 显像相似，^{68}Ga-SSA 主要是针对 SSTR 过度表达的神经内分泌肿瘤，特别是 SSTR2 亚型。^{68}Ga-SSA 的优势包括对 SSTR2 亚型的亲和力更高，对不同亚型的 SSTR 的亲和力更广，如 ^{68}Ga-DOTA-NOC 对 SSTR2、SSTR3 和 SSTR5 都有极高的亲和力，且 PET/CT 技术提高了图像的空间分辨率。SSTR 靶向诊疗领域的一个重要进展是最近引入了 SSTR 拮抗剂，尽管其内化率非常低，但它似乎能识别 SSTR 上更多的结合位点，显示出良好的药代动力学和比 SSTR 激动剂更好的肿瘤显示效果。这类显像剂主要包括 ^{68}Ga-DOTA-JR11（^{68}Ga-OPS201）和 ^{68}Ga-NODAGA-JR11（^{68}Ga-OPS202）等，目前在进行Ⅱ期临床研究。^{68}Ga-DOTA-exendin-4 是针对 GLP-1R 的靶向显像剂，exendin-4 是 GLP-1R 的稳定激动剂，而 GLP-1R 在良性胰岛素瘤细胞表面高度表达。

^{18}F-FDOPA 是 ^{18}F 标记的二羟基苯丙氨酸。在某些肿瘤中，如副神经节瘤、嗜铬细胞瘤和中肠来源的神经内分泌肿瘤等，在脱羧成 ^{18}F- 多巴胺之前，^{18}F-FDOPA 被广泛存在于肿瘤细胞膜的氨基酸转运体 LAT-1 转运到细胞内，之后 ^{18}F-FDOPA 在细胞内脱羧，并在储存

笔记

囊泡中积聚。^{18}F-FDOPA是针对副神经节瘤、嗜铬细胞瘤和中肠来源的神经内分泌肿瘤等的特异性的显像剂。

2. 胃肠胰腺神经内分泌肿瘤

胃肠胰腺神经内分泌肿(gastroenteropancreatic neuroendocrine neoplasm，GEP NETs)是一种罕见的肿瘤，其年发病率为2.5～5.0/10万。最近其发病率有所增加，可能是由于显像诊断技术的进步。肿瘤原发部位和转移灶的准确定位对肿瘤的预后评估和制定治疗计划具有重要意义。尽管传统的影像学技术和内窥镜超声非常准确，但对于小的肿瘤或者难于发现部位的肿瘤没有优势。对于GEP NETs，核医学功能影像技术通常用于定位肿瘤原发灶和转移灶，同时对肿瘤类型的特征、预后评估和制定治疗策略具有重要价值。

^{18}F-FDG PET/CT对于分化好的低级别的GEP NETs分期评估通常不太准确。近期的研究表明，^{68}Ga-SSA对于这类肿瘤能够准确分期，与生长抑素受体SPECT显像比较，其对于小肿瘤及示踪剂高度生理性摄取区域的病变，如肝脏和消化道等，检出率更高、更准确，使患者的治疗计划发生改变。近期的一篇文章回顾分析了10项共465例GEP或肺的NETs的研究，发现^{18}F-FDOPA对于肿瘤分期的敏感性和特异性分别为90.9%和90.6%。^{18}F-FDOPA对于NETs的诊断也有很好的特异性，但诊断准确度依肿瘤的胚胎学起源不同而有所不同。

动物模型研究发现，^{68}Ga-NODAGA-JR11在SSTR2表达异常增高的荷瘤鼠中有较好的生物学分布，在SSTR2亲和力相同时，其肿瘤摄取的程度几乎是^{68}Ga-SSA的2倍。关于^{68}Ga-NODAGA-JR11的体内正常分布，其在肝脏、脾脏、胰腺和胃肠道的摄取程度明显低于^{68}Ga-DOTATOC，目前尚不清楚是否是由于^{68}Ga-NODAGA-

笔记

JR11 的拮抗剂性质或两种 SSTR2 配体的药理学性质的其他差异所致。Nicolas 等关于 ^{68}Ga-NODAGA-JR11 的Ⅱ期临床研究发现，对于 GEP NETs 患者，肿瘤组织对 ^{68}Ga-NODAGA-JR11 的摄取量并不高于 ^{68}Ga-DOTA-TATE，可能表明肿瘤的摄取程度并不只与受体密度有关，与局部的血流灌注也相关。由于正常肝脏组织放射性摄取较低，^{68}Ga-NODAGA-JR11 对于肝脏转移灶的检出率明显高于 ^{68}Ga-DOTATOC，敏感性分别为 94% 和 59%。^{68}Ga-DOTATOC 和 ^{68}Ga-NODAGA-JR11 PET/CT 显像的阳性预测值都比较高（＞95%），表明 ^{68}Ga-NODAGA-JR11 检出的额外病灶不是假阳性结果。

对于分化好的胰腺 NETs，^{68}Ga-SSA PET/CT 明显优于传统的影像解剖技术和生长抑素受体 SPECT 显像。一项前瞻性针对临床可疑或确诊胰腺 NETs 的研究发现，^{68}GA-DOTATOC PET/CT 在原发肿瘤定位方面明显优于 CT，检出率分别为 100% 和 75%，而对于转移灶的检出率分别为 100% 和 54%。这个结果与另一个研究结论一致，^{68}Ga-DOTATATE PET/CT 与 MRI 的检出率分别为 100% 和 65%。但对于胰岛素瘤，结果不尽人意，^{68}Ga-SSA PET/CT 的灵敏度为 26%~85%，可能与某些良性胰岛素瘤的 SSTR 表达过低有关。^{68}Ga-DOTA-exendin-4 PET/CT 是诊断良性胰岛素瘤的有效靶向成像技术，具有极高的灵敏度，约为 95%。多项研究表明，^{68}Ga-SSA PET/CT 是诊断胰腺 NETs 的最佳的功能影像诊断技术。^{68}Ga-DOTANOC PET/CT 对于胃泌素瘤检出能力某些优于 CT。这类 NETs 通常位于胃或十二指肠壁内，常伴有严重的分泌综合征（Zollinger-Ellison 综合征），可能导致消化道出血或穿孔等并发症。原发肿瘤通常体积较小，在诊断时已有局部淋巴结浸润或远处转移。在对临床或生化诊断确诊胃泌素瘤的小宗病例研究发现，^{68}Ga-DOTANOC PET/CT 在探查淋巴结转移方面比 CT 更敏感、更特异、更准确。

笔记

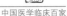

^{18}F-FDOPA PET/CT 对于中肠来源的 NETs 具有极高的诊断价值，可能与肿瘤细胞分泌 5- 羟色胺有关。文献报道 ^{18}F-FDOPA PET/CT 诊断中肠来源的 NETs 的敏感性和特异性分别为 93% 和 89%，而其他胚胎学来源的 NETs 的敏感性和特异性分别为 25% 和 36%。与 CT、MRI 或 SRS 比较，^{18}F-FDOPA PET/CT 的敏感性为 97%，而 CT/MRI 为 65%，SRS 为 49%，对于转移灶检出亦是同样结果。

^{18}F-FDG PET/CT 是 G3 GEP NETs 首选的的影像诊断方法，对这类肿瘤的分期更敏感。这类肿瘤已经失去了神经内分泌的分化特征，如肿瘤细胞的 SSTR 的过度表达。通常 ^{18}F-FDG 高摄取似乎表明细胞分化差和肿瘤具有极高的侵袭性。在某些情况下，^{18}F-FDG 的摄取也可能根据肿瘤位置而变化，特别是不伴有分泌综合征的胰腺肿瘤更容易摄取，这通常与肿瘤分化程度较低和预后较差有关。研究发现，分化好或低级别的肿瘤摄取 ^{18}F-FDG，尤其是胰腺肿瘤，似乎与预后更差有关。^{18}F-FDG-PET/CT 也可用于评价同一患者肿瘤细胞的异质性，或低级别肿瘤转化为侵袭性肿瘤的可能。

3. 肺神经内分泌肿瘤

肺 NETs 的肿瘤定位和探查转移灶对于制定治疗计划至关重要。CT 或 MRI 等常规成像技术被广泛应用，但对肺 NETs 的诊断无特异性。对于分化好的肿瘤，^{68}Ga-SSA PET/CT 是非常有效的功能影像技术；对于级别高分化差的肿瘤，^{18}F-FDG PET/CT 是最佳的功能显像方法。^{18}F-FDOPA PET/CT 在这方面的研究极少，目前的一些研究主要针对分化好的肺 NETs，结果令人失望，因此不推荐用于这类肿瘤的分期。

分化好的肺 NETs SSTR 表达异常增高，^{68}Ga-SSA PET/CT 对于原发肿瘤的诊断定位具有极高的灵敏度，明显优于常规影像诊断技

笔记

术。文献报道，11 例患者进行 ^{68}GA-DOTANOC PET/CT 显像，9 例患者为阳性结果。与 CT 比较，9 例患者的 ^{68}GA-DOTANOC PET/CT 显像更具优势，包括病变检出率更高，排除了 CT 上转移不明确的病变，使 3 例患者的治疗策略发生了改变。总之，^{68}GA-SSA PET/CT 是诊断这类肿瘤的最佳方法，特别是对于小的病灶，其敏感性明显高于其他影像诊断技术。对于分化好的典型类癌，^{68}GA-SSA PET/CT 的诊断效能也明显优于 ^{18}F-FDG-PET/CT。

分化差的肺 NETs 包括大细胞神经内分泌癌和小细胞肺癌，肿瘤的 SSTR 表达较低。因此，^{18}F-FDG-PET/CT 对这类肿瘤诊断的敏感性高于 ^{68}Ga-SSA PET/CT，其中对小细胞肺癌的敏感性高达 100%。^{18}F-FDG-PET/CT 对小细胞肺癌的预后也有预测价值，^{18}F-FDG-PET/CT 阳性患者的生存率比阴性患者显著降低，SUVmax 与患者生存率呈负相关。

4. 原发灶不明的 NETs

大多数 NETs 在诊断时已广泛转移，特别是胰腺和中肠来源的 NETs。原发肿瘤的定位对于治疗计划的制定至关重要，尤其是切除原发肿瘤，可能提高患者的生存率和生活质量，确定选择适当的全身治疗方法，胰腺 NETs 对化疗的反应通常比中肠来源的 NETs 更佳。然而，原发肿瘤的定位比较困难，特别是当肿瘤体积较小时。某些研究认为 ^{18}F-FDOPA PET/CT 可能是诊断定位原发肿瘤的有效影像技术，尤其是当常规显像技术仍不能确定时。此外，^{18}F-FDOPA PET/CT 阳性似乎与血浆嗜铬粒蛋白和 5- 羟色胺水平的升高有关，可能预示原发肿瘤为分泌 5- 羟色胺的中肠来源的 NETs。研究发现，^{68}Ga-SSA PET/CT 能够检出约 60% 的初始经病理学证实有转移的 NETs 的原发肿瘤部位，而传统的影像学方法未能定位原发肿瘤，对

笔记

于中肠或胰腺原发 NETs 的敏感性近似。

5. 嗜铬细胞瘤和副神经节瘤

CT 和 MRI 是诊断副神经节瘤敏感性极高的影像技术，但与核医学功能显像比较特异性较低，不能确定副神经节瘤的诊断。多年来，核医学功能影像技术使这类肿瘤的研究得以进行，主要是能够提供的特异性高的代谢信息和进行全身探查。

尽管 ^{18}F-FDOPA PET/CT 较 ^{123}I-MIBG 显像的优势尚未得到明确证实，但其仍是诊断嗜铬细胞瘤和副神经节瘤最敏感的功能影像技术，它不易受患者治疗药物的干扰。^{18}F-FDOPA PET/CT 具有许多优势，如采集时间短、肾上腺生理性摄取低，因此，比 ^{68}Ga-SSA PET/CT 更具优势，特别是对于有 *RET*、*VHL* 或 *NF1* 基因突变的遗传综合征患者，能够检出多个病灶。

^{18}F-FDOPA PET/CT 对于颈部的副神经节瘤具有极高的诊断价值，其敏感性和特异性均大于 95%。因此，^{18}F-FDOPA PET/CT 被认为是颈部副神经节瘤的首选的功能影像技术，特别是 *SDHD* 基因突变携带者。对于腹部副神经节瘤或转移性副神经节瘤，^{18}F-FDOPA-PET/CT 的诊断效能较低，文献报道多例腹膜后副神经节瘤假阴性结果，对转移灶的检出率较低。一项大型的前瞻性研究发现，^{18}F-FDG-PET/CT 对于转移灶的检出敏感性更高，特别是在 *SDHB* 基因突变携带者中更有优势。近期的文献报道发现 ^{68}Ga SSA-PET/CT 有很好的应用前景，其对各个部位副神经节瘤的检出能力均优于 ^{18}F-FDOPA PET/CT，包括颈部或所有肾上腺外的肿瘤。^{68}Ga SSA-PET/CT 对转移性副神经节瘤，特别是在 *SDHB* 基因突变携带者中，也具有极高的准确性。然而，这些研究仅包括少数患者，而且大多是回顾性的研究，^{68}Ga SSA-PET/CT 的诊断价值仍需要进一步讨论。

笔记

近年来，核医学功能显像技术在内分泌疾病的诊断分泌发挥了重要作用。随着 PET/CT 技术的发展和新的示踪剂的出现，其灵敏度有了很大的提高，在 NET 是肿瘤定位、分期、预后评估和治疗反应评估中具有重要意义。这些新型的 PET 示踪剂尽管非常有前景，但仍需要进行更大样本量的研究评估。

参考文献

1. Boellaard R，Delgado-Bolton R，Oyen W J，et al.FDG PET/CT：EANM procedure guidelines for tumour imaging：version 2.0.Eur J Nucl Med Mol Imaging，2015，42（2）：328-354.

2. C Lussey-Lepoutre，E Hindié，F Montravers，et al.The current role of ^{18}F-FDOPA PET for neuroendocrine tumor imaging.Médecine Nucl，2016，40，20-30.

3. Graham M M，Gu X，Ginader T，et al. ^{68}Ga-DOTATOC imaging of neuroendocrine tumors：a sys-tematic review and metaanalysis.J Nucl Med，2017，58（9）：1452-1458.

4. Deppen SA，Blume J，Bobbey A J，et al. ^{68}Ga-DOTATATE compared with ^{111}In-DTPA-octreotide and conventional imaging for pulmonary and gastroenteropancreatic neuroendocrine tumors：a systematic review and meta-analysis. J Nucl Med，2016，57：872-878.

5. Imperiale A，Rust E，Gabriel S，et al.^{18}F- fluorodihydroxyphenylalanine PET/CT in patients with neuroendocrine tumors of unknown origin：relation to tumor origin and differentiation.J Nucl Med，2014，55（3）：367-372.

6. Fani M，Nicolas G P，Wild D.Somatostatin Receptor Antagonists for Imaging and Therapy.Journal of Nuclear Medicine，2017，58（2）：61S-66S.

7. Nicolas G P，Schreiter N，Kaul F，et al.Comparison of ^{68}Ga-OPS202（^{68}Ga-NODAGA-JR11）and ^{68}Ga-DOTATOC（^{68}Ga-Edotreotide）PET/CT in Patients with Gastroenteropancreatic Neuroendocrine Tumors：Evaluation of Sensitivity in a

笔记

Prospective Phase Ⅱ Imaging Study.Journal of Nuclear Medicine，2017.

8. Schmid-Tannwald C，Schmid-Tannwald C M，Morelli J N，et al.Comparison of abdominal MRI with diffusion-weighted imaging to ^{68}Ga-DOTATATE PET/CT in detection of neu- roendocrine tumors of the pancreas.Eur J Nucl Med Mol，2013，40（6）：897-907.

9. Sharma P，Arora S，Dhull V S，et al.Evaluation of ^{68}Ga- DOTANOC PET/CT imaging in a large exclusive population of pancreatic neuroendocrine tumors.Abdom Imaging，2015，40（2）：299-309.

10. Sharma P，Arora S，Karunanithi S，et al.Somatostatin receptor based PET/CT imaging with ^{68}Ga-DOTA-Nal3-octreotide for localization of clinically and biochemically suspected insulinoma.Q J Nucl Med Mol，2016，60（1）：69-76.

11. Christ E，Wild D，Ederer S，et al. Glucagon-like peptide-1 receptor imaging for the localisation of insulinomas: a prospective multicentre imaging study.The Lancet Diabetes & Endocrinology，2013，1（2）：115-122.

12. Naswa N，Sharma P，Soundararajan R，et al.Diagnostic performance of somatostatin receptor PET/CT using ^{68}Ga-DOTANOC in gastrinoma patients with negative or equivocal CT findings.Abdom Imaging，2013，38（3）：552-560.

13. Luo G，Liu Z，Guo M，et al. ^{18}F-FDG PET/CT can be used to detect non-functioning pancreatic neuroendocrine tumors.Int J Oncol，2014，45（4）：1531-1536.

14. Partelli S，Rinzivillo M，Maurizi A，et al.The role of combined Ga-DOTANOC and ^{18}FDG PET/CT in the management of patients with pancreatic neuroendocrine tumors.Neuroendocrinology，2014，100（4）：293-299.

15. Bucau M，Laurentbellue A，Poté Nicolas，et al. ^{18}F-FDG uptake in well-differentiated neuroendocrine tumors correlates with both Ki-67 and VHL pathway inactivation.Neuroendocrinology，2017，106（3）：274-282.

16. Oberg Kjell.Molecular imaging radiotherapy：theranostics for personalized

笔记

patient management of neuroendocrine tumors（NETs）.2012，2（5）：448-458.

17. Venkitaraman B，Karunanithi S，Kumar A，et al.Role of ^{68}Ga-DOTATOC PET/CT in initial evaluation of patients with suspected bronchopulmonary carcinoid. European journal of nuclear medicine and molecular imaging，2014.

18. Pape U F，Perren A，Niederle B，et al.ENETS Consensus Guidelines for the management of patients with neuroendocrine neoplasms from the jejuno-ileum and the appendix including goblet cell carcinomas. Neuroendocrinology，2012，95（2）：135-156.

19. Miljkovic M D，Girotra M， Abraham R R，et al.Novel medical therapies of recurrent and metastatic gastro- enteropancreatic neuroendocrine tumors.Dig Dis Sci，2012，57（1）：9-18.

20. Alonso O，Rodríguez-Taroco，Mónica，et al. ^{68}Ga-DOTATATE PET/CT in the evaluation of patients with neuroendocrine metastatic carcinoma of unknown origin. Annals of Nuclear Medicine，2014，28（7）：638-645.

21. Taïeb D，Pacak K.Molecular imaging and theranostic approaches in pheochromocytoma and paraganglioma.Cell Tissue Res，2018，372（2）：393–401.

22. Janssen I， Chen C C，Taieb D，et al.^{68}Ga-DOTATATE PET/CT in the localization of head and neck paragangliomas compared with other functional imaging modalities and CT/MRI.J Nucl Med，2016，57（2）：186-191.

23. Archier A，Varoquaux A，Garrigue P，et al.Prospective com- parison of ^{68}Ga-DOTATATE and ^{18}F-FDOPA PET/CT in patients with various pheochromocytomas and paragangliomas with emphasis on sporadic cases，Eur J Nucl Med Mol Imaging，2016，43（7）：1248-1257.

24. Kroiss A，Putzer D，Frech A，et al.A retrospective comparison between ^{68}Ga-DOTA-TOC PET/CT and ^{18}F-DOPA PET/CT in patients with extra-adrenal paraganglioma.Eur J Nucl Med Mol，2013，40（12）：1800-1808.

笔记

25. Janssen I，Blanchet E M，Adams K，et al.Superiority of ^{68}Ga-DOTATATE PET/CT to other functional imaging modalities in the localization of SDHB-associated metastatic pheochromocytoma and paraganglioma.Clinical Cancer Research An Official Journal of the American Association for Cancer Research，2015，21（17）：3888-3895.

（景红丽　霍　力）

副神经节瘤的诊治进展

副神经节瘤（paragangliomas，PGLs）通常与嗜铬细胞瘤（pheochromocytomas，PCC）归为一组，是一类罕见的神经内分泌肿瘤，起源于交感神经和副交感神经系统，其中 PGLs 来自于肾上腺髓质以外的副神经节，而 PCC 为来自肾上腺髓质。交感神经来源 PGLs 最常见位于腹部，其次是胸部、盆腔和颈部。沿颅神经分布的 PGLs 起源于副交感神经节，通常不分泌儿茶酚胺。目前，多数指南和文献习惯将 PCC 和 PGLs 合为一组疾病报道，即嗜铬细胞瘤和副神经节瘤（pheochromocytomas and paragangliomas，PPGLs）。

1. 流行病学特征

PPGLs 是一种罕见的神经内分泌肿瘤，据报导美国每年新发病例 500～1600 例，发病率仅为 1～3/ 百万，其中 20% 为儿童和青少年，

笔记

其中副神经节瘤仅占 PPGLs 的 10%~15%，发病率为 0.5/百万。以高血压起病的成人 PPGLs 占普通门诊人数的 0.2%~0.6%，儿童占 1.7%。尸检研究提示未诊断的 PPGLs 的发病率为 0.05%~0.10%，而高达 50%的 PGLs 并未得到在临床发现。

2. 临床表现及诊断

（1）临床症状

副神经节瘤是一种非上皮的神经内分泌肿瘤，起源于交感神经或副交感神经系统的副神经节，PGLs 可以发生于副神经节所在的任何位置。其中副交感神经起源的 PGLs 主要位于头颈部，常见于舌咽神经、颈动脉体、中耳等，通常不分泌儿茶酚胺等激素。而交感神经起源的 PGLs 主要位于腹部，最常见的为起源于主动脉旁器的膀胱肿瘤，另外 PGLs 也可发生于肾上腺旁、主动脉旁、腹膜后、肠道、肝脏、网膜、肺、心脏和纵隔等处，目前仅仅脑部没有相关报道。本文讨论的副神经节瘤主要为交感神经起源，具有神经内分泌功能，其发现和诊断与临床症状关系密切。由于这类 PGLs 可阵发或持续性分泌儿茶酚胺或其他激素，在临床中常引起出汗、腹泻、发作性头痛、阵发性高血压、心动过速等类癌综合征的症状。

（2）实验室检查

针对怀疑的 PGLs 患者应检测其血液/尿液中的肾上腺素、去甲肾上腺素、多巴胺的水平。不过也有研究显示测定儿茶酚胺的代谢产物（变肾上腺素、去甲变肾上腺素、3-甲氧酪胺）要比直接检测儿茶酚胺水平更加有效。3-甲氧酪胺（3-methoxytyramine，3MT）的测定有助于 PGLs 的诊断和术后随访，然而由于实验条件限制，大多数医疗机构尚不能常规测定。对于以上检测正常的患者可测定嗜铬粒蛋白 A 的水平，其血液浓度可作为这类患者功能活性

笔记

的替代标志。

（3）影像学检查

在 PGLs 的诊断中，常规的 CT、MR 有助于病灶的定位，能够提供较好的影像分辨率，然而却缺乏特异性，难以鉴别 NET 和非 NET。在这方面，功能性影像检查则具有重要的意义。^{123}I-MIBG 在 PGLs 的诊断中具有较高的敏感性和特异性，并且有助于预测 ^{123}I-MIBG 的治疗效果；^{111}In- 奥曲肽可用于检测 SSTR 阳性的肿瘤，并有助于制定 PRRT 治疗计划。全身 PET/CT 能够显示病灶及转移情况，^{18}F-FDG 适用于 *SDHB* 基因突变及 ^{123}I-MIBG 阴性的 NET 患者；^{18}F-DOPA 适用于非转移性 PGLs；^{68}Ga 标记的 PET/CT 适用于非转移 PGLs，也有助于制定 PRRT 治疗计划。

3. 基因检测及分型

（1）基因检测

基因检测对于 PGLs 的诊断非常重要，超过 40% 的肿瘤患者有 20 个以上的遗传突变，因此基因检测有助于更好的了解疾病预后及家族情况。尤其是诊断 PGLs 的年轻患者，应对其家族成员进行筛查。其主要的基因突变包括 *RET*（引起 MEN2A、2B，常见于 PCC）、*VHL*（引起 Hippel-Lindau 病）、*NF1*（引起 NF1）及 *SDHB*、*SDHD* 和 *SDHC* 基因；相对少见的基因突变包括 *SDHA*、*TMEM127*、*FH*、*KIF1B β*、*MAX*、*HIF2A*、*EPAS1*、*PHD1*、*EGLN1*、*SDHAF1*、*SDHAF2*、*BAP1*、*KMT2D*、*DNMT3A* 等。病理方面常采用免疫组化检测 *SDHB*，这样有助于筛查 SDH 相关突变的肿瘤，同时也有研究显示 *SDHB* 突变的 PCC 恶性程度更高，术后更容易复发。

笔记

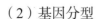

（2）基因分型

PPGLs 的基因分型与肿瘤的神经内分泌功能、解剖位置、转移风险息息相关。根据基因表达谱可将 PPGLs 分为 3 组：组 1 为假性缺氧通路相关，包括 *SDHx*、*VHL*、*HIF2α*、*FH*、*MDH2*、*PHD1/EGLN2*、*PHD2/EGLN1*，具有功能性的肿瘤可分泌多巴胺和（或）去甲肾上腺素，还可分为组 1a 与三羧酸循环相关，组 1b 与 VHL/HIF2A（EPAS1）相关；组 2 为酶受体信号通路相关，包括 *RET*、*TMEM127*、*MAX*、*NF1*、*KIF1Bβ*，可分泌肾上腺素或去甲肾上腺素；组 3 为 wnt 信号通路相关，包括 *MAML3* 融合基因，*CSDE1* 等，既能分泌去甲肾上腺素，也能分泌肾上腺素。其中组 1 的转移风险最高，组 2 的转移风险最低。

（3）评分系统

目前 PPGLs 常用的评分系统有 PASS 评分（pheochromocytoma of the adrenal gland scaled score）和 GAPP 评分（grading of adrenal pheochromocytoma and paraganglioma）。肿瘤较大、分泌儿茶酚胺、SDHB 突变均是肿瘤发生转移的重要危险因素。有 Meta 分析显示转移性 PPGLs 的 5 年生存率约为 63%。

4. 治疗

对于颈部以下的 PGLs，手术切除是首选治疗方案；对于颈部肿瘤或不可切除的 PGLs 则可以考虑采用创伤更小的传统放疗或立体定向放疗（stereotactic body radiation therapy，SBRT），虽然难以达到手术切除的症状缓解效果，但也可以获得较好的长期控制率。

（1）局部治疗

1）外科治疗

由于很多 PGLs 可能同时伴有其他肿瘤（如 Hippel-Lindau 病等），其外科治疗原则为首先处理分泌儿茶酚胺引起临床症状的肿瘤。对

笔记

于可疑的 PGLs，即使临床无高血压等症状，也应在术前检测儿茶酚胺的分泌情况；而对于术中偶然发现的副神经节瘤则应当停止手术，返回病房进行进一步评估和肾上腺素阻断治疗。对于术前未能诊断的分泌儿茶酚胺 PGLs，术中有较大风险发生致死性的高血压危象。因此，在术前应用药物控制高血压，预防术中高血压危象十分重要，目前可以采用 α 肾上腺素受体阻断剂和 β 肾上腺素受体阻断剂、钙离子通道阻断剂或甲酪氨酸等药物处理，尚无随机对照研究证明何种方式更佳。有分泌功能的 PGLs 术中需要手术医师和麻醉医师的密切配合，术者应首先评估肾上腺阻断的效果，同时需要扩容液体以在术中维持稳定的心率、血压和尿量。术者在分离肿瘤静脉、切除肿瘤前，应先进行夹闭，同麻醉医师密切沟通患者情况，待情况稳定后再切除肿瘤。术后应继续监测血压、心率和血糖情况，必要时至 ICU 进行监护。对于头颈部肿瘤也可考虑进行术前动脉栓塞，以降低肿瘤大小、减少出血或其他并发症。

2）放射治疗

对于颅底或颈部的无儿茶酚胺分泌的良性副神经节瘤，手术容易破坏重要的血管或神经结构，因此可考虑进行放疗。对于良性肿瘤，常规放疗或 SBRT 的疾病控制率可达 90%~95%。然而放疗后肿瘤较少出现体积减小，有时难以完全解决相关症状。常规放疗通常采用每天 1.8~2.0Gy，一周 5 天，总剂量在 45.0~50.4Gy。SBRT 能够显著提高长期的疾病控制率。术后放疗主要用于切缘不净或者局部转移性 PGLs 切除后，有回顾性文献支持其益处，不过尚无有力的循证医学证据。

3）消融和介入治疗

局部消融治疗可用于转移瘤患者，包括射频消融、冷冻消融和经皮乙醇注射，目前有小样本研究证实其有效性。对于不适合手术

笔记

或消融的多发性肝转移肿瘤，有研究显示经动脉栓塞化疗可减小肿瘤体积并改善症状。在消融或介入治疗前也应注意药物的预处理。

（2）全身治疗

1）放射性核素治疗

有研究显示大约 60％的 PPGLs 摄取间碘苄基胍。因此对于不可切除，症状进展且无法接受局部治疗的 MIBG 阳性患者，以及肿瘤负荷高且骨转移少的患者，^{131}I-MIBG 治疗应优于全身化疗，作为一线方法。目前针对给药的最佳剂量，大剂量还是分次剂量等问题尚未达成共识。另外对于生长抑素受体阳性的转移性或复发性 PPGLs，也可采用肽受体介导的放射性核素治疗，最常用的放射性核素包括 ^{90}Y-edotreotide，^{90}Y-dotatoc 和 ^{177}Lu-DOTATATE。

2）奥曲肽

有小样本研究提示奥曲肽在少数晚期恶性 PGLs 中可产生客观控制并减少儿茶酚胺的分泌。然而由于证据非常有限，仅对于无法进行全身化疗的患者，可考虑奥曲肽试验性治疗。

3）化疗

对于无法切除、快速进展及肿瘤负荷高的 PPGLs 患者，应考虑进行全身化疗。有效的化疗药物包括环磷酰胺、达卡巴嗪、长春新碱和多柔比星。

4）靶向治疗

目前有小样本回顾性研究显示 PPGLs 患者可能从舒尼替尼治疗中获益，针对舒尼替尼的随机对照研究尚在进行中。针对帕唑帕尼、卡博替尼及依维莫司的临床研究也在进行中。

5. 随访

对于接受治疗的 PGLs 患者应接受至少 10 年的随访，以检测肿

笔记

瘤的局部复发或转移。建议对于有分泌功能的 PGLs，术后 3 个月内应规律复查血尿儿茶酚胺、变肾上腺素及影像学检查。对于功能性 PGLs，术后前 3 年应每 6～12 个月监测血压、生化标志物及影像学检查，之后每年进行检查；对于无功能的 PGLs，可每年检测血压、生化标志物和影像学检查。

参考文献

1. Lenders J W，Duh Q Y，Eisenhofer G，et al. Pheochromocytoma and paraganglioma：an endocrine society clinical practice guideline.J Clin Endocrinol Metab，2014，99（6）：1915-1942.

2. Asa S L，Ezzat S，Mete O. The Diagnosis and Clinical Significance of Paragangliomas in Unusual Locations. J Clin Med，2018，7（9）：280.

3. Chow L T C，Chan M H M，Wong S K C. Functional Ulnar Nerve Paraganglioma: First Documented Occurrence in the Extremity With Hitherto Undescribed Associated Extensive Glomus Cell Hyperplasia and Tumorlet Formation. Int J Surg Pathol，2018，26（1）：64-72.

4. Rao D，Peitzsch M，Prejbisz A，et al. Plasma methoxytyramine: clinical utility with metanephrines for diagnosis of pheochromocytoma and paraganglioma. Eur J Endocrinol，2017，177（2）：103-113.

5. Eisenhofer G，Tischler A S，de Krijger R R. Diagnostic tests and biomarkers for pheochromocytoma and extra-adrenal paraganglioma: from routine laboratory methods to disease stratification. Endocr Pathol，2012，23（1）：4-14.

6. Kroiss A S. Current status of functional imaging in neuroblastoma，pheochromocytoma，and paraganglioma disease. Wien Med Wochenschr，2018.

7. NGS in PPGL（NGSnPPGL）Study Group，Toledo R A，Burnichon N，et al. Consensus Statement on next-generation-sequencing-based diagnostic testing of hereditary phaeochromocytomas and paragangliomas. Nat Rev Endocrinol，2017，13（4）：

笔记

233-247.

8. Turchini J, Cheung V K Y, Tischler A S, et al.Pathology and genetics of phaeochromocytoma and paraganglioma. Histopathology, 2018, 72（1）: 97-105.

9. Udager A M, Magers M J, Goerke D M, et al. The utility of SDHB and FH immunohistochemistry in patients evaluated for hereditary paraganglioma-pheochromocytoma syndromes. Hum Pathol, 2018, 71: 47-54.

10. Amar L, Fassnacht M, Gimenez-Roqueplo A P, et al. Long-term postoperative follow-up in patients with apparently benign pheochromocytoma and paraganglioma. Horm Metab Res, 2012, 44（5）: 385-389.

11. Fishbein L, Leshchiner I, Walter V, et al. Comprehensive Molecular Characterization of Pheochromocytoma and Paraganglioma. Cancer Cell, 2017, 31（2）: 181-193.

12. Kimura N, Takayanagi R, Takizawa N, et al. Pathological grading for predicting metastasis in phaeochromocytoma and paraganglioma. Endocr Relat Cancer, 2014, 21（3）: 405-414.

13. Assadipour Y, Sadowski S M, Alimchandani M, et al. SDHB mutation status and tumor size but not tumor grade are important predictors of clinical outcome in pheochromocytoma and abdominal paraganglioma. Surgery, 2017, 161（1）: 230-239.

14. Hamidi O, Young W F Jr, Gruber L, et al. Outcomes of patients with metastatic phaeochromocytoma and paraganglioma: A systematic review and meta-analysis. Clin Endocrinol（Oxf）, 2017, 87（5）: 440-450.

15. Strajina V, Dy B M, Farley D R, et al. Surgical Treatment of Malignant Pheochromocytoma and Paraganglioma: Retrospective Case Series. Ann Surg Oncol, 2017, 24（6）: 1546-1550.

16. Suarez C, Rodrigo J P, Bodeker C C, et al. Jugular and vagal

笔记

paragangliomas: Systematic study of management with surgery and radiotherapy. Head Neck, 2013, 35 (8): 1195-1204.

17. Kunzel J, Iro H, Hornung J, et al. Function-preserving therapy for jugulotympanic paragangliomas: a retrospective analysis from 2000 to 2010. Laryngoscope, 2012, 122 (7): 1545-1551.

18. Rutherford M A, Rankin A J, Yates T M, et al. Management of metastatic phaeochromocytoma and paraganglioma: use of iodine-131-meta-iodobenzylguanidine therapy in a tertiary referral centre. QJM, 2015, 108 (5): 361-368.

19. Ayala-Ramirez M, Feng L, Habra M A, et al. Clinical benefits of systemic chemotherapy for patients with metastatic pheochromocytomas or sympathetic extra-adrenal paragangliomas: insights from the largest single-institutional experience. Cancer, 2012, 118 (11): 2804-2812.

20. Ayala-Ramirez M, Chougnet C N, Habra M A, et al. Treatment with sunitinib for patients with progressive metastatic pheochromocytomas and sympathetic paragangliomas. J Clin Endocrinol Metab, 2012, 97 (11): 4040-4050.

（张业繁）

笔记

颈部副神经节瘤的诊治进展

1. 概述

副神经节瘤是罕见的神经内分泌肿瘤，起源于肾上腺外的自主副神经节。副神经节瘤与嗜铬细胞瘤（有时被称为肾上腺内副神经节瘤）密切相关，二者在细胞水平上难以区别。交感神经副神经节瘤位于胸部、腹部和盆部的交感神经椎旁神经节，通常可分泌儿茶酚胺。大多数副交感神经性神经节衍生的副神经节瘤位于颅底和颈部，沿舌咽神经和迷走神经的分支分布。其最常起源于颈动脉体；在不太常见的情况下，起源于颈静脉鼓室和迷走神经副神经节；在罕见的情况下，起源于喉部副神经节。所有这些肿瘤之前均被称为化学感受器瘤，但是实际上只有颈动脉体副神经节可作为化学感受器，因此化学感受器瘤已经逐渐弃用。大多数出现在颅底和颈部之外的副神经节瘤几乎仅为交感神经性副神经节瘤，其可过度分泌儿茶酚胺。

2. 流行病学

副神经节瘤是罕见的肿瘤，男女的比例大致相当，嗜铬细胞瘤/副神经节瘤的联合估计年发病率约为每年 0.8/10 万，在美国每年有 500～1600 例病例。绝大多数副神经节瘤是良性的。大多数副神经节瘤是散发性，约占 70%。如果是遗传性副神经节瘤，尤其是那些发生于颅底和颈部的病变，与编码 SDH 酶复合体不同亚单位的基因突变有关。SDH 复合体作为三羧酸循环中的一种酶和线粒体

笔记

呼吸链复合体Ⅱ，在能量代谢中发挥重要作用，参与氧化代谢和电子传递。

3. 临床表现

与嗜铬细胞瘤一样，副神经节瘤产生的血管活性儿茶酚胺可导致儿茶酚胺过量的症状，其中高血压是最常见的特征。高血压危象常伴阵发性头痛、发汗和心动过速/心悸，这被称为“典型的三联征”。颈动脉体瘤通常表现为位于颌角以下颈上部的无痛性、逐渐增大的肿块。在较后期，肿瘤对迷走神经或交感神经的压迫可能导致吞咽困难，第Ⅶ、第Ⅸ、第Ⅹ、第Ⅺ和第Ⅻ脑神经功能受到影响而产生如声音嘶哑或 Horner 综合征等临床症状。迷走神经副神经节瘤最常起源于下结状神经节，但其可出现于沿颈部迷走神经走行的任何部位。因此，临床症状表现多样，包括头晕、视物模糊、面部下垂、吞咽困难、颈部肿块、疼痛、脑神经功能缺陷或 Horner 综合征。颅底和颈部的恶性副神经节瘤最常转移至颈部淋巴结。

4. 影像学诊断

对于非分泌型或不常见部位的副神经节瘤的诊断，通常是基于特征性的放射影像学而做出的。对于颅底和颈部副神经节瘤，首选检查包括超声、CT 或 MRI。CT 可以用来评估肿瘤是否对周围组织有压迫或骨质破坏，同时 CT 和 MRI 上会表现出肿瘤的富血供特点。

5. 治疗的一般原则

局部区域治疗方法包括手术切除或放疗。一般而言，以下情况优选切除术：出现于颈部以下的局部副神经节瘤，以及所有儿茶酚胺分泌型副神经节瘤或因肿瘤过大出现症状的副神经节瘤（无论部位）。相对微创的方法如常规分割外照射或立体定向放疗，可能对颅底和颈部副神经节瘤或不可切除的非颅底和颈部副神经节瘤的长期疾病控制率较高，但这些方法与手术切除相比，不能带来相同程度的症状缓解，因此总的治疗原则还是首选手术治疗。对于无症状的、较小（＜2～3cm）的非分泌型副神经节瘤患者，随诊观察是可取的方法，可密切监测以评估自然病程。

6. 手术治疗一般原则

一般来说，临床上总是优先治疗儿茶酚胺分泌型肿瘤，首先予以切除。在颈部（颈动脉体、迷走神经、甲状腺旁）副神经节瘤中，我们建议对有症状或较大的（＞3cm）肿瘤进行治疗。最佳的治疗方案取决于肿瘤相关症状、肿瘤大小和位置、肿瘤与神经血管结构之间的关系，以及患者的年龄和一般健康状况。对于儿茶酚胺分泌型肿瘤和体积过大引起局部症状的肿瘤，若可以完全切除且不会明显损伤或牺牲重要的神经血管结构，通常优选手术切除。手术前48小时内对肿瘤的主要供血动脉进行术前栓塞，可有助于缩小肿瘤体积、减少出血及减少切除颅底及颈部大肿瘤的其他并发症，从而有利于切除术的进行。然而，因为栓塞术是一种侵入性操作并且有一定的风险和并发症，所以应权衡栓塞术的优势与潜在并发症的风险。

切除颈动脉体瘤时通常采取经颈入路。必须特别谨慎以免损伤颅神经。通常肿瘤和颈动脉关系密切，术前应通过影像学方法充分评估可切除性，术前做好充分准备，包括必要时行颈动脉球囊实验评估颅内动脉环开放程度。术中仔细操作，减少出血，避免损伤颈总动脉或分支。考虑到大多数颈部副神经节瘤是良性的，不建议进行常规根治性淋巴结清扫。

笔记

7. 放疗一般原则

放疗最常用于治疗颅底和颈部的良性非儿茶酚胺分泌型副神经节瘤，以及治疗既往手术后肿瘤复发的患者。在手术切除需要牺牲重要血管和（或）神经结构时，以及对于既往手术后肿瘤复发的患者，可以选择局部放疗，可采用常规分割外照射治疗或立体定向放疗，放疗的目的是长期控制肿瘤。以 45-56Gy 的剂量进行放疗，颈动脉体副神经节瘤的长期肿瘤控制率为 90%~96%。

8. 随访

原发性副神经节瘤的治疗与肿瘤出现复发或转移之间的时间间隔可能较长，据报道，一些患者可在初始诊断治疗后长达 20 年后出现复发，因此需要长期随访这些患者。推荐在切除术后 3~4 个月进行放射影像学检查和生化检查（儿茶酚胺分泌情况）。对儿茶酚胺分泌型肿瘤患者，推荐每年随访 1 次生化指标，并持续终生。对无功能性副神经节瘤患者，可先每年进行 1 次生化检查和影像学检查并持续数年，之后可以降低检查频率。

（王　健　刘绍严）

笔记

甲状腺髓样癌的诊治进展

甲状腺髓样癌（medullary thyroid cancer，MTC）是源于甲状腺滤泡旁细胞或 C 细胞的神经内分泌肿瘤。在美国，MTC 占甲状腺癌的 1%～2%。该肿瘤的典型特征是产生降钙素。C 细胞来源于胚胎时期的神经嵴，因此髓样癌常具有其他神经内分泌肿瘤的临床及组织学特征。多数 MTC 为散发，但约有 25% 为家族性疾病，是多发性内分泌腺肿瘤 2 型（multiple endocrine neoplasia type 2，MEN2）综合征的表现之一。

1. 临床表现

孤立性甲状腺结节是最常见的散发性 MTC 表现，发生率为 75%～95%。绝大部分 MTC 患者在初次确诊时已有转移。约 70% 的患者可在临床上检出颈部淋巴结受累，15% 的患者存在吞咽困难或声音嘶哑等上呼吸消化道压迫或侵犯症状，5%～10% 的患者存在远处转移。肿瘤分泌的激素可引起全身性症状。在晚期 MTC 患者中，肿瘤分泌的降钙素和 5- 羟色胺可以引起腹泻、心悸、面色潮红等症状。肿瘤局部侵犯重时可出现声音嘶哑、呼吸困难、吞咽困难、咯血或交感神经受压引起 Horner 综合征，侵犯颈丛可出现耳、枕、肩等处疼痛症状。

MTC 病例中约有 75% 为散发性。典型发病年龄为 30～60 岁。遗传性 MTC 是 MEN2 的一种临床表现，MEN2 可再细分为 2 种综合征（MEN2A 和 MEN2B），属于一种常染色体显性遗传疾病，是由 *RET* 原癌基因的不同突变所致。遗传性 MTC 常为双侧受累，且

笔记

病灶呈多中心性。经典型 MEN2A 与 MTC、嗜铬细胞瘤及原发性甲状旁腺增生有关。尽管 MTC 的外显率接近 100%，但该综合征中其他疾病的表现存在家族间和家族内差异。MEN2B 与经典型 MEN2A 一样具有 MTC 和嗜铬细胞瘤的遗传易感性，但没有甲状旁腺功能亢进症的易感性。几乎所有 MEN2B 患者都存在 MTC。与 MEN2A 相比，MEN2B 的肿瘤起病更早，侵袭性可能更强。MEN2B 患者常有马方样体型、黏膜神经瘤和肠道节细胞神经瘤。

2. 血液检查

血清基线降钙素浓度通常与肿瘤体积和肿瘤分化程度有关，其在肿瘤可触及的患者中通常偏高。多数 MTC 还分泌癌胚抗原，这也和降钙素一样可作为肿瘤标志物。MTC 患者甲状腺功能检查结果往往是正常的。

3. 影像学检查

一些研究表明 50% 的 MTC 表现为实性低回声的结节，其中 16% 存在微小钙化灶，而这两个特征在甲状腺乳头状癌中的发生率均为 69.2%。其他研究表明，MTC 中低回声结节的发生率为 50%～89%，微小钙化灶的发生率为 30%～70%，MTC 与甲状腺乳头状癌的回声特征、钙化灶存在情况及钙化类型均无差异。

4. 诊断

MTC 的诊断方法一般是对孤立性甲状腺结节，或多结节甲状腺肿中的主要结节行细针穿刺活检。FNA 的敏感性为 50%～80%，可以联合降钙素免疫组化染色。如果临床高度怀疑 MTC，如患者存在腹泻、潮红及单个甲状腺结节，则可检测 FNA 活检穿刺针冲洗液中

笔记

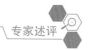

的降钙素。在甲状腺结节的常规诊断中，为辅助超声和 FNA 活检而加用血清降钙素筛查在美国仍有争议。美国的甲状腺结节常规评估中不包括血清降钙素检测。

5. 鉴别诊断

患者因颈部肿块而就诊时的鉴别诊断很多，且随患者的就诊年龄而异。大部分颈部肿块都是良性甲状腺结节或囊肿。非甲状腺来源的颈部肿块可能是起自先天性疾病（血管畸形等）、炎性疾病（淋巴结肿大等）或其他肿瘤性疾病（原发性或转移性疾病等）。除了 MTC 外，还有高钙血症、高胃泌素血症、神经内分泌肿瘤、肾功能不全、乳头状和滤泡状甲状腺癌、甲状腺肿和慢性自身免疫性甲状腺炎可引起降钙素升高。此外，长期使用奥美拉唑（超过 2~4 个月）、β 受体阻滞剂和糖皮质激素也会引起高降钙素血症。

6. 评估

患者根据甲状腺结节的细胞学检查而诊断为 MTC 时，评估应包括检测血清降钙素、CEA、颈部超声、针对 *RET* 生殖系突变的基因检测，以及 MEN2 中其他共存肿瘤的生化评估（特别是嗜铬细胞瘤）。

根据甲状腺结节细胞学检查而诊断出 MTC 后，患者应检测血清降钙素及 CEA 浓度。这些检测可以确定肿瘤能否过度分泌激素。这些结果可用于预后预测，或者显示是否达到生化治愈。术后降钙素及 CEA 水平的倍增时间可作为转移性 MTC 术后复发或预测预后的标志，倍增时间短于 6 个月、6 个月至 2 年及大于 2 年的患者中，10 年生存率分别为 8%、37% 和 100%。

MTC 可以通过局部侵袭及颈内转移或远处转移而扩散。颈部超

笔记

声和颈胸部的 CT 或 MRI 在进行术前评估是非常有必要的。不推荐常规使用 FDG-PET 成像来进行术前评估。

散发性 MTC 的基因筛查——新诊断为 C 细胞增生或看似散发性 MTC 的患者都建议行 *RET* 基因生殖系突变检测。此类患者的初次生殖系基因检测应包括 *RET* 基因的第 10、第 11 和第 13 ~ 第 16 外显子测序。如果患者的临床特征或家族史高度提示遗传性甲状腺髓样癌综合征，但第 10、第 11、第 13 ~ 第 16 外显子都证实没有突变，则应考虑对 *RET* 基因的其余外显子测序。75% 的 FMTC 病例无既往家族史。在散发性 MTC 患者中 *RET* 基因的体细胞突变比例要高得多（约 60%）。*RET* 基因体细胞突变与淋巴结转移、持续性疾病及低生存率相关。

7. 治疗

只有通过完全切除甲状腺肿瘤及所有局部和区域性转移灶才可治愈 MTC 患者。

（1）术前评估

新诊断为 MTC 的患者应进行以下检查：血清降钙素和癌胚抗原，以确定它们是否由肿瘤产生，若是，可将其作为基线值与术后测定的结果进行比较。行颈部超声检查以评估是否存在局部及区域性病变。有局部淋巴结转移或术前基线血清降钙素浓度高于 400pg/ml 的患者需行颈部 CT 和核磁检查。测定血清钙以评估是否存在甲状旁腺功能亢进症。所有 *RET* 基因突变状态未知的患者或有 *RET* 基因生殖系突变的患者，均应行此检查。

（2）初始手术治疗

甲状腺全切除术是 MTC 患者的优选初始治疗方法。高达 30% 的散发性 MTC 患者及所有遗传性 MTC 患者存在双侧或多灶性病变。

笔记

MTC 通常会蔓延至颈淋巴结中央区。此外，在散发性病例中，同侧和对侧颈动静脉链转移分别见于 57% 和 28% 的患者，在遗传性病例中，上述两种转移分别见于 36% 和 19% 的患者。在回顾性病例系列研究中，行甲状腺全切除术加颈部中央区颈淋巴结清扫术的患者日后需再次进行手术的次数少于手术治疗程度较低的患者。因此，我们推荐对中央区（舌骨至无名静脉之间、颈静脉内侧）相邻的淋巴组织进行常规清扫。应仔细评估颈外侧和纵隔的淋巴结，若发现有淋巴结受累，需行改良的颈和（或）纵隔淋巴结清扫术。在没有结构上可识别的病变时，通常不推荐对患者的颈外侧进行预防性颈部淋巴结清扫，但若在邻近的颈中央区发现广泛的淋巴结转移，应考虑行侧颈部淋巴结清扫。

（3）甲状腺素治疗

手术后应立即开始甲状腺素（T4）替代治疗，适当的初始剂量为 1.6μg/kg（0.075～0.150mg/d）。在 1 个月时，应根据临床情况及血清促甲状腺素的测量值对治疗的充分性进行评估。T4 治疗的目标应该是恢复和维持甲状腺的正常功能，由于 C 细胞对 TSH 无反应，因此在 MTC 患者中，无需将血清 TSH 浓度降至正常水平以下。同样，由于肿瘤细胞不会富集碘，不宜用放射性碘进行辅助治疗。

（4）血清降钙素和 CEA 检测

术后 2～6 个月应测量血清降钙素和 CEA，以检测是否存在残余病灶。那些血清 CEA 浓度正常且血清降钙素值无法测得的患者被视作生化治愈，且预后最佳。在一项大型病例系列研究中，那些生化治愈的患者 5 年复发率仅为 5%。

术后测定血清降钙素的时机很重要，因为某些患者的血清降钙素浓度下降缓慢，数月内不会达到最低浓度。术后 6 个月或以上血清降钙素值偏高可作为推断有残余病灶的依据。评估降钙素

笔记

和 CEA 的倍增时间可作为转移性 MTC 的进展和侵袭性的敏感指标。

（5）术后不可测得血清降钙素的患者的长期监测

对于术后无法检测到降钙素水平，且 CEA 值在正常参考范围内的患者，后续随访应包括体格检查和血清降钙素及 CEA 水平的检测，在术后 2 年内 1 年 2 次，之后 1 年 1 次。我们通常在术后 6～12 个月进行 1 次颈部超声检查（ultrasound，US）以确立一个基线，但无需进行额外的影像学检查，除非在随访期间发现患者的血清降钙素或 CEA 水平上升。

8. 残余和复发性病变的处理

（1）持续性高降钙素血症

若术后 2～6 个月可检测到降钙素，但其浓度低于 150pg/ml，通常表明颈部持续存在局部区域性病变。因此，应行颈部超声检查加或不加颈部 CT 或 MRI，以评估是否存在持续性肉眼可见的转移灶。每 6～12 个月应检测 1 次血清降钙素和 CEA。

若影像学检查结果为阳性，且无证据表明颈部和纵隔之外存在病变，可考虑对所有局部和区域性淋巴组织进行细致的清扫。若影像学检查结果呈阴性且血清降钙素浓度保持稳定，往往在术后 2～3 年内每年进行 1 次颈部超声检查，在之后的长期随访中以低于每年 1 次的频率进行检查。血清降钙素和 CEA 浓度持续上升的患者应考虑进行其他影像学检查，而这些生化指标的检测类型和频率应基于其上升的幅度和速度。

若术后 2～6 个月降钙素的值仍高于 150pg/ml，患者存在远处转移的可能性增加。因此，术后血清降钙素水平高于 150pg/ml 的患者应接受额外的影像学检查（颈部、胸部及腹部的 CT 或 MRI，疑似

笔记

有骨转移的患者应进行骨扫描或骨 MRI），以确定可能存在的远处转移灶。

只有当血清降钙素高于 500~1000pg/ml 时才考虑进行 PET 检查。

（2）残余病灶的手术治疗

在过去，有明确残余或复发性 MTC 的患者会常规接受手术治疗。然而，即便行常规淋巴结切除术或切除可触及的肿瘤，患者血清降钙素的浓度在术后常不会降至正常范围。

由于再次手术常无法治愈且可能引起并发症（即甲状旁腺功能减退、喉返神经或副神经的损伤），对于大多数存在持续性、无症状性体积小的局部区域性病灶的 MTC 患者，我们通常提供积极监测的观察方案。对于这些患者，我们以 6~12 个月为间隔进行系列横断面影像学检查，仅对被证明存在结构性病变进展的患者进行手术干预。若持续性 / 复发性局部区域病变的患者及其医生选择进行手术治疗，他们需认识到择期手术后，只有约 25% 的患者可达到生化治愈。

（3）残余病灶的放疗

早期研究表明：在匹配了年龄、疾病程度和手术之后，与未接受放疗的患者相比，那些接受外照射放疗的患者未获得生存获益。然而，回顾性分析已经表明，对于某些患者，放疗可延迟疾病进展或复发的时间间隔。例如，一项病例系列研究发现，在有颈部残余镜下病灶的患者中，接受术后放疗者的 10 年局部和区域性病变控制率为 86%，而那些未接受放疗者为 52%。

目前，对于存在甲状腺外病变或广泛淋巴结转移但未接受治愈性清扫术的患者，我们推荐在初次手术后对颈部和上纵隔进行放疗。一个典型的治疗方案是对颈部、锁骨上和上纵隔淋巴结予以 40Gy 放疗，在 4 周内分 20 次进行，随后对甲状腺床予以 10Gy 的强化剂量，

笔记

分 5 次给予。此外，常使用放疗减轻疼痛性骨转移或降低因骨转移的进展性生长所致骨折的风险。

（4）进展期或残余病灶的治疗

无法通过手术或放疗进行治疗的进展性转移性病变患者应被视为适合进行全身性治疗。通过靶向治疗进行治疗可能带来某些获益。Ⅲ期随机试验表明卡博替尼和凡德他尼都能显著延长无进展生存期，据此这两种药物在美国均已获准用于治疗伴不可切除局部晚期病灶或转移灶的症状性或进展性 MTC 患者。其他酪氨酸激酶抑制剂（tyrosine kinase inhibitor，TKI）治疗晚期 MTC 尚处于研究阶段。从这些试验数据来看，部分缓解率为 20%~50%。虽然完全缓解很少见，但 TKI 治疗可能使疾病长期稳定。对于多数进展性晚期 MTC 患者，我们建议其参加临床试验接受针对 MTC 分子及细胞发病机制的靶向治疗。如果患者无法参加临床试验，我们建议口服 TKI，不建议使用非细胞毒药物。基于Ⅲ期随机试验的结果，美国已批准使用凡德他尼和卡博替尼，我们建议将其中任一药物作为 TKI 治疗的初始选择。

9. 预后

研究已发现，诊断时的年龄是影响预后的重要因素：40 岁或以下患者的 5 年和 10 年无病生存率高于 40 岁以上的患者（分别为 95% *vs*.65% 和 75% *vs*.50%）。

其他可预测预后不良的因素包括细胞异质性、缺乏肿瘤降钙素免疫染色、Galectin-3 组织免疫染色明显或 CEA 免疫染色明显伴降钙素组织染色不足或缺乏、术前血清 CEA 偏高、甲状腺切除术后持续性高降钙素血症，以及前降钙素 / 降钙素比升高。

笔记

10. 总结

MTC 的术前评估包括：血清降钙素、癌胚抗原、钙和血浆分馏的甲肾上腺素的测定。评估是否存在区域性病变和远处转移灶需要进行颈部、胸部和上腹部影像学检查。所有新诊断的 MTC 患者均需要进行 *RET* 基因生殖系突变分析。对于 MTC 患者的初始治疗，推荐进行甲状腺全切除术，而不是甲状腺叶切除术。如果在毗邻的中央区（舌骨至无名静脉之间、颈静脉内侧）有肉眼可见的病灶，我们推荐对中央区的淋巴结组织常规行预防性或治疗性清扫术，并考虑行预防性颈外侧清扫术。术后应立即开始 T4 治疗。T4 治疗的目的是恢复并维持甲状腺的正常机能。因为 C 细胞对 TSH 无反应，所有无需将 MTC 患者的血清 TSH 浓度降至正常水平以下。同样，不宜进行放射性碘辅助治疗，因为肿瘤细胞并不富集碘。对于术后降钙素水平无法测得的患者，术后 2 年内每年检测 2 次血清降钙素和 CEA 水平，若结果稳定，之后每年检测 1 次。通常在术后 6～12 个月行颈部超声检查，以确立一个基线。术后降钙素水平无法测得的患者无需进行系列超声评估。术后降钙素水平可检测到但低于 150pg/ml（术后 2～6 个月）的患者应接受颈部影像学检查（超声检查加或不加 CT 或 MRI），以确认是否持续性存在局部区域性病变。术后血清降钙素浓度高于 150pg/ml（术后 2～6 个月）的患者应接受其他影像学检查（颈部、胸部和腹部的 CT 或 MRI），怀疑有骨转移的患者应进行骨扫描或骨 MRI，以识别可能的远处转移灶。对于那些存在甲状腺外病变或广泛性淋巴结转移但未行治愈性清扫术的患者，在初次手术后行颈部和上纵隔放疗可能是合理的。不能进行外科手术或放疗的有进行性转移性病变的患者可进行全身性治疗。已批准使用凡德他尼和卡博替尼等 TKI 类药物用于全身性治疗。

笔记

参考文献

1. Wells SA Jr，Asa S L，Dralle H，et al.Revised American Thyroid Association guidelines for the management of medullary thyroid carcinoma.Thyroid，2015，25（6）：567-610.

2. Trimboli P，Nasrollah N，Amendola S，et al.Should we use ultrasound features associated with papillary thyroid cancer in diagnosing medullary thyroid cancer？ Endocr J，2012，59（6）：503-508.

（王　健　刘绍严）

肺及纵隔神经内分泌肿瘤病理

胸部神经内分泌肿瘤主要包括肺神经内分泌肿瘤（pulmonary neuroendocrine tumors，pNETs）和胸腺神经内分泌肿瘤（neuroendocrine tumors of the thymus，NETTs）。依据 2015 版 WHO 胸部肿瘤分类，均可分为两组：①低级别典型类癌和中间级别不典型类癌，显示特征性的神经内分泌形态学及免疫组化特点；②高级别大细胞神经内分泌癌和小细胞癌，可能缺乏部分神经内分泌特点。和 pNETs 相比，NETTs 在组织形态学、免疫组化及分子病理特征等方面与之有一定重叠，但是后者具有很强的侵袭性生物学行为，因此本文将分别对 pNETs 及 NETTs 的临床特征、影像学特点、组织诊断、临床治疗及预后等方面加以概述，以期满足临床

笔记

医师和病理医师的诊治需求。

1. 肺神经内分泌肿瘤

肺神经内分泌肿瘤分为两大类：低 - 中级别神经内分泌癌（包括类癌和不典型类癌）和高级别神经内分泌癌（包括大细胞神经内分泌癌和小细胞癌）。其中高级别神经内分泌癌亚型还包括复合型大细胞神经内分泌癌和复合型小细胞癌。低 - 中级别神经内分泌癌癌前病变为特发性弥散性神经内分泌细胞增生（diffuse idiopathic neuroendocrine cell hyperplasia，DIPNECH），细胞可能来源于肺神经内分泌细胞；而高级别神经内分泌癌至今未发现癌前病变，推测可能来源于呼吸道干细胞。

（1）类癌

类癌好发于女性、白种人，通常年龄＜ 60 岁，在所有肺部肿瘤中＜ 1%。其他危险因素包括有类癌家族史和携带 *MEN1* 基因。典型类癌（typical carcinoid，TC）通常和吸烟无关，不典型类癌（atypical carcinoid，AC）和吸烟有轻度相关性。最常发生于中央气道，约 1/3 病例也可发生在外周，影像学检查发现前一般无症状。影像学显示支气管受侵，肿瘤呈分叶状，应用静脉造影剂在 CT 中可见明显强化。肿瘤扩散主要通过淋巴管和血管，其中不典型类癌的淋巴结转移和远处转移较典型类癌更加常见。肿瘤大体边界清楚，当结节性神经内分泌增生＜ 0.5cm 时为类癌微小瘤，当体积在 0.5 ~ 9.5cm 时为典型类癌，不典型类癌体积总体上比典型类癌大，但是大小不是区分组织学类型的指标。

TC 与 AC 通常以手术切除为主要治疗手段，TC 更为惰性，即使出现局部淋巴结转移，临床也会稳定多年，5 年及 10 年生存率几乎为 90%。AC 早期切除临床预后良好，但如果早期播散则术后

笔记

复发危险性增高。5 年及 10 年生存率分别为 70% 和 35%。近期，mTOR 抑制剂依维莫司经美国 FDA 批准可用以治疗晚期、进展期分化好的无功能性神经内分泌肿瘤，包括胃肠 GI(gastrointestinal)-NEN 和 pNETs。

1）典型类癌

典型类癌组织学形态具有典型神经内分泌肿瘤特征，即血窦丰富的肿瘤组织排列成梁状、索状或缎带状、腺样或实性细胞巢，周围型常表现为梭形细胞形态。细胞大小通常一致，染色质均匀或稍粗糙，核仁小或不明显，个别情况下可出现核大、浓染的异型细胞。诊断依据主要是核分裂象＜2 个 /2mm^2，无坏死形成。免疫组化推荐 CD56、CgA、Syn，大部分病例 TTF-1 阴性。

2）不典型类癌

不典型类癌镜下形态与 TC 相似，或异型性稍明显。诊断依据为2~10个核分裂数 /2mm^2，或出现点状坏死，偶尔出现局灶片状坏死，不应出现大片弥漫坏死区域。由于这些特征为局灶性改变，因此对于完整切除的手术标本来说，广泛的取材及仔细镜检才能得出准确诊断。免疫组化推荐 CD56、CgA、Syn，大部分病例 TTF-1 阴性。

（2）大细胞神经内分泌癌

大细胞神经内分泌癌（large cell neuroendocrine carcinoma，LCNEC）是一种具有神经内分泌病理形态及分化特征的非小细胞肺癌（non-small cell lung cancer，NSCLC），与吸烟相关，分子改变、致癌因素、肿瘤抑制基因的失活及肿瘤驱动基因的活化，这些都和小细胞癌一样。其临床症状和体征与 NSCLC 相似。最常位于肺外周并可能无症状。大约 20% 的病例位于中心，并常引起支扩和肺炎。咳嗽、咯血、呼吸困难、胸痛及肺炎是常见症状。因声带麻痹可能出现声嘶，当出现纵隔转移时可能出现上腔静脉综合征。体重下降

笔记

和疲劳可能是出现远处转移时的最先出现的症状。与小细胞癌不同，副肿瘤综合征不常见。影像学表现为肿瘤边缘不规则、肿瘤内钙化。当肿瘤体积增大时，静脉造影 CT 显示中央不均匀强化。可形成空洞，但不常见。

镜下肿瘤细胞体积较大，多大于3个静止期淋巴细胞，胞浆丰富，染色质粗糙，核仁明显（有助于和 SCLC 鉴别），常伴有广泛坏死。核分裂象＞ 10 个 /2mm^2，很少低于 30 个 /2mm^2。Ki-67 指数一般在 40%～80%。最近鉴定的一组高级神经内分泌肿瘤具有类癌肿瘤的形态学特征，但有丝分裂计数＞ 10 个 /2mm^2，尽管临床病理学特征及对治疗策略的临床反应更类似于 AC，但报告该肿瘤的作者建议根据 WHO 仍将它们分类为 LCNEC。这部分肿瘤与胰腺 / 胃肠道 -NEN 的 G3 NET 相似，但更加罕见，因此需要收集更多病例做进一步研究。免疫组化表达 CD56、CgA、Syn，TTF-1 阳性率约 50%。大约 70% 的病例也表达 CD117，与生存率降低和复发率增高相关。

主要的鉴别诊断包括小细胞癌、不典型类癌、基底细胞样鳞癌、腺癌，以及其他伴有神经内分泌分化或染色的大细胞肿瘤。基因谱改变和 SCLC 相似，但是和类癌明显不同。和小细胞癌一样，LCNEC 突变率很高，这可能和吸烟事件有关。*TP53* 和 *RB* 基因失活很常见。涉及 *EGFR*、*KRAS*、*PI3KCA*、*BRAF*、*HER2* 的突变事件及 ALK 重排极为罕见。

LCNEC 尽管与小细胞癌同属于高级别神经内分泌癌，目前治疗仍采用早期手术切除，而对于不能切除的 LCNEC，有研究报道利用小细胞癌化疗方案可使患者获益。LCNEC 患者常见复发，并且和其他 NSCLC 相比，即使是 I 期病例，生存期仍然更短，5 年生存率大约为 32%。

复合型大细胞神经内分泌癌的亚型为大细胞神经内分泌癌伴

笔记

有腺癌、鳞癌、梭形细胞癌或巨细胞癌，大约 30% 的 LCNEC 伴有非神经内分泌癌成分。与复合型小细胞癌诊断标准一致，复合型 LCNEC 中的非神经内分泌癌成分亦没有含量比例要求。

（3）小细胞癌

目前研究认为小细胞癌（small cell lung carcinoma，SCLC）是一种来源于呼吸道干细胞的恶性上皮性肿瘤。几乎所有患者均为重度吸烟患者。SCLC 常位于主气道的中央部位，但也有 5%左右位于外周。患者常因肿瘤在胸腔内迅速生长、肺外远处转移或副肿瘤综合征而出现症状。SCLC 能够产生一系列神经内分泌和非神经内分泌细胞产物，因此导致副瘤综合征。影像学特征性表现为肺门部巨大肿块和纵隔淋巴结肿大。肿瘤常为分叶状，空洞罕见。

肿瘤大体位于肺门旁，继发出现支气管挤压和阻塞，伴淋巴结受累。组织学由胞浆稀少的小细胞构成。肿瘤细胞通常小于 3 个静止淋巴细胞直径，呈圆形、卵圆形或梭形，边界不清，染色质细而弥散呈粉尘状，核仁不明显，坏死广泛，核分裂象＞ 10 个 /2mm^2。Ki-67 ＞ 50%，通常 ≥ 80%。免疫组化 CK 呈点状阳性，表达 CD56、CgA、Syn。TTF-1 在 90%~ 95%的病例中阳性。

鉴别诊断包括 LCNEC，典型类癌和不典型类癌（尤其在挤压小活检标本中，采用 Ki-67 指数可鉴别）、淋巴瘤、尤文 -PNET、Merkel 细胞癌及基底细胞样鳞癌等。*TP53* 和 *RB* 基因失活很常见。

对于 SCLC，除非外周性早期病灶可手术切除，大部分 SCLC 采用化疗或放化疗，远期疗效较差，5 年生存率大约 10%，10 年生存率小于 5%，总体生存期仅为 12.7 个月。

复合型小细胞癌的亚型为小细胞癌伴腺癌、鳞癌、大细胞癌，或 LCNEC，少见类型是梭形细胞癌或巨细胞癌。由于 LCNEC 和 SCLC 在形态学上具有连续性，当两种高级别神经内分泌癌同时存

笔记

在时，至少有 10% 的大细胞成分才能诊断复合型 SCLC。而小细胞癌与其他非小细胞癌成分复合存在时则无成分含量等要求，即在小细胞癌中出现小灶状腺癌、鳞状细胞癌或其他非小细胞癌时均可称之为复合型小细胞癌，只是需要在病理报告中给出组织类型和成分含量等信息。由于存在此种病理改变，应谨慎使用“小细胞癌与非小细胞癌转化”的概念。

2. 胸腺神经内分泌肿瘤

原发胸腺神经内分泌肿瘤是一种少见的肿瘤，由 Rosai 和 Higa 于 1972 年首次提出，占所有神经内分泌肿瘤的 2%，占所有胸腺恶性肿瘤的 5%。胸腺神经内分泌肿瘤分为两组：①低 - 中间级别肿瘤（包括典型类癌和不典型类癌），大约 25% 的类癌患者具有 *MEN1* 基因改变；②高级别 / 分化差的肿瘤（包括大细胞神经内分泌癌和小细胞癌）。通常位于前纵隔。男性多见（LCNEC 和小细胞癌中这种倾向并不明显），中位年龄 49 岁。与胃肠道和肺神经内分泌肿瘤不同，NETTs 更容易发生局部侵犯、复发及远处转移，因此，呈侵袭性生物学行为。这种危险性随着级别由低向高而逐渐增加。和 LCNEC 及肺 SCLC 不同，目前没有证据显示胸腺神经内分泌肿瘤和吸烟相关。在大约 50% 的病例中，NETTs 和神经内分泌病相关，包括 Cushing 综合征、肢端肥大症或 MEN1 综合征。影像学诊断依赖常规 CT 扫描、PET 扫描、特异性更强的生长抑素受体成像。

总体而言，NETTs 的肿瘤患者在出现任何疾病进展时都需要进行专业的多学科讨论。手术是治疗的主要手段，因为完整切除能够提高患者的总体生存率。系统治疗依赖于细胞毒性化疗及生长抑素类似物和依维莫司，它们可以作为那些手术不可切除、转移或复发肿瘤的一种辅助治疗。对于局部晚期患者，当出现胸内邻近器官

笔记

侵犯时，化学治疗“减瘤”术——可能通过为接下来的手术治疗或放疗做准备，抑或是通过对之前手术切除过的肿瘤进行术后辅助治疗，以此来降低复发率并延长疾病平稳时间。尽管如此，低 - 中级别NETTs的5年生存率为50%~70%，10年生存率仅为10%~30%（肺类癌分别是 90%和 85%），高级别 NETTs 的 5 年生存率接近 0。首次治疗后的复发率很高，对非小细胞癌的 NETTs 来说，在第 5 年时高达 40%~ 70%。

（1）典型类癌

典型类癌（typical carcinoid，TC）位于前纵隔。大约 50%的典型类癌可出现局部症状，包括胸痛、咳嗽、呼吸困难、上腔静脉综合征等。副肿瘤综合征包括 Cushing 综合征（伴或不伴有皮肤色素沉积），发生在 17%~ 30%的成人及＞ 50%的儿童类癌。另一个副肿瘤综合征为高钙血症 / 低磷血症，或者是由于肿瘤释放甲状旁腺激素相关蛋白引起，或者是 MEN1 综合征患者出现原发甲状旁腺功能亢进导致。CT 显示肿瘤呈分叶状，成分混杂。大约 50%患者出现区域性淋巴结转移或远处转移，肺和骨最常累及。其他罕见部位包括肝脏、胰腺和肾上腺。

大部分肿瘤无包膜，界清或局灶浸润。切面灰白色、质硬，缺乏胸腺瘤特征性的分叶状生长。和其他胸腺外神经内分泌肿瘤相比，钙化（＞ 30%）更常见。组织学形态特点及诊断标准和肺 NET 相似，但淋巴管、血管浸润很常见。变异型包括梭形细胞、色素性、淀粉沉积、嗜酸性、黏液样和血管瘤样。CK、CAM5.2 常为点状阳性。CD56、CgA、Syn 强阳，大部分肿瘤至少在 50%的肿瘤细胞中表达至少上述两种标志物。TTF-1 常为阴性。

主要鉴别诊断包括 A 型胸腺瘤和副节瘤，其中伴淀粉样物沉积亚型与甲状腺髓样癌鉴别；黏液类癌亚型与转移性黏液癌鉴别，包

笔记

括胃肠道或乳腺；血管瘤样亚型与血管瘤鉴别，前者大的血管腔隙衬附多角形肿瘤细胞而非内皮细胞。典型类癌在胸腺神经内分泌肿瘤中基因改变数目最低。预后比不典型类癌稍好一些，5 年生存率 50%~70%，中位生存时间为 126 个月。

（2）不典型类癌

不典型类癌（atypical carcinoid，AC）是胸腺起源的中间级别的神经内分泌上皮肿瘤，核分裂象 2~10 个 /2mm^2。同肺部类癌发生率不同（TC 较 AC 发生率高），在胸腺类癌中，AC 较 TC 更常见，主要发生在成人，男性居多，男女之比 2 ∶ 1 到 7 ∶ 1。大约一半患者在就诊时已经发生纵隔、宫颈或锁骨上淋巴结转移。侵犯邻近器官、胸膜或心包腔侵犯也很常见。远处转移包括肺脏、脑、腰椎、骨、肝、肾、肾上腺、皮肤及软组织。

所有典型类癌的结构特点均可发生。免疫组化同 TC。基因改变与胸腺 TC 有重叠，但是改变数目略高。已发表的文献中报道，不典型类癌的总生存率为 80%以上，中位生存时间为 52 个月。

（3）大细胞神经内分泌癌

大细胞神经内分泌癌是一种高级别胸腺肿瘤，占所有胸腺神经内分泌肿瘤的 14% ~ 26%。LCNEC 不发生在 MEN1 综合征。半数 LCNEC 患者无症状。大部分有症状的患者出现胸痛、呼吸困难或上腔静脉综合征。大约 75%的肿瘤患者处于晚期，常侵犯邻近脊椎或远处转移（转移至骨髓或肝脏）。

组织学形态及诊断标准同肺 LCNEC。NSE、CD56、CgA、Syn 常为弥漫强阳性，CAM 5.2 和 AE 1/3 常为核旁点状阳性。鉴别诊断包括不典型类癌、其他部位转移的 LCNEC。真正的 LCNEC（＞50%的肿瘤细胞弥漫强表达至少一种神经内分泌标志物）必须要和非神经内分泌胸腺癌鉴别，因为后者也能局灶或弱表达神经内分泌

笔记

标记。LCNEC 的基因改变和胸腺类癌有重叠，但是发生频率更高。胸腺 LCNEC 染色体异常和肺 LCNEC 的染色体异常无不同。5 年生存率为 30%~66%。

复合型 LCNEC 的亚型具有额外的胸腺上皮肿瘤成分（包括胸腺瘤和胸腺癌）。

（4）小细胞癌

小细胞癌（small cell carcinoma，SCC）占所有胸腺神经内分泌肿瘤的 10%，男女发病率相等，中位年龄 58 岁。小细胞癌不发生在 MEN1 综合征，缺乏和吸烟相关数据。临床特点包括体重减轻、胸痛、咳嗽、上腔静脉综合征。大部分肿瘤侵犯邻近结构如肺、心包、肺动脉、横膈神经或主动脉弓，或远处转移至肺、骨、脑、肝和腹部淋巴结。大体和其他胸腺神经内分泌肿瘤一样，但是坏死、出血更常见。

组织学特征和诊断标准同肺小细胞癌。凋亡小体常见。电镜下证实神经内分泌分化。大部分肿瘤 CK 阳性。CD56、CgA、Syn 阳性。主要鉴别诊断包括肺小细胞癌转移，因此需要详细的临床和影像学检查。当 CK 染色阴性时诊断小细胞癌需要特别谨慎，需要在排除淋巴瘤（CD45、CD3）和 PNET（CD99）后诊断。突变频率高，染色体获得和丢失同大部分类癌及 LCNEC 一样。预后很差，5 年生存率为 0，中位生存时间为 13.75 个月（13~26 个月）。

复合型小细胞癌的亚型具有额外的胸腺上皮肿瘤成分（包括胸腺瘤和胸腺癌）、胸腺瘤、鳞癌和腺鳞癌复合已有报道。

参考文献

1. Travis W D. The 2015 WHO classification of lung tumors. Pathologe，2014，35 Suppl 2：188.

2. Travis W D，Brambilla E， Nicholson A G，et al.The 2015 World Health

笔记

Organization Classification of Lung Tumors：Impact of Genetic，Clinical and Radiologic Advances Since the 2004 Classification.J Thorac Oncol，2015，10（9）：1243-1260.

3. Swarts D R，Ramaekers F C，Speel E J.Molecular and cellular biology of neuroendocrine lung tumors：evidence for separate biological entities.Biochim Biophys Acta，2012，1826（2）：255-271.

4. Fink G，Krelbaum T，Yellin A，et al.Pulmonary carcinoid：presentation，diagnosis，and outcome in 142 cases in Israel and review of 640 cases from the literature. Chest，2001，119（6）：1647-1651.

5. Hemminki K，Li X.Incidence trends and risk factors of carcinoid tumors：a nationwide epidemiologic study from Sweden. Cancer，2001，92（8）：2204-2210.

6. Meisinger Q C，Klein J S，Butnor K J，et al.CT features of peripheral pulmonary carcinoid tumors. AJR Am J Roentgenol，2011，197（5）：1073-1080.

7. Gorshtein A，Gross D J，Barak D，et al.Diffuse idiopathic pulmonary neuroendocrine cell hyperplasia and the associated lung neuroendocrine tumors: clinical experience with a rare entity.Cancer，2012，118（3）：612-619.

8. Asamura H.Neuroendocrine neoplasms of the lung：a prognostic spectrum.J Clin Oncol，2006，24（1）：70-76.

9. Thomas C F，Tazelaar H D，Jett J R.Typical and atypical pulmonary carcinoids：outcome in patients presenting with regional lymph node involvement. Chest，2001，119（4）：1143-1150.

10. D' Adda T，Pelosi G，Lagrasta C，et al.Genetic alterations in combined neuroendocrine neoplasms of the lung.Mod Pathol，2008，21（4）：414-422.

11. Yao J C，Fazio N，Singh S，et al.Everolimus for the treatment of advanced，non-functional neuroendocrine tumours of the lung or gastrointestinal tract（RADIANT-4）：a randomised，placebo-controlled，phase 3 study.Lancet，2016，387（10022）968-977.

笔记

12. Oshiro Y，Kusumoto M，Matsuno Y，et al.CT findings of surgically resected large cell neuroendocrine carcinoma of the lung in 38 patients.AJR Am J Roentgenol，2004，182（1）：87-91.

13. Akata S，Okada S，Maeda J，et al.Computed tomographic findings of large cell neuroendocrine carcinoma of the lung.Clin Imaging，2007，31（6）：379-384.

14. Quinn A M，Chaturvedi A，Nonaka D.High-grade Neuroendocrine Carcinoma of the Lung With Carcinoid Morphology：A Study of 12 Cases.Am J Surg Pathol，2017，41：263-270.

15. Nakamura H，Tsuta K，Yoshida A，et al.Aberrant anaplastic lymphoma kinase expression in high-grade pulmonary neuroendocrine carcinoma.J Clin Pathol，2013，66（8）：705-707.

16. Toyokawa G，Takenoyama M，Taguchi K，et al.An extremely rare case of small-cell lung cancer harboring variant 2 of the EML4-ALK fusion gene.Lung Cancer，2013，81（3）：487-490.

17. Travis W D.Update on small cell carcinoma and its differentiation from squamous cell carcinoma and other non-small cell carcinomas.Mod Pathol，2012，25 Suppl 1：S18-S30.

18. Jhun B W，Lee K J，Jeon K，et al.Clinical applicability of staging small cell lung cancer according to the seventh edition of the TNM staging system. Lung Cancer，2013，81（1）：65-70.

19. Caplin M E，Baudin E，Ferolla P，et al.Pulmonary neuroendocrine（carcinoid）tumors：European Neuroendocrine Tumor Society expert consensus and recommendations for best practice for typical and atypical pulmonary carcinoids. Ann Oncol，2015，26（8）：1604-1620.

20. Filosso P L，Ruffini E，Solidoro P，et al.Neuroendocrine tumors of the thymus.J Thorac Dis，2017，9：S1484-S1490.

笔记

21. Girard N，Ruffini E，Marx A，et al.Thymic epithelial tumours：ESMO Clinical Practice Guidelines for diagnosis，treatment and follow-up.Ann Oncol，2015，26（Suppl 5）v40-v55.

22. Girard N.Neuroendocrine tumors of the thymus：the oncologist point of view. J Thorac Dis，2017，9：S1491-S1500.

23. Ahn S，Lee J J，Ha S Y，et al.Clinicopathological analysis of 21 thymic neuroendocrine tumors.Korean J Pathol，2012，46：221-225.

24. Cardillo G，Rea F，Lucchi M，et al.Primary neuroendocrine tumors of the thymus: a multicenter experience of 35 patients.Ann Thorac Surg. 2012，94：241-245；discussion 245-246.

25. Song Z，Zhang Y.Primary neuroendocrine tumors of the thymus：Clinical review of 22 cases.Oncol Lett，2014，8（5）：2125-2129.

26. Filosso P L，Yao X，Ahmad U，et al.Outcome of primary neuroendocrine tumors of the thymus：a joint analysis of the International Thymic Malignancy Interest Group and the European Society of Thoracic Surgeons databases.J Thorac Cardiovasc Surg，2015，149（1）：103-109 e102.

27. Filosso P L，Yao X，Ruffini E，et al.Comparison of outcomes between neuroendocrine thymic tumours and other subtypes of thymic carcinomas：a joint analysis of the European Society of Thoracic Surgeons and the International Thymic Malignancy Interest Group.Eur J Cardiothorac Surg，2016，50：766-771.

28. Strobel P，Zettl A，Shilo K，et al.Tumor genetics and survival of thymic neuroendocrine neoplasms：a multi-institutional clinicopathologic study. Genes Chromosomes Cancer，2014，53（9）：738-749.

（林冬梅）

笔记

原发性肺类癌的诊疗进展

1. 流行病学

原发性肺类癌（pulmonary carcinoid，PC）是较少见的一类原发于肺神经内分泌细胞的低度恶性肿瘤。全球发病率为每年 0.2～2.0/10 万，近 20 年，PC 的发病率逐年递增，可能与认知日益提高及诊断技术精进相关。既往研究显示，男性发病率低于女性，白种人发病率高于其他人种。在原发性肺肿瘤中，PC 占 1.5%～2.2%。在 2015 年 WHO 最新的肿瘤分类中，PC 与大细胞神经内分泌癌（large cell neuroendocrine carcinoma，LCNEC）和小细胞肺癌（small cell lung carcinoma，SCLC）均属于支气管肺神经内分泌肿瘤（broncho pulmonary neuroendocrine tumor，BPNET），PC 占全部高、中度分化原发性 NET 的 25%，占所有类癌的 20%～30%，涵盖典型类癌和不典型类癌两大类。其中，TC 的发病率为 AC 的 4 倍。对于成年患者，AC 的发病年龄约为 55 岁，而 TC 约为 45 岁。吸烟史是一个 PC 相关的危险因素，尤其是 AC 患者。

2. 病理诊断（分级，分期及分型）

PC 起源于支气管黏膜上皮和腺体中的嗜银细胞（Kultchitsky 细胞），大体病理镜下均表现出神经内分泌分化的细胞学形态和特异生长方式。最新的 PC 区分依据核分裂象计数、坏死与否和 Ki-67 表达。目前，WHO 分类取消了“每 10 个高倍镜视野”核分裂象计数方法，改为计数肿瘤活性区域“每 2mm^2”的核分裂象数目。为

笔记

了与受挤压的 SCLC 穿刺组织进行鉴别诊断，将 Ki-67 表达作为 TC 和 AC 标准（SCLC：Ki-67 ≥ 50%；PC：Ki-67 ≤ 20%）。AC 的病理特点为肿瘤活性区域 2～10 个核分裂象 /2mm^2，不伴有或伴有点状坏死，Ki-67 表达≤ 20%。TC 的病理特点是肿瘤活性区域＜ 2 个核分裂象 /2mm^2，无坏死和 Ki-67 表达≤ 5%。

3. 诊断（标准及流程）

目前，鉴于缺少准确和及时的诊断，PC 的治疗难度明显增加。25% 的 PC 患者往往无临床症状，在体检时偶然发现。PC 患者的临床症状往往与肿瘤部位相关。中央型 PC 可表现为咳痰、咯血、胸痛和呼吸困难等呼吸道非特异性症状，而周围型 PC 通常无明显症状。与胃肠道 NET 相比，PC 患者的激素相关内分泌表现，如异位促肾上腺皮质激素综合征（ectopic adrenocorticotropic hormone syndrome，EAS）（0.6%～6.0%）、巨人症（2.4%）、类癌综合征（1.5%～5.0%）、重症肌无力（0.6%）等较少见。5%～10% 的 PC 与多发性内分泌腺瘤病 1 型（MEN1）相关。

影像学检查对明确 PC 特征、淋巴结和远处转移方面具有重要作用。超过 40% 的类癌患者可在胸片查体中发现，胸部 CT 薄层扫描是评估 PC 最常用的手段，MRI 更多用于脏器远端转移的鉴定。PC 的 CT 缺乏特异性表现，易被误诊为良性病变。中央型 PC 的 CT 表现与其他中央型肺癌的影像表现类似，常伴有肺不张，阻塞性肺炎等征象，而周围型 PC 多表现为密度均匀的圆形或类圆形的结节，边缘光整，边界清晰，生长相对缓慢。PC 血管丰富，静脉注射造影剂后呈现增强表现。合并 EAS 的患者，增强 CT 扫描显示肺部类圆形、梭形、分叶等病变时，需高度怀疑 PC 可能。此外，大多数 PC（80%～90%）表达生长抑素受体，放射标记生长抑素类

笔记

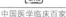

似物（somatostatinanalogues，SSAs）功能成像对诊断 PC 的部位和全身转移敏感性强。对可疑阳性的患者还可采用生长抑素受体闪烁成像（somatostatin receptor scintigraphy，SRS）SPECT/CT 及 ^{68}Ga-DOTAOctreotate PET/CT。Pattenden 等研究报道 PC 患者行 ^{18}F-FDG PET/CT 诊断淋巴结转移的敏感度和特异度分别为 33% 和 94%，Ki-67 高的患者中，^{18}F-FDGPET 对 AC 的诊断优势大于 TC。

对于无内分泌功能的 PC，其确诊更依赖于经支气管镜或经皮肺穿刺的组织活检。肺 NET 病理诊断主要依据的免疫组织化学染色标志物，包括嗜铬粒蛋白 A、突触素和神经元特异性烯醇化酶、CD56。大多数 TC 和 AC 呈现 Syn 和（或）CgA 免疫组化阳性。一般情况下，TC 中弥漫性表达神经内分泌标志物，少数 AC 中仅部分表达，然而这些肿瘤标志物尚不能特异区分 TC 和 AC。针对 PC 的基因组测序进一步证实 TC、AC 基因改变主要发生在与染色体重塑相关的基因，如 *MEN1*、*PSIP1*、*ARID1A*、*RB1* 和 *TP53* 基因改变非常少见，这与其他高级别神经内分泌肿瘤相反。

目前，PC 尚无独立的分期标准，多数采用 AJCC/IASLC 的非小细胞肺癌分期方法。为了提供更好的预后分层，国际抗癌联盟（Union for International Cancer Control，UICC）的肺癌 TNM 分期系统被推荐用于 PC 分期。

4. 治疗（手术治疗及辅助治疗）

由于 TC 和 ATC 罕见，多数临床治疗经验来自回顾性分析数据，治疗方案及预后因素等方面尚存争议。目前的共识认为，PC 的治疗取决于肿瘤个体化因素，如分型、分期、生物学特点及患者自身状况的整体评价。

外科手术切除对于一般情况可，肺功能储备好能耐受手术的早

笔记

期局限型 PC 患者，是首选的治疗方法。多种指南推荐，对于局部晚期或不可切除 PC 患者，应行系统全身治疗。

5. 早期局限型 PC

评估术前患者的基础状况，肿瘤的大小及性质与周边组织的关系，尽可能保留正常肺组织，彻底清除病变组织的手术是早期局限型 PC 的首选治疗方法。研究报道，早期 TC 可选择的术式有肺叶、肺段或肺楔形切除术、支气管重建术及全肺切除术，术后的 5 年生存率可达 90%~95%。同时，PC 手术应和其他肺癌常规手术一样进行必要的淋巴结清扫。既往研究证实，TC 是低度恶性肿瘤，其淋巴结转移率低，可采用亚肺叶手术方式，尽可能保护肺功能。而对于术前诊断明确的恶性程度高 AC，亚肺叶切除术会遗漏潜在的淋巴或肺内转移灶，建议行肺叶切除术等扩大范围的术式。

对于肿瘤位于气管腔内无法手术经严格选择的 PC 患者，采用经支气管镜介入治疗可以取得良好效果。对于 CT 下未见累及支气管壁、无疑似淋巴结转移在支气管镜下清晰可见肿瘤远端边缘的患者最适合行经支气管镜介入治疗。对于已经延伸至肺上叶的 PC，经支气管镜介入治疗存在一定局限性。支气管镜下冷冻疗法对于孤立型腔内肿瘤患者可以取得和内镜切除相似的安全性和治疗效果，降低术后晚期支气管狭窄的发生概率。但是，由于长期随访的预后资料少，尚需更多临床研究验证此项技术的远期疗效。

PC 术后辅助化疗及放疗是否能为患者的生存带来获益，尚无高级别证据支持，是否需要尚存争议。美国国家综合癌症网络指南推荐，对于Ⅱ～Ⅲ期的 AC 患者实行辅助化疗和（或）放疗。北美神经内分泌肿瘤协会指南未行常规推荐对病变完全切除的 PC 患者进行辅助治疗，无论其是否有区域淋巴结转移。术后仍有残留病灶的

笔记

PAC，尚未证实放疗是否能改善结局。欧洲神经内分泌肿瘤学会推荐辅助治疗仅用于淋巴结转移的 AC 患者。

6. 不可手术切除或晚期 PC 患者

晚期 PC 治疗的目的为控制全身症状和延缓肿瘤生长，改善生存质量和延长生存。治疗选择包括化疗、靶向治疗、SSA 和肽受体介导的放射性核素治疗等。NCCN 指南推荐，对于进展期 PC，可选择依维莫司和干扰素，若无其他适合方案，可选用化疗。ENETS 指南推荐，SSAs 可用于 SSTR 高表达和 Ki-67 ＜ 10％的 TC/AC；当 SSAs 不可用，依维莫司用于进展转移性 TC/AC；当其他治疗失败，化疗可用于 Ki-67 ＞ 15％的 AC。对于高表达的进展期 TC/AC，可采用 SSTR。

兼顾化疗治疗 PC 的安全性和有效性，替莫唑胺单独或联合应用被推荐为经典的化疗方案。一项小样本研究显示，29 例晚期 PC 采用卡培他滨与 TMZ 联合方案，其客观有效率（objective response rate，ORR）可达 72％，中位无进展生存达 9 个月。一项对于进展期肺 NETs 患者（14 例 PTC、15 例 PAC、2 例无法分类）的回顾性研究证实，口服替莫唑胺治疗，mPFS 和 mOS 分别为 5.3 个月和 23.2 个月，3 例患者（14％）部分缓解，11 例患者（52％）疾病稳定。然而，替莫唑胺对 PC 的疗效尚未得到前瞻性随机对照试验的证实。对于进展期的 PC 患者，NCCN 指南仅在无其他治疗选择的情况下推荐行化疗，依托泊苷联合铂类药物可作为治疗进展期 AC 的首选方案。ENETS 指南推荐，其他治疗失败和（或）SSTR 阴性、Ki-67 ＞ 15％的进展期 AC 患者，化疗仍是晚期 PC 的标准治疗，替莫唑胺可作为常规推荐药物。

笔记

PC 高表达多种血管相关因子，如 VEGF、VEGFR、PDGF、

PDGFR 等，抗血管治疗也可作为 PC 治疗的策略。舒尼替尼是多靶点的酪氨酸激酶抑制剂。帕唑帕尼用于进展转移 NETs 的治疗的 PAZONET 研究证实，85％的患者临床上获益，DCR 率为 56.8％和 mPFS 9.5 个月。另一项包括 11.7％ PC 患者的 34 例晚期类癌二线治疗研究表明，TMZ 和贝伐珠单抗治疗可取得 56％的 ORR，7.3 个月 mPFS 和 18.8 个月的 mOS。尽管在 PC 患者中缺乏高质量的临床数据支持，但是依然被部分指南认可用于 PC 的治疗，但基于抗血管生成药物对 PC 的疗效，仍可作为晚期 PC 的一种治疗选择。干扰素 α（interferon α，IFN α）具有免疫特性及抗血管生成作用，作为 NET 的传统治疗。SWOG-0518 试验在 402 例高级 NET 患者中比较奥曲肽 /IFN 与奥曲肽 / 贝伐珠单抗的疗效。其中，贝伐珠单抗组的中位 TTP（medianTTP，mTTP）9.9 个月高于 IFN 组的 5.6 个月，但两组 PFS 相似（15.4 个月 *vs*.16.6 个月，P=0.55）。抗血管生成药物可有效治疗 NET，在 PC 治疗方面存在获益前景。

诸多指南推荐 SSAs（如奥曲肽）是治疗晚期或转移性 PC 患者的常规用药，特别是用于伴有类癌综合征的功能性 PC 或 SSTR 阳性、低增殖分化良好的肿瘤，症状改善率可达到 40％~ 60％。目前，使用 SSAs 治疗肺 NETs 的前瞻性研究有 SPINET（NCT02683941）试验，探讨兰瑞肽在 PTC 和 PAC 的治疗中与安慰剂相比是否能延长 PFS，期待 SPINET 试验结果会进一步证实 SSAs 在 PC 中的疗效。PC 的分子生物学表现出过度激活的 mTOR 信号通路。研究报道，一项对肺 NET 的临床Ⅱ期前瞻性多中心随机对照研究 LUNA，评估在分化好的肺和胸腺 NET 患者中单用长效帕瑞肽或依维莫司及双药联合的有效性和安全性的多中心临床试验。

肽受体介导的放射性核素治疗对于进展期高度表达 SSTR 的 NET 治疗有效，能明显改善患者的症状及生存质量。一项回顾性研

笔记

究证实，^{90}Yttrium-PRRT 治疗包含 7.9% PC 的转移性 NET 可以取得 40 个月的 OS 及 38.1% 的 ORR。即使在 PC 中存在奥曲肽抵抗的患者，治疗仍可取得 74.4% 的 DCR 及 16.3 个月的 PFS 和 26.9 个月 OS。目前尚缺乏肺 TC、AC 的前瞻性临床Ⅲ期证据。一项针对 34 例 PC 晚期患者的Ⅱ期临床研究显示，^{177}Lu-DOTATATE 可以取得 62% 的 DCR 及 18.5 个月 mPFS。TC 和 AC 间的 DCR 分别为 80% 和 47%。与其他治疗方法联合应用，如化疗或生物治疗联合 PRRT，也可作为进展期 PC 的治疗选择。

既往研究证实，肺 NET 的基因突变数目和频率随着肿瘤的恶性程度升高而增加。TC 具有的突变包括 SMAD4、IDH 和 EGFR；AC 具有的突变包括 PTEN、KIT、FG-FR1 和 KRAS，上述突变可能是现有药物的潜在靶点。PC 患者并不能从伊马替尼或厄洛替尼的治疗中获益，即使 PC 高表达 c-kit、PDGFRA 和 EGFR 等。mTOR 信号通路在大多数 PC 中高表达，依维莫司为 mTOR 通路的抑制剂，被批准用于进展转移性肺癌和其他 NET 类型的治疗。RADIANT-2 试验表明，依维莫司联合奥曲肽治疗晚期功能性 NET，与奥曲肽单用相比的 11.3 个月，PFS 延长为 16.4 个月，但差异无统计学意义。RADIANT-4 试验证实，302 例无法手术的非功能性的 NET 患者（包含 90 例为肺 NET 患者）依维莫司可显著改善 PFS（11.0 个月 *vs*.3.9 个月，*HR*0.48，95% *CI*：0.35～0.67）。依维莫司组和安慰剂组的总体 ORR 分别为 2% 和 1%，DCR 为 81% 和 64%。其中，90 例肺 NET 患者的 PFS 的风险比为 0.5（95% *CI*：0.28～0.88），差异具有统计学意义。不良事件包括口腔炎、腹泻、乏力及皮疹等。基于 RADIANT 临床研究，依维莫司可用于包括肺部在内的任何部位的晚期 NET 患者，是目前唯一经美国食品药品监督管理局批准治疗 PC 的药物，被 ENETS 推荐作为一线药物。

笔记

免疫检查点抑制剂，如抗 PD-1/PD-L1 和抗 CTLA4 等在 NET 患者的安全性和有效性的临床转化研究正在开展，了解 PC 组织中 PD-1 与 PD-L1 的表达情况，探究 PD-1 与 PD-L1 的靶点抑制剂在 PC 中的疗效，也将是晚期 PC 的治疗新思路。另外，嵌合抗原受体 T 细胞疗法已经探索用于治疗 NET。上述方法均是目前探索中的 PC 潜在治疗策略。

7. 预后及随访

根据 NCI 的 SEER 数据（1988—2004 年），肺 NET 患者伴远处转移的 5 年死亡率为 73%。TC 的恶性程度和侵袭性比 AC 低，TC 的预后要显著优于 AC，TC 和 AC 的区域淋巴结转移率分别为 1%～15% 和 50%～60%，＜15% 的 TC 患者出现远处转移，而 30%～50% 的 AC 患者出现纵隔淋巴结转移；远处转移率分别为 2%～5% 和 15%～20%；5 年生存率分别为 87%～96% 和 56%～79%。对于早期可手术切除的患者，TC 的 5 年 OS 一般超过 85%，而 AC 侵袭性高，预后差，5 年 OS 仅为 44%～71%。病理分型、肿瘤 T 分期、N 分期可能是影响预后的因素。

由于恶性程度低，TC 和 AC 患者的术后复发率分别为 3%～5% 和 20%～25%。目前，对于 PC 的随访频率尚存争议。根据 ENETS 专家共识，TC 患者前 2 年可在第 3 个月和第 6 个月，然后每 12 个月进行胸部 CT 检查和 CGA 测定，2 年后每年监测 CGA 和胸片，每 3 年进行胸部 CT 检查，并建议术后 1 年进行奥曲肽扫描成像。淋巴结阳性的 TC 患者后续随访频率应相应增加。对于 AC 患者，应在术后 3 个月，然后 5 年内每 6 个月进行胸部 CT 检查和 CgA 测定，之后每年监测胸部 CT。对于高 Ki-67 增殖指数的 AC 患者，FDGPET 较奥曲肽扫描成像更有价值。若患者有局部进展症状，需

笔记

进行支气管镜检查，建议 TC 患者每 5~10 年检查 1 次，AC 患者每 1~3 年检查 1 次。

8. 总结

PC 为罕见的、分化较好的肺部神经内分泌肿瘤，恶性程度较低，疾病进展缓慢，但仍可造成 5%~ 20% 的患者死亡。由于缺乏高级别大样本的临床研究数据，多学科联合诊治对于 PC 是十分必要的。鉴于临床症状及影像学检查缺乏特异性表现，术前病灶活检的准确性欠佳，确诊有赖于术后病理及免疫组织化学检查。早期局限期 PC 以外科手术治疗为主，而晚期转移性 PC 以全身系统治疗为主。但用药方案仍存在较大争议。目前，依维莫司 mTOR 通路靶向治疗已成为晚期 PC 的一线治疗方案。目前，PC 治疗仍然面临严峻的挑战，未来急需开展大样本前瞻性随机对照的临床试验，研发新的治疗策略，延缓 PC 患者的疾病进展，从而更好地改善预后。

参考文献

1. 徐嵩，李雄飞，陈军 . 原发性肺类癌的治疗进展与展望 . 中国肿瘤临床，2018，45（1）：47-52.

2. 李雪，李峻岭 . 肺神经内分泌肿瘤的诊疗进展 . 癌症进展，2018，16（1）：13-16，21.

3. Travis W D，Brambilla E，Burke A P，et al.Introduction to The 2015 World Health Organization Classification of Tumors of the Lung，Pleura，Thymus，and Heart. Journal of thoracic oncology：official publication of the International Association for the Study of Lung Cancer，2015，10（9）：1240-1242.

4. Dalar L，Ozdemir C，Abul Y，et al.Endobronchial Treatment of Carcinoid Tumors of the Lung. The Thoracic and cardiovascular surgeon，2016，64（2）：166-171.

笔记

5. 陈飞 . 肺类癌的病理特质与临床决策 . 医疗装备，2017，30（7）：129-130.

6. Pelosi G，Papotti M，Rindi G，et al.Unraveling tumor grading and genomic landscape in lung neuroendocrine tumors. Endocrine pathology，2014，25（2）：151-164.

7. 孙艳，宋晓晴，邓静敏，等 . 肺类癌 19 例临床特征分析 . 广西医科大学学报，2018，35（12）：1703-1706.

8. 王学斌，李单青 . 晚期肺类癌的诊治进展 . 中国胸心血管外科临床杂志，2017，24（7）：551-557.

9. Caplin M E，Baudin E，Ferolla P，et al.Pulmonary neuroendocrine（carcinoid）tumors：European Neuroendocrine Tumor Society expert consensus and recommendations for best practice for typical and atypical pulmonary carcinoids. Annals of oncology：official journal of the European Society for Medical Oncology，2015，26（8）：1604-1620.

10. Haug A R，Cindea-Drimus R，Auernhammer C J，et al. Neuroendocrine tumor recurrence：diagnosis with ^{68}Ga-DOTATATE PET/CT.Radiology，2014，270（2）：517-525.

11. Pattenden H A，Leung M，Beddow E，et al.Test performance of PET/CT for mediastinal lymph node staging of pulmonary carcinoid tumours. Thorax，2015，70（4）：379-381.

12. Brokx H A，Paul M A，Postmus P E，et al.Long-term follow-up after first-line bronchoscopic therapy in patients with bronchial carcinoids.Thorax，2015，70（5）：468-472.

13. Travis W D.Pathology and diagnosis of neuroendocrine tumors：lung neuroendocrine. Thoracic surgery clinics，2014，24（3）：257-266.

14. Filosso P L，Ferolla P，Guerrera F，et al.Multidisciplinary management of advanced lung neuroendocrine tumors. Journal of thoracic disease，2015，7（2）：

笔记

S163-S171.

15. Kim J Y，Hong S M，Ro J Y.Recent updates on grading and classification of neuroendocrine tumors. Annals of diagnostic pathology，2017，29：11-16.

16. 陈野野，田震寰，周小昀，等.支气管肺类癌的临床特点及预后因素分析.协和医学杂志，2018，9（4）：352-357.

17. Pavel M，O' Toole D，Costa F，et al. ENETS Consensus Guidelines Update for the Management of Distant Metastatic Disease of Intestinal，Pancreatic，Bronchial Neuroendocrine Neoplasms（NEN）and NEN of Unknown Primary Site. Neuroendocrinology，2016，103（2）：172-85.

18. Crona J，Fanola I，Lindholm D P，et al. Effect of temozolomide in patients with metastatic bronchial carcinoids. Neuroendocrinology，2013，98（2）：151-155.

19. Pavel M，Baudin E，Couvelard A，et al.ENETS Consensus Guidelines for the management of patients with liver and other distant metastases from neuroendocrine neoplasms of foregut， midgut，hindgut，and unknown primary.Neuroendocrinology，2012，95（2）：157-176.

20. Grande E，Capdevila J，Castellano D，et al. Pazopanib in pretreated advanced neuroendocrine tumors：a phase Ⅱ，open-label trial of the Spanish Task Force Group for Neuroendocrine Tumors （GETNE）.Annals of oncology：official journal of the European Society for Medical Oncology，2015，26（9）：1987-1993.

21. Chan J A，Stuart K，Earle C C，et al. Prospective study of bevacizumab plus temozolomide in patients with advanced neuroendocrine tumors. Journal of clinical oncology：official journal of the American Society of Clinical Oncology，2012，30（24）：2963-2868.

22. Caplin M E，Pavel M，Cwikla J B，et al.Lanreotide in metastatic enteropancreatic neuroendocrine tumors. The New England journal of medicine，2014，371（16）：1556-1557.

笔记

23. Ferolla P, Brizzi M P, Meyer T, et al.Efficacy and safety of long-acting pasireotide or everolimus alone or in combination in patients with advanced carcinoids of the lung and thymus （LUNA）: an open-label, multicentre, randomised, phase 2 trial. The Lancet Oncology, 2017, 18（12）: 1652-1664.

24. Otte A.Neuroendocrine tumors: Peptide receptors radionuclide therapy（PRRT）. Hellenic journal of nuclear medicine, 2016, 19（2）: 182.

25. Ianniello A, Sansovini M, Severi S, et al.Peptide receptor radionuclide therapy with ^{177}Lu-DOTATATE in advanced bronchial carcinoids: prognostic role of thyroid transcription factor 1 and ^{18}F-FDG PET.European journal of nuclear medicine and molecular imaging, 2016, 43（6）: 1040-1046.

26. Fazio N, Granberg D, Grossman A, et al. Everolimus plus octreotide long-acting repeatable in patients with advanced lung neuroendocrine tumors: analysis of the phase 3, randomized, placebo-controlled RADIANT-2 study. Chest, 2013, 143（4）: 955-962.

27. Yao J C, Fazio N, Singh S, et al.Everolimus for the treatment of advanced, non-functional neuroendocrine tumours of the lung or gastrointestinal tract（RADIANT-4）: a randomised, placebo-controlled, phase 3 study.Lancet, 2016, 387（10022）: 968-977.

28. 李明彪，徐嵩，范海洋，等 . PD-1 和 PD-L1 在肺类癌中的表达情况和其临床意义 . 中国肺癌杂志，2016，19（12）：847-853.

（王佳妮　李　俏　赵　峻）

笔记

原发性肝脏神经内分泌肿瘤的研究现状

神经内分泌肿瘤（neuroendocrine tumors，NETs）是一类起源于弥散神经内分泌系统的肿瘤。原发性肝脏神经内分泌肿瘤（primary hepatic neuroendocrine tumors，PHNETs）较为罕见，其临床症状、影像学表现等缺乏特异性，在临床上不易早期发现。PHNETs 的诊断依赖于病理学证实为 NETs 同时结合多种检测手段排除肝外 NETs 原发灶的转移。目前以手术为主的综合性治疗是其主要治疗手段。现从临床症状、影像学表现、诊断及治疗等方面对其进行综述。

神经内分泌肿瘤是一组起源于弥散神经内分泌系统具有高度异质性的肿瘤，好发于胃肠道、胰腺、肺等器官，肝脏是其最常见的转移器官，而原发性肝脏神经内分泌肿瘤较为罕见。1958 年 Edmondson 报道了第 1 例的 PHNETs，至今报道的此类肿瘤仅约 150 例。随着研究不断的深入，PHNETs 已成为研究的热点，本文就 PHNETs 的临床及诊治特点进行综述，以期更好地指导临床及科研工作。

1. 起源及流行病学

目前关于 PHNETs 的起源仍不清楚，肿瘤来源存在三种假说：①来源于肝内胆管上皮中的神经内分泌细胞；②起源于肝内具有神经内分泌功能的异位胰腺或肾上腺组织；③来源于恶性肝脏干细胞前体。PHNETs 的发病率很低，仅占所有原发性肝脏肿瘤的 0.11%，占全身 NETs 的 0.77%。PHNETs 好发于 40～60 岁人群，男女发病比例无明显差异。据报道肝右叶比肝左叶更易发生，左右叶均有者也可见。

笔记

2. 临床表现

本病的临床表现缺乏特异性，仅6.8%的患者可表现为皮肤潮红、腹泻等典型的类癌综合征。患者往往因为肿瘤生长过大出现腹痛、腹胀、压迫胆管出现梗阻性黄疸来就诊，部分患者因体检偶然发现。大多数患者既往无肝炎、肝硬化等肝脏基础疾病，AFP、CEA 等肝脏肿瘤标志物均在正常范围内。

3. 血清标志物检测

嗜铬粒蛋白、5-羟基吲哚-3-乙酸、神经元特异性烯醇化酶等血清特异性标志物可用于 NETs 的诊断。其中 CgA 由肾上腺髓质的神经内分泌细胞分泌，在患者的血清中均能检测到，敏感性比其他指标高，且其与肿瘤的大小、患者的预后有很好的相关性，为首选检测指标。5-羟基吲哚-3-乙酸对 88% 产生 5-羟色胺（5-hydroxytryptamine，5-HT）的 NETs 有特异性，且其升高与不良预后相关。

4. 影像学表现

PHNETs 缺乏特异的影像学表现。目前 PHNETs 的主要影像学检测手段包括 CT、MRI、功能性显像等。

（1）CT、MRI

PHNETs 很难与其他由肝动脉供血的富血供肝脏肿瘤（如肝细胞癌、肝腺瘤和局灶性结节性增生等）相鉴别。但相关研究总结了一些支持 PHNETs 诊断的影像学征象：PHNETs 在 T_1 加权成像上表现为异质性和低信号肿块，肿瘤内部可伴有囊性和出血性低信号，在 T_2 加权成像上为明显高信号，DWI 上明显弥散受限；增强 CT、MRI 可表现为病灶由边缘向中心强化，动脉期明显增强，持续强化，

笔记

伴随着门脉期、延迟期增强的减退，PHNETs 增强信号仍高于周围肝组织。

（2）功能性显像

功能性显像如生长抑素受体显像（^{68}Ga-SSA PET/CT、^{99m}Tc-HTOC SPETCT 等）、葡萄糖代谢显像（^{18}F-FDG PET/CT）等在 NETs 的诊断及预后评估中起到重要作用。约 90% 的 NETs 表达生长抑素受体（somatostatin receptors，SSTRs），SSTRs 的表达有利于 NETs 功能性显像。^{68}Ga-SSA PET/CT 主要用于分化好、恶性程度低的 NETs（G1 和 G2），并伴随着较高的检出率，如 ^{68}Ga-DOTA-TATE PET/CT 对胃肠胰 NETs 的检出率高达 90%。对于分化差、恶性程度高的 NETs（G3），^{18}F-FDG PET/CT 是首选的影像诊断方法。但是，神经内分泌肿瘤是一类异质性很强的肿瘤，即使是同一病例不同病灶间的生物学活性也不相同，因此生长抑素受体显像与葡萄糖代谢显像的联合应用有利于评估全身 NETs 的情况。

在 PHNETs 的诊断上，功能性显像对发现 PHNETs 同时排除肝外 NETs 原发灶的转移具有重要意义。但功能性显像如 ^{68}Ga-SSA PET/CT 的价格相对较高，同时大部分医疗机构不具备检测条件，加之 PHENTs 具有高度异质性与复杂性，在就诊初期往往与肝癌、胆管细胞癌等难以鉴别，许多患者因此错过检查的最佳时机，据报道仅约 16% 的 PHNETs 患者接受了 PET/CT 检查。

5. 病理诊断

PHNETs 肉眼观可表现为质软或中等硬度的肿块，切面多呈黄褐色，与周围组织界限清楚，肿块内部可见出血、囊性变。镜下肿瘤组织可呈小梁状、带状、腺泡状、管状；肿瘤细胞胞质少，细胞核呈圆形或卵圆形，核质比例大，核染色深，核分裂象多见，病灶

笔记

内可见神经内分泌颗粒。PHNETs 的组织病理学诊断包括常规 HE 染色与免疫组织化学标志物检测。常规 HE 染色对 NETs 的诊断缺乏特异性，但根据肿瘤细胞核的异型性和高染色性有利于肿瘤的分级。免疫组织化学标志物 CgA、Syn 和 NSE 的阳性表达常被认为是诊断 NETs 的决定性证据。

6. 临床分类与分级标准

由于 PHNETs 发病率较低，仍缺少针对 PHNETs 的特异性分级、分类标准。目前主要参考 2010 年 WHO 胃肠胰神经内分泌肿瘤的分类标准及 2016 年神经内分泌肿瘤 ENETS 指南分级标准，WHO 分类系统主要强调肿瘤细胞和其相应的非肿瘤细胞的类似性，而 ENETS 分级系统则强调肿瘤固有的生物学恶性程度。在分级标准中，当核分裂象与 Ki-67 增殖指数不一致时，则取高级别分级，Ki-67 增殖指数越高肿瘤恶性程度越高，患者的预后越差。根据核分裂象及 Ki-67 指数将 GEP-NEN 分成 NETs G1、NETs G2、NEC（大细胞癌或小细胞癌）、MANEC（混合性腺神经内分泌癌）4 类。当肿瘤 Ki-67 增殖指数在 20%～60%，但肿瘤在细胞形态学上分化良好，则将这部分肿瘤称为高增殖活性的 NETs（G3），以此与 NEC 相区别。

7. 诊断标准

PHNETs 的诊断必须满足 2 个条件：①病理诊断证实为 NETs；②排除肝外 NETs 原发灶的转移。病理诊断主要通过穿刺活检和手术切除获取肿瘤标本并行组织病理学检测，其病理诊断标准如上述。肝脏神经内分泌肿瘤大多数为转移性肝脏 NETs，PHNETs 极为罕见，排除肝外 NETs 原发灶的转移是诊断 PHNETs 的关键。排除肝外 NETs 原发灶的转移目前主要通过影像学检测技术，其中功能

笔记

性显像技术（^{68}Ga-SSA PET/CT）被大力推荐，在缺少功能性全身显像的情况下，PHNETs 的诊断均存疑。高昂的检测费用及有限的资源限制了该类检测手段的使用。有学者提出，治疗过程中长期规律的 CT、MRI 等影像学检查同样有利于排除肝外 NETs 的转移。尽管 PHNETs 的诊断依赖于以上 2 个条件，但出现以下情况时应高度警惕 PHNETs 的可能：①出现皮肤潮红、腹泻等典型的类癌综合征；②无肝炎、肝硬化等基础肝脏疾病；③ AFP、CEA、CA199 等肿瘤标志物在正常范围内或升高不明显；④影像学表现上同肝细胞肝癌、胆管细胞癌等难以鉴别。

8. 治疗

目前尚无明确的 PHNETs 的治疗标准。对于 PHNETs 的治疗提倡多学科、多模式的以手术为主的综合性治疗。

（1）手术治疗

手术治疗是 PHNETs 最有效的治疗手段。目前仍缺少大型的 PHNETs 术后长期生存的统计，但相关研究表明 PHNETs 具有较高的可切除率及良好的手术预后。Huang 等对 11 例接受手术的 PHNETs 患者的随访结果示术后最长的无病生存时间可达 98 个月，最长生存时间达 107 个月，术后的 1 年生存率达 100%，1 年复发率达 45.5%。手术术式的选择在临床上仍缺乏标准，但行 R0 切除保证切缘阴性是 PHNETs 的最佳手术策略。其次，PHNETs 可伴有子灶，准确的判断子灶的位置、数目并完成子灶的完全性切除能有效地预防 PHNETs 复发。

（2）其他治疗

在患者身体情况不能耐受手术或肿瘤不可切除时，可采用 RFA、TACE、放疗等局部治疗手段和化疗、靶向治疗等全身治疗。

笔记

目前RFA已用于肿瘤数目在3个以下且直径小于5cm或肿瘤直径在3cm以下的PHNETs的治疗，RFA治疗后局部无进展时间可达9个月。由于NETs血供丰富同时对缺血较为敏感，TACE被推荐用于肝脏NETs的非手术治疗。Dong等研究表明TACE用于转移性肝脏NETs患者的术后中位生存时间为39.6个月，5年生存率为35.5%，可有效缓解患者症状，改善患者预后。

对于多发肿瘤或伴有转移的PHNETs患者，可采用全身化疗、生长抑素类似物治疗及靶向治疗，目前仍缺少相关治疗手段在PHNETs中应用的大样本研究。细胞毒性药物是高增殖活性肿瘤的最佳选择，推荐此类化疗药物在PHNETs中的组合使用，如5-氟尿嘧啶（5-Fu）联合依托泊苷、顺铂。相关文献报道接受5-氟尿嘧啶联合依托泊苷、顺铂化疗方案的PHNETs患者，化疗疗效可表现为部分反应。生长抑素类似物可通过结合NETs表面的SSTRs发挥抗肿瘤作用，其在NETs的治疗中占据重要位置。最常用的生长抑素类似物包括长效奥曲肽和兰瑞肽，Shen等对233例晚期NETs患者的研究发现，长效奥曲肽组的中位生存时间明显高于非治疗组（35.22个月 *vs*.19.15个月），长效奥曲肽能显著提高患者的生存时间。mTOR抑制剂依维莫司、多靶点酪氨酸激酶抑制剂舒尼替丁等靶向药物在治疗胰腺进展期NETs中取得了显著疗效，Ⅲ期临床试验结果表明其能显著延长无病生存时间，但靶向药物在PHNETs治疗中的作用有待进一步研究。

对于终末期肝病患者或全身治疗效果不佳的PHNETs，肝移植是可选择的治疗手段。Sher等对85例接受肝移植治疗的转移性肝NETs的回顾性分析结果表明，患者的5年生存率可达52%。但肝移植对PHNETs的治疗效果仍不确定。

笔记

9. 总结

PHNETs 较为罕见，主要发生在 40～60 岁人群、无性别差异；患者通常缺乏典型临床症状，无肝脏基础疾病，AFP、CEA、CA199 等肿瘤标志物在正常范围内；在 CT、MRI 等影像学表现上与肝细胞癌、胆管细胞癌不易鉴别，^{68}Ga-SSA PET/CT、^{18}F-FDG PET/CT 等功能性显像对发现 PHNETs 同时排除肝外 NETs 具有重要意义；综合病理诊断联合全身功能性显像除外肝外原发病灶应作为该病的诊断标准；以手术为核心的综合性治疗是 PHNETs 的主要治疗手段；不可手术切除的病例依据其分级及肿瘤负荷采取化疗或生长抑素类似物等药物积极治疗可以改善预后。

参考文献

1. Vinik A I，Chaya C . Clinical Presentation and Diagnosis of Neuroendocrine Tumors. Hematology/oncology Clinics of North America，2016，30（1）：21-48.

2. Chen Q，Zhao H，Zhao J，et al.Clinical features and prognostic factors of cryptogenic hepatocellular carcinoma. Translational Cancer Research，2018，7（3）：729-737.

3. Park C H，Chung J W，Jang S J，et al. Clinical features and outcomes of primary hepatic neuroendocrine carcinomas. J Gastroenterol Hepatol，2012，27：1306-1311.

4. Chen Z，Xiao H，Ramchandra P，et al. Imaging and pathological features of primary hepatic neuroendocrine carcinoma：An analysis of nine cases and review of the literature. Oncol Lett，2014，7：956-962.

5. Yalav O，Ülkü A，Akçam T A，et al. Primary hepatic neuroendocrine tumor: Five cases with different preoperative diagnoses. Turk J Gastroenterol，2012，23：272-278.

笔记

6. Li R K, Zhao J, Rao S X, et al. Primary hepatic neuroendocrine carcinoma: MR imaging findings including preliminary observation on diffusion-weighted imaging. Abdom Imaging, 2013, 38: 1269-1276.

7. Wang L M, An S L, Wu J X. Diagnosis and therapy of primary hepatic neuroendocrine carcinoma: clinical analysis of 10 cases. Asian Pac J Cancer Prev, 2014, 15: 2541-2546.

8. Wang L X, Liu K, Lin G W, et al. Primary hepatic neuroendocrine tumors: comparing CT and MRI features with pathology. Cancer Imaging, 2015, 15: 13.

9. Hasegawa S, Kobayashi N, Tokuhisa M, et al. Clinical Usefulness of Somatostatin Receptor Scintigraphy in Japanese Patients with Gastroenteropancreatic Neuroendocrine Tumors. Digestion, 2017, 96: 13.

10. Sadowski S M, Neychev V, Millo C, et al. Prospective Study of ^{68}Ga-DOTATATE Positron Emission Tomography/Computed Tomography for Detecting Gastro-Entero-Pancreatic Neuroendocrine Tumors and Unknown Primary Sites. J Clin Oncol, 2016, 34: 588.

11. Severi S, Nanni O, Bodei L, et al. Role of ^{18}FDG PET/CT in patients treated with ^{177}Lu-DOTATATE for advanced differentiated neuroendocrine tumours. Eur J Nucl Med Mol Imaging, 2013, 40: 881-888.

12. Pelosi G, Sonzogni A, Harari S, et al. Classification of pulmonary neuroendocrine tumors: new insights. Transl Lung Cancer Res, 2017, 6: 513-529.

13. O"Toole D, Kianmanesh R, Caplin M.ENETS 2016 Consensus Guidelines for the Management of Patients with Digestive Neuroendocrine Tumours: An Update. Neuroendocrinology, 2016.

14. Sher L S, Levi D M, Wecsler J S, et al. Liver transplantation for metastatic neuroendocrine tumors: Outcomes and prognostic variables. Journal of Surgical Oncology, 2015, 112 (2) : 125-132.

笔记

15. Shen C，Shih Y C T，Xu Y，et al. Octreotide LAR among elderly patients with neuroendocrine tumors：A Survival analysis of SEER-Medicare data. Cancer epidemiology，biomarkers & prevention，2015，24（11）：1656-1665.

（周健国）

胆道神经内分泌肿瘤

1. 概述

胆道神经内分泌肿瘤是极其罕见的疾病。该肿瘤通常无神经内分泌功能，亦缺乏特异的影像学特征，因此术前难以明确诊断，确定诊断只能依靠病理。手术方式的选择根据肿瘤部位与其他胆道系统肿瘤相同，手术过程中应尽量保证切除范围。术后需根据病理情况进行辅助治疗。

胃肠胰腺神经内分泌肿瘤是来源于神经内分泌细胞系统的实体肿瘤。近些年 GEP-NEN 的发病率一直在增加，但可能是因为诊断手段的改进及医生对于此类疾病认识的提高。SEER 数据库显示小肠、直肠和胰腺是 GEP-NEN 最常见的部位。来自胆道系统的 NEN 非常罕见。 Modlin 等分析了 13715 例 NEN 患者的资料，其中仅有 42 例胆囊 NEN 和 111 例肝外胆管 NEN，约占 GEP-NENs 的 2%。由于这种肿瘤的罕见性，仅有少数研究论文做出了相关临床信息的报道，

笔记

同时缺乏基础性研究。

胆囊 NEN 通常缺乏特异性症状，患者偶有上腹部不适等症状，有时在体检时超声发现异常，最终术后病理回报为胆囊 NEN。胆管 NEN 由于占位效应，患者常出现黄疸，诊断同样需要依赖病理。在所有的胆道系统 NEN 的报道之中，均未提到肿瘤具有神经内分泌功能，同时影像学检查并无特异性，因此胆道系统 NEN 很难在术前得到确切诊断。在治疗方面，手术是胆道 NEN 的首选方式，在围术期应做好术前准备，对症处理患者不适症状，减轻黄疸，维持水电解质平衡等。术式需选择标准术式，保持足够的切除范围及足够的淋巴结清扫。术后可采用消化道神经内分泌肿瘤的化疗方案进行后续化疗。患者的预后取决于肿瘤的分期、分级及术中是否能做到 R0 切除。

2. 流行病学

胆道神经内分泌肿瘤发病率很低，每年约为 2.5/ 千万。

3. 病理诊断

病理是诊断胆道 NEN 的金标准，除形态学外，需完善 Ki-67、Syn、CgA、CD56 等神经内分泌肿瘤相关染色。

4. 分级，分期及分型

分级、分型可参考 2017 ENETS 指南，分为 NET G1、NET G2、NET G3、NEC G3 及 MANEC。分期与胆囊、胆管肿瘤分期系统相同。

5. 诊断

胆道 NEN 通常为病理诊断。影像学检查包括超声、CT、

笔记

MRI、MRCP 等，均对占位有高敏感性，但并无特异性，因此极少病例术前即可诊断为胆道 NEN。

6. 治疗

标准化手术方式是治疗胆道 NEN 的首选方式，对肿瘤的切除可以使患者最大获益。新辅助化疗及术后化疗方案应参照消化道神经内分泌肿瘤药物选择。胆道 NEN 对于胆囊癌、胆管癌化疗方案及放疗并不敏感。

7. 预后及随访

术后患者应进行密切随访。对于胆道 NEN 来说，分级较低（G1、G2）及早期的患者术后预后良好，部分甚至可以达到治愈状态。G3 及混合性腺神经内分泌癌的患者预后与胆囊癌、胆管癌患者预后相近，较差。

8. 总结

神经内分泌肿瘤的发病率近年来逐渐增加，但胆道 NEN 的报告仍然极为罕见。目前所有的报道中，胆道 NEN 患者并无激素相关症状，因此早期诊断比较困难。但随着检查手段的提升及人群体检的增多，更多的胆道占位可以被早期发现，尽早手术能够使患者获得最大获益。术后患者可根据病理决定随访及化疗等后续策略。

参考文献

1. Zheng Z，Chen C，Li B，et al.Biliary Neuroendocrine Neoplasms: Clinical Profiles，Management，and Analysis of Prognostic Factors.Front Oncol，2019，5（9）38.

2. Dasari A，Shen C， Halperin D，et al. Trends in the Incidence，Prevalence，and Survival Outcomes in Patients With Neuroendocrine Tumors in the United States.

笔记

JAMA Oncol，2017，3（10）：1335-1342.

3. Lee K J，Cho J H，Lee S H，et al.Clinicopathological characteristics of biliary neuroendocrine neoplasms：a multicenter study.Scand J Gastroenterol，2017，52（4）：437-441.

4. Chen C，Wang L，Liu X，et al.Gallbladder neuroendocrine carcinoma：report of 10 cases and comparision of clinicopathologic features with gallbladder adenocarcinoma.Int J Clin Exp Pathol，2015，8（7）：8218-8226.

5. Monier A，Saloum N，Szmigielski W，et al. Neuroendocrine tumor of the gallbladder. Pol J Radiol，2015，80：228-231.

6. Yun S P，Shin N，Seo H I. Clinical outcomes of small cell neuroendocrine carcinoma and adenocarcinoma of the gallbladder. World J Gastroenterol，2015，21（1）：269-275.

7. Okubo Y. Gangliocytic Paraganglioma Is Often Misdiagnosed as Neuroendocrine Tumor G1. Arch Pathol Lab Med，2017，141（10）：1309.

8. Okubo Y，Yoshioka E，Suzuki M，et al. Diagnosis，Pathological Findings，and Clinical Management of Gangliocytic Paraganglioma：A Systematic Review. Frontiers in Oncology，2018，8：291.

9. Okubo Y.Gangliocytic Paraganglioma：a Diagnostic Pitfall of Rare Neuroendocrine Tumor. Endocrine pathology，2017，28（2）：186.

10. Okubo Y，Nemoto T，Wakayama M，et al. Gangliocytic paraganglioma：a multi-institutional retrospective study in Japan. BMC Cancer，2015，15（1）：269.

（郑志博　陈楚岩　李秉璐）

笔记

胃神经内分泌肿瘤临床分型的共识和争议

神经内分泌肿瘤是起源于肽能神经元和神经内分泌细胞的一组少见肿瘤的统称，可发生于胃肠道、胰腺、肺和胸腺等身体不同部位。胃 NEN 是最常见的消化系统 NEN，其发病率的上升可能归因于胃镜的广泛应用及对疾病认识的提高。胃 NEN 患者的治疗决策，不仅取决于肿瘤的病理分级和临床分期，更重要的是临床分型。根据不同的病因、发病机制，结合病理分级，胃 NEN 可分为不同的亚型。从 2006 年成立的欧洲神经内分泌肿瘤学会到北美神经内分泌肿瘤学会、美国国家综合癌症网络及中国临床肿瘤学会等国内外指南共识，对胃 NEN 临床分型均有表述，但有三型和四型两种分类法，其中 ENETS 指南对胃 NEN 第 3 型的界定，成为现阶段争议的焦点。本文主要介绍国外相关指南有关胃 NEN 临床分型的共识和争议，提出中国胃 NEN 临床分型专家共识建议，供同道参考。

1. 国外指南共识有关胃 NEN 临床分型的表述

（1）ENETS 指南（2006 版、2012 版和 2016 版）

ENETS 在成立之初，聚集欧洲多国专家，于 2006—2007 年间发布了第 1 版 NEN 诊治指南，其后分别于 2012 年、2016 年进行了部分更新。在 2006 版 ENETS 指南中，将分化良好的胃神经内分泌瘤单独叙述。指南将胃 NET 分成三个亚型：1 型、2 型和 3 型。1 型和 2 型胃 NET，都与慢性高胃泌素血症有关，但引起病因不同。1 型患者的胃泌素升高是由于（自身免疫性）萎缩性胃炎，胃酸缺乏所致；2 型患者的高胃泌素血症是肿瘤（胃泌素瘤）分泌导致的，

笔记

多见于多发性内分泌腺瘤病 1 型患者。3 型患者，没有相关疾病背景，血清胃泌素正常，被认为是散发性，不太常见。

2006 版 ENETS 指南对各型胃 NET 的临床病理特点进行了详细描述：① 1 型胃 NET 较为常见（占 70%~80%），多数无症状，也可因消化不良或巨幼红细胞贫血或缺铁性贫血就医确诊。肿瘤位于胃底和胃体，通常是多发性、较小（直径＜1 cm）、息肉样病灶。病理上属于分化良好的肿瘤，患者预后良好，转移罕见（2%~5%）；② 2 型胃 NET 较少（占 5 %~6%）。与散发性胃泌素瘤患者相比，MEN1 相关的胃泌素瘤患者发生 2 型胃 NET 机会更高（23%~29% *vs*.1%~3%）。2 型患者常有典型症状（卓艾综合征），胃酸过多，患者反酸、烧心、腹痛，有时伴腹泻，反复的消化道溃疡，久治不愈，需要长期、大剂量质子泵抵制剂控制症状。肿瘤通常也是多发性较小的息肉样病灶；③ 3 型胃 NET 占 14%~25%，通常是单发病灶，可发生于胃底、胃体或胃窦。肿瘤通常＞2 cm，息肉样或溃疡型，约 50% 患者在确诊时有转移，因此总体预后较 1 型、2 型患者要差，肿瘤相关的死亡率为 25%~30%。在病理学上，3 型胃 NET 为分化良好或中等分化的肿瘤，多数属于 WHO 2000 版 G2 级。

随着诊断和治疗的进步及 WHO 2010 版消化系统肿瘤病理分级的发布，ENETS 分 6 篇文章对消化系统 NEN 诊断和治疗进行了更新。在这一版的前言里，对共识指南中采用的专业术语内涵进行了规定：NEN 包括所有低、中、高级别的肿瘤；NET 指低、中级别肿瘤，相当于以前的类癌或非典型类癌，神经内分泌癌只用于高级别的肿瘤，相当于以前定义的分化差的神经内分泌癌。

在 2012 版 ENETS 共识指南中，胃和十二指肠 NEN 诊治是合在一篇文章进行叙述。 在这篇文章中，有关胃 NEN 临床分型，还是分为 3 型。1 型和 2 型与前版没有变化，但在第 3 型的病理学描述

笔记

上出现了较大改动，令人迷惑不解。2012 版指南中说到，3 型 NEN 通常是单发，病理分级多数为 WHO 3 级（NEC G3），Ki-67 指数较高，肿瘤直径较大，呈浸润性生长。而前一版（2006 版）3 型肿瘤指分化良好或中等分化，不是 1 型也不是 2 型，无背景疾病的其他胃 NEN。因此，有关胃 NEN 的第 3 型的界定，2012 版与 2006 版出现了明显的不一致。

在 2016 版 ENETS 共识指南更新中，仍旧是将胃和十二指肠 NEN 合在一篇进行叙述。在这一版里，关于临床和组织学特点，段落首句改为"分化良好的胃 NEN 可分为 3 型"，但在接下来的"表 2-2"里，第 3 型的病理学依旧为 NEC G3，出现前后自相矛盾的地方。故 2016 版指南同样令人费解。

（2）NANETS 指南

NANETS 指南首发于 2010 年，2013 年进行了表格式更新（2013 版）。NANETS 指南 2010 版同样将分化良好的胃 NET 分为 3 个亚型：1 型，与慢性萎缩性胃炎 / 恶性贫血相关，血清胃泌素升高，继发于胃酸缺乏；2 型，与卓艾综合征 / MEN1 相关，血清胃泌素升高因胃泌素瘤分泌导致，患者胃酸多；3 型，散发性，血清胃泌素正常。关于胃临床分型的表述，NANETS 指南 2010 版及 2013 版，与 ENETS 指南 2006 版是一致的。

（3）NCCN 神经内分泌肿瘤指南（2018 版）

NCCN 指南以图表加文字讨论方式表述和每年更新为其特点。NCCN 神经内分泌肿瘤指南将分化良好的胃肠道、胰腺、肺和胸腺 NEN 分别讨论，而把分化差的 NEC（大细胞或小细胞型）作为一个章节专门论述。

关于胃 NEN 的临床分型，NCCN 神经内分泌肿瘤指南与 NANETS 指南及 ENETS 指南 2006 版是一致的，即将分化良好的胃

笔记

NET 分为 3 型（1 型、2 型和 3 型）。1 型和 2 型都有高胃泌素血症，但 1 型胃酸缺乏，2 型胃酸过多，而胃泌素正常者属于 3 型。1 型患者胃镜下常表现为多发、小的、息肉样病灶，发展缓慢，转移率不到 5%，建议每年 1 次内镜下随访并切除较大的病灶，对于极少数肿瘤大于 2cm 的 1 型患者，应该做腹部 CT/MRI 以评估转移情况。2 型胃 NET 非常罕见，2 型继发于胃泌素瘤，手术切除胃泌素瘤是治疗首选，如果胃泌素瘤无法切除，则可以用奥曲肽或兰瑞肽药物治疗，胃镜下随访发现较大的病灶予以切除，同时给予大剂量的 PPI 抑酸对症治疗。没有转移的胃泌素正常的 3 型胃 NET，肿瘤具有一定的侵袭性，通常建议做根治性的胃切除术加区域淋巴结清扫，但如果确诊时特别早期，如小于 1cm、浅表的、低级别的肿瘤则胃镜镜下切除即可。

（4）有关 ENETS 共识中 3 型胃 NEN 的争议

关于胃 NEN 的临床分型，ENETS 指南、NANETS 指南和 NCCN 指南国外三大指南共识，均将其分为 3 个亚型（1 型、2 型和 3 型），争议就在于 ENETS 指南 2012 版及 2016 版，对于第 3 型胃 NEN 的界定含糊不清。NANETS 指南、NCCN 指南及 ENETS 指南 2006 版的 3 型分类法，均表明是分化良好的胃 NET，对于各型患者的临床病理特点及治疗预后描述都清楚一致。但 ENETS 指南 2012 版更新以后，对于第 3 型的描述，病理变成 NEC G3，照此分类方法，那些分化良好、不是 1 型也不是 2 型的胃 NET 患者似乎无法分型了。因此，2012 版的分型方法有明显的缺憾，ENETS 2016 版对于第 3 型胃 NEN 的描述，前后不一，同样令人费解。

2. 中国胃肠胰神经内分泌肿瘤专家共识（2016 版）

中国学者较早注意到 ENETS 指南 2012 版的问题和缺憾，提倡

笔记

胃 NEN 临床分型的 4 型分类法。4 型分类法涵盖了所有的胃 NEN，即分化良好的胃 NET 分为 3 型（1 型、2 型和 3 型），各型的界定同 ENETS 指南 2006 版，而将分化差的 NEC 归于第 4 型，将胃 NEC G3 患者从 ENETS 2012 版中的第 3 型分出来，这种分型方法更符合治疗和预后的实际情况。CSCO 神经内分泌肿瘤专家委员会在 2013 年，发布了第一版中国胃肠胰神经内分泌肿瘤专家共识，对于全国医师认识 GEP-NEN 起到了积极作用，但关于胃 NEN 临床分型，引用的 ENETS 2012 版的 3 型分类法，读者应予注意。经过 3 年的临床实践，结合国内外的研究进展，CSCO 神经内分泌肿瘤专家委员会在 2016 年对中国共识进行了修订更新，其中包括胃 NEN 临床分型的更新（表 2–2），采用了 4 型分类法。2016 版中国胃肠胰神经内分泌肿瘤专家共识的发布，对于国内同道统一认识，起到了积极的推动作用。

表 2–2　4 型胃 NEN 的临床特征

临床特征	1 型	2 型	3 型	4 型
占胃 NEN 比例	70%～80%	5%～6%	14%～25%	少见
肿瘤特征	小（＜1～2cm），65%的病例多发，78%为息肉样	小（＜1～2cm），多发，息肉样	大（＞2cm）单发，有息肉、溃疡	巨大溃疡或球形息肉
相关疾病	慢性萎缩性胃炎	胃泌素瘤 ZES/MEN1	无	无
分化程度	良好	良好	良好	差
病理分级	多为 G1	G1～G2	G1、G2 或 G3	NEC、MANEC
血清胃泌素水平	升高	升高	正常	多数正常
胃内 pH	明显升高	明显降低	正常	多数正常
转移比例	2%～5%	10%～30%	50%～100%	80%～100%
肿瘤相关死亡	0	＜10%	25%～30%	＞50%

笔记

3. 国内对于胃 NEN 临床分型的相关研究

福建协和医院黄昌明教授团队近年来对于分化差的胃 NEC 进行了多项研究。谢建伟等回顾性分析了该院 8 年间（2006—2013 年）132 例胃 NEC 的临床病理特征及预后因素，其中 100 例行根治性切除术，22 例为姑息性切除，10 例患者只接受化疗。这 3 组患者的中位生存时间分别为 48 个月、20 个月和 12 个月。结论认为，能做根治性切除手术的患者预后最好，肿瘤大小、N 分期、Ki-67 指数和术后辅助化疗与患者的预后明显相关。有关根治性手术的术式，他们进一步比较了腹腔镜胃癌 D2 根治术与开腹手术治疗胃 NEC 患者的疗效，结果显示，腹腔镜手术用于胃 NEC 是可行的。同时，他们还利用倾向分数配对法比较了根治性切除术后胃 NEC 患者和胃腺癌患者的长期随访结果，发现胃 NEC 患者预后比胃腺癌患者更差。

方成等回顾性分析了南方 5 家医院 10 年间（2006—2015 年）共 156 例胃 NEC 患者的临床病理特征及预后，结果显示，局限期（Ⅰ期和Ⅱ期）、进展期（Ⅲ期）和晚期（Ⅳ期），患者 5 年生存率分别为 66.1%、56.1% 和 21.1%，提示胃 NEC 是一类侵袭性强、恶性度高、预后不良的少见肿瘤，外科手术可使患者生存获益。国内其他学者也陆续报道了胃 NEC 的治疗和预后。但上述研究均集中在胃 NEC 的 4 型患者，且多数研究对象为接受过手术的 NEC 患者，无法手术的晚期患者多数没有纳入。因此，这些回顾性分析得出的 4 型胃 NEC 患者生存期似乎比国外文献报道要好。

张盼等收集了国内两家主要 NEN 治疗中心近 6 年（2011—2016 年）的胃 NEN 患者资料，按 4 型分类法进行分型诊断，总结各型患者的临床病理特点、治疗和预后。结果发现，全组 241 例患者，分

笔记

化良好的胃 NET 154 例，其中 1 型 86 例，2 型 7 例，3 型 61 例；分化差的胃 NEC 及混合性腺神经内分泌癌归于第 4 型，共 87 例；截至末次随访日期，共死亡 58 例，全组患者总体生存率为 74.2%，其中 1~4 型患者分别为 98.8%、100%、79.3%和 39.2%，3 型与 4 型患者生存曲线的差异有统计学意义。该项研究首次从临床分型的视角，对胃 NEN 进行分析，1 型和 2 型患者预后较好，但病因不同，治疗原则不同；3 型患者预后较差，4 型预后最差，分化良好的 3 型和分化差的 4 型患者治疗方法及预后有明显差异，提示胃 NEN 4 型分类法有其实际的临床意义。

4. 问题与展望

胃 NEN 不同亚型，其治疗策略及预后很不一样。因此，在治疗前进行准确的临床分型很重要。目前，对于分化良好的胃 NET，在治疗前进行临床分型国内并不普遍，一方面是临床医师对疾病认识有待提高；另一方面则是受到医院检测条件的限制。建议具有一定数目 NEN 患者的单位，积极开展新项目，对于尚未开展血清胃泌素（或胃泌素 17）检测及 24h 胃内 pH 监测的医院，在治疗前应推荐患者到已经具备检测条件的中心完善相关的检查。对于分化差的胃 NEC，则无需做胃泌素化验及胃酸监测，直接归于 4 型。

建立完善的相关检测手段，进行准确的临床分型诊断，是进一步开展高质量临床研究的前提。目前国内有关分化良好的胃 NET 临床病理及治疗预后研究甚少，尤其缺乏分化良好的 3 型患者的临床病理及预后分析。下一步对具备了基本检测条件的医院，进行多中心、前瞻性研究，得出中国人群不同分型胃神经内分泌肿瘤患者的临床病理特征及预后数据。

笔记

5. 结语

胃 NEN 是一组高度异质性的少见肿瘤，从惰性发展的 1 型到高度恶性的 4 型。自从 ENETS 指南（2012 版）发表以来，有关胃 NEN 的临床分型进入混乱状态。目前，国外指南包括 NANETS、NCCN 和 ENETS（2006 版）的分型观点基本一致，即分化良好的胃 NET 根据血清胃泌素水平及不同病因，分为 3 型（1 型、2 型和 3 型）。中国胃 NEN 临床分型专家共识建议分 4 型，即分化良好的胃 NET 分 3 型，分化差的胃 NEC 归于第 4 型。这种四型分类法涵盖了所有的胃 NEN 患者，建议临床医师推广使用。

参考文献

1. Salazar R，Wiedenmann B，Rindi G，et al. ENETS 2011 Consensus Guidelines for the Management of Patients with Digestive Neuroendocrine Tumors: an update. Neuroendocrinology，2012，95（2）：71-73.

2. Delle F G，Kwekkeboom D J，Van Cutsem E，et al. ENETS Consensus Guidelines for the management of patients with gastroduodenal neoplasms. Neuroendocrinology，2012，95（2）：74-87.

3. Delle F G，O' Toole D，Sundin A，et al. ENETS Consensus Guidelines Update for Gastroduodenal Neuroendocrine Neoplasms. Neuroendocrinology，2016，103（2）：119-124.

4. Kunz P L，Reidy Lagunes D，Anthony L B，et al. Consensus guidelines for the management and treatment of neuroendocrine tumors. Pancreas，2013，42（4）：557-577.

5. 谭煌英，娄彦妮，罗杰，等 . 胃神经内分泌肿瘤的分型诊断和治疗 . 中国医学前沿杂志（电子版），2014，6（11）：4-8.

6. 刘丹，沈琳，陆明 . 胃神经内分泌肿瘤的诊断和治疗 . 临床肿瘤学杂志，2015，（6）：549-554.

笔记

7. CSCO神经内分泌肿瘤专家委员会.中国胃肠胰神经内分泌肿瘤专家共识.临床肿瘤学杂志，2013，18（9）：815-832.

8. 中国临床肿瘤学会神经内分泌肿瘤专家委员会.中国胃肠胰神经内分泌肿瘤专家共识（2016年版）.临床肿瘤学杂志，2016，21（10）：927-946.

9. XieJ W，Sun Y Q，Feng C Y，et al.Evaluation of Clinicopathological Factors Related to the Prognosis of Gastric Neuroendocrine Carcinoma. European Journal of Surgical Oncology，2016，42（10）：1464-1470.

10. 谢建伟，黄昌明，郑朝辉，等.腹腔镜胃癌根治术治疗胃神经内分泌癌疗效评价.中华胃肠外科杂志，2016，19（8）：907-911.

11. Xie J W，Lu J，Lin J X，et al. Different long-term oncologic outcomes after radical surgical resection for neuroendocrine carcinoma and adenocarcinoma of the stomach. Oncotarget，2017，8（34）：57495-57504.

12. 方成，王玮，张雨，等.中国南方多中心胃神经内分泌癌临床病理特征及预后分析.中华胃肠外科杂志，2016，19（11）：1230-1234.

13. Liu D J，Fu X L，Liu W，et al.Clinicopathological，treatment，and prognosis study of 43 gastric neuroendocrine carcinomas. World Journal of Gastroenterology，2017，23（3）：516-524.

14. Xu X，Li J，Han X，et al.Clinical characteristics and prognostic factors of patients with gastric neuroendocrine carcinoma treated with radical surgery.Chin Med J（Engl），2014，127（13）：2419-2422.

15. Tang X，Chen Y，Guo L，et al. Prognostic significance of metastatic lymph node number，ratio and station in gastric neuroendocrine carcinoma. J Gastrointest Surg，2015，19（2）：234-241.

16. Kim B S，Park Y S，Yook J H，et al. Comparison of relapse-free survival in gastric neuroendocrine carcinoma（WHO grade 3）and gastric carcinoma.Therap Adv Gastroenterol，2017，10（5）：407-415.

笔记

17. Vanoli A，La Rosa S，Miceli E，et al. Prognostic Evaluations Tailored to Specific Gastric Neuroendocrine Neoplasms：Analysis of 200 Cases with Extended Follow-Up. Neuroendocrinology，2018，107（2）：114-126.

18. 张盼，张雨，张弛，等 . 241 例胃神经内分泌肿瘤的临床分型及其特点 . 中华胃肠外科杂志，2016，19（11）：1241-1246.

（谭煌英）

胃肠胰神经内分泌肿瘤病理诊断概述

神经内分泌肿瘤（neuroendocrine neoplasms，NENs）是一组起源于肽能神经元和神经内分泌细胞的异质性肿瘤，可发生于胃肠、胰腺、肝胆、肺、支气管、肾上腺髓质、副神经节、甲状腺、甲状旁腺、垂体及其他部位的神经内分泌细胞。发生于肺和支气管的神经内分泌肿瘤根据核分裂象及有无坏死分为典型类癌、非典型类癌、小细胞癌和大细胞神经内分泌癌。甲状旁腺及垂体 NET 多见，转移的风险极低，所以一般称为腺瘤。副神经节瘤来源于副交感神经节，位于颈部、纵隔、腹膜后等中线位置，一般上皮表达阴性。在 2017 年版神经内分泌器官肿瘤 WHO 分类中编码为 3/ 恶性肿瘤。胃肠胰腺神经内分泌肿瘤最常见，占所有 NENs 的 55% ~ 70%。发病率在过去的 30 年中有较大幅度的上升，NENs 的患病率提高了近 5 倍，尤以肺、小肠和直肠的发病率增长明显，对该类肿瘤的

笔记

不断认识及内镜和影像技术的发展导致检出率增高可能是其中的重要因素。目前WHO根据其分化程度、形态学和增殖活性将其分为神经内分泌瘤和神经内分泌癌，但不同解剖部位的肿瘤具有各异的表型和生物学行为，因此具有不同的分期系统，用于提示预后和指导临床治疗。

1. 分类

2010年WHO消化道肿瘤分类中根据核分裂象及Ki-67指数将GEP-NEN分成NETs G1、NETs G2、NEC（大细胞癌或小细胞癌）、MANEC4类。NETs G1和G2患者的预后优于NEC患者。随着研究的进展及对该肿瘤认识的加深，发现有一类形态良好，但Ki-67指数大于20%的神经内分泌肿瘤无法归类。2013年《中国胃肠胰神经内分泌肿瘤病理诊断共识》建议将一类形态良好，但Ki-67指数较高（通常在20%～60%）的神经内分泌肿瘤独立命名为“高增殖活性神经内分泌瘤（NETs G3）”，从而与NEC相区别。WHO 2017年对胰腺NENs分类的进行了更新。这一分类在形态学上对来源于胰腺的分化好的NETs（pancreas NETs，PanNETs）和分化差的NECs（pancreas NECs，PanNECs）进行了区分。根据肿瘤分化程度，采用有丝分裂计数和Ki-67标记指数将PanNETs分为三级（G1～G3），虽然肿瘤坏死是潜在不良预后因素，但并未纳入分级指标。目前的分类在这方面与新版共识的提议有所不同。事实上，已发现胃肠道NENs存在NETs G3，尽管没有在原发于胰腺的NENs中的发生率高。因此，三级分级系统（G1～G3）也应在胃肠道NETs中采用。

混合性腺神经内分泌癌是一种形态学上能形成可识别的腺上皮和神经内分泌细胞两种成分的恶性肿瘤（在食管和肛管可以是

笔记

鳞状细胞癌成分），腺成分可以是腺癌或腺泡细胞癌，神经内分泌成分可以是神经内分泌瘤或是神经内分泌癌，但每种成分必须大于 30%。如小于 30%，在报告中标注每种成分比例，只是不用 MANEC 这一名称。在 2017 年版 WHO 分类中改为“混合性神经内分泌和非神经内分泌肿瘤”这一名称。

胃肠胰神经内分泌肿瘤分为功能性和非功能性肿瘤，功能性神经内分泌肿瘤的诊断主要根据患者的临床表现，如特殊的临床综合征和相应的激素水平的检测结果来确定。在病理诊断中，对于经免疫组织化学染色证实的一些激素的表达，只报告染色结果，而不再直接给出功能性肿瘤的诊断。

根据部位特异性和功能性分为：① EC 细胞，产生 5- 羟色胺 NETs；②产生胃泌素 NETs；③节细胞副神经节瘤；④ L 细胞，产生高血糖素样肽和产生 PP/PYY NETs；⑤产生生长抑素 NETs；⑥杯状细胞类癌；⑦小管状类癌；⑧胃泌素瘤；⑨高血糖素瘤；⑩胰岛素瘤；⑪生长抑素瘤；⑫血管活性肠肽瘤。

2. 分级

胃肠胰神经内分泌肿瘤应按组织学形态和增殖活性分级，增殖活性分级一般采用核分裂象数和 Ki-67 阳性指数两项指标（表 2-3）：

表 2-3 胃肠胰神经内分泌肿瘤分级标准

分级	核分裂象 (10HPF)	Ki-67 阳性指数（%）
NETs G1	1	≤ 2
NETs G2	2 ~ 20	2 ~ 20
NETs G3	＞ 20	20 ~ 60
NEC	＞ 20	＞ 20

注：10HPF=2mm^2，需要根据自己的显微镜视野直径换算

笔记

核分裂象计数要求在核分裂象活跃区域至少计数 50 个高倍视野。Ki-67 指数要求在热点区域计数 500~2000 个细胞的阳性百分比。

核分裂象计数与 Ki-67 指数呈正相关，可以相互替代。少数情况下两者不一致时，以高者为准。通常在手术切除标本中，核分裂象和Ki-67指数均可使用。在小活检标本中，无法计数50个高倍视野，可根据 Ki-67 指数分级。在细针穿刺细胞学标本则不能进行组织学分级。

3. 组织学形态

神经内分泌肿瘤的病理诊断与其他类型的肿瘤相比较，神经内分泌肿瘤的形态学变异相对小，肿瘤细胞常呈器官样、梁状、岛状、栅栏状、带状或菊形团样排列。神经内分泌瘤肿瘤细胞形态较一致、异型性小，血窦丰富、间质少。总而言之，多数该类肿瘤的形态学表现比较“善良”，一般没有坏死。高增殖活性神经内分泌肿瘤一般形态比神经内分泌癌良好，但比神经内分泌瘤形态差，可见小灶坏死。神经内分泌癌分为小细胞癌和大细胞神经内分泌癌，细胞异型明显，可见较多的核分裂象和凋亡及大片地图样坏死。小细胞癌形态与肺小细胞癌形态一致，不过在胃肠胰小细胞癌有时形态不典型，往往细胞中等大小，染色质细腻，核仁不清楚。大细胞神经内分泌癌与小细胞癌对比，大细胞神经内分泌癌有两个特点：胞浆丰富，核仁清楚。

4. 免疫组化标志物

（1）神经内分泌标志物

该类肿瘤的诊断性免疫表型标记有嗜铬粒蛋白 A 和突触素。CgA 是一种直径大于 80nm 的大分泌颗粒基质中的蛋白，它在神经

笔记

内分泌细胞胞浆中阳性，但是有部分神经内分泌肿瘤常不表达或弱表达，如肺小细胞癌、发生在十二指肠的生长抑素阳性的 NETs、阑尾及结直肠的 NEN 等。突触素是一种直径 40~80nm 透明小泡的整合膜蛋白，广泛表达于神经内分泌肿瘤胞质中，呈弥漫性阳性。Syn 的特异性比 CgA 低，在某些非神经内分泌肿瘤可能会表达，如肾上腺皮质肿瘤、胰腺的实性假乳头状肿瘤等。其他可选用的标记还有神经特异性烯醇化酶和神经黏附因子 CD56 等。需要说明的是，尽管这些标记的敏感性较高，但其特异性均较差。对于形态学表现似神经内分泌肿瘤、而 CgA 和 Syn 均阴性的肿瘤，CD56 和（或）NSE 的表达对其诊断有一定的或有限的参考价值。

（2）角蛋白 广谱角蛋白

主要用于胃肠胰神经内分泌肿瘤与副神经节瘤的鉴别诊断，副神经节瘤角蛋白阴性。CK7 与 CK20、CDX2 主要用于前肠（CK7+，CK20-）与中后肠神经内分泌肿瘤（CK7-，CK20+，CDX2+）的鉴别。

（3）P53

主要用于神经内分泌瘤与神经内分泌癌的鉴别诊断（表 2-4），神经内分泌瘤 p53 阴性或弱阳性，神经内分泌癌 p53 一般强阳性。

（4）Ki-67

主要用于神经内分泌肿瘤增殖活性的判断及病理分级。在病理切片中存在异质性，我们要在热点区域计数。

（5）其他

生长抑素受体是一大家族，包括 SSTR1、SSTR2、SSTR3、SSTR4、SSTR5。比较重要的是 SSTR2 和 SSTR5，尤其是 SSTR2，不但有助于神经内分泌肿瘤诊断，而且有助于判断生长抑素类似物治疗的敏感性及预后判断。

笔记

表 2-4　高增殖活性神经内分泌肿瘤与神经内分泌癌鉴别诊断

	NETs G3	NEC
形态	良好	差
核分裂象	＜ 20	＞ 20
坏死	无 / 点状	多
CK	强	弱（点状）
Ki-67	20 ~ 60（35）	＞ 20（一般＞ 60）
p53	阴性或 1+	＞ 50% +

5. 病理报告内容

标本类型（穿刺、活检、黏膜切除、根治术）；组织学类型、分级（NETs/NEC/G1/G2/G3）；肿瘤部位；肿瘤大小、数目；肿瘤浸润深度及范围；脉管瘤栓及神经浸润情况；核分裂象计数，Ki-67 指数；神经内分泌标志物表达情况；切缘，当肿瘤距切缘小于 0.5cm，应测量距切缘距离；淋巴结转移情况；其他。

6.TNM 分期

胃、小肠、阑尾和结直肠的神经内分泌肿瘤分期不同于相同部位癌的 TNM 分期，而壶腹癌、胆囊和肝外胆管、胆管及胰腺的神经内分泌肿瘤分期与相应部位癌的 TNM 分期相同。

TNM 分期一般是临床医师结合临床情况及病理作出分期。

7. 各部位神经内分泌肿瘤特点

（1）胃神经内分泌肿瘤

胃神经内分泌肿瘤分为四型，Ⅰ ~ Ⅲ型为神经内分泌瘤，Ⅳ型为神经内分泌癌或混合性腺神经内分泌癌。胃神经内分泌瘤一般为高分化非功能肠嗜铬样细胞（enterochromaffin-like，ECL）肿瘤，发生于胃体或胃底的嗜酸性黏膜（表 2–5）。侵袭性行为与下列情况有关:

笔记

肿瘤浸润肌层或超过肌层，大于 1cm，血管浸润，功能性肿瘤，并且散在发生。G 细胞来源神经内分泌瘤一般发生在幽门上区。神经内分泌癌遍及胃体、胃底和胃窦。

ECL 细胞神经内分泌瘤发生于高胃泌素血症，发展经过为增生 - 异型增生 - 肿瘤，增生包括线形增生、小结节样增生或腺瘤样增生。异型增生神经内分泌细胞不典型增生，伴增大或融合的小结节、微浸润或新形成间质。当结节大于 0.5mm 或浸润至黏膜下层时，诊断神经内分泌瘤。

表 2-5　胃神经内分泌肿瘤分型

临床病理参数	Ⅰ型	Ⅱ型	Ⅲ型	Ⅳ型
比例	70%～80%	5%～6%	14%～25%	6%～8%
肿瘤特征	小(1～2cm)，多发，息肉状	小（1～2cm）多发，息肉状	单发，较大，＞2cm，息肉状或溃疡	单发，较大＞2cm，息肉状或溃疡
相关疾病	A 型萎缩性胃炎	胃泌素瘤 / MEN1	无	无
病理	NETs G1	NETs G1/G2	NETs G1/G2/G3	NEC/MANEC
血清胃泌素	高	高	正常	大部分正常
胃内 pH	明显升高	明显降低	正常	正常
转移率	2%～5%	10%～30%	50%～100%	80%～100%

（2）小肠神经内分泌肿瘤

十二指肠和近端空肠神经内分泌肿瘤包括：①十二指肠胃泌素瘤，散在性或与 MEN1 和 ZES 相关；②十二指肠生长抑素瘤，位于 Vater 壶腹部或壶腹周围区，腺管状排列及砂粒体是这类肿瘤特点；③无功能的十二指肠神经内分泌肿瘤，通常由血清素生成的 EC 细胞组成；④低分化十二指肠神经内分泌癌；⑤十二指肠节细胞性副神经节瘤，发生在 Vater 壶腹附近。回肠和远端空肠神经内分泌肿瘤经常发生在回肠末端或邻近盲肠，经常诊断时大于 2cm，并有固有

笔记

肌层浸润和区域淋巴结转移。肝转移的患者可能发生类癌综合征。在原发肿瘤定位不明的 NEN 肝转移患者中，肿瘤细胞核表达 CDX2 和（或）5- 羟色胺，而 TTF-1 和 ISL-1 呈阴性，支持肠道来源，尤其是空肠 - 回肠来源。

Si-NEN 的家族或遗传易感性尚未确定，然而，最近的报告显示，一些家族联系强烈表明，某些罕见的情况下可能存在遗传易感性。其他方面，如有报道表明染色体 *18q* 等位基因缺失预示预后不良，但目前仅限于研究。在没有其他肿瘤或家族史的情况下，没有迹象表明需要进行种系或体细胞 DNA 检测或遗传咨询。

（3）直肠及结肠神经内分泌肿瘤

直肠 NEN 与结肠 NEN 不同，直肠 NEN 通常较小，一般低至中级别（G1 或 G2），而结肠 NEN 通常具有侵袭性，分化差，级别较高（G3）。自 2000 年以来，直肠神经内分泌肿瘤的发生率已超过小肠神经内分泌肿瘤。

大多数高级别 NEN 在胃肠道中为 NEC，伴有 *TP53* 和 *RB1* 基因突变，在结肠中 APC 突变与在腺癌中类似，而这一突变在 NETs 中少见。另外，表观遗传失调似乎在小肠 NETs 的发病机制中具有重要作用。胃肠道来源的 NEC 可能同时存在腺癌的成分，而在食管或肛管 NEC 中混合鳞状细胞癌成分，这也再次强调了 NEC 与非 NEC 的密切关系。

（4）阑尾神经内分泌肿瘤

阑尾 NEN 的组织病理学特征包括神经内分泌肿瘤的特定免疫组化表达，包括突触素和 CgA，以及用来确定肿瘤的增殖能力的 Ki-67 指数。

根据目前 WHO 的分类 Ki-67 指数也决定了肿瘤的分级。阑尾 NEN 通常为 G1 或 G2（Ki-67 ＜ 20%），因此属于 NETs。阑尾 G2

笔记

具有较高的复发和（或）转移的风险，但这一观点缺乏直接证据，仍受到质疑。此外，WHO 推荐根据 UICC/AJCC 或 ENETS 指南（或同时考虑两者）对 TNM 进行分期及分级。

当肿瘤分级较高时，我们确实应该怀疑是否为杯状细胞类癌或混合性腺神经内分泌癌，但也可能是神经内分泌癌（NEC G3）。这些肿瘤的治疗应针对各自的腺癌而定。

在 2019 年 WHO 分类中把杯状细胞类癌命名为杯状细胞腺癌，遗传学上该类肿瘤不同于阑尾类癌和阑尾腺癌，形态学表现为单纯的神经内分泌细胞，而无明显分界的伴随癌种成分。杯状细胞腺癌建议归为低级别腺癌一类，必须具有管状和巢状的杯状黏液细胞团，但可以有高级别转化，包括散在细胞区域、腺癌成分和印戒细胞癌。与结肠腺癌分级方法相似，根据管状、巢状生长的比例（75% 以上；50%～75%；50% 以下）分为高、中、低 3 个级别，表现为不同的预后。

肿瘤＜ 1cm（按照 UICC/AJCC 分类为 T1a，按照 ENETS 指南为 T1）单纯阑尾切除术可治愈，儿童和成人的长期生存率均接近 100%，仅有少量文献报道有淋巴结转移。

1cm ＜肿瘤＜ 2cm（按照 UICC/AJCC 分级 T1b，按照 ENETS 指南 T2）对于决策者是最具挑战性的，因为这个亚组似乎很少发生转移，但亚组本身包含所有阑尾 NEN 的 5%～25% 病例。然而，可能存在转移的风险，尤其是在＞ 1.5cm 的病例中。

肿瘤＞ 2cm 肿瘤罕见（＜ 10%），但转移风险可达 40%，因此需要进行根治性肿瘤切除和长期随访（根据 UICC/AJCC 分级为 T2，根据 ENETS 指南为 T3)。

肿瘤超出阑尾，侵犯腹膜或邻近器官（根据 UICC/AJCC 分类和 ENETS 指南 T4）、侵犯淋巴结（根据 UICC/AJCC 分级及 ENETS

笔记

指南 N1）或发生远处器官转移（根据 UICC/AJCC 分类和 ENETS 指南 M1）由于长期疗效较差，需要进行系统的肿瘤学评估。

绝大多数阑尾 NEN 位于阑尾顶端（60%~ 75%），部分位于阑尾中部（5%~ 20%），少部分（< 10%）位于阑尾底部。虽然与预后没有明确的相关性，但肿瘤邻近或位于阑尾底部时，由于不完全切除导致的复发和转移的情况可能更常见。

肿瘤细胞侵袭阑尾系膜（根据 ENETS 指南 T2*vs*.T3，UICC/AJCC 分级未考虑），在大于 20% 的成年人和 40% 的儿童中相对常见。但是阑尾浆膜受累似乎与预后较差无关，但阑尾系膜浸润常伴有血管（V1）或淋巴管受累（L1），发生率高于未浸润的病例。此外，浸润深度> 3 mm 可以反映疾病的侵袭性。因此 ENETS 的 TNM 分类使用这个标准来区分 T2 和 T3 肿瘤（即使是< 2cm 的肿瘤）。

对于阑尾肿瘤，ENETS 的 T 分期与 AJCC/UICC/WHO 的 TNM 分期不同。强烈建议除了 AJCC/UICC/WHO 之外，同时参考 ENETS TNM 分类，并在病理报告中指出。此外，血管和淋巴结转移应该阐明，帮助临床决策。目前没有遗传相关性的报道，因此没有基因检测的必要性。

（5）胰腺神经内分泌肿瘤

胰腺神经内分泌肿瘤大多是高分化肿瘤，60% 为无功能性肿瘤，40% 是产生生物活性肽和胺类的功能性肿瘤，如胰岛素瘤、胃泌素瘤、胰高血糖素瘤等，依其分泌的产物而定。

最近有关 P-NET 的研究认为，当 Ki-67 增殖指数阈值为 5% 时，可以更好地区分 G1 和 G2 肿瘤，但这一结论有待进一步探讨。由于 Ki-67 增殖指数对治疗及预后的重要影响，如果随着时间的推移，肿瘤表现出更具侵袭性的临床过程，则应重新活检评估 Ki-67 指

笔记

数。肝转移的发生、存在及其程度一直被认为是 P-NET 患者的重要预后因素之一，而淋巴结转移能否作为预后因素则存在争议。事实上，是否存在转移对于这类患者的管理十分重要，因为它直接影响外科手术的类型和范围。最近，众多研究表明，淋巴结转移与否及其程度、数量具有重要的预后价值。近年来，各种分子生物学技术，尤其是全基因组测序的应用，使得 P-NET 发病及预后相关因素的研究飞速发展（例如，MEN1 及 DAXX/ATRX 致病基因的研究，mTOR 通路等）。然而，这些尚未应用于 P-NET 患者的管理或分类系统。因此，除非怀疑可能合并遗传综合征（MEN1、VHL 等），目前不推荐常规对患者进行基因检测。最近的研究证实，有 5% ~ 10% 符合 MEN1 临床诊断标准的患者并不存在 *MEN1* 基因突变，这些患者有一部分（1.5%）存在细胞周期蛋白依赖性激酶抑制剂基因 *CDK1B* 突变，该基因编码 p27kip1（p27），这是一种细胞周期蛋白依赖性激酶抑制剂，可以调节细胞从 G1 期向 S 期的转变。目前，这类病例被归类为 MEN4。此外，可能约 1%、0.5% 和 0.5% 的 MEN1 分别是由细胞周期蛋白依赖性激酶抑制剂 p15、p18 和 p21 的胚系突变造成的。

所有 P-NET 患者均应根据目前的 WHO 2017 进行分类和分级。最近的一项研究显示，组织样本和 EUS 细针穿刺标本在分级方面具有良好的相关性，但使用 EUS 标本进行分级尚需进一步确认。在对非胰岛素瘤 P-NET 患者进行手术时，应常规切除可能受累的淋巴结。在所有 MEN1 表型的患者中，有 5%~ 10% 不存在 *MEN1* 基因突变，对于这部分患者，应考虑检测其是否存在细胞周期蛋白依赖性激酶抑制剂基因（*CDK1B*、*p15*、*p18*、*p21*）的突变。对于原发部位未知的转移性神经内分泌肿瘤，*Isl1* 和 *PAX8* 的表达提示其可能为胰腺来源。

笔记

神经内分泌癌根据 WHO 2010 分类，神经内分泌癌被定义为 Ki-67> 20% 的低分化神经内分泌肿瘤，因此为 G3。越来越多的证据表明，G3 神经内分泌肿瘤并不是单一的疾病，而可以进一步细分为生物学相关的亚组。基于增殖指数（Ki-67 ＞ 55%）的分组在预测化疗反应及预后方面具有一定的临床意义：Ki-67 ＞ 55% 的神经内分泌癌患者对铂类为基础的化疗方案有更好的治疗反应，但中位生存期比 Ki-67 较低（20%~55%）的 G3 神经内分泌肿瘤患者短 4 个月。最近的研究表明，通过肿瘤的形态分化及 Ki-67 足以对 G3 神经内分泌肿瘤进行预后分组，因此，目前开始出现分化良好的 G3 神经内分泌瘤和分化差的 G3 神经内分泌癌这种分类方式。但这需要进行准确的形态学及分子水平的定义。高分化胰腺神经内分泌肿瘤的突变谱与胰腺神经内分泌癌有所不同，提示不同的肿瘤发生方式不同。然而，到目前为止，没有可靠的证据可以充分阐释它们对不同治疗方案疗效的影响。

组织病理学上，神经内分泌癌在免疫组化方面具有神经内分泌表型。对于大细胞神经内分泌癌，突触素几乎总是阳性，而嗜铬粒蛋白 A 的染色强度则富于变化，可以是弱阳性甚至是阴性。罕见情况下，这两种标志物在小细胞神经内分泌癌（＜ 5%）中均为阴性。其他神经内分泌标志物如 NSE 或 CD56 的特异性较低，须谨慎使用。根据定义，所有病例 Ki-67 均大于 20%，并且有一半的病例 Ki-67 ＞ 55%。点状或地图状坏死较常见。报告上述免疫组化结果及有丝分裂计数是十分必要的，而生长抑素受体 2A（somatostatin receptor 2A，SSTR 2A）的结果则是可选择的。超过 90% 的 G3 神经内分泌癌不分泌激素。在肿瘤原发部位不明的情况下，转录因子如 TTF1，CDX-1 或 ISI1 的表达不能用于定位原发肿瘤部位。此外，必须注意将神经内分泌癌与低分化腺癌进行区分，尤其是在某些器官如胰腺中，其与腺泡

笔记

细胞癌的鉴别诊断可能颇具挑战。神经内分泌癌可分为大细胞和小细胞，但这两种类型在胰腺并没有明确的临床病理学差异。胰腺神经内分泌癌具有与神经内分泌肿瘤不同的遗传学特征，前者 p53 和 RB 的突变更为常见，且具有更高的突变率，这点与肺小细胞癌类似。未来，分化程度、增殖指数及突变谱将在 G3 神经内分泌肿瘤与 G3 神经内分泌癌的鉴别中将发挥重要作用。

对于 P-NET 及其他神经内分泌肿瘤，目前存在许多分类 / 分级系统（WHO 2010，ENETS，AJCC）。在 2011 年指南中已经对 WHO 2010 分类进行了阐述。事实上，对于 P-NET 患者，每一种分类或分级系统都具有重要的预后价值，同时，对于患者的管理也是必不可少的。此外，适当的分类 / 分级对于正确的治疗决策至关重要，特别是对于进展期或侵袭性疾病的患者。然而，哪种分类 / 分级系统最佳，目前尚无定论。在一项包括 1072 例 P-NET 患者的比较研究中，人们发现在多因素分析中，AJCC、WHO 2010 及 ENETS TNM 分类 / 分级系统均可以作为独立的预后因素，并且与 AJCC 和 WHO 2010 相比，ENETS TNM 分类系统更具优势，也更加准确。

总之，胃肠胰神经内分泌肿瘤根据核分裂象和 Ki-67 指数分为 NETs G1、G2、G3，NEC G3 即小细胞癌和大细胞神经内分泌癌，混合性神经内分泌 - 非神经内分泌肿瘤，每种成分大于 30%。杯状细胞类癌改为杯状细胞腺癌。

参考文献

1. 中国胃肠胰神经内分泌肿瘤病理学共识（2013）. 中国胃肠胰神经内分泌肿瘤病理学诊断共识意见 . 中华病理学杂志，2013，42（10）：691-694.

2. Basturk O，Tang L，Hruban R H，et al.Poorly differentiatedneuroendocrine carcinomas of the pancreas：a clinicopathologicanalysis of 44 cases.Am J Surg Pathol，2014，38（4）：437-447.

笔记

3. Basturk O，Yang Z，Tang L H，et al.The high-grade（WHO G3）pancreatic neuroendocrine tumor category is morphologicallyand biologically heterogenous and includes both well differentiated and poorly differentiated neoplasms.Am J Surg Pathol，2015，39（5）：683-690.

4.Singhi A D，Klimstra D S.Well-differentiated pancreaticneuroendocrine tumours（PanNETs）and poorly differentiatedpancreatic neuroendocrine carcinomas（PanNECs）: concepts，issues and a practical diagnostic approach to high-grade （G3）cases. Histopathology，2018，72（1）：168-177.

5. Tang L H，Untch B R，Reidy D L，et al.Well-DifferentiatedNeuroe ndocrine Tumors with a Morphologically Apparent HighGrade Component：a Pathway Distinct from Poorly Differentiated Neuroendocrine Carcinomas.Clin Cancer Res，2016，22（4）: 1011-1017.

6. Mehta S，de reuver P R，Gill P，et al.Somatostatin Receptor SSTR-2a Expression Is a Stronger Predictor for Survival Than Ki-67 in Pancreatic Neuroendocrine Tumors.Medicine（Baltimore），2015，94（40）：e1281.

7. Mizutani G，Nakanishi Y，Watanabe N，et al. Expression of Somatostatin Receptor （SSTR） Subtypes （SSTR-1，2A，3，4 and 5）in Neuroendocrine Tumors Using Real-time RT-PCR Method and Immunohistochemistry.Acta Histochem Cytochem，2012，45（3）：167-176.

8. Wincewicz A，Kowalik A， Zieba S，et al.Morphology withimmu nohistochemical and genetic profiling of high-gradeneuroe ndocrine carcinoma of colon-a case report with reviewof literature. Rom J Morphol Embryol，2017，58（2）：655-663.

9. Jesinghaus M，Konukiewitz B，Keller G，et al.Colorectalmixed adenoneuroendocrine carcinomas and neuroendocrinecarcinomas are genetically closely related to colorectaladenocarcinomas.Mod Pathol，2017， 30（4）：610-619.

笔记

10. Karpathakis A, Dibra H, Pipinikas C, et al.Prognostic Impact of Novel Molecular Subtypes of Small Intestinal Neuroendocrine Tumor.Clin Cancer Res, 2016, 22（1）: 250-258.

11. Hsu C, Rashid A, Xing Y, et al.Varying malignant potential of appendiceal neuroendocrine tumors: importance of histologic subtype.J Surg Oncol, 2013, 107: 136-143.

12. Rindi G, Falconi M, Klersy C, et al. TNM staging of neoplasms of the endocrine pancreas: results from a large international cohort study.J Natl Cancer Inst, 2012, 104: 764-777.

13. Oberg K, Knigge U, Kwekkeboom D, et al.Neuroendocrine gastro-entero-pancreatictumors: ESMO Clinical Practice Guidelinesfor diagnosis, treatment and follow-up.Ann Oncol, 2012, 23（suppl 7）vii124-vii130.

14. Han X, Xu X, Jin D, et al.Clinicopathologicalcharacteristics and prognosis-related factorsof resectable pancreatic neuroendocrine tumors: a retrospective study of 104 cases in asingle Chinese center.Pancreas, 2014, 43（4）: 526-531.

15. Ricci C, Casadei R, Taffurelli G, et al.The roleof lymph node ratio in recurrence after curative surgery for pancreatic endocrine tumours. Pancreatology, 2013, 13（3）: 589-593.

16. Cao Y, Gao Z, Li L, et al.Whole exome sequencing of insulinoma reveals recurrentT372R mutations in YY1.Nat Commun, 2013, 4: 2810.

17. Thakker R V.Multiple endocrine neoplasiatype 1（MEN1）and type 4（MEN4）. Mol Cell Endocrinol, 2014, 386: 2-15.

18. Larghi A, Capurso G, Carnuccio A, et al.Ki-67 grading of nonfunctioning pancreaticneuroendocrine tumors on histologic samples obtained by EUS-guided fine-needle tissue acquisition: a prospective study.Gastrointest Endosc, 2012, 76（3）: 570-577.

笔记

19. Jensen R T，Cadiot G，Brandi M L，et al.ENETS Consensus Guidelines for the management ofpatients with digestive neuroendocrine neoplasms：functional pancreatic endocrine tumor syndromes.Neuroendocrinology，2012，95（2）：98-119.

（石素胜　文雅茹　饶　微）

胃肠胰 NET G3 和 NEC 的鉴别诊断要点

神经内分泌肿瘤是一类起源于全身神经内分泌系统的高度异质性肿瘤。其异质性和复杂性表现为四个方面。一是来源的异质性，包括来源于神经外胚层的肽能神经元和内胚层特化的神经内分泌细胞，它们的共性是均能产生具有生物活性的肽类激素和胺类物质，这些物质在电子显微镜下是一种膜包电子致密颗粒，在免疫组化染色上表达嗜铬粒蛋白 A 和突触素。二是肿瘤生物学行为的异质性，NENs 包括了一组从惰性的缓慢生长，明显恶性，直到高转移性的一系列生物学行为的肿瘤。三是临床表现的异质性，分为有功能性和无功能性神经内分泌肿瘤两大类，功能性 NENs 又因分泌激素的不同而出现不同的激素综合征。四是肿瘤因发生部位不同，其生物学行为和预后不同，因而诊断恶性的标准和分级指标也会不同，命名也不同。

对这样一类少见且高度异质性的肿瘤，同样需要一个“异质性的医师团队”来共同面对，MDT 的诊疗模式应运而生。病理医师在

笔记

MDT 中的作用日益彰显，没有正确的病理诊断，就没有临床个体化的精准治疗。虽然目前神经内分泌肿瘤的发病率在逐年增长，但在病理医师日常诊断工作中仍然是一个小病种，存在因其少见而诊断经验不足的问题，尤其是在胃肠胰 NET G3 和 NEC 的鉴别诊断上存在不少困惑和难点，在此分析一二。

NET G3 命名的演变过程。2010 版 WHO 采用了 ENETS 的分级系统，根据肿瘤增殖活性将胃肠胰 NENs 分为三级：NET G1（Ki-67 ≤ 2%；核分裂象＜ 2 个 /2mm^2）和 NET G2（Ki-67 3%~20%；核分裂象 2~20 个 /2mm^2）为高分化肿瘤；而 G3（Ki-67 ＞ 20%；核分裂象＞ 20 个 /2mm^2）为低分化肿瘤，等同于神经内分泌癌（NEC 包括小细胞癌和大细胞神经内分泌癌两个亚型）。2013 年中国胃肠胰 NEN 病理诊断共识在 2010 WHO 基础上新增了一个命名，提出将组织形态学分化良好，但分级达到 G3（Ki-67 指数大于 20%，但小于 60%）的 NEN 命名为“高增殖活性神经内分泌瘤（NET G3）”，以区分于低分化的神经内分泌癌（NEC G3）。这是中国病理学家首创性的将一部分 G3 从低分化 NEC 中分离出来，归入了高分化的 NET G1、G2、G3 序列中。2017 年 WHO 对胰腺 NEN 分级系统有所更新，新增了 NET G3 的命名。将胰腺 NEN 依据细胞增殖活性并结合肿瘤组织分化程度分为两大组：一组是高分化的神经内分泌瘤，包括 NET G1、NET G2 和 NET G3；另一组是低分化的神经内分泌癌。但对于胃、肠 NEN 的分级和命名未做更新。2019 年 ENETS 会议 WHO 终于将 NET G3 的命名扩展到胃肠 NEN。目前，对于胃肠胰 NEN 的分类明确为高分化的神经内分泌瘤（NET G1，NET G2，NET G3）和低分化的神经内分泌癌（NEC，包括小细胞和大细胞神经内分泌癌两个亚型）两大类。此外，还将 2010 版 WHO 关于混合性腺 - 神经内分泌癌的命名扩展为混合性神经内分泌 -

笔记

非神经内分泌肿瘤。至此，2019WHO 对于胃肠胰 NET G3 的命名终于与 2013 中国病理共识的高增殖活性 NET G3 一致。

研究表明 NET G3 与 NEC 在预后，以及对铂类治疗反应上有明显差别。NET G3 的 5 年生存率为 29%，而 NEC 仅 16%。Ki-67 指数＜ 55% 的 NET G3 患者对铂类为基础的化疗反应率较低。因此从病理上明确区分 NET G3 与 NEC，对临床治疗及预后判断具有重要意义。

鉴别 NET G3 与 NEC 有两个重要病理参数，一是肿瘤的分化程度；二是肿瘤的增殖活性（Ki-67 指数和核分裂象计数）。

首先要评价肿瘤的组织学分化程度是属于高分化还是低分化。NET G3 虽然增殖活性较 NET G1、NET G2 高，局灶可见坏死和浸润性生长，但仍然具有神经内分泌肿瘤的器官样结构，即肿瘤细胞仍然保留巢状、栅栏状的排列结构，有规则的纤细的血管网紧贴于肿瘤细胞巢周，间质常伴玻璃样变性，细胞核异型性不明显等高分化肿瘤的形态学特点。而低分化 NEC 的器官样结构不明显，肿瘤细胞弥漫分布，或排列成大小不等的实性团、巢，细胞核异型性更明显，核分裂象更多，地图样坏死更明显，以及小细胞癌和大细胞神经内分泌癌的形态特点。判断肿瘤的组织学分化程度是一个纯形态学指标，需要经验积累，故而存在一定的主观性。所以，必须要参考肿瘤增殖活性等客观指标，包括 Ki-67 指数和核分裂象计数。虽然，2019WHO 胃肠胰 NENs 分级系统中 NET G3 和 NEC 的增殖活性指标完全相同，均显示为 Ki-67 ＞ 20%，核分裂象＞ 20 个 /2mm^2，但两者还是有一定区别的。NET G3 的 Ki-67 平均值为 46%（30%~80%），而 NEC 平均值为 72%（26%~93%）。NEC 的 Ki-67 平均值明显高于 NET G3，虽然 NET G3 没有明确定义上限，但如果 Ki-67 值达到 80% 以上，基本不考虑 NET G3。国外文献一般建议两者的

笔记

Ki-67 CUT OFF 值为 55%，2013 中国病理共识建议取值 60%。但无论 Ki-67 采用哪个阈值，在病理诊断实践中 NET G3 与 NEC 的 Ki-67 值有重叠是客观存在的。Ki-67 值的重叠现象增加了 NET G3 和 NEC 的鉴别诊断难度。当 Ki-67 指数与肿瘤形态学分化程度不同步时（即 Ki-67 ＞ 55%，而形态分化良好时，或 Ki-67 ＜ 55%，而肿瘤呈低分化时），形态学分化程度是鉴别诊断的关键。这是因为 Ki-67 值是通过免疫组化染色方法来判读结果的，而这一过程受多种因素影响。组织固定是否及时？固定时间是否充分？固定液是否采用 10% 甲醛缓冲液？是否采用 MIBI 克隆株抗体？抗原修复程序是否标准化？计数方法是否精准（计数热点区 500 到 2000 个细胞核染色强和弱的细胞）等因素均可影响 Ki-67。而这些人为因素对核分裂象计数影响相对较小，此时参考核分裂象计数可以达到纠偏作用。核分裂象大于 20 个 /$2mm^2$ 的胃肠胰 NET G3 较为少见。Milione 等报告的 NET G3 中仅有 29% 超过 20 个 /$2mm^2$，而且均小于 30 个 /$2mm^2$。提示对于核分裂象大于 30 个 /$2mm^2$ 的患者，诊断 NET G3 应慎重。当核分裂象计数与 Ki-67 指数分级不一致时，分级遵循就高不就低的原则。

在鉴别 NET G3 与 NEC 的增殖活性上 Ki-67 指数有重叠，而评价肿瘤组织学分化程度又存在一定主观性，所以建议借助另外几个免疫组化染色抗体或许会对鉴别诊断有帮助。文献报道 P53 突变，RB 失表达，SSTR2 阴性，支持 NEC 诊断；而 ATRX 或 DAXX 失表达，SSTR2 阳性，支持 NET G3 诊断。

2019ENETS 会议，Aurel Perren 教授强调除了肿瘤形态学和增殖活性之外，尚需结合分子遗传学和疾病病程等几个方面来综合鉴别 NET G3 和 NEC。分子水平上，NET G3 具有高分化神经内分泌瘤的特征基因突变，并具有一定的器官特异性，如胰腺 NET，其特

笔记

征突变为 DAXX/ATRX/MEN1。其他器官来源的 NET 特征性基因突变尚不清楚。而 NEC 则带有腺癌的特征突变，如 P53 和（或）RB1 的突变，也有些器官特异性突变，如胰腺癌的 KRAS 突变，结直肠癌的 KRAS 和 BRAF 突变。在病史上两者也有区别，如果患者之前有低级别 NET（NET G1 或 NET G2）的病史，发生肝转移，一旦 Ki-67 大于 20%，那么 NET G3 的可能性要远大于 NEC；反之，如果患者之前为 NEC，那么伴发或复发肿瘤基本仍是 NEC，而不是 NET。要注意 NEC 治疗后健活肿瘤细胞的 Ki-67 值有时会比活检时低，这是因为增殖活性高的肿瘤细胞对铂类治疗敏感，易被杀死，存活下来的反倒是增殖活性较低的肿瘤细胞。对于活检小标本，实在难以区分是 NET G3 还是 NEC 时，病理报告可以诊断为：高级别神经内分泌肿瘤（NEN G3），请结合临床病史及肿瘤进展情况综合分析。

NEN 是一类高度异质性肿瘤，临床表现、分子遗传学和组织形态学均显多样性，给病理诊断和临床治疗带来极大挑战，尤其是病理诊断。需要广大病理医师，尤其是基层病理医师重视 NEN 这个小病种的知识更新和经验积累，通过参加专题学术会议、网络课堂、MDT 专家会诊等多种途径学习提高，更好地为临床服务，使患者得到最佳获益。

参考文献

1. 2013 年中国胃肠胰神经内分泌肿瘤病理诊断共识专家组 . 中国胃肠胰神经内分泌肿瘤病理诊断共识（2013 版）. 中华病理学杂志，2013，42（10）：691-694.

2. Ricardo V，Lloyd，Robert Y Osamura，et al. WHO Classification of Tomours of Endocrine Organs. 4the dition Lyon WHO Press，2017.

3. Sorbye H，Strosberg J，Baudin E，et al.Gastroenteropancreatic high-grade

笔记

neuroendocrine carcinoma.Cancer，2014，120（18）：2814-2823.

4. Yachida S，Vakiani E， White C M，et al.Small cell and large cell neuroendocrine carcinomas of the pancreas are genetically similar and distinct from well-differentiated pancreatic neuroendocrine tumors.Am J Surg Pathol，2012，36（2）：173-184.

（罗　杰）

胃肠胰神经内分泌肿瘤影像学概述

神经内分泌肿瘤是一组起源于弥散神经内分泌系统的异质性肿瘤，能够产生生物活性胺和（或）多肽激素。在过去30年间，NEN患病率从1.09/10万上升至5.25/10万。其中GEP-NEN占NEN的55%~70%。相比其他肿瘤，NEN的增加更为迅速，这可能与内镜和影像学技术进步与广泛使用有关。

1. 影像检查优选

目前，针对胃肠胰NEN最常使用的影像学检查方法主要包括两大类：常规影像检查及功能影像检查。常规形态学影像尤其是CT检查可以提供肿瘤定位及分期的重要信息，而以生长抑素受体显像为代表的功能性影像检查，除了可以更准确的定位、定性诊断及评估肿瘤播散转移的程度以外，还可以反映肿瘤的生物学行为特征，

笔记

筛选出适合进行放射性核素治疗的患者并指导治疗方案的制定。功能性影像检查尚未在国内临床普及。

（1）常规影像学检查

1）多层螺旋CT（multi detector computed tomography，MDCT）

MDCT能很好地反映肿瘤的形态、大小、范围、与周围器官的关系、有无区域淋巴结转移及远处器官转移等情况，增强扫描能反映肿瘤的强化特点及周围血管的改变，结合薄层扫描能较好地反映肿瘤内部的钙化、出血、坏死、囊变及侵犯周围组织及器官等情况。

大多数低级别的胰腺神经内分泌肿瘤（pancreatic neuroendocrine neoplasms，pNENs）在CT平扫时病灶与周围胰腺组织相比多呈等密度，在增强扫描动脉期大多数病灶均呈现明显强化，门脉期病变强化减低。功能性和无功能性pNENs也有不同的影像表现，一般来说，功能性pNENs较小（1～2cm），边界较清晰，因其毛细血管网丰富，影像学多呈富血供肿瘤表现，肿瘤较大时如胰高血糖素瘤，内部密度可不均匀。无功能性pNENs一般发现时病变较大，表现为边界清晰、有包膜、不均匀强化、内部常出现囊变、坏死甚至纤维化。

低级别pNENs（图2-3、图2-4）的CT表现多为单发，≤2cm、形态规则，边缘光滑，包膜完整，囊壁及分隔规则、均匀，CT平扫以等或稍低密度为主，增强扫描示动脉期强化显著，门脉期有所下降，但仍高于胰腺实质，肿瘤与邻近结构边界清晰，周边组织及血管无明显浸润，远端胰管无明显扩张、管壁光滑，无淋巴结及周边脏器转移。高级别pNENs（图2-5）肿块常＞2cm，＞5cm亦常见，肿瘤多呈分叶状团块或结节，边界多不清楚，内部密度欠均匀，坏死、钙化常见，囊实性肿瘤内壁及分隔往往不规整、厚薄不一，壁结节多见；胰管及周边胰腺实质常受累及，位于胰头部的肿瘤常引起胰管扩张，肿瘤对周围组织有不同程度的侵犯，肝脏及胰腺被膜转移

笔记

多见，腹膜后肿大淋巴结常见。

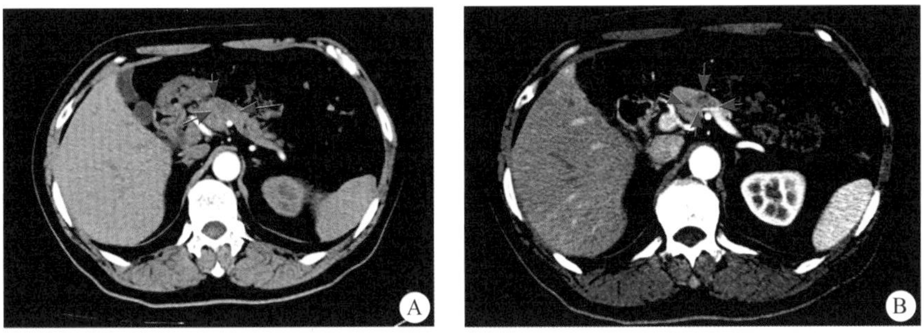

图 2-3　胰腺神经内分泌瘤 G1

注：患者男性，57 岁，A 为 CT 扫描动脉期，B 为 CT 扫描门脉期，箭头所指胰体部结节，约 1.0cm × 0.9cm，局部略突出胰腺轮廓外，增强后动脉期为低度强化，强化程度低于周围胰腺实质，病变门静脉期强化不明显，远端胰管不扩张

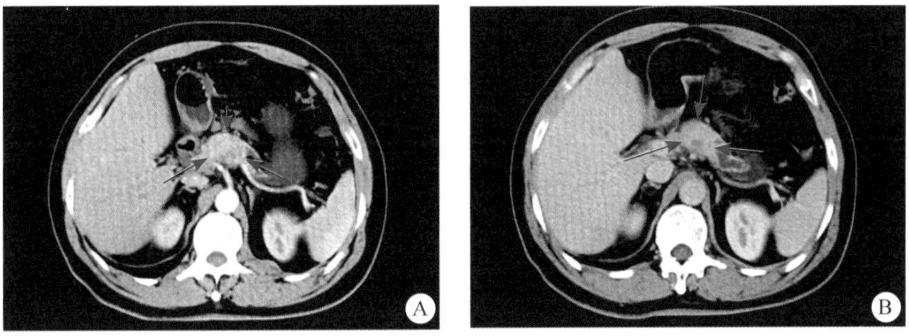

图 2-4　胰尾神经内分泌瘤 G2

注：患者男性，48 岁，A 为 CT 扫描动脉期，B 为 CT 扫描门脉期，箭头所指胰体部略低密度类结节影，约 2.0cm，边界不清，动脉期及静脉期均可见不均匀强化，门脉期强化程度略减低，病变与脾动、静脉贴邻，病变远端胰管明显扩张

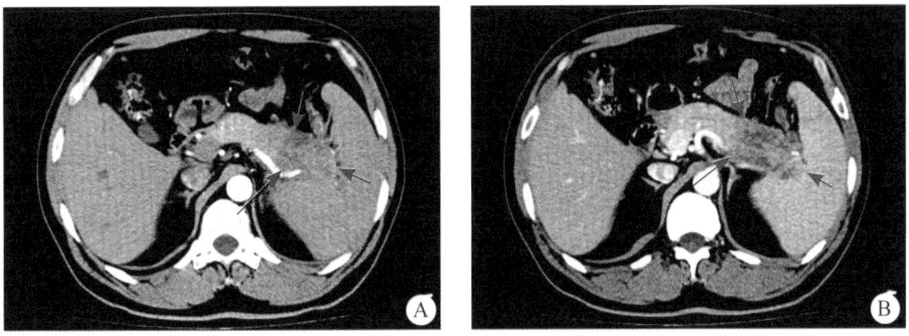

图 2-5　胰尾神经内分泌癌

注：患者男性，44 岁，A 为 CT 扫描动脉期，B 为 CT 扫描门脉期，箭头所指胰腺体尾部肿物，约 5.2cm × 3.5cm，可见不均匀强化，强化程度低于胰腺实质，边缘模糊，侵犯脾动脉，与脾脏分界不清，周围脂肪间隙多发条索影

笔记

低级别的胃肠道 NEN 也具有与低级别的胰腺 NEN 相同的增强特点。在胃肠道准备充分的情况下，直径大于 1cm 的胃肠道 NEN 在 CT 上常表现为管壁的局部增厚、隆起，大者可形成软组织肿物，并可伴有溃疡、坏死及囊性变。增强扫描动脉期大多可见明显强化(图 2-6 至图 2-8）。Feng 等在一项包含 56 例胃肠道神经内分泌肿瘤的研究中发现肿瘤最大径（＞ 4cm）有助于区分 NETs 与 NEC。

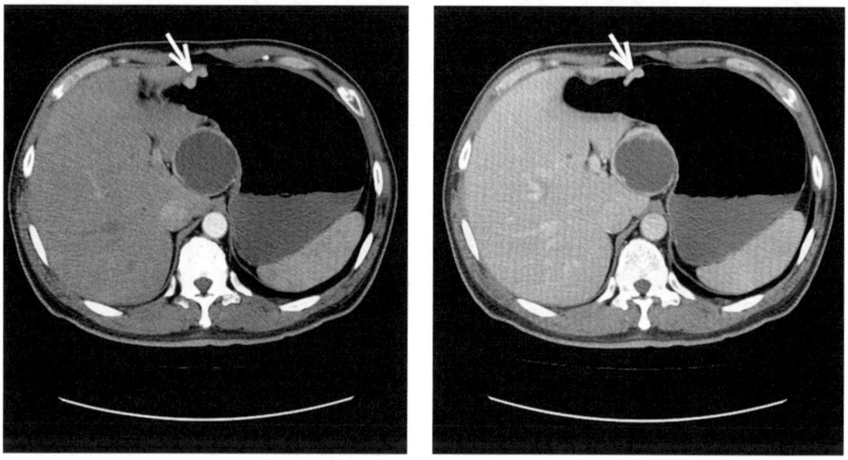

图 2-6　胃神经内分泌肿瘤（G1 级）

注：患者男性，46 岁，体检发现胃体占位，胃体前壁神经内分泌肿瘤（G1 级），边界清楚，增强扫描明显强化（白箭头）；胃体小弯侧浆膜另可见外生性生长肿瘤（G1 级），呈囊实性，实性部分明显强化，囊性变密度均匀，未见强化

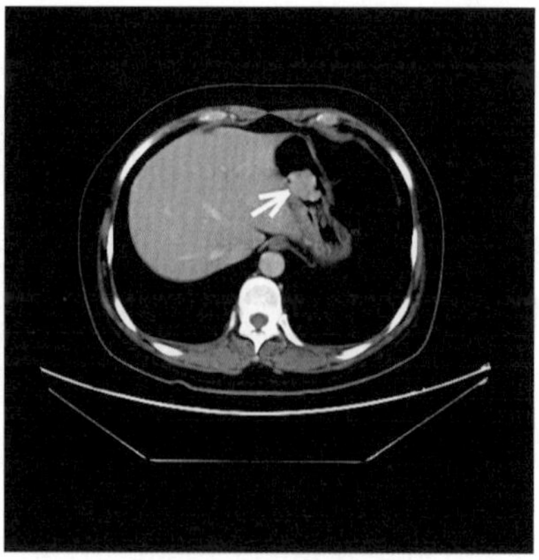

图 2-7　胃神经内分泌肿瘤（G2 级）

注：患者女性，37 岁，体检发现胃占位。病理：神经内分泌肿瘤（G2 级），胃体小弯侧肿瘤，呈菜花样突向胃腔（白箭头），增强扫描可见明显不均匀强化

笔记

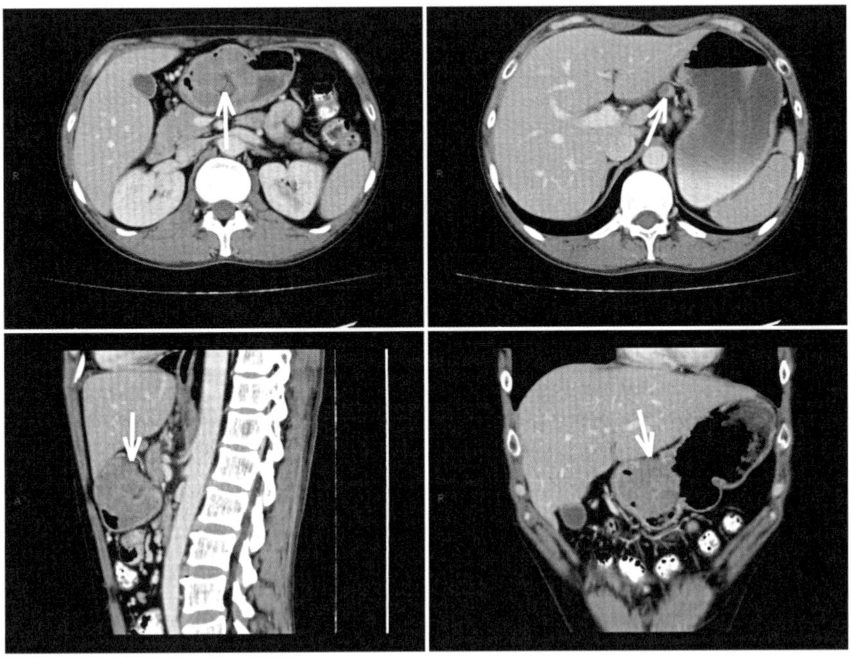

图 2-8　胃神经内分泌肿瘤（G3 级）

注：患者男性，33 岁，上腹不适，黑便，轴位、矢状位、冠状位增强 CT 显示，胃窦不规则肿物，边界不清，局部浆膜面毛糙，增强扫描见不均匀强化，胃左区多发肿大淋巴结

MDCT 的不足在于它的图像质量与扫描参数有关，肿瘤能否得到清晰显示与肿瘤的大小、发生部位及肿瘤与周围组织是否能形成良好对比关系密切。除此之外，CT 对于较小的肿瘤病灶检出率较低，并且 CT 所带来的电离辐射也是临床工作中需要注意的问题。尽管如此，由于 MDCT 在临床应用广泛，目前仍是 NEN 的首选常规影像检查方法。

GEP-NEN 较常见的转移部位是肝脏和淋巴结。肝脏转移灶一般表现为富血供病变，与原发灶有相同血供特点（图 2–9）。动脉早期明显强化，门静脉期强化程度减低。但少部分病变表现为乏血供病变或类似于血管瘤的渐进性强化。

2）核磁共振成像

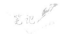

核磁共振成像可以作为一种补充检查手段用于当临床怀疑有神经内分泌肿瘤而 CT 检查阴性或者可疑阳性的患者，尤其是当出现

肝转移时，MRI 可以将转移的检出率提高到 95%，特别是使用肝特异性造影剂可以进一步提高对微小肝转移灶的检出，显著高于 CT 检查。同时 MRI 检查与 CT 检查相比还具有更好的软组织对比度，没有电离辐射等优点，但由于价格相对较高，检查时间长，需要患者的配合度更高等原因，MRI 检查目前很少作为神经内分泌肿瘤的首选常规检查手段，而仅用于其他检查阴性或者可疑阳性的病例。

对于 pNENs，MR 平扫时病灶在 T_1WI 呈低信号，T_2WI 呈高信号，DWI 与周围正常胰腺组织相比具有较高的 ADC 值，在增强扫描动脉期大多数病灶均呈现明显强化（75%）（图 2-10），少数病灶不强化。在静脉期，多数 pNENs 病变仍呈强化。较大的胰腺神经内分泌肿瘤中还可以出现坏死、囊变及钙化。

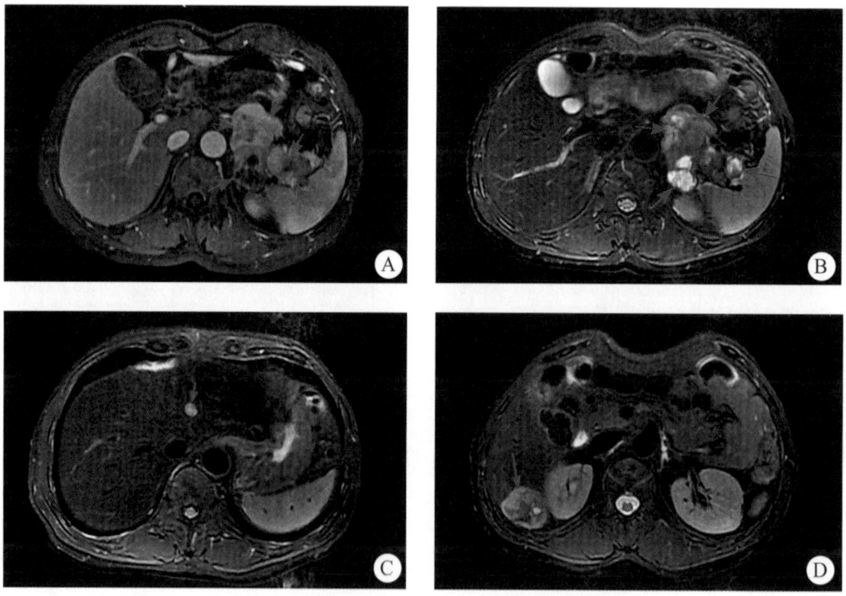

图 2-9 胰尾神经内分泌癌伴肝转移

注：患者男性，63 岁，A 为 MR 增强扫描，B、C、D 为 MR 扫描 T_2WI，箭头所指腹膜后可见不规则囊实性肿物，以实性成分为主，呈多结节融合状，大小约 7.2cm × 7.0cm，T_2WI 为等高混杂信号，增强扫描实性成分呈明显不均匀强化，肿物延伸至脾门区，与胰尾分界不清，局部与左肾上腺内侧支分界不清。肿瘤包绕侵犯脾血管及脾门。肝脏可见结节及肿物，边缘尚清晰，大者约 4.7cm × 4.1cm，T_2WI/FS 呈稍高信号，增强扫描边缘可见包膜样强化

笔记

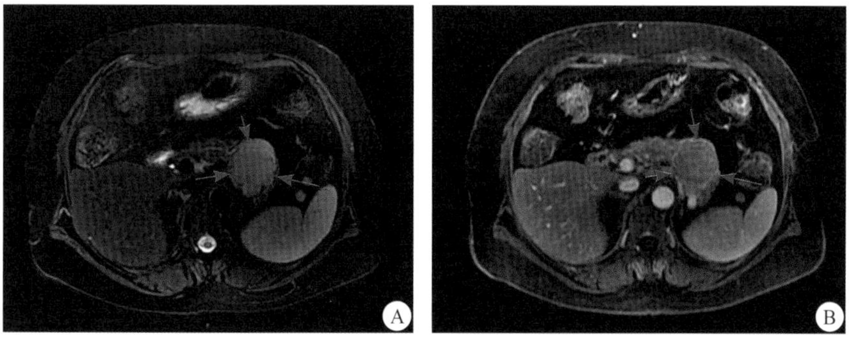

图 2-10　胰腺神经内分泌瘤 G1

注：患者女性，55 岁，A 为 MR 扫描 T_2WI，B 为 MR 增强扫描，箭头所指胰腺尾部实性肿物，大小约 5.2cm × 4.3cm，呈类球形、浅分叶状，边界尚清，T_2WI 呈均匀高信号，增强扫描动脉期快速强化，强化较均匀，未见明确坏死、囊变或分隔样改变，边缘可疑假包膜样强化

胃肠道 NEN 的 MR 检查受扫描时间、运动伪影等因素影响较大，而且检查时间较长，需要患者的配合度更高。因此，目前 MRI 检查很少作为胃肠 NEN 的首选常规检查手段，而仅用于胃肠 NEN 肝转移的诊断。

3）超声内镜

超声内镜是胃肠胰 NENs 诊断及获取病理标本的重要检查手段。超声内镜具有无辐射、实时检查的优点，可以在检查中使高频探头更贴近需要检查的脏器，离病变更近，从而获得较好的空间分辨率声像图。对于发生于胃、十二指肠及直肠的 NEN，EUS 可以显示肿瘤对胃肠道壁的侵犯深度、范围及区域淋巴结的转移情况，并取得组织活检。并可对部分病例可直接进行内镜下切除。

4）CT/MR 小肠造影（computed tomography enterography，CTE/magnetic resonance enterography，MRE）

发生于小肠的神经内分泌肿瘤约占到小肠所有原发肿瘤的 1/3，而影像学对于小肠疾病的诊断一直以来都是一个难题。传统的影像学检查及内镜的使用常受到肠腔管径，小肠蠕动收缩情况等诸多方面的限制，而随着 CT、MR 时间空间分辨率的提高，以 CT 和 MRI

笔记

为基础的断层图像能够清晰的对小肠内、肠壁及腔外的情况进行显示，尤其是 CT/MR 小肠造影的使用，使得小肠疾病的诊断准确性得到不断提高，并且已经逐步取代小肠钡餐成为小肠疾病的常用检查方式。

虽然胶囊内镜的出现对小肠病变的检出产生了巨大的影响，但是 CT 小肠造影在诊断小肠肿物上比胶囊内镜更有优势，其敏感性可达到 94.1%，远高于胶囊内镜的 35.3%。小肠 CT 造影的优势还体现在：首先小肠 CTE 具有较好的空间分辨率，能够显示整个病变的肠壁，尤其可以对微小病变进行更好的显示，其次小肠 CTE 扫描范围广泛，能够对腹腔及盆腔内的实质脏器进行观察，同时 CTE 的检查时间短，患者对检查的耐受性较好。

与 CTE 相比，MRE 检查过程中不产生电离辐射，并且具有较高的软组织分辨率。有研究显示 MRE 对于发生于小肠的 NEN 的单病灶检出率可达到 74%，对患者的总体检出率达 95%，其中对肿瘤直径大于 1cm 的病灶检出率较高，约为 94%，小于 1cm 的病变检出率较低，约为 45%。

由于 MRE 检查时间较长，容易产生运动伪影，需要患者有较好的呼吸配合，对于年纪较大、呼吸功能不好及急诊的患者通常首选 CTE。

（2）功能影像学检查

1）生长抑素受体显像和 ^{68}Ga 标记的生长抑素受体 PET/CT

分化好的神经内分泌肿瘤表面分布着生长抑素受体，生长抑素受体是 G 蛋白偶联受体，分布在大脑、垂体、脾脏、胰腺及胃肠道、甲状腺、外周神经系统和免疫细胞。生长抑素受体分为 SSTR1、SSTR2、SSTR3、SSTR4 和 SSTR5 五种亚型，其中以 SSRT2 型的表达最为常见。神经内分泌肿瘤表达生长抑素受体，因此，应用放射

笔记

性核素标记的生长抑素类似物可进行肿瘤显像。

生长抑素受体显像应用放射性核素标记的生长抑素类似物作为显像剂，与肿瘤细胞表面 SSTR 特异结合而使肿瘤显像，反映靶病灶 SSTR 各亚型表达和分布情况，^{68}Ga 标记的生长抑素受体 PET/CT（^{68}Ga-SSA-PET/CT）具有比生长抑素受体显像更高的分辨率，在 NEN 原发病灶的寻找、定位和淋巴结及远处转移的探测方面具有优势。PET/CT 可精确提供病灶解剖信息，又能反映 SSTR 表达水平，实现 NETs 精准诊断，指导制定 GEP-NEN 个体化治疗方案方面起重要作用。

^{68}Ga 标记的多肽（DOTATOC、DOTATATE 和 DOTANOC 等）因其能特异性结合 SSR，使之特异显像而被广泛应用于 NEN 的诊断和鉴别诊断。在所有的 ^{68}Ga 标记的多肽中，^{68}Ga-DOTATATE 与 SSR2 的亲和力最高。但在临床应用中，这些多肽的诊断效能并没有明显的差别。

分化好的 NET 通常高表达 SSR，分化差的 NET 通常低表达 SSR 或不表达 SSR，因而分化差的神经内分泌癌患者 ^{68}Ga 的多肽 PET/CT 常会出现假阴性的结果。SSTR2 表达水平低，或肿瘤过小也会导致显像的结果为阴性。此外，某些炎症由于淋巴细胞被激活，病灶也可能表达生长抑素受体出现假阳性结果，这时就需要结合临床情况综合考虑。

2013 年的一篇 Meta 分析结果显示，^{68}Ga-SSA-PET/CT 对神经内分泌肿瘤的诊断的敏感性及特异性可分别达到 93% 及 95%。^{68}Ga-DOTATOC-PET/CT 可以发现常规 CT 和 MR 难以发现的转移灶。对于已经远处转移，使用常规影像学检查难以发现的原发灶的患者，^{68}Ga-DOTATATE-PET/CT 可以进一步协助检测原发病灶，敏感性和特异性可分别达到 94% 和 87%。此外，^{68}Ga-DOTATATE-PET/CT 在

笔记

用于监测神经内分泌肿瘤的复发中也取得了一定的效果。

^{68}Ga-SSA-PET/CT 与 SRS 相比还具有缩短检查时间和减低患者所受辐射剂量的优点。此外，^{68}Ga-DOTATOC-PET/CT 还可以帮助筛选适合于接受生长抑素受体介导的放射性核素治疗的患者，指导治疗方案的制定，约有 70% 的患者因 ^{68}Ga-DOTATOC-PET/CT 的检查结果改变了原有的治疗方案。

2）^{18}F-FDG PET/CT 显像

^{18}F-FDG PET/CT 在诊断和预后评价中起关键作用。

^{18}F 标记氟代脱氧葡萄糖是临床最常用的正电子核素标记药物，反映肿瘤的葡萄糖代谢状况。恶性程度高的肿瘤糖代谢活跃，对 ^{18}F-FDG 摄取较多，而生长缓慢的肿瘤通常 ^{18}F-FDG 摄取比较少，NEN G1 和 NEN G2 生长速度较慢、葡萄糖代谢率相对较低，^{18}F 标记氟代脱氧葡萄糖 PET/CT 对 NEN G1、NEN G2 诊断价值有限。肿瘤组织对 ^{18}F 标记氟代脱氧葡萄糖的高摄取常提示不良的预后，因此 ^{18}F-FDG PET/CT 对于神经内分泌癌有较好的诊断价值，且有助于判断患者预后。

3）^{18}F-DOPA-PET/CT

神经内分泌细胞具有胺前体摄取和脱羧作用，^{18}F-DOPA 是多巴胺的前体物质，放射性标记的 ^{18}F-DOPA 可进入 NEN 细胞内而使其显像。^{18}F-DOPA-PET/CT 对于高级别的神经内分泌肿瘤，以及起源于前肠和后肠的神经内分泌肿瘤的敏感性较低，但对于发生于回肠的低级别神经内分泌肿瘤敏感性较高。对于发生在中肠的低级别 NEN，^{18}F-DOPA-PET/CT 与 CT 及 SRS 相比，无论是在淋巴结转移，骨转移及肝转移等的检出上均具有明显的优势。

然而 ^{18}F-DOPA-PET/CT 对于小病灶的检出率低于 ^{68}Ga-SSA-PET/CT，在肿瘤长期随访中不推荐使用 ^{18}F-DOPA-PET/CT。

笔记

4）其他功能影像学检查方法

间位碘代卞胍显像。间位碘代卞胍是去甲肾上腺素的结构类似物，可被交感神经系统和副交感神经系统分泌儿茶酚胺的嗜铬细胞特异性摄取和储存。目前由放射性核素标记的 MIBG 显像主要用于嗜铬细胞瘤、副神经节瘤、神经母细胞瘤的诊断及治疗。常用的放射性核素有 ^{123}I 及 ^{131}I，^{123}I 发射纯 γ 射线，能量适中，图像质量更好，检测灵敏度更高，适合于单纯进行 SPECT 显像。^{131}I 可以发射 β 射线和 γ 射线，适于既需要核素显像又需要进行治疗的 NET 患者。^{123}I-MIBG 显像对嗜铬细胞瘤及副神经节瘤的诊断的敏感性和特异性分别达到 82%～88% 和 82%～84%。此外，^{123}I/^{131}I-MIBG 显像有助于判断嗜铬细胞瘤及副神经节瘤的良恶性程度。但 ^{123}I/^{131}I-MIBG 显像对其他类型的神经内分泌肿瘤的诊断敏感性较低，约为 52%。

胰高血糖素样肽受体显像。胰高血糖素样肽 1 受体（glucagon-like peptide-1 receptor，GLP-1R）富集于胰岛 β 细胞，甚至高于 SSTR，是分化较好的胰岛素瘤较为理想的分子靶点。由于其配体胰高血糖素样肽 1（glucagon-like peptide-1，GLP-1）容易被降解，半衰期短，目前临床上常使用放射性核素标记其天然类似物 exendin-3 和 exendin-4 作为分子探针进行显像。GLP-1R 显像对分化好的胰岛素瘤有较好的诊断价值，对于分化差的胰岛素瘤，由于其常缺乏 GLP-1R 表达，诊断敏感性较低。GLP-1R 显像目前尚较少应用于其他类型神经内分泌肿瘤。

对于 GEP-NEN 的诊断，功能影像学在肿瘤的诊断和治疗中都发挥着重要的作用，特别是生长抑素受体标记的 PET/CT，不仅对肿瘤的诊断显示出了高度的敏感性及特异性，对患者的治疗方式的选择、预后的判断及治疗的监测都具有重要的意义。近年来，如 GLP-1R 等多种新型分子示踪剂的涌现，功能影像必然会在 GEP-NEN 的

笔记

诊断中发挥越来越重要的作用。然而在我国，功能影像检查尚未普及，而常规影像学检查中，MDCT 作为 GEP-NEN 的常规首选检查手段，动脉期呈明显强化，门脉期持续强化或强化程度减低这一典型的影像特点提示诊断神经内分泌肿瘤，同时 MRI 在 NEN 肝转移及骨转移的诊断中具有较明显的优势。因此，尽管功能影像学检查显示出一定优势，但常规影像学检查如 CT、MR 依然会在相当长的时间内发挥重要作用。合理应用常规影像学检查和功能影像学才能更好地为临床和患者服务。

2. 鉴别诊断

胰腺神经内分泌肿瘤主要需与胰腺癌、胰腺导管内乳头状黏液瘤、胰腺囊肿、胰腺囊腺瘤和囊腺癌等进行鉴别：①胰腺癌：胰腺癌患者肿瘤部位以胰头多见，多呈等、低混杂密度，边界不清，肿瘤实质部分强化程度一般低于胰腺实质（图 2-11），且 FDG 摄取异常增高；②胰腺导管内乳头状黏液瘤：好发于老年男性，病变呈分叶状，通常由单个或多个囊性低密度占位组成，可见明显分隔，可伴有主胰管或分支胰管扩张，有厚的分隔及壁结节为其特征性表现，MRCP 可清晰地显示病变与胰管相通；囊性胰腺神经内分泌肿瘤多呈单一大囊，病灶内无分隔、边缘光滑（图 2-12），且囊壁明显强化；③胰腺囊肿：多呈类圆形，囊壁较薄、光滑，假性囊肿易伴外伤史或慢性胰腺炎史，真性囊肿多伴肝、肾囊肿，与囊性胰腺神经内分泌肿瘤比较容易鉴别；④胰腺囊腺瘤和囊腺癌：好发于老年女性，胰腺囊腺瘤和囊腺癌以囊性成分为主，囊壁常厚薄不均，可见壁结节，多呈蜂房状改变，囊腺癌与囊实性胰腺神经内分泌肿瘤平扫时稍难鉴别，但囊腺癌增强扫描的强化程度低于胰腺神经内分泌肿瘤，且 FDG 摄取异常增高。

笔记

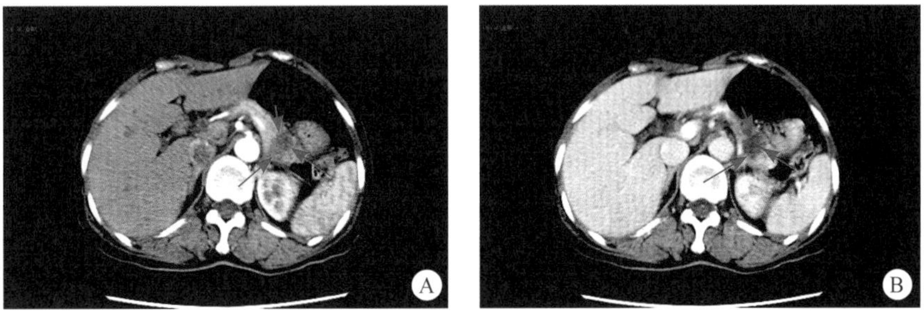

图 2-11　胰腺癌

注：患者女性，66 岁，A 为 CT 扫描动脉期，B 为 CT 扫描门脉期，箭头所指胰腺尾部见一低密度肿物，边界欠清，约 2.4cm × 1.8cm，增强三期密度始终低于胰腺实质，远端胰管略扩张。病变周围脂肪间隙略毛糙，脾动静脉及肠系膜上静脉分支于肿块处不规则变窄

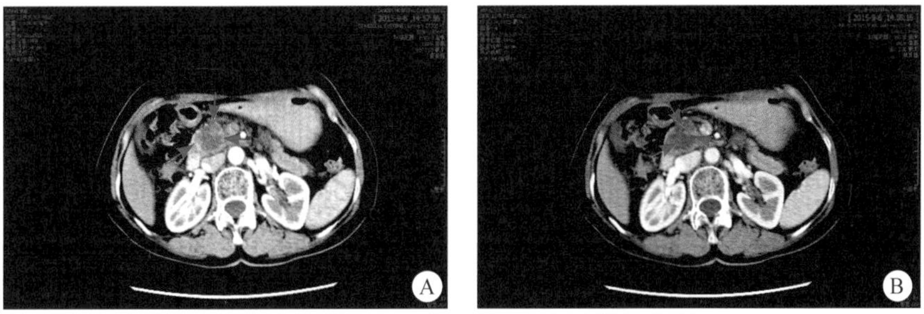

图 2-12　胰腺浆液性囊腺瘤

注：患者女性，58 岁，A 为 CT 扫描动脉期，B 为 CT 扫描门脉期，箭头所指胰头部可见低密度分叶状肿物，2.3cm × 2.9cm × 2.7cm，似可见分隔，大部分边界清楚，CT 值约 17HU，胆总管及胰管均轻度扩张

参考文献

1. Sahani D V，Bonaffini P A，Fernandez-Del C C，et al.Gastroenteropancreatic neuroendocrine tumors：role of imaging in diagnosis and management. Radiology，2013，266（1）：38-61.

2. Feng S T，Luo Y，Chan T，et al.CT evaluation of gastroenteric neuroendocrine tumors：relationship between ct features and the pathologic classification.AJR Am J Roentgenol，2014，203（3）：W260-W266.

3. Sundin A，Arnold R，Baudin E，et al.ENETS Consensus Guidelines for the Standards of Care in Neuroendocrine Tumors：Radiological，Nuclear Medicine & Hybrid Imaging.Neuroendocrinology，2017，105（3）：212-244.

笔记

4. Manfredi R，Bonatti M，Mantovani W， et al.Non-hyperfunctioning neuroendocrine tumours of the pancreas：MR imaging appearance and correlation with their biological behaviour.Eur Radiol，2013，23（11）：3029-3039.

5. Masselli G，Gualdi G.CT and MR enterography in evaluating small bowel diseases: when to use which modality?Abdom Imaging，2013，38（2）：249-259.

6. Fidler J L，Goenka A H，Fleming C J，et al.Small Bowel Imaging：Computed Tomography Enterography，Magnetic Resonance Enterography，Angiography，and Nuclear Medicine.Gastrointest Endosc Clin N Am，2017，27（1）：133-152.

7. Dohan A，El F H，Barat M，et al.Neuroendocrine tumors of the small bowel：evaluation with MR-enterography.Clin Imaging，2016，40（3）：541-547.

8. Zanzonico P.Principles of nuclear medicine imaging：planar，SPECT，PET，multi-modality，and autoradiography systems.Radiat Res，2012，177（4）：349-364.

9. 沈国华，周惠君，邓候富，等 .^{68}Ga 标记的 SSR 靶向多肽 PET/CT 显像的研究进展及其在神经内分泌肿瘤中的初步应用 . 国际放射医学核医学杂志，2015（1）：75-79.

10. Geijer H，Breimer L H.Somatostatin receptor PET/CT in neuroendocrine tumours：update on systematic review and meta-analysis.Eur J Nucl Med Mol Imaging，2013，40（11）：1770-1780.

11. Kazmierczak P M，Rominger A，Wenter V，et al.The added value of ^{68}Ga-DOTA-TATE-PET to contrast-enhanced CT for primary site detection in CUP of neuroendocrine origin.Eur Radiol，2017，27（4）：1676-1684.

12. Has S D，Kuyumcu S，Turkmen C，et al.Can complementary ^{68}Ga-DOTATATE and ^{18}F-FDG PET/CT establish the missing link between histopathology and therapeutic approach in gastroenteropancreatic neuroendocrine tumors？ J Nucl Med，2014，55（11）：1811-1817.

13. Deroose C M，Hindie E，Kebebew E，et al.Molecular Imaging of

笔记

Gastroenteropancreatic Neuroendocrine Tumors: Current Status and Future Directions. J Nucl Med，2016，57（12）：1949-1956.

14. Deroose C M，Hindie E，Kebebew E，et al.Molecular Imaging of Gastroenteropancreatic Neuroendocrine Tumors：Current Status and Future Directions. J Nucl Med，2016，57（12）：1949-1956.

15. Streby K A，Shah N，Ranalli M A，et al.Nothing but NET：a review of norepinephrine transporter expression and efficacy of ^{131}I-mIBG therapy.Pediatr Blood Cancer，2015，62（1）：5-11.

16. Hubalewska-Dydejczyk A，Sowa-Staszczak A，Tomaszuk M，et al.GLP-1 and exendin-4 for imaging endocrine pancreas.A review.Labelled glucagon-like peptide-1 analogues：past，present and future.Q J Nucl Med Mol Imaging，2015，59（2）：152-160.

（李　颖　蒋力明）

胃神经内分泌肿瘤的外科治疗进展

根据 SEER 数据库统计的结果，至 2010 年胃神经内分泌肿瘤的发病率已超过 2.5/100 万，20 年间发病率提高了 9 倍。而最近国内多中心流行病学研究发现，中国的胃肠神经内分泌肿瘤发病率构成比与欧美国家存在显著差异，胃神经内分泌肿瘤发病率在中国胃肠神经内分泌肿瘤中仅次于直肠神经内分泌肿瘤，占据

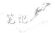

笔记

重要地位。因此越来越多的学者关注胃神经内分泌肿瘤的诊断和治疗。

目前内镜下的微创外科治疗仍然是胃神经内分泌肿瘤唯一有望获得根治性治疗的手段。总体而言，外科治疗的原则是根据胃神经内分泌肿瘤的临床分型和 TNM 分期进行有针对性的个体化治疗。

ENETS 的指南目前将胃神经内分泌肿瘤分为 3 型，即萎缩性胃炎相关的Ⅰ型、胃泌素瘤 /MEN1 相关的Ⅱ型和非胃泌素依赖的Ⅲ型。中国学者提出有越来越多的证据表明四型分类的临床分型可能更好的指导治疗和判断预后，即将目前Ⅲ型中低分化的 NEC 及 MANEC 独立出来归入Ⅳ型。实际在这点上 ENETS 同样有共识，即目前的三型分法是针对分化良好的 NET，而分化差的 NEC 和 MANEC 不在三型分法范畴之内，最新的 WHO 病理诊断标准建议神经内分泌癌采用腺癌的分期系统。其中尚有一定争议的应该还是 Ki-67 指数大于 20% 但分化良好的这部分肿瘤，即高增殖活性 NET，根据以上原则，应该归入临床分型Ⅲ型中。

Ⅰ型胃神经内分泌肿瘤预后良好。然而，由于其病灶常为多发散在的小息肉，以往治疗常采用根治性近端胃大部切除甚至全胃切除的方式，从现在的观点来说，绝大多数采用上述方法治疗的患者均为过度治疗。由于Ⅰ型胃神经内分泌肿瘤极少出现淋巴结转移和远处转移，病灶直径也较少大于 1cm，因此，外科切除对于绝大部分患者并不适用。ENETS 指南建议对于直径大于 1 厘米的病灶应在内镜下行 EMR 或 ESD 切除，认为切除全部肉眼可见病灶并无可靠依据。国内专家共识建议尽可能切除直径大于 0.5cm 的全部病灶。外科切除仅限于处理病灶侵犯肌层或有淋巴结转移的极少数情况。对于内镜下切除后反复复发的患者，如病灶未侵犯肌层，仍不建议行全胃切除，可考虑 SSA 药物治疗。胃窦切除

笔记

术由于去除了诱发Ⅰ型胃神经内分泌肿瘤的病因——G细胞过度分泌胃泌素，在一些临床研究中获得了良好的效果。然而，目前ENETS指南对于胃窦切除的建议仍然非常慎重，认为尚缺乏足够的循证医学证据。在国内，这种治疗方式罕见报道，建议仅在具有丰富胃神经内分泌肿瘤诊治经验的中心，并在MDT指导下有针对性地开展。

Ⅱ型胃神经内分泌肿瘤的特点是合并有胃泌素瘤或MEN1综合征，因此诊断的要点在于寻找和定位胃泌素瘤及MEN1的发病部位。外科治疗的关键在于切除可切除的胃泌素瘤及合并的其他神经内分泌肿瘤，而胃局部病灶的处理则遵循Ⅰ型胃神经内分泌肿瘤的治疗原则，往往在胃泌素瘤切除后胃原发病灶会出现退缩甚至消失。有不可切除远处转移的Ⅱ型胃神经内分泌肿瘤则以药物控制为主，包括SSA及PPI的使用。

Ⅲ型胃神经内分泌肿瘤多为单发病灶，内镜下形态与胃腺癌鉴别困难，主要通过病理诊断。其预后较Ⅰ/Ⅱ型明显较差，较易出现淋巴结转移及远处转移。对于可切除的Ⅲ型胃神经内分泌肿瘤，遵循胃腺癌的外科治疗原则，其手术适应证及淋巴清扫范围均与胃腺癌手术一致。肝脏是Ⅲ型胃神经内分泌肿瘤最容易出现远处转移的部位，对于无肝外转移的胃NEN，如肝转移灶可切除，应首选外科R0切除。需要着重指出的是判断可切除性建议采用肝脏增强核磁而不是肝脏增强CT。

Ⅳ型胃神经内分泌肿瘤是神经内分泌癌或混合性腺神经内分泌癌，预后最差，往往发现时即已出现远处转移，丧失手术机会，治疗以内科化疗为主。若内科治疗有效，病灶可切除，可参考胃腺癌手术原则进行治疗。Ⅳ型胃神经内分泌肿瘤出现肝转移，选择手术应慎重，建议有丰富经验的中心在MDT指导下开展。

笔记

参考文献

1. Uygun A，Kadayifci A，Polat Z，et al. Longterm results of endoscopic resection for type I gastric neuroendocrine tumors.J Surg Oncol，2014，109（2）：71-74.

2. DelleFave G，O’Toole D，Sundin A，et al. ENETS Consensus Guidelines Update for Gastroduodenal Neuroendocrine Neoplasms. Neuroendocrinology，2016，103（2）：119-124.

3. 中国临床肿瘤学会神经内分泌肿瘤专家委员会 . 中国胃肠胰神经内分泌肿瘤专家共识（2016 版）. 临床肿瘤学杂志，2016，21（10）：927-946.

（赵　宏）

胰腺高血供病变的影像鉴别诊断

胰腺神经内分泌肿瘤特别是低级别的胰腺神经内分泌肿瘤具有动脉期强化的影像特点，故胰腺神经内分泌肿瘤还需要与胰腺高血供肿瘤相鉴别。

1. 胰腺富血供的转移瘤

胰腺富血供的转移瘤主要有肺癌、肾癌，甲状腺癌（图 2-13）。胰腺转移瘤相对比较罕见，胰腺转移瘤缺乏特异的影像特征，不同原发肿瘤其胰腺转移灶的影像表现也不同，肾癌、肺癌、甲状

笔记

腺癌的胰腺转移常表现为富血供，均匀强化或边缘强化。这种强化方式反映了原发病灶的多血供特点，与少血供、强化程度低的胰腺神经内分泌癌相对容易鉴别，但与胰腺神经内分泌瘤较难鉴别，肾癌、肺癌、甲状腺癌的胰腺转移和胰腺神经内分泌肿瘤都可以单发或多发，可以都是富血供，当肿瘤长大到一定程度时，中心易发生坏死或囊变。从 CT 图像上很难鉴别，此时病史很重要，患者有原发肿瘤史，首先考虑转移。中国医学科学院肿瘤医院 2006 年总结 21 例胰腺转移瘤病例中，18 例（85.7%）在发现胰腺转移瘤时已经有一个或多个其他部位的转移，合并肝转移 5 例、骨转移 5 例、肺转移 3 例、肾上腺转移 3 例、脑转移 2 例、脾转移 1 例、前胸壁转移 1 例；3 例（14.3%）在发现胰腺转移瘤时没有合并其他部位转移。另外，由于胰腺转移癌多是由原发癌经过淋巴道或血行转移，很少侵犯胰腺包膜外，因肿瘤细胞不是起源于导管上皮细胞，胰腺转移瘤很少会引起胰管扩张。

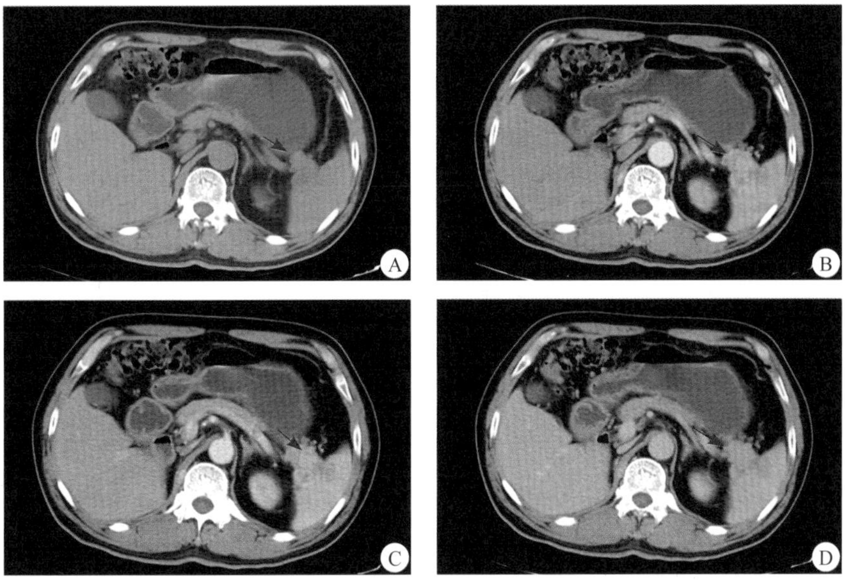

笔记

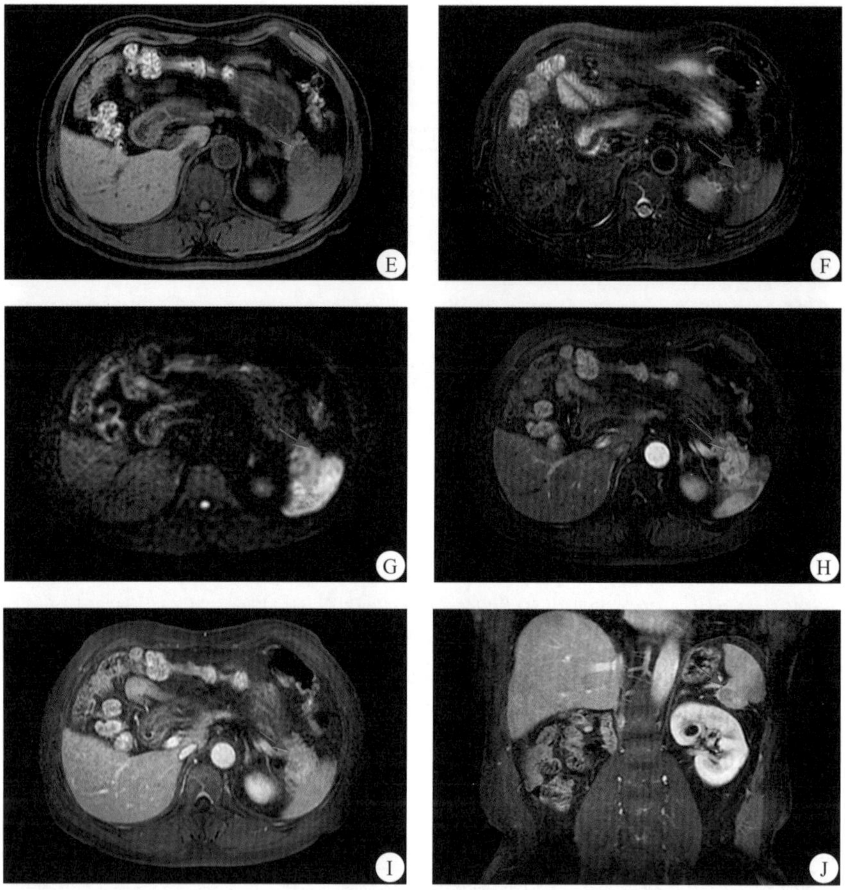

图 2-13　肾癌胰腺转移

注：患者男性，58 岁，A 为 CT 平扫时相，B、C、D 为 CT 增强动脉期、门脉期及延迟期，E 为 MR 扫描 T_1WI 压脂相，F 为 T_2WI 压脂相，G 为 DWI，H、I 为增强动脉期、门脉期，J 为冠状位延迟期。箭头所指胰尾部可见明显强化肿物，大小约 4.0cm × 3.0cm，边界欠清楚，动脉期明显不均匀强化，门脉期及延迟期强化略高于胰腺实质

2. 胰腺实性假乳头状瘤

胰腺实性假乳头状瘤主要表现为囊实性肿块，包膜完整、可见钙化，增强扫描动脉期多为轻中度强化、门静脉期或延迟期强化程度较明显，但始终低于胰实质。部分病灶囊实性相间分布，增强后呈特征性的“浮云征”强化（图 2-14），可作鉴别诊断。

笔记

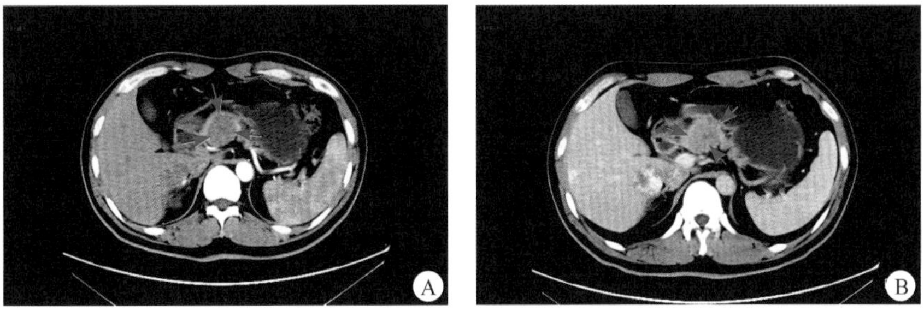

图 2-14　胰腺实性假乳头状瘤

注：患者男性，32 岁，A 为 CT 扫描动脉期，B 为 CT 扫描门脉期，箭头所指胰腺颈部见不规则低密度影，最大截面大小约 3.2cm × 3.2cm，边界尚清楚，增强后轻度强化，强化程度低于周围胰腺实质。胰管未见扩张

3. 胰腺淋巴瘤

胰腺淋巴瘤（pancreatic lymphoma，PL）（图 2-15）可以分为原发性和继发性。原发性 PL 很罕见，在所有胰腺恶性肿瘤中小于 0.5%，淋巴瘤侵犯胰腺所致的继发性 PL 较常见，可在多达 30% 的胰腺恶性肿瘤中见到。原发性胰腺淋巴瘤男性发病率大于女性，以中老年患者为主。肿瘤好发于胰头，胰体及胰尾相对少见。影像学表现为界限明确的局灶性结节，也可表现为界限不清的浸润性肿块，一般无肝脾受累。CT 平扫见密度均匀，体积较大时，密度不均匀，可能与肿瘤生长过快、坏死有关。增强呈轻度延迟性强化，强化程度稍低于周围正常胰腺，但也可见特殊病例，肿块也可呈囊实性，增强后实性成分呈“快进慢出”强化方式，强化稍高于正常胰腺，囊变、坏死区无强化。^{18}F-FDG 摄取异常增高。腹膜后多数淋巴结肿大，后期融合成团，密度均匀或不均匀。肿大淋巴结推移、包绕临近血管，可出现“腹主动脉淹没征”或“血管脂肪角”消失。胰腺周围脂肪密度增高及血管受侵常见。胰管扩张罕见，通常无钙化及坏死。

笔记

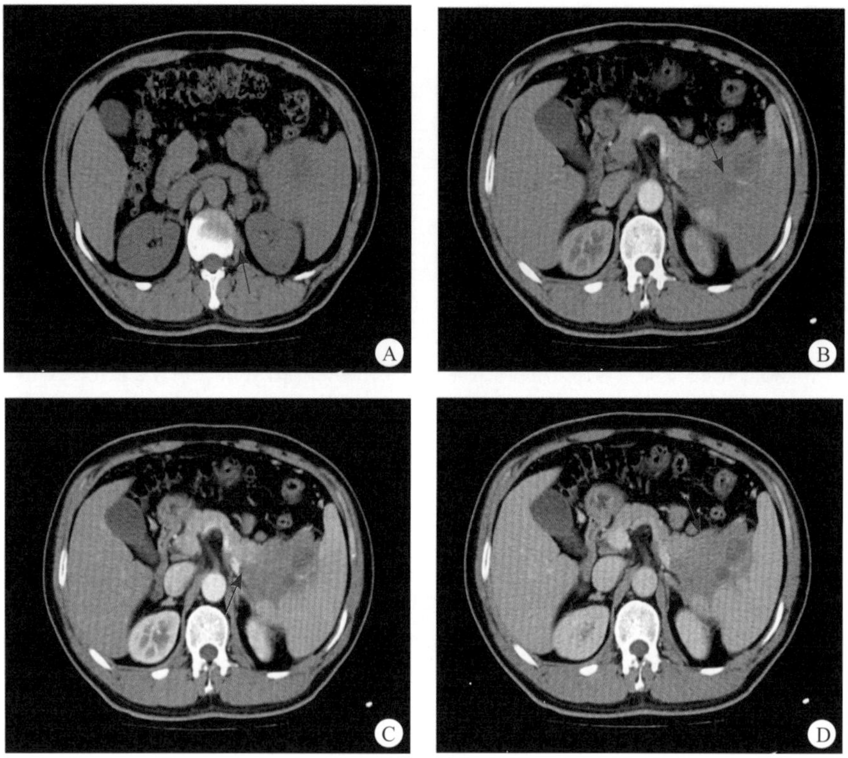

图 2-15　胰腺淋巴瘤

注：患者男性，39 岁，A 为平扫，箭头所指为肿大淋巴结；B 为动脉期，箭头所指为肿物；C 为门脉期，箭头所指为脾静脉受侵；D 为延迟期，胰腺尾部可见不规则浸润状肿物，增强为低强化

4. 胰腺内副脾

胰腺内副脾（图 2-16），副脾属于先天发育变异，系由于胚胎第 5 周时位于胃背系膜中的脾芽融合失败所致。胰腺内副脾多表现为胰尾部单发类圆形结节或肿物，直径多小于 2.5cm，边界清晰，平扫与脾脏密度相近，增强扫描各期强化程度亦与脾脏相近，动脉期多为不均匀强化，有报道认为该强化方式与胰腺内副脾内不同的红白髓比例有关，体积较小时可表现为均匀强化，门脉期为均匀强化；多数情况下各期增强扫描密度均大于胰腺，但在少数情况下，病变动脉期强化程度较胰腺低，这可能与肝硬化等情况下脾脏强化

笔记

延迟有关。pNENs 通常动脉期明显强化，且静脉期强化较胰腺内副脾明显；此外 pNENs 具有内分泌功能，可作为与胰腺内副脾重要的鉴别点。由于脾组织表达生长抑素受体，故 ^{68}Ga-DOTATOC-PET/CT 用于鉴别胰腺内副脾和 pNENs 可导致假阳性结果。此时 ^{99m}Tc-HDRBC 显像（^{99m}Tc- 热变性红细胞显像）对胰腺内副脾具有特异性诊断价值，由于脾自循环系统可以选择性清除衰老、变性的红细胞，因此脾组织对其摄取率可达 90% 以上，从而选择性的对脾组织进行显像。

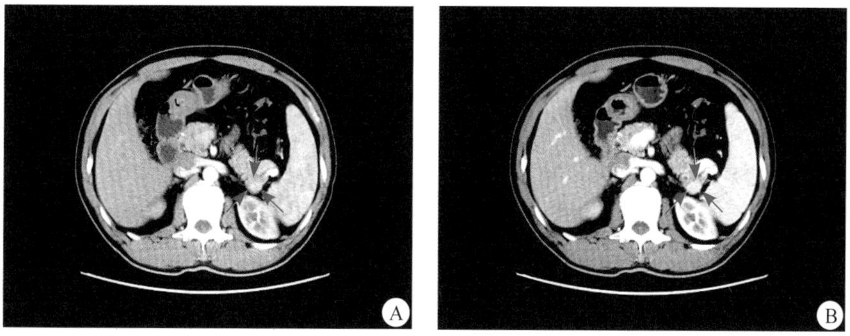

图 2-16　胰腺内副脾

注：患者男性，47 岁，A 为 CT 扫描动脉期，B 为 CT 扫描门脉期，箭头所指胰腺尾部见一类圆形低密度结节，边界清，约 1.7cm × 1.6cm，增强三期密度始终高于胰腺实质，且强化程度同脾脏相近，动脉期不均匀强化，门脉期均匀强化

5. 胰腺腺泡细胞癌

胰腺腺泡细胞癌（pancreaticacinarcellcarcinoma，PACC）（图 2-17）好发于中老年男性，发病率低，约占所有胰腺肿瘤的 1%。多数研究报道可发生于胰腺的任何部位，无确切好发部位，但也有研究认为好发于胰头部。病变多表现为体积较大的卵圆形肿物，多以实性成分为主伴不同比例低密度成分，边界多清晰，部分可见包膜，内部坏死常见，偶见出血及钙化，很少引起胆管及胰管扩张，肝脏和淋巴转移是最常见的转移途径。CT 平扫多为等或低密度。

笔记

增强扫描多呈渐进性强化：动脉期实性成分呈轻度不均匀强化，静脉期进一步强化，但强化程度始终低于同期正常胰腺实质。pNENs是富血供肿瘤，增强扫描动脉期明显强化可与其鉴别。本病 PET 表现报道较少，Liu 等报道发生在胰尾部 PACC 出现 FDG 高度摄取，Takanami 等发现 FDG 摄取程度与细胞密度（囊实性比例）和分化程度有关，而大多数胰腺神经内分泌肿瘤 FDG 摄取较低。国外文献报道 8%~ 16%的患者因血脂肪酶增加出现脂肪酶分泌过多综合征，但也有文献指出该综合征并不常见。实验室检查 AFP 升高是其区别于其他胰腺肿瘤的特征性表现。

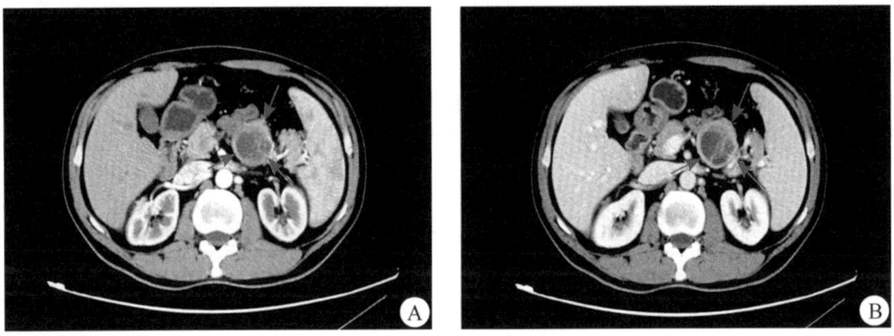

图 2-17　胰腺腺泡细胞癌

注：患者男性，45 岁，A 为 CT 扫描动脉期，B 为 CT 扫描门脉期，箭头所指胰腺体尾部椭圆形肿物，约 3.8cm × 3.7cm，边界尚清晰，内可见低密度坏死区，胆胰管未见扩张，增强扫描动脉期实性成分强化，门脉期强化程度进一步增加，中央坏死区未见强化

在鉴别诊断方面，pNENs 还需要和其他富血供的胰腺肿瘤进行鉴别，包括：①神经源性肿瘤（神经鞘瘤、副神经节瘤）；②血管异常（动脉瘤，假动脉瘤，动静脉瘘）。

参考文献

1. Song S W，Cheng J F，Liu N，et al.Diagnosis and treatment of pancreatic metastases in 22 patients：a retrospective study.World J Surg Oncol，2014，12：299.

2. Tunio M A，Alasiri M，Riaz K，et al.Pancreas as delayed site of metastasis from papillary thyroid carcinoma.Case Rep Gastrointest Med，2013，2013：386263.

笔记

3. 任胜男，张建，袁渊，等.^{18}F-FDG PET/CT 显像在胰腺淋巴瘤与胰腺癌鉴别诊断中的价值.中华胰腺病杂志，2016，16（4）：243-247.

4. Anand D，Lall C，Bhosale P，et al.Current update on primary pancreatic lymphoma.Abdom Radiol（NY），2016，41（2）：347-355.

5. 陈平，张秋丽，柴琛，等.胰腺原发弥漫性大 B 细胞淋巴瘤 1 例.中国医学影像学杂志，2013，（6）：453-454.

6. 王运韬，陈韵彬，陈英，等.原发性胰腺淋巴瘤的 MSCT 影像表现分析.临床放射学杂志，2015，34（6）：924-928.

7. Boninsegna E，Zamboni G A，Facchinelli D，et al.CT imaging of primary pancreatic lymphoma：experience from three referral centres for pancreatic diseases. Insights Imaging，2018，9（1）：17-24.

8. Kawamoto S，Johnson P T，Hall H，et al.Intrapancreatic accessory spleen: CT appearance and differential diagnosis.Abdom Imaging，2012，37（5）：812-827.

9. Li B Q，Xu X Q，Guo J C.Intrapancreatic accessory spleen：a diagnostic dilemma.HPB（Oxford），2018，20（11）：1004-1011.

10. 武文杰，李晓斌，吴文铭，等.胰腺内异位副脾的诊断.中华胰腺病杂志，2017，17（4）：285-288.

11. Coquia S F，Kawamoto S，Zaheer A，et al.Intrapancreatic accessory spleen：possibilities of computed tomography in differentiation from nonfunctioning pancreatic neuroendocrine tumor.J Comput Assist Tomogr，2014，38（6）：874-878.

12. Salihoglu Y S，Elri T，Erdemir R U，et al.（111）In-pentetreotide uptake in accessory spleen：A potential pitfall in somatostatin receptor scintigraphy. Indian J Nucl Med，2016，31（2）：161-162.

13. Tian L，Lv X F，Dong J，et al.Clinical features and CT/MRI findings of pancreatic acinar cell carcinoma.Int J Clin Exp Med，2015，8（9）：14846-14854.

（李　颖　周玉陶　夏艳飞　蒋力明）

笔记

微小胰腺神经内分泌肿瘤的诊疗进展

胰腺神经内分泌肿瘤（Pancreatic neuroendocrine tumor，PanNET）是胰腺肿瘤中相对少见的一类肿瘤，占胰腺原发性肿瘤的 1%~2%，统计数据提示其年平均发病率近年来不断升高，约为 0.52/10 万。临床上通常根据其是否分泌功能性激素引发临床症状将其划分为功能性 PanNET（Functional-PanNET，F-PanNET，占 30%~40%）和非功能性 PanNET（Non-functional-PanNET，NF-PanNET，占 60%~70%），同时视其有无遗传综合征分为散发型、多发性内分泌瘤病（multiple endocrine neoplasia，MEN）、VHL 综合征和神经纤维瘤病Ⅰ型等。

微小胰腺神经内分泌肿瘤特指体积较小的 PanNET。美国国家综合癌症网络指南和欧洲神经内分泌肿瘤学会指南通常以最大径≤ 2cm 描述微小 PanNET。由于该类肿瘤体积较小，其生物学行为、发病特点、诊疗方式、疾病预后等均具有一定特殊性。随着 CT、MRI 等影像学手段的不断进步与普及，微小 PanNET 检出率迅速增加。近 20 余年来其发病率已增长 7.1 倍，在所有 PanNET 病例中占比上升至 20%，该类人群的持续扩大使其规范化管理和干预成为不容忽视的重要临床问题，并已引起世界各国学者的广泛重视。

1. 生物学特性

微小 PanNET 以惰性病程为主。其淋巴结转移率为 7.4%，相对较低；患者 5 年、10 年、15 年生存率则分别为 91.5%、84.0%、

笔记

76.8%。但与此同时，已有相当一部分微小 PanNET 发生恶变，甚至最大径 ≤ 0.5cm 的 PanNET 仍存在恶变个体。有研究统计了 20 余年来美国国立癌症研究所“监测、流行病学及结果”数据库收录的患有恶性微小 PanNET 群体，数据提示该群体中胰腺外侵犯、淋巴结转移和远处转移的发生率分别达到 17.9%、27.3% 和 9.1%，其潜在风险值得警惕。

2. 诊断

微小 F-PanNET 激素相关症状取决于肿瘤功能类别，特异性强。可结合患者临床表现、激素水平及影像学检查进行诊断（表 2-6），并通过病理结果确诊。而与之相反，微小 NF-PanNET 症状隐匿，患者几乎无激素波动症状，且罕有胰管或周围器官的压迫症状。其诊断多因患者行腹部 CT、MRI 检查过程中偶然发现。

表 2-6　常见 F-PanNET 特点总结

肿瘤种类	组织来源 / 肿瘤位置	分泌激素	辅助指标	特征表现
胰岛素瘤	胰腺 β 细胞	胰岛素、胰岛素原	C- 肽、血糖	Whipple 三联征
胃泌素瘤	胃泌素瘤三角	胃泌素	胃液 pH	Zollinger-Ellison 综合征
胰高血糖素瘤	胰腺 α 细胞	胰高血糖素	—	4D 综合征
生长抑素瘤	胰腺 δ 细胞	生长抑素	—	糖尿病、脂肪泻、胃酸缺乏等
血管活性肠肽瘤	胰岛非 β 细胞	血管活性肠肽	—	Verner-Morrison 综合征

（1）血清学诊断

表 2-6 所述特异性激素水平变化对诊断微小 F-PanNET 具有重要意义。此外，血清嗜铬粒蛋白 A、神经元特异性烯醇化酶两类指标常用于普通 PanNET 的辅助诊断，其水平升高与 PanNET 转移、

笔记

分级等进展情况关系密切；然而，对于微小 PanNET 而言，CgA、NSE 诊断效果则并不理想。原因在于：① CgA、NSE 水平与肿瘤负荷密切相关，微小 PanNET 患者上述指标波动有限；② CgA、NSE 两者在 PanNET 病程早期，灵敏度与特异性不具优势（CgA 灵敏度为 53%~92%，特异度＜50%；NSE 灵敏度为 38%，特异度为 73%），且干扰因素多（如其他胰腺疾病、肾病、PPI 服用史、年龄等），易造成误诊或漏诊。

（2）病理诊断

微小 PanNET 定性诊断的金标准是病理学结果和免疫组化结果。在获取样本方式的选择上，除手术外，内镜超声引导下细针穿刺抽吸活检（endoscopic ultrasonography guided fine needle aspiration，EUS-FNA）是术前诊断微小 PanNET 最微创、可靠的取样方式之一。其空间分辨率高，可探知≤ 3mm 的病灶及血管侵犯情况，尤其在探测位于胰头部和胰颈部及 CT 探查困难的 PanNET 时效果良好。

特别的是，EUS-FNA 应用于最大径≤ 2cm 的微小 PanNET 时其诊断准确度反而上升。研究发现，EUS-FNA 与术后病理诊断一致性在最大径＞ 2cm 的 PanNET 中仅为 57%，在最大径≤ 2cm 的微小 PanNET 中升至 87.5%，而在最大径≤ 1cm 的 PanNET 中诊断一致性接近 100%。这一现象可能与微小 PanNET 肿瘤内细胞同质性高密切相关。因此，ENETS 指南建议，实施 EUS-FNA 时每次样本量尽可能保证有 2000 个以上的足量肿瘤细胞，以确保诊断的准确性。

（3）影像学诊断

目前，临床上 PanNET 的影像学检查手段仍以 CT 和 MRI 为主。但 CT 对 PanNET 的检出效果受肿瘤体积的影响，肿瘤最大径≤ 2cm

笔记

时其诊断灵敏度明显下降。有研究结果提示，CT 在 PanNET 最大径 ≤ 1cm、1～3cm 和＞ 3cm 时检出率分别为 20％、30％～40％和＞ 75％；多相 MRI 探查最大径≤ 2cm 的微小 PanNET 原发灶及微小肝转移灶的效果则优于 CT。

与此同时，近年来新兴影像学技术的进步大大推动了微小 PanNET 的精准定位。生长抑素受体显像在 PanNET 的诊断中发挥了越来越重要的作用，其灵敏度可达 75%～100%；^{68}Ga-PET/CT 开始逐渐在 PanNET 的诊断得到到推广，其诊断 PanNET 灵敏度、特异度、准确性分别高达 85.7％、79.1％、84.8％，尤其在诊断微小 PanNET 时效果优于传统影像学方法；同样，经内镜超声（endoscopic ultrasonography，EUS）在微小 PanNET 诊断中的价值日益凸显。内镜超声 EUS 设备可提供高分辨率的图像，从而探查到 CT 无法检出、最大径≤ 2cm 的 PanNET 病灶。有研究对比了内镜超声 EUS、CT 对微小 PanNET 的诊断效果，发现内镜超声 EUS 的灵敏度优于 CT（91.7％ *vs*.63.3％，$P \leqslant 0.01$），尤其造影增强内镜超声 EUS 的运用可明显改善微小 PanNET 的成像效果。因此，若有条件，一般推荐微小 PanNET 行术中内镜超声定位，有助于肿瘤的准确切除。

3. 干预原则

微小 PanNET 治疗决策的争议多集中于 NF-PanNET。其临床症状轻微或隐匿，生物学特性不明，是否应予手术干预尚无明确标准可循。

（1）散发型 NF-PanNET

保守观察是目前处理散发型微小 NF-PanNET 的主要观点之一。2012 年 Lee 等首次报告了散发型微小 NF-PanNET 的疾病自然进程。

笔记

在 3~4 年的随访过程中，最大径≤ 2cm 的 NF-PanNET 表现出明显惰性的生长特点，佐证了保守观察的可靠性，引发学界广泛关注。近 5 年来，美国、欧洲及亚洲等各大临床中心均有相关大宗报道，证据提示保守观察组患者肿瘤生长速度缓慢，疾病致死率极低，较之于手术治疗本身带来的并发症及死亡风险，保守观察是较为可行且安全的方案。最近，Partelli 等对该领域研究成果进行荟萃分析，其结论提示以最大径 2cm 作为区分肿瘤恶性潜能大小具有重要的参考意义。总体而言，对于最大径≤ 2cm 的 NF-PanNET 患者，保守观察是一种切实可行的手术替代方案。

然而，有学者对依据“肿瘤最大径”判断恶性程度这一观点的可靠性提出了质疑。Mills 等研究结果提示，高达 38％的微小 PanNET 肿瘤已具有恶性生物学特征，而以肿瘤最大径为 2cm 作为临界值判断肿瘤良恶性的灵敏度仅为 84％，单以此作为 PanNET 恶性度的评价标准并不准确。同年，Ricci 等对 102 例患者的资料进行分析，发现体积微小肿瘤同样有部分低分化病变和淋巴结或远端转移现象，且恶性风险和生存率与＞ 2cm 的 PanNET 患者并无差异。种种研究结论认为 PanNET 的良恶性影响因素众多，发病年龄、临床症状、病理分级、胆管胰管有无扩张等均是微小 PanNET 术后复发的独立预后因素。因此，仅以肿瘤最大径指定治疗决策显然过于片面，它不是判定手术指征的唯一条件，甚至并非充分条件。微小 PanNET 治疗决策的制定应综合评估、立体评价，多重因素分析不可或缺。

立即手术治疗的利弊同样存在争议。传统手术创伤大，致死率高，并发症多，胰功破坏明显；然而微创外科技术的普及已经大大降低了手术创伤性。从长期预后角度来看，立即手术的微小 PanNET 患者的获益明显。Sharpe 等分析了美国国家癌症数据库后发现，最大

笔记

径≤ 2cm 的局部微小 PanNET 患者手术切除组总体生存率高于保守观察组。相关荟萃分析结果提示，65 岁以下患者在立即接受手术治疗后，“预期寿命”和“质量调整后预期寿命”均高于保守观察组，原因多在于保守观察延误病情，年龄增长导致手术耐受性差，并发症发生率及病死率增加。因此，随着术式不断创新、腔镜及机器人等微创技术的广泛应用，术后快速康复理念的持续推广，手术治疗方式也在不断完善和改良，患者获益不断提升，其决策优先度亦需重新考量和评估。

（2）MEN 合并 NF-PanNET

MEN（多为 MEN1）综合征相关 NF-PanNET 患者存在弥漫分布于胰腺实质内的微腺瘤，其处理原则具有一定特殊性。首先，该群体多病灶、多器官受累，累及范围大、根治切除困难，手术治疗需慎重考虑；其次，MEN1 综合征相关微小 NF-PanNET 生长缓慢，病程长。最大径≤ 2cm 的 MEN1 伴发 PanNET 患者肿瘤增长速度仅为 0.1mm/ 年，体积增长速率远低于既往预估水平。因此，针对该类肿瘤大多医师观点仍倾向于保守观察。

多项研究结果支持针对合并 MEN1 且最大径＞ 1cm 的 PanNET 病灶优先行手术切除；NCCN 指南建议，对于最大径 1 ~ 2cm 的 MEN1 伴 PanNET，若未出现明显侵袭特征（如影像学可见的快速生长特点），保守的观察方案是更优选择；与此同时，ENETS 指南建议，最大径≤ 2cm 的该类肿瘤不建议立即行手术治疗，保守观察不仅安全可行，而且能够避免大手术所带来的创伤。随后欧洲、荷兰的两项研究也支持了这一观点。但上述证据均仅涉及短期生存率。直至 2018 年，Triponez 等发表了长达 10 年以上随访的大规模数据统计结果后方才有效论证：保守观察与手术治疗相比，其疾病相关病死率更低，长期获益更大，支持了保守观察的可靠性。

笔记

4. 总结

微小 PanNET 是一类特殊的 PanNET 群体，它虽以肿瘤最大径为定义因素，但其特殊性贯穿于生物学特性、诊疗原则、干预方式等方面，而非仅局限于“小”这一体积特点。随着研究的不断深入，学界对该类肿瘤的了解日益加深，同时其肿瘤分级原则日臻完善，术前诊断精度逐步提升，诊疗决策方案愈加详细，先进技术应用趋于普及，均使该类患者的管理、治疗获益明显。但目前而言，微小 PanNET 在是否该予手术干预、何时予以手术干预这一核心问题上，仍存在诸多争议与空白亟待探索。期待在今后多中心、大规模的临床研究及与之相应的分子机制探索，能够有助于我们更加深入地理解其发病进程，进而有效完善该类肿瘤的诊疗体系，最终改善患者预后及生活质量，实现对该类肿瘤更为科学、有效、安全的精准管理。

参考文献

1. Yadav S，Sharma P，Zakalik D.Comparison of Demographics，Tumor Characteristics，and Survival Between Pancreatic Adenocarcinomas and Pancreatic Neuroendocrine Tumors：A Population-based Study.Am J Clin Oncol，2018，41（5）：1.

2. Dasari A，Shen C，Halperin D，et al. Trends in the Incidence，Prevalence，and Survival Outcomes in Patients With Neuroendocrine Tumors in the United States. JAMA Oncol，2017，3（10）：1335-1342.

3. Falconi M，Eriksson B，Kaltsas G，et al. ENETS Consensus Guidelines Update for the Management of Patients with Functional Pancreatic Neuroendocrine Tumors and Non-Functional Pancreatic Neuroendocrine Tumors. Neuroendocrinology，2016，103（2）：153-171.

4. Salem R R.Population-level analysis of pancreatic neuroendocrine tumors 2cm or less in size.Ann Surg Oncol，2013，20（9）：2815-2821.

笔记

5. Toste P A, Kadera B E, Tatishchev S F, et al. Nonfunctional pancreatic neuroendocrine tumors < 2cm on preoperative imaging are associated with a low incidence of nodal metastasis and an excellent overall survival.J Gastrointest Surg, 2013, 17 (12): 2105-2113.

6. Tseng C M, Cheng T Y, Chen T B, et al.Low accuracy of chromogranin A for diagnosing early-stage pancreatic neuroendocrine tumors.Oncol Lett, 2018, 15 (6): 8951-8958.

7. Fujimori N, Osoegawa T, Lee L, et al. Efficacy of endoscopic ultrasonography and endoscopic ultrasonography-guided fine-needle aspiration for the diagnosis and grading of pancreatic neuroendocrine tumors.Scand J Gastroenterol, 2016, 51 (2): 245-252.

8. Sundin A.Radiological and nuclear medicine imaging of gastroenteropancreatic neuroendocrine tumours.BestPract Res Clin Gastroenterol, 2012, 26 (6): 803-818.

9. Sharma P, Arora S, Dhull V S, et al. Evaluation of ^{68}Ga-DOTANOC PET/CT imaging in a large exclusive population of pancreatic neuroendocrine tumors.Abdom Imaging, 2015, 40 (2): 299-309.

10. Lee D W, Kim M K, Kim H G.Diagnosis of Pancreatic Neuroendocrine Tumors.ClinEndosc, 2017, 50 (6): 537-545.

11. Lee L C, Grant C S, Salomao D R, et al. Small, nonfunctioning, asymptomatic pancreatic neuroendocrine tumors (PNETs): role for nonoperative management.Surgery, 2012, 152 (6): 965-974.

12. Rosenberg A M, Friedmann P, Del Rivero J, et al.Resection versus expectant management of small incidentally discovered nonfunctional pancreatic neuroendocrine tumors.Surgery, 2016, 159 (1): 302-309.

13. Gaujoux S, Partelli S, Maire F, et al. Observational study of natural history of small sporadic nonfunctioning pancreatic neuroendocrine tumors. J Clin Endocrinol

笔记

Metab，2013，98（12）：4784-4789.

14. Sadot E，Reidy-Lagunes D L，Tang L H，et al. Observation versus Resection for Small Asymptomatic Pancreatic Neuroendocrine Tumors：A Matched Case-Control Study.Ann Surg Oncol，2016，23（4）：1361-1370.

15. Uribe Galeano C，FabregatProus J，Busquets Barenys J，et al. Nonfunctioning，small， incidental pancreatic neuroendocrine tumors：Results of a nonoperative approach cohort. Cir Esp，2017，95（2）：83-88.

16. Partelli S，Cirocchi R，Crippa S，et al. Systematic review of active surveillance versus surgical management of asymptomatic small non-functioning pancreatic neuroendocrine neoplasms.Br J Surg，2017，104（1）：34-41.

17. Mills L，Drymousis P，Vashist Y，et al. Tumour diameter is not reliable for management of non-secreting pancreatic neuroendocrine tumours.Endocr Connect，2017，6（8）：876-885.

18. Ricci C，Taffurelli G，Campana D，et al.Is surgery the best treatment for sporadic small（≤2cm）non-functioning pancreatic neuroendocrine tumours？ A single centreexperience.Pancreatology，2017，17，471-477.

19. Sharpe S M，In H，Winchester D J，et al. Surgical resection provides an overall survival benefit for patients with small pancreatic neuroendocrine tumors.J Gastrointest Surg，2015，19（1）：117-123.

20. Cucchetti A，Ricci C，Ercolani G，et al. Efficacy and cost-effectiveness of immediate surgery versus a wait-and-see strategy for sporadic nonfunctioning T1 pancreatic endocrine neoplasms.Neuroendocrinology，2015，101（1）：25-34.

21. Triponez F，Sadowski S M，Pattou F，et al. Long-term Follow-up of MEN1 Patients Who Do Not Have Initial Surgery for Small ≤2cm Nonfunctioning Pancreatic Neuroendocrine Tumors，an AFCE and GTE Study：Association Francophone de ChirurgieEndocrinienne& Groupe d' Etude des TumeursEndocrines.Ann Surg，2018，

笔记

268，158-164.

22. Göran Akerström，Peter Stålberg，Per Hellman.Surgical management of pancreatico-duodenal tumors in multiple endocrine neoplasia syndrome type 1.Clinics（Sao Paulo），2012，67，173-178.

23. Hanazaki K，Sakurai A，Munekage M，et al. Surgery for a gastroenteropancreatic neuroendocrine tumor（GEPNET） in multiple endocrine neoplasia type 1.Surg Today，2013，43（3）：229-236.

24. Partelli S，Tamburrino D，Lopez C，et al.Active Surveillance versus Surgery of Nonfunctioning Pancreatic Neuroendocrine Neoplasms ≤ 2cm in MEN1 Patients. Neuroendocrinology，2016，103（6）：779-786.

（吴文铭）

功能性胰腺神经内分泌肿瘤的治疗进展

神经内分泌细胞是一种接受来自神经元输入神经递质并受其调控的细胞，进一步将信息分子（生物活性物质）释放到血液中，通过这种方式，整合了神经系统和内分泌系统。神经内分泌肿瘤（neuroendocrine tumor，NET）来源于神经内分泌细胞，而神经内分泌细胞遍布人体全身，按照NET发生的解剖部位（细胞起源）可包括垂体腺瘤/癌（腺垂体细胞）、甲状腺髓样癌（甲状腺C细胞）、甲状旁腺腺瘤/癌（甲状旁腺主细胞）、嗜铬细胞瘤/副神经节瘤（肾

笔记

上腺髓质 / 副神经节细胞）、胃肠胰神经内分泌肿瘤（胃肠道和胰腺的神经内分泌细胞）等，此外，根据是否能够产生过量生物活性物质如激素而引起特殊的临床综合征，NET 可分为功能性 NET 和无功能性 NET。针对功能性 NET 的治疗目标，一方面和所有肿瘤性疾病一样要控制肿瘤生长，另一方面还需改善肿瘤分泌的过多生物活性物质引起的相关症状，治疗方法包括手术切除、化疗、针对肝转移灶的局部治疗、生物制剂、靶向药物等。

神经内分泌细胞最主要集中分布于胃肠道、胰腺和肺，且临床上以胃肠胰神经内分泌肿瘤（gastrointestinal-pancrea NET，GEP-NET）最为常见，占全部 NET 的 55%~ 70%，胰腺 NET（pancreatic NET，pNET）又是功能性 GEP-NET 中最常见的类型，故本文主要讨论功能性 pNET 的治疗进展。

1. 功能性 pNET 的概况

pNET 包括功能性和无功能性，年发病率约为 0.8/ 百万，局灶性 pNET 的总体生存期约为 250 个月，而伴随远处转移的 pNET 生存期约为 25 个月。功能性 pNET 占所有 pNET 的 30%~ 40%。功能性 pNET 根据产生的生物活性物质不同而具有不同的临床表现，大致可以分为以下 9 种类型，包括胰岛素瘤、胃泌素瘤、血管活性肠肽瘤、胰高糖素瘤、生长抑素瘤、生长激素释放因子瘤（Growth hormone releasing factor，GRF）、异位 ACTH 综合征、分泌甲状旁腺素相关肽（parathyroid hormone releted peptide，PTHrP）综合征和产生血清素的 pNET。这些功能性 pNET 的临床表现和分泌的生物活性物质总结于表 2-7。除了这些已经明确的功能性 pNET 以外，个案报道还提示 pNET 还可以分泌黄体生成素（LH）、肾素，胰高血

笔记

糖素样肽 1，类胰岛素样生长因子 1，促红细胞生成素，肠胰高糖素和胆囊收缩素等引起相应的临床表现。

表 2-7　功能性 pNET 伴随的临床综合征

疾病名称	分泌生物活性物质	临床表现
胰岛素瘤	胰岛素、胰岛素原	Whipple 三联征，低血糖、心慌、多汗，进食后好转
Zollinger-Ellison 综合征	胃泌素	反复、难治性消化性溃疡、消化道出血、腹泻
Verner-Morrison 综合征	VIP	大量水样腹泻，严重低钠低氯血症、酸中毒
胰高糖素瘤	胰高糖素	游走性皮疹、舌炎、低蛋白血症、血糖升高、深静脉血栓
生长抑素瘤	生长抑素	腹胀、胆囊增大、胆囊多发结石、血糖升高
肢端肥大症	生长激素释放因子	手足变大、面容变丑、皮肤增厚、血糖升高
异位 ACTH 综合征	ACTH、CRH	皮质醇增多症、低血钾、血糖升高、骨质疏松、皮肤变薄、多血质
恶性肿瘤体液性高钙血症	PTHrP	高钙血症，低甲状旁腺素，PTHrP 水平升高
类癌综合征	血清素	阵发性面部潮红、腹泻

2. 功能性 pNET 的治疗进展

与其他 NET 类似，功能性 pNET 首选治疗为手术，但长期治疗往往需要联合使用多种治疗手段如手术、局部消融、靶向药物和生长抑素类似物。SSA 在近几十年成为有临床症状的功能性 pNET 的主要治疗药物，而且可以和多种新型靶向治疗药物和化疗同时联用。更进一步的治疗基于近年来分子基因学和肿瘤生物学的进展如肽受体介导的放射性核素治疗。

笔记

（1）手术治疗

对于各种功能性 pNET 的首选治疗均为手术治疗，虽然通常手术并不能达到治愈，但可以通过手术进行减瘤以缓解临床激素分泌过多引起的症状。因为缺乏对照研究，欧洲神经内分泌肿瘤学会建议对功能性 pNET 尽可能地进行手术，尤其是如预见 60%～70% 的可见肿瘤能被手术切除的患者，但仅 5%～15% 发生肝转移的功能性 pNET 患者有可能通过外科手术达到治愈的目的，肝移植适用于存在难治性激素分泌过多且病灶局限于肝脏的 pNET 患者。

（2）肝转移灶的介入治疗

功能性 pNET 如发生肝转移，很难通过手术去除所有的病灶，此时，针对肝脏病灶局部的辅助治疗方法包括经动脉栓塞，经动脉化疗栓塞，选择性内放射治疗和射频消融。这些局部介入治疗可减少 80% 肝脏肿瘤，持续时间长达 45 个月。SIRT 治疗的缓解率也有 75%～80%，作用持续 20～40 个月。RFA 通常在术中进行，尤其是去除孤立的转移性病灶。RFA 除了能够去除肿瘤病灶，很多研究报道 RFA 还可改善功能性 pNET 的临床症状。

（3）化疗

对于增长速度快、快速进展和（或）功能性 pNET 患者，细胞毒性化疗药物比 SSA 或分子靶向药能更显著缩小肿瘤，链脲霉素，一种烷化剂，应用于功能性 pNET 的历史已经超过 50 年，很多研究提示单用链脲霉素、联用 5- 氟脲嘧啶或多柔比星治疗 pNET 患者的反应率为 40%，持续时间＞ 2 年。近年来，在非随机对照研究中，替莫唑胺联用卡培他滨的治疗显示反应率达到 70%。这些细胞毒药物的治疗仍被 ENETS 和北美神经内分泌肿瘤学会（NANETS）等国际指南推荐为一线治疗。对于神经内分泌癌 G3，推荐卡铂 / 顺铂联合依托泊苷治疗。但对于功能性 pNET，往往需要一定的时间才能

笔记

看到激素水平的下降，因此可以将化疗联用 SSA 获得更快的临床症状改善。

（4）生物治疗

1980 年左右，SSA 和干扰素开始用于治疗恶性类癌综合征的患者，揭开了生物制剂开始用于治疗 NET 的历史。近几十年，SSA 的长效制剂如奥曲肽微球和兰瑞肽，即索马杜林 Autogel 开始用于治疗 GEP-NET、垂体生长激素腺瘤以控制激素分泌过多的临床症状。近年来，强烈的证据显示 SSA 能抑制 NET 的增长，直接的机制为 SSA 与生长抑素受体结合抑制肿瘤细胞增殖和介导细胞凋亡。间接的抗增殖机制包括 SSA 可抑制循环中的生长因子如血管内皮生长因子（vascular endothelial growth factor，VEGF）和肿瘤新生血管形成，2 个随机对照研究提示奥曲肽微球 20～30mg/4 周和索马杜林 Autogel 90～120mg/4 周的剂量可以抑制肿瘤增长。而且 SSA 能够控制 60% 的功能性 pNET 患者的相关临床症状。对于常规剂量不敏感的患者，可以增加 SSA 剂量如奥曲肽微球至 60mg/4 周、索马杜林 Autuogel 至 180mg/4 周，或者保持剂量不变，缩短注射间隔至 2～3 周，能够完全或者部分地改善 40%～50% 患者的的症状。帕瑞肽是一种新型 SSA，效力更强，如用于类癌综合征的患者，可以改善 30% 患者的潮红和腹泻症状，也能改善库欣综合征患者的症状。也有小样本的研究应用干扰素来治疗 pNET。生物治疗的优势是患者耐受性较好，不良反应不多，患者可坚持长期使用，但对肿瘤体积缩小的作用十分有限，因此在功能性 pNET 的治疗过程中往往需要与其他治疗联合使用。

（5）靶向药物治疗

mTOR 抑制剂依维莫司已被注册用于进展期或者晚期 GEP-NET 和肺 NET 的治疗。2 个安慰剂对照研究提示依维莫司可显著延长这些患者的无进展生存期，依维莫司能有效控制难治性功能性 pNET

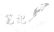

笔记

的激素过多的临床症状，尤其是改善难治性恶性胰岛素瘤和 VIP 瘤的症状。酪氨酸激酶抑制剂，舒尼替尼能抑制多种生长因子的酪氨酸激酶活性，已被批准用于治疗进展期 pNET。舒尼替尼、帕唑帕尼和卡博替尼均被报道既能够抑制 pNET 的肿瘤增殖，也能控制激素分泌过多的症状。

（6）镥 -177 标记生长抑素的 PRRT

对于 GEP-NET，放射性标记的生长抑素治疗显示出明确的抗肿瘤作用。基于 NETTER-1 临床试验和几个Ⅱ期临床试验的结果，近期欧洲药品管理局批准了 PRRT 治疗用于各种类型 NET 的适应证，目前 PRRT 治疗被认为是针对难治性功能性 pNET 患者的有效治疗。

3. 不同激素类型的 pNET 药物治疗进展

pNET 的治疗原则接近，但基于分泌激素种类的不同，在辅助药物治疗方面不同类型的功能性 pNET 治疗也不尽相同。

（1）胰岛素瘤：绝大多数胰岛素瘤为单发、良性且局限于胰腺内，85%~95%可经手术切除治愈，因此通常只在术前或者恶性胰岛素瘤患者需要使用药物控制胰岛素过量分泌引起的低血糖。除了少食多餐、输注葡萄糖外，二氮嗪是最常用的药物，可直接抑制胰岛素分泌并促进糖原分解，50%~60%患者的低血糖症状可缓解，临床上已使用 30 余年。SSA 为二线治疗，通常用于无法手术或二氮嗪无效的患者，35%~50%患者症状可得到控制。除了减轻症状，PROMID（奥曲肽 LAR）和 CLARINET（兰瑞肽）两项临床试验均表明 SSA 能够抑制 pNET 进展，因此可作为恶性胰岛素瘤的一线用药。Bernard V 等回顾性分析其中 11/12 例胰岛素瘤患者，经过依维莫司治疗血糖水平得到改善，舒尼替尼在一项Ⅲ期临床试验的结果

笔记

表明其能够显著延长晚期低、中级别 pNET 患者的无进展生存期，但该研究只纳入 2 例胰岛素瘤患者，另外该药对血糖无明显影响。恶性胰岛素瘤患者常用的化疗药物包括 5- 氟尿嘧啶、多柔比星和链脲霉素，也有研究表明联合使用达卡巴嗪、顺铂、依托泊苷和替莫唑胺可有效控制 pNET 的肿瘤进展和激素分泌，但这些研究纳入的胰岛素瘤患者极少。

（2）胃泌素瘤

绝大多数胃泌素瘤患者需要终生接受抑制胃酸过度分泌的治疗，只有 25%~35% 的患者可通过手术获得长期治愈。抑制胃酸过度分泌的药物包括 H2 受体拮抗剂和质子泵抑制剂。PPI 效力强、作用时间长，通常只需每日服 1~2 次，并且长达 10 年左右的前瞻性研究并未发现耐药性，因此是胃泌素瘤患者的首选用药。SSA 方面，奥曲肽能够抑制胃泌素分泌，从而减少胃酸分泌，对 50%~100% 的胃泌素瘤患者有效，但因为性价比远不如口服 PPI 类药物，极少使用 SSA 来控制症状。大型关于 SSA 治疗 pNET 的临床试验没有或只纳入极少胃泌素瘤患者，因此对 SSA 治疗胃泌素瘤无特殊指导用药意义。分子靶向及化疗药物大致同胰岛素瘤，多用于晚期 pNET 患者，以 5- 氟尿嘧啶 + 多柔比星 + 链脲霉素（FAS 方案）进行化疗的研究显示，因各项研究纳入的胃泌素瘤患者均较少，剂量、疗效评价指标不一，缓解率在 0~40%。

（3）VIP 瘤

50%~70% 的 VIP 瘤患者诊断时已有转移，因此大多数患者都需要终身治疗以控制激素过量分泌。过量的 VIP 引起严重水样腹泻、低钾和胃酸缺乏，因此首先应纠正患者的水电解质、酸碱平衡紊乱。SSA 是最主要的治疗药物，VIP 瘤患者的腹泻是 FDA 第二个批准的 SSA 适应证，70%~90% 患者的腹泻症状可以得到显著改善，对于

笔记

顽固性腹泻的患者可考虑加用干扰素 α，也有报道采用增加 SSA 剂量。分子靶向药物方面，有案例报道使用依维莫司后 VIP 瘤体积缩小。目前只有个案报道舒尼替尼能够缓解胰腺 VIP 瘤患者的症状。

（4）胰高血糖素瘤

SSA、静脉输注氨基酸营养液对 50%～90% 胰高糖素瘤患者有助于皮损的恢复。SSA 可改善症状，不同程度地降低血清胰高血糖素水平，但抗肿瘤、控制血糖效果各研究或案例报道有所差异。血糖可通过口服降糖药或胰岛素进行控制。需注意的是，使用 SSA 后血清胰高血糖素下降并不一定伴随肿瘤体积缩小，胰高血糖素无明显变化者也可出现临床症状的缓解。SSA 无法防止深静脉血栓发生，可使用阿司匹林或低分子肝素进行预防。化疗方案多为 5- 氟尿嘧啶联合链脲霉素，有效率为 50% 左右。

（5）异位 ACTH 综合征

4%～16% 的异位库欣综合征由分泌 ACTH 或 CRH 的异位 ACTH 综合征引起，控制高皮质醇血症常用的药物有肾上腺类固醇激素合成抑制剂，包括米托坦、美替拉酮、酮康唑、依托咪酯等；其次是抑制 ACTH 分泌的药物，如多巴胺受体拮抗剂（卡麦角林）、生长抑素类似物（帕瑞肽）。此外，也可以采用糖皮质激素受体拮抗剂（如米非司酮）也有助于控制症状。因此类病例较为罕见，故缺乏 SSA、分子靶向治疗药物效果的评价。

综上所述，功能性 pNET 因为具有激素分泌的功能，临床表现多样，在治疗方面除了抑制肿瘤增殖，更重要的是需要改善激素分泌过多的症状。部分功能性 pNET 如胰高糖素瘤、VIP 瘤在发现时往往已经存在转移。在治疗方面，手术作为首选，但如手术不能达到治愈，或已经存在转移病灶，需要进行多种治疗联合进行的方式才能更好地改善患者的症状和预后。在药物治疗方面，除了化疗、靶

笔记

向治疗以外，SSA 和镥 -177 标记的 PRRT 治疗对患者的临床症状改善均有很好的效果，尤其是 SSA 可以和化疗、分子靶向治疗联用以快速改善患者的激素分泌过多的症状。随着 pNET 研究的不断深入，我们也期盼着更新的针对 pNET 的治疗，从而更好地改善患者的预后。

参考文献

1. Oberg K，Couvelard A，Fave G D，et al.ENETS Consensus Guidelines for Standard of Care in Neuroendocrine Tumours：Biochemical Markers. Neuroendocrinology，2017，105（3）：201-211.

2. Pavel M，Valle J W，Eriksson B，et al.ENETS consensus guidelines for the standards of care in neuroendocrine neoplasms：systemic therapy-biotherapy and novel targeted agents.Neuroendocrinology，2017，105（3）：266-280.

3. Walter T，Brakel B，Van Vercherat C，et al.O6-Methylguanine-DNA methyltransferase status in neuroendocrine tumours: prognostic relevance and association with response to alkylating agents. Br J Cancer，2015，112（3）：523-531.

4. Caplin M E，Marianne P，Philippe R.Lanreotide in metastatic enteropancreatic neuroendocrine tumors.N Engl J Med，2014，371（16）：1556-1557.

5. Jann H，Denecke T，Koch M，et al.Impact of octreotide long-acting release on tumour growth control as a first-line treatment in neuroendocrine tumours of pancreatic origin.Neuroendocrinology，2013，98（2）：137-143.

6. Strosberg J R，Benson A B，Lynn H，et al.Clinical benefits of above-standard dose of octreotide LAR in patients with neuroendocrine tumors for control of carcinoid syndrome symptoms：a multicenter retrospective chart review study. Oncologist，2014，19（9）：930-936.

7. Efraij K，Aljama M A，Kennecke H F.Association of dose escalation of octreotide long-acting release on clinical symptoms and tumor markers and response among patients with neuroendocrine tumors. Cancer Medicine，2015，4（6）：864.

笔记

8. Yao J C, Shah M H, Ito T, et al.Everolimus for Advanced Pancreatic Neuroendocrine Tumors.N Engl J Med, 2011, 364（6）: 514-523.

9. Yao J C, Fazio N, Singh S, et al.Everolimus for the treatment of advanced, non-functional neuroendocrine tumours of the lung or gastrointestinal tract（RADIANT-4）: a randomised, placebo-controlled, phase 3 study.Lancet, 2016, 387（10022）: 968.

10. Thomas N J, Brooke A M, Besser G M.Long-term maintenance of normoglycaemia using everolimus in a patient with disseminated insulinoma and severe hypoglycaemia.Clinical Endocrinology, 2013, 78（5）: 799-800.

11. Hicks R J, Kwekkeboom D J, Krenning E, et al.ENETS Consensus Guidelines for the Standards of Care in Neuroendocrine Neoplasia: Peptide Receptor Radionuclide Therapy with Radiolabeled Somatostatin Analogues. Neuroendocrinology, 2017, 105（3）: 295-309.

12. Strosberg J, Haddad G, Wolin E, et al.Phase 3 Trial of ^{177}Lu-Dotatate for Midgut Neuroendocrine Tumors.N Engl J Med, 2017, 376（2）: 125-135.

13. Matej A, Bujwid H, Wroński J.Glycemic control in patients with insulinoma. Hormones, 2016, 15（4）: 489-499.

14. Baudin E, Caron P, Lombard-Bohas C, et al.Malignant insulinoma: recommendations for characterisation and treatment.Ann Endocrinol, 2013, 74（5-6）: 523-533.

15. Valérie B, Catherine L B, Marie-Caroline T, et al.Efficacy of everolimus in patients with metastatic insulinoma and refractory hypoglycemia. L' endocrinologo, 2013, 168（5）: 665-674.

16. Brown E, Watkin D, Evans J, et al.Multi-disciplinary management of refractory insulinomas.J Clinical Endocrinology, 2017.

17. Falconi M, Eriksson B, Kaltsas G, et al.ENETS Consensus Guidelines

笔记

Update for the Management of Patients with Functional Pancreatic Neuroendocrine Tumors and Non-Functional Pancreatic Neuroendocrine Tumors.Neuroendocrinology，2016，103（2）：153-171.

18. Jensen R T，Cadiot G，Brandi M L，et al.ENETS Consensus Guidelines for the management of patients with digestive neuroendocrine neoplasms：functional pancreatic endocrine tumor syndromes.Neuroendocrinology，2012，95（2）：98-119.

19. Ito T，Lee L，Jensen R T.Treatment of symptomatic neuroendocrine tumor syndromes：recent advances and controversies.Expert Opin Pharmacother，2016，17（16）：2191-2205.

20. Iwasaki M，Tsuchida K，Jinnai H，et al.Multimodal Treatment of Vasoactive Intestinal Polypeptide-producing Pancreatic Neuroendocrine Tumors with Liver Metastases.Internal Medicine，2017，56（5）：517-522.

21. Louis D M，Thomas W，Hedia B，et al.Sunitinib achieved fast and sustained control of VIPoma symptoms.European Journal of Endocrinology，2015，172（1）：K1.

22. Bourcier M E，Vinik A I.Sunitinib for the treatment of metastatic paraganglioma and vasoactive intestinal polypeptide-producing tumor（VIPoma）. Pancreas，2013，42（2）：348-352.

23. Kimbara S，Fujiwara Y，Toyoda M，et al.Rapid improvement of glucagonoma-related necrolytic migratory erythema with octreotide.Clinical Journal of Gastroenterology，2014，7（3）：255.

24. O’Dorisio T M，Anthony L B.A 25-Year Experience of Gastroenteropancreatic Neuroendocrine Tumors and Somatostatin（Congeners）Analogs：From Symptom Control to Antineoplastic Therapy.Frontiers of Hormone Research，2015，44: 177-192.

25. Gut P，Waligórska-Stachura J，Czarnywojtek A，et al.Management of the hormonal syndrome of neuroendocrine tumors. Archives of Medical Science Ams，

笔记

2017，13（3）：515-524.

26. Moraitis A G，Auchus R J.Mifepristone Improves Octreotide Efficacy in Resistant Ectopic Cushing's Syndrome. Case Reports in Endocrinology，2016，2016（6）：1-5.

（包旭东　卢　琳）

血管活性肠肽瘤

概述：血管活性肠肽瘤（VIPoma）是罕见的神经内分泌肿瘤，通常表现为水样腹泻，低钾血症和胃酸缺乏或胃酸过少。我们回顾了中国 41 例 VIPoma 患者的临床特征，治疗方法和预后。所有患者均出现水样腹泻。平均粪便量达到每天 3247ml。平均血钾水平为 2.02mmol/L。平均血清 VIP 水平为 839.3ng/L。41 例中有 12 例在诊断时有转移。生长抑素受体显像和 ^{18}FDG PET/CT 是检测 VIPoma 的有效方法。手术切除可以迅速缓解肿瘤的神经内分泌症状。生长抑素类似物可用于在围术期控制患者症状。

血管活性肠肽瘤是与分泌性腹泻相关的罕见功能性神经内分泌肿瘤。估计 VIPoma 的发病率约为每年 1/1000 万。成人中 90% 的 VIPoma 肿瘤来自胰腺，文献报道该肿瘤也有位于结肠、支气管、肾上腺和交感神经节中等。大约 70% 的患者在诊断时存在转移，导致预后不良。VIPoma 综合征的特征是水样腹泻（watery diarrhea），低钾血症（hypopotassemia）和胃酸缺乏（achlorhydria）或胃酸过少

笔记

（hypochlorhydria），也被称为 WDHA 综合征。

尽管一些医生认为伴有荷尔蒙综合征的功能性 NET 可能早期诊断，但早期 VIPoma 中出现的轻度腹泻常被忽略。我们团队的研究显示，VIPoma 患者从症状出现到最终诊断的平均时间超过 15 个月，并且近 30% 的病例在诊断时已出现转移。在大多数情况下，慢性水样腹泻是早期症状之一，但在疾病早期，大便量尚未达到每天 700ml 的特征性临界值，易导致诊断延误。

与神经内分泌肿瘤相关的腹泻属于分泌性腹泻的范畴。分泌性腹泻通常表现为大量腹泻，粪便渗透间隙低于 50mOsm/kg（50 mmol/L），禁食后仍有持续腹泻并在夜间发生。然而，其他疾病，包括慢性泻药滥用、口炎性腹泻和艾滋病也可能出现与 VIPoma 相关腹泻相同的症状，因此需要结合病史，对上述特征进行标准化分析。在条件允许的情况下进行血清肽及血嗜铬粒蛋白 A 的检测。除常规进行 CT 及 MRI 检查外，生长抑素受体显像、^{99m}Tc-HTOC 作为示踪剂的生长抑素受体显像、^{18}FDG-PET/CT、^{68}Ga-DOTATATE PET/CT 均为特异性、敏感性较高的检查手段。

手术是 VIPomas 的首选治疗方法，建议采用标准化术式。巨大的肿瘤负担经常导致广泛的激素效应，同时可能导致多器官衰竭。因此，我们认为对于原发病灶和肝转移病灶的切除对于迅速缓解症状是有效的，短期内患者获益明显，但长期效果尚不清楚。生长抑素类似物（SSAs）（如奥曲肽，兰瑞肽）能够抑制 VIPoma 的分泌，因此自 1988 年以来被认为是控制 VIPoma 患者腹泻的首选药物。此外，一些临床研究提供了生长抑素类似物相关的抗肿瘤作用的证据，并且显著延长无进展生存期。除长期使用外，还应使用 SSAs 来控制手术前的激素效应，为手术提供合适的条件。

流行病学：VIPoma 的人群发病率很低，约为每年 1/1000 万。

笔记

病理诊断：病理是诊断 VIPoma 的金标准，需进行 VIPoma 免疫组化染色。

分级，分期及分型：VIPoma 即胰腺神经内分泌肿瘤的一种。分级、分期可参考 2017 ENETS 指南。VIPoma 无其他分型。

诊断：血清 VIP 及 CgA 是检测该病的重要检验。CT 和 MRI 在发现原发肿瘤方面具有高灵敏度，核医学技术（生长抑素受体显像、^{99m}Tc-HTOC 作为示踪剂的生长抑素受体显像、^{18}FDG-PET/CT、^{68}Ga-DOTATATE PET/CT）是检测肿瘤性质和提供分期的辅助检查。

治疗：手术是 VIPomas 的首选治疗方法，确诊后应尽快进行手术。术前可以使用生长抑素类似物治疗，控制腹泻症状，常用奥曲肽 0.1～0.2mg q8h 皮下注射，同时注意维持围术期水、电解质平衡。

预后及随访：患者术后需进行密切随访，可选择 CT 及 MRI 进行肿瘤的术后评估，可适当进行核医学检查。该病易复发，总体预后较差。

总结：VIPoma 是具有特征性症状的罕见神经内分泌肿瘤，确诊时通常分期较晚，因此在评估慢性腹泻期间考虑功能性神经内分泌肿瘤是必要的。CT 和 MRI 在诊断方面具有高灵敏度，而核医学检查是确定肿瘤性质和分期的重要手段。标准化手术是治疗该病的首选方法，减瘤手术同样可以使患者获益。生长抑素类似物被推荐用于手术前的疾病和症状控制。相关文献综述缺乏标准化的病理分级，反映了对神经内分泌肿瘤缺乏了解。因此，仍然需要提高医生对相关疾病的认识。

参考文献

1. Niu L，Li J，Zeng J，et al.Percutaneous irreversible electroporation for pancreatic VIPoma.A case report.Pancreas，2017，46（1）：135-137.

2. Zhang X，Zhou L，Liu Y，et al.Surgical resection of vasoactive intestinal

笔记

peptideoma with hepatic metastasis aids symptom palliation：A case report. Exp Ther Med，2016，11（3）：783-787.

3. Zhang L P，Wu H C，Luo L，et al.Pancreatic vasoactive intestinal polypeptide-secreting tumor：A case report. World Chinese Journal of Digestology，2013，21(21)：2117-2120.

4. Xiang G，Liu X，Tan C，et al.Diagnosis and treatment of VIPoma: A case report and literature review in china.Pancreas，2012，41（5）：806-807.

5. Ou D P，Yang L Y，Hua D，et al.Diagnosis and surgical treatment for pancreatic vasoactive intestine polypeptide tumor. Zhong Nan Da XueXue Bao Yi Xue Ban，2014，39（10）：1045-1048.

6. Perren A，Couvelard A，Scoazec J Y，et al. ENETS Consensus Guidelines for the Standards of Care in Neuroendocrine Tumors：Pathology：Diagnosis and Prognostic Stratification.Neuroendocrinology，2017.

7. Sundin A，Arnold R，Baudin E，et al. ENETS consensus guidelines for the standards of care in neuroendocrine tumors：Radiological，nuclear medicine & hybrid imaging. Neuroendocrinology，2017，105：212-244.

8. Körner M，Waser B，Reubi J C.Does somatostatin or gastric inhibitory peptide receptor expression correlate with tumor grade and stage in gut neuroendocrine tumors?Neuroendocrinology，2015，101（1）：45-57.

9. Bahri H，Laurence L，Edeline J，et al.High prognostic value of 18f-fdg pet for metastatic gastroenteropancreatic neuroendocrine tumors：A long-term evaluation. Journal of nuclear medicine，2014，55（11）：1786-1790.

10. Partelli S，Bartsch D K，Capdevila J，et al.ENETS consensus guidelines for standard of care in neuroendocrine tumours：Surgery for small intestinal and pancreatic neuroendocrine tumours.Neuroendocrinology，2017，105：255-265.

11. Chua T C，Yang T X，Gill A J，et al.Systematic review and meta-analysis of

笔记

enucleation versus standardized resection for small pancreatic lesions.Ann Surg Oncol，2016，23（2）：592-599.

12. Frilling A，Modlin I M，Kidd M，et al.Recommendations for management of patients with neuroendocrine liver metastases. The Lancet Oncology，2014，15（1）：e8-e21.

13. Partelli S，Inama M，Rinke A，et al.Long-term outcomes of surgical management of pancreatic neuroendocrine tumors with synchronous liver metastases. Neuroendocrinology，2015，102（1-2）：68-76.

14. O'Dorisio T M，Anthony L B.A 25-year experience of gastroenteropancreatic neuroendocrine tumors and somatostatin (congeners) analogs：From symptom control to antineoplastic therapy.Front Horm Res，2015，44：177-192.

（吴文铭）

阑尾神经内分泌肿瘤病理

1. 阑尾的神经内分泌细胞类型及分布

阑尾存在两群神经内分泌细胞，分别位于隐窝内及固有膜内。隐窝内的神经内分泌细胞常位于隐窝的基底部；固有层的神经内分泌细胞散在分布于隐窝基底部附近，与隐窝不相连，而与神经元、神经鞘细胞和无髓鞘神经突起等一起组成上皮下神经内分泌复合体（subepithelial neuroendocrine complexes）或称内分泌细胞 - 神经纤

笔记

维复合体（endocrine cell-nerve fiber complexes），复合体的作用是促进肠内分泌细胞和肠神经系统的整合，有观点认为阑尾神经内分泌肿瘤起源于此。

阑尾的神经内分泌细胞类型以EC细胞为主，ECL细胞、D细胞、L细胞和N细胞也可见，产生5-羟色胺、组胺、生长抑素、肠高血糖素、血管活性肠肽和P物质等。神经内分泌细胞的数量远端较近端更多，这也解释了为什么阑尾神经内分泌肿瘤以远端1/3多见。

2. 阑尾神经内分泌肿瘤的病理类型

阑尾神经内分泌肿瘤多数在因其他原因切除阑尾时偶然发现，占急性阑尾炎切除标本的0.5%~1.0%，占所有手术切除标本诊断的阑尾肿瘤的50%~85%。特殊情况下，肿瘤可以分泌ACTH并引起Cushing综合征样临床表现，引起类癌综合征者非常少见。

大多数阑尾神经内分泌肿瘤为高分化肿瘤、神经内分泌癌极为罕见，仅有个案报道。以往所称的杯状细胞类癌是一类特殊的几乎只发生在阑尾的混合分化肿瘤，一直被归入阑尾神经内分泌肿瘤中，但近年越来越多的研究发现其生物学行为有别与普通的神经内分泌肿瘤，在2019年7月最新出版的WHO第五版消化系统肿瘤分类中，将其更名为杯状细胞腺癌，但按照历史习惯，仍将其在本章中予以介绍。

（1）高分化神经内分泌瘤

绝大多数阑尾NET位于阑尾盲端或远端1/3（图2-18）。肿瘤直径一般不足1cm，很少有直径达2cm以上者。大体呈实性，灰白色，福尔马林固定后肿瘤可呈特征性的黄色，肿瘤无包膜，可界限清楚，也可弥漫浸润阑尾壁，造成阑尾腔狭窄。位于阑尾盲端的肿瘤体积较大时，可形成“鼓槌”样形态。

笔记

显微镜下，绝大多数阑尾 NET 由 EC 细胞构成，肿瘤细胞小而一致，排列呈小岛状实性巢团，周围细胞多排列呈栅栏状，瘤细胞团向内回缩常形成与间质分离的现象。偶尔可见瘤细胞排列呈腺泡状，但腺泡腔内不含黏液。细胞核圆形，异型性轻微，染色质呈“椒盐”状，核仁小，核分裂象非常少见，Ki-67 指数通常＜ 1%。细胞质常呈双嗜性或嗜酸性颗粒状，有些病例细胞浆空亮、透明，曾被称为透明细胞类癌，可能为细胞退变导致，与肿瘤生物学行为无关。

EC 细胞 NET 的 CgA、Syn 和 5- 羟色胺免疫组化染色呈强阳性，广谱 CK 染色一般较弱，阳性细胞比例不一，CK7 和 CK20 通常为阴性。虽然肿瘤细胞的免疫组化表达谱与正常隐窝底部的 EC 细胞类似，但肿瘤细胞周围常可见 S-100 阳性的神经鞘样细胞且 CK 表达弱，因此有人认为此类肿瘤不一定起源于隐窝底部的神经内分泌细胞，而是起源于固有膜内的上皮下神经内分泌复合体。

10%~20% 的阑尾 NET 由 L 细胞组成。肿瘤体积通常很小，仅有 2~3 毫米，肉眼检查时往往不易发现。肿瘤细胞排列呈管状或小条索状，管状结构明显者曾被称为管状类癌，2019 年第五版 WHO 消化系统肿瘤分类中取消了此病名。肿瘤细胞形态温和，大小一致，核分裂象罕见，Ki-67 增殖指数很低。胞质内可见细小的红色颗粒，偶尔颗粒较大类似 Paneth 细胞，需要与真正的潘氏细胞鉴别（图 2-19）。L 细胞 NET 表达 CgB、Syn、胰高血糖素、胰多肽、YY 肽等，但通常不表达 CgA。肿瘤通常体积微小，临床经过良好，但由于其浸润性生长方式、表达 CEA，以及不同程度地表达 CK7、CK20，而缺乏 CgA 表达，易被误认为普通腺癌或杯状细胞腺癌。L 细胞 NET 细胞形态一致，排列规则，缺乏核异型性，增殖活性低，表面腺体正常无前驱病变等均有助正确诊断。

笔记

阑尾 NET 的预后与分级和分期有关，而与上述组织学亚型无关，病理报告中不必特别报告。绝大多数典型的阑尾高分化 NET 为 1、2 级肿瘤，临床经过为惰性，5 年生存率可高达 99%。预后与肿瘤大小关系密切，直径＜ 2cm 的肿瘤转移率低于 1%，＜ 2cm 但伴有阑尾系膜侵犯的肿瘤可以发生转移或腹腔播散，直径＞ 2cm 的病例初诊时即可能已发生区域淋巴结转移。由于多数阑尾 NET 是在急性阑尾炎切除标本中偶然发现，因此病理报告应特别注意报告切缘有无受累，有无系膜、血管、神经侵犯，核分裂象和 Ki-67 指数，以便临床综合评估，决定是否追加手术或辅助治疗。罕见情况下，典型的 NET 和杯状细胞腺癌可以合并发生，此类肿瘤的生物学行为与杯状细胞腺癌相同。

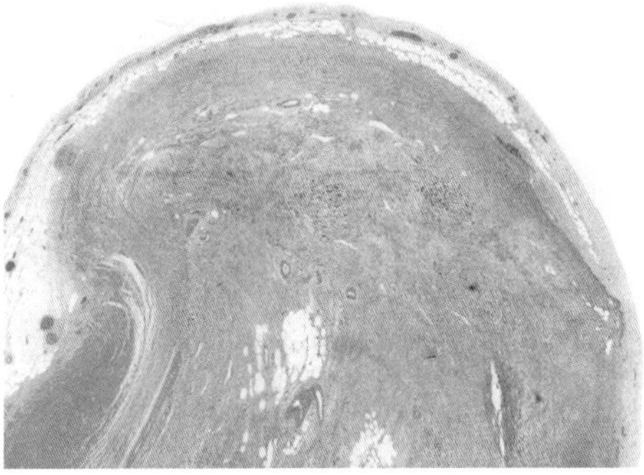

图 2-18　位于阑尾盲端的高分化神经内分泌瘤 1 级，肿瘤微小，直径仅数毫米

注：HE × 40

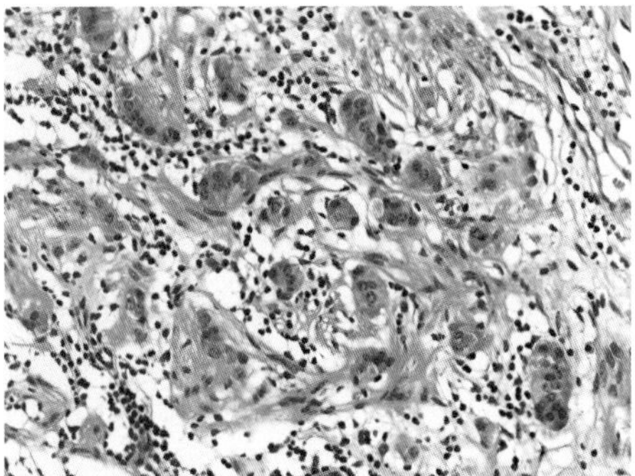

图 2-19　肿瘤细胞排列呈小条索状，胞质内可见细小的红色颗粒

注：HE × 200

笔记

（2）低分化神经内分泌癌

阑尾原发性小细胞神经内分泌癌极为罕见，仅有个案报道，形态与其他部位发生的神经内分泌癌无差别，需注意除外其他部位 NEC 转移至阑尾。此外，NEC 表面可能存在腺瘤等腺上皮前驱病变，需注意不要漏诊下方更高度恶性的肿瘤。

（3）MANEC/MiNEN

MANEC 在阑尾曾被用于指杯状细胞类癌（现称杯状细胞腺癌），现用于专指 NEC 与腺癌混合存在的肿瘤类型，需要符合其中任一成分均需＞ 30％的诊断标准。根据这个标准，真正的 MiNEN 罕见，形态与结肠 MiNEN 形态相同，可以为腺癌与小细胞型或大细胞型 NEC 混合。

（4）杯状细胞腺癌（goblet cell adenocarcinoma）

以往称杯状细胞类癌（goblet cell carcinoid，GCC），也曾被称为“杯状细胞腺类癌”“黏液类癌”和“隐窝细胞癌”。虽然传统上将其归为神经内分泌肿瘤，但其行为比经典的阑尾类癌更具侵袭性，15％～30％的病例诊断时即有区域淋巴结转移，约半数的女性患者伴有卵巢转移且经常合并有低分化腺癌成分，又被称为“混合性杯状细胞类癌 - 腺癌（mixed GCC-adenocarcinoma）”或“起源于杯状细胞类癌的腺癌（adenocarcinoma ex GCC）”。多项研究显示，GCC 患者的预后取决于所伴有的腺癌成分，尽管 GCC 的组织学起源有待进一步明确，但根据其侵袭性的生物学行为，第 5 版 WHO 消化系统肿瘤分册采用了“杯状细胞腺癌”的名称，也许将其误认为低度恶性潜能的“类癌”的风险将不再存在。

杯状细胞腺癌几乎均发生在阑尾，约占阑尾恶性肿瘤的 14％，平均发病年龄 59 岁，比阑尾高分化 NET 发病年龄高约 10 岁，多数研究显示男女发病比例大致相当。大体上，杯状细胞腺癌可以发生在阑尾的任何部分，但与 NET 不同的是杯状细胞腺癌更多见于阑尾

笔记

中部。病变区域阑尾壁增厚，边界不清，略呈白色，肉眼检查时可能很难识别。对于考虑诊断为杯状细胞腺癌的病例，应将阑尾进行彻底检查，仔细寻找是否伴有低分化腺癌成分。

显微镜下，肿瘤细胞在黏膜深部和黏膜下层呈特征性的同心圆状环绕阑尾管腔（图 2–20），常侵犯肌层、阑尾系膜和浆膜，但表面腺上皮细胞无异型性。典型的低级别杯状细胞腺癌主要由杯状细胞排列呈小簇状或条索状，其内间杂神经内分泌细胞和潘氏细胞，类似横切的隐窝（图 2–21），但通常不形成明显的腺腔，有时伴有细胞外黏液。瘤细胞异型性不明显，核分裂象少见，Ki-67 标记指数低（通常＜ 2%）。尽管肿瘤呈浸润性生长，但一般不引起明显的促结缔组织增生反应。诊断杯状细胞腺癌必须至少局部具有典型的低级别杯状细胞腺癌区域肿瘤细胞黏液染色和 CEA 染色呈阳性，通常表达 CK20、CDX2、SATB2，CK19 和 CD99 也常有表达，CK7 偶尔局灶表达，神经内分泌标记表达细胞比例多少不一，经常仅有片状或散在的阳性细胞（图 2–22）。这种免疫表达谱更接近腺癌而不是典型的高分化 NET，但肠腺癌常见的 β-catenin、KRAS、BRAF 和 P53 异常在杯状细胞腺癌中很少出现。按照最新的分类标准，诊断杯状细胞腺癌不再需要进行神经内分泌标记的染色。

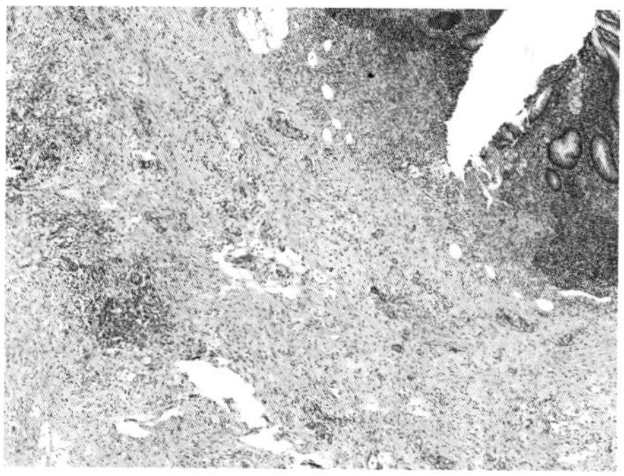

图 2–20　低级别杯状细胞腺癌

注：HE × 100

笔记

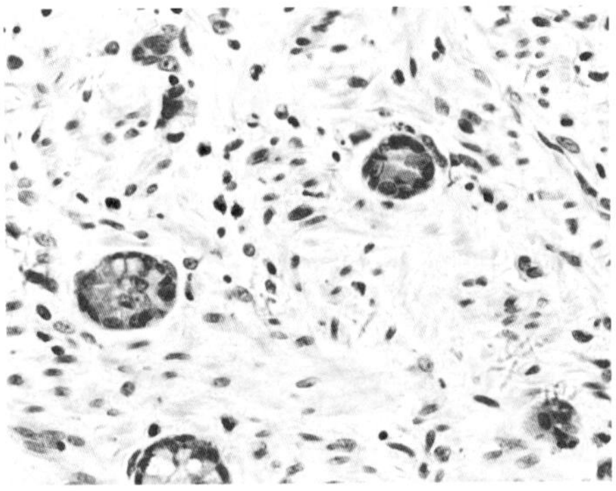

图 2-21　典型的低级别杯状细胞腺癌

注：HE × 200

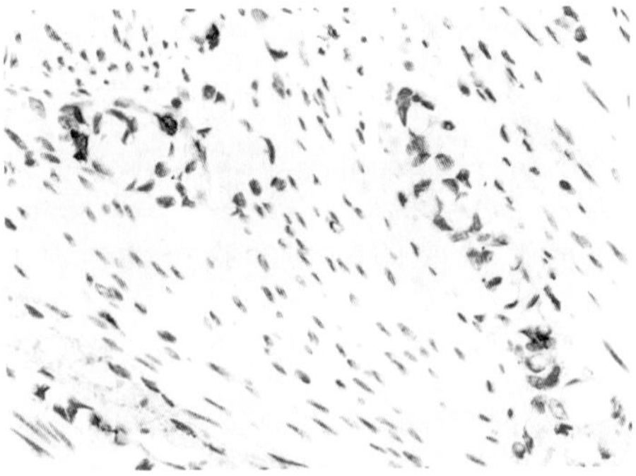

图 2-22　Syn 染色示杯状细胞腺癌中仅有散在的神经内分泌细胞

注：IHC × 200

杯状细胞腺癌的预后取决于其中伴有的高级别腺癌成分，这在杯状细胞类癌时代被称为“起源于杯状细胞类癌的腺癌”，是指在典型的低级别杯状细胞腺癌基础上，出现普通的腺癌成分，通常为黏液腺癌、低分化腺癌或印戒细胞癌。细胞出现显著的异型性，核分裂象增多，Ki-67 增殖指数增高。曾有多篇文献尝试对其进行分级以提示预后和指导治疗，分级采用的形态学指标各异，且均显示与预后相关（表 2-8），第五版 WHO 消化系统肿瘤分类采用了 Yozu 等的三级分类方法。

笔记

表 2-8　近年文献报道的主要 GCC 分类 / 分级系统

发表时间及作者	分类 / 分级标准	中位生存 / 预后
1990 年，Burke 等	GCC	随访 19 个月无复发
	混合性类癌 - 腺癌：GCC 出现融合或筛状腺体，单列细胞，弥漫浸润的印戒细胞，或实性成片肿瘤细胞，占肿瘤体积＞ 50%	16 个月
2008 年，Tang 等	A：典型 GCC。分化良好的杯状细胞排列呈簇或线状，细胞异型性轻微，轻微或无促结缔组织增生反应，阑尾壁结构轻度破坏，可有变性和胞外黏液	119 个月
	B：起源于 GCC 的腺癌，印戒细胞型。杯状细胞或印戒细胞排列呈不规则的大团簇，但未融合成片，或相互不黏附性的细胞排成单列或单个浸润性生长，细胞有明显异型性，阑尾壁破坏伴促结缔组织增生反应。	43 个月
	C：起源于 GCC 的腺癌，低分化腺癌型。至少局灶有典型的 GCC 形态，低分化癌成份＞ 1 个低倍视野或 $1mm^2$，可有腺管形成，或为融合成片的印戒细胞，或为未分化癌	31 个月
2015 年，Taggart 等	根据伴有腺癌的比例分为 3 级（腺癌标准：单个不黏附细胞、实性片、浸润性条索、复杂腺管、似 GCC 但有明显细胞异型、破坏性促结缔组织增生反应）	
	G1：GCC 或腺癌＜ 25%	84 个月
	G2：腺癌占 25%~ 50%	61 个月
	G3：腺癌占＞ 50%	46 个月
2015 年，Lee 等	采用 2 级分法，分级标准（每项 1 分）： 1. 细胞非典型（核浆比高，深染，核不规则，黏液减少）至少 $>1mm^2$ 2. 间质促结缔组织增生反应：致密的纤维结缔组织围绕肿瘤细胞团或单个细胞，取代固有肌，导致阑尾结构破坏 3. 实性生长方式（小巢状生长方式消失、细胞密集排列间质稀少）至少 $>1mm^2$	
	低级别：0 ~ 1 分；	51 个月
	高级别：2 ~ 3 分	16.5 个月

笔记

续表

发表时间及作者	分类 / 分级标准	中位生存 / 预后
2018 年，Yozu 等	组织学分级标准： 低级别：①杯状细胞、立方细胞和潘氏细胞样细胞混合形成圆形至卵圆形相互分离的小腺管，通常没有腺腔；②单排梁状生长方式似纵切的腺管；少数腺管排列拥挤可融合；③黏液池内分离的腺管或瘤细胞簇或扩张的腺管；④管状非黏液性腺体或嗜酸细胞小管 高级别：①印戒样或非印戒样单个细胞混有流产的腺体；②单列或成片瘤细胞混有流产腺体；③杯状细胞簇融合形成相互吻合的复杂簇或腺管；④大量聚集的杯状细胞或黏液池内漂浮的杯状细胞；⑤黏液稀少的细胞巢或簇外形参差，核浆比高；⑥类似传统腺癌的衬覆高核浆比立方或柱状细胞的腺体；⑦衬覆高核浆比柱状细胞的腺体漂浮在黏液中	
	Grade 1：低级别成分＞ 75%	204 个月
	Grade 2：低级别成分占 50%~ 75%	86 个月
	Grade 3：低级别成分＜ 50%	29 个月

概括起来，提示合并高级别腺癌成分的形态特征包括：①出现复杂的腺管结构；②过多缺乏黏附性的单个细胞；③大而不规则的巢团；④大的融合成片的实性细胞团；⑤明显的核异型性；⑥缺乏胞质内黏液；⑦出现促结缔组织增生反应。

新的分类方式是不是更具有临床指导意义尚有待今后进一步验证。需要注意的是，Ki-67 指数在高级别杯状细胞腺癌中往往较高，对识别合并高级别腺癌的区域可能有所帮助。肿瘤分期对预后有重要预测价值，即使在被称作“杯状细胞类癌”的时代，杯状细胞腺癌也是按照普通腺癌而不是神经内分泌肿瘤的分期标准进行分期的。此外，神经侵犯在各级杯状细胞腺癌中均常见，没有预后意义。

参考文献

1. Goldblum J，Lamps L，McKenney J，et al.Rosai and Ackerman’s Surgical Pathology（11th edition）.Elsevier，2017，617-643.

笔记

2. Taggart M W，Abraham S C，Overman M J，et al.Goblet cell carcinoid tumor，mixed goblet cell carcinoid-adenocarcinoma，and adenocarcinoma of the appendix：comparison of clinicopathologic features and prognosis.Arch Pathol Lab Med，2015，139：782-790.

3. Lee L H，McConnell Y J，Tsang E，et al.Simplified 2-tier histologic grading system accurately predicts outcomes in goblet cell carcinoid of the appendix.Hum Pathol，2015，46（12）：1881-1889.

4. Yozu M，Johncilla M E，Srivastava A，et al.Histologic and outcome study supports reclassifying appendiceal goblet cell carcinoids as goblet cell adenocarcinomas，and grading and staging similarly to colonic adenocarcinomas. Am J Surg Pathol，2018，42：898-910.

5. Zhang K，Meyerson C，Kassardjian A，et al.Goblet Cell Carcinoid/Carcinoma：An Update.Adv Anat Pathol，2019，26（2）：75-83.

（石雪迎）

结直肠神经内分泌肿瘤综述

神经内分泌肿瘤是一组相对罕见的起源于肽能神经元和神经内分泌细胞的异质性肿瘤，可发生于全身许多组织和器官。多年来，曾有几十种术语用来描述发生于不同器官的性质类似的这种疾病，更对其认识多有混淆。而定义的不统一，也阻碍了大样本病例的收

笔记

集和深入研究。随着CT、内镜等检查技术的进步，NEN的检出率不断提高，研究和认识也不断加深。

1. 结直肠神经内分泌肿瘤的流行病学

胃肠道神经内分泌肿瘤曾被认为是一种罕见疾病，随着对神经内分泌肿瘤研究的深入和检查手段的普及，以及临床医师对其认识程度的提高，近年来其报道发病率明显上升。我国尚无全国性的准确流行病学数据。美国SEER数据库显示，自1973年来的全美胃肠胰神经内分泌肿瘤发病率逐年上升，年龄调整发病率由1973年的1.09/10万上升为2005年的5.25/10万，结肠和直肠NEN发病率分别为0.20/10万和0.86/10万，而在所有神经内分泌肿瘤中，直肠神经内分泌肿瘤发病率最高，5年生存率也最高，为74%~88%。

2. 结直肠神经内分泌肿瘤的病理

1907年，Oberndorfer为其提出了“类癌”的名称，意指其与“癌”不同，具有良性的特征。1914年，Gosset和Masson证明了类癌的神经内分泌特性。1929年Oherndorfer也撰文修改了原先的观点，认为这类肿瘤是恶性的并可发生转移。1938年，Fevrter确定了弥漫性神经内分泌系统（diffuse neuroendocrine system，DNES）的概念，肠嗜铬细胞和胰岛是其中的重要部分，并提出类癌起源于DNES。1968年，Pearse创造了生化分类系统，对分布广泛的各种神经内分泌细胞进行统一并提出了胺前体摄取和脱羧（amine precursor uptake and decarboxylation，APUD）的术语，指出40多个类型的细胞都能够对胺进行处理，此时便有了APUD瘤的名称。当时认为这类肿瘤来源于神经嵴，于是还被称作“神经外胚层肿瘤”

笔记

和“神经嵴肿瘤”。“类癌”的提法未强调肿瘤的恶性倾向及程度，已在病理学诊断中被摒弃，而仅在描述这类患者中的一小部分出现的面部潮红、出汗、腹泻、哮喘、水肿和心内膜纤维化等特征性表现时应用，称为“类癌综合征”。“APUD 瘤”仅仅反映了肿痛代谢生物活性胺的特点，未揭示其可产生多肽激素的代谢本质。而 DNES 并非全部起源于神经嵴，而是起源于局部的多能干细胞。所以，2010 年 WHO 采用 neuroendocrine neoplasm 这个描述性名称泛指所有源自神经内分泌细胞的肿瘤，包括一组起源于肽能神经元和神经内分泌细胞的异质性肿瘤，并将高分化的命名为神经内分泌瘤（neouroendocrine tumor，NET），与低分化的神经内分泌癌（neuroendocrine carcinoma，NEC）相对应。虽然这些肿瘤的临床表现差异很大，从惰性的、到侵袭性的、甚至高度侵袭性的，从功能性的到无功能性的，但它们都具有许多共同的特征，包括有确定的病理学模式，能分泌生物活性肽，如 5-HT 或多肽类，表达神经内分泌标志物，如 NSE 和 CgA 等。从胚胎起源来说，结肠神经内分泌肿瘤来自于中肠及后肠，直肠神经内分泌肿瘤来自于后肠，因此结肠神经内分泌肿瘤和直肠神经内分泌肿瘤在临床表现、治疗原则及预后有一定区别。结直肠 NEN 绝大部分为非功能性肿瘤，既往小样本研究报道功能性结直肠 NEN 发生的比例在 0～13%。结肠 NEN 预后较差，大部分患者发现时已出现转移，有报道称转移性结肠 NEN 的生存期仅为 5 个月。而关于中肠及后肠来源的结肠 NEN 的区别，目前尚无证据级别较高的研究予以提示。

建立一个准确分类和分级标准，便于判断预后和指导临床治疗。也可使不同研究和临床试验之间的结果能够进行比较，并提供基线预后信息。

笔记

分类：2010 年 WHO 分类采用“神经内分泌肿瘤”泛指所有源自神经内分泌细胞的肿瘤，而将高分化神经内分泌肿瘤改称为神经内分泌瘤，低分化神经内分泌肿瘤命名神经内分泌癌。具体为：①神经内分泌瘤；②神经内分泌癌，包括大细胞 NEC 和小细胞 NEC；③混合性腺神经内分泌癌；④部位特异性和功能性神经内分泌肿瘤。这一新的分类简单明了，便于临床医师理解。

分级：2010 年 WHO 参照 ENETS 指南新增加了分级系统对所有 NEN 进行组织学分级，以进一步判断恶性程度。按组织学和增殖活性分级，核分裂象计数和（或）Ki-67 阳性指数为重要的两项指标：① G1，低级别：核分裂象 1 个 /HPF，Ki-67 阳性指数≤ 2%；② G2，中级别：核分裂象 2~20 个 /HPF，Ki-67 阳性指数 3%~20%；③ G3，高级别：核分裂象＞ 20 个 /HPF，Ki-67 阳性指数＞ 20%。许多文献对分级因素进行研究，显示分级越高，预后越差，但尚缺乏大样本例数的报道。尚需进一步的研究报道，来确定分级对临床预后的具体指导。参照 2010 年 WHO 指南，一般低级别（G1）和中级别（G2）归于神经内分泌瘤范畴，高级别（G3）即为神经内分泌癌。

分期：按照 2010 年 WHO 结直肠神经内分泌肿瘤病理 TNM 分期标准，T1 期为肿瘤侵犯黏膜或黏膜下层，且直径≤ 2cm；T2 期为肿瘤侵犯固有肌层或直径＞ 2cm；T3 期为肿瘤侵犯浆膜下；T4 期为肿瘤穿透腹膜或浸润其他器官。N0 为无区域淋巴结转移，N1 为有区域淋巴结转移。M0 为无远处转移，M1 为有远处转移。虽然 2010 WHO 分类和分级标准已得到大多数学者的认可，但目前大多数的临床研究是参考旧的或者其他的分类标准，所以新的分类分级标准对临床的指导意义如何，尚需要更多的临床研究来支持。

笔记

3. 结直肠神经内分泌肿瘤的诊断

直肠神经内分泌肿瘤早期一般没有症状，常通过体检发现，也有表现为便血、腹痛、腹泻、大便习惯改变等非特异症状，所以仅依据症状很难判断可能的肿瘤类型。除非患者已经至晚期，出现类癌综合征的表现。而影像技术在诊断神经内分泌肿瘤方面没有特异性，很难与其他占位性病变从影像学表现上直接区分，但是对于临床高度怀疑的 NEN，影像学上可以明确肿瘤的定位，从而指导临床治疗。目前结直肠 NEN 主要依靠肠镜下表现和病理学确诊。

（1）内镜，普通内镜下典型直肠 NEN 表现为黏膜下的半球状或广基隆起，有的表现为亚蒂状隆起，表面光滑，色发黄或苍白，质地较硬，可推动，少数较大的肿瘤表面可出现溃疡，形成脐样外观。有文献报道，60%~90% 的直肠神经内分泌肿瘤通常＜ 1cm。由于其大多位于黏膜下层，常规取材易漏诊，所以临床医师活检时应深挖取材或以超声内镜引导下细针穿刺从肿瘤中心深部取材。然而，普通肠镜很难正确判断 NEN 的真正大小、肠壁起源。术前确定肿块浸润深度最有效的方法是超声内镜检查，其镜下常表现为边界清楚的黏膜层或黏膜下层的低回声或等回声的肿块，内部回声可自黏膜侧向浆膜侧逐渐衰减。如果发现病变侵入浆膜或有区域淋巴结转移，提示应寻求外科会诊治疗。有文献报道，治疗前通过超声内镜对直肠 NEN 肿块大小及浸润深度的判断，与术中通过活检及组织病理学获得的结果符合率较高。如果在进行内镜黏膜下剥离术前通过超声内镜分期，术后肿瘤的切缘阳性率可下降。所以超声内镜应为选择合适治疗前常规检查项目，但目前由于我国临床技术人员的限制或医院设施的不完善，超声内镜并没有普遍应用。

笔记

传统的影像学检查包括经腹超声、内镜超声（endoscopic ultrasonography，EUS）、CT、MRI。经腹超声可以作为对肝脏转移病灶的初步筛查，增强 CT 和 MRI 能发现肿瘤的局部淋巴结转移及远处转移。用于神经内分泌肿瘤的特殊检查手段有生长抑素受体扫描（somatostatin receptor scintigraphy，SRS）和正电子体层发射摄影术（positron emission tomography，PET）。有关直肠神经内分泌肿瘤的影像学研究较少，其经验主要来自于对直肠腺癌的影像学研究。

（2）组织学及免疫组织化学标志物，典型的 NEN 细胞较小，呈多边形、卵圆形或柱形，胞质中等量，细胞核圆较深染，染色质分布较均匀，无明显核仁，可发现核分裂象，细胞排列为孤岛样、小梁样，或带状结构。但有些 NEN 细胞并不典型，无法确定，常需要结合免疫组织化学标志物共同确诊，因为免疫组化不仅可以确定 NEN 的神经内分泌性质，还可以确定特殊类型多肽激素和生物活性胺的表达。现在在很多中心突触素和嗜铬粒蛋白 A 作为“必需的”检测项目。通常高分化神经内分泌肿瘤中的瘤细胞胞质弥漫性强表达突触素和 CgA，低分化神经内分泌肿瘤弱表达突触素和 CgA。

（3）血清学标志物：GEP-NEN 起源于神经内分泌细胞，这些细胞通常具有分泌某些肽类或者胺类激素的功能，故临床上可通过检测血清或血浆中这些激素或激素前体来诊断 GEP-NEN。嗜铬粒蛋白 A 存在于大部分 GEP-NEN 细胞的大分泌颗粒基质中，与肽类或胺类激素共同释放，它还是血管生成抑制因子、胰抑素等几种功能肽的前体，是目前公认最有价值的 GEP-NEN 通用肿瘤标志物。血清或血浆 CgA 升高诊断 GEP-NEN 的敏感度和特异度较高。CgA 还可用于 GEP-NEN 疗效监测及预后随访。对于功能性 GEP-NEN，

笔记

血浆特异性激素（如血浆胰岛素、生长抑素、胰高血糖素、胃泌素、5- 羟色胺、血管活性肠肽等）可作为相应的肿瘤特异性标志物。

4. 结直肠神经内分泌肿瘤的治疗

原则：局限期直肠神经内分泌的治疗以根治性手术治疗为主，大部分进展期的患者失去手术机会或因其他原因无法行手术治疗，可选择局部治疗、化疗和核素治疗。

（1）手术治疗

手术切除是唯一能治愈直肠神经内分泌肿瘤的方法，包括对原发肿瘤、局部淋巴结转移及远处转移的切除。

结肠 NEN 的根治性手术与结肠腺癌的手术切除范围及淋巴结清扫类似。对＜ 2cm 的 NEN 可以考虑内镜下切除。对于切除不完整或者是 G3 的患者，应按照结肠腺癌的规范进行手术。对于转移性结肠 NEN 手术理念与腺癌略有区别，由于易引起梗阻，通常需要切除原发灶，再针对转移灶进行治疗。

直径小于 1cm 的肿瘤很少发生转移（＜ 3%），约 2/3 的患者肿瘤直径不超过 1cm，局部切除是目前公认的首选治疗。切除方式包括内镜下切除、经肛门局部切除、经肛门内镜切除。直径 1～2cm 的肿瘤发生转移的概率为 10%～15%，这部分患者的治疗存在争议，大部分可经过局部切除治愈。有学者发现当小于 2cm 的肿瘤出现肌层转移，明显症状和溃疡型病变时，患者预后显著变差，因此需要更大范围的外科切除，对单纯依靠肿瘤直径决定手术方式的原则提出了挑战。但是，更大范围的外科切除将增加术后并发症及因手术死亡发生的概率。因此必须采取合理的个体化治疗策略。具体手术方式的选择取决于对肿瘤的生物学行为的判断，与肿瘤恶性生物学行为相关的因素有：低分化，固有肌层浸润，淋巴管、血

笔记

管、神经侵犯，核分裂象多或高 Ki-67 指数，血管生成等。如果肿瘤无转移高危因素或达到切缘阴性，可仅行局部切除，但应告知患者肿瘤转移和复发可能。对存在高危因素或切缘阳性的肿瘤，应行根治性前切除（anterior resection，AR）或腹会阴联合直肠切除（abdominoperinealextirpation，APE）。大于 2cm 的肿瘤发生转移的概率升至 60%~80%。对于＞ 2cm 无远处转移的直肠 NET，治疗方法同直肠腺癌，可考虑全直肠系膜切除（total mesorectal excision，TME）的直肠前切除术或腹会阴联合切除术。

直肠 NEN 诊疗过程可参照我国胃肠胰神经内分泌肿瘤专家共识（图 2-23）。

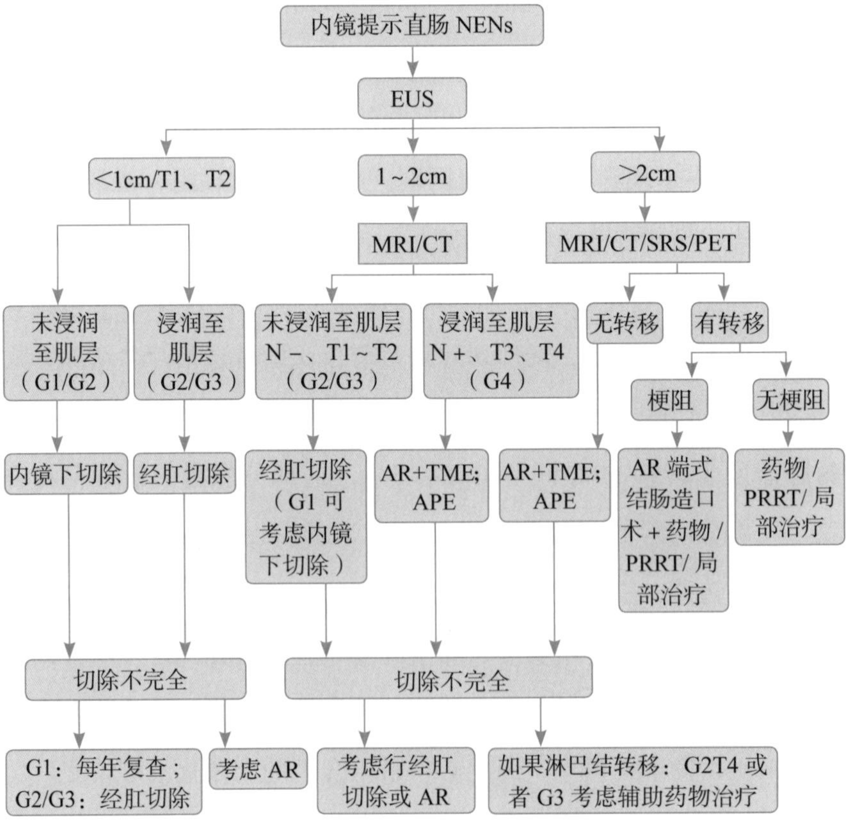

图 2-23 直肠 NETs 的诊疗过程

笔记

直肠神经内分泌肿瘤可于术后多年出现复发或转移，所以对存在高危因素的患者应定期随诊。随诊检查包括：血清 CgA 测定和盆腔 CT 或 MR、肝脏超声。对于直径大于 2cm 的肿瘤，可按照直肠腺癌随访原则进行随访。

（2）辅助治疗

目前尚无证据支持需要对根治性切除后的直肠神经内分泌肿瘤进行辅助治疗。但是临床上对于 G3 级非 R0 切除者可适当行术后辅助化疗，根据来自消化道其他部位 NET 辅助化疗的个案报道，可考虑行 EP/IP 方案。

①生物治疗：生长抑素类似物作用于生长抑素受体，抑制生物活性物质的释放，可以缓解类癌综合征症状，长效生长激素类似物还具有抑制肿瘤增殖的作用。2009 年发布的 PROMID 研究（Ⅲ期）证明在中肠来源的进展期高分化神经内分泌瘤（NET G1/G2）患者中，使用奥曲肽 LAR 可以抑制肿瘤生长，延长肿瘤无进展生存期[奥曲肽 LAR *vs*. 安慰剂，14.3 个月 *vs*. 6 个月，P=0.000072，HR=0.34（95% CI：0.20～0.59）]。对于原发瘤已经切除和肝脏转移灶负荷较小（＜10%）的患者，抗增殖作用更为明显（27.1 个月 *vs*. 7.2 个月，P＜0.0001）。因此，生长抑素类似物可作为分化好的结直肠神经内分泌肿瘤（NET G1/G2）伴肝转移患者的一线治疗。②细胞毒药物化疗：化疗药物对低度增殖的胃肠胰腺 NEN 的治疗价值相对有限，但对于高度增殖者至关重要，有学者主张当 Ki-67 指数大于 5%时即应采取化疗。链脲菌素是分化较好的神经内分泌肿瘤（G1、G2）化疗的标准药物，可联合氟尿嘧啶、阿霉素、铂类进行全身静脉化疗。E1281 试验是针对类癌化疗开展的最大规模的临床研究，共有 249 例晚期类癌随机分配到多柔比星联合 5-FU 组或者链脲菌素联合 5-FU 组。两组患者的有效率（15.9% *vs*. 16%，

笔记

P=0.82）和 PFS（4.5 个月 *vs*. 5.3 个月，*P*=0.17）均无统计学差异。但是链脲菌素联合 5-FU 组的患者生存期比多柔比星联合 5-FU 组更长（24.3 个月 *vs*. 15.7 个月，*P*=0.0267）。遗憾的是，在链脲菌素联合 5-FU 组有超过 1/3 的患者出现严重的肾脏毒性。因此，链脲菌素为基础的方案目前很少使用。口服化疗药替莫唑胺(temozolomide，TMZ）是链脲菌素的同类药物，也可用于治疗神经内分泌肿瘤，但是替莫唑胺联合沙利度胺 / 贝伐珠单抗在胃肠道 NEN 中均显示较低的缓解率。对于分化较差的 G3 级肿瘤，基于 EP 方案（顺铂 / 奥沙利铂联合依托泊苷）治疗小细胞肺癌的效果，目前最常应用铂类和依托泊苷联合化疗（EP 方案），该方案有效率为 53%～67%，但是缓解期不长（8～9 个月），生存期也小于 16 个月。现有的临床试验对于 NEN 化疗有效率报道差异较大，可能与病例数较少、无随机对照有关，尚需要大型随机对照临床试验来确立化疗的地位。③核素治疗：最近研究进展迅速的肽受体介导的放射性核素治疗也有一定疗效，其使用放射性同位素钇 -90/ 镥 -177 标记生长抑素类似物引入患者体内，与 SSTR 特异结合起到破坏、杀灭肿瘤细胞的作用，可用于生长抑素受体显像阳性的分化好的（NET G1/G2）进展期或者无法手术切除者。在结直肠 NET 中应用较少尚无相关数据，但在其他部位来源的 NEN 治疗效果令人鼓舞。④靶向治疗：靶向治疗药物在晚期神经内分泌肿瘤的治疗中得到了广泛应用，包括雷帕霉素哺乳动物靶点（mTOR）抑制剂（依维莫司）和抗血管生成药物（舒尼替尼）。现有Ⅲ期临床试验（RADIANT-2）的亚组分析证明，在结直肠 NET，相较于使用安慰剂联合奥曲肽 LAR，使用依维莫司联合奥曲肽 LAR 可以获得较长的无进展生存期［29.9 个月 *vs*. 6.6 个月，*P*=0.011，*HR*=0.34（95% *CI*：0.13～0.89）］。其余针对结直肠 NET 开展的临床试验较少。目前指南上并无推荐

笔记

靶向治疗用于结直肠 NET，但由于胰腺外 NEN 的治疗方法有限，依维莫司单药或者联合奥曲肽 LAR 可作为其他治疗方法失败的进展期结直肠 NET 的一项治疗选择。由于缺乏临床试验的证据支持，因此目前不推荐舒尼替尼用于胰腺以外 NEN 患者的治疗。⑤干扰素：干扰素 α 具有干扰肿瘤细胞分裂、抑制生长因子产生及抗血管生成作用，目前其在神经内分泌肿瘤治疗中的应用仍有争议，干扰素 α 并没有作为 NEN 治疗的指南推荐，有研究表明其对增殖系数低的肿瘤具有更好的疗效。

（3）肝转移的治疗

肝转移的外科治疗原则与结直肠腺癌相同，可切除肝转移灶应根据手术医师的经验进行同期或分期切除。对中肠和后肠 NET 行肝转移灶切除（R0/R1）可使患者远期生存获益。对于肝转移灶不可切除的患者，姑息性的手术切除可减轻肿瘤负荷、缓解症状、提高辅助治疗的疗效。RFA 等消融技术可以作为外科手术切除的有效辅助治疗，达到减少手术创伤的目的。肝动脉栓塞术或肝动脉化疗栓塞术可用于无法手术的肝转移灶的治疗，尚无证据表明 TACE 优于 TAE。单纯切除原发病灶给患者带来的获益暂不明确。肝移植治疗神经内分泌肿瘤肝转移的 5 年生存率小于 50%，仅能用于其他治疗方式无效的患者，禁忌用于全身多发转移及 G3 级肿瘤患者。目前治疗晚期直肠神经内分泌肿瘤的经验仍不足。

5. 神经内分泌肿瘤的预后

直肠神经内分泌肿瘤大多无功能，预后相对良好，特别是分化好的 NET G1/G2，即使不予处理也有较长的生存期。根据 Modlin 对于 13715 例消化道类癌的研究统计，类癌总体的 5 年生存率达 67.2%，结直肠类癌总体的 5 年生存率为 78.4%，无转移

笔记

病例的 5 年生存率可达 87.3%，有转移者为 29.7%。结肠神经内分泌肿瘤的 5 年生存率较差，仅为 41.6%。直肠神经内分泌肿瘤相对较局限不易转移，因此预后较好，5 年生存率可达 88.3%，是所有神经内分泌肿瘤中预后最好的。预后相关因素包括肿瘤原发部位、大小、组织分化程度（NET/NEC）、肿瘤范围（T 分期）、增殖活性（G1/G2/G3）、神经脉管浸润情况、远处转移的范围和程度及手术治疗效果等。其中分化程度和增殖活性与预后的关系最为密切。

参考文献

1. Frilling A，Akerstrom G，Falconi M，et al.Neuroendocrine tumor disease：an evolving landscape.Endocrine-related cancer，2012，19（5）：163-185.

2. Im Y C，Jung S W，Cha H J，et al.The effectiveness of endoscopic submucosal resection with a ligation device for small rectal carcinoid tumors：focused on previously biopsied tumors.Surgical laparoscopy，endoscopy & percutaneous techniques，2014，24（3）：264-269.

3. Van Essen M，Sundin A，Krenning E P，et al.Neuroendocrine tumours：the role of imaging for diagnosis and therapy.Nature reviews Endocrinology，2013，10（2）：102-114.

4. Yang X，Yang Y，Li Z，et al.Diagnostic value of circulating chromogranin a for neuroendocrine tumors：a systematic review and meta-analysis.PloS one，2015，10（4）：e0124884.

5. Caplin M，Sundin A，Nillson O，et al.ENETS Consensus Guidelines for the management of patients with digestive neuroendocrine neoplasms：colorectal neuroendocrine neoplasms.Neuroendocrinology，2012，95：88-97.

6. Pavel M，Baudin E，Couvelard A，et al. ENETS Consensus Guidelines for the management of patients with liver and other distant metastases from neuroendocrine

笔记

neoplasms of foregut, midgut, hindgut, and unknown primary.Neuroendocrinology, 2012, 95: 157-176.

7. Castellano D, Bajetta E, Panneerselvam A, et al.Everolimus plus octreotide long-acting repeatable in patients with colorectal neuroendocrine tumors: a subgroup analysis of the phase Ⅲ RADIANT-2 study.The oncologist, 2013, 18: 46-53.

（李慕行　王行雁）

神经内分泌肿瘤肝转移外科治疗共识与争议

肝脏是神经内分泌肿瘤最容易出现转移的部位，SEER 数据库显示 NEN 肝转移的发生率是 27%，这是 2008 年之前的数据，核磁及功能性影像检查的应用还没有现在这么普及，因此实际肝转移的发病率可能更高。按原发部位分最容易发生转移的是小肠 NEN（约 45%）和胰腺 NEN（42%）（图 2-24）。与相同原发部位的腺癌相比，神经内分泌肿瘤预后明显更好，小肠 NET 肝转移的 5 年生存率约为 30%，结直肠 NET 肝转移的 5 年生存率为 50%~60%。除了原发灶情况外，肝转移是 NEN 最重要的预后因素。

笔记

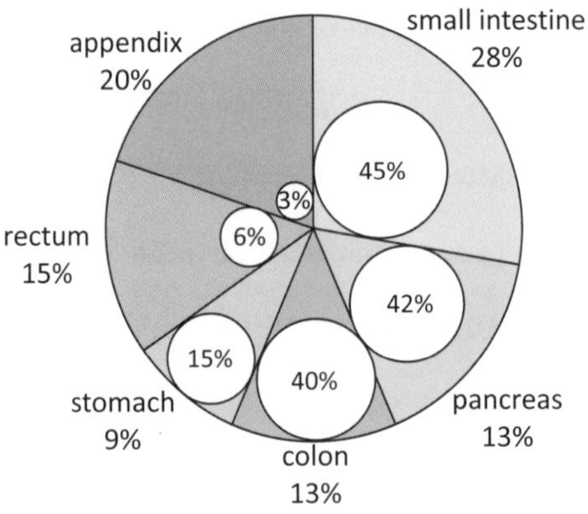

图 2-24　不同原发部位神经内分泌肿瘤肝转移的发生频率[1]

注：small intestine= 小肠；pancreas= 胰腺；colon= 结肠；stomach= 胃；rectum= 直肠；appendix= 阑尾

对于胃肠胰神经内分泌瘤来说，如果原发灶和转移灶均可切除，手术仍是唯一根治手段。而姑息减瘤手术，对于难治复发性功能性神经内分泌肿瘤是一种治疗选择，前提是能够切除 90% 以上的肿瘤负荷，目的是控制其神经内分泌症状。手术治疗的原则主要依据肿瘤的 G 分级、原发部位及肝转移分型来决定。根据 ENETS 指南，肝转移根据病灶分布情况分为 3 型（图 2-25）：单纯型（转移灶局限在同一肝叶或相邻两个肝段），复杂型（转移灶主要位于肝脏右叶或左叶，另一叶存在较小的卫星灶）和弥漫型（双叶分布的弥漫肿瘤）。从可切除性的角度去分析，可以把单纯型列入可切除，复杂型归为潜在可切除，而弥漫型定义为不可切除。

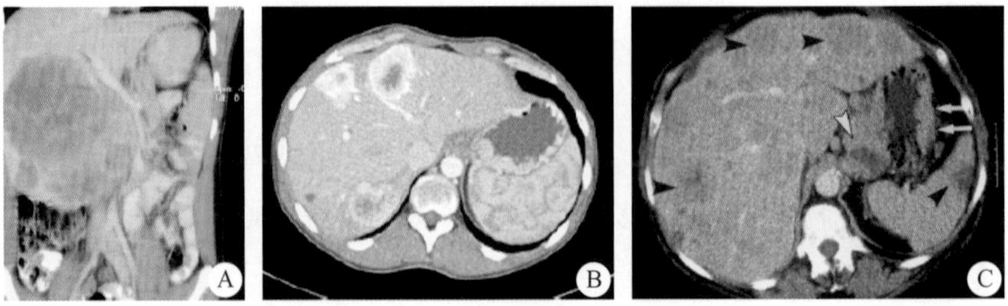

图 2-25　肝转移的分型[2]

注：A：1 型，肝转移灶局限于同一肝叶或相邻的两个肝段，可以通过标准的解剖性切除完整移除病灶，该种类型占 20%~ 25%。B：2 型，肝转移灶主要分布于肝脏的右叶或左叶，但在另外一叶仍存在较小的卫星灶。该种类型占 10%~ 15%，临床上仍然可以通过以手术切除、消融治疗进行处理。C：3 型，转移灶弥漫分布在肝脏的左、右叶，无法行手术治疗，该种类型占 60%~ 70%

笔记

目前 ENETS 指南仅推荐对分化良好的 G1/G2 神经内分泌瘤肝转移进行外科治疗。然而事实上即使对于可切除 NET 肝转移而言，手术作为最佳治疗选择的循证医学证据仍不充分。Gurusamy（图 2–26）进行了一项荟萃分析研究，从 1594 项通过认证的研究中筛选出 38 项符合标准的研究纳入分析，均为回顾性研究（1995—2012 年间发表，病例资料最早来源于 70 年代），其中 11 项为比较队列研究，27 项病例为分析研究，主要来自欧美人群，患者总数 3425 例。其结论是对神经内分泌肿瘤肝脏转移来说，肝脏切除术是唯一可能的根治方式。由此 Cochrane 系统评价的结论是：将肝脏切除术与其他治疗方式进行对比的数据不足，因此在可以手术的情况下，肝脏切除术为标准治疗方式。Ashley Kieran Clift 分析了 2000 年后发表的研究，结果表明 R0/R1 切除后的 NET 肝转移可以获得 80%左右的 5 年生存率，远高于其他治疗方式。

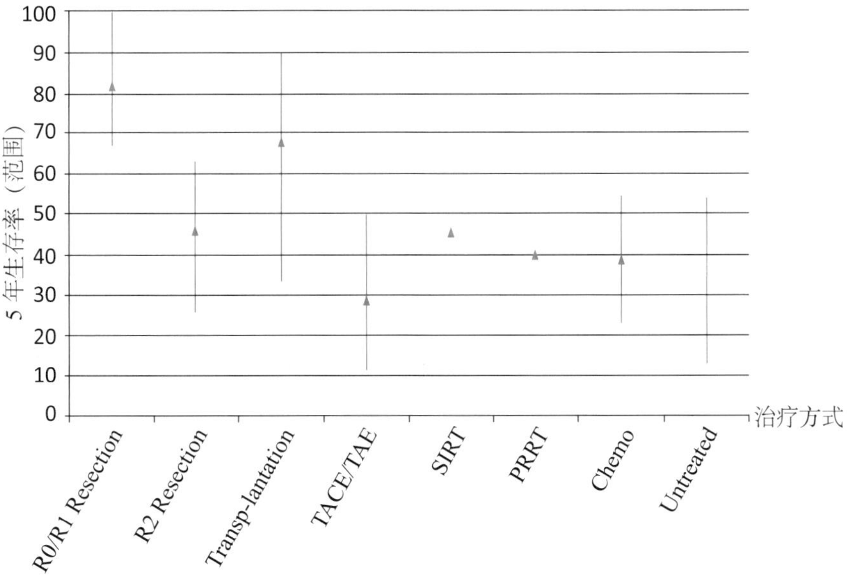

图 2–26 各种治疗方式的生存率[3]

注：R0 Resection= 手术切除后显微镜下所见肿瘤无残存；R1 Resection= 手术切除后肉眼所见肿瘤无残存，但显微镜下可见肿瘤有残存；R2 Resection= 手术切除后肉眼可见肿瘤有残存；Transplantation= 肝移植；TACE= 经肝动脉化疗栓塞术；TAE= 经肝动脉栓塞术；SIRT= 选择性内放射治疗；PRRT= 多肽受体介导的放射性核素治疗；Chemo= 全身化疗；Untreated= 未治疗

因此，目前对于神经内分泌肿瘤肝转移的外科治疗原则包括：

① G1/G2 神经内分泌瘤的肝转移，如果原发灶和转移灶均可切除，建议手术。切除的目标是 R0/R1 切除。

②单纯型和复杂型的肝转移可考虑切除。

③复发难治性功能性神经内分泌肿瘤，如可切除 90% 以上病灶，可考虑姑息减瘤。

④可切除的定义是残留的功能性残肝体积超过 30%。

⑤严重的类癌心脏病是切除的禁忌。

⑥神经内分泌癌 NEC G3 常为多病灶、双叶分布和复发率高，因此不适合手术切除。

ENETS 指南推荐的 NET 肝转移的治疗流程如下（图 2-27）：

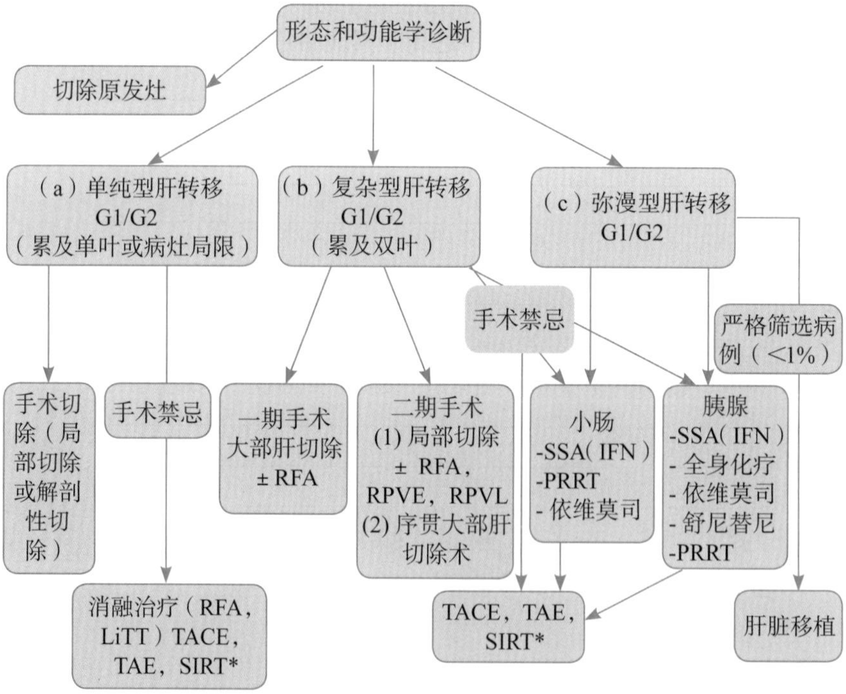

图 2-27 ENETS 神经内分泌瘤肝转移治疗流程[2]

注：*SIRT（选择性内放射治疗），目前仍作为探索性研究。LiTT= 激光热疗；RFA= 射频消融术；RPVE= 门静脉右支栓塞术；RPVL= 门静脉右支结扎术；TACE= 经肝动脉化疗栓塞术；TAE= 经肝动脉栓塞术；SSA= 生长抑素类似物；IFN= 干扰素；PRRT= 多肽受体介导的放射性核素治疗

笔记

有了明确的外科治疗原则，那么在神经内分泌肿瘤肝转移的外科治疗方面是否就不存在疑问了呢？事实并不是这样。至少在以下几个方面尚存在争议：

1. 肝转移切除术后辅助治疗的必要性和方案

Elias D 进行的一项研究纳入了 11 例患者，术前的超声、CT、核磁、功能影像检查及术中超声共检出 95 个病灶，而对手术切除下来的标本进行病理连续大切片检测共找到 273 个病灶。这个结果提示即使是最精准的影像检查手段也无法准确评估肝转移的数量和范围。由此推理，进行肝切除后通过影像学检查没有发现病灶残留并不能代表已经实现了真正的 R0 切除。事实上对于 NET 肝转移，可能没有真正生物学意义上的 R0。近期 ESMO 指南对于结直肠癌肝转移提出了以治愈为目标的无瘤状态（no evidence of disease，NED）概念，其实同样适用于神经内分泌肿瘤的肝转移。基于上述事实，达到 NED 后的全身治疗并不是真正意义上的辅助治疗，而很可能是有治疗靶标的，也就是说明了肝转移术后进行辅助治疗的必要性。

必要性如果没有疑义，那随之而来的问题就是应该采用什么辅助治疗方案。遗憾的是目前尚无 RCT 研究来解答这个问题。一些小样本研究报道了互相矛盾的结果。Frederique Maire Du 对 52 例高分化 GEP-NET 肝转移患者行原发灶 + 肝转移切除，他把肝转移数目＞ 10，患者＜ 50 岁，原发胰腺作为高危因素，29 例患者接受了术后 4 个周期链脲霉素 +5-FU 辅助化疗。观察组 3 年和 5 年的 RFS 分别为 51% 和 38%，辅助治疗组分别为 40% 和 20%（P=0.36）；观察组 3 年和 5 年的 OS 为 90% 和 76%，辅助治疗组 96% 和 96%（P=0.58）；均未达到统计学显著性差异。而对于 Ki-67 指数小于

笔记

10%的无功能 NET 肝转移患者是否在术后采用长效奥曲肽进行辅助治疗同样也缺乏高级别循证医学证据的支持，在笔者中心，针对这类患者，尤其是 SSTR2 免疫组化表达阳性或奥曲肽显像阳性的，考虑到治疗的耐受性和可能的获益，术后均采用长效奥曲肽辅助治疗 6~12 个月。

2. 新辅助治疗和转化性治疗的合理性

在乳腺癌和结直肠癌等提倡新辅助治疗的肿瘤中，其主要目的是降期及观察所使用方案的客观有效率，并作为术后是否仍采用相同方案进行辅助治疗的依据。ESMO 和 ENETS 指南不推荐对可切除 NET 肝转移进行新辅助治疗，具体理由未详细阐释，但总体而言，可能是考虑到目前的NET系统性治疗ORR较低，无法达到降期效果，无论是 SSA 还是靶向治疗。然而，新辅助治疗在胰腺癌中同样客观有效率不高，但仍作为推荐意见。其原因是新辅助治疗可作为胰腺癌生物学行为的一个评估手段，在治疗过程中肿瘤退缩或者稳定的患者生物学行为相对温和，手术后可能获得更好的生存。以此类推，新辅助治疗在神经内分泌肿瘤肝转移治疗中可能也应有一席之地：对于那些虽可切除，但转移瘤数目多、肿瘤负荷大，肝脏需做联合肝段切除的患者，或者虽可切除，但短期内肿瘤进展迅速的患者而言，新辅助治疗同样可以通过生物学行为的判断来帮助医生作出是否切除的决定，同时也有助于帮助医生根据新辅助治疗的疗效来选择制定术后辅助的方案。

转化性治疗是指将不可切除的病例转化为可切除，ENETS 指南未做明确推荐，仅在“更适合进行化疗的情况”中提到，如果患者有可能通过化疗获得切除的机会则化疗为优选。实际主要的原因仍在于目前无论 SSA/ 靶向治疗甚至化疗的 ORR 均不高，只有极少数

笔记

患者可能获得转化机会。但是这种状况正在发生改变，近期研究表明，PRRT 有望作为转化性治疗的手段，Oliver Stoeltzing 报道了 1 例胰尾肿瘤患者切除后行 2 疗程 ^{90}Y-DOTATOC 治疗后肝脏肿瘤明显退缩，后行肝多发转移瘤切除 +RFA，术后 1 年无复发。同时也有小样本非随机研究证实 PRRT 治疗确实使得一部分初始不可切除的 NET 肝转移患者获得了切除的机会。

3.G3 肝转移手术能改善预后吗?

其实这包含两个问题，高增殖活性 NET G3 和 NEC 肝转移可以外科治疗吗? NET G3 由于生物学行为更偏向 NET，因此虽然没有更多循证医学证据，但是大多数临床医师会参照 NET 肝转移的治疗原则来进行处理，即如能切除尽量切除。而 NEC 则被 ENETS 指南明确不推荐外科治疗。那么是不是所有 NEC 的肝转移都不能手术呢?

Haugvik SP 报道了一项包括 119 例胰腺 NEC 患者的临床研究，患者接受 4 种治疗：切除原发灶和转移灶，仅切除原发灶，化疗和最佳支持治疗。结果表明切除原发灶和转移灶的治疗组预后明显优于其他 3 组。笔者所在中心和北京协和医院报道了另一项回顾性多中心研究，16 例胃肠胰神经内分泌癌患者中 7 例接受了手术治疗，术后 1 年、3 年和 5 年生存率分别为 100%，42.8% 和 28.6%，其他 9 例未切除的 NEC 患者均 3 年内死亡。GallebergRB 报道 32 例 GEP-NEC 肝转移患者接受手术 ±RFA，术后中位生存 35.9 个月，5 年生存率 43%。Ki-67 < 55% 患者预后明显好于 Ki-67 较高患者。

因此，可以认为 GEP-NEN G3 肝转移并不是绝对手术禁忌，根治性手术 + 辅助化疗的治疗模式在部分患者可能是可行的，特别是

笔记

对于 Ki-67 水平较低的患者。

总体而言，手术仍是神经内分泌瘤肝转移的唯一根治手段。如何在 MDT 指导下对这类患者进行个体化综合治疗是提高生存的关键。此外，在神经内分泌肿瘤外科治疗选择和围手术期治疗方面，仍存在不少争议，急需开展 RCT 研究以获得高级别循证医学证据。

参考文献

1. Andrea Frilling，Irvin M Modlin，Mark Kidd，et al. Recommendations for management of patients with neuroendocrine liver metastases.Lancet Oncol，2014，15（1）：8-21.

2. Marianne Pavel，Eric Baudin，Anne Couvelard，et al.ENETS Consensus Guidelines for the Management of Patients with Liver and Other Distant Metastases from Neuroendocrine Neoplasms of Foregut，Midgut，Hindgut，and Unknown Primary. Neuroendocrinology，2012，95（2）：157-176.

3. Gurusamy K S，Ramamoorthy R，Sharma D，et al.Liver resection versus other treatments for neuroendocrine tumours in patients with resectable liver metastases. Cochrane Database Syst Rev，2009，15（2）：CD007060.

4. Clift A K，Frilling A.Management of patients with hepatic metastases from neuroendocrine tumors. Ann Saudi Med，2014，34（4）：279-290.

5. Pavel M，O' Toole D，Costa F，et al. ENETS Consensus Guidelines Update for theManagement of Distant Metastatic Disease ofIntestinal，Pancreatic，Bronchial NeuroendocrineNeoplasms（NEN）and NEN of Unknown Primary Site. Neuroendocrinology，2016，103（2）：172-185.

6. Garcia-Carbonero R，Sorbye H，Baudin E，et al.ENETS Consensus Guidelines for High-Grade Gastroenteropancreatic Neuroendocrine Tumors and Neuroendocrine Carcinomas.Neuroendocrinology，2016，103（2）：186-194.

笔记

7. Haugvik S P，Janson E T，Österlund P，et al. Surgical Treatment as a Principle for Patients with High-Grade Pancreatic Neuroendocrine Carcinoma：A Nordic Multicenter Comparative Study.Ann Surg Oncol，2016，23（5）：1721-1728.

8. Du S，Ni J，Weng L，et al.Aggressive Locoregional Treatment Improves the Outcome of Liver Metastases from Grade 3 Gastroenteropancreatic Neuroendocrine Tumors.Medicine（Baltimore），2015，94（34）：1429.

9. Galleberg R B，Knigge U，Tiensuu Janson E，et al.Results after surgical treatment of liver metastases in patients with high-gradegastroenteropancreatic neuroendocrine carcinomas.Eur J Surg Oncol，2017，43（9）：1682-1689.

（赵　宏）

G3 胃肠胰神经内分泌肿瘤肝转移的手术治疗

胃肠胰神经内分泌肿瘤是一类异质性肿瘤，可起源于整个胃肠道任何部位。其发病率低，约每年3.65/10万，但近年来呈现上升趋势，现已成为仅次于结直肠癌的第二位的消化道肿瘤。根据 Ki-67 指数，2010 年 WHO 将神经内分泌肿瘤分为 3 级：G1（Ki-67 ≤ 2%），G2（3% < Ki-67 ≤ 20%）和 G3（Ki-67 > 20%）。在胃肠胰神经内分泌肿瘤中，G3 的比例约占 5%，但不同部位比例不同，如胰腺占 7%，而结肠可高达 40%。肺是神经内分泌肿瘤最常见的发病部

笔记

位，也被称为小细胞肺癌；胃肠胰次之，发病率相当于小细胞肺癌的 35%~55%。

因绝大多数 G3 胃肠胰神经内分泌肿瘤不伴有激素综合征，超过 2/3 的病例发现时已为进展期，临床主要表现为肿瘤所在部位特异性症状和进展期肿瘤导致的厌食、体重下降和乏力等。高达 85% 的 G3 胃肠胰神经内分泌肿瘤在诊断时即已发生转移，其中 65% 为远处转移，最常见的转移部位为肝脏，约占 70%，其次为肺（15%），骨（15%）和脑（4%）。

G3 神经内分泌肿瘤预后相对较差。美国 SEER 在 1973—2012 年共有 2546 例 G3 胃肠胰神经内分泌肿瘤注册登记。数据显示肿瘤局限的病例中位生存期为 16 个月（15~17 个月），而有远处转移的病例仅为 5 个月（4.7~5.4 个月）。只有 5%的病例可获得长期生存。来自欧洲的大宗病例显示，不同部位、预后不同：食管、结肠和直肠比胃和胰腺的预后差。但日本的报道显示胰腺 G3 神经内分泌肿瘤预后更差。

目前，对于 G1/G2 神经内分泌肿瘤肝转移的治疗已经基本形成共识，即在可行的情况下完整切除原发灶和转移灶，甚至对肝脏转移灶行 90%以上的减瘤手术亦能改善预后，使患者获益。近年来，越来越多的研究发现减瘤超过 70%可获得与 90%甚至完整切除相当的预后。但是，针对 G3 胃肠胰神经内分泌肿瘤治疗方法的研究则相对较少，而且大都为回顾性、小样本、非对照的临床研究。由于高复发率、高转移率及缺少循证医学证据支持，如何制定最佳治疗策略仍是一个临床难题。ENETS 指南提出，对于局部的肿瘤，根治性切除仍是首选治疗方法，基于根治术后的高复发率，建议术后辅助以铂类为基础的化疗；对有严重合并症或者肿瘤部位特殊导致手术相关并发症高而不宜行手术的病例，规范的放疗和化疗是合理的

笔记

治疗策略；而对于进展期的转移病例，不建议行减瘤手术或转移灶切除，也不推荐针对肝脏转移灶的射频消融或经肝动脉介入治疗。其他指南也存在类似的建议。

然而，随着手术技术的进步及新技术、新药物的不断涌现，越来越多的研究对各指南发起挑战。一个纳入了 339 例行手术切除的神经内分泌肿瘤肝转移病例的国际多中心研究，包含了 51 例（15%）的 G3 病例，其研究结果显示肝转移灶手术切除能延长患者生存，且耐受性亦可接受。北京协和医院回顾性分析了 1286 例神经内分泌肿瘤患者，其中 130 例合并肝转移，其中 16 例为 G3 神经内分泌肿瘤肝转移。16 例 G3 病例中，7 例行手术切除，1 年生存率为 100%，而 9 例未行手术切除，1 年生存率只有 55.5%。随后，国内三家医院进行了多中心的回顾性研究，共纳入了 36 例 G3 胃肠胰神经内分泌肿瘤肝转移病例。治疗方式包括局部治疗（如减瘤手术、射频消融和经肝动脉介入治疗等）和系统性治疗：其中 26 例行手术切除原发灶和（或）肝转移灶，12 例接受了非手术局部介入治疗，22 例接受了系统性治疗。队列总的中位生存期为 20 个月（8.9~31.1 个月），1 年、3 年、5 年生存率分别为 62.6%、30.1% 和 19.8%。只接受了系统性治疗的 6 例中位生存期为 9 个月（3.3~14.7 个月），接受了局部治疗加辅助系统性治疗的 16 例为 19 个月（1.3~36.8 个月），而只接受局部治疗的 12 例病例为 101 个月（0~210.2 个月）。相对于只接受了系统性治疗或最佳支持治疗的病例（3/8），接受局部治疗的病例中有更高比例获得症状缓解（20/23）。多因素分析显示肿瘤原发灶位于胰腺、正常总胆红素和残余肿瘤直径之和＜ 5cm 为独立预后因素。作为第一个以 G3 胃肠胰神经内分泌肿瘤肝转移病例为专门研究对象的多中心研究，研究结果支持对部分 G3 胃肠胰神经内分泌肿瘤肝转移病例选择手术治疗。

笔记

随后的研究也获得了类似的结果。2016 年 Haugvik 等纳入 119 例患者以研究手术在治疗 G3 胰腺神经内分泌肿瘤中的作用。14 例患者切除了局限性的原发病灶，并在出现肝转移后采用了系统性化疗，其中位生存期为 23 个月。12 例患者接受了原发灶切除并对同时发生的肝转移灶采用了手术或射频消融治疗，其中位生存期为 29 个月。78 例 G3 胰腺神经内分泌肿瘤同时合并肝转移的患者，仅接受了系统性化疗，其中位生存期为 13 个月。结果提示 G3 胰腺神经内分泌肿瘤合并肝转移的病例应在条件允许的情况下积极手术治疗。2017 年 Galleberg 等报道了一组 G3 胃肠胰神经内分泌肿瘤肝转移接受以根治为目的的手术或射频消融的病例。研究共纳入 32 例患者，总中位生存期为 35.9 个月（20.6～51.3 个月），中位无进展生存期为 8.4 个月（3.9～13.0 个月），5 年生存率为 43%。Ki-67 ＜ 55% 和接受辅助化疗能显著改善预后。文章认为对于 Ki-67 相对较低的 G3 胃肠胰神经内分泌肿瘤肝转移病例，手术切除肝转移灶可使患者获益。

除手术之外，肝脏消融和经肝动脉介入治疗等手段也是辅助的局部治疗措施。辅助消融和经肝动脉介入栓塞相对微创安全且能显著改善 G3 神经内分泌肿瘤的症状。Mayo SC 等认为对于无症状的神经内分泌肿瘤肝转移的患者，接受手术或经肝动脉介入治疗两种方法的长期预后相当。国内三家医院的研究显示，只接受手术或非手术局部介入治疗的病例中位生存期几乎相同，而两者联合治疗的病例中位生存期更长，可能术后辅助非手术局部治疗可进一步降低肿瘤负荷，延长生存。

G3 胃肠胰神经内分泌肿瘤肝转移手术治疗的获益可能来源于这类肿瘤本身的异质性。越来越多的证据表明 G3 神经内分泌肿瘤不是一类同质性的疾病，而可以根据生物学特点进一步分为不同的亚组，如根据增生指数可以将其分为 Ki-67 ＞ 55% 和 20% ＜ Ki-67 ≤ 55%

笔记

的两组。Ki-67 ＞ 55% 的神经内分泌肿瘤对以铂类为基础的化疗反应更好，但中位生存期却比 20% ＜ Ki-67 ≤ 55% 的神经内分泌肿瘤短 4 个月。最新的研究显示，可以结合形态学上分化的差异和 Ki-67 指数将原来的 G3 神经内分泌肿瘤进一步分为分化好的 G3 神经内分泌肿瘤和分化差的 G3 神经内分泌癌两组。2017 年 WHO 分类引入了新的分类：分化好的 G3 胰腺神经内分泌肿瘤，用以区分分化差的胰腺神经内分泌癌。Han 等根据这一分类，将 57 例 G3 胰腺神经内分泌肿瘤分为 30 例分化好的 G3 胰腺神经内分泌肿瘤和 27 例分化差的胰腺神经内分泌癌。对比两组发现，分化差的胰腺神经内分泌癌比分化好的 G3 胰腺神经内分泌肿瘤具有更高的 Ki-67 指数、核分裂象和 TNM 分期，更多合并血管侵犯、淋巴结转移、NSE 升高和 CgA 降低。生存分析显示分化好的 G3 胰腺神经内分泌肿瘤预后明显优于分化差的胰腺神经内分泌癌。类似的情况是否同样存在于其他部位的神经内分泌肿瘤尚未明确。这种分类可能对同是 G3 的神经内分泌肿瘤选择治疗策略产生影响，比如 G3 神经内分泌肿瘤肝转移患者是否手术。

G3 胃肠胰神经内分泌肿瘤肝转移的治疗，目前仍存在一些不确定性和争议。笔者认为，对于部分条件许可的病例，行手术切除、术后辅以局部治疗或系统治疗能够改善预后；鉴于 G3 胃肠胰神经内分泌肿瘤的异质性，如何识别哪些患者可从这种积极的治疗策略中获益将是我们面临的挑战。

参考文献

1. Sorbye H，Welin S，Langer S W，et al.Predictive and prognostic factors for treatment and survival in 305 patients with advanced gastrointestinal neuroendocrine carcinoma （WHO G3）the NORDIC NEC study.Annals of oncology：official journal of the European Society for Medical Oncology，2013，24（1）：152-160.

笔记

2. Sorbye H, Strosberg J, Baudin E, et al.Gastroenteropancreatic high-grade neuroendocrine carcinoma.Cancer, 2014, 120（18）: 2814-2823.

3. Yamaguchi T, Machida N, Morizane C, et al.Multicenter retrospective analysis of systemic chemotherapy for advanced neuroendocrine carcinoma of the digestive system.Cancer science, 2014, 105（9）: 1176-1181.

4. Zhou B, Zhan C, Ding Y, et al.Role of palliative resection of the primary pancreatic neuroendocrine tumor in patients with unresectable metastatic liver disease: a systematic review and meta-analysis.OncoTargets and Therapy, 2018, 11: 975-982.

5. Morgan R E, Pommier S J, Pommier R F.Expanded criteria for debulking of liver metastasis also apply to pancreatic neuroendocrine tumors.Surgery, 2018, 163（1）: 218-225.

6. Maxwell J E, Sherman S K, O' Dorisio T M, et al.Liver-directed surgery of neuroendocrine metastases: What is the optimal strategy?Surgery, 2016, 159（1）: 320-335.

7. Garcia-Carbonero R, Sorbye H, Baudin E, et al.ENETS Consensus Guidelines for High-Grade Gastroenteropancreatic Neuroendocrine Tumors and Neuroendocrine Carcinomas. Neuroendocrinology, 2016, 103（2）: 186-194.

8. Du S, Wang Z, Sang X, et al.Surgical Resection Improves the Outcome of the Patients With Neuroendocrine Tumor Liver Metastases.Medicine, 2015, 94（2）: 388.

9. Du S, Ni J, Weng L, et al.Aggressive Locoregional Treatment Improves the Outcome of Liver Metastases from Grade 3 Gastroenteropancreatic Neuroendocrine Tumors.Medicine, 2015, 94（34）: 1429.

10. Haugvik S P, Janson E T, Österlund P, et al.Surgical Treatment as a Principle for Patients with High-Grade Pancreatic Neuroendocrine Carcinoma: A Nordic Multicenter Comparative Study.Annals of surgical oncology, 2016, 23（5）: 1721-1728.

笔记

11. Galleberg R B，Knigge U，Tiensuu Janson E，et al. Results after surgical treatment of liver metastases in patients with high-grade gastroenteropancreatic neuroendocrine carcinomas.European journal of surgical oncology：the journal of the European Society of Surgical Oncology and the British Association of Surgical Oncology，2017，43（9）：1682-1689.

12. Frilling A，Clift A K.Therapeutic strategies for neuroendocrine liver metastases. Cancer，2015，121（8）：1172-1186.

13. Tang L H，Unth B R，Reidy D L，et al.Well-Differentiated Neuroendocrine Tumors with a Morphologically Apparent High-Grade Component：A Pathway Distinct from Poorly Differentiated Neuroendocrine Carcinomas.Clinical cancer research：an official journal of the American Association for Cancer Research，2016，22（4）：1011-1017.

14. Heetfeld M，Chouqhet C N，Olsen I H，et al.Characteristics and treatment of patients with G3 gastroenteropancreatic neuroendocrine neoplasms.Endocrine-related cancer，2015，22（4）：657-664.

15. Basturk O，Yang Z，Tang L H，et al.The high-grade（WHO G3）pancreatic neuroendocrine tumor category is morphologically and biologically heterogenous and includes both well differentiated and poorly differentiated neoplasms.The American journal of surgical pathology，2015，39（5）：683-690.

16. Han X，Xu X，Ma H，et al.Clinical relevance of different WHO grade 3 pancreatic neuroendocrine neoplasms based on morphology.Endocrine connections，2018，7（2）：355-363.

（万雪帅　杜顺达）

笔记

胃肠胰神经内分泌肿瘤肝转移的内科治疗

1. 概述

神经内分泌肿瘤，尤其原发于胃肠及胰腺确诊时约 1/3 患者已发生远处转移。远处转移是仅次于肿瘤分级的重要预后因素。组织病理学和影像学的进步促进了 NENs 诊断及分期的敏感性和特异性提高，拓展了转移性肿瘤治疗的选择。新的 WHO 分类包括 NENs 的病理分级和临床分期，为预后预测提供了基础。然而，对分化良好的转移性神经内分泌肿瘤（NETs G1/G2）的亚组患者中存在明显的局限性。

转移性 NENs 的治疗方法包括外科手术、内科药物治疗、放疗及核素介导奥曲肽治疗。近年来，新型分子靶向治疗药物应用于 NETs 治疗中。不同作用机理靶向治疗药物均显示出一定的治疗价值，下面将详细讨论其适应证和疗效。

目前在 NENs 推荐治疗选择主要以回顾性研究居多，前瞻性研究结果是有限的。鉴于特定部位 NENs 的生物学特性不同及姑息性治疗手段的多样性，通过多学科诊疗模式的评估结合循证医学证据和共识的治疗能优化地提供最佳治疗策略。

2. 流行病学

在美国最大的流行病学数据库中，49% 的 NENs 为局限期病变，24% 为区域性转移，27% 为远处转移。欧洲肿瘤专科治疗中心的数据库中，44%～73% 的 GEP-NET 患者初诊时伴远处转移。在 SEER

笔记

数据库中，64%的 pNEN 存在远处转移，其次是盲肠、结肠和小肠 NENs，分别为 44%、32%和 30%。在欧洲和美国的专科治疗中心，77%的 pNEN 和 91%的小肠 NENs 患者存在远处转移，其次是直肠、胃、阑尾 NENs，分别占 40%、20%~30%、不到 5%。

是否存在肝转移取决于原发肿瘤侵袭范围（T 分期）、分化程度和肿瘤增殖活性（分级：G1~G3）。低分化神经内分泌癌（NEC G3）初诊伴远处转移者占 50%，而分化良好和中分化神经内分泌癌（NETs G1 和 G2）初诊伴远处转移者仅占 21%和 30%。功能性与转移瘤的相关性取决于肿瘤细胞类型：类癌综合征常与远处转移相关；而 90%以上胰岛素瘤是局限性的。

3. 临床表现

NENs 肝转移的临床表现：在功能性肿瘤患者中可出现伴有肽类和胺类激素过度分泌所致的相应临床症状（如胃泌素 / 佐 - 埃综合征或类癌综合征）。大多数 NENs 是无功能的，其临床症状取决于肿瘤负荷和转移部位，可出现非特异症状，如腹痛、体重减轻等；或可能无症状，转移病变可能因体检偶然发现。肝转移可伴或不伴肝外转移，伴骨转移或脑转移时可出现骨痛或头痛。

4. 肝转移分型

从宏观上看，由于三种不同的转移性肝浸润方式对制定治疗方案有影响，因此必须对其进行区分。

①局限于一个肝叶或局限于两个相邻节段的肝转移可通过标准的解剖切除术切除。这种“简单模式”占 20%~25%。

②“复杂模式”肝转移，如以单叶为主要受累，但在对侧存在较小的卫星转移病灶，仍可通过手术 / 消融治疗，占 10%~15%。

笔记

③存在弥漫性、多灶性肝转移，不建议手术治疗，这类患者占60%~70%。

5. 诊断

肝转移患者的初步诊断包括对转移灶进行组织病理学检查，除非有原发肿瘤的组织病理报告。如果病情发生明显变化，也可考虑进行重复肝脏活检，重新评估病理及预后。病理报告中需提供肝转移瘤的分化程度、数量、大小、增殖活性和切缘等信息。转移灶的组织学检查（包括 Ki-67 和有丝分裂指数的测定）对于治疗方案的选择至关重要。免疫组化需包括 CgA 和 Syn。血液学肿瘤标志物 CgA，在伴有类癌综合征时，伴有特定的肿瘤标志物以助于评估疗效，如类癌综合征患者的尿 5-HIAA 水平。NEC G3 的肿瘤分期需完善胸腹盆腔 CT（有时需完善 SRS）。在 NETs G1~G2 中，推荐 SPECT/CT- SRS 或 PET/CT（^{68}Ga-SSA）或 MRI 及生长激素抑制素受体显像进行分期。以及通过 MRI 和（或）CT 评估肝转移瘤的可切除性。

6. 内科治疗

（1）抗激素分泌治疗

功能性肝转移瘤因激素分泌过多引起类癌综合征，症状控制通常较紧急。肝脏和（或）其他远处转移的患者，在局部治疗（外科或局部治疗）前控制类癌综合征。

SSA 是用于任何原发部位功能性 NETs 标准治疗。在 70%~90% 的病例中，SSA（奥曲肽、兰瑞肽）能有效控制类癌综合征症状。长效奥曲肽标准治疗剂量为 20~30mg，肌内注射，每 4 周 1 次或长效兰瑞肽 90~120 mg，皮下注射，每 4 周 1 次。

在部分患者对 SSA 耐受性较差等情况下，也可应用干扰素 α

笔记

进行症状控制，但因其不良反应多推荐用于二线治疗，亦可作为SSA单药疗效不佳时的补充治疗。

根据原发病灶及相关的分泌激素特点给予针对性治疗。在胃泌素瘤中，使用高剂量的质子泵抑制剂（标准剂量 × 每天2～10次）是标准的一线治疗。在转移性胰岛素瘤的治疗中，依维莫司和PRRT是治疗转移性胰岛素瘤低血糖的有效药物，作为标准治疗失败后的推荐。

特罗司他/特罗司他乙酯是一种新型、小分子色氨酸羟化酶抑制剂，能降低类癌综合征患者尿液中的5-HIAA的水平并抑制肠道活动的频率，可考虑应用特罗司他联合奥曲肽或兰瑞肽治疗顽固性腹泻。基于TELESTAR研究结果表明：在12周的治疗周期中，特罗司他药物组的患者腹泻次数显著减少（$P < 0.001$）。该药在2017年获得FDA批准用于治疗顽固性腹泻。

（2）抗增殖治疗

①生长抑素类似物

SSA治疗客观缓解率＜10%，大剂量的SSA抗肿瘤增殖效果也相对较弱，疾病稳定率50%～60%。在一项奥曲肽长效制剂用于中肠NETs的前瞻性随机安慰剂对照试验（PROMID试验）中，肿瘤进展的中位时间在长效奥曲肽治疗组为14.3个月，安慰剂组6.0个月，在功能性和非功能性中肠NENs中SSA（尤其是长效奥曲肽）均作为治疗推荐。在初诊（therapy-naive）、转移性、肿瘤自然生长周期无预知患者，尚缺乏支持早使用SSA在改善生存的循证证据支持。在病变范围（肝肿瘤负荷）和预知肿瘤生长速率两方面因素中，应首先考虑肿瘤生长速率选择适当的治疗方案。一项长效兰瑞肽在局部晚期或转移性无功能胃肠道或胰腺NETs的安慰剂对照试验（CLARINET）显示，在胃肠胰腺Ki-67 ≤ 10%的NETs兰瑞

笔记

肽治疗组较安慰剂组的PFS显著改善（PFS，未获得对比18个月，$P < 0.001$)，并显示在高瘤负荷患者也同样获益。目前，长效生长抑素类似物在Ki-67指数≤10%且进展缓慢的NETs作为优先治疗推荐。

在转移性NEC G3，无论其原发部位，均不推荐SSA治疗。NETs G1/G2无论原发肿瘤部位和50%的潜在微转移，尚无SSA辅助治疗的适应证。如果肝转移有根治性治疗可能，SSA治疗无法取代肝转移瘤切除和（或）其他局部治疗手段。

②干扰素 α

IFNα 治疗缓解率较低（< 11%），40%~50%的患者疗效稳定。IFNα 在功能性和非功能性肿瘤有同等的抑瘤效果。两项在转移性GEP- NET的前瞻性随机试验结果显示，肿瘤进展后使用SSA、IFN或联合使用疗效相当。低增殖（G1）、进展缓慢NETs或SRS阴性患者是IFN治疗优选。由于其不良反应，干扰素通常推荐SSA治疗失败后推荐使用。在肝肿瘤负荷高患者，应谨慎使用干扰素，因其不良反应更突出。

（3）全身化疗

对于胰腺NETs、转移性前肠NETs G2和任何部位的NEC G3均推荐化疗。研究显示，分化良好转移性中肠NETs患者全身化疗的效果有限，有效率为< 15%。

链脲霉素已被FDA批准用于治疗晚期胰腺NETs（pNETs）。G1~G2无法手术胰腺NETs肝转移进展期患者，链脲霉素联合5-FU及（或）阿霉素，客观缓解率为35%~40%，明显低于Moertel等1992年报告的69%。一项Ⅱ期、前瞻观察贝伐珠单抗联合5-FU及链脲霉素方案的研究结果显示，mPFS为23.7个月，56%的患者部分缓解，44%疾病稳定。

笔记

一项回顾性分析了替莫唑胺联合卡培他滨在 30 例 pNETs 患者疗效。部分缓解率高达 70%，中位 PFS 达 18 个月。2012 年，Chan 等报道一项小样本的前瞻性研究，入组 35 例 NETs 接受替莫唑胺联合贝伐珠单抗治疗，其中 15 例 pNETs 的 ORR 为 33%，mPFS 为 14.3 个月。我院一组 20 例 NETs 接受替莫唑胺联合替吉奥分析结果显示，总体有效率 ORR 为 40%，其中 pNETs 和非 pNETs 疗效相当均为 40%。多项研究均显示出以替莫唑胺为基础联合方案的临床疗效较好，临床推荐单药、联合卡培他滨或替吉奥、贝伐单抗或沙利度胺治疗转移性 pNETs 或 pNEC。替莫唑胺为基础联合治疗疗效显著，在肝转移瘤患者转化治疗具有一定的前景，但目前缺乏大样本循证医学证据。

一项回顾性研究分析了 20 例局部晚期或转移性 NETs 患者应用替吉奥联合替莫唑胺（STEM）方案的疗效，其中 8 例（40%）部分缓解，8 例（40%）病情稳定。临床有效率为 80%。在不同来源的 NETs 中，4 例（40%）和 5 例（50%）的 pNETs 患者分别达 PR 和 SD。4 例（40%）和 3 例（30%）的非胰腺 NETs 分别达 PR 和 SD。经治疗后进展的患者同样获益。这项研究结果显示了替吉奥联合替莫唑胺方案在 NETs 中的高反应性及良好耐受性。目前我国正进行一项大型前瞻性Ⅲ期临床研究以验证 STEM 方案在胰腺及非胰腺 NETs 中的疗效。

高级别 NEC G3 的肝转移患者，无论其原发部位，顺铂 / 依托泊苷联合化疗为首选治疗推荐。NODIC NEC 研究结果显示，EP/EC 方案治疗 NEC 的 ORR 为 31%，mPFS 为 4 个月，mOS 为 11 个月。Ki-67 ≤ 55% 的患者，对铂类为基础的化疗有效率显著低于 Ki-67 > 55% 的患者，生存期更长。在 Ki-67 > 55% 患者首选推荐 EP/EC 方案，在 Ki-67 < 55% 的 NEC 患者结合分化程度一线治疗可以考虑替莫唑胺为主的方案。在低分化神经内分泌癌尚无二线治疗方案推荐。

笔记

一项回顾性研究显示，单药替莫唑胺或联合卡培他滨(±贝伐珠单抗)治疗的 25 例患者，部分缓解率为 33%，mPFS 达到 18 个月，结果有待前瞻性研究进一步验证。5-FU 或卡培他滨联合奥沙利铂或伊立替康等方案也可作为二线治疗选择。

①肽受体介导的放射性核素治疗

^{90}Y 和 ^{177}Lu 标记的 DOTATOC 或 DOTATATE 治疗 NETs 合并肝转移的 PRRT 研究显示其治疗前景。无论原发部位，在 SRS 阳性的功能性和非功能性 NETs 中均可考虑 PRRT。在多项Ⅱ期研究显示，部分缓解率为 0～37%，pNETs 部分缓解率较中肠 NETs 更高。一项 ^{90}Y-edotreotide/DOTATOC 的前瞻性多中心Ⅱ期 PRRT 试验中，一组高选择性的难治性类癌综合征患者的部分缓解率为 4%，疾病稳定率为 70%。PFS 为 16.3 个月。一项 310 例接受 ^{177}Lu-otreotide 治疗的 GEP-NETs 患者临床研究报道显示，分别有 2% 和 28% 的患者达到 CR 和 PR 疗效，mTTP 长达 40 个月。

一项纳入 200 例晚期中肠神经内分泌肿瘤患者临床前瞻研究，患者随机分配至 ^{177}Lu-DOTATATE 治疗或大剂量奥曲肽治疗组，该研究结果显示 ^{177}Lu-DOTATATE 治疗 PFS 明显改善（PFS，未达到对比 8.4 个月；$P < 0.0001$），且安全性较好；^{177}Lu-DOTATATE 治疗组的肿瘤客观缓解率达 18%，对照组为 3%（$P < 0.001$）。

PRRT 推荐用于 SSAs、化疗及靶向治疗失败患者。PRRT 适用于 SSTR2 表达阳性者。治疗使用标准剂量，两个周期间距至少需要 6 周。耐受性较好，严重不良反应包括严重骨髓疾病，肾功能衰竭和肝功能衰竭。

②分子靶向治疗

分子靶向治疗已经Ⅱ期和Ⅲ期临床研究，包括血管生成抑制剂、单酪氨酸激酶抑制剂和多种酪氨酸激酶抑制剂及新型 SSA（如帕瑞

笔记

肽，pasireotide）。舒尼替尼和依维莫司在 NENs 疗效肯定。小分子靶向治疗肿瘤缓解率有限≤ 10%，60%~ 80%的疾病稳定。依维莫司和舒尼替尼在化疗进展、不可手术的晚期胰腺 NETs 患者成为新的治疗推荐。

a. 胰腺神经内分泌肿瘤

依维莫司和舒尼替尼对晚期胰腺 NETs 具有较好的疗效及耐受性。

依维莫司是一种哺乳动物雷帕霉素靶蛋白抑制剂。一项至少一线化疗失败Ⅱ期临床研究中，其中一组患者接受奥曲肽治疗，并在依维莫司治疗的同时继续奥曲肽治疗，无奥曲肽或伴有奥曲肽的 PFS 分别为 9.7 个月和 16.7 个月。另一项 410 例晚期，过去 12 个月内进展的 pNETs 患者依维莫司与安慰剂对照的随机对比Ⅲ期临床研究（RADIANT-3）结果显示，与安慰剂 (11.0 个月 *vs*.4.6 个月) 相比，依维莫司延长 PFS 6.4 个月，且各亚组均有一致的获益。然而，肿瘤缓解率很低（5%）。依维莫司的安全性尚可，最常见的不良反应包括口腔（64%）、皮疹（49%）和腹泻（34%），最常见的 3/4 级不良反应为口腔炎（7%）、贫血（6%）和高血糖（5%）。RADIANT-3 研究的亚组分析表明，依维莫司相关的 PFS 获益独立于既往或同时所行的 SSA 治疗或化疗，因此，尽管依维莫司是 pNETs 化疗失败后的一种选择，但在某些病例中可替代局部治疗或化疗，作为一线治疗。

舒尼替尼是一种针对 PDGF-R、VEGF-R、c-kit、RET 和 FLT-3 的多靶点酪氨酸激酶抑制剂。一项在晚期分化良好的 pNETs 的与安慰剂对照Ⅲ期研究的结果显示，171 例患者（原计划招募 340 例患者），因研究中期分析达到主要研究终点提前终止研究入组。研究结果显示，PFS 舒尼替尼组（11.4 个月）显著优于安慰剂组（5.5 个月，$P < 0.001$）。舒尼替尼的客观缓解率 9.3%。大部分安慰剂组患者在疾病进展后随之接受了舒尼替尼治疗，两组间未观察到明显的总生存差异。最常

笔记

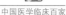

见的不良反应包括腹泻（59%）、恶心（45%）、呕吐（33%）、乏力（33%）和疲劳（32%）。高血压（10%）和中性粒细胞减少症（12%）是最常见的严重不良反应。舒尼替尼主要作为二线 / 三线治疗。

在特殊情况下，如有症状的、体积较大的肿瘤、或不耐受治疗、或如果患者不适合化疗或局部治疗，依维莫司或舒尼替可作为一线治疗方案。

b. 胰腺外原发性神经内分泌肿瘤（类癌）

不同原发部位（类癌），特别是伴有类癌综合征的肠道 NETs 患者中的大型临床试验（RADIANT-2），两组患者分别接受依维莫司（10 毫克 / 天口服）或安慰剂，同时联合每 4 周 1 次长效奥曲肽 30mg 治疗。患者存在异质性，其中中肠原发亚组，占患者总人数的 50%。其他原发肿瘤包括肺、结肠和胰腺等，也有未知来源的肿瘤。根据中心影像评估，PFS 依维莫司 / 奥曲肽组 16.4 个月和安慰剂 / 奥曲肽组 11.3 个月（P=0.026），主要研究终点 PFS 差异并未达到统计学显著性意义。

一项在胃肠和肺神经内分泌肿瘤国际多中心、随机、双盲、安慰剂对照、Ⅲ期临床研究（RADIANT-4 研究），302 例疾病进展、非功能性，肺或胃肠神经内分泌肿瘤患者按照 2 ∶ 1 的比例被随机分配至依维莫司或安慰剂治疗组。与 RADIANT-2 研究不同，RADIANT-4 研究中不建议同时使用 SSA 治疗。结果显示依维莫司组的中位 PFS 为 11.0 个月（95% CI，9.2 ~ 13.3），安慰剂组为 3.9 个月（95% CI，3.6 ~ 7.4）。疾病进展或死亡的风险比为 0.48（95% CI，0.35 ~ 0.67；P ＜ 0.001）。3/4 级不良事件包括口腔炎（9%）、感染（7%）、腹泻（7%）、贫血（4%）、疲乏（3%）和高血糖（3%）。既往接受了肽受体介导的放射性核素治疗的患者面临不良事件发生率增加的风险。

笔记

依维莫司在进展期、高瘤负荷的胃肠、肺和原发灶不明神经内分泌肿瘤（类癌）均作为治疗推荐。目前，舒尼替尼尚无非胰腺 NENs 相关研究证据。

7. 预后

肝转移是所有类型 NENs 的重要预后因素之一，除此之外预后与原发肿瘤部位、肿瘤范围（T 分期）、分化程度（NET *vs*. NEC）和增殖活性（分级：G1～G3）相关。此外，进展期肝转移、肝肿瘤负荷、肝外转移和类癌性心脏病均是预后的不良因素。转移性 NEC G3 无论是否肝转移，预后均较差。目前尚缺乏 NETs 肝转移瘤经过新辅助治疗或转化治疗后手术或局部治疗循证医学证据。

8. 随访

NET G1/G2 推荐每 3～6 个月进行常规影像学［CT 和（或）MRI］和循环生物标志物（CgA 等）评估，具体时间取决于疾病持续时间和肿瘤生长情况。在生物标志物或临床怀疑肿瘤进展需要提早影像学检查时间，否则每 18～24 个月行 SRI。NEC G3 推荐每 2 ～ 3 个月常规影像学检查。如果 CgA 正常，可用 NSE 替代。

9. 总结

治疗决策取决于多项因素包括功能性与否、原发肿瘤、分级、分化程度、Ki-67、肿瘤进展速度、SRI 摄取、肝转移肿瘤负荷、肝转移范围和肝外转移与否（骨、肺转移）。表 2-9 总结了一线治疗首选的方案和条件。

笔记

表 2-9 可选择的一线治疗方案

治疗方案	证据等级	有无功能	分级	原发灶	SRS	适用范围	合并症
奥曲肽	Ⅰ	+/ −	G1	中肠	+	肿瘤负荷较小 / 生长缓慢	老年及体质较弱患者
兰瑞肽	Ⅰ	+/ −	G1～G2（Ki-67＜10%）	中肠、胰腺	+	肿瘤负荷较小 / 生长缓慢	老年及体质较弱患者
链脲霉素 +5-FU	Ⅰ	+/ −	G1～G2	胰腺		3～6 个月内进展 / 肿瘤负荷大 / 有症状	年轻及体力状况好的患者
替莫唑胺 ± 希罗达 ± 贝伐珠单抗	Ⅲ	+/ −	G2～G3	胰腺		6 个月内进展 / 肿瘤负荷大 / 有症状	年轻及体力状况好的患者
依维莫司	Ⅰ	+/ −	G1～G2	肺、胰腺、中肠		胰岛素瘤 / 化疗禁忌（SSTR 阴性）、非典型类癌化疗禁忌	心脏相关疾病，HTN，出血风险
舒尼替尼	Ⅰ	+/ −	G1～G2	胰腺		化疗禁忌	肺部疾病，无法控制的糖尿病
PRRT	Ⅰ	+/ −	G1～G2	中肠	+	病灶广泛 / 肝外（如骨）转移	
顺铂联合依托泊苷	Ⅲ	+/ −	G3	不限		所有分化差的 NEC	

注：对于肿瘤负荷较小、侵袭性弱的 pNETs 建议采用 SSA 治疗；对于肿瘤负荷较大，侵袭性强的肿瘤应首选化疗。另外，由于化疗的有效率较 SSA 及靶向治疗更高，所以，对于局部晚期患者的术前新辅助治疗、肿瘤负荷大及疾病进展快（6～12 个月内进展）导致相关症状的患者，应首选化疗；靶向治疗的适应人群较宽，对于不适合化疗或局部治疗的患者，靶向治疗可以作一级治疗

SSA 是中肠起源的功能性和非功能性 NETs Ki-67 ≤ 10%、进展相对缓慢的弥漫性肝转移的一线治疗推荐。对于有复杂的双叶模式肝转移的患者，如果疾病仅限于肝脏，SSA 治疗是中肠 NENs 手术治疗的替代治疗方法之一。SSA 失败后功能性 NETs 的二线治疗包括局部和消融治疗、IFNα 和 PRRT。在无功能的 SSTR2 高表达 NETs 中，PRRT 常被用作二线治疗。依维莫司也是治疗选择之一。如果存在肝外转移（如骨转移），可能需要补充治疗(如双膦酸盐)，在治疗方案选择中可更早考虑 PRRT。

pNETs G1/G2 肝转移有多种治疗方法可供选择。SSA、化疗、新型分子靶向制剂（舒尼替尼和依维莫司）和 PRRT 都是治疗选择。治疗选择需要综合考虑肿瘤进展速度、肿瘤负荷、Ki-67 指数等多种因素，在瘤负荷较大和（或）进展较快肿瘤首先推荐以替莫唑胺为主化疗，在瘤负荷较低和（或）进展缓慢肿瘤则推荐 SSA 或靶向治疗（舒尼替尼、依维莫司）。pNETs 存在肝外转移，除需要更好控制类癌综合征，一般不建议采用局部治疗手段。对于任何部位分化较差的转移性 NEC G3，首选推荐依托泊苷 / 顺铂方案。

在我国，临床医师已逐渐提高对于 NENs 的认识，从起步走向重视的阶段。对于每例具体的患者应当综合多方面的情况，全面衡量，实施个体化的诊疗。

参考文献

1. Kulke M H，O’Dorisio T，Phan A，et al.Telotristat etiprate，a novel serotonin synthesis inhibitor，in patients with carcinoid syndrome and diarrhea not adequately controlled by octreotide.Endocrine-Related Cancer，2014，21（5）：705-714.

2. Pavel M，Hörsch D，Caplin M，et al.Telotristat etiprate for carcinoid syndrome：A single-arm，multicenter trial.Journal of Clinical Endocrinology and

笔记

Metabolism，2015，100（4）：1511-1519.

3. Ducreux M，Dahan L，Smith D，et al.Bevacizumab combined with 5-FU/streptozocin in patients with progressive metastatic well-differentiated pancreatic endocrine tumours（BETTER trial）-a phase Ⅱ non-randomised trial.Eur J Cancer，2014，50（18）：3098-3106.

4. Chan J A，Stuart K，Earle C C，et al. Prospective study of bevacizumab plus temozolomide in patients with advanced neuroendocrine tumors.J Clin Oncol，2012，30（24）：2963-2968.

5. Zhao J，ZhaoH，Chi Y.Safety and Efficacy of the S-1/Temozolomide Regimen in Patients with Metastatic Neuroendocrine Tumors.Neuroendocrinology，2018，106（4）：318-323.

6. Sorbye H，Welin S，Langer SW，et al.Predictive and prognostic factors for treatment and survival in 305 patients with advanced gastrointestinal neuroendocrine carcinoma（WHO G3）：the NORDIC NEC study.Ann Oncol，2013，24（1）：152-160.

7. Strosberg J，Haddad G，Wolin E，et al.Phase 3 trial of 177Lu-dotatate for midgut neuroendocrine tumors.New England Journal of Medicine，2017，376（2）：125-135.

8. Yao J C，Fazio N，Singh S，et al.Everolimus for the treatment of advanced，non-functional neuroendocrine tumours of the lung or gastrointestinal tract（RADIANT-4）：a randomised，placebo-controlled，phase 3 study.Lancet，2016，387（10022）：968-977.

9. Panzuto F，Rinzivillo M，Fazio N，et al.Real-world study of everolimus in advanced progressive neuroendocrine tumors.Oncologist，2015，20（5）：570.

（依荷芭丽·迟）

笔记

介入治疗在神经内分泌肿瘤综合治疗中的作用

神经内分泌肿瘤容易出现肝脏转移，并且多数在诊断时已发生转移，一旦出现肝转移，常提示预后不良。能手术治疗的肝转移术后复发率依然很高，多数仍局限在肝内复发。因此，肝转移局部治疗是神经内分泌肿瘤治疗中的重点，针对不同患者个体化制订治疗目标并采取相应的综合治疗措施，能够提高患者的长期生存率。

治疗肝脏转移性神经内分泌肿瘤，有多种治疗方法，如外科手术、化疗、放疗和介入等，都有一定的疗效和不同的适应范围。但是目前尚缺乏循证依据，大多根据多学科团队进行综合考虑。适合手术切除的患者首选手术治疗，对不能外科手术的患者，可采用经动脉栓塞术、经动脉化疗栓塞术、和放射性栓塞（钇 -90 微球）是介入医师常采用的方法。对于孤立性病灶，多采用外科手术，也可以采用射频消融治疗，碘 -125 粒子植入等。下面就肝脏转移性神经内分泌肿瘤的介入治疗做简单述评。

肝转移通常呈多发或弥漫性，病灶多为富血供型，并且肿瘤血供主要来源于肝动脉，通过行超选择性肝段化疗栓塞，局部药物浓度高，易阻断肿瘤血供，从而达到治疗目的。

针对肝转移常用的局部治疗方法

1.TAE/TACE 治疗

作为姑息治疗适用于原发病变已切除的肝转移瘤或原发病变切

笔记

除术后发生肝转移者，原发病变未切除但肝转移瘤已成为威胁患者生命的主要病变，或常规治疗效果不佳者。

介入治疗能够有效减轻肿瘤负荷，降低激素分泌从而改善患者生活质量，控制疾病进展，从而延长中位生存期。作为局部治疗方法可在出现肝转移的任何阶段介入，不影响系统治疗，可在化疗间隙交替完成，或与生物治疗、靶向治疗同步进行，见效快，不良反应小，越早介入疗效越好。部分患者 TAE/TACE 联合 RFA 治疗甚至可达 CR。

TAE/TACE 方案：TAE：碘化油 + 栓塞剂（75 ~ 300 μm）。

TACE：阿霉素、表阿霉素混合碘化油 + 栓塞剂。

治疗前先行腹腔动脉、肠系膜上动脉造影，再选择肿瘤供血动脉进行超选择性化疗栓塞 / 栓塞。G1、G2 期患者直接行 TAE，G3 期行 TACE/ 系统治疗联合 TAE。

肝脏转移数目相对较少者，使用载药微球栓塞比常规 TACE 疗效更好，有条件采用钇 -90 微球进行放射性栓塞更为合适，可达到栓塞及近距离放射治疗的目的。放射性栓塞，是采用动脉内注射钇 -90（Yttrium-90，^{90}Y）标记的微球进行放射性栓塞，可以诱导大范围的肿瘤坏死，且安全性可以接受。不过目前中国大陆境内，尚未常规开展 TARE，因操作技术要求高，且价格昂贵，限制了其在临床上的应用。

TAE/TACE 治疗的禁忌证和并发症与治疗原发性肝细胞癌或肝转移癌时相似，与治疗原发性肝细胞癌不同的是，神经内分泌肿瘤患者一般没有肝炎、肝硬化，禁忌证相对宽松。

2. 消融术

可作为肝脏转移性神经内分泌肿瘤的初始治疗手段，或作为手术切除的辅助治疗手段，可经皮、经腹腔镜或在剖腹手术时实

笔记

施。最常用的消融方式是 RFA，也可采用冷冻消融术、微波消融术。

对于手术切除难度较大的肝转移病变，肝内病变深在或病变少于 5 个，可行 RFA 或 TAE/TACE 联合 RFA。

作为系统治疗失败后的治疗选择或肝转移灶术后复发的治疗。建议选择肝转移灶最大直径小于 3cm，且一次消融不超过 5 枚。对于拟行手术治疗预估术后残余肝脏体积过小时，可先切除部分较大的肝转移灶，对剩余直径小于 3cm 的转移病灶进行射频消融。

不适宜或不愿意接受手术治疗的肝转移患者也可以考虑射频消融治疗。

参考文献

1. 刘秋松，张恭良，李彦豪，等 . 肝脏神经内分泌肿瘤血管造影表现与生存分析 . 介入放射学杂志，2017，4.

2. Kennedy A，Bester L，Salem R，et al.Role of hepatic intra-arterial therapies in metastatic neuroendocrine tumours（NET）：guidelines from the NET-Liver-Metastases Consensus Conference.HPB（Oxford），2015，17（1）：29-37.

3. Benson A B，Geschwind J F，Mulcahy M F，et al.Radioembolisation for liver metastases：results from a prospective 151 patient multi-institutional phase Ⅱ study.Eur J Cancer，2013，49（15）：3122-3130.

4. Lewis M A，Jaramillo S，Roberts L，et al.Hepatic artery embolization for neuroendocrine tumors：postprocedural management and complications. Oncologist，2012，17（5）：725-731.

5. Kitano M，Davidson G W，Shirley L A，et al. Transarterial Chemoembolization for Metastatic Neuroendocrine Tumors With Massive Hepatic Tumor Burden：Is the Benefit Worth the Risk?Ann Surg Oncol，2016，23（12）：4008-4015.

笔记

6. 中华人民共和国卫生和计划生育委员会医政医管局 . 原发性肝癌诊疗规范（2017 版）. 中华消化外科杂志，2017，16（7）：635.

7. 中华医学会外科学分会胃肠外科学组，中华医学会外科学分会结直肠外科学组，中国抗癌协会大肠癌专业委员会，等 . 中国结直肠癌肝转移诊断和综合治疗指南（2018 版）. 中华消化外科杂志，2018，17（6）：527.

（曾辉英）

肽受体靶向治疗在神经内分泌肿瘤治疗中的应用现状及未来发展

肽受体核素靶向治疗是核素靶向治疗的重要组成部分，基于生长抑素受体的核素靶向治疗在神经内分泌肿瘤治疗领域取得了巨大成功，PRRT 得到了临床广泛关注。PRRT 是手术无法切除 G1～G2 NET 的有效治疗方法，其原理是利用 GEP-NET 丰富表达 SSTR，核素标记其激动剂或抑制剂，或射线直接作用于肿瘤细胞双链 DNA 杀灭肿瘤细胞，受体表达越高，靶向性越好。NETTER-1 研究表明：4 个周期 ^{177}Lu-DOTA-TATE+ 善龙或兰瑞肽对中肠 NET 有较好治疗价值，显著改善无疾病进展和总生存周期，激发了肿瘤界广泛兴趣。本章围绕 PRRT 的原理，临床适应证、禁忌证，未来发展做简单阐述。

笔记

随着内镜技术和分子影像技术的不断提高，神经内分泌肿瘤的发现率不断提高，尤其是胃肠道的NET发病率不断增高。我国胰腺神经内分泌肿瘤居首位，其次是直肠和胃。胰腺神经内分泌肿瘤在中国人群中发病率第一，起病隐袭，可起源于种系突变多发性内分泌腺瘤和VHL突变Von Hippel Lindau综合征，发病年龄更年轻，异质性更强，5年生存率尚不到40%，预后更差，临床缺乏有效治疗手段。Pan-NET常侵犯周围血管和组织，胰头部和十二指肠原发病灶常可引起黄疸、继发性胰腺炎症状。功能性NET可释放肽类激素如胰岛素、胰高血糖素、胃泌素等相关症状，预后更差。生长抑素及其类似物抑制腺苷环化酶和发挥离子通道多重抗分泌作用，抑制生长因子和血管生成，调控和激活免疫系统。SSA等生物治疗可控制原发肿瘤或转移灶过量自分泌激素或神经分泌所致临床症状，对于手术无法切除G1～G2期的Pan-NET，临床缺乏有效治疗方案。

PRRT包括三种放射电离效应：α粒子，β粒子和俄歇电子。利用发射β粒子的放射性核素（表2-10）如^{177}Lu和^{90}Y已在临床应用并推广，β粒子具有透射距离较长（0.05～12.00mm），除了直接杀伤效应，受直接照射细胞周围细胞因为交叉火力和旁观者效应也有很好的治疗效果，对体积较大的病灶或显著异质性肿瘤有较好治疗效果。粒子是带2个电荷的氦核，相对于β射线具有如下优势：①高传能线密度使肿瘤细胞DNA在有丝分裂或重排期发生不可修复性断裂；②α、β粒子治疗时，呈现交叉火力（cross-fire）效应、旁观者效应（radiation induced bystander effect，RIBE）及远隔效应增强肿瘤治疗效果（交叉火力效应使高度放射性聚焦的肿瘤细胞周围的肿瘤细胞发生继发性变性和坏死；旁观者效应致周围遭受电辐射的一群细胞出现染色体不稳定，远隔效应致肿瘤细胞大量崩解死亡并释放出的大量细胞内容物，促进白介素和肿瘤坏死因子等前炎症因子分泌及肿瘤微环境改变，从而诱导和募集效应T细胞，激活

笔记

抗肿瘤免疫；这些间接辐射效应示意图见图 2–28；③透射距离短，仅 50μm，骨髓毒性小。对散在转移、微转移、多发骨髓侵犯，β 射线治疗无效的恶性肿瘤，α 粒子治疗效果好，不因肿瘤乏氧影响疗效。α 粒子无法直接成像，但是母体衰变过程中标识性 X 射线和韧致辐射可用以估测肿瘤放射性摄取、剂量学研究和肿瘤疗效评价。俄歇电子（^{111}In），射程很短仅为 20μm，中等 LET，对微小病灶有较好治疗效果。

表 2–10　肽受体靶向治疗的常用放射性核素

核素	衰变方式	半衰期	粒子能量	组织穿透深度	状态
^{177}Lu	β^-	6.7d	β^-，$E_{(mean)}$=0.149MeV，$E_{(max)}$=0.497MeV	平均，0.5mm；最大值，2mm	MA
^{90}Y	β^-	2.7d	β^-，$E_{(mean)}$=0.937MeV，$E_{(max)}$=2.284MeV	平均，2.5mm；最大值，11mm	MA
^{111}In	电子俘获	2.8d	俄歇电子 e^-，013-25.6KeV	0.25nm～13.6μm	MA
^{213}Bi	α	45.6min	α，5.9/8.4MeV	85μm	CS
^{225}Ac	α	9.9d	α，5.9～8.4MeV	47～85μm	CS
^{212}Pb	α，β^-，电子俘获	10.6h	α，6.2～8.9MeV	50～100μm	CS

注：MA：营销授权；CS：临床研究

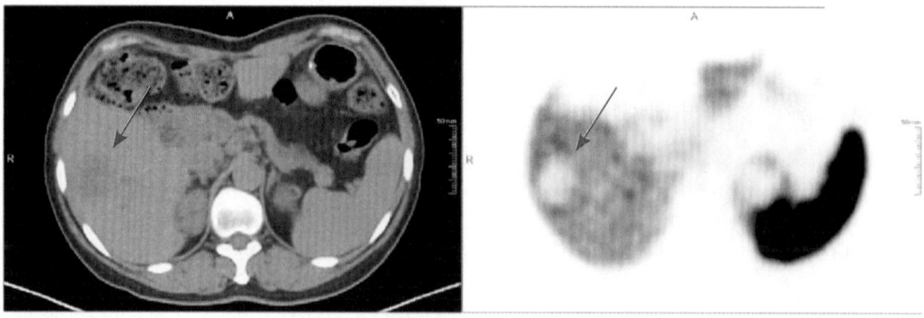

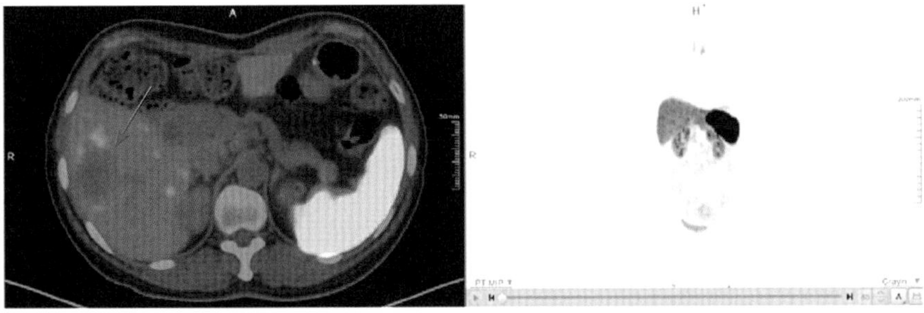

图 2-28 肿瘤部位无显著放射性摄取（Krenning 评分：0 分），
表明肿瘤部位无显著 SSTR 表达，肿瘤分化较差

基于多肽的放射性化合物（表 2-11）需要螯合剂能稳定结合金属核素，为了减少游离核素在正常组织的聚集，DOTA 是最常用的螯合剂，结合相类似理化性质 3 价金属核素 ^{68}Ga，^{177}Lu，^{90}Y 及发射 α 粒子的 ^{225}At，DOTA 强大螯合性能推动放射性核素诊疗一体化的临床转化。放射性核素标记的生长抑素激动剂开展 PRRT 用于神经内分泌肿瘤首先在荷兰鹿特丹、意大利米兰和瑞士的巴塞尔大学开展，迄今为止，已有 20 多年历史。随机双盲Ⅲ临床研究（NETTER-1）显示：4 个周期 ^{177}Lu-DOTA-TATE+ 长效奥曲肽对中肠 NET 有较好治疗价值，显著提高生活质量，提高显著改善无疾病进展和总生存周期，随后被美国食品和药品管理机构批准用于进展性转移性神经内分泌肿瘤的治疗。^{177}Lu-DOTA-TOC（^{177}Lu-edotreotide）正在开展Ⅲ期临床研究（COMPETE-NCT03049189），将会获得 FDA 批准。另外，^{177}Lu-DOTA-TOC 联合雷帕霉素抑制剂依维莫司系统治疗（OCCLURANDOM-NCT02230176）三期临床研究正在进行，有望提高对难治性 NET 的疗效。

笔记

表 2-11　用于肽受体靶向治疗的肽类似物

化合物	方程式	现状
DOTATATE	DOTA-$_D$- Phe- cyclo（Cys-Tyr-D-Trp-Lys-Thr-Cys）Thr	MA
DOTATOC	DOTA-$_D$-Phe-cyclo（Cys-Tyr-$_D$-Trp-Lys-Thr-Cys）Thr（ol）	CS
OPS201 (DOTA-JR11); OPS202(NODAGA-JR11)	（DOTA-/NODAGA-）Cpa-cyclo[$_D$-Cys-Aph（Hor）-$_D$-Aph（Cbm）-Lys-Thr-Cys]-$_D$ -Tyr-NH_2	CS
CP04	DOTA-（$_D$-Glu）$_6$-Ala-Tyr-Gly-Trp-Met-Asp-Phe-NH_2	CS
DOTA-PP-F11N	DOTA-（$_D$-Glu）$_6$-Ala-Tyr-Gly-Trp-Nle-Asp-Phe-NH_2	CS
RM2*	DOTA-4- 氨基 -1- 羧甲基 - 哌啶 -$_D$-Phe-Gln-Trp-Ala-Val-Gly-His-Sta-Leu-NH_2	CS
NeoBOMB1*	DOTA-*p*- 氨基甲酰基苯胺 - 二甘醇酸 -$_D$-Phe-Gln-Trp-Ala-Val-Gly-His-NH-CH[CH_2-CH（CH_3）$_2$]$_2$	CS
DOTA-/DOTAGA-[Thi8， Met（O_2）11]-substance P	DOTA-/DOTAGA-Arg-Pro-Lys-Pro-Gln-Gln-Phe-Thi-Gly-Leu-Met（O_2）	CS
Pentixather	Cyclo［$_D$-3-iodo-Tyr-（NMe）-$_D$-Orn（AMBS-DOTA）-Arg-2-NaI-Gly］	CS

注：① * 无该放射性示踪剂的临床数据

② Cpa=4-Cl- 苯丙氨酸；Aph（Hor）=4- 氨基 -1- 羟乙基 - 苯丙氨酸；D-Aph(Cbm)= D-4- 氨基 - 氨基甲酰基 - 苯丙氨酸；AMBS=4- 氨基甲基苯酸钾

③ MA：营销授权； CS：临床研究

笔记

寻找代谢稳定性更好、与受体亲和力性更高的配体将提高诊疗效果。通过改变生长抑素类似物的疏水性，离子负荷、二级结构稳定性、螯合剂及放射性核素可改变 SSTR 配体的亲和力和选择性，提高靶向诊疗效果。近年来，受体抑制剂因代谢稳定性好、结合位点更多，亲和性更高而受到重视，对 NET 有更好诊疗价值。DOTA-Cpa-c[D-Cys-Aph（Hor）-D-Aph（Cbm）-Lys-Thr-Cys]-D-Tyr-NH2（简称 JR11）。DOTA-JR11 仅与 SSTR2 结合，半抑制浓度（IC50）＜ 1nM，保留时间为 13.2min。^{177}Lu-satoreotidetetraxetan（^{177}Lu-OPS201 or ^{177}Lu-DOTA-JR11）在肿瘤滞留时间延长，肿瘤摄取显著增加，彻底打断肿瘤细胞双链 DNA。目前，这两个放射性药物均在临床研究中，与 ^{68}Ga-DOTA-TOC 相比，^{68}Ga-OPS201 对淋巴结和远处转移有更高灵敏度。

1. PRRT 开展需要的必备条件

PRRT 开展需要有完善的核素管理流程及现代化半封闭核素治疗病房，需要独立的具有制备放射性药物的热室并取得放射性药物使用许可证（Ⅳ类）；需要有完备的治疗控制体系和合格的放射性技师队伍，并通过医疗机构伦理委员会临床试验的批准。

2. ^{177}Lu-DOTA-TATE/TOC 放射性药物制备和质量控制

制备过程依照Ⅳ类实验室标准进行。取适量 DOTA-TOC/TATE 前体溶于 0.25M 的醋酸钠溶液中，加入含 $^{177}LuCl_3$ 溶液的反应瓶中，以 0.05M 的 HCL 溶液调节 pH 为 4～5，并于 95℃条件下反应 30min，C18 小柱纯化后经无菌滤膜注入产品瓶中待用。产品为无色澄明液体，pH 应为 6.0～8.0，无菌无热源，经 HPLC/TLC 分析后其产品放射化学纯度应不低于 95%。

笔记

3. PRRT 适应证及用法

目前临床最常用的是 ^{177}Lu-DOTA-TATE（Lutathera，Novartis Company）（图 2-29、图 2-30）和 ^{177}Lu-DOTA-TOC。其临床适应证生长抑素受体阳性的胃肠胰腺神经内分泌肿瘤，包括前肠、中肠和后肠神经内分泌肿瘤。

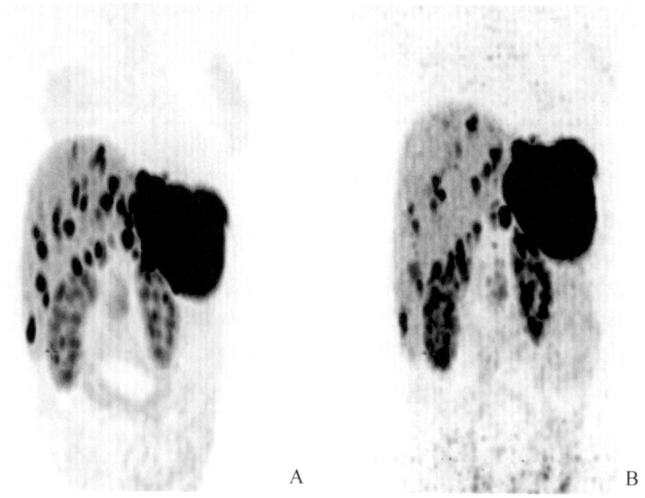

图 2-29　女性胰腺神经内分泌肿瘤治疗后肝脏病灶减少，病灶缩小

注：A：治疗前；B：5 个疗程 ^{177}Lu-DOTA-TATE 治疗后改变

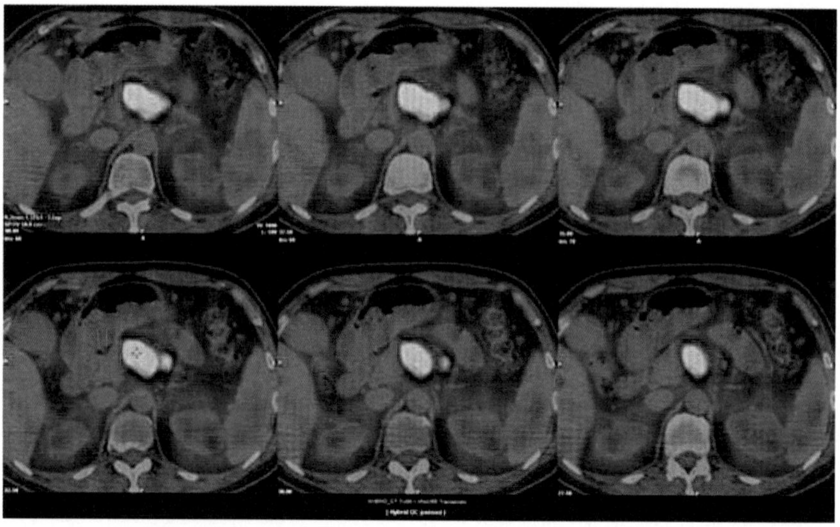

图 2-30　胰腺 G3 NET ^{177}Lu-DOTA-TATE 治疗后 SPECT/CT，胰腺原发病灶呈高度性放射性摄取

笔记

检查前准备：

所有患者治疗前均行 ^{68}Ga-DTOA-SSA（TATE/TOC/NOC）正电子发射断层及计算机断层显像，根据肿瘤标准摄取值和肿瘤 Krenning Scale Score 评价肿瘤放射性摄取（图 2-31 ~图 2-34）。患者 6 个月内未行化疗，1 个月内未行长效奥曲肽治疗。

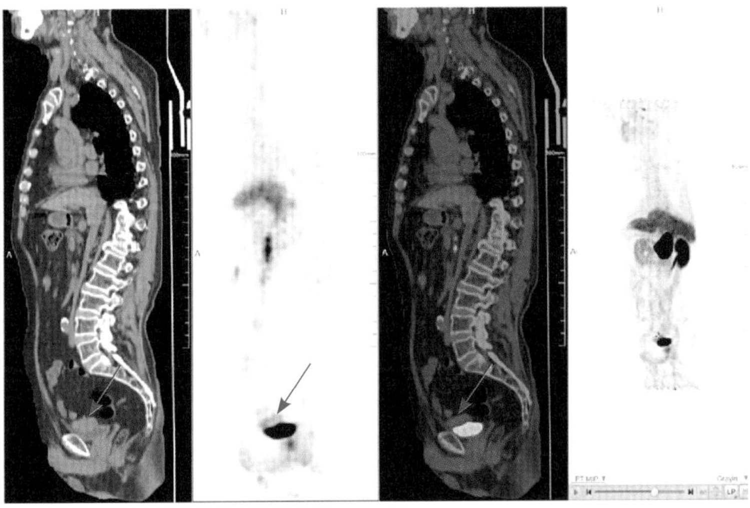

图 2-31　肿瘤部位有轻度放射性摄取，但显著低于肝脏（Krenning 评分 =1）

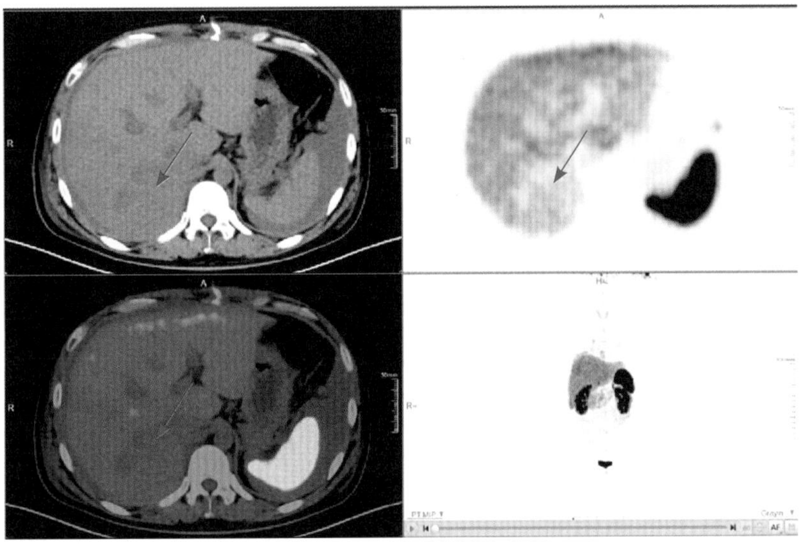

图 2-32　肿瘤部位放射性摄取与正常肝脏组织相似（Krenning 评分 =2）

笔记

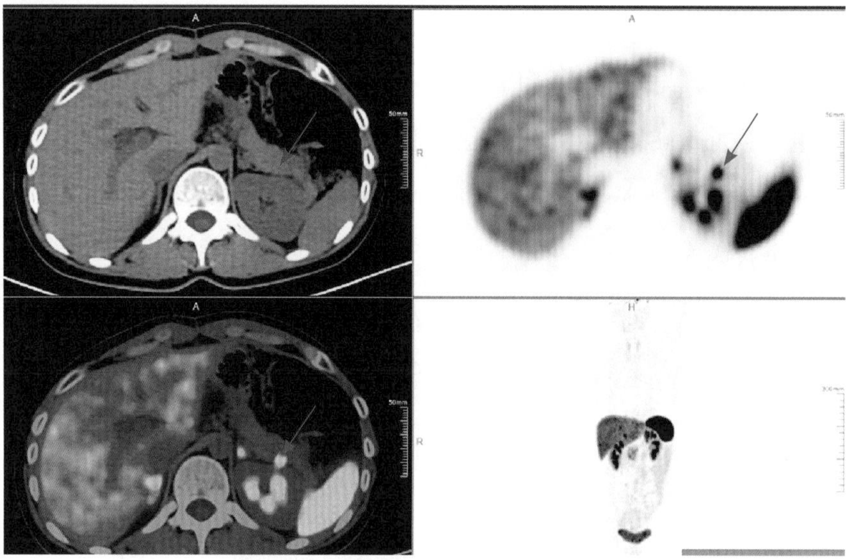

图 2-33　胰腺尾部肿瘤放射性摄取高于肝脏，
但低于肾脏和脾脏（Krenning 评分 =3）

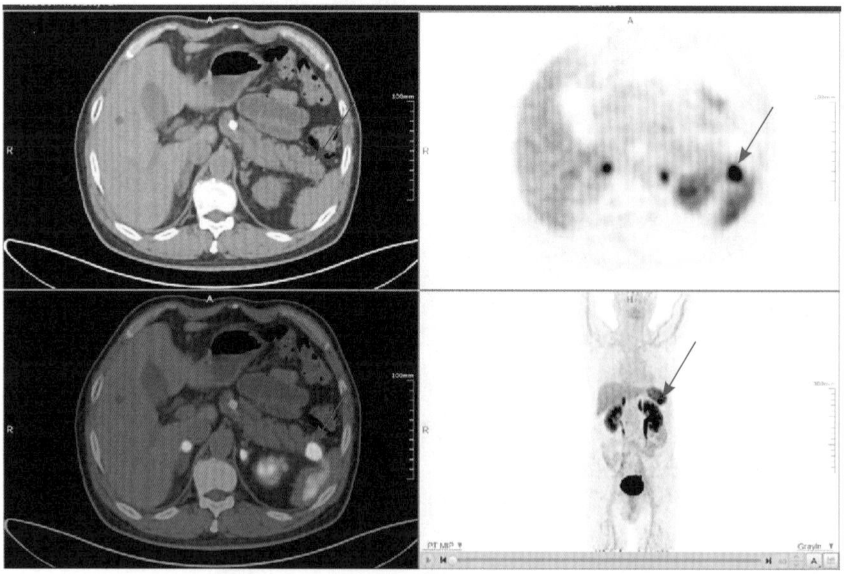

图 2-34　胰腺神经内分泌肿瘤，原发部位 SSTR 高表达，
放射性摄取显著高于脾脏和肾脏的摄取

4. PRRT 入组标准：分化良好的手术无法切除的 GEP-NET

①病理证实 NET；② ^{68}Ga-SSA PET/CT 显示肿瘤高度放射性摄

笔记

取，Krenning scale 2~4；③免疫组化示 SSTR 高表达；④ Karnofsky performance status ＞ 60 或 ECOG ＜ 2；⑤肿瘤分化良好 NET G1~G2；⑥肿瘤增殖性标志（Ki-67）或核分裂象≤ 20%；⑦肿瘤增殖性也可通过 CT 或 MRI 确认；⑧ GFR ＞ 50，ERPF ＞ 280；⑨ WBC ＞ 3000/μl，platelet count（PLT）＞ 75000/μl；⑩ ALT、AST 小于 3 倍正常值。

5. 排除标准

① RBC ＜ 4×10^{12}/L，WBC ＜ 3×10^{9}/L，Hb ＜ 110g/L，PLT ＜ 75000×10^{9}/L；②肝肾功能明显异常，GFR 小于 50ml/min；③ 6 个月内行化疗；④预计生存期小于半年；⑤ ^{68}Ga-SSA PET/CT 阴性，SUVmax ＜ 10 或 Krenning scale 为 0~1；⑥左室 EF 值＜ 45%；⑦肿瘤负荷大于 50%，或有明显脊髓压迫；⑧术前 MDT，充分告知，签署知情同意书。

6. 剂量和给药

• 在开始前，验证育龄期妇女妊娠状况。

• 每 12 周给药 7.4 GBq（200 mCi），共 4 次。

• 每次使用 Lu-DOTA-TATE/TOC 后 4~24 小时内肌内注射 30mg 长效奥曲肽和用于症状管理的短效奥曲肽。

• 在完成 LUTATHERA 后，每 4 周持续肌注长效奥曲肽 30mg，直至疾病进展或治疗开始后长达 18 个月。

• 注射前 30 分钟，静脉输入氨基酸溶液及术前止吐药。

•Lu-DOTA-TATE/TOC 输注前 30 分钟开始静脉注射氨基酸溶液；在 LUTATHERA 输注期间和输注后持续静脉注射氨基酸溶液 3 小时。如果 LUTATHERA 剂量降低，氨基酸溶液剂量如常。

笔记

根据原发病灶起源、分化程度、身高、体重及不良反应调整 Lu 剂量。治疗过程中须注意神经内分泌激素危象：监测潮红、腹泻、低血压、支气管收缩、高胰岛素血症引起低血糖昏迷或其他体征和症状。PRRT 最常见 3～4 级不良反应（≥ 4%，发病率较高）为淋巴细胞减少、GGT 升高、呕吐、恶心、AST 升高、ALT 升高、高血糖和低钾血症。

PRRT 的临床最大挑战：PRRT 是一个局部靶向治疗，其疗效受病灶大小、肿瘤生物学行为，肿瘤异质性的影响，放射性药物对肿瘤亲和力和肿瘤滞留时间极大程度影响疗效。PRRT 逐渐在我国得到了应用，随之而来的一系列的临床问题需要临床实验来验证。从南京市第一医院将近 200 例患者的临床经验来看，何时是 PRRT 最佳治疗时间窗？是否需要和化疗和靶向治疗联合？ PRRT 究竟是二线还是三线治疗？这些问题的解决均需要大样本多中心临床试验来证实。

参考文献

1. Vaudry H，Tonon M C，Vaudry D.Editorial：trends in regulatory peptides. FrontEndocrinol（Lausanne），2018，9：125.

2. Dash A，Knapp F F，Pillai M R.Targeted radionuclide therapy：an overview. CurrRadiopharm，2013，6（3）：152-180.

3. Price E W，Orvig C.Matching chelators to radiometals for radiopharmaceuticals. Chem Soc Rev，2014，43（1）：260-290.

4. Strosberg J，Haddad G，Wolin E，et al.Phase 3 trial of ^{177}Lu-DOTATATE formidgut neuroendocrine tumors.N Engl J Med，2017，376（2）：125-135.

5. Partelli S，Bertani E，Bartolomei M，et al.Peptide receptor radionuclide therapyas neoadjuvant therapy for resectable or potentially resectable pancreatic neuroendocrineneoplasms.Surgery，2018，163（4）：761-767.

笔记

6. Kratochwil C, Giesel F L, Bruchertseifer F, et al.213Bi-DOTATOC receptor-targetedalpha-radionuclide therapy induces remission in neuroendocrine tumoursrefractory to beta radiation: a first-in-human experience.Eur J Nucl Med MolImaging, 2014, 41(11): 2106-2119.

7. Fani M, Nicolas G P, Wild D.Somatostatin receptor antagonists for imaging andtherapy.J Nucl Med, 2017, 58 (suppl): S61-S66.

8. Wild D, Fani M, Fischer R, et al.Comparison of somatostatin receptor agonistand antagonist for peptide receptor radionuclide therapy: a pilot study. J Nucl Med, 2014, 55 (8): 1248-1252.

9. Nicolas GP, Mansi R, Mcdougall L, et al.Biodistribution, pharmacokinetics, anddosimetry of ^{177}Lu-, ^{90}Y-, and ^{111}In-labeled somatostatin receptor antagonist OPS201 in comparison to the agonist ^{177}Lu-DOTATATE: the mass effect.J Nucl Med, 2017, 58 (9): 1435-1441.

10. Dalm S U, Nonnekens J, Doeswijk G N, et al.Comparison of the therapeuticresponse to treatment with a ^{177}Lu-labeled somatostatin receptor agonist andantagonist in preclinical models.J Nucl Med, 2016, 57 (2): 260-265.

11. Nicolas G P, Schreiter N, Kaul F, et al.Sensitivity comparison of ^{68}Ga-OPS202and ^{68}Ga-DOTATOC PET/CT in patients with gastroenteropancreatic neuroendocrinetumors: a prospective phase Ⅱ imaging study.J Nucl Med, 2018, 59(6): 915-921.

12. Zhang J, Wang H, Jacobson Weiss O, et al.Safety, pharmacokinetics and dosimetryof a long-acting radiolabeled somatostatin analogue ^{177}Lu-DOTA-EB-TATEin patients with advanced metastatic neuroendocrine tumors.J Nucl Med, 2018, 59 (11): 1699-1705.

13. Reubi J C, Maecke H R.Approaches to multireceptor targeting: hybrid radioligands, radioligand cocktails, and sequential radioligand applications. J Nucl

笔记

Med，2017，58（2）：10-16.

14. Reubi J C，Waser B，Macke H，et al.Highly increased ^{125}I-JR11 antagonistbinding in vitro reveals novel indications for sst2 targeting in human cancers.J Nucl Med，2017，58（2）：300-306.

15. Lapa C，Kircher M，Hanscheid H，et al.Peptide receptor radionuclide therapy asa new tool in treatment-refractory sarcoidosis：initial experience in two patients. Theranostics，2018，8（3）：644-649.

16. Schatka I，Wollenweber T，Haense C，et al.Peptidereceptor-targeted radionuclide therapy alters inflammation in atherosclerotic plaques.J Am Coll Cardiol，2013，62（24）：2344-2345.

17. Kratochwil C，Bruchertseifer F，Giesel F，et al.Ac-225-DOTATOC：an empiric dose finding for alpha particleemitter based radionuclide therapy of neuroendocrine tumors.J Nucl Med，2015，56（1）：1232.

18. Villard L，Romer A，Marincek N，et al.Cohort study of somatostatin-basedradiopeptide therapy with [^{90}Y-DOTA]-TOC versus [^{90}Y-DOTA]-TOC plus[^{177}Lu-DOTA]-TOC in neuroendocrine cancers.J Clin Oncol，2012，30（10）：1100-1106.

19. Gill M R，Falzone N，Du Y，et al.Targeted radionuclide therapy in combined-modality regimens.Lancet Oncol，2017，18（7）：e414-e423.

20. Kong G，Callahan J，Hofman M S，et al.High clinical and morphologic responseusing ^{90}Y-DOTA-octreotate sequenced with ^{177}Lu-DOTA-octreotate inductionpeptide receptor chemoradionuclide therapy（PRCRT）for bulky neuroendocrinetumours.Eur J Nucl Med Mol，Imaging，2017，44（3）：476-489.

21. Nonnekens J，van Kranenburg M，Beerens C E，et al.Potentiation of peptidereceptor radionuclide therapy by the PARP inhibitor olaparib.Theranostics，2016，6（11）：1821-1832.

22. Sauter A W，Mansi R，Hassiepen U，et al.Targeting of the cholecystokinin-2receptor with the minigastrin analog ^{177}Lu-DOTA-PP-F11N：does the use ofprotease

笔记

inhibitors further improve in vivo distribution ? J Nucl Med，2019，60（3）：393-399.

（姚晓晨　王　峰）

存在不可切除肝转移灶的中肠神经内分泌肿瘤是否应切除原发灶

中肠神经内分泌肿瘤（midgut neuroendocrine tumors，MNETs）能分泌 5- 羟色胺，并可导致类癌综合征。从传统的认识上来讲，MNETs 是一种罕见的肿瘤，但近些年来，其发病率逐渐上升。目前，MNETs 已经超过腺癌成为小肠最常见的肿瘤。 MNETs 的特点是恶性程度较低，长期生存率较高，其 10 年生存率、肿瘤特异性生存率及相对生存率分别为 36%，80% 及 54%。MNETs 在早期通常没有明显的临床症状，很多患者都是在进行肠梗阻手术时偶然发现的。由于早期病变症状不明显，初诊即诊断为Ⅳ期肿瘤的患者并不少见。MNETs 的远处转移以肝转移最为多发，其他常见转移部位还有骨和远处淋巴结。

对于有可切除转移灶的患者来说，根治性手术是唯一可能的治愈方式。若预计能切除 70%~ 90% 的肿瘤病灶，则可行肿瘤细胞减灭术。然而 80% 的 MNETs 肝转移在发现时已没有手术机会，对于这部分患者是否还应行原发灶切除手术存在争议。2014 年，

笔记

EAHPBA 通过委员会投票的方式得出结论支持原发灶切除。ENETS 2016 年的指南也认为：即使存在不可切除的肝脏或淋巴结转移，也应切除原发灶。但这些意见的证据级别均为专家共识，并无确切数据的支持。关于此问题的研究甚为有限，且不同研究的设计方案差异较大，难以得到明确结论。本文旨在 2012 年系统综述的基础上，纳入近五年来的新研究，以得到更为全面的结果。

本述评纳入的研究对象为：有不可切除肝转移灶的 MNETs 患者均纳入研究，肿瘤的分期、功能状态、是否有肝外转移灶等均不考虑。干预措施：单纯的肿瘤原发灶切除术及原发灶切除联合肠系膜淋巴结清扫手术均纳入研究。比较因素：研究包括原发灶切除组与不切除组，且明确报道了两组的结局。研究结局：主要终点是总生存情况，可以是术后 1 年、3 年、5 年、10 年生存率或者中位生存时间。次要终点是死亡原因，症状缓解情况，无进展生存期。本述评纳入了截止至 2016 年 7 月 4 日为止的相关随机对照研究、半随机对照研究、非随机对照研究及队列研究。研究的样本量、发表状态及语言种类不在纳入 / 排除标准的考虑范围内。得到的基本结果如下：

1. 系统评价的基本结论——行原发灶切除术是否有获益

我们检索到文章共 749 篇，从中筛选出 3 篇符合纳入标准的相关文献。将这 3 篇文献与 2012 年之前的 6 篇文献综合起来，排除一项重复研究，共得到 8 项独立研究。此 8 项研究的基本信息列在表 2–12 中，它们均为回顾性队列研究，其中有一项为多中心研究。仅有部分研究报道了患者随访方面的信息，这些研究的中位随访时间从 55 个月到 90 个月不等。

笔记

8 项研究均不严格符合入选标准。有 4 项研究纳入了包括胰腺及不明来源的其他神经内分泌肿瘤，且其中 3 项研究未将 MNETs 单独分析。有 7 项研究纳入了无肝转移的 MNETs 患者，且其中 6 项研究未将肝转移患者单独分析。5 项研究没有区分姑息性原发灶切除术和肿瘤细胞减灭术。总体来讲，所有 8 项研究的评分均≥6 分，有定性分析的价值。但有 3 项研究在研究对象的可比性方面存在问题，它们均没有对比切除 / 不切除原发灶两组患者的基线资料，也没有采用多因素分析纠正基线资料的差异。另有 3 项研究的随访时间过短。

在研究的主要终点方面：8 项研究共纳入了 1698 例患者，其中有 1202 例患者进行了肿瘤原发灶的切除。由表 2-12 可见，在每项研究中，原发灶切除组的总体生存情况均有改善的趋势，无论以中位总生存期还是 5 年总生存率计算均是如此。原发灶切除和不切除组的中位总生存期分别为 75 ~ 141 个月和 37 ~ 88 个月，5 年生存率分别为 35.7%~ 81% 和 5.4%~ 46%。

在研究的次要终点方面：8 项研究均未报道症状缓解的情况，报告的次要终点主要是死亡原因。死亡原因主要包括肝转移相关因素，原发灶相关因素和手术相关因素（表 2-13）。从 Givi 等的研究结果再看来，切除小肠原发灶后，肝转移灶的无进展生存期有显著延长。原发灶相关的死亡主要是因肠梗阻和肠梗死，切除原发灶后肠梗死所致死亡有所减少，肠梗阻所致死亡不同研究的结果有所差异。在手术相关的死亡方面，术后 30 天死亡率为 1.43%~ 1.6%，若为二次手术则死亡率会有所增加。

笔记

表 2-12　总体生存情况

研究名称	患者人数		总生存期（月）		5 年生存率（%）		是否有统计学差异
	原发灶切除组	不切除组	原发灶切除组	不切除组	原发灶切除组	不切除组	
Givi et al.[7]	60	24	108	50	81	21	是（单因素分析，基线信息无差异）
Strosberg et al.[8]	100	46	110	88	未报道	未报道	否
Ahmed et al. [9]	209	110	119	57	74	46	是（多因素分析）
Soreide et al.[10]	53	12	139	69	未报道	未报道	是（未说明数据分析方法）
Norlen et al.[11]	493	86	未报道	未报道	75	28	是（多因素分析）
van der Horst-Schrivers et al.[12]	27	49	75	52	57	44	否（多因素分析）
Pusceddu S et al.[13]	92	47	141	37	未报道	未报道	是（未分析除肿瘤组织学之外的其他混杂因素）
Srirajaskanthan R et al.[14]	100	38	120	56	未报道	未报道	是（所因素分析）

笔记

表 2-13　死亡原因分析

研究名称	死亡原因	原发灶切除组	原发灶未切除组
Givi et al.[7]	肝衰竭	75%	82%
Givi et al.[7]	肝转移灶 PFS	56 个月	25 个月
Givi et al.[7]	肠梗阻	12.5%	0
Givi et al.[7]	肠梗死	0	12%
Givi et al.[7]	其他 / 未知原因	12.5%	6.0%
Ahmed et al.[9]	肠梗阻相关的恶液质	4.78%	12.72%
Ahmed et al.[9]	术后 30 天死亡率	1.43%	0
Soreide et al.[10]	术后死亡率	2%	0
Norlen et al.[11]	术后 30 天手术相关死亡率	1.6%	0
Norlen et al.[11]	初次原发灶切除手术术后 30 天死亡率	0.5%	0
Norlen et al.[11]	二次原发灶切除术术后 30 天死亡率	2.0%	0

影响研究结果的其他因素还包括：患者是否有原发灶相关的症状，Ki-67 值及肿瘤分期情况，手术方式等。我们就这些因素进行了亚组分析。Givi 等研究了在无症状患者中行原发灶切除术是否有获益。研究纳入了 28 例原发灶切除术患者，术前均无肠梗阻、肠梗死及其他急腹症，并将此 28 例患者与未行原发灶切除术的 18 例患者进行比较，发现原发灶切除术组的生存情况有显著改善。Norlén 等比较了单纯原发灶切除术和原发灶切除术 + 肠系膜淋巴结清扫术的手术效果，共纳入 200 例单纯原发灶切除术患者和 293 例联合淋巴结清扫术的患者。两组患者的 5 年生存率为 63% 和 77%，10 年生存率为 38% 和 52%，联合淋巴结清扫手术组的患者生存率有显著提高。

2. 对系统评价结果的分析——原发灶切除术获益的可能原因

对于有不可切除肝转移灶的 MNETs 患者来说，行原发灶切除

笔记

手术有两个目的：为了缓解肠道肿瘤的症状或为了延长生存期。对于有症状的患者来说，姑息性切除手术是值得的；但对于无原发灶相关症状的患者来说，是否应行手术治疗存在争议，应该慎重权衡手术带来的生存获益和风险。本文纳入的 8 项研究均显示行原发灶切除术有延长生存期的趋势，其中 6 项研究可见显著性差异。但由于没有检索到相关的 RCT 研究，距离得到确切的结论，还有很长的路要走。关于切除原发灶能为何有延长生存期的可能性，我们做了如下分析：

存在不可切除肝：转移灶的 MNETs 患者，死亡原因主要是：肠道原发灶相关的死亡、肝转移相关的死亡。类癌综合征相关的死亡、治疗（手术等）相关的死亡及与肿瘤无关的死亡。由于多数 MNETs 的恶性程度较低，长期生存率高，与肿瘤无关的死亡占 MNETs 患者死亡率的 40%~ 50%。SrirajaskanthanR 等的研究发现，在 MNETs 的肿瘤相关死亡原因中，最主要的三项是肿瘤负荷过大（47.7%），小肠梗阻（13.6%）和类癌综合征导致的心脏病变（11.4%）。Ahmed 等的研究发现对肝转移的 MNETs 来说 ，主要的肿瘤相关死亡原因是肿瘤进展（48%），小肠梗阻（15%）及类癌综合征导致的心脏病变（7%）。

Givi 等的研究发现，肝转移灶的瘤负荷过大是导致 MNETs 患者死亡的重要原因之一，在 90 个月的随访期内，有 79% 的死亡均是由于肝转移所致的肝脏衰竭所致。该研究还发现，在行原发灶切除手术之后，肝转移灶相关的死亡有明显降低，且肝脏肿瘤的 PFS 从 25 个月显著延长到 56 个月。这是一项很有意义的发现，它说明进行原发灶切除手术对于肝转移灶的控制也有作用。事实上，在其他恶性肿瘤包括部分消化道肿瘤中，切除原发灶对转移灶的影响并不明确，甚至有研究表明切除原发灶会促进肝转移灶的发展，这可

笔记

能主要与术后的免疫抑制相关。除了 Givi 等的研究外，目前没有检索到其他探讨 MNETs 原发灶切除对肝转移灶影响的文章，建议今后的研究人员关注这个问题。

除肝转移之外，肠道原发肿瘤是导致死亡的另一个重要原因，不少患者都死于肠梗阻或肠梗死。Givi 和 Ahmed 等的研究发现，原发灶切除组的患者其原发肿瘤相关死亡稍有减少。尽管和非手术组相比减少程度不大，但考虑到原发灶切除组的患者术前多数都有症状且肠道病变较重，手术的获益还是明确的。值得注意的是，Givi 和 Ahmed 两项研究关于肠梗阻的研究结果有所差异，Givi 等的研究中，原发灶切除组有 2 例患者死于肠梗阻，而非手术组没有患者因肠梗阻死亡。这个结果可能是因为手术组术前的肠道肿瘤病变较重，也可能是因为手术非但无法根治肠道病变反而引起了严重的术后肠粘连。

MNETs 患者的另一项主要的死亡原因是类癌综合征，尤其是类癌综合征相关的心脏病变，CHD 常导致患者发生严重的心力衰竭而死亡。在多因素分析中，出现 CHD 是 MNETs 患者死亡的独立危险因素，*HR* 为 2.04，如果在此基础上出现了三尖瓣返流则 *HR* 会上升至 2.52。针对 MNETs 本身的生长抑素类似物，化疗等治疗方法并不能控制 CHD 的进展。化疗甚至可能导致肠道嗜铬细胞释放出更多的 5- 羟色胺，从而加重 CHD 病变。然而，从本文纳入的研究中我们发现，切除肿瘤原发灶对于延长合并类癌综合征的 MNETs 患者的生存期大有益处。Pusceddu 等的研究对象为合并类癌综合征的 MNETs 肝转移患者，原发灶切除组的中位生存期为 141 个月，而非手术组的中位生存期仅为 37 个月。Strosberg 等的研究结果表明，合并类癌综合征的 MNETs 患者总体的中位生存期为 53 个月。由此可见，切除肿瘤的肠道原发灶对合并类癌综合征患者来说很可能是有效的延长生存期的手段。

当然，对于已存在不可切除肝转移灶的患者来说，姑息性原发灶切除术的安全性值得考量。从本文纳入的研究来看，原发灶切除手术直接导致的死亡是很少的。Ahmed 和 Norlén 等的研究结果表明，术后 30 天死亡率＜ 1.6%，对于初次行原发灶切除手术的患者来说，死亡率仅为 0.5%。随着外科手术技术的不断进步，手术直接相关的死亡可不作为主要考虑因素。

以上所有证据都支持行原发灶切除手术，但在没有 RCT 研究的情况下要得到明确的结论是不太可能的。若有研究者要进一步进行随机对照试验，以下建议可供参考：①将研究对象明确为存在不可切除的肝转移灶的 MNETs 患者；②详细记录所有可能影响预后的因素，包括肿瘤的 TMN 分期，病理分期，是否有类癌综合组，是否有类癌性心脏病，5- 羟色胺水平，并根据不同的因素划分亚组进行生存分析；③详细记录患者的死亡原因，并分别记录术后肠道原发肿瘤和肝转移灶的复发及进展情况；④记录患者术后是否有症状缓解，生活质量是否有所改善。

3. 总体结论

目前研究表明对于有不可切除肝转移灶的 MNETs 患者行原发灶切除手术可能有生存获益，并且也有部分研究能够解释其生存获益的原因，但在没有随机对照试验的情况下无法得到确定的结论。部分 MNETs 肝转移患者（如类癌综合组患者等）可从原发灶切除手术中得到更多获益。此外，不同手术方式的差异也有待进一步研究。

参考文献

1. Van Loon K，Zhang L，Keiser J，et al.Bone metastases and skeletal-related events from neuroendocrine tumors. Endocr Connect，2015，4（1）：9-17.

笔记

2. Pavel M, Baudin E, Couvelard A, et al.ENETS Consensus Guidelines for the management of patients with liver and other distant metastases from neuroendocrine neoplasms of foregut, midgut, hindgut, and unknown primary.Neuroendocrinology, 2012, 95（2）：157-176.

3. Yankol Y, Mecit N, Kanmaz T, et al.Living donor liver transplantation：a life-saving option in emergency situations for diffuse hepatic neuroendocrine tumor metastasis.Transplantation proceedings, 2015, 47（2）：427-430.

4. Frilling A, Modlin I M, Kidd M, et al.Recommendations for management of patients with neuroendocrine liver metastases.Lancet Oncol, 2014, 15（1）：8-21.

5. Pavel M, O' Toole D, Costa F, et al.ENETS Consensus Guidelines Update for the Management of Distant Metastatic Disease of Intestinal, Pancreatic, Bronchial Neuroendocrine Neoplasms（NEN）and NEN of Unknown Primary Site. Neuroendocrinology, 2016, 103（2）：172-185.

6. Capurso G, Rinzivillo M, Bettini R, et al.Systematic review of resection of primary midgut carcinoid tumour in patients with unresectable liver metastases.The British journal of surgery, 2012, 99（11）：1480-1486.

7. Givi B, Pommier S J, Thompson A K, et al.Operative resection of primary carcinoid neoplasms in patients with liver metastases yields significantly better survival. Surgery, 2006, 140（6）：891-897.

8. Strosberg J, Gardner N, Kvols L.Survival and prognostic factor analysis of 146 metastatic neuroendocrine tumors of the mid-gut.Neuroendocrinology, 2009, 89（4）：471-476.

9. Ahmed A, Turner G, King B, et al.Midgut neuroendocrine tumours with liver metastases：results of the UKINETS study.Endocrine-related cancer, 2009, 16（3）：885-894.

10. Soreide O, Berstad T, Bakka A, et al.Surgical treatment as a principle in

笔记

patients with advanced abdominal carcinoid tumors.Surgery，1992，111（1）：48-54.

11. Soreide J A，van Heerden J A，Thompson G B，et al.Gastrointestinal carcinoid tumors：long-term prognosis for surgically treated patients.World journal of surgery，2000，24（11）：1431-1436.

12. Landerholm K，Zar N，Andersson R E，et al.Survival and prognostic factors in patients with small bowel carcinoid tumour.The British journal of surgery，2011，98（11）：1617-1624.

13. Gustavsson B.Simultaneous surgery for primary colorectal cancer and metastatic lesions？ Scandinavian journal of gastroenterology，2012，47（3）：269-276.

14. Turanli S.The value of resection of primary tumor in gastric cancer patients with liver metastasis.Indian J Surg，2010，72（3）：200-205.

15. Slesser A A，Bhangu A，Brown G，et al.The management of rectal cancer with synchronous liver metastases:a modern surgical dilemma.Tech Coloproctol，2013，17（1）：1-12.

（郭镜飞　白晓枫　赵　宏）

微小无功能胰腺神经内分泌肿瘤外科治疗的困惑与争议

随着影像诊断技术的不断进步及常规体检的普及，微小无功能胰腺神经内分泌肿瘤（non-functional pancreatic neuroendocrine

笔记

tumors，NF-PNETs）的检出率逐渐增高。据报道，自20世纪九十年代以来，微小NF-PNETs的检出率升高了710%。一方面由于公众对NF-PNETs缺乏认识“谈癌色变”，产生过度的焦虑和担心；另一方面尤其是微小NF-PNETs的治疗尚存很多困惑和争议，造成临床医师在诊治患者时缺乏足够强的共识依据，导致治疗不足或过度治疗时有发生。本文系统地梳理了当前对微小无功能胰腺神经内分泌肿瘤的诊治进展，立足于当前主要的困惑或争议点，以循证医学证据为导向，致力于凝聚共识，为临床微小NF-PNETs的诊治提供有价值的参考。

1. 有关手术指征的争议点

研究显示，微小NF-PNETs在初次就诊时存在转移灶的可能性极微。故无论是美国国家综合癌症网络神经内分泌肿瘤诊治指南，还是欧洲神经内分泌肿瘤学会神经内分泌肿瘤诊治共识，对微小NF-PNETs均不推荐手术治疗。但两者设定的肿瘤大小阈值不同，NCCN指南推荐对于直径小于1cm的NF-PNETs可观察随访，而ENETS共识则将阈值设定为2cm，并且两大指南对于可观察随访的具体指征并非完全一致。

（1）微小NF-PNETs是否具有手术指征仍存争议

一项研究纳入46例微小NF-PNETs，在34个月的随访时间内，8例因患者意愿或肿瘤进展接受了手术治疗，剩余38例患者均未出现淋巴结转移及远处转移，且大部分肿瘤体积未出现明显变化。另一项研究则囊括了133例偶然发现的NF-PNETs，对其中77例微小NF-PNETs（肿瘤的中位直径为1cm）患者进行平均45个月的随访，结果发现没有患者出现肿瘤增大或进展。近期一项荟萃分析纳入了6项研究，总计1861例微小NF-PNETs（直径＜2cm），结果提示

笔记

无远处转移、淋巴结转移及局部浸润的微小 NF-PNETs 可以安全观察随访，并不增加死亡及疾病进展带来的额外风险。无独有偶，近期 Yohanathan 等对 96 例 NF-PNETs 进行回顾性分析发现，对于散发的微小 NF-PNETs，定期影像学随访是安全的。故有学者建议对直径＜ 2cm 的 NF-PNETs 首先采取密切观察随访的策略，若肿瘤生长迅速或出现淋巴结转移再行手术治疗。

但另有部分学者认为，微小 NF-NETs 同样需要积极手术治疗。一项共纳入 139 例 NF-PNETs 患者的回顾性研究发现，其中肿瘤直径＜ 2cm 有 39 例，7.7％的患者出现远处转移或手术后复发。一项针对美国 SEER 数据库 20 年 PNETs 数据的回顾分析提示，直径＜ 2cm 的 NF-PNETs 的 5 年、10 年及 15 年的疾病特异性生存率分别约 91.5％、84.0％及 76.8％。一项多中心回顾性研究对 56 例接受手术切除的 NF-PNETs 进行了分析，结果显示 3 例直径＜ 2cm 的 NF-PNETs 发生远处转移，其中 2 例导致患者死亡。提示以大小为标准筛选手术患者存在较大弊端，肿瘤分级可能更具有意义。另一项针对 136 例接受手术 PNETs 患者的回顾性分析甚至发现直径＜ 1.5cm 的 NF-PNETs 远处转移率达 8％。另有研究发现，≤ 2cm 的 pNETs 手术切除可明显改善患者的总体生存期，观察随访（*HR*：2.80），低分化（*HR*：3.79），淋巴结转移（*HR*：2.01）及非手术治疗（*HR*：2.23）为影响生存的独立预测因素。近期一项荟萃分析纳入 1491 例手术切除及 1607 例非手术的 PNETs，结果提示手术切除可显著改善患者的总体生存，亚组分析发现，直径＜ 2cm 的 NF-PNETs 患者若行手术切除，其 3 年、5 年生存率均显著优于未手术治疗的患者。

（2）肿瘤大小阈值之争

研究表明，肿瘤大小与侵袭转移风险直接相关。当前大部分研究及指南共识也将肿瘤直径作为决定 NF-PNETs 手术与否的重要考

笔记

虑因素。但究竟以哪个阈值作为标准，NCCN 指南与 ENETS 共识不同，各文献报道同样莫衷一是。

检索文献可发现，2cm 为最常用的阈值，但也同时存在 1.0cm、1.5cm、1.8cm 等。这些阈值各有相应的研究数据支持。上文已经提到有较多研究提示直径＜ 2cm 的 NF-PNETs 可安全的观察随访，在此不再过多赘述。2cm 的阈值也同样适用于囊性 NF-PNETS，近期一项包括了世界 16 家中心的回顾性研究共纳入 263 例囊性 NF-PNETs（其中，177 例肿瘤直径＞ 2cm，另 86 例肿瘤直径≤ 2cm），发现肿瘤直径＞ 2cm 为不良预后的独立预测因素，在 61 例＜ 2cm 的 NF-PNETs 中仅 1 例具有侵袭性特征。故该文作者提出，针对散发的囊性 NF-PNETs，若直径不超过 2cm，等待观察的保守策略是安全的。近年一项回顾性分析提示肿瘤大小为反映肿瘤恶性程度的关键指标，肿瘤直径＞ 1.7cm 较＞ 2cm 更能准确预测肿瘤的恶性行为，1.7cm 作为判断阈值其敏感度达 92%，特异度为 75%。而另一项研究则发现直径＞ 1.5cm 的 NF-PNETs 手术切除可明显延长患者生存；直径＜ 1.5cm 的 NF-PNETs 行手术治疗并不能使患者获益。另有研究提示，1.5cm 甚至 1.0cm 的阈值也不安全，一项针对 136 例接受手术 PNETs 患者的回顾性分析甚至发现直径＜ 1.5cm 的 NF-PNETs 远处转移率高达 8%，而在另一项回顾性研究中，即使肿瘤直径＜ 1cm，远处转移率仍高达 10%。

面对这些纷繁的研究结果，困惑逐渐出现，如“大小决定论”真的适合微小 NF-PNETs 吗？仅关注于初始肿瘤大小是否陷入诊治误区？肿瘤的生长速度相较于初始瘤体大小不是更有意义？近年来的一系列研究成果似乎正在使这些问题变得清晰。

（3）瘤体大小并非决定手术指征的最佳指标

通常来讲，肿瘤的生长速度代表着肿瘤的代谢是否活跃，甚至

笔记

在一定程度上反映肿瘤的生物学行为及分级。近期研究发现，肿瘤的初始大小与生长速度并无明确关系，对于直径≤2cm或介于2~4cm的NF-PNETs，初次就诊时的肿瘤体积与肿瘤的生长速度并无明确的相关性。一项新近研究提示，肿瘤生长速度可用于评估肿瘤对治疗的反应，并预测患者的无进展生存期，提示肿瘤的生长速度可能比肿瘤大小更能反映肿瘤的生长活跃程度。

一项利用美国国家肿瘤数据库的研究显示，仅肿瘤分级与患者的长期生存独立相关，肿瘤大小及淋巴结转移与否与患者预后并无显著相关。无独有偶，迄今最大的单中心病例报告同样发现以Ki-67指数为基础的肿瘤分级为患者生存的独立预测因子，肿瘤大小及淋巴结转移并不能准确预测患者生存。另有研究显示，除了Ki-67指数（＞5%）之外，阳性淋巴结比例可更准确预测患者的无瘤生存时间及复发风险。

2. 有关手术策略的争议点

NCCN神经内分泌肿瘤诊治指南提出，对于直径≤2cm的NF-PNETs，可选择的手术方式包括肿瘤局部剜除、胰腺中段切除、标准的胰体尾切除、保留脾脏的胰体尾切除及胰十二指肠切除术等，淋巴结是否清扫也视情况而定。可见囿于证据缺乏，NCCN指南对于微小NF-PNETs的手术策略并无具体的推荐。2017年ENETS神经内分泌肿瘤诊治共识则提出，局部剜除术仅适用于小的胰岛素瘤及保守治疗存在禁忌的患者（年轻患者或患者拒绝保守观察）。

（1）切除范围

肿瘤剜除术常用于微小偏良性胰腺肿瘤的切除，其优势在于能够缩小手术范围，并保留胰腺的内外分泌功能；而其弊端则在于肿

笔记

瘤发生不完整切除的风险增加，不能进行规范的淋巴结清扫术，且术后特殊并发症的发生率增加。一项回顾性分析发现，PNETs 的局部剜除虽然可缩短手术时间、减少出血，但术后胰瘘的发生率显著增加（RR=2.08，95% CI 1.39～3.12，P < 0.01）。一些研究提示 PNETs 行局部剜除可能增加复发的风险。一项针对微小 NF-PNETs 的验证性研究发现，在平均 5 年的随访期内，8%的病例出现肿瘤复发。近年一项荟萃分析纳入 1101 例手术患者，肿瘤剜除组的出血少、手术时间短且内外分泌功能不全的发生率低，胰瘘的发生率明显升高；但由于可获得的临床病例数据较少，并未发现肿瘤局部剜除对患者肿瘤学预后的影响。另外，合理进行剜除术是建立在充分评估肿瘤淋巴转移状态的基础之上。目前有较多研究提示，直径< 2cm 的 PNETs 具有较高的淋巴结转移率，从 7.7% ～ 26.0%不等，对于影像学或术中探查提示淋巴结转移可能的病例，应行标准的切除术联合规范化淋巴结清扫。

（2）淋巴结清扫的价值

尽管有关淋巴结清扫价值的争论还在继续，但许多大型回顾性研究已经明确显示淋巴结转移与患者预后密切相关。而前文也已经提到，直径< 2cm 的 PNETs 同样具有较高的淋巴结转移率。故对于 1～2cm 的微小 NF-PNETs，NCCN 指南同样推荐行标准的淋巴结清扫术。ENETS 指南则对直径> 2cm 的 PNETs 明确建议常规行淋巴结清扫，且淋巴结清扫数目应大于 12 枚，对于 2cm 以下的 PNETs 并无明确建议。尽管仍缺乏强力的循证医学证据，PNETs 的标准切除应同时包括淋巴结清扫这一点已渐渐成为临床常规。但淋巴结清扫的意义并非实现更长的生存期，而是便于进行更为充分的肿瘤分期评估，以指导后续的诊治，这一点已在多项研究中得到体现。

3. 结语

微小 NF-PNETs 的外科治疗在手术指征及手术策略上仍存在诸多争议。总而言之，在手术指征判定上不仅要考虑肿瘤的大小，还应该把反映肿瘤生物学行为的指标（如 Ki-67 指数、生长速度）纳入其中；在手术策略的选择上应以标准切除结合淋巴结清扫为主，对于一些高度选择的病例，可考虑局部剜除术。

参考文献

1. Kuo E J，Salem R R.Population-level analysis of pancreatic neuroendocrine tumors 2 cm or less in size.Ann Surg Oncol，2013，20（9）：2815-2821.

2. Gaujoux S，Partelli S，Maire F，et al.Observational study of natural history of smallsporadic nonfunctioning pancreatic neuroendocrine tumors.J Clin Endocrinol Metab，2013，98（12）：4784-4789.

3. Lee L C，Grant C S，Salomao D R，et al.Small，nonfunctioning，asymptomatic pancreatic neuroendocrine tumors（PNETs）：role for nonoperative management. Surgery，2012，152（6）：965-974.

4. Guo J，Zhao J，Bi X，et al.Should surgery be conducted for small nonfunctioning pancreatic neuroendocrine tumors：a systemic review.Oncotarget，2017，8（21）：35368-35375.

5. Yohanathan L，Dossa F，St Germain A T，et al.Management and surveillance of non-functional pancreatic neuroendocrine tumours：Retrospective review. Pancreatology，2019，19（2）：360-366.

6. Libutti S K.Evolving paradigm for managing small nonfunctional incidentallydiscovered pancreatic neuroendocrine tumors. J Clin Endocrinol Metab，2013，98（12）：4670-4672.

7. Cherenfant J，Stocker S J，Gage M K，et al.Predicting aggressive behavior

笔记

innonfunctioning pancreatic neuroendocrine tumors.Surgery，2013，154（4）：785-791.

8. Hashim Y M，Trinkaus K M，Linehan D C，et al.Regional lymphadenectomy is indicated in the surgical treatment of pancreatic neuroendocrine tumors （PNETs）. Ann Surg， 2014，259（2）：197-203.

9. Sharpe S M，In H，Winchester D J，et al.Surgical resection provides an overall survival benefit for patients with small pancreatic neuroendocrine tumors.J Gastrointest Surg，2015，19（1）：117-123.

10. Finkelstein P，Sharma R，Picado O，et al.Pancreatic Neuroendocrine Tumors（panNETs）：Analysis of Overall Survival of Nonsurgical Management Versus Surgical Resection.J Gastrointest Surg，2017，21（5）：855-866.

11. Regenet N，Carrere N，Boulanger G，et al.Is the 2cm size cutoff relevant for small nonfunctioning pancreatic neuroendocrine tumors：A French multicenter study. Surgery，2016，159（3）：901-907.

12. Zhang I Y，Zhao J，Fernandez-Del Castillo C，et al.Operative Versus Nonoperative Management of Nonfunctioning Pancreatic Neuroendocrine Tumors.J Gastrointest Surg，2016，20（2）：277-283.

13. Hashim Y M，Trinkaus K M，Linehan D C，et al.Regional lymphadenectomy is indicated in the surgical treatment of pancreatic neuroendocrine tumors（PNETs）.Ann Surg， 2014，259（2）：197-203.

14. Gratian L，Pura J，Dinan M，et al.Impact of extent of surgery on survival in patients with small nonfunctional pancreatic neuroendocrine tumors in the United States. Ann Surg Oncol，2014，21（11）：3515-3521.

15. Yohanathan L，Dossa F，St Germain A T，et al.Management and surveillance of non-functional pancreatic neuroendocrine tumours：Retrospective review. Pancreatology，2019，19（2）：360-366.

笔记

16. Ellison T A, Wolfgang C L, Shi C, et al.A single institution' s 26-year experience with nonfunctional pancreatic neuroendocrine tumors: a validation of current staging systems and a new prognostic nomogram.Ann Surg, 2014, 259 (2): 204-212.

17. Boninsegna L, Panzuto F, Partelli S, et al.Malignant pancreatic neuroendocrine tumour: lymph node ratio and Ki67 are predictors of recurrence after curative resections.Eur J Cancer, 2012, 48 (11): 1608-1615.

18. Partelli S, Bartsch D K, Capdevila J, et al.ENETS Consensus Guidelines for Standard of Care in Neuroendocrine Tumours: Surgery for Small Intestinal and Pancreatic Neuroendocrine Tumours.Neuroendocrinology, 2017, 105 (3): 255-265.

19. Chua T C, Yang T X, Gill A J, et al.Systematic Review and Meta-Analysis of Enucleation Versus Standardized Resection for Small Pancreatic Lesions.Ann Surg Oncol, 2016, 23: 592-599.

20. Parekh J R, Wang S C, Bergsland E K, et al.Lymph node sampling rates and predictors of nodal metastasis in pancreatic neuroendocrine tumor resections: theUCSF experience with 149 patients.Pancreas, 2012, 41 (6): 840-844.

（马　涛　白雪莉）

笔记

病例精解

面部皮肤低级别神经内分泌肿瘤一例

病历摘要

患者男性，54 岁，因“左面颊神经内分泌肿瘤术后 2 个月”就诊。2018 年 12 月行左面颊肿物切除术，术后病理：（面部）符合神经内分泌肿瘤，请结合临床，除外转移性。术后于 2018 年 12 月行 ^{68}GaPET/CT 提示原左面部肿物（已切除）为原发 NET 可能。既往史、个人史、婚育史及家族史无特殊。

笔记

体格检查

生命体征平稳，左面颊近眼眶处可见一 5cm 左右手术瘢痕，愈合良好。全身浅表淋巴结未及肿大，心肺无明显异常，腹平坦，腹软，无压痛、反跳痛，肝脾肋下未及，肠鸣音正常。

辅助检查

病理检查

2018 年 12 月术后病理（图 3–1）：（面部）纤维组织中可见异型细胞浸润，结合免疫组化，符合神经内分泌肿瘤，请结合临床，除外转移性；免疫组化：AE1/AE3（+），CD56（–），CgA（+），CD99（–），Ki-67（index5%），LCA（–），Syn（+）。

影像检查

2018 年 12 月术后 ^{68}GaPET/CT（图 3–2）：胰腺钩突部位可见放射性摄取增高灶，SUVmax18.2。综上，考虑胰腺钩突部为生理性摄取，原左面部肿物（已切除）为原发 NET 可能。

2019 年 1 月我院上腹部 MRI：胰腺检查未见异常；脾脏、双侧肾脏囊肿；胆囊淤积。

2019 年 1 月垂体 MR：垂体后叶略饱满，信号稍不均，建议追随。

2019 年 3 月复查面部超声：皮肤层至皮下脂肪层见低回声，大小约 1.7cm × 1.3cm × 0.6cm，形态尚规则，边界尚清，未见明显包膜，考虑肿瘤组织可能。

2019 年 3 月面部结节穿刺细胞学：有少数纤维细胞及多核巨细胞。

笔记

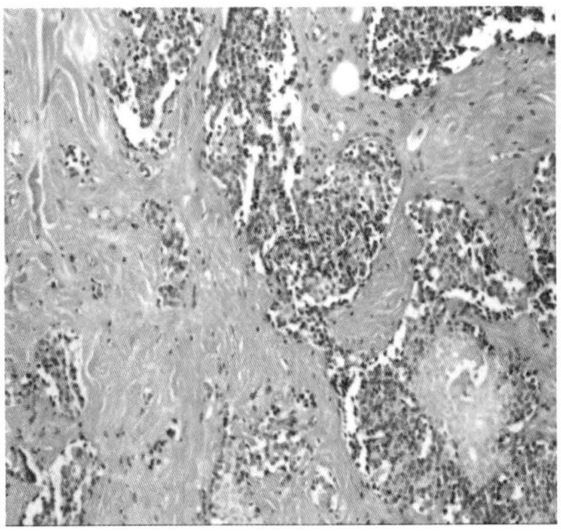

图 3-1　术后病理

注：HE × 100

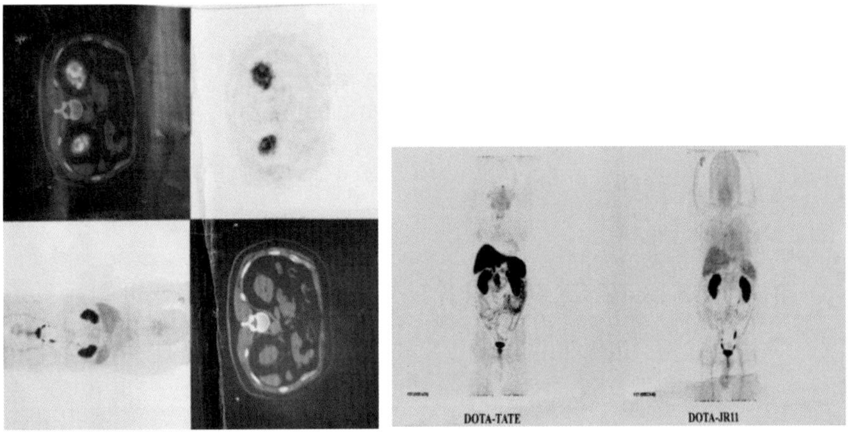

图 3-2　术后 ^{68}GaPET/CT 进一步认定左面颊为原发灶

诊治过程

结合患者现病史，体征和病理，临床诊断考虑为：左面颊神经内分泌肿瘤，影像学提示原左面部肿物（已切除）为原发 NET 可能。诊断：左面颊神经内分泌肿瘤 G2，左面颊肿物切除术后。

第一次 MDT 讨论：患者左面颊神经内分泌瘤术后，左面颊神经内分泌瘤发病率低，临床极为罕见，经仔细排查确认皮肤原发神经内分泌肿瘤，术后 3 个月患者复查超声提示肿瘤复发可能，但经穿刺病理证实未见肿瘤复发。治疗建议：定期随诊。

笔记

病例讨论

皮肤低级别分化良好的神经内分泌肿瘤，也称为神经内分泌瘤 / 类癌，非常罕见的原发皮肤类癌肿瘤。通常发生于胃肠道和肺部，但很少发生于皮肤。皮肤通常发生转移性或高级别神经内分泌肿瘤默克尔细胞癌。文献中多为个案报道，主要发病特征为：老年人多见、发病部位以头部躯干为主和 Ki-67 增殖指数低于 3% 等特点。原发性低级别皮肤神经内分泌癌（low-grade neuroendocrine carcinoma of the skin，LGNECS）通常是惰性的皮肤结节。LGNECS 肿瘤在组织学上与其他解剖部位的肿瘤相似。由于罕见性初诊原发性和转移性确诊存在困难，对诊断是有挑战性的，特别容易误诊为皮肤附件良性肿瘤。原发性 *vs.* 转移性 NET 诊断依赖于临床排除其他更常见解剖部位 NET 可能。

治疗原则 LGNECS 初治患者在排查除外转移性病变可能后，确认原发性病变可切除性的判断非常重要。手术治疗是唯一根治性治疗手段。由于罕见性在转移性病变的治疗证据匮乏，可参照其他部位 NENs 治疗原则。

病例点评

本例患者为非常罕见早期面颊部皮肤低级别分化良好的神经内分泌肿瘤，外院肿瘤根治性切除术后，由于病理报告中提示需要排除转移性病变可能性，患者遂就诊于中国医学科学院肿瘤医院。经过仔细排查未发现其他部位肿瘤情况，经多学科 MDT 讨论及文献复习确认 LGNECS；早期病变多根治术后定期随诊。

LGNECS 系罕见 NENs，首先需要对其发病特点有初步了解和

笔记

认识，诊断中除了病理确认诊断，要注意鉴别原发性与转移性病变，对患者全面细致神经内分泌肿瘤方面的排查。由于 LGNECS 主要以低级别（Ki-67 指数约 3%），治疗主要以根治性手术作为首选。

病例提供者：王月华　依荷芭丽•迟

点评专家：周爱萍

复发性甲状腺髓样癌综合治疗一例

病历摘要

患者男性，53 岁，2015 年 5 月就诊于我院，主诉“甲状腺髓样癌术后 2 年余，发现复发 1 年”。

诊疗经过

1. 外院术后复发

患者于 2013 年 3 月外院行全甲状腺切除，右颈Ⅱ、Ⅲ、Ⅳ、Ⅴ、Ⅵ区淋巴结清扫术。术后病理：甲状腺右叶髓样癌，右颈淋巴结转移（6/21），甲状腺左叶结节性甲状腺肿，术后分期 pT2N1bM0，ⅣA 期。术前降钙素升高（具体不详）。术后 3 个月当地医院复查降钙素为 26.14pg/ml（参考值 0～100pg/ml）。术后行优甲乐替代治疗，常规随访复查。在复查过程中，发现降钙素及癌胚抗原指标逐

笔记

渐升高。2014-5-21 外院行 PET/CT，提示：双侧颈部及上纵隔淋巴结高摄取，结合病史考虑甲状腺髓样癌颈部淋巴结转移和上纵膈淋巴结转移。2014 年 6 月到某肿瘤专科医院就诊，经外院综合查房，认为肿瘤包绕纵隔大血管，告知手术风险极大。患者未进一步治疗。患者于 2014 年 4 月就诊于我院，血清降钙素为 1327pg/ml，行胸部增强 CT 检查（图 3-3A、图 3-3B）。

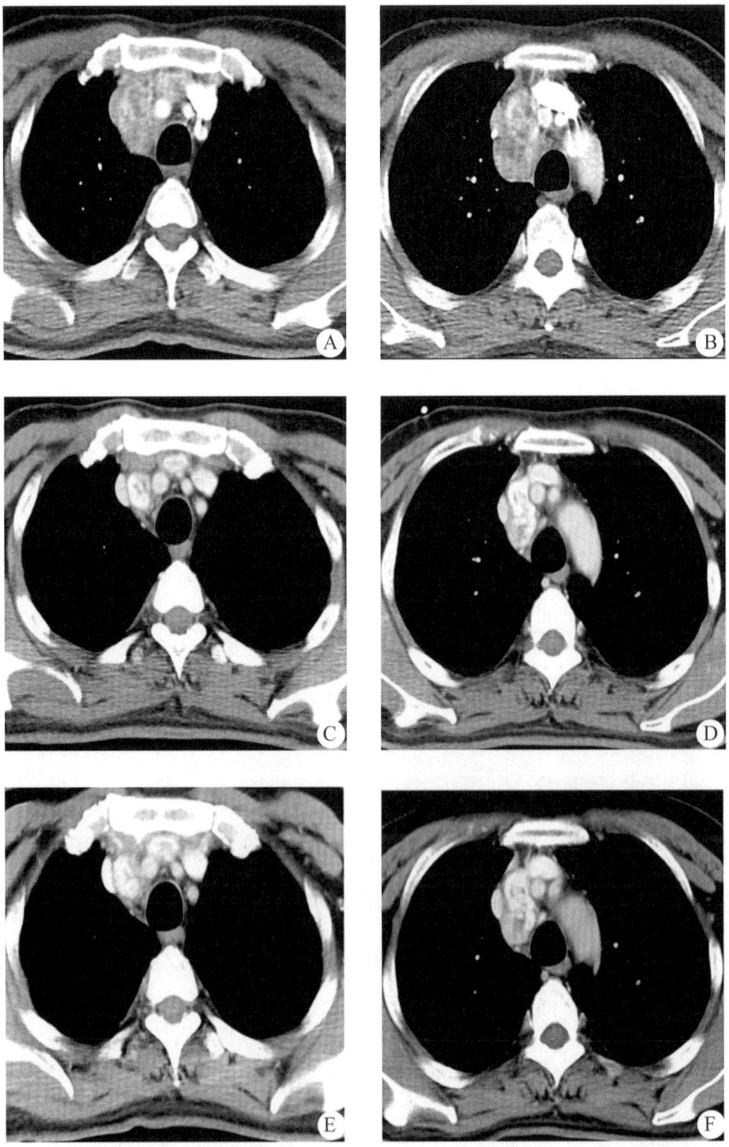

笔记

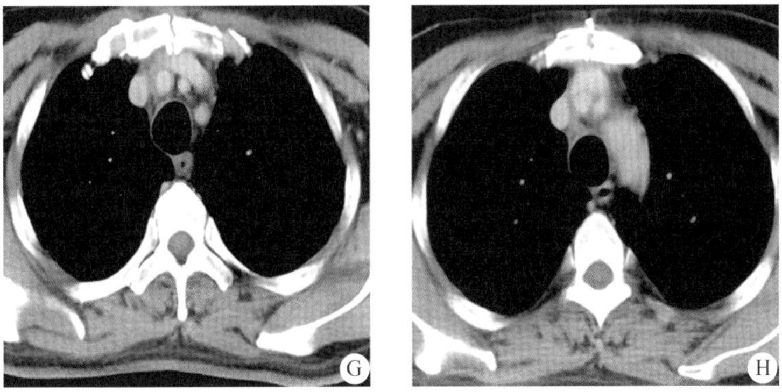

图 3-3　患者诊疗过程中的增强 CT 影像学

注：A 和 B：2014 年 4 月，提示复发肿瘤位于上纵隔，右颈动脉右侧，与右无名静脉无分界；C 和 D：服用凡他尼布 4 个月后上纵隔复发肿瘤，较 A 和 B 所示肿瘤缩小；E 和 F：停用凡他尼布 1 个月后，再次复查颈胸 CT，提示肿瘤较前略有增大；G 和 H：胸骨劈开上纵隔清扫术后 3 个月复查，未见肿瘤复发

第一次 MDT 讨论

结合患者既往病史诊断甲状腺髓样癌明确，目前考虑外院术后复发，从 CT 上看，复发的淋巴结主要位于上纵隔，包饶并累及上纵隔的血管，无明显界限，因甲状腺髓样癌常呈浸润性生长，所以预估转移的淋巴结和血管无法分离，如若术中强行解剖分离，则有破坏大血管如锁骨下动静脉而引起大血管破裂的风险，因此目前存在手术禁忌。可尝试内科治疗方案。

针对甲状腺髓样癌，常规化疗方案不良反应大，且效果差，不推荐。目前可用于甲状腺髓样癌的口服靶向治疗药物有 Vandetanib（凡德他尼或凡他尼布），该患者可考虑口服该药物。

放疗在用于甲状腺髓样癌上纵隔转移方面无明确证据，临床使用效果也不明确，不建议该患者首先考虑放疗。

如果患者对凡他尼布有治疗反应，在肿物缩小后再行评估，不除外有手术的可能性。

MDT 意见总结：建议患者服用凡德他尼靶向治疗，服用期间随访，监测降钙素的变化和纵膈肿物的大小变化，如果肿物缩小满意，

笔记

不除外行手术治疗的可能。

2. 口服靶向治疗药物

诊疗过程：2014 年 11 月中旬起患者口服凡他尼布 300mg qd × 90d。复查降钙素和 CEA 均有明显下降（图 3-4）。服用 4 个月凡德他尼后患者于 2015 年 3 月下旬复查降钙素为 16.7pg/ml，CEA 为 6.28ng/ml。复查颈胸部增强 CT 显示纵隔肿瘤缩小（图 3-3C、图 3-3D）。肝脏、肺、颈部等影像学检查未见明确病灶。

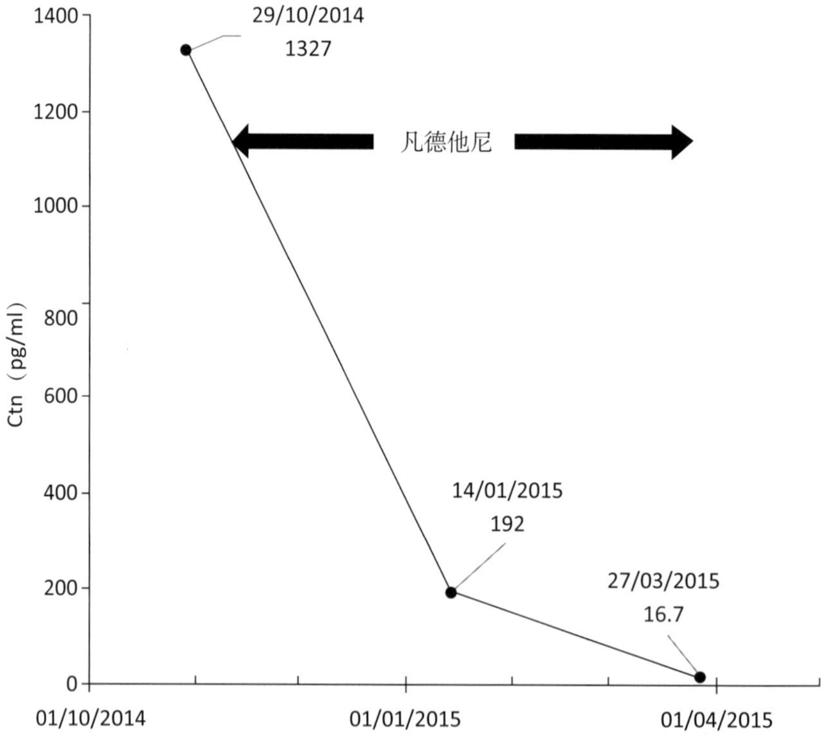

图 3-4　患者服用凡他尼布期间的降钙素水平变化

第二次 MDT 讨论

目前 CT 与前对比纵隔肿瘤缩小，靶向治疗有效，从 CT 上看，有手术机会，但手术需劈开胸骨入路，创伤大，且淋巴结紧邻周围大血管，手术风险大，患者及家属需要充分了解手术风险。

笔记

凡德他尼有抗血管生成作用，有潜在引起出血或伤口延迟愈合的可能性，建议至少停用 4 周后，评估出凝血风险后再决定是否行手术治疗。

MDT 意见总结：停用凡德他尼 4 周后评估血小板和凝血功能，行纵隔增强 CT 检查，决定是否行手术治疗。

3. 口服靶向治疗药物后第二次手术（胸骨劈开上纵膈清扫）

诊疗过程：停用凡德他尼 1 个月后，再次复查颈胸 CT（图 3-3E、图 3-3F）。于 2015 年 5 月中旬全麻下胸骨劈开上纵隔清扫，将上纵隔大血管骨骼化，切除淋巴脂肪组织及胸腺。

术后病理：淋巴结转移性甲状腺髓样癌 7/13（上腔静脉旁淋巴结 0/2，左侧头臂静脉旁淋巴结 1/1，右上纵隔淋巴结 5/7，右侧喉返神经后方淋巴结 1/3）。

术后第一天复查降钙素 3.42pg/ml（图 3-5）。1 周后出院。

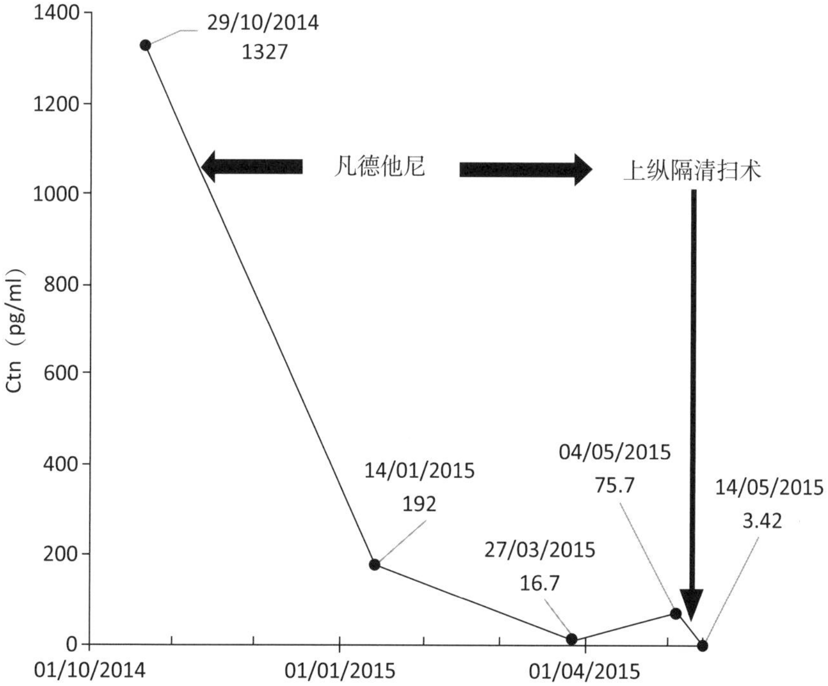

图 3-5　患者在进行胸骨劈开上纵隔清扫后的降钙素水平变化

4. 二次术后再次复发

术后患者未再继续服用凡德他尼。术后 3 个月血清降钙素缓慢升高（图 3-6）。颈部超声、颈胸部增强 CT 显示上纵隔未见肿瘤复发（图 3-3G、图 3-3H），右侧锁骨上肿大淋巴结、左侧气管食管沟肿大淋巴结，考虑肿瘤复发，肝肺骨未见异常。

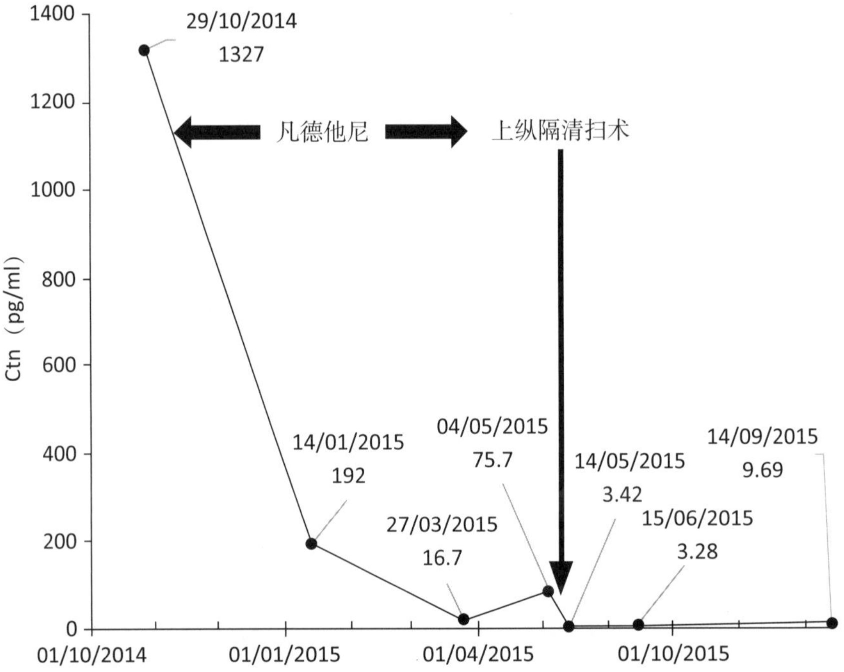

图 3-6　患者在进行胸骨劈开上纵隔清扫后的降钙素水平变化。术后 3 个月血清降钙素水平缓慢升高

5. 第三次手术（颈部淋巴结清扫）

第三次 MDT 讨论

患者在我院行胸骨劈开上纵隔清扫术，当时术中清扫较彻底，术后血清降钙素和 CEA 下降满意，但在术后随访过程中再次发现降钙素和 CEA 的缓慢升高，影像学检查结果提示颈部淋巴结肿大，考虑颈部淋巴结转移引起降钙素的升高，可考虑再次行手术治疗。

患者前次手术行上纵隔清扫较彻底，目前降钙素缓慢升高，结合 CT 影像学，考虑为颈部淋巴结复发，此次可再次入我院行双颈淋巴结清扫。

2015 年 9 月下旬在全麻下行右颈Ⅳ、Ⅴ区清扫、左颈Ⅲ、Ⅳ、Ⅵ区清扫。术后病理：淋巴结转移性甲状腺髓样癌（5/14）。术后第一天复查降钙素＜ 2.0pg/ml（测不出），CEA 0.942ng/ml（图 3-7）。术后继续予甲状腺素替代治疗，未继续服用凡德他尼。术后继续随访。

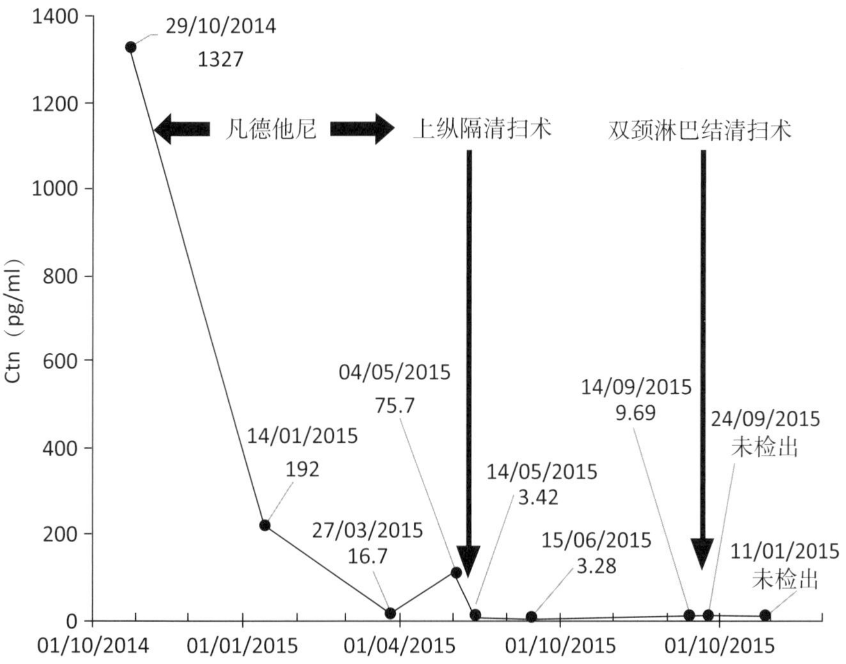

图 3-7　双颈淋巴结清扫术后降钙素水平变化，血清降钙素再次降低到测不出

6. 第三次术后再次复发

2018 年 7 月中旬患者在外院每半年复查一次颈部 B 超，具体不详。近期检查发现颈部复发灶，降钙素 1561pg/ml，CEA 6.85ng/ml（0 ~ 5ng/ml），就诊于我院，胸部 CT 提示气管前胸骨柄及前上纵隔多发结节、肿块，局部与右侧静脉根部分界不清，大者

笔记

3.3cm × 3.2cm，胸骨柄局部骨质破坏，增强见不均匀明显强化，考虑肿瘤复发和转移。

第四次 MDT 讨论

患者自 2015 年我院行胸骨劈开上纵隔清扫术后至今已 3 年，病情比较平稳，生活质量较高。甲状腺髓样癌的生物学行为较差，如果患者初次就诊时已经属于中晚期，则后续临床治愈的可能性较低。此次患者术后常规复查中再次发现血清降钙素升高，影像学提示上纵隔复发，胸骨转移。疾病分期已经属于远处转移，Ⅳ C 期。目前出现胸骨转移，无手术指征。

患者在上纵隔清扫前曾服用过凡德他尼，肿瘤明显缩小，疗效为有效。抗血管生成类靶向治疗药物长期服用，有极大可能会产生耐药，该患者术后未再服用凡德他尼，可考虑再次口服凡德他尼，观察效果。如果在服用过程中发现病情再次进展，可考虑参加临床试验，如正在进行的安罗替尼用于复发性甲状腺髓样癌的Ⅲ期随机对照双盲的临床研究。

MDT 意见总结：首先考虑靶向治疗，局部胸骨转移可行姑息性放疗。

7. 第三次术后再次复发

2018 年 7 月底患者开始服用凡德他尼。

2018 年 10 月中旬复查 CEA 为 4.76ng/ml，恢复正常，血清降钙素为 14.19pg/ml，较前明显下降。

2018 年 10 月底行颈胸部增强 CT：气管前胸骨柄及前上纵隔多发结节、肿块，较前略缩小，大者 3.2cm × 2.9cm，胸骨柄局部骨质破坏，增强见不均匀明显强化，考虑肿瘤复发和转移。

影像学评估为 SD，目前患者继续口服凡他尼布，继续随访中。

笔记

病例讨论

该病例是一例典型的晚期甲状腺髓样癌。结合甲状腺肿物病史，既往手术史、既往病理和特异性的血清降钙素和癌胚抗原升高，诊断甲状腺髓样癌明确。术前增强 CT 提示肿瘤已经包饶了上纵隔血管，存在手术禁忌，但是在应用靶向治疗药物后，患者的肿瘤指标下降明显，肿瘤缩小，经过 MDT 讨论后进行了胸骨劈开上纵隔清扫。通常情况下，应用靶向治疗药物后，患者一般较少有再次手术的机会，但是该患者肿瘤转移比较局限，从患者的预后考虑，进行手术清扫淋巴结，对延长肿瘤复发时间、延长无疾病进展生存有临床意义，因此两次手术极大的延长了患者无疾病进展生存时间。两次手术后患者的血清降钙素均明显下降。血清降钙素是监测甲状腺髓样癌复发的极好指标，可以用来早期提示肿瘤复发，监测手术效果和靶向治疗效果。研究表明，患者术后血清降钙素的倍增时间和患者预后直接相关。对于晚期甲状腺髓样癌，如能在应用全身治疗后，病变缩小后行手术治疗，还是有较大的临床意义。

病例点评

1. 降钙素是甲状腺髓样癌作为神经内分泌肿瘤的特异性指标，可以用来监测病情变化和肿瘤复发。

2. 甲状腺髓样癌的预后要显著的差于分化型甲状腺癌。

3. 甲状腺髓样癌的手术治疗效果是患者预后的重要影响因素。

4. 凡德他尼是用于甲状腺髓样癌的靶向药物，可用于晚期甲状腺髓样癌，目前正在进行Ⅲ期临床试验提示安罗替尼也可用于甲状

笔记

腺髓样癌，可显著提高无疾病进展生存。

5. 对于初次评估无法手术的甲状腺髓样癌，在口服靶向治疗药物后肿瘤缩小，再次评估如有手术可能，可进行手术，临床经验提示靶向治疗后再次手术可显著的提高患者预后。该治疗策略需通过后续的临床对照试验进一步验证。

病例提供者：王　健　刘绍严

点评专家：周爱萍

晚期胸腺不典型类癌综合治疗一例

病历摘要

患者男性，50 岁，主因“体检发现前纵隔占位 1 周”入院。2017 年 7 月患者无意间发现右颈部包块，大小约 2cm × 2cm，局部无红肿、发热、疼痛，质韧、活动度差，无消瘦、乏力、盗汗，无咳嗽、声音嘶哑。患者就诊当地医院体检行胸部 CT 检查提示前纵隔及右颈部占位。2017 年 8 月患者就诊于我院行 CT 引导下纵隔肿物穿刺，病理及免疫组化提示不典型类癌。

患者既往史、个人史、婚育史及家族史无殊。

笔记

体格检查

生命体征平稳，可触及右颈部肿大淋巴结，蚕豆大小，质韧、活动度差，与周围组织分界不清，其余全身浅表淋巴结未触及肿大。心肺查体未见明显异常，腹平坦，肠鸣音正常，腹软，无压痛、反跳痛，肝脾肋下未触及。

辅助检查

2017 年 8 月颈部、胸部（图 3-8）增强 CT：前纵隔多发肿物及结节，伴右下颈淋巴结肿大，考虑淋巴瘤可能大，建议活检。

2017 年 8 月 CT 引导下右前纵隔肿物穿刺病理：恶性肿瘤，结合免疫组化结果，提示不典型类癌。免疫组化结果提示：AE1/AE3（3+），TTF-1（2+），CD56（3+），CgA（3+），Syn（2+），CK5/6（－），P63（－），CD5（－），CD117（1+），LCA（－），PAX8（－），Ki-67（20%＋）。就诊胸外科综合评估，与纵隔大血管分界不清，手术风险较大，不建议手术治疗。

2018 年 3 月颈部、胸部 CT（图 3-9）。

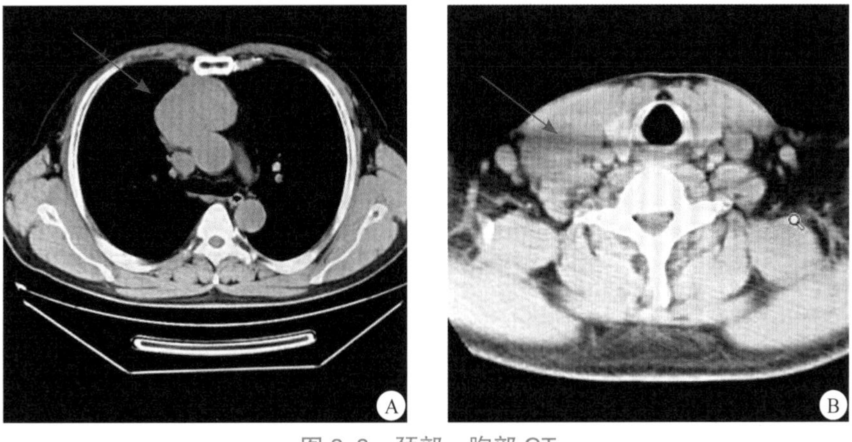

图 3-8　颈部、胸部 CT

注：A：2017 年 8 月胸部 CT：前纵膈肿物（8.5cm × 5.3cm × 13.0cm）；B：2017 年 8 月颈部 CT：右颈部淋巴结（短径 2.4cm）

笔记

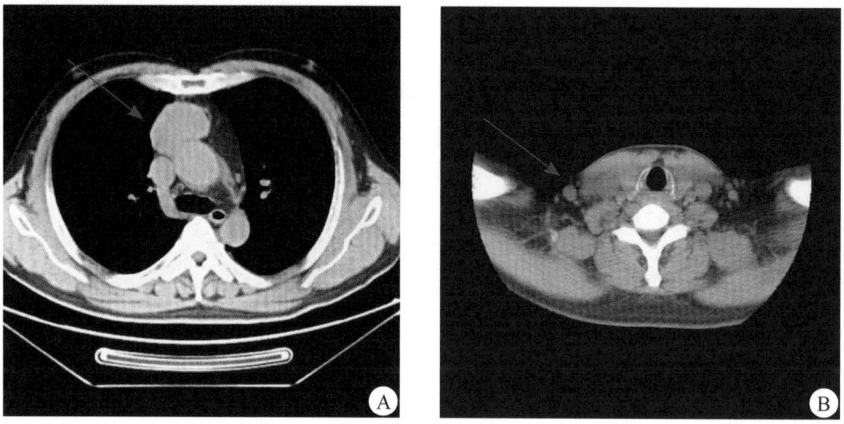

图 3-9　颈部、胸部 CT

注：A：2018 年 3 月胸部 CT：纵隔肿物较前明显缩小（5.6cm×4.3cm×9.8cm）；B：2018 年 3 月颈部 CT：右颈部淋巴结（短径 0.5cm）

诊断过程

结合患者病史、体征及辅助检查，诊断为前纵隔不典型类癌。

诊断：前纵隔不典型类癌Ⅳ期，右颈部淋巴结转移癌，纵隔淋巴结转移癌。

第一次 MDT 讨论，建议全身化疗。

患者于 2017 年 9 月至 2018 年 4 月开始口服“替吉奥＋替莫唑胺＋沙利度胺”治疗共 10 个周期。过程顺利，不良反应轻微。4 个周期后评价 SD（缩小 29%），CgA 正常范围。第 10 个周期疗效评价 PR（缩小 40%）。

第二次 MDT 讨论，建议行放疗。

患者于 2018 年 4 月至 2018 年 5 月行前纵隔肿物调强放疗，VMAT，6MV-X，DT=57.5Gy/23F，放疗期间患者出现Ⅱ级放射性食道炎。

其后患者定期随诊，病情稳定。

2019 年 5 月全身 CT 对比 2018 年 11 月全身 CT，①纵隔可见多发肿物及结节，部分融合，与血管分界不清，现大者最大截面约 5.0cm×3.1cm，同前相仿；②肠系膜、腹膜后可见数个小淋巴结，

笔记

短径不足 1.0cm，同前相仿。

自 2018 年 5 月放疗结束后至今（2019 年 8 月）肿瘤情况稳定，未行治疗，定期随访中。

病例讨论

胸腺神经内分泌肿瘤（neuroendocrine tumors of the thymus，NETTs）是一类异质性罕见肿瘤，约占神经内分泌肿瘤的 2%，胸腺恶性肿瘤的 5%。病理学特点肿瘤细胞具有神经内分泌形态学特征分化，主要包括类癌即分化良好型的神经内分泌肿瘤，分化差的大细胞神经内分泌癌和小细胞癌。根据核分裂计数和是否存在坏死，类癌进一步细分为典型（低级别）和非典型（中等级别）类癌。预后因素除了原发部位、病理组织学类型和肿瘤恶性级别外，NETTs 较肺类癌是预后差的独立不良预后因素。胸腺类癌术后比原发性肺类癌有更高复发和转移复发可能。典型和非典型患者 5 年生存率为 50%~70%，10 年生存率仅为 10%~30%（肺类癌患者的生存率分别为 90% 和 85%），分化差 NETTs 的 5 年生存率接近 0。

Ⅳ期 NETTs 治疗选择有：①观望随诊，用于无症状、肿瘤负荷较低和无进展或进展极为缓慢的患者；②手术和局部治疗，可在转移瘤数量和部位相对局限、病情进展缓慢的根治性治疗可能的患者，选择手术根治。如手术治疗存在局限性，可选择放射治疗、射频消融、冷冻消融和粒子植入治疗。对肝转移瘤还可选择肝动脉介入治疗；③生长抑素类似物，在胃肠胰腺神经内分泌肿瘤疗效肯定，但在肺和胸腺神经内分泌肿瘤缺乏依据，但在进展缓慢且瘤负荷较低，SSTR 阳性患者也是一种有效治疗选择；④依维莫司，在 RADIANT-4 研究比较无功能、进展期肺和胃肠道神经内分泌肿瘤中依维莫司与安慰

笔记

剂的研究，发现依维莫司在较安慰剂可显著延长 mPFS。由此在典型和非典型类癌的一线治疗失败后依维莫司成为了标准治疗；⑤全身化疗，是晚期、不可切除、进展性高分化 NETTs 患者的治疗选择之一。化疗方案与低分化 NEC 基本一致，依托泊苷联合铂类药物是常用治疗方案选择。替代治疗方案可参照主要用于胃肠神经内分泌肿瘤，包括 5- 氟尿嘧啶，达卡巴嗪和替莫唑胺单药或联合治疗。

该患者病理诊断为不典型类癌Ⅳ期，原发部位位于前纵隔，伴有纵隔及右颈部淋巴结转移，胸外科综合评估，由于病变与胸主动脉关系密切不具备手术条件。既往回顾性研究显示在 Ki-67 ≤ 55% 患者 EP 有效率约 15%，在胃肠胰腺多项研究显示替莫唑胺联合氟尿嘧啶类药物疗效为 30%~ 70%。我院小样本回顾性分析发现替吉奥 + 替莫唑胺在非胰腺 NEN 疗效 PR 率接近 40%。因此，此例患者在我院接受替吉奥 + 替莫唑胺 + 沙利度胺口服化疗 10 个周期，疗效评价 PR。化疗后再次胸外科就诊仍然无手术指征。遂行前纵隔残存病灶调强放疗（VMAT，DT=57.5Gy/23F）治疗，之后定期随诊。无复发生存近 24 个月，患者病情平稳，肿瘤无进展。替吉奥 + 替莫唑胺 + 沙利度胺作为一种口服为主的化疗方式，患者耐受性及依从性均较好，且该患者肿瘤缩小明显，疗效确切，提示替吉奥 + 替莫唑胺 + 沙利度胺是一种值得推广的化疗方案。而后续的巩固性放疗也对患者的无进展生存起到了一定延长作用。未来需要进一步大样本前瞻性的临床研究对这一化疗方案联合放疗的综合治疗模式进行探讨，摸索出更加有效的综合治疗模式。

病例点评

笔记

该例患者为胸腺不典型类癌淋巴结转移Ⅳ期患者，无外科手术指征，疗前肿瘤范围较广，纵隔、右颈淋巴结转移。如果首选放射治疗，存在一定局限性。既往回顾性小样本研究发现替莫唑胺为主方案在非胰腺 NETs 疗效肯定。此例患者肿瘤负荷较大，存在肿瘤压迫相关症状。以缩瘤率较高方案作为首选，化疗达到 PR 降期后行局部放射治疗，化放疗联合治疗取得了较长的无复发生存期。

胸腺神经内分泌肿瘤约占所有神经内分泌肿瘤的 2%，约占所有胸腺恶性肿瘤的 5%。无法手术切除的局部晚期和转移性患者可选择化疗、生长抑素类似物和依维莫司等全身治疗。胸腺不典型类癌化疗常用方案包括 EP/EC 方案、替莫唑胺单药或联合氟尿嘧啶类药物等。部分患者诱导化疗后肿瘤缩小，进一步采取手术或放射治疗等局部治疗，可降低复发风险，长期控制疾病，延长带瘤生存期。

病例提供者：杨已起　谭锋维　依荷芭丽•迟

点评专家：谭煌英

局部晚期肺不典型类癌综合治疗一例

病历摘要

患者男性，56 岁。2015 年 11 月体检发现左肺上叶占位性病变，

笔记

进一步行胸部增强 CT 提示：左上叶尖段支气管类癌可能性大，与左肺门血管关系密切，伴左肺门、左纵隔多发淋巴结肿大。2015 年 12 月支气管镜细胞学：分化差的癌，首先考虑小细胞癌，免疫组化显示：AE1/AE3（3+），CD56（3+），CgA（2+），Syn（2+），TTF1（3+），Ki-67（+80%），Napsin-A（–），P40（–），P53（–），Syn（2+），TTF1（3+）。外科建议内科化疗。

体格检查

生命体征平稳，全身浅表淋巴结无肿大，心肺（–），腹平坦，腹软，无明显肌紧张、压痛及反跳痛，未及明显腹部包块，肝脾肋下未触及，叩诊鼓音，肠鸣音正常。

辅助检查

1.2015 年 12 月头胸增强 CT：左上叶尖段支气管类癌或小细胞癌可能性较大，约 2.6cm × 4.4cm × 2.8cm，与左肺门血管关系紧密，伴左肺门、左纵隔多发淋巴结肿大。

2.2016 年 2 月 PET/CT：左肺固有段根部癌，伴代谢增高，考虑肿瘤残存；左肺下叶新出现类结节，未见代谢增高，建议密切随诊。

3.2016 年 2 月头胸增强 CT：左肺上叶固有段支气管周围软组织肿，较前略缩小，约 3.3cm × 1.0cm；纵隔淋巴结，同前大致相仿。

4.2017 年 3 月头胸增强 CT：左胸术后改变，左肺上叶支气管断端软组织密度影增厚，原左前纵隔结节较前明显增大，现最大截面约 8.2cm × 5.7cm，形态不规则，侵犯纵隔、心包、肋胸膜；左肺胸膜新出现多发结节、肿物，大者约 7.7cm × 4.9cm，侵犯后纵隔，包绕胸主动脉，考虑转移瘤。

笔记

5.2017 年 8 月头胸增强 CT：左胸术后改变，左肺上叶支气管断端软组织密度影增厚较前好转，原左前纵隔结节较前缩小；左肺胸膜多发结节、肿物较前缩小，大者约 3.5cm × 3.0cm，考虑病变好转。

6. 实验室检查：

2015 年 12 月 NSE：19.52ng/ml；细胞角质素片段 19：4.57ng/ml。

2016 年 7 月 NSE：12.46ng/ml；细胞角质素片段 19：5.29ng/ml。

其余肿瘤标志物未见异常。

诊断

1. 左肺上叶神经内分泌癌（Ⅲ A 期→Ⅳ期）。

2. 新辅助放化疗后，术后辅助化疗后，左前纵隔、双侧锁骨上淋巴结转移，左肺胸膜转移，左肺支气管断端复发。

3. 高血压病。

4.2 型糖尿病。

诊疗经过

根据病史、辅助检查及病理结果，首先考虑小细胞癌，类癌不除外。建议化疗，患者于 2015 年 12 月至 2016 年 2 月行“依托铂苷 + 顺铂”21 天方案化疗 3 个周期。化疗后评价 PR。

由于影像学有神经内分泌肿瘤的提示，综合 MDT 讨论后，后续选择手术治疗（2016 年 2 月），术后病理：（左肺上叶）神经内分泌肿瘤，结合形态及免疫组化，符合不典型类癌，淋巴结可见转移性癌（8/29）。免疫组化：AE1/AE3（2+），CD56（3+），CgA（2+），Syn（2+），TTF1（3+），Ki-67（＜ 5%）。术后继续行辅助放化疗并定期复查随访。

笔记

2017 年 2 月出现复发，头胸增强 CT（2017 年 3 月）（图 3-10），更换化疗方案继续行一线及二线化疗（表 3-1），在二线方案（伊立替康 / 奈达铂 / 恩度）治疗中获得最佳疗效 PR（图 3-11）。

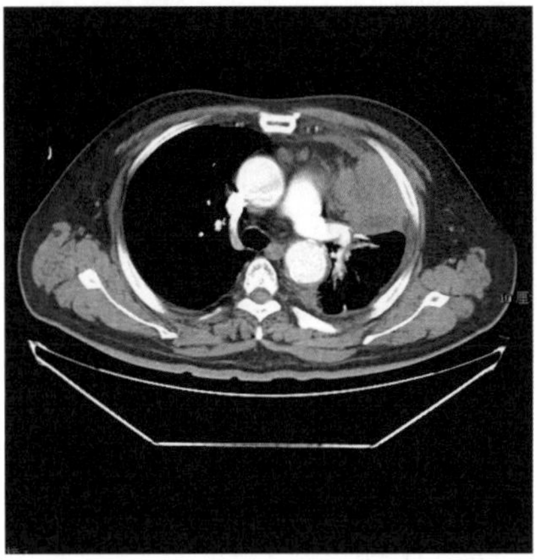

图 3-10　胸部增强 CT（2017 年 3 月）

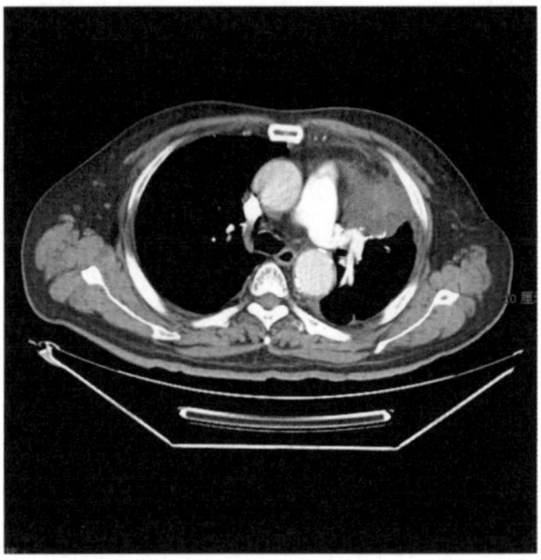

图 3-11　胸部增强 CT（2017 年 8 月）

表 3-1　患者治疗时间表

时间	地点	治疗方案	疗效评价
2015 年 12 月至 2016 年 2 月	内科	“依托铂苷 100mg d1 ~ d5+ 顺铂 50mg d1、d2、d3”每 21 天方案化疗 3 个周期	PR
2016 年 2 月	胸外科	左肺上叶切除术 + 左肺下叶楔形切除术 + 纵隔淋巴结清扫	
2016 年 4 月至 2016 年 6 月	内科	“依托铂苷 100mg d1 ~ d5+ 顺铂 50mg d1、d2、d3”每 21 天方案化疗 3 个周期	术后化疗
2016 年 7 月至 2016 年 8 月	放疗科	胸部放疗，95% PTV 50Gy/2.0Gy/25f	术后放疗
2017 年 2 月至 2017 年 3 月	内科	紫杉醇脂质体 270mg d1+ 异环磷酰胺 2g d2 ~ d5 每 21 天方案 ×2 个周期	PD
2017 年 3 月至 2017 年 7 月	内科	伊利替康 200mg d3，d10+ 奈达铂 60mg d4，d5+ 恩度 15mg d1 ~ d14，每 21 ~ 28 天方案周期 ×6 个周期	PR

病例讨论

笔记

肺神经内分泌肿瘤起源于肺的神经内分泌细胞。WHO 将 PNET

分成四个亚型，低级别（典型类癌）、中等级别（不典型类癌）、高级别的大细胞神经内分泌癌和小细胞癌。肺或气管类癌占所有类癌的 25% 以上，占肺癌的 1%~2%。肺类癌中，80%~90% 是典型类癌，10%~20% 是不典型类癌，60%~70% 肺类癌发生在中央型或者累及主气道、叶或段气管。肺类癌女性略多见。相对其他原发肺癌、肺类癌的发病年龄更轻。神经内分泌肿瘤免疫组织化学的标志物如神经元特异性烯醇化酶、嗜铬粒蛋白、突触素和中性细胞黏附分子有鉴别诊断意义。

对于 AC 和 TC 早期（Ⅰ~Ⅲ期）患者来说，手术是基本的治疗方式。本例患者首诊时为 T2N2M0，Ⅲ A 期不可手术的局部晚期患者，结合影像学评估考虑为神经内分泌癌可能性大，首先行 EP 方案化疗 3 个周期；获得部分缓解，经与患者充分沟通风险与获益后，行肺部肿瘤及区域淋巴结的根治性手术。该患者的术后辅助治疗方案仍延续前期新辅助方案，继续 EP 方案化疗 3 个周期。对于辅助治疗方案来说，局限的可手术切除的类癌和不典型类癌，指南一致推荐需手术治疗，术后针对Ⅲ A 期不典型类癌，可考虑行辅助化疗 +/– 放疗（2B 类推荐）。对于不可手术的类癌和不典型类癌，指南推荐应行全身系统治疗或同步放化疗。对于术后辅助治疗，ENETS 推荐辅助治疗仅限于不典型类癌的淋巴结阳性患者。

肺类癌的手术治疗方面，对于本例有广泛病灶或不典型类癌可采取叶切除或全肺切除，淋巴结清扫应比典型类癌的手术更加积极，有助于生存期的延长。放疗多应用于淋巴结阳性的患者，但目前资料显示单纯放疗并不能延长患者的生存期，一项回顾性分析显示，术后放疗患者的局部复发率更低。

肺类癌患者目前缺乏术后辅助化疗的前瞻性随机研究，针对晚期不典型肺类癌患者，顺铂联合依托泊苷（EP）方案是标准推荐治

笔记

疗方案。阿霉素或 5-Fu 均各有 20% 的有效率，链脲霉素与 5-Fu 联合应用，可取得 33% 的有效率，中数有效维持期为 7 个月；其他药物伊立替康、替莫唑胺等也可作为二线选择。有回顾性研究结果显示：EP 方案，1/8 例不典型类癌稳定 7 个月。一项小样本二期研究显示替莫唑胺为基础的化疗在肺类癌患者中的部分缓解率为 31%。预后差的不典型类癌和侵袭性肺神经内分泌肿瘤，生长抑素类似物联合治疗也是很好的治疗方式。一项Ⅲ期 RADIANT-2 研究，429 例低、中级别进展期神经内分泌肿瘤患者随机分依维莫司 / 奥曲肽或安慰剂 / 奥曲肽，其中包括 44 例肺神经内分泌癌患者。结果依维莫司联合长效奥曲肽 PFS 为 16.4 个月，安慰剂联长效奥曲肽组为 11.3 个月（P=0.026）。提示依维莫司联合奥曲肽治疗低、中级别肺神经内分泌肿瘤有效。抗血管制剂：如索拉菲尼、贝伐单抗、舒尼替尼、帕唑帕尼等用于治疗晚期神经内分泌肿瘤，已有多个临床Ⅱ期试验报道，其中肺神经内分泌肿瘤患者病例数少，疗效有待进一步研究。

不典型类癌总体预后 5 年生存率 40%～60%，术后存在淋巴结转移的 5 年生存率 37%～80%。晚期患者 5 年生存率 22%。

关于肺神经内分泌肿瘤的治疗，目前仍缺乏前瞻性 / 随机临床试验。

病例点评

肺不典型类癌患者预后不良，5 年生存率为 40%～60%。此患者首诊时临床分期为局部晚期，穿刺病理提示小细胞病理类型，且根据影像评估考虑为肺神经内分泌肿瘤，首选 EP 方案化疗 3 个周期获得 PR 疗效，术后病理为非典型类癌伴有区域淋巴结转移。显示

笔记

肿瘤的生物学特性较差，术后仅进行局部放疗和 3 个周期 EP 方案辅助化疗。术后 1 年出现复发，考虑一方面与首诊分期较晚且病理类型不良有关；另一方面可能与新辅助 / 辅助化疗（同步放化疗）的及时性和强度不足有关。

患者在出现复发转移后一线紫杉类方案疗效不佳，但在二线治疗中联合伊立替康、铂类和抗血管生成药物治疗后获得了较好的疗效和较长的无进展生存期。提示抗血管生成治疗可能在此不典型肺类癌患者的治疗中起到一定作用。在晚期肺类癌患者的治疗中，虽然缺乏前瞻性研究证据支持，但仍可借鉴其他部位神经内分泌癌患者的治疗经验，抗 VEGFR-1、VEGFR-2、VEGFR-3、PDGFR、c-kit、m-TOR 等多靶点 / 单靶点抑制剂，有可能成为此类患者的后续治疗选择。

病例提供者：李星辰　李　俏　赵　峻

点评专家：依荷芭丽 • 迟

肺不典型类癌术后肝转移内科治疗一例

病历摘要

患者主因“左肺不典型类癌根治性切除术后 5 年，发现肝转

笔记

移1个月”入院。患者2013年7月因突发胸背部疼痛，当地急诊CT发现左肺下叶结节。后就诊于我院，于2013年8月全麻下行“胸腔镜左肺下叶切除术”，术后病理：肉眼见肺内肿物大小1.7cm×0.8cm×0.5cm；（左肺下叶）、（左肺下叶肿物）肺不典型类癌，偶见核分裂象，未见坏死；肿瘤未累及叶、段支气管及脏层胸膜，支气管切缘未见癌，周围肺未见明显病变；淋巴结未见转移性癌（0/20）（肺内淋巴结0/8，9区淋巴结0/1，7区淋巴结0/5，11区淋巴结0/4，5区淋巴结0/2）；免疫组化：CK7（2+），CD56（3+），CgA（3+），Napsin-A（－），Syn（3+），TTF1（3+），P63（－），CK34β12（－），Ki-67（+5%~15%）；pTNM分期：pT1N0。后定期复查未见肿瘤复发。2017年8月复查肿标：pro-GRP明显升高（患者口述），2017年8月全身PET/CT示：未见肿瘤复发征象。2018年7月胸腹盆CT示，参阅2017年8月胸部CT、2017年8月PET/CT图像，所见如下：①左肺上叶可见类结节影，大者约0.5cm；②肝内新见弥漫多发低密度结节灶，部分呈融合改变，转移可能大。2018年7月肝脏MRI示，肝内见弥漫分布、大小不等、类圆形结节，大者约2.7cm，部分融合状，考虑肝内多发转移；肝内另见多发囊肿。2018年8月行超声引导下肝脏肿物穿刺活检，病理示：肝穿刺组织内见神经内分泌肿瘤浸润，结合病史、形态及免疫组化，符合类癌肝转移；免疫组化：AE1/AE3（2+），CD56（2+），CgA（3+），Syn（2+），TTF-1（3+），AFP（－），MGMT（3+），P53（1+），S-100（－），SSTR2（－），Ki-67（约10%）。

患者进食后稍腹胀，肝区隐痛不适，无恶心、呕吐，精神饮食可，大小便正常。近1年体重无明显下降。既往体健，无特殊病史。吸烟史20余年，2013年8月戒烟，余无特殊。

笔记

体格检查

生命体征平稳，全身浅表淋巴结无肿大；左侧胸壁可见手术瘢痕，愈合良好；腹部平坦，腹软，无压痛、反跳痛，肝脾肋下未触及，肠鸣音正常；双下肢无水肿。

辅助检查

2018 年 7 月胸腹盆增强 CT：参阅 2017 年 8 月胸部 CT、2017 年 8 月 PET/CT 图像，所见如下：①左肺上叶可见类结节影，大者约 0.5cm；②肝内新见弥漫多发低密度结节灶，部分呈融合改变，转移可能大。

2018 年 7 月肝脏 MRI（图 3-12）示：肝内见弥漫分布、大小不等、类圆形结节，大者约 2.7cm，部分融合状，考虑肝内多发转移；肝内另见多发囊肿。

2018 年 8 月超声引导下肝穿刺病理：肝穿刺组织内见神经内分泌肿瘤浸润，结合病史、形态及免疫组化，符合类癌肝转移；免疫组化：AE1/AE3（2+），CD56（2+），CgA（3+），Syn（2+），TTF-1（3+），AFP（－），MGMT（3+），P53（1+），S-100（－），SSTR2（－），Ki-67（约 10%）。

生长抑素受体显像及断层扫描：未见摄取。

实验室检查：血清胃泌素释放肽前体（ProGRP）：＞ 5000pg/ml。

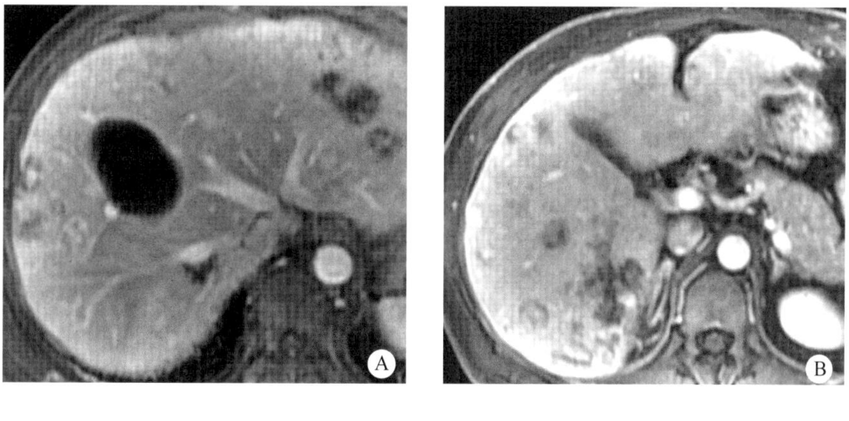

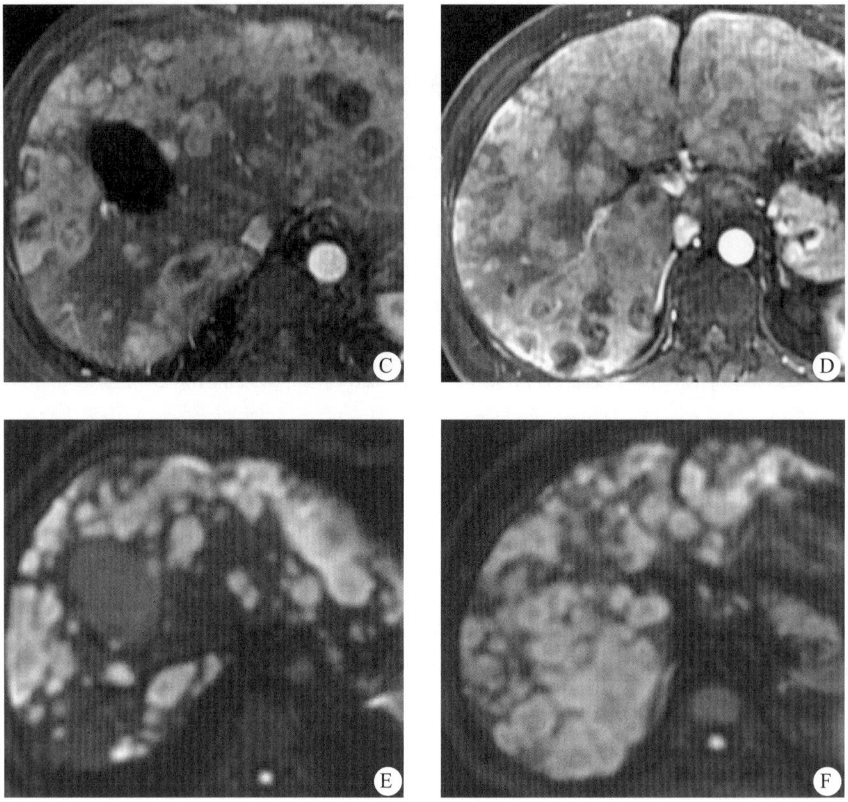

图 3-12　2018 年 7 月肝脏 MRI：肝内见弥漫分布、大小不等、类圆形结节，部分呈融合状

注：A：门脉期；B：门脉期；C：动脉期；D：动脉期；E：DWI；F：DWI

诊治过程

患者超声引导下肝脏肿物穿刺活检病理证实为类癌肝转移，血清 ProGRP 明显升高，结合既往左肺不典型类癌病史，目前影像学提示肝多发转移，考虑诊断为左肺不典型类癌肝多发转移。

患者诊断明确，肝转移为弥漫型，不可手术切除，建议予以内科药物治疗。患者肝穿刺 Ki-67 指数为 10%，肿瘤负荷重，生长抑素受体显像阴性，肝穿病理免疫组化 SSTR2（－），近 1 年病情进展迅速，建议予以全身化疗（替吉奥＋替莫唑胺＋沙利度胺）。

患者于2018年8月开始予以“替吉奥＋替莫唑胺＋沙利度胺”化疗2个周期（具体药物剂量：替吉奥 60mg bid po d1～d14；替莫唑胺 200mg qd po 10～14；沙利度胺 100-200-300mg qn/21天1个周期），期间患者耐受可。2018年9月（图3-13）复查疗效PD。

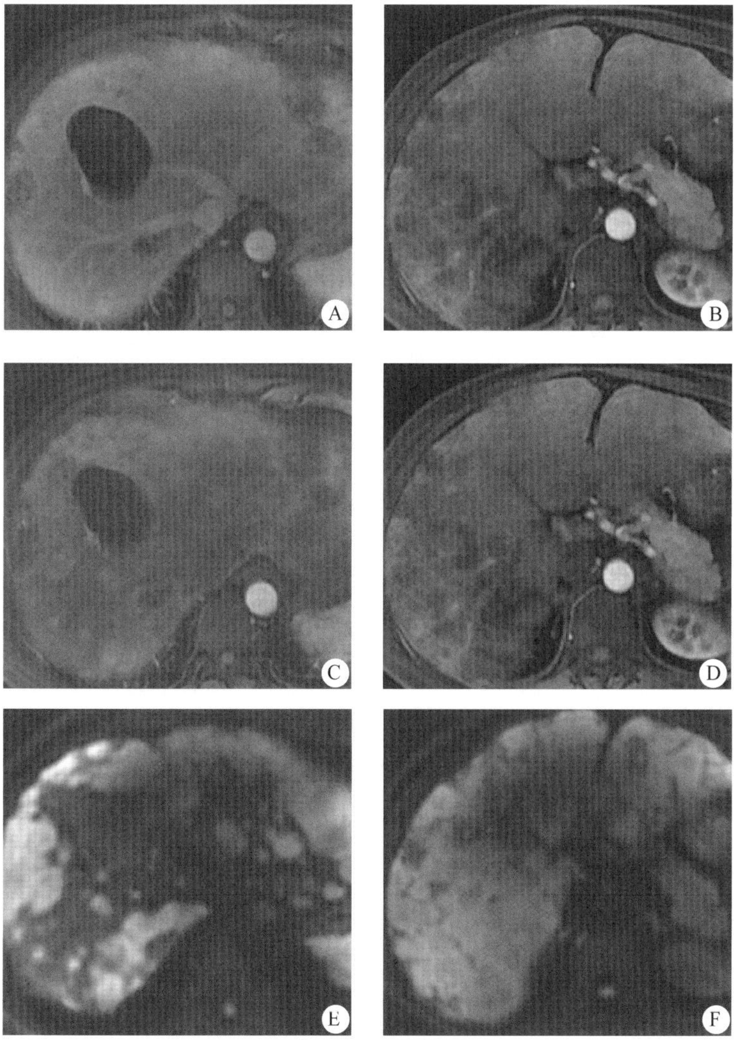

图3-13　2018年9月肝脏MRI：与2018年7月MRI图像比较：肝内弥漫分布、大小不等、类圆形结节，较前增大、增多，部分融合成片，边界不清，考虑进展

注：A：门脉期；B：门脉期；C：动脉期；D：动脉期；E：DWI；F：DWI

笔记

2018 年 10 月至 2019 年 4 月（图 3-14）予以“安罗替尼”治疗 8 个周期（具体药物剂量：安罗替尼 12mg qd po d1～d14/21 天 1 个周期），期间出现足跟皲裂、尿蛋白（2+），于第 5 个周期开始调整药物剂量为：安罗替尼 10mg qd po d1～d14/21 天 1 个周期，疗效 SD。

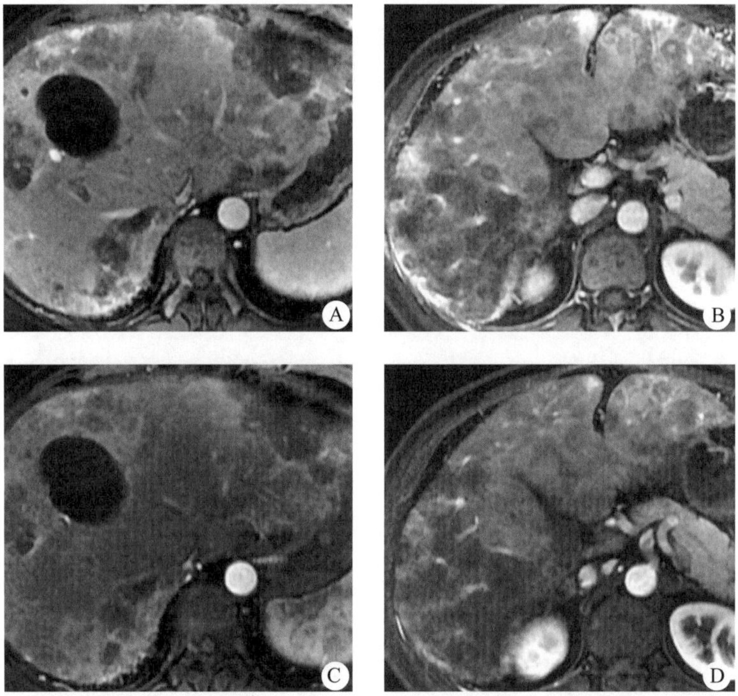

图 3-14　2019 年 4 月肝脏 MRI：与 2019 年 2 月 MR 图像比较：肝内见弥漫多发转移瘤，部分融合成团，部分较前增多、增大，边界不清

注：A：门脉期；B：门脉期；C：动脉期；D：动脉期

病例讨论

肺支气管原发的神经内分泌肿瘤（NEN）占全身神经内分泌肿瘤发病率的 20%～25%；2004 年世界卫生组织标准将肺 NEN 分为四个组织学类型：典型类癌、不典型类癌、大细胞神经内分泌癌和小细胞肺癌。肺典型类癌和不典型类癌统称为肺类癌，系分化良好

笔记

的肺神经内分泌肿瘤，其发病率占肺部肿瘤的 1%～2%；大多数 PC 患者缺乏特异的临床症状，极少伴有激素分泌相关症状（表 3-2）。

表 3-2　TC 与 AC 的诊断标准及鉴别

	典型类癌	不典型类癌
分化程度	高	中等
形态学	分化良好	分化良好
核分裂象 $2mm^2$（10HPF）	＜2	2～10
坏死	无	点状
细胞生长模式	类器官样	类器官样
核浆比例	适中	适中
核仁	无或弱	常见
核染色质	细颗粒状	细颗粒状

PC 手术是首选治疗手段，无法手术局部晚期和已远处转移患者首选全身系统治疗，但 TC 和 AC 对化疗和放疗的敏感性较低，越来越多的临床数据发现靶向药物治疗在 PC 的疗效前景。TC 经过根治性的手术切除后可获得良好的 5 年和 10 年生存率（90% *vs.* 80%），AC 术后的 5 年和 10 年生存率为 70% *vs.* 50%。AC 无论在手术方式选择，还是淋巴结清扫，均比 TC 更需积极处理；TC 一般无需术中淋巴结清扫，因为淋巴结清扫并不改善生存获益。回顾性研究数据显示辅助化疗可能会带来生存获益，但缺乏前瞻性研究数据支持；关于辅助放疗，一项回顾性分析中发现，术后接受放疗的患者局部复发率更低。一项回顾性分析，分析了 1998 年至 2006 年在美国 NCDB 记录的患者数据显示肺典型类癌行肺叶切除术后，淋巴结转移的患者术后辅助化疗与改善总生存无相关性。另外一项多机构的回顾性研究（1980—2010 年）发现辅助化疗或辅助放疗 + 化疗导致肺不典型类癌预后更差。还有一项单中心回顾性分析了 1999—2013 年性根治性切除术患者的数据，显示无论有无淋巴结累及，辅

笔记

助化疗对改善肺 AC 患者的总生存无关。因此，目前对于淋巴结阳性 PC 患者是否予以辅助治疗尚且存在争议，此类情况下，缺乏前瞻性的临床研究的数据；亦有些专家认为，淋巴结阳性的 AC 患者予以辅助化疗目前是可接受的。

对于局部进展和远处转移患者的治疗，目前可选择的手段有生长抑素类似物、化学治疗、靶向治疗、抗血管生成药物治疗及肽受体介导的放射性核素治疗。SSA 治疗主要针对具有类癌综合征的患者，或者全身奥曲肽显像阳性的患者。目前 PR0MID、CLARINET 两项研究证实了长效奥曲肽、兰瑞肽在功能性和无功能性分化良好的中肠 NET 及胰腺、后肠 NET 中的疗效，虽然此两项研究并未包含 PC 患者，但是提示了 SSA 具有抑制肿瘤增殖活性的作用，ENETS、ESMO、NCCN 指南均将长效奥曲肽和兰瑞肽作为无法手术和全身奥曲肽显像阳性患者的治疗推荐。

国外推荐以链脲霉素为基础的治疗 NET 的化疗方案，目前国 CFDA 未批准链脲霉素进入中国。英国 NET01 研究，随机分析了 86 例应用卡培他滨 + 链脲霉素 ± 顺铂治疗 NET 患者的数据显示，无论原发组是胰腺、前肠还是不明部位的 NET 患者，疾病的控制率在 70% 以上。近年来，以替莫唑胺为基础的化疗在分化良好的 NET 上显示出一定的疗效，部分缓解率在 30%～70%。一项纳入 13 例肺 NET 患者的Ⅱ期临床研究结果显示，替莫唑胺治疗患者的部分缓解率为 31%，提示替莫唑胺在 PC 患者化疗具有一定的研究前景。

靶向治疗是晚期 PC 的新治疗选择。基于雷帕霉素靶蛋白信号通路抑制剂依维莫司的 RADIANT-4 研究改写了 PC 治疗中缺乏循证医学证据的历史。RADIANT-4 研究是一项大型、多中心、双盲、安慰剂对照的在晚期、进展期、分化良好的、非功能性肺或胃肠 NET

笔记

的安全性和有效性的Ⅲ期临床研究，其中90例PC患者的亚组分析结果显示，mPFS为9.2个月对比安慰剂组3.6个月，具有显著统计学差异。舒尼替尼是一种酪氨酸激酶受体抑制剂，能够选择性抑制VEGFR-2、VEGFR-3、PDGFR-α、PDGFR-β、c-kit、FLT-3等，阻断这些信号传导通路，抑制肿瘤新生血管生成，发生抗肿瘤作用。一项多中心、双盲、随机对照试验中，舒尼替尼37.5mg/日对比安慰剂治疗进展期高分化胰腺NET的临床研究确定了舒尼替尼在胰腺NET中的地位，中期结果报告显示舒尼替尼组中位PFS为11.4个月 *vs*. 安慰剂5.5个月（$P < 0.001$），差异具有显著统计学意义，基于此项研究，2011年舒尼替尼被FDA批准用于局部晚期或转移性胰腺NET的治疗，但用于肺NET目前尚缺乏数据支持。其他一些血管内皮生长抑制剂，如贝伐珠单抗、沙利度胺等联合化疗或SSA用于NET的临床数据，血管内皮生长抑制剂是否可以用于PC仍待进一步研究。

综上，患者系左肺不典型类癌，术后5年余出现肝脏多发转移，肝转移为弥漫型，不可切除，建议予以全身治疗。患者肝穿刺Ki-67指数为10%，肿瘤负荷重，生长抑素受体显像阴性，肝穿刺病理免疫组化SSTR2（－），基于疾病控制率和有效率选择，一线给予替莫唑胺为基础的方案化疗，予以替吉奥＋替莫唑胺＋沙利度胺方案化疗。一线方案化疗2个周期后，病情快速进展，依据靶向药物数据结果，予以“安罗替尼”靶向治疗，PFS 6个月。

病例点评

该例为肺不典型类癌术后肝多发转移患者。既往行左肺根治性切除术，术后分期为T1N0M0（Ⅰ期），术后4年发现肿瘤标志物

笔记

ProGRP 明显升高，查全身 PET/CT 未见肿瘤复发征象。术后 5 年发现肝多发弥漫占位，肝穿活检病理明确为肺不典型类癌转移，晚期无手术机会，以内科治疗为主。

对于肺不典型类癌的患者，多项回顾性分析显示：无论有无淋巴结累及，术后辅助化疗对改善肺 AC 的无复发生存和总生存无关，甚至辅助放 ± 化疗会导致肺 AC 预后更差。该患者肺不典型类癌，手术时分期为 1 期，术后定期随访，术后 5 年出现明显肝转移，提示术后随访的重要性，目前 NCCN 指南推荐肺不典型类癌患者术后应定期随访 10 年。

肿瘤标志物 NSE 和 ProGRP 一般用于小细胞肺癌的监测，但分化好的肺和胸腺神经内分泌肿瘤如不典型类癌患者发生转移时，NSE 和 ProGRP 往往升高，故该类患者术后一旦发现升高，应该密切随访。

对于晚期转移性的肺不典型类癌，NCCN 指南推荐的内科治疗包括 SSA、依维莫司、EP 方案或替莫唑胺为基础的化疗等。该患者肝多发转移，肿瘤负荷大，生长抑素受体显像阴性，病理 SSTR2 阴性，故不考虑 SSA 治疗，给予患者"替吉奥 + 替莫唑胺 + 沙利度胺"治疗，2 个周期后 PD，二线治疗给予"安罗替尼"靶向治疗，PFS 也仅有 6 个月。该患者内科治疗效果不佳，预后不良。下一步的治疗，根据患者体力状态，可以考虑 EP 化疗、依维莫司及中药治疗。

病例提供者：刘维丽　依荷芭丽•迟

点评专家：赵　峻

笔记

功能性腹膜后副神经节瘤手术切除一例

病历摘要

患者女性，19岁，因“头痛伴血压升高2个月”入院。患者2个月前出现偶发头痛及头晕，症状发作时测血压最高170/100mmHg，无面色潮红及大汗，无恶心呕吐及视物模糊。就诊于我院查腹部MR考虑腹膜后肿物，副神经节瘤可能。查尿液24小时去甲肾上腺素分泌明显升高，生长抑素受体显像提示腹膜后高摄取灶，考虑神经内分泌肿瘤，副神经节瘤可能。遂予以酚苄明10mg q12h po，血压控制在110/70mmHg左右，心率在80次/分左右。为手术收入我院。既往体健。

体格检查

未发现明显阳性体征。

辅助检查

1. 2015年6月腹部MR（图3-15）：右侧肾脏前方腹膜后区见一类球形肿物，位于门静脉、下腔静脉及左肾静脉之间，推压下腔静脉略向右移位；肿物边界清楚，大小约2.9cm×2.9cm×3.6cm，T_1WI双回波呈稍低信号伴点状高信号，反相位较正相位未见明确信号减低，T_2WI/FS及T_2WI均呈中高信号伴内部规则片状高亮信号，DWI呈高信号，增强扫描实性区域明显强化，内部可见无强化囊变区。考虑异位嗜铬细胞瘤可能大。

2. 2015年8月尿液24h去甲肾上腺素：597.92μg/24h（正常参

考范围 16.69～40.65 μg/24h）。

3. 2015 年 8 月心电图提示：窦性心律不齐 ST-T 改变。

4. 2015 年 8 月生长抑素受体显像（图 3–16）：T12-L1 水平，下腔静脉与腹主动脉间较大软组织团块，放射性摄取明显增高。提示腹膜后占位生长抑素受体高表达灶，考虑神经内分泌肿瘤，可能为副神经节瘤，余部位生长抑素受体显像未见明显异常。

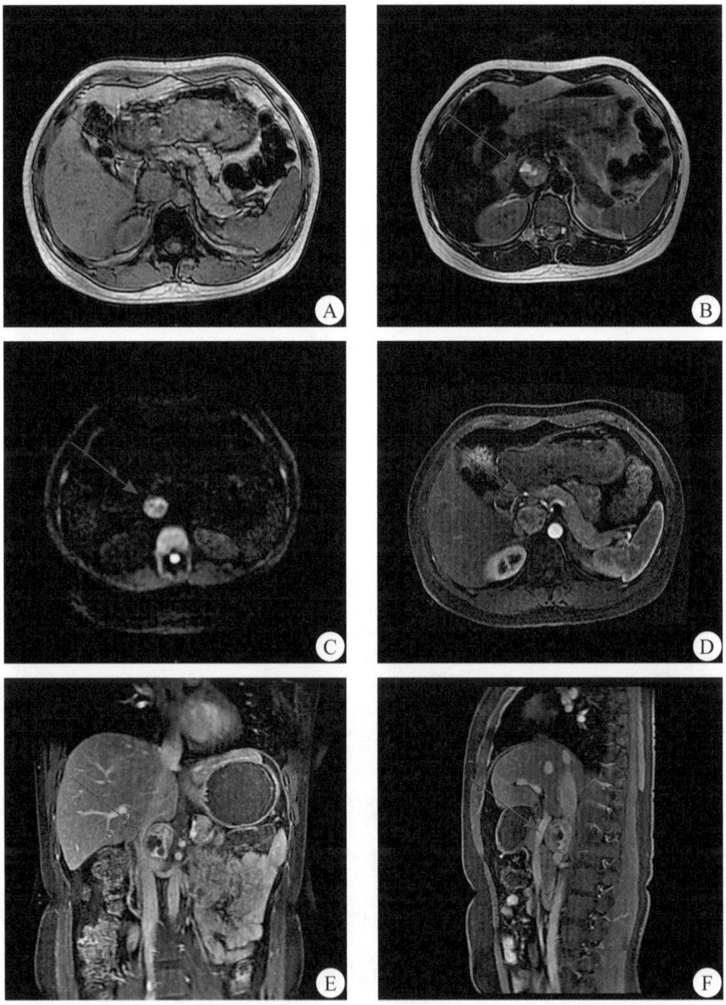

图 3–15　腹部 MR

注：A：T_1 加权像提示低信号伴点状高信号；B：T_2 加权像见局部高亮信号；C：DWI 高信号；D：增强扫描明显强化；E、F：重建后冠状面及矢状面可见肿物推挤下腔静脉，位于门脉及下腔静脉间

笔记

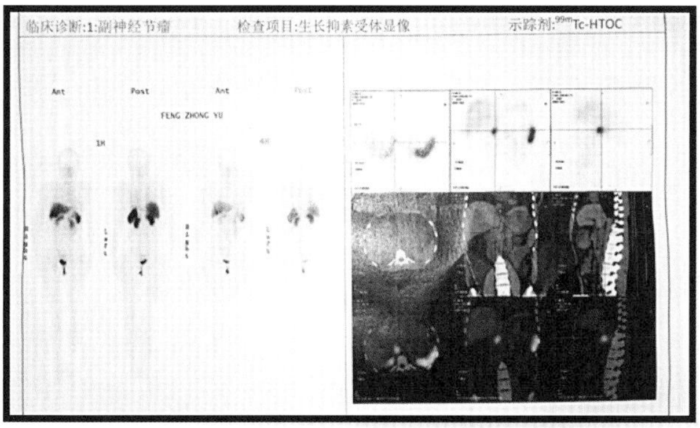

图 3-16　生长抑素受体显像 T12–L1 水平，下腔静脉与腹主动脉间较大软组织团块，放射性摄取明显增高

诊治过程

结合患者病史，体征和实验室检查，临床诊断考虑为：副神经节瘤。术前评估肿瘤可切除，患者于 2015 年 9 月上旬行腹膜后肿物切除，术后标本如图 3-17。

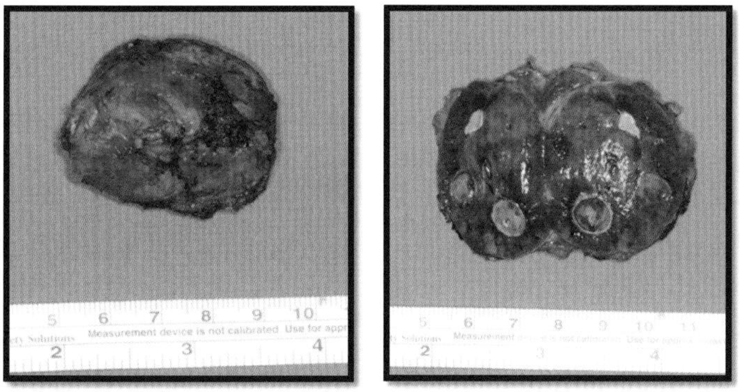

图 3-17　肿物直径 4.0cm × 2.8cm × 3.0cm，包膜完整，切面实性灰褐色质韧，局灶见小囊形成，似有出血，未见明确灰白质硬区

术后病理：结合肿瘤部位、形态及免疫组化结果支持肾上腺外交感神经的副神经节瘤。肿瘤组织生长活跃，细胞丰富，部分区域生长较弥漫，细胞异型明显，可见突出核仁，偶见核分裂象（0～1/50HPF）及病理性核分裂象（一处）。小灶区域累及包膜，建议密切随诊。淋巴结呈慢性炎，未见转移肿瘤（0/4），肝门淋巴

笔记

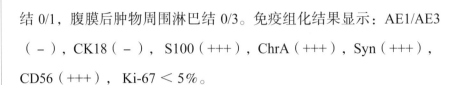

结 0/1，腹膜后肿物周围淋巴结 0/3。免疫组化结果显示：AE1/AE3（－），CK18（－），S100（+++），ChrA（+++），Syn（+++），CD56（+++），Ki-67 ＜ 5%。

患者术后症状缓解，未再有阵发性头痛伴血压升高发作，定期复查，血压未见异常升高，未见明确复查转移征象。

病例讨论

1. 副神经节瘤与嗜铬细胞瘤、神经内分泌肿瘤的关系？

神经内分泌肿瘤是指所有起源于神经内分泌细胞的肿瘤。该类细胞具有摄取胺前体，进行脱羧而产生肽类或活性胺类物质的能力。神经内分泌肿瘤根据发病部位及分泌功能不同有很强的异质性。其中，嗜铬细胞瘤是由于过量分泌儿茶酚胺从而产生相关临床症状的一类肿瘤。绝大多数的嗜铬细胞位于肾上腺。事实上肾上腺髓质是一种特殊的副神经节，因此将肾上腺髓质发生的肿瘤称为嗜铬细胞瘤。而起源于肾上腺外的嗜铬细胞瘤即为副神经节瘤，多见于胸、腹腔交感神经。其中腹膜后副神经节瘤约占副神经节瘤 50% 以上，功能性副神经节瘤占所有嗜铬细胞瘤 15%~ 24%。

2. 该类疾病术前应完善哪些临床检查以明确诊断？

由于血液内儿茶酚胺含量升高，阵发性高血压、代谢紊乱等一系列交感亢进症状是最常见的临床表现。血浆、尿液中甲氧基肾上腺素类物质（metanephines， MNs）及 24 小时尿液香草扁桃酸含量可能增高。测定血液中去甲肾上腺素、肾上腺素、多巴胺是最敏感的方法。该患者 24 小时尿液中去甲肾上腺素含量明显升高，具有诊

笔记

断意义。^{131}I- 间位碘苄胍扫描针对副神经节瘤定位有较高特异性，用于定位诊断。在明确位置后再行 CT 或 MR 检查明确肿瘤大小及与周围组织关系。此外，嗜铬细胞瘤 / 副神经节瘤也是Ⅱ型多发性内分泌肿瘤中的一种主要病变。因此，在确诊后有必要确认患者是否同时存在其他神经内分泌肿瘤。与其他神经内分泌肿瘤类似，副神经节瘤也可高表达生长抑素受体，如 SSTR2，SSTR3 等。生长抑素受体显像有助于发现全身病灶。Janssen 等进行的一项研究表明 ^{68}Ga-DOTATATE PET/CT 针对 SDHB 相关的转移性副神经节瘤具有更好的定位诊断能力。对该例患者完善生长抑素受体显像后，除原发病灶高摄取外，未见其他部位浓聚，提示为单发肿瘤。

3. 该类肿瘤的良恶性诊断及远期生存？

嗜铬细胞瘤 / 副神经节瘤是相对罕见的疾病，粗略估计发病率约为 2/10 万。由于发病率低，目前尚无明确诊断标准用于区分良恶性，两者通常难以区分。有时恶性者异型性不明显，良性者又可出现明显异质性或多核瘤巨细胞，甚至包膜浸润或侵入血管亦不能诊断恶性。因此，只有明确广泛侵润周围脏器、组织或发生远处转移时才能确定为恶性肿瘤。Thompson 等通过回顾性分析 100 例嗜铬细胞瘤病例提出一套 PASS（Pheochromocytoma of the Adrenal gland Scaled Score）评分系统（表 3-3）。该系统中危险因素包括肿瘤坏死，包膜、血管浸润，扩散至肾上腺周围组织，膨胀的、大的、融合的细胞巢，肿瘤弥漫性生长，细胞成分增加，梭形肿瘤细胞，细胞及胞核呈重度多形性，瘤细胞单一性，核深染，大核仁，核分裂象＞ 3/10HPF，出现病理核分裂象及缺乏透明球等因素。累计评分小于 4 分考虑为良性，大于等于 4 分考虑为潜在恶性可能。该例患者评分＞ 4 分，应警惕恶性可能，建议密切复查终身随诊。尽管如此，

笔记

该分级系统准确度有待进一步证实。Wu 等请 5 位经验丰富的病理学医师使用该系统对肿瘤进行风险评估，发现结果在不同观察者间具有明显异质性。因此不推荐该系统作为评估临床预后的指标。文献报道的腹膜后恶性副神经节瘤为 14%~ 50%，整体 5 年生存率约为 50%，其中 SDHB 突变患者预后可能更差，5 年生存约为 36%，无 SDHB 突变患者约为 67%。最近的一项回顾性研究表明，副神经节瘤恶性比例较嗜铬细胞瘤更高。经过中位时间 80 个月的随访之后，嗜铬细胞瘤及副神经节瘤各出现 3 例及 5 例死亡。其中，副神经节瘤 5 年及 10 年生存率分别为 91%及 83%。

表 3-3　PASS 风险度评分

危险因素	分数
弥散生长（＞ 10%肿瘤体积）或可见大细胞巢	2
中央坏死（位于大细胞巢中央）或融合性肿瘤坏死（非退行性变）	2
多细胞结构	2
梭形肿瘤细胞	2
核分裂象＞ 3/10HPF	2
不典型核分裂象	2
浸润至脂肪组织	2
浸润血管	1
浸润包膜	1
细胞呈重度多形性	1
核深染	1
总计	20

注：HPF=high-power field（高倍视野）

4. 该疾病的治疗？

与嗜铬细胞瘤相同，副神经节瘤首选手术治疗。术前 2 周应

笔记

予以酚苄明口服以缓解症状。并需注意术中轻柔操作，避免血压大范围波动。术后需注意维持水电解质平衡，警惕肾上腺危象发生。针对远处转移的恶性副神经节瘤，核素治疗及系统化疗均有报道。Ayala-Ramirez 等回顾分析 52 例接受系统化疗的远处转移嗜铬细胞瘤及副神经节瘤患者。使用率最高的方案为 CVD（环磷酰胺 + 长春新碱 + 达卡巴嗪），客观有效率为 33%，化疗敏感患者中位生存时间 6.4 年，明显优于化疗无效患者（3.7 年）。此外，切除原发肿瘤 + 系统化疗相比单纯化疗能够显著延长中位生存时间（中位生存时间分别为 6.5 年及 3 年）。Ezzat 等报道恶性副神经节瘤术后复发中位时间为 38 个月，骨、肝、肺为多发转移部位。针对该类患者，^{90}Y-DOTA 标记的奥曲肽核素治疗有效率为 37%~ 78%。目前已有舒尼替尼、依维莫司等靶向药物应用于该疾病治疗的个案报道，但远期疗效仍不乐观，需要进一步临床研究证实其效用。

病例点评

此患者因头痛伴血压升高就诊，检查发现腹膜后肿物。症状及影像学表现符合副神经节瘤特征，对于怀疑副神经节瘤的患者应常规行内分泌检测，并行超声心动图检查除外儿茶酚胺心肌病之可能。此患者尿去甲肾上腺素水平升高，副神经节瘤诊断较明确。术前准备、术中及术后注意事项同肾上腺嗜铬细胞瘤。使用 α- 受体阻断剂 ± β- 受体阻断剂进行术前准备，判断准备充分的标准为：血压稳定在 120/80mmHg 左右，心率控制在 80 次 / 分钟左右。无阵发性血压升高、心悸、多汗等症状体征。体重呈增加趋势。红细胞压积降低至 45% 以下。患者感轻度鼻塞，四肢末端发凉感觉消失或有温暖感，甲床由治疗前的苍白转变为红润。术中应密切监测血压，在

笔记

触碰肿瘤时关注血压是否有明显升高，在离断主要回流静脉前，应暂时夹闭血管，观察血压是否有显著下降，如果血压有剧烈波动，表明准备不满意，须立即中止手术、关闭切口，继续服药准备后再择期手术。术后有血容量不足及肿瘤残留之可能，需继续监测血压。若无明确侵犯周围组织器官及转移征象，病理所见无法明确副神经节瘤性质，此类患者需要定期复查根据是否出现复发转移明而确定其良恶性。

病例提供者：罗治文　毕新刚

点评专家：寿建忠

功能性腹膜后副神经节瘤外科治疗一例

病历摘要

患者女性，26 岁，主因“触及下腹部包块 1 月余”就诊。1 月余前患者自查体发现腹部包块后至外院就诊查 CT 提示：左侧中下腹肿块，间质瘤可能性大，不除外异位嗜铬细胞瘤。后就诊于我院，建议完善内分泌相关检查，结果提示肾素活性降低，尿去甲肾上腺素水平增高，生长抑素受体显像提示腹部生长抑素受体高表达灶，全身余未见生长抑素受体表达灶。患者平素间断血压升高，血压最高可达 170/95mmHg，不规律口服降压药治疗。起病以来无腹痛、

笔记

腹泻、身目黄染、晕厥等症状，精神良好，食欲可，大小便正常，体重无明显改变。1 年余前行剖宫产手术。

体格检查

神清，精神良好，对答切题，心率 70 次 / 分，血压 100/65mmHg。全身皮肤、巩膜无黄染，无肝掌、蜘蛛痣，腹部平坦，触诊腹软，全腹无压痛、反跳痛，下腹脐左侧可触及一大小 5cm 肿物，表面光滑，质硬，固定，无压痛，可触及血管搏动。余查体无阳性表现。

辅助检查

1. 实验室检查

血清 ACTH 49.6pg/ml（0～46pg/ml），立位醛固酮 23.91ng/dl（6.5～29.6ng/dl），血管紧张素Ⅱ 76.17pg/ml（25.3～145.3pg/ml），立位肾素 0.53ng/（ml·h）［0.93～6.56ng/（ml·h）］，24h 尿去甲肾上腺素 330μg（16.68～40.65μg），24h 尿肾上腺素 4.65μg（1.74～6.42μg），24h 尿多巴胺 206.67μg（120.93～330.59μg），血常规、肝肾功能、凝血、病毒指标、肿瘤标志物未见明显异常。

2. 影像学检查

2019 年 1 月腹部增强 CT：左侧中下腹肿块，间质瘤可能性大，不除外异位嗜铬细胞瘤。

2019 年 1 月生长抑素受体显像：髂总动脉分叉左前方生长抑素受体高表达灶，大小约 5.5cm×4.2cm，考虑 NET，余未见生长抑素受体高表达灶。

2019 年 2 月腹部增强 CT：下腹部腹膜后肿物，边界可，大小 5.8cm×4.4cm，平扫不均匀低密度，增强见不均匀强化，考虑异位嗜铬细胞瘤（图 3-18）。

笔记

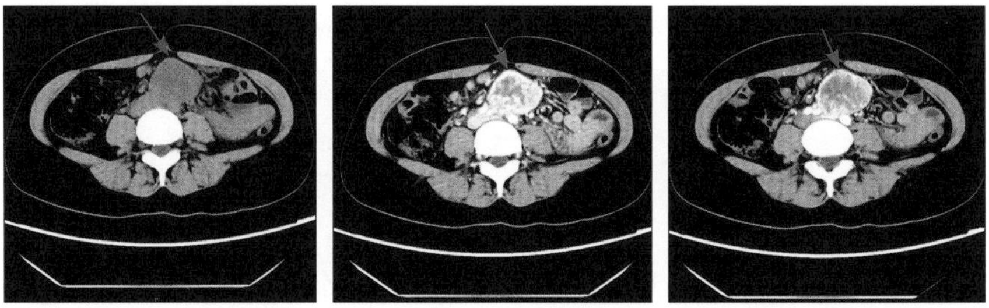

图 3-18　肿瘤位于下腹部，紧邻左侧髂血管，增强扫描见不均匀强化

初步诊断

腹膜后肿物，副神经节瘤。

诊疗过程

明确诊断后拟行手术治疗，遂开始嗜铬细胞瘤术前准备，方案为：酚苄明 10mg po q12h × 3 周。服药期间患者诉鼻塞，准备结束后收入病房，入院查体心率 75 次 / 分，血压 90/60mmHg，体重上升约 3kg。

于 2019 年 2 月下旬全麻下行腹膜后肿物切除术。

术中情况：肿瘤位于下腹部腹膜后，表面光滑，边界清，与周围组织中度粘连，肿瘤底部与左侧髂血管关系密切。仔细分离肿瘤周围组织，保持肿瘤包膜完好，完整切除肿瘤（图 3-19）。

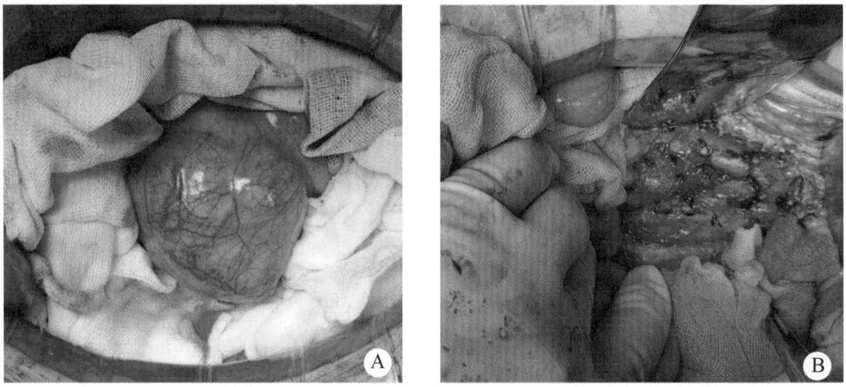

笔记

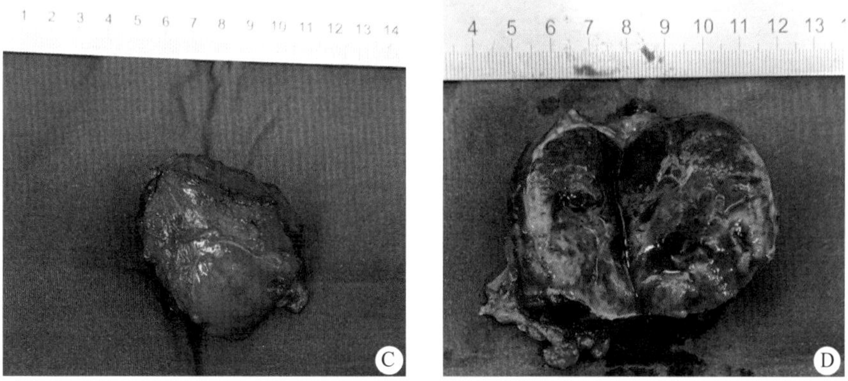

图 3-19　术中情况

注：A：探查所见；B：标本切除后底部血管（黑点为缝扎血管的丝线及焦痂）；C：肿瘤外观；D：肿瘤切面

术后返 ICU 监护治疗，次日上午安返病房，术后血压约波动在（120～80）/（70～55）mmHg，心率波动在 75～90 次 / 分，术后第四天出院。

术后病理：结合部位及形态符合肾上腺外嗜铬细胞瘤。未见恶性证据。

免疫组化：AE1/AE3（－），CK18（－），EMA（－），Vimentin（3+），Syn（3+），ChrA（3+），CD56（3+），NSE（3+），S-100（支持细胞 +），HMB-45（－），PAX8（－），Melan-A（－），CD10（－），Desmin（－），CD34（－），Ki-67（2% +）。

病例讨论

1. 嗜铬细胞瘤的诊断要点

嗜铬细胞瘤起源于神经嵴嗜铬细胞，主要位于肾上腺髓质，可分泌肾上腺素和去甲肾上腺素，典型表现为阵发性高血压及其他交感亢进表现，而肾上腺外的嗜铬细胞瘤（异位嗜铬细胞瘤，副神经

笔记

节瘤）约占 10%，大多只分泌去甲肾上腺素。24h 尿肾上腺素 / 去甲肾上腺素及血浆游离肾上腺素 / 去甲肾上腺素是本病的特异性检查，肾素可因负反馈而低于正常水平。在 NCCN 指南中，除作为常规定位检查的增强 CT、MRI 外，可视情况（如怀疑转移）行 MIBG 显像、生长抑素受体显像、^{68}Ga-PET/CT 等功能性显像。本例患者以腹部包块就诊，并无典型交感神经兴奋症状，属于隐匿型副神经节瘤，易漏诊，然而在行增强 CT 检查时见肿瘤形态、增强特点不能除外异位副神经节瘤或其他血供良好的神经内分泌肿瘤，因此行生长抑素受体显像、儿茶酚胺检查，确认了该肿瘤的性质和范围，且评估肿瘤可切除。副神经节瘤已经确诊，首选手术切除，以避免突然分泌大量儿茶酚胺引起高血压危象等并发症。

2. 副神经节瘤的围手术期管理

术前：因功能性副神经节瘤分泌大量儿茶酚胺，可能出现顽固性高血压，术前需以足量的 α 受体阻断剂及高盐饮食准备至少 7～14 天直至血压稳定。若单药难以控制，亦可联合钙拮抗剂、甲基酪氨酸、β 受体阻断剂等。本例患者术前服用 α 受体阻断剂 3 周，血压平稳，其体重增加、鼻塞等表现亦是治疗有效的表现。在没有药物治疗前，嗜铬细胞瘤围手术期死亡率高达 45%。

术中：副神经节瘤血供较丰富，多位于大动脉旁，与其有大量交通支，术中应细致操作，避免损伤血管出现大出血。充足的术前药物准备和容量是保持血压平稳的关键。明确肿瘤分泌何种类型的激素，如本例患者肿瘤主要分泌去甲肾上腺素，提前准备，以便在出现血压大幅波动时有应对之策。在术者推压肿瘤时及肿瘤血管完全离断时是关键节点，前者可有大量儿茶酚胺分泌入血，导致血浆骤升后者可出现血儿茶酚胺水平大幅下降，导致血浆骤降，在行上

笔记

述操作前术者和麻醉医师应提前沟通让其做好准备。本例患者术前准备充分，血压、心率在术中相对较平稳，但在上述操作时仍出现一定波动，为确保安全麻醉医师予该患者动脉血压及 CVP 监测并建议术后短期内返 ICU 监护治疗。

术后：在切除肿瘤后，血浆儿茶酚胺水平明显下降，即使充分术前准备，亦应注意低血压的发生。而在保证容量充足的情况下，若低血压仍难以纠正，应评估是否需使用去甲肾上腺素维持血压。若术后血压仍较高，在排除其他继发性高血压因素后，应考虑肿瘤残存可能。需要注意的是，若术后出现典型的心率快、血压低表现应及时检测血红蛋白水平以避免忽略术后出血。患者动脉血压监测至术后第二天拔除，改用袖带监测，血压最低时 80/55mmHg，患者无不适，心率稳定，扩容后血压上升。根据指南，出院后患者仍应继续监测血压及儿茶酚胺水平（1 年内每 3 个月，1~3 年内每 6~12 个月，4~10 年每年），并根据情况复查胸部 CT 及腹盆腔增强 CT、MRI。本例患者未见明显恶性证据，以往资料显示良性嗜铬细胞瘤手术后预后良好。

病例点评

此患者系因无意中触及下腹部肿物就诊。无明确头晕、血压升高等症状体征，但影像学表现符合神经内分泌肿瘤，进一步行内分泌检测，尿去甲肾上腺素水平升高，副神经节瘤诊断较明确。此类患者无典型交感神经兴奋症状，属于隐匿型副神经节瘤，易漏诊，导致术前准备不充分，进而造成术中血压剧烈波动、术后顽固性低血压的风险增加。故可疑副神经节瘤者应常规行内分泌检测。副神经结瘤的术前准备、术中及术后管理均关键。部分隐匿型副神经节瘤患者，尽管无典型交感神经兴奋症状，且内分泌检测激素水平在正常范围之内，亦有必要

笔记

服用 α-受体阻断剂及扩容准备。如果服药后心率过快（＞100次/分），应当加用 β-受体阻断剂，以减缓心率。术中应密切监测血压，在触碰肿瘤时关注血压是否有明显升高，在离断主要回流静脉前，应暂时夹闭血管，观察血压是否有显著下降，如果血压有剧烈波动，表明准备不满意，须立即中止手术、关闭切口，继续服药准备后再择期手术。术后有血容量不足及肿瘤残留的可能，需继续监测血压。若无明确侵犯周围组织器官及转移征象，病理所见无法明确副神经节瘤性质，此类患者需要定期复查根据是否出现复发转移明而确定其良恶性。

病例提供者：胡翰杰　吴宏亮　毕新刚

点评专家：寿建忠

腹膜后副神经节瘤复发转移伴原发性肺腺癌一例

病历摘要

患者男性，63岁，因“腹膜后肿物切除术＋射频消融术后7个月”入院。患者2017年4月发现腹腔占位，2017年5月于当地医院行腹膜后肿物切除术＋射频消融术。术后病理示：腹膜后梭形细胞瘤（孤立性纤维性肿瘤？副节瘤？胃肠道间质瘤？）。2017年10月外院

笔记

复查 CT 提示盆腔复发，患者无自觉症状。为求下一步治疗 2017 年 12 月转入我院。询问既往史自述术前曾伴有不稳定型高血压病史 5 年，自行口服硝苯地平药物控制较差，但于手术后血压恢复至正常。其姐有肺部恶性肿瘤病史，健在。余既往史、个人史无特殊。

体格检查

查体生命体征平稳。全身浅表淋巴结未触及。心肺未见明显异常。腹部平软，无压痛、反跳痛及肌紧张。肝脾肋下未扪及。肠鸣音正常。未见下肢肿胀。

辅助检查

入院检测神经元特异性烯醇化酶 18.28μg/L（0～16.3μg/L），余生化检查无异常。病理经我院会诊：腹膜后结合免疫组化符合副神经节瘤，细胞丰富，增生活跃。

免疫组化：CD57（–），GFAP（–），S-100（–），CD34 血管（+），Ki-67 5%（+），SMA（–），BCL-2（–），CD99（+），NSE 部分细胞（+），CD56（+），Syn（+），CgA（+），CD117（–），Dog-1（–）（图 3-20A～图 3-20G）。

肠镜检查提示：距肛门 5～9cm 直肠侧壁外压性隆起，表面黏膜光滑，压迫管腔 1/4 周，触之质地硬（图 3-21）。肺部计算机断层扫描技术扫描提示：左肺下叶部分实性结节，恶性待除外；双肺陈旧性病变（图 3-22A）。盆腔核磁共振成像提示：盆腔内肿物，恶性可能性大，转移？大小 56mm×40mm×52mm（图 3-23A）。PET/CT 提示：直肠前壁肿块，考虑恶性，标准摄取值（standard uptake value，SUV）5.9；左侧腰大肌旁肿块，考虑复发，SUV 11.91；腹腔及腹壁多发转移瘤；左侧肺下叶不规则肿块，边缘有毛刺，

笔记

考虑恶性，纵隔高密度淋巴结，SUV 5.9；多发骨转移瘤，第三腰椎水平椎管内结节，考虑转移，SUV 5.0（图 3-24）。

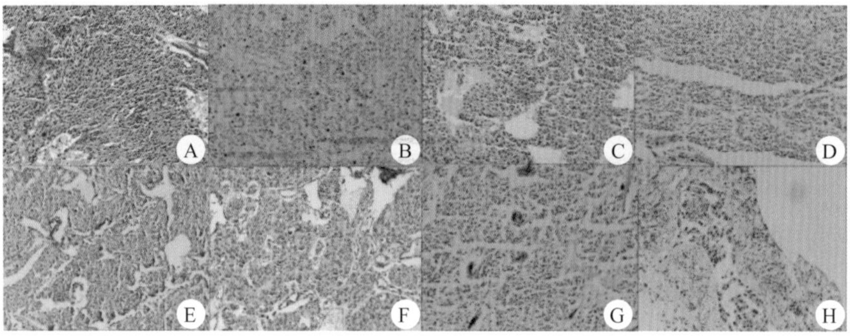

图 3-20 病理

注：A：我院病理会诊：腹膜后结合免疫组化符合副神经节瘤，细胞丰富，增生活跃（HE×40）；B：Ki-67 5%（+）（免疫组织化学染色 ×40）；C：NSE 部分细胞（+）（免疫组织化学染色 ×40）D：S-100（－）（免疫组织化学染色 ×40）；E：Syn（+）（免疫组织化学染色 ×40）；F：CgA（+）（免疫组织化学染色 ×40）；G：CD34 血管（+），（免疫组织化学染色 ×40）；H：肺部病灶穿刺活检：（肺穿刺）腺癌（免疫组织化学染色 ×40）

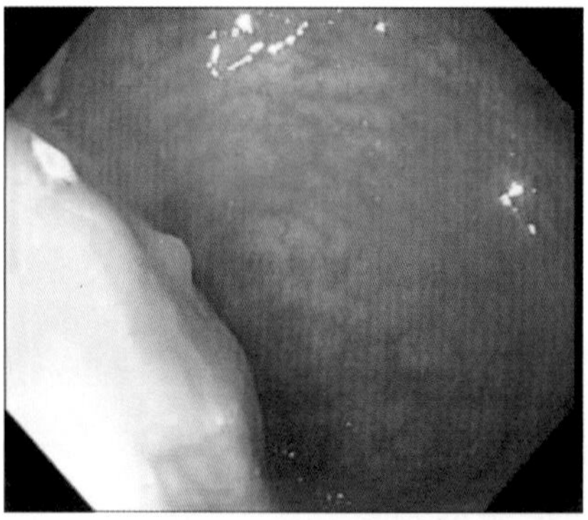

图 3-21 肠镜检查提示：距肛门 5 ~ 9cm 直肠侧壁外压性隆起，表面黏膜光滑，压迫管腔 1/4 周，触之质地硬

诊治过程

结合患者上述现病史和辅助检查，临床诊断考虑为：腹膜后副神经节瘤术后复发（转移？）；肺转移瘤待除外；腹腔多发转移瘤；腹壁多发转移瘤；骨多发转移瘤。经多学科综合讨论后，给予患者替吉奥 + 替莫唑胺 3 周方案化疗。根据常见不良反应事件评价标准 4.0（common terminology criteria for adverse events，CTCAE4.0）评价，

笔记

期间患者出现视力模糊Ⅱ级，行颅 CT 未见明显异常，1 周后缓解；白细胞减少Ⅱ级；乏力Ⅱ级；记忆损害Ⅰ级，无Ⅲ级以上不良反应事件发生。按照实体肿瘤的疗效评价标准 1.1 版（response evaluation criteria in solid tumors，RECIST Version 1.1）评效，化疗 8 个周期后，盆腔转移瘤评效达到部分缓解（partial response，PR）（图 3–23），腹壁转移瘤评效非完全缓解 / 非疾病进展，疾病稳定（Stable Disease，SD），肺部病灶评效 SD（图 3–22）。再次经多学科讨论后，肺部病灶行 CT 引导下穿刺活检术，病理示：（肺穿刺）腺癌。免疫组化结果显示：AE1/AE3（–），CK18（–），ChrA（3+），CD56（3+），Syn（2+），S-100（–），Vimentin（1+），SMA（–），Desmin（–），CD34（–），CR（–），WT-1（–），STAT6（–），Ki-67（20% +）（图 3–20H）。后继续原方案治疗，患者于化疗 16 个周期后复查 PET/CT，相较于治疗前 PET/CT 检查提示：腹膜后肿块缩小；原第 3 腰椎水平椎管内 FDG 摄取增高灶消失；原多发骨转移 FDG 摄取消失；右侧肺上叶结节增大，FDG 摄取增高，结核？瘢痕癌待除外。左侧肺下叶背段结节增大，FDG 摄取增高，可疑恶性。双肺多发结节，部分病灶 FDG 摄取增高。腹膜后结节 FDG 摄取增高，考虑转移（图 3–25）。评效为盆腔转移瘤 PR（图 3–23），腹壁转移瘤 SD，肺部病灶 SD（图 3–22）。

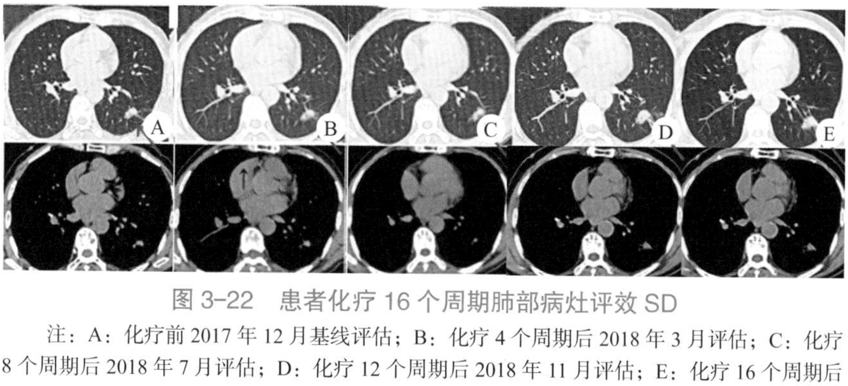

图 3–22　患者化疗 16 个周期肺部病灶评效 SD

注：A：化疗前 2017 年 12 月基线评估；B：化疗 4 个周期后 2018 年 3 月评估；C：化疗 8 个周期后 2018 年 7 月评估；D：化疗 12 个周期后 2018 年 11 月评估；E：化疗 16 个周期后 2019 年 3 月评估

笔记

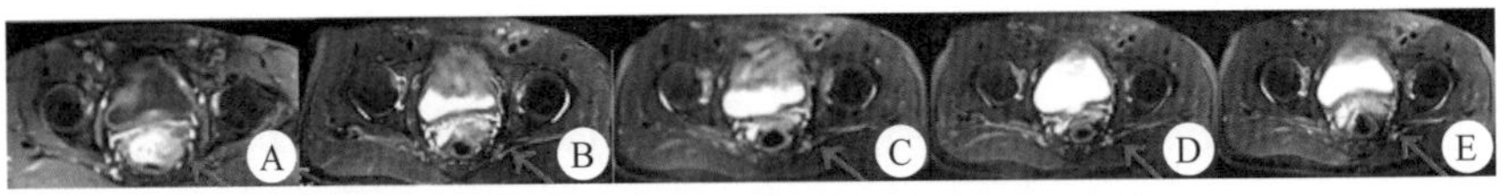

图 3-23 患者化疗 16 个周期盆腔转移瘤评效 PR

注：A：化疗前 2017 年 12 月基线评估；B：化疗 4 个周期后 2018 年 3 月评估；C：化疗 8 个周期后 2018 年 7 月评估；D：化疗 12 个周期后 2018 年 11 月评估；E：化疗 16 个周期后 2019 年 3 月评估

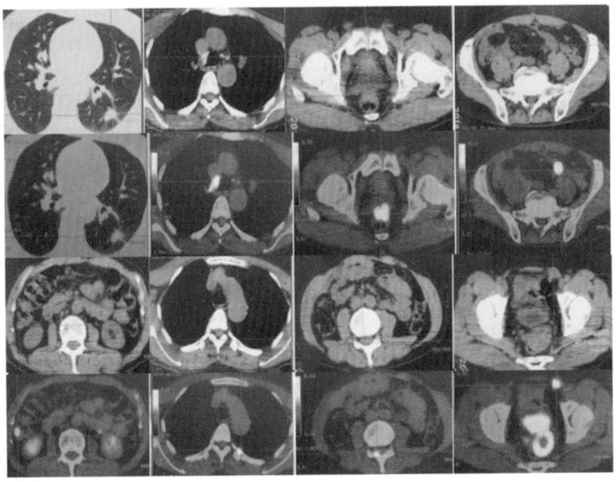

图 3-24 PET/CT 提示：直肠前壁肿块，考虑恶性，标准摄取值 5.9；左侧腰大肌旁肿块，考虑复发，SUV 11.91；腹腔及腹壁多发转移瘤；左侧肺下叶不规则肿块，边缘有毛刺，考虑恶性，纵隔高密度淋巴结，SUV 5.9；多发骨转移瘤，第三腰椎水平椎管内结节，考虑转移，SUV 5.0

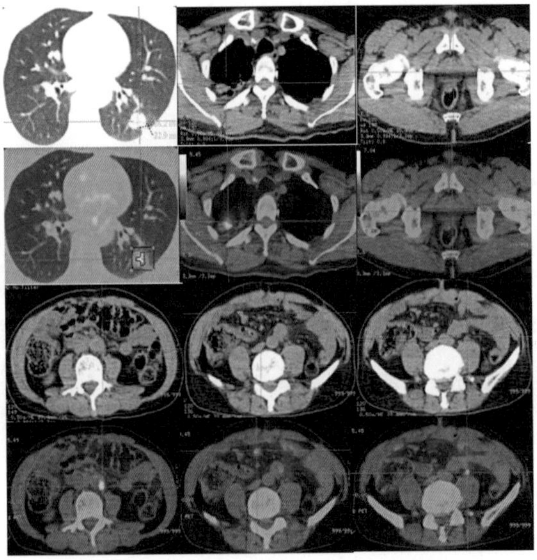

图 3-25 患者化疗 16 个周期后复查

笔记

病例讨论

1. 副神经节瘤定义及临床诊断

神经内分泌肿瘤是一类起源于胚胎的神经内分泌细胞、具有神经内分泌标志物和可以产生多肽激素的肿瘤。因其位置和分泌功能而具有高度异质性。其中嗜铬细胞瘤是由于儿茶酚胺过多分泌而出现相关临床症状的肿瘤。80%～90%的嗜铬细胞瘤属于肾上腺髓质嗜铬细胞肿瘤。异位 / 肾上腺外嗜铬细胞瘤源自主动脉旁的交感神经节，被称为副神经节瘤。主要见于胸、腹交感神经。其中腹膜后副神经节瘤占所有副神经节瘤 50%以上，占功能性副神经节瘤的 15%～24%。嗜铬细胞瘤释放儿茶酚胺及其代谢物去甲肾上腺素和异丙肾上腺素，可导致高血压、心律失常，高血糖等。大约 40%的副神经节瘤也分泌儿茶酚胺，其临床表现主要和分泌的儿茶酚胺浓度有关，可呈现出复杂多样的临床表现，常见的表现包括阵发性、持续性高血压或持续性高血压阵发加剧。临床上约 80% 副神经节瘤为无功能性肿瘤，缺乏典型症状。

有嗜铬细胞瘤可能的患者应接受 24 小时尿分馏甲氧基肾上腺素或血浆游离甲氧基肾上腺素的测定评估，甲氧基肾上腺素水平升高可提示嗜铬细胞瘤。但尿或血浆儿茶酚胺检测不再作为评估嗜铬细胞瘤的常规推荐：15%～20%的嗜铬细胞瘤患者的尿儿茶酚胺水平可正常，原因是某些肿瘤间歇性分泌儿茶酚胺，而其他肿瘤则轻微分泌。现国际上推荐诊断功能性副神经节瘤首选的生化指标是血浆甲氧基肾上腺素和甲氧基去甲肾上腺素，对无功能性副神经节瘤，影像学检查则成为至关重要诊断方法。腹部 CT 或 MRI 是腹膜后副神经节瘤首选检查方法。如果疑似有转移性病变，

笔记

其他影像学检查，包括生长抑素受体显像、FDG-PET/CT、间碘苄胍扫描和骨扫描，应酌情应用。此外，对腹膜后副神经节瘤可考虑依次进行 *SDHB*、*SDHD*、*VHL*、*SDHC* 基因突变筛查。

2. 副神经节瘤的治疗

目前手术是副神经节瘤的首选治疗方法，全身化疗已被报道用于伴有远处转移的恶性副神经节瘤。在恶性副神经节瘤患者中，术后复发的中位时间为 38 个月，骨、肝和肺是最常累及的器官。放射性核素治疗和全身化疗已被报道用于伴有远处转移的恶性副神经节瘤。近几年发现以替吉奥、替莫唑胺联合沙利度胺治疗方案在晚期胰腺神经内分泌肿瘤疗效的回顾性分析肯定其治疗前景。一项回顾性研究中，29 例晚期胰腺神经内分泌肿瘤患者接受替莫唑胺联合沙利度胺药物治疗，患者的中位客观缓解率（objective response rate，ORR）为 45%。在 2018 年第 3 版 NCCN 临床实践指南：神经内分泌肿瘤和肾上腺瘤中，对于伴有远处转移的副神经节瘤推荐全身化疗方案推荐环磷酰胺长春新碱达卡巴嗪或替莫唑胺。

3. 副神经节瘤术后复发转移伴发肺部原发癌

本例病例为腹膜后副神经节瘤于术后 5 个月复查时发现复发转移，并同时发现肺部病灶，初始考虑肺部病灶为转移瘤可能性大，行全身化疗后盆腔病灶评效 PR，肺部病灶未见明显变化，评效 SD，此时经 MDT 讨论建议进行肺部病灶穿刺活检，结果提示肺部病灶为原发癌。这是本病例的特殊之处。前文提到恶性副神经节瘤患者中，术后复发的中位时间为 38 个月，而骨、肝和肺是最常累及的器官。所以我们在治疗初始未对肺部病灶进行穿刺活

笔记

检，结合影像学检查考虑肺部病灶为转移瘤可能性大。因为腹膜后副神经节瘤是一种相对少见的疾病，其术后复发转移并同时伴发其他原发癌的病例更为罕见，因此本病例给予了我们相关治疗经验的提醒。

病例点评

这里报告了一例起源于腹膜后的副神经节瘤诊断及治疗经验。病例为腹膜后副神经节瘤术后 5 个月复查时发现复发转移，并同时发现肺部病灶，当时结合影像学检查考虑肺部病灶为转移瘤可能性大，行全身化疗 16 个周期后盆腔复发及转移病灶评效 PR，肺部病灶评效 SD，此时经 MDT 讨论建议进行肺部病灶穿刺活检，结果提示肺部病灶为原发癌，这是本例病例的特殊之处。对于副神经瘤术后的复发转移病灶要格外警惕鉴别诊断是否为原发病灶的可能，及时调整治疗方案，对副神经节瘤的肿瘤生物学行为研究及诊断治疗给予了一定提示。

病例提供者：闫晓菲　石　刚　张　睿

点评专家：赵东兵

笔记

原发性肝脏神经内分泌肿瘤合并乳腺癌一例

病历摘要

患者女性，41 岁，主因“发现乳腺癌伴肝占位 1 月余”入院。患者 2014 年 10 月上旬体检发现右乳外上象限肿物，大小约 2.0cm × 2.5cm，质硬无压痛，活动度差，右腋下未触及肿大淋巴结；细胞学穿刺提示增生活跃的导管上皮细胞，部分细胞非典型改变；腹部 CT 平扫提示肝右叶不规则肿物，大小约 8.9cm × 6.3cm，考虑恶性，原发肝肿瘤与转移瘤待鉴别。2014-10-29 于我院行右侧乳腺单纯切除术 + 右侧前哨淋巴结活检术，术后病理为右乳导管原位癌、淋巴结未见转移癌（pTisN0）。现为求肝占位诊治就诊我科。

既往高血压 3 年，口服降压药，血压控制在 130/80mmHg 左右。婚育史、个人史、家族史无特殊。

体格检查

生命体征平稳，全身浅表淋巴结无肿大，右乳缺如，心肺无明显异常，腹平坦，腹软，无压痛、反跳痛，肝脾肋下未触及，肠鸣音正常，双下肢无水肿。

辅助检查

1. 血常规、血生化、凝血功能、病毒指标等未见明显异常；肿

笔记

瘤标志物：AFP 2.77ng/ml，CA199 9.4U/ml，FER 47.82ng/ml。

2. 2014 年 11 月行肝脏 MRI 检查（图 3-26）。

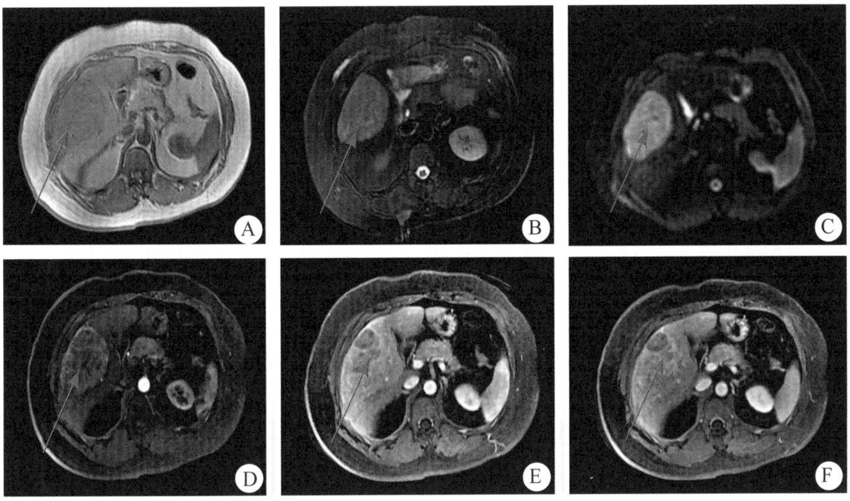

图 3-26 腹部肝脏 MRI（术前）：肝右叶肿物 11.2cm × 7.7cm，T_1WI 呈略低信号，T_2WI/FS 呈不均匀高信号，DWI 可见明显扩散受限，增强后早期明显强化，延迟期强化程度减低，内见斑驳状强化区，考虑腺瘤可能，不除外恶性

诊断过程

1. 结合患者上述病史、影像学检查和实验室检查，临床诊断考虑为：① 肝占位性病变 转移瘤？② 右乳导管原位癌术后； ③ 高血压。

2. 查房讨论：根据本例患者病史特点，考虑右乳导管原位癌伴肝占位性病变。乳腺导管原位癌发生肝转移可能性较低，肝脏 MRI 考虑肝腺瘤可能，诊断乳腺癌伴肝转移瘤证据不足；患者既往无乙型肝炎病史，肿瘤标志物 AFP、CA199 均正常，肝脏 MRI 未表现肝癌典型特征，暂不考虑原发性肝癌。患者及家属考虑肝脏穿刺风险较大，为进一步明确肝占位病理性质，决定行手术治疗。

3.2014 年 12 月行右半肝切除术，术后病理提示神经内分泌瘤（NET G2），G2 核分裂象 4 个 /10HPF，未见明确脉管瘤栓及神经侵犯。

笔记

免疫组化提示 AFP（－），Hepatocyte（－），CK7（－），CK18（3+），Ki-67（+10%），ER（－），PR（灶弱+），GCDFP-15（－），CDX2（1+），CK20（-），Syn（2+），CgA（1+），CD56（－），CEA（－），CK19（3+）。

4. 为明确肝脏神经内分泌肿瘤的来源（原发性或转移性），患者进一步完善了 ^{18}F-FDG PET/CT、生长抑素受体显像（图 3–27）和 ^{68}Ga-DOTA-TATE PET/CT 检查（图 3–28）。^{18}F-FDG PET/CT 及生长抑素受体显像均未见异常摄取病灶；^{68}Ga-DOTA-TATE PET/CT 结果提示肝外未见高摄取病灶，肝 S4 段放射性摄取增高，大小约为 1.1cm × 1.9cm，SUVmax10.0。根据以上影像学检查结果可排除肝外 NETs 原发灶的转移，该例患者诊断为原发性肝脏神经内分泌肿瘤。检查同时发现肝内小病灶，因无法准确定位，决定暂不予处理，定期观察病灶变化，待病灶增大后明确定位再行下一步治疗。

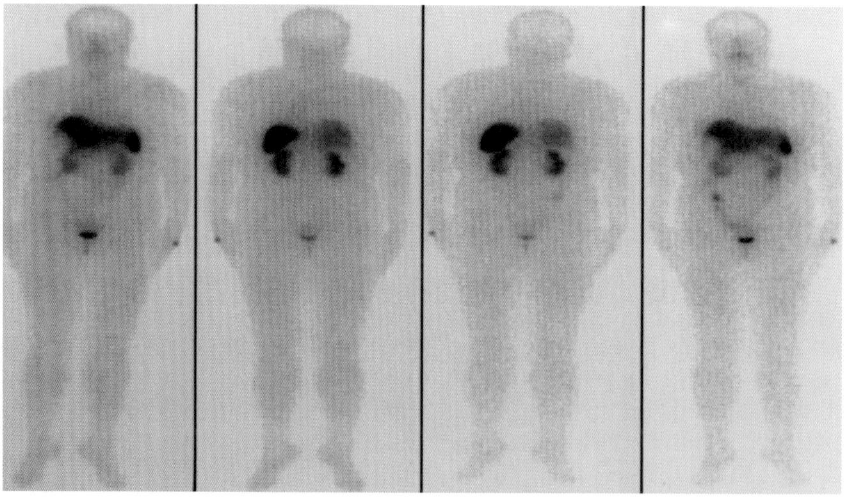

图 3–27　2014 年 12 月生长抑素受体显像：肝脏神经内分泌肿瘤切除术后，未见明确生长抑素受体高表达病变

笔记

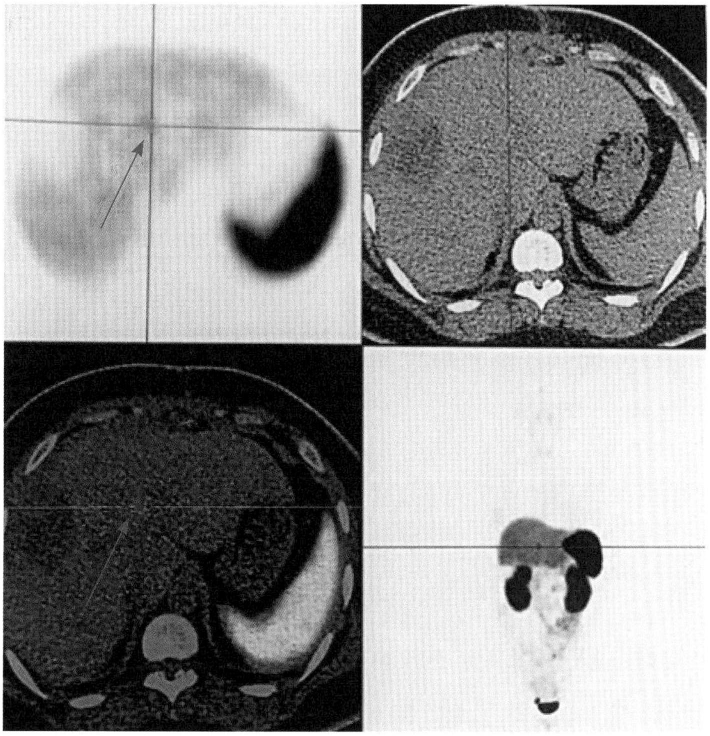

图 3-28　2015 年 1 月 ^{68}Ga-DOTA-TATE PET/CT：肝脏神经内分泌肿瘤切除术后，肝 S4 段放射性摄取增高，大小约为 1.1cm × 1.9cm，SUVmax10.0。其余部位未见明确摄取增高病灶

5. 2015 年 7 月肝脏 MRI 提示肝左叶小结节，结合病史，不除外肝转移；2015 年 8 月局麻下行超声引导下经皮射频消融术。2017 年 5 月复查肝脏 MRI 提示肝左内叶小结节，约 1.1cm × 1.1cm，需警惕恶性可能；2017 年 5 月局麻下行超声引导下经皮射频消融术。随访至 2019 年 1 月，患者一般情况良好。

病例讨论

1. 原发性肝脏神经内分泌肿瘤的流行病学及临床特点

原发性肝脏神经内分泌肿瘤（primary hepatic neuroendocrine

笔记

tumors，PHNETs）的起源仍不清楚，目前研究考虑 PHNETs 可能起源于①肝内具有神经内分泌功能的异位胰腺组织或肾上腺组织；②肝内胆管上皮中的神经内分泌细胞；③恶性肝脏干细胞前体。PHNETs 的发病率较低，仅占所有原发性肝脏肿瘤的 0.11%，占全身 NETs 的 0.77%。PHNETs 好发于 40~60 岁人群，男女发病比例无明显差异。本病的临床表现缺乏特异性，少数患者可表现为皮肤潮红、腹泻等典型的类癌综合征，大部分患者因体检偶然发现，且既往无肝炎、肝硬化等肝脏基础疾病，AFP、CEA 等肝脏肿瘤标志物均在正常范围内。

2. 原发性肝脏神经内分泌肿瘤的诊断

原发性肝脏神经内分泌肿瘤的诊断依赖于以下两点：①病理诊断证实为肝脏 NETs；②排除肝外 NETs 原发灶的转移。病理诊断主要通过穿刺活检和手术切除获取肿瘤标本并行组织病理学检测，组织病理学检测包括常规 HE 染色与免疫组织化学标志物检测。免疫组织化学标志物 CgA、突触素和 NSE 的阳性表达常被认为是诊断 NETs 的必要证据。肝脏 NETs 大多数为转移性肝脏 NETs，PHNETs 极为罕见，排除肝外 NETs 原发灶的转移是诊断 PHNETs 的关键。目前，排除肝外 NETs 原发灶的转移主要通过影像学检测技术，其中功能性全身显像如生长抑素受体显像（^{68}Ga-SSA PET/CT、^{99m}Tc-HTOC SPETCT 等）、葡萄糖代谢显像（^{18}F-FDG PET/CT）等在 NETs 的诊断及预后评估中起到重要作用。^{68}Ga-SSA PET/CT 主要用于分化好、恶性程度低的 NETs（G1 和 G2）；对于分化差、恶性程度高的 NETs（G3），^{18}F-FDG PET/CT 是首选的影像诊断方法。但是，神经内分泌肿瘤是一类异质性很强的肿瘤，即使是同一病例不同病灶间的生物学活性也不相同，因此生长抑素受体显像与葡萄糖代谢显像的联合应用有利于评估全身 NETs 的情况。本例患者为 G2 的肝脏神经内分泌肿瘤，通过联合两种功能性显像排除了肝外 NETs 的转移同时发现了肝内其他病变，对明确诊断、指导下一步治疗提供了巨大帮助。在缺少功能性全身显像如 ^{68}Ga-SSA PET/CT 的情况下，PHNETs 的诊断均存疑。除了功能性全身显像，PHNETs 在 MRI 表现上也具备一定的特点：① T_1 加权成像上表现为异质性和低信号肿块，肿瘤内部可伴有囊性和出血性低信号；② T_2 加权成像上为明显高信号，DWI 上明显弥散受限；③增强 MRI 可表现为病灶由边缘向中心强化，动脉期明显增强、持续强化。但是 PHNETs 在 MRI 上的表现较难与其他由肝动脉供血的富血供肝脏肿瘤（如肝细胞癌、肝腺瘤和局灶性结节性增生等）相鉴别。

3. 原发性肝脏神经内分泌肿瘤的治疗

PHNETs 的治疗提倡多学科、多模式的以手术为主的综合性治疗。手术切除是可切除 PHNETs 有效的治疗手段，相关研究表明 PHNETs 具有较高的可切除率及良好的手术预后，术后最长的无病生存时间可达 98 个月，最长生存时间达 107 个月，术后的 1 年生存率达 100%，1 年复发率达 45.5%。对于不可切除的 PHNETs 患者，可采用 TACE、放疗等局部治疗和化疗、靶向治疗等全身治疗。目前仍缺少相关治疗手段在 PHNETs 中应用的大样本研究，胃肠道 NETs 的治疗方法对 PHNETs 的治疗有一定的参考价值。

病例点评

该病例为一例典型的肝脏原发性神经内分泌肿瘤。总结特点如下：①发病率极低，原发于肺及胃肠胰的神经内分泌肿瘤最为常见，

笔记

肝脏是其罕见部位之一；②病因不明，有理论认为其可能起源于肝脏始祖细胞、异位胰腺或肾上腺组织细胞或胆管起源的细胞；③临床诊断较为困难，但对于无肝炎病史、影像上具有高血供、囊性变的相对典型特点的病例需要考虑肝脏神经内分泌肿瘤可能；综合病理诊断联合全身功能性显像除外肝外原发病灶应作为该病的诊断标准；④手术切除是有效的治疗手段，不可手术切除的病例依据其分级及肿瘤负荷采取化疗或生长抑素类似物等药物积极治疗可以改善预后。

病例提供者：陈启晨　毕新宇

点评专家：周健国

肝脏混合性肝细胞癌 – 神经内分泌癌综合治疗一例

病历摘要

患者男性，26 岁，因“食欲下降 2 周，发现肝占位 7 天”入院。患者 2 周前食欲下降在外院行超声检查，提示肝内巨大实性肿块约 19cm × 16cm，脾大。行中上腹部 CT：肝右叶占位 153mm × 124mm，考虑巨块型肝癌可能，门静脉右支显示欠清。为求进一步诊治至我院。

笔记

既往垂直传播乙肝，未行抗病毒治疗。

体格检查示肝脏肋下三指，质硬，无压痛。

术前辅助检查

入院前检测乙肝病毒表面抗原 5483 COI、甲胎蛋白＞60500.0ng/ml；入院前超声检查示肝区回声较密尚均，右叶及左内叶见 155mm × 145mm 稍高回声不均质团块，CDFI 内见线状彩色血流。肝内巨大占位，考虑转移性肿瘤（metastatic tumors，MT）可能；腹部 CT（图 3–29）检查示肝右叶见一巨大混杂团块状低密度影，边界尚清，大小约 15.3cm × 11.8cm，密度欠均匀，增强后病灶不均匀强化，中央坏死区无强化，考虑肝右叶巨块型 MT（胆管源性）。

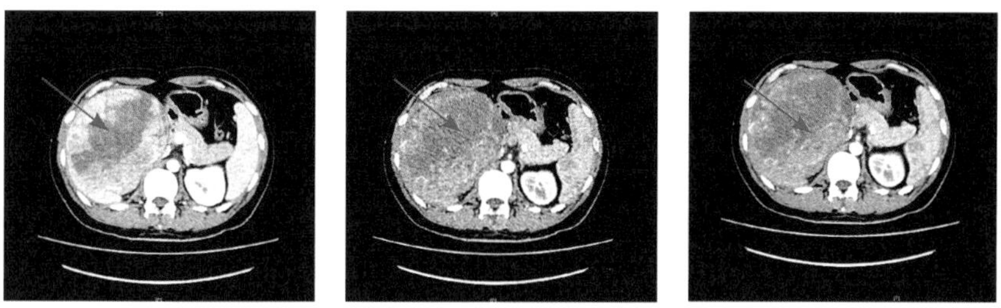

图 3–29　腹部 CT 示肝内巨大占位，混杂团块状密度影

入院检查 MRI（图 3–30）示肝脏左右叶交界处见巨大团块状异常信号灶，边界较清，最大横截面约 12.5cm × 15.3cm，中央坏死区域强化不明显，病灶右上方另见小结节状子灶，直径约 1cm，门脉右支受压，局部肝内胆管稍扩张，考虑肝恶性肿瘤伴子灶形成，肝门、十二指肠旁等多处淋巴结转移。

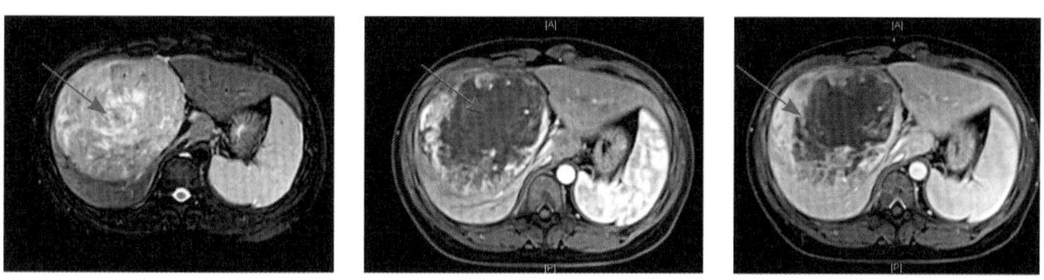

图 3–30　MRI 示肝内巨大占位伴子灶形成

笔记

入院后腹部 ^{18}F-FDG PET/CT（图 3-31）图像示肝脏右叶见巨大稍低密度肿块、密度不均匀，伴糖代谢异常增高，大小约为 132mm × 140mm × 170mm；肝脏右叶膈顶部近包膜处见糖代谢异常增高的稍低密度灶，直径约为 14.5mm；肝内外胆管无扩张；肝胃间隙及胰头旁见糖代谢异常增高的肿大淋巴结，较大 2 处大小分别约为 21.5mm × 13.5mm 和 15.6mm × 12.5mm，考虑为肝脏右叶巨块型 MT 伴周围子灶形成；肝胃间隙及胰头旁淋巴结转移；脾脏肿大；盆腔少量积液。

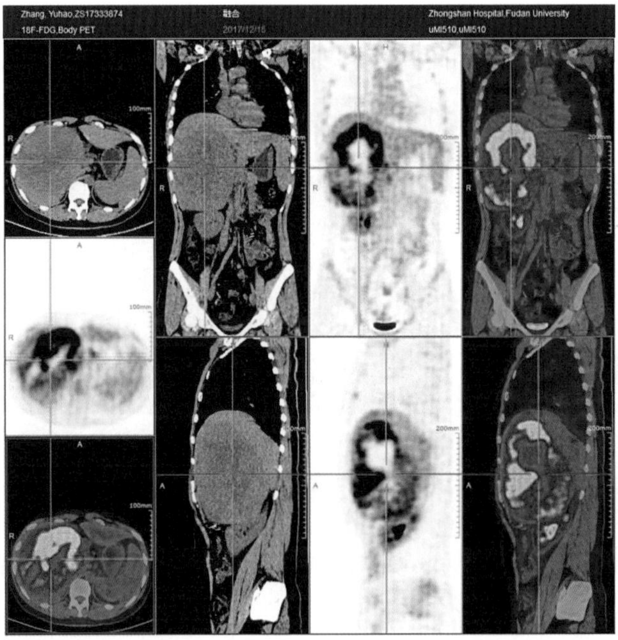

图 3-31　^{18}F-FDG PET/CT

诊断过程

结合患者上述病史、实验室及影像检查，临床诊断考虑为肝恶性肿瘤。术前评估肿瘤可切除，完善术前准备。于全麻复合硬膜外麻醉条件下行特殊肝段切除（右三叶Ⅳ、Ⅴ、Ⅵ、Ⅶ、Ⅷ段）+ 胆囊切除 + 肝十二指肠韧带骨骼化清扫术，术中见肝右叶巨大型肿块，

笔记

术后病理报告诊断为混合性肝细胞肝癌 - 神经内分泌癌，肝细胞肝癌成分约占 50%，分化Ⅲ级，神经内分泌癌成分约占 50%（大细胞神经内分泌癌），伴坏死。脉管内癌栓易见，癌栓成分为神经内分泌癌。癌组织累及肝被膜。见神经内分泌癌播散灶，直径 1.2cm。胆囊旁脉管内见神经内分泌癌癌栓。肝十二指肠韧带左侧淋巴结 5 枚，均未见癌转移；肝十二指肠韧带右侧淋巴结 1 枚，见神经内分泌癌转移。

免疫组化结果示肝细胞肝癌区 AFP（+），CD34（血窦丰富），GS（弥漫 +），HSP70（+），Ki-67（50% 阳性），Syn 阴性；神经内分泌癌区 Syn（+），AFP、HSP70 阴性，Ki-67（80%阳性）。Ki-67 增殖指数均较高。

术后治疗

术后 1 个月入我院行 MRCP+ 肝脏增强检查未见转移征象，血清肿瘤标志物 AFP 1804ng/ml、糖类抗原 125 76.3U/ml，考虑患者存在复发高危因素：原发灶＞ 5cm、分化程度Ⅲ级、存在卫星灶、镜下脉管内癌栓易见，存在淋巴结转移等，对患者进行辅助性 TACE。分别于术后 1 个月、术后 2 个月予经 2 次 TACE：化疗药为 5-Fu 1000mg、VP16 100mg、DDP 60mg，术中造影示肝右动脉缺如，肝左动脉及其分支较细，实质期肝左叶未见明显肿瘤染色。取术后肿瘤组织石蜡切片及全血行 NGS 检测未见突变基因，MSI 检测示微卫星稳定。术后 35 天起予干扰素 + 胸腺肽治疗，未有不良反应。

此后规律随访，复查超声、肿瘤标志物未见异常。术后 5 个月复查 MRI 提示尾叶稍大淋巴结，胸部 CT 示右下肺小结节，肿瘤标志物未见升高，未予处理。

笔记

术后 8 个月患者出现腰背部酸痛，伴食欲下降，NRS 评分 7 分。遂至我院复查，腹部 MRI 提示后腹膜多发淋巴结转移，右肾动脉受累，较前进展；胸部 CT 示右下肺小结节，转移可能大。PET/CT 示肝门区、腹膜后及十二指肠降部旁多发转移，侵犯右侧肾上腺和十二指肠降部；纵隔支气管隆突下和食管旁淋巴结转移；右肺下叶、左侧锁骨区淋巴结转移及腹腔种植转移不除外。此时 AFP 阴性，而 NSE 升高至 211ng/ml。患者术后病理可见多发神经内分泌癌栓，淋巴结见神经内分泌癌转移，结合 MRI，考虑复发转移。由于所转移部位均不宜行穿刺活检术，取患者血液再次行 NGS 检测，示 *KRAS*、*NRAS* 基因突变，支持肿瘤复发转移。

予姑息一线纳武利尤单抗 240mg d1 + 阿帕替尼 250mg qd，q2w 方案治疗 2 次，同时针对腹膜后转移淋巴结行 3 次高能聚焦超声刀治疗。治疗后患者出现发热，咳嗽咳痰，予抗感染及解热镇痛治疗。

第 1 次化疗后患者出现全身大片红色皮疹，面部首发，1 天进展至上肢、躯干，表面无破溃，无皮肤剥脱，伴明显瘙痒，考虑药物性皮炎，予以糖皮质激素治疗后好转。

第 2 次化疗后复查腹部 PET/CT 提示肝门区、腹膜后及十二指肠降段旁多发转移，侵犯右侧肾上腺和十二指肠降段，纵隔气管隆突下和食管旁淋巴结转移，均较前增大、糖代谢增高，总体较前进展；腹盆腔积液。血清学检查示 NSE 升高至 370ng/ml；较前明显升高。患者疼痛加重，应用 15mg 皮下吗啡仍无法控制，改为奥施康定 40mg q12h 口服，后患者腰痛缓解，奥施康定减量为 10mg q12h。

结合临床症状加重、肿块增大及影像学检查，考虑疾病快速进展，改为姑息二线安维汀 +EP 方案化疗：安维汀 600mg（7.5mg/kg）d1+ 依托泊苷 200mg d1～d3+ 顺铂 50mg d1～d3，q3w。化疗 5 次，复查血清 NSE 分别为 147 ng/ml、51.6 ng/ml、29 ng/ml。NSE 水平显著下降，

笔记

化疗 2 次后腹、盆腔 CT+ 增强示肝 MT 术后改变；腹膜后多发转移，左肾动静脉受侵机会大，较前 MRI 片缩小；腹盆腔及右侧胸腔积液。化疗 5 次后复查腹盆增强 CT 示腹膜后多发转移，较前片相比有所缩小；腹盆腔积液稍减少。

考虑二线化疗有效，继续原方案化疗。

病例讨论

鉴别诊断转移源性和原发性肝细胞肝癌：

混合型神经内分泌癌在胃肠道相对常见，WHO 定义为内分泌及外分泌成分均不低于 30%，肝脏原发混合型肝细胞肝癌和神经内分泌癌十分罕见，其起源、临床特征、诊断及治疗标准均尚不明确，其诊断依靠病理结果。

病理学中将其分为 2 型。1 型为混合型，即肝细胞肝癌成分与神经内分泌癌成分穿插混杂，不可单独区分区域，光镜下可辨两种肿瘤的不同形态，肝细胞肝癌区表达 Hepa、Arg-1、GPC3 等免疫组化标记，神经内分泌癌区域则表达 Syn、CgA、CD56 等标记；2 型为碰撞型，肝细胞肝癌区与神经内分泌癌区可见明显界限，可单独区分区域，光镜下可辨两种肿瘤的不同形态，肝细胞肝癌多分化较差，表达 Hepa、Arg-1、GPC3 等免疫组化标记，神经内分泌癌可为小细胞癌或大细胞神经内分泌癌，表达 Syn、CgA、CD56 等标记；根据现有病例报道，1 型较 2 型常见，本例为 1 型。

由于肝脏转移性神经内分泌肿瘤常见，而原发罕见，故诊断是应排除转移源性神经内分泌癌方可诊断，排查患者全身其他部位有无占位性病变。

分化差的肝细胞肝癌可存在多种形态，部分肝细胞肝癌如小细

笔记

胞肝细胞肝癌、伴有干细胞特征的混合型肝细胞 - 胆管细胞癌等形态学可能混淆，其不表达 Syn、CgA、CD56 等标记。

据报道两种肿瘤可共同 *CTNNB1*、*PD-1*、*PGP* 和 *SMO* 等基因突变，肝细胞肝癌 *CTNNB1* 基因突变可与神经内分泌癌位点不同，有一例肝细胞肝癌存在 *EGFR* 突变。

治疗原则

文献案例报道显示此病患者预后差，与单纯原发性肝细胞肝癌相比预后更差，术后早期复发转移多见，目前尚无标准治疗方案，目前推荐手术并于术后进行辅助性 TACE 及预防性化疗可能使患者获益，化疗方案推荐使用基于铂类化疗药的方案，化疗方案的选择对患者影响较大。进行基因检测寻找靶向药治疗可能对其有帮助。

基于本例而言，脉管内癌栓、淋巴结转移等病理学特征对患者后续治疗指导意义重大，本例患者淋巴结及胆囊血管内转移癌栓成分为神经内分泌癌，其复发转移成分为神经内分泌癌的可能性更大，而后续诊疗过程中第二次 NGS 检测示 *KRAS*、*NRAS* 基因突变，对 EP 方案反应良好均提示其复发转移成分为神经内分泌癌可能性更大。

病例点评

本例为肝脏原发混合型肝细胞肝癌和神经内分泌癌，2017 年 WHO 神经内分泌肿瘤分类将消化系统的这类肿瘤命名为混合性神经内分泌 - 非神经内分泌肿瘤（mixed neuroendocrine-non-neuroendocrine neoplasms，MiNEN），取代原来的混合性腺神经内分泌癌（mixed adeno-neuroendocrine carcinoma，MANEC），因为非神经内分泌肿瘤成分不仅可以是腺癌，也可以是鳞癌，腺泡细胞

笔记

癌等其他成分。

本例患者疾病复发转移后根据血清肿瘤标志物及 EP 方案的疗效，推测转移灶为 NEC 可能大，尽管临床常见 MiNEC 术后复发转移灶成分为 NEC，但是由于本类疾病少见，复发后仍建议行活检，明确病理，以指导治疗方案。晚期 NEC 目前一线治疗方案仍参照小细胞肺癌的治疗方案，为依托泊苷联合铂类。目前有研究结果显示分子靶向药物安罗替尼和免疫检查点抑制剂对化疗失败后小细胞肺癌的疗效，但是在神经内分泌癌的疗效及疗效预测标志物仍待临床研究结果证实。

病例提供者：黄素明　李　倩　纪　元

点评专家：程月鹃

原发性肝脏神经内分泌癌侵犯胆囊手术切除一例

病历摘要

患者男性，77 岁，因“双下肢伴眼睑水肿 10 天”就诊。患者 10 天前无诱因出现双下肢对称性水肿，指压轻度凹陷，伴眼睑水肿，无局部疼痛，休息后无明显改善，后来院就诊，为进一步诊治门诊

笔记

拟“浮肿待查”收住入院。既往有“高血压病”病史，血压最高达170/100mmHg，未正规治疗，未服用任何药物，否认糖尿病、冠心病病史。否认手术史及输血史。否认肝炎、结核等传染病史。

体格检查

体温 36.6 ℃，脉搏 87 次 / 分，呼吸 16 次 / 分，血压200/80mmHg，神志清楚，精神尚可，体型偏瘦，步入病房，自主体位，查体合作。皮肤、巩膜无黄染，全身浅表淋巴结未及肿大，头颈无畸形。颈软无抵抗，气管居中，甲状腺不大。胸廓对称，两侧呼吸运动对称，两侧呼吸音清。未闻及干湿性啰音。心律齐，各瓣膜听诊区未闻及杂音。腹平软，无胃肠型及蠕动波，无腹壁静脉曲张，腹部稍有压痛、无反跳痛，肝脾肋下未触及，Murphy 氏征（－），肝区、肾区无叩击痛，移动性浊音（－），脊柱、四肢活动度正常，双下肢无水肿。生理反射存在，病理反射未引出。

辅助检查

CT 示肝占位：癌？胆囊底壁增厚：受侵可能大。但不除外胆囊占位伴肝转移可能。肝脏多发小囊肿。腹腔积液。前列腺钙化；盆腔少许积液。两侧胸腔积液；两侧胸膜增厚。右侧股骨上段及左侧髋臼致密影。腹部 MRI：肝左叶异常强化灶，转移可能。

^{68}Ga-DOTA-NOC 全身 PET/CT：肝左叶低密度影、与胆囊分界不清、SSTR 高表达，SUVmax=8.1，肝脏神经内分泌肿瘤侵犯胆囊可能（图 3-32、图 3-33）。

实验室检查：神经特异性烯醇化酶 81.09ng/ml（＜ 16.3ng/ml），非小细胞肺癌相关抗原 9.44 ng/ml（＜ 3.3ng/ml），甲胎蛋白 AFP 1.54 ng/ml（0.89 ~ 8.78ng/ml）；嗜铬粒素 A 943.13ng/ml（27 ~ 94ng/ml）。

笔记

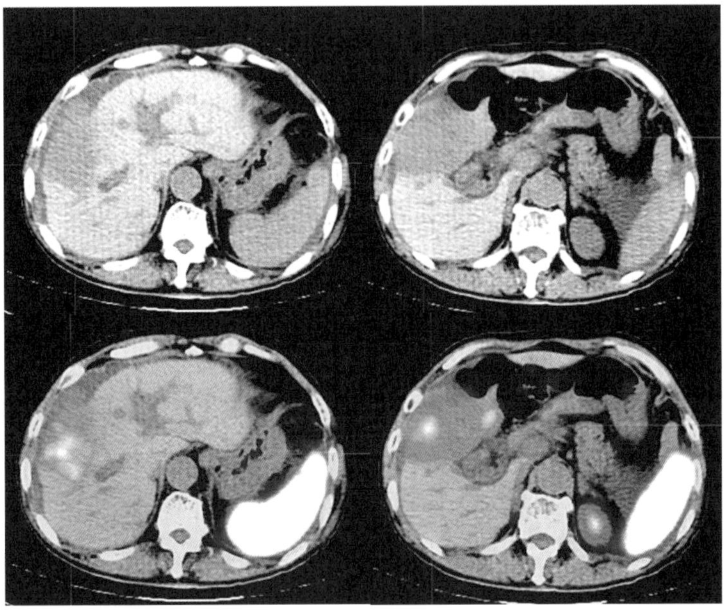

图 3-32　肝内低密度影、与胆囊分界不清，SSTR 高表达，SUVmax=8.1

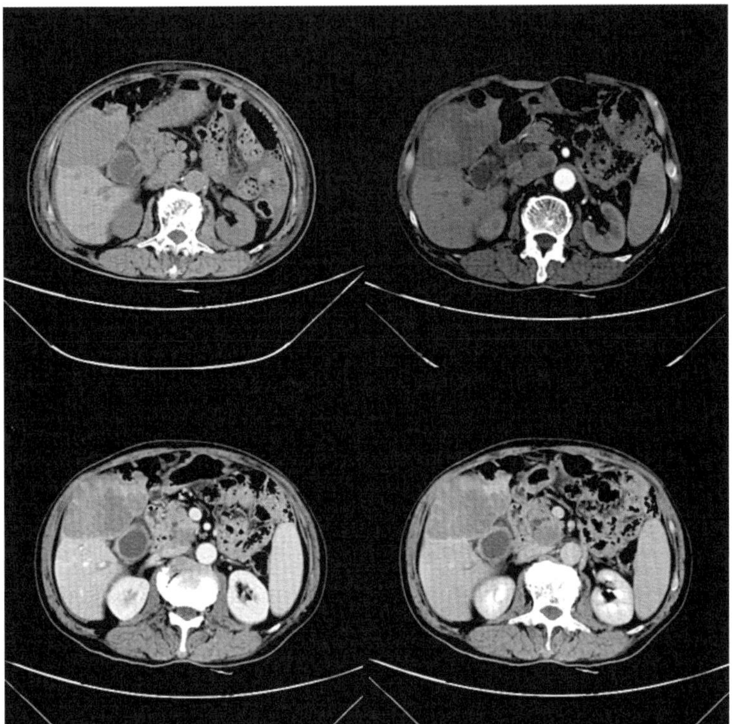

图 3-33　肝内低密度影、增强扫描后呈不均匀延迟强化，肿块与邻近胆囊分界不清，胆囊底壁明显不均匀增厚，增强扫描呈不均匀延迟强化

笔记

诊断过程

结合患者上述现病史，体征和实验室检查，临床诊断考虑为：肝脏神经内分泌肿瘤，侵犯胆囊可能。术前评估肿瘤可切除。患者入院后经静脉营养支持治疗，遂在全麻下行右肝肿瘤切除 + 胆囊切除 + 腹腔淋巴结切除术，术中见肝脏肿瘤位于肝Ⅴ段、部分Ⅷ肝段，大小约 15cm × 10cm × 10cm，完整切除肝脏肿瘤及胆囊；切除胰头后淋巴结，大小约 5cm × 4cm × 3cm。手术顺利，术后安返，术后予补液、营养等对症处理。

术后病理报告（图 3-34）诊断为肝神经内分泌癌（NEC，G3），癌肿大小 10.0cm × 7.0cm × 8.5cm，肝组织切缘未见癌组织侵及；胆囊见癌组织侵及，局灶胆囊上皮示高级别上皮内瘤变，脉管内见癌栓，胆囊管切缘见癌组织侵及。免疫组化：CK7（局部 +）、CgA（2+）、Syn（3+）、CD56（1+）、CK20（－）、Villin（3+）、Ki-67（约 95% +）、Hepat-1（－）、Glyp-3（－）、Arg-1（－）、CEA（+）、PGP（+）、CD34（血管内见癌栓）、D2-40（－）。

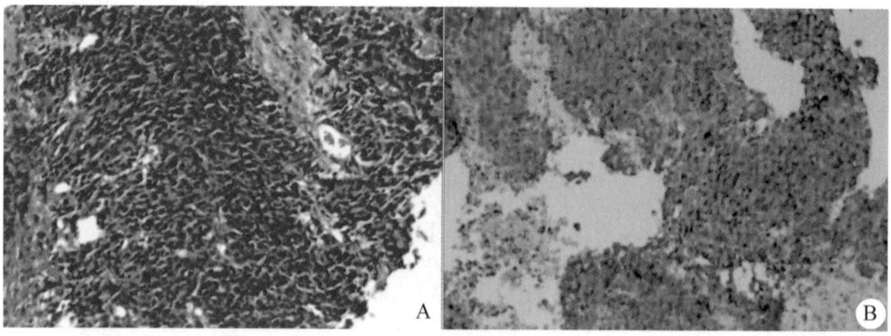

图 3-34　术后病理

注：A：HE × 100；B：CgA × 100

病例讨论

肝脏多为神经内分泌癌常见的转移部位，原发于肝脏者较为罕见，占所有原发肝脏者较为罕见，占所有原发肝脏肿瘤的 0.46%，占全身神经内分泌肿瘤的 0.8%~4.0%，肝脏原发性 NEC 可发生在任何年龄，好发年龄为 40~50 岁，无明显性别差异，女性略多，临床表现缺乏特异性，主要表现为上腹部胀痛、黄疸、乏力、纳差等，本例患者为老年男性患者，根据临床相关检查，需要与以下几种疾病鉴别。

1. 原发肝细胞癌：常发生于肝硬化的基础上，甲胎蛋白常增高，CT 强化方式多为对比剂“快进快出”，本例患者不符合。

2. 纤维板层型肝癌（fibrolamellar carci-noma of liver，FLC）：FLC 是不常见的恶性肝细胞肿瘤，侵袭性低于 HCC。FLC 特征是青少年或青年男性，无肝硬化、AFP 升高、病毒性肝炎、酗酒等病史。FLC 影像特征：正常肝内分叶状不均匀密度肿块，病灶大、贯穿肿块的纤维带，形成中心瘢痕，30%~60%可见钙化。动脉期不均匀强化。SSTR 表达不增高，本例病变不符合。

3. 胆管细胞癌：典型胆管细胞癌表现为侵润性肿块，肝包膜收缩及延迟期强化。本例患者 CgA 升高，SSTR 表达增高，暂不考虑。

4. 肝脏转移瘤：多数肝转移是多发病灶，77% 累及两叶，仅 10%为孤立。乏血供转移最常见。本例患者 CgA 升高，SSTR 表达增高，是否为胆囊神经神经内分泌肿瘤侵犯肝脏需鉴别。

病例点评

本例患者初诊时考虑肝脏神经内分泌癌侵犯胆囊，但同时不排除胆囊神经内分泌肿瘤侵犯肝脏可能。患者经手术切除病灶后获得术后病理证实诊断。肝脏原发性 NEC 临床特征缺乏特异性，一般认为其起源于肝内毛细胆管上皮散在分布的神经内分泌细胞，属于上

笔记

皮型神经内分泌肿瘤。肿瘤细胞核分裂象多见，Ki-67 指数较高。临床中 CgA 和 Syn 对肝脏 NEC 的病理诊断具有一定特异性，血清 AFP、CEA 常无明显升高。

常规影像检查对于肝脏原发性 NEC 缺乏特异性，^{68}Ga-DOTA-NOC 全身 PET/CT 检查具有一定的辅助诊断价值，需穿刺活检明确病理，手术切除是肝脏原发性 NEC 的最佳治疗方式。术后 5 年复发率为 18%~40%，5 年生存率为 56.3%~78.0%。

本文中 ^{68}Ga-SSA PET/CT 为阳性，有助于神经内分泌肿瘤的诊断，肿瘤放射性摄取直接反映 SSTR 表达水平，有利于评价肿瘤分化程度，若结合 ^{18}F-FDG PET，有助于肿瘤生物学行为的评价，有助于 NET 和 NEC 鉴别诊断，为选择治疗方案提供重要依据。

对于不能进行手术治疗或者术后复发的患者，参照其他神经内分泌肿瘤的治疗指南，辅以内科化疗、靶向、局部介入治疗或者放射性核素治疗。

因此，临床中对于肝脏神经内分泌肿瘤，应综合考虑患者具体病情、首先明确诊断，综合各种治疗方法优势进行针对性治疗。

病例提供者：赵震宇　姚晓晨　王　峰

点评专家：霍　力

笔记

意外胆囊神经内分泌癌手术切除一例

病历摘要

患者男性，69 岁，因“右腹部不适 3 年”入院。患者 3 年前无明显诱因出现右下腹部不适，逐渐发展为间断右下腹隐痛，VAS 评分 1~2 分，与体位及进食无关，无发热、恶心、呕吐、皮肤巩膜黄染等表现，患者未予重视，未就诊。半个月前就诊于我院门诊，腹部超声示胆囊大小未见异常，壁稍毛糙，壁上见数个中等回声，较大者 1.6cm × 1.0cm，随体位移动位置未见明显变化。考虑胆囊占位拟行手术治疗。既往高血压、银屑病病史，饮酒 30 年，吸烟 20 年。

体格检查

全腹平软，右下腹压痛，无反跳痛、肌紧张，未及包块，肝脾肋下、剑下未及，麦氏点、双输尿管点无压痛，Murphy 氏征（ – ）。全腹叩鼓音、肝脾叩痛（ – ），移动性浊音（ – ）。肠鸣音 3 次 / 分。

辅助检查

肝胆胰脾双肾超声：肝剑下、肋下（ – ），肝实质回声尚均。胆囊大小未见异常，壁稍毛糙，壁上见数个中等回声，较大者为 1.6cm × 1.0cm，随体位移动位置未见明显变化，CDFI：未见明显血流信号。胆总管 0.4cm，门脉 1.0cm。胰腺形态结构未见异常。脾厚 3.3cm，肋下（ – ）。双肾集合系统见数个强回声，较大者长约 0.5cm，

笔记

后方无明显声影。双侧肾脏大小形态结构未见异常，肾盂肾盏未见扩张。胆囊壁稍毛糙；胆囊壁多发中等回声，建议密切随诊或进一步检查；双肾多发小结石可能。

诊断过程

结合患者现病史，体征和影像学检查，临床诊断考虑为胆囊占位性质待定，胆囊息肉、胆囊癌可能。完善术前检查后，遂在全麻下行腹腔镜胆囊切除术，术后对症治疗，患者恢复良好出院。

术后病理报告（图 3-35）诊断为胆囊神经内分泌癌（NEC，核分裂＞ 50HPF），侵透深肌层达周围脂肪组织，可见脉管内瘤栓，胆囊断端未见特殊。免疫组化结果显示：CD20（ – ），CD3（ – ），CgA（+），Ki-67（index 80%），MUC1（ – ），P53（+），SMA（ – ），Syn（+）。

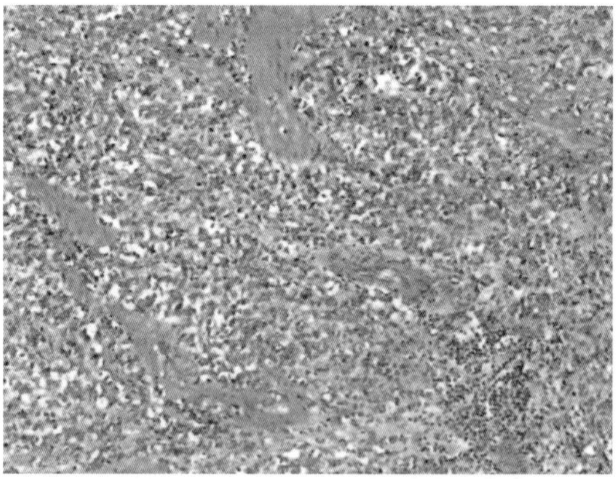

图 3-35　病理显示，HE × 100

病例讨论

1. 胆囊、胆管神经内分泌肿瘤的临床表现

胆系神经内分泌肿瘤无神经内分泌功能，因此并无相关神经内分泌症状。仅有占位相关症状。

笔记

2. 患者围手术期的处理

胆囊 NEN 患者无特殊处理。胆管 NEN 患者需监测术前胆红素、凝血等肝功能情况，及时引流减黄，维持水电解质平衡，注意凝血功能。

病例点评

胆系神经内分泌肿瘤极为罕见，仅占全部神经内分泌肿瘤的 1%~2%。由于此类肿瘤缺乏特异性症状、体征，没有激素相关症状，影像学表现无特异性，所以在术前几乎无法明确诊断。

在手术方式的选择上应尽量选取标准术式，保持足够的切除范围及足够的淋巴结清扫。本例患者其实属于意外胆囊神经内分泌癌，仅采取了腹腔镜胆囊切除，并未清扫淋巴结，对于肿瘤的分期判断是不明确的。建议此类手术术者在术中剖开胆囊，找到占位性病变，如果胆囊黏膜不连续或占位性病变非胆固醇样结晶，则需术中送冰冻病理检查，如果可能，积极与病理科医师讨论会诊。总之，此类患者术前诊断困难，术中决定手术方式至关重要。

病例提供者：郑志博　陈楚岩　李秉璐

点评专家：郑朝纪

笔记

胆囊混合性腺神经内分泌癌侵犯肝脏综合治疗一例

病历摘要

患者女性，51 岁，主因“体检发现肝神经内分泌癌侵犯胆囊半年”入院。患者于 2016 年 11 月因子宫肌瘤预手术治疗行腹盆 CT 检查发现肝右叶恶性占位，胆囊底受累可能。随后就诊于上级医院行腹部 MRI 检查提示肝左内叶与右前叶交界处肿物，大小约 8.9cm × 7.4cm，考虑胆管细胞癌可能大，侵犯胆囊底部；进一步行肝肿物穿刺活检提示（肝）神经内分泌癌，Ki-67（+，60%）。余既往史、个人史、家族史无殊。

体格检查

生命体征平稳，全身浅表淋巴结无肿大，心肺（－），腹平坦，腹软，无明显肌紧张、压痛及反跳痛，未及明显腹部包块，肝脾肋下未触及，叩诊鼓音，肠鸣音正常，直肠指诊（－）。

辅助检查

（1）实验室检查：血常规、血生化、凝血功能、病毒指标及肿标未见明显异常；血清 CgA（3 个周期化疗后）：112.71ng/ml（正常范围 19.4～98.1ng/ml）。

笔记

（2）腹部 MRI（图 3-36）：肝左内叶与右前叶交界处肿物，大小约 8.9cm × 7.4cm，考虑胆管细胞癌可能大，侵犯胆囊底部。

（3）超声引导下肝肿物穿刺病理：少许分化差的癌伴坏死，形态及免疫组化结果提示为神经内分泌癌。免疫组化：AE1/AE3（3+），CK18（3+），Syn（3+），CgA（1+），CD56（3+），TTF1（3+），AFP（－），NSE（1+），SSTR2（3+），P53（2+），MGMT（－），Ki-67（+，60%）。

（4）外院生长抑素受体显象（图 3-37）：（5 个周期化疗后）生长抑素受体显像未见异常。

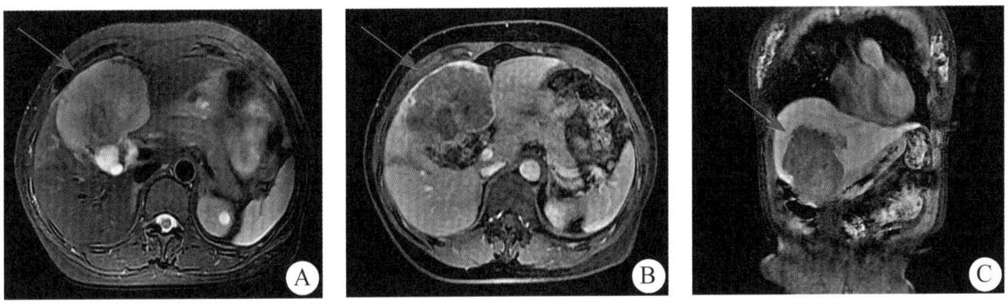

图 3-36　治疗前腹部 MRI（2016 年 11 月）

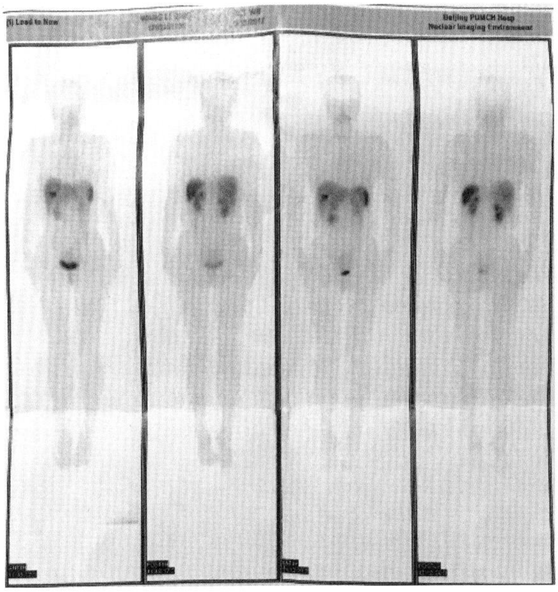

图 3-37　手术前、5 个周期化疗后生长抑素受体显像（2017 年 5 月）

笔记

诊断过程

结合患者上述病史，体征和辅助检查，临床诊断考虑为：肝脏神经内分泌癌侵犯胆囊（G3），子宫肌瘤。入院后第一次 MDT 讨论：患者肝肿物穿刺病理支持（肝脏）神经内分泌癌，诊断考虑肝神经内分泌癌侵犯胆囊，但同时不排除胆囊神经内分泌肿瘤侵犯肝脏，考虑肿瘤范围较大，同时与肝门区脉管关系密切，手术切除风险高，且存在 R1 切除或 R2 切除可能，故建议先行全身治疗。患者遂于 2016 年 12 月至 2017 年 4 月行 5 个周期依托泊苷（100mg d1）+ 顺铂（20mg d1 ~ d5）/21d，5 个周期化疗后复查肝脏 MRI（图 3-38）提示肝脏左内叶与右前叶交界处肿物较前明显缩小，现最大截面大小约 5.3cm × 4.0cm，肿物累及胆囊底部，胆囊底壁增厚，可见强化。治疗总体疗效评价 PR。

第二次 MDT 讨论，经 5 个周期化疗后，肝脏肿物较前明显缩小，考虑肝脏占位及胆囊行手术治疗可达 R0 切除，改善预后，延长生存。建议手术治疗。患者遂于 2017 年 5 月在全麻下行肝中叶不规则切除 + 胆囊切除术 + 肝门淋巴结清扫。术中探查见肿物位于右肝Ⅴ段及左肝Ⅳ b 段，范围约 5cm × 5cm，累及胆囊，胆囊底可见弥漫性增厚，质硬；术中间断阻断肝门 2 次，共 30 分钟；术中出血约 200ml，未输血，术后安返病房。

术后病理报告诊断为：①（肝Ⅳ段 + 肝Ⅴ段 + 胆囊）胆囊壁至邻近肝组织中见分化差的癌，符合胆囊混合性腺神经内分泌癌直接侵犯肝组织，其中中分化腺癌约占 50%，低分化神经内分泌癌（G3 级）约占 50%，肿瘤组织部分蜕变，伴大片坏死，符合中度治疗后反应；②可见脉管瘤栓，未见明显神经侵犯；③胆囊管断端腺上皮中 - 重度异型增生；④淋巴结未见转移癌（0/1）；⑤腺癌免疫组化：

笔记

AE1/AE3（3+），CK19（3+），CK7（3+），Syn（–），CgA（–），CD56（–），Ki-67（40%~50%）；⑥神经内分泌癌免疫组化：AE1/AE3（2+），CK19（个别+），CK7（灶+），Syn（2+），CgA（1+），CD56（3+），Ki-67（60%~70%）。

患者术后第2天顺利通气；术后第3天开始逐渐恢复饮食，流食、半流食逐步过渡正常饮食；术后第5天拔除腹腔引流管；术后第6天顺利出院。患者术后1个月复查肝脏MRI（图3–39）提示腹腔术后改变，肝脏部分缺如，术床区积液，未见明确肿瘤复发、转移表现。考虑患者胆囊混合性腺神经内分泌癌，建议术后依托泊苷+顺铂辅助治疗，但患者因自身原因拒绝继续化疗，故定期复诊，末次随访时间为2019年3月（胸腹盆CT及肝脏MRI）未见明确肿瘤复发转移征象，术后无瘤生存22个月。

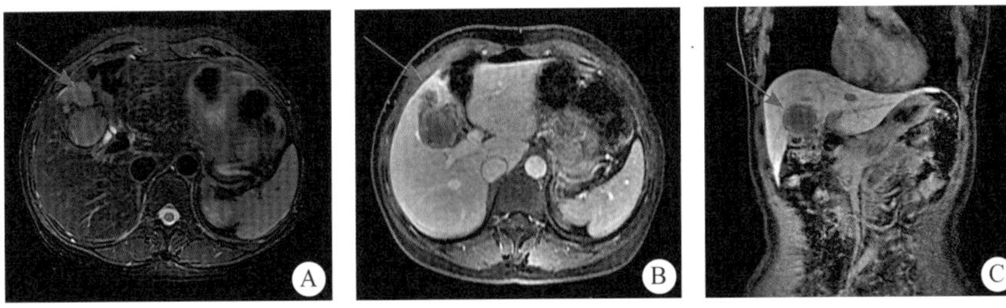

图3–38　术前、5个周期化疗后肝脏MRI（2017年5月15日）

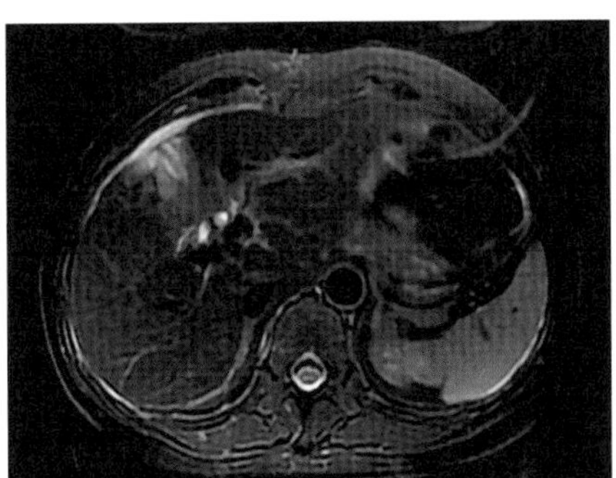

图3–39　术后1个月复查肝脏MRI（2017年6月）

笔记

病例讨论

1. 什么是胆囊混合性腺神经内分泌癌?

根据 2010 年《WHO 消化系统肿瘤分类》对神经内分泌肿瘤的命名和分类，混合性腺神经内分泌癌（mixed adenoneuroendocrine carcinoma，MANEC）是神经内分泌肿瘤中的一种病理类型，指同时具有腺管形成的经典型腺癌和神经内分泌肿瘤形态特点的上皮性肿瘤，每种成分至少各占肿瘤的 30%，均为恶性。胆囊神经内分泌肿瘤发病率不足 5%，仅占胆囊原发恶性肿瘤的 2%左右；胆囊混合性腺神经内分泌癌发病率并未得到充分统计，但根据以往数据报道，胆囊混合性腺神经内分泌癌极其罕见。

胆囊混合性腺神经内分泌癌的起源目前并不清楚，正常情况下，胆囊组织中不存在神经内分泌细胞。胆囊混合性腺神经内分泌癌的术前诊断比较困难，因其缺乏特异的临床症状及影像学表现。腹部超声、CT 扫描、磁共振、PET/CT 及生长抑素受体显象虽然可以提供一定的诊断信息，但最终确诊还需依靠病理诊断及免疫组化检测。本例患者意外发现肝占位，腹部 MRI 提示肝脏恶性肿瘤侵犯肝脏，术前行肝肿物穿刺活检提示肝神经内分泌（G3），但术后病理提示为胆囊混合性腺神经内分泌癌侵犯肝脏。因此，对于胆囊混合性腺神经内分泌癌的诊断，最终需依赖病理诊断。

2. 胆囊神经内分泌肿瘤有哪些治疗手段?

胆囊神经内分泌瘤极为罕见，诊断困难，大部分病例诊断时已为进展期，因此预后不佳，总生存期仅 4~12 个月。目前对于神经内分泌肿瘤的治疗提倡多学科综合会诊及个体化、综合化的治疗策

笔记

略。手术、放疗、肽受体介导的放射性核素治疗、化疗、分子靶向治疗均为神经内分泌肿瘤治疗的选择。

对于胆囊神经内分泌肿瘤的手术治疗，根据文献报道，有单纯的胆囊切除术，或者胆囊切除加肝部分切除及区域淋巴结清扫。对于行单纯胆囊切除术的胆囊神经内分泌肿瘤患者，约74%的患者会出现术后复发和转移。对于早期（T1N0）胆囊神经内分泌肿瘤，单纯行胆囊切除术是推荐的；对于进展期胆囊神经内分泌肿瘤，胆囊切除加肝部分切除及区域淋巴结清扫可提高患者的5年总生存率。

全身化疗可以延长某些胆囊神经内分泌肿瘤患者的中位生存时间（从4个月延长至31个月），同时可以缓解患者的症状。对于胃肠胰神经内分泌癌患者，指南建议术后辅助铂类为基础的化疗方案，如EP（依托泊苷+顺铂）或IP（伊立替康+顺铂）的一线治疗方案，其有效率为30%左右、中位生存时间为1年左右。其次，虽然指南认为新辅助治疗用于进展期胃肠胰神经内分泌瘤的证据仍不足，但对于进展期的胆囊神经内分泌癌，有文献显示EP方案的新辅助治疗有助于缩小肿瘤体积、实现R0切除，以及改善预后。

此外，生长抑素类似物，如奥曲肽和兰瑞肽，可抑制神经内分泌肿瘤细胞的增殖，同时亦可以缓解因激素释放而导致的神经内分泌症状，因此在无法手术的G1/G2神经内分泌瘤中展开应用。而近来热门的PRRT疗法也成为了功能性G1/G2神经内分泌瘤患者使用SSA治疗失败后的二线方案，甚至联合化疗、靶向治疗及手术形成综合性新辅助疗法。但目前统计发现胆囊神经内分泌瘤多为NEC或MANEC，而大多数NEC和MANEC均为无功能性肿瘤，也通常不表达生长抑素受体，因此并不适用此类治疗手段。

本例患者初诊时发现肝内肿物范围较大，与肝门区脉管关系密

笔记

切，行根治性手术切除难度大、风险高，经 5 个周期 EP 方案治疗后肝内肿瘤明显缩小，为进一步行根治性手术切除提供了保障。胆囊混合性腺神经内分泌肿瘤的预后与肿瘤大小、侵润深度、分化程度、分级及远处转移相关。肿瘤局限于胆囊壁内预后相对较好。胆囊混合性腺神经内分泌癌十分罕见，术前诊断困难，病理诊断及免疫组检测是其诊断的金标准。对于确诊为胆囊混合性腺神经内分泌癌的患者，鉴于神经内分泌肿瘤的高度异质性及复杂性，应在 MDT 指导下对其制定综合性个体化治疗方案。

病例点评

2017 年 WHO 神经内分泌肿瘤分类中，将混合性腺神经内分泌癌更名为混合性神经内分泌 - 非神经内分泌肿瘤（mixed neuroendocrine-non-neuroendocrine neoplasms，MiNEN），原因是非神经内分泌肿瘤不仅包括腺癌还有鳞癌或腺泡细胞癌，其次两种肿瘤成分中可能含有低级别肿瘤如神经内分泌瘤，因此 MiNEN 命名更合理。MiNEN 是一种罕见的异质性肿瘤，占分化差神经内分癌的 1/3。预后介于两种纯肿瘤之间，治疗却非常复杂，通常可选择侵袭性强的肿瘤的治疗方案作为首选。

起源于肝外胆管和胆囊的 MiNEN 占所有胆管癌的 5%，胆系神经内分泌肿瘤的 35%，而肝内胆管 MiNEN 极其罕见，通常是由分化差的 NEC 和腺癌组成。中位 OS 为 12.2 个月优于分化差的胆管 NEC（9.6 个月）。

本例患者肝穿刺诊断 NEC，手术标本明确诊断为 MiNEN，说明 MiNEN 穿刺标本诊断困难。幸运的是经过 EP 方案化疗，患者获得手术治疗机会。患者前期个体化综合诊治方案规范，虽然术后因

笔记

自身原因未接受辅助化疗，但无瘤生存期仍达 22 个月，获益明显。

病例提供者：严仕达　张　雯　毕新宇

点评专家：白春梅

胆囊混合性腺神经内分泌癌伴肝转移手术切除一例

病历摘要

患者女性，65 岁，因“进食油腻食物后右上腹痛十年”就诊。病程中患者一般状况可，精神可，食纳、睡眠一般，大小便正常，体重无明显变化。既往无结核病史。无肝炎史。既往无重大外伤史、手术史及输血史。既往无食物、药物过敏史。既往无糖尿病史。

体格检查

体温 36.5℃，脉搏 72 次 / 分，呼吸 18 次 / 分，血压 128/68mmHg，神清，精神可，自动体位，查体合作。皮肤、巩膜无黄染，全身浅表淋巴结未及肿大，头颈无畸形。颈软无抵抗，气管居中，甲状腺不大。胸廓对称，两侧呼吸运动对称，两侧呼吸音清。未闻及干湿性啰音。心律齐，各瓣膜听诊区未闻及杂音。腹平软，无胃肠型及蠕动波，无腹壁静

笔记

脉曲张，全腹无压痛及反跳痛，肝脾肋下未触及，Murphy 氏征（－），肝、肾区无叩击痛，移动性浊音（－），脊柱、四肢活动度正常，双下肢无水肿。生理反射存在，病理反射未引出。

辅助检查

上腹部 MRI：①肝右前叶结节，考虑转移病灶可能大；②胆囊壁结节样增厚，考虑胆囊癌可能性大，慢性胆囊炎伴息肉形成不除外；③左肾小囊肿。

^{68}Ga-DOTA-NOC PET/CT（图 3–40）：①胆囊底部结节样增厚，SSTR 表达增高，考虑为神经内分泌肿瘤；②肝内低密度影，SSTR 表达增高，考虑为神经内分泌肿瘤肝转移。

实验室检查：癌胚抗原 8.68 ng/ml（＜ 5ng/ml）；嗜铬粒蛋白 A（CgA）260.76ng/ml（27 ~ 94ng/ml）；神经特异性烯醇化酶 NSE 13.87ng/ml（＜ 16.3ng/ml），CA199 19.91 ng/ml（＜ 27ng/ml）。

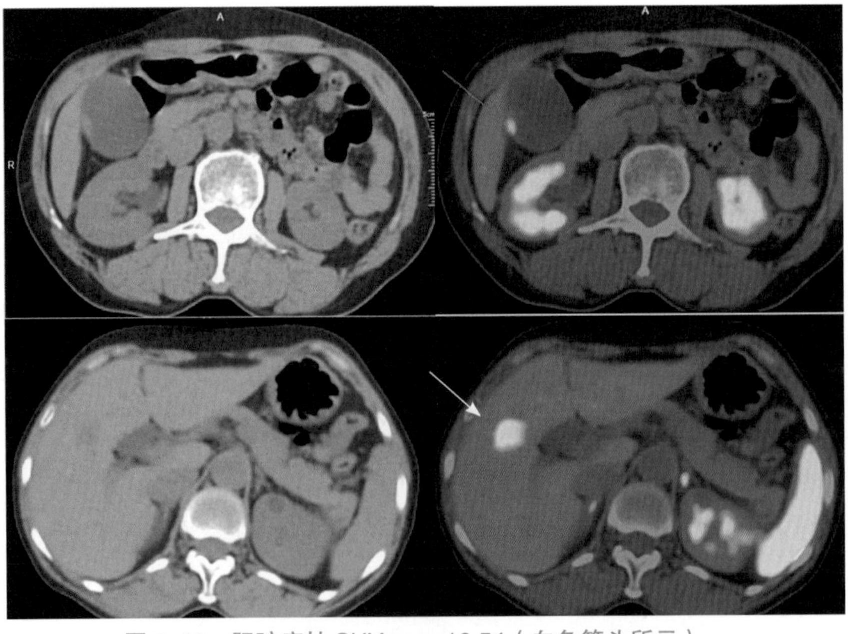

图 3–40　肝脏病灶 SUVmax=16.54（白色箭头所示），
胆囊病灶 SUVmax=8.59（红色箭头所示）

笔记

诊断过程

结合患者病史，体征和实验室检查，临床诊断考虑为：胆囊神经内分泌肿瘤，伴肝脏转移可能。术前评估肿瘤可切除。患者入院后经静脉营养支持治疗，遂在全麻下行腹腔镜探查术＋肝段（S5，4b）切除术＋胆囊癌根治术，术后患者恢复良好出院。。

术后病理报告诊断为胆囊混合性腺神经内分泌癌，其中腺癌成分约占 70％、神经内分泌癌（NEC C3）成分约占 30％，肿块大小 1.5cm × 1.0cm × 0.8cm，癌组织穿透胆囊壁肌层侵及周围脂肪纤维结缔组织，未浸润肝组织。肝组织见转移性神经内分泌癌（NEC G3），符合胆囊癌转移，肝内肿瘤大小 3.0cm × 2.5cm × 2.0cm，癌组织未侵犯肝被膜。免疫组化：胆囊癌细胞表达 Syn（灶性＋），CgA（灶性＋），CD56（灶性＋），CK（3+），Ki-67 （约 70％＋）；肝脏癌细胞表达 Syn（3+），CgA（3+），CD56（3+），CK（2+），Ki-67（约 80％＋），CDX-2（－），CK20（－），CK7（－），ATRX（2+），Hept1（－）。

病例讨论

大部分胆囊 NENs 为低分化的 NEC。好发于女性（68％~ 76％），发病年龄 25 ~ 85 岁（发病高峰 75 ~ 79 岁），胆囊神经内分泌肿瘤的临床表现无明显特异性，与胆囊腺癌无明显差异，临床表现常无特异性，可表现为上腹部疼痛、黄疸、体重减轻等，也可体检发现，类癌综合征少见。确诊需依靠组织病理与免疫组化，常用免疫组化标记，有 CgA、NSE、Syn、CD56 等。本例胆囊病变定位明确，位于胆囊底部，需要鉴别的诊断有以下几种。

（1）胆囊癌：通常为胆囊底部软组织肿块，腔内外同时生长，

笔记

病变局限，胆囊壁其他部分正常，通常生长抑素受体表达不高。

（2）胆囊腺肌瘤病：为少见病，分为局限型、节段型和弥漫型，以局限型最多见，位于胆囊底部，文献报道等密度肿块中央出现低密度区为其特征性改变，为肿块内部罗 - 阿窦所致。

（3）黄色肉芽肿性胆囊炎：好发于老年人，分为多结节型、局限型和弥漫型。多表现胆囊肿大，胆囊壁均匀增厚，与邻近脏器分界不清，常伴发胆囊结石。与本例特征不符。

病例点评

NENs 是一组源于肽能神经元和神经内分泌细胞的异质性肿瘤，一般起源于神经嵴 Kulchisky 细胞（嗜银细胞），也称嗜银细胞瘤或类癌。混合性腺神经内分泌癌指同时具有腺癌和神经内分泌癌两种成分，且每种成分至少各占肿瘤的 30%。原发性胆囊神经内分泌癌临床少见，约占全部神经内分泌癌的 0.5%，占所有胆囊肿瘤 2.1%。MANEC 发病率较低，胆囊 MANEC 更为罕见，对于该病的发病机制、诊断依据及治疗方案尚未形成统一标准。

胆囊神经内分泌肿瘤多为 NEC G3，缺乏典型临床特征，生长抑素受体显像有一定的特异性。CgA 是神经内分泌细胞所释放的代表其分泌特征的物质，60%~80% 的消化系统神经内分泌肿瘤患者血清 CgA 水平高于正常。该患者最终确诊为胆囊混合性腺神经内分泌癌还是基于病理诊断。

胆囊神经内分泌肿瘤总体预后较差，外科手术切除是目前首选的治疗方案，可有效延长生存期。手术方式参照胆囊癌的根治标准，根据 TNM 分期选择切除范围包括单纯胆囊切除及胆囊切除 + 肝部分切除 + 淋巴结清扫。对于不能进行根治性手术患者，根据病理分

笔记

级不同，可行化疗、靶向治疗或生长抑素类似物治疗；此外，肽受体放射性同位素治疗、介入治疗如射频消融、粒子植入等均对胆囊神经内分泌肿瘤及其转移灶有一定的治疗作用。

病例提供者：姚晓晨　赵震宇　王　峰

点评专家：霍　力

1 型胃神经内分泌肿瘤一例

病历摘要

患者女性，37 岁，因“发现胃神经内分泌肿瘤 3 年，伴全身疼痛刺麻 1 年余”就诊。患者 2015 年 5 月因胃部不适就医，外院查胃镜发现胃体乳头状隆起息肉，直径约 0.8cm，予以电切术，病理提示：胃神经内分泌瘤（NET G2）（核分裂象 5/10HPF），Ki-67（3%阳性），CgA（+），Syn（+）。行全身影像检查，没有发现肿瘤转移。后每隔半年复查胃镜，胃内肿瘤未见复发。患者从 2017 年 5 月开始出现全身疼痛，刺麻，就诊于某三甲医院，因化验胃泌素明显升高而怀疑胃泌素瘤，行 CT、MRI、^{68}Ga PET/CT 等各种影像学检查，没有发现胃泌素瘤或肿瘤转移，患者因全身疼痛、刺麻原因不明于 2018 年 8 月而来我院就医。患者既往有贫血史，补铁后好转。2015 年发现甲状腺功能减退，一直服用优甲乐治疗。

笔记

辅助检查

化验血清胃泌素 38.84 pmol/L(1～15pmol/L)，维生素 B_{12} 66 pmol/L(133～675pmol/L)，抗胃壁细胞抗体弱阳性，内因子抗体阴性，甲状腺功能：FT4，FT3，T3，T4 均正常范围，TSH 7.06uIU/ml(0.27～4.2IU/ml)；甲状腺抗体 TPO-Ab 1678.25 IU/ml(0～100IU/ml); TG-Ab 1407.19 IU/ml(0～100IU/ml)。胃镜提示，胃体萎缩性胃炎，胃内未见息肉样隆起（图 3-41）。胃体胃窦黏膜常规活检，病理提示胃体萎缩，神经内分泌细胞线性及微小结节状增生（图 3-42、图 3-43）。

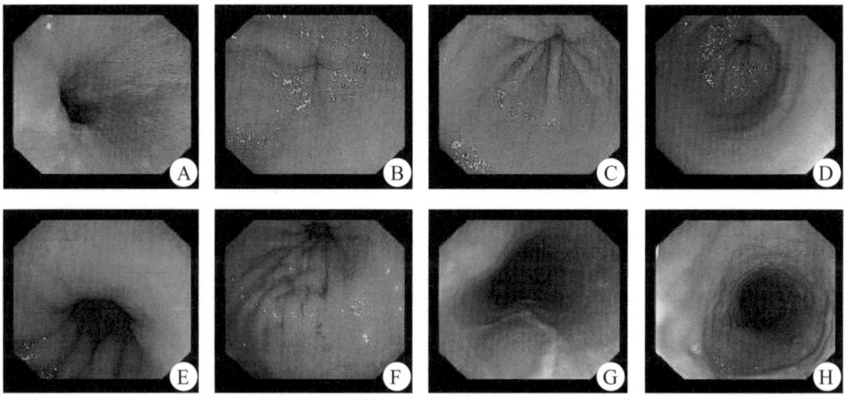

图 3-41　胃镜

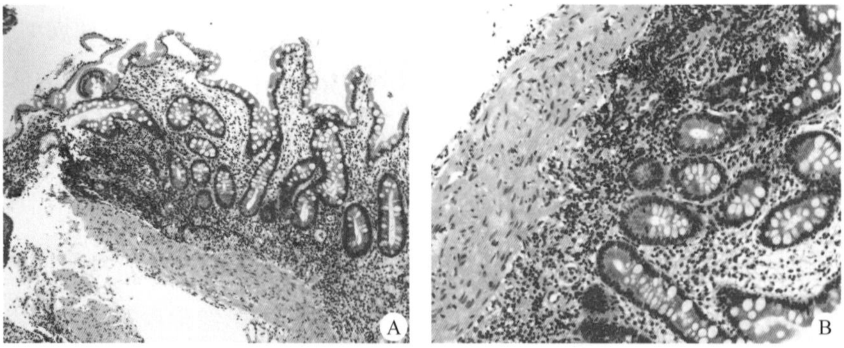

图 3-42　胃镜活检病理显示胃体萎缩 NE 细胞微小结节状增生

注：A：HE×100；B：HE×200

笔记

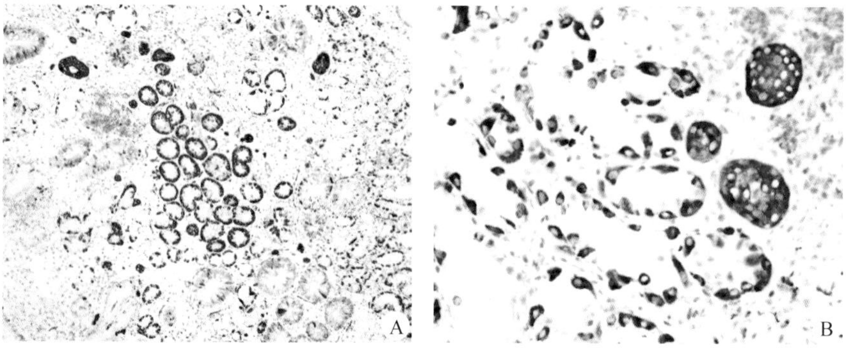

图 3-43 胃镜活检病理显示胃体萎缩 NE 细胞线性及微小结节状增生（IHC）

注：A：Syn×100；B：Syn×400

诊治过程

该患者在外院诊断为胃神经内分泌肿瘤，但没有进一步做分型诊断。来我院就医后给予相关检测。我们根据血清胃泌素升高、胃壁细胞抗体阳性，维生素 B_{12} 缺乏，甲状腺功能及抗体阳性等化验，结合症状（无反酸、烧心、胃痛），诊断为 1 型胃神经内分泌肿瘤。患者同时有自身免疫性胃炎，自身免疫性甲状腺炎，甲减，维生素 B_{12} 缺乏症。

患者全身疼痛、刺麻原因，考虑为长期维生素 B_{12} 缺乏引起的外周神经病变。给予注射维生素 B_{12} 1mg/d，治疗 1 周后复诊，患者诉全身疼痛、刺麻症状明显减轻，精神好转，饮食增加，继续补充维生素 B_{12} 1mg，每周 3 次，维持治疗 3 个月，患者全身刺麻症状基本消失。

我院复查胃镜结果，胃体萎缩性胃炎，胃内未见明显息肉样病灶。胃黏膜常规活检，病理提示胃体萎缩，神经内分泌细胞线性及微小结节状增生。符合 1 型胃神经内分泌肿瘤疾病背景（萎缩性胃炎）。1 型胃神经内分泌肿瘤，罕见转移，但胃内复发常见，建议患者每 6~12 个月胃镜随访。并嘱患者注意饮食调护，进富营养、易消化食物，定期检测维生素 B_{12} 和铁蛋白水平，定期注射补充维生素 B_{12}。

笔记

病例讨论

1. 胃神经内分泌肿瘤的临床分型

影响胃神经内分泌肿瘤治疗决策和预后的因素，除了病理分级、临床分期，与临床分型关系最为密切。根据不同的病因，结合病理分级，胃神经内分泌肿瘤可分为 4 型，不同分型，治疗策略和预后大不一样。分化良好的胃神经内分泌肿瘤分 3 型（1 型、2 型和 3 型），分化差的胃神经内分泌癌归于第 4 型。根据血清胃泌素水平、胃酸分泌情况，对分化好的胃神经内分泌肿瘤分型如下：胃泌素升高、胃酸缺乏，与（自身免疫性）萎缩性胃炎相关的属于 1 型；胃泌素升高、胃酸分泌多，与胃泌素瘤 /MEN1 相关的属于 2 型；胃泌素正常，胃酸分泌正常，无自身免疫性萎缩性胃炎、无胃泌素瘤者属于 3 型。

2. 1 型胃神经内分泌肿瘤的流行病学及预后

据 SEER 数据库报道，胃神经内分泌肿瘤的发病率从 1973 年的 0.03/10 万上升到 2014 年 0.48/10 万，上升了 10 倍之多。而 1 型胃神经内分泌肿瘤是其主要的类型，与自身免疫性胃炎相关，肿瘤发展缓慢，预后良好，罕见转移（2%~5%），但具有复发率高的特点。国外一项前瞻性研究报道 33 例 1 型患者接受内镜下治疗和随访，中位随访时间 46 个月，复发率为 63.6%，中位复发时间为 8 个月。故 1 型患者需要内镜下长期随访。建议第 1 ~ 第 3 年每 6 个月复查 1 次胃镜，以后每年 1 次。

3. 1 型胃神经内分泌肿瘤的临床病理特点

分化良好的胃神经内分泌肿瘤分 3 型，其中 1 型最常见。1 型

笔记

胃神经内分泌肿瘤，是由于胃底胃体萎缩性胃炎，胃酸缺乏，引起胃窦 G 细胞增生，胃泌素水平升高，刺激胃底胃体内分泌细胞（ECL 细胞）增生、异型增生、神经内分泌肿瘤。因此，1 型患者胃镜下多数表现为多发、小、息肉样病灶，萎缩性胃炎的背景。病理分级多为 NET G1，少数 NET G2；同时可存在神经内分泌细胞系列增生（线性增生、微小结节样增生、腺瘤样增生），伴有腺体萎缩镜下表现。患者临床可出现饭后饱胀、嗳气、进食少等消化不良症状，一般无反酸烧心（胃酸多）的症状。自身免疫性萎缩性胃炎可引起缺铁及维生素 B_{12} 吸收障碍，患者往往有贫血或贫血史，部分患者可合并其他自身免疫性疾病，比较常见的是自身免疫性甲状腺炎，其他如干燥综合征等比较少见。因此，怀疑 1 型胃神经内分泌肿瘤的患者，应常规检测血清胃泌素、胃壁细胞抗体、贫血三项（铁蛋白、维生素 B_{12}、叶酸）、甲状腺功能及抗体。

4.1 型胃神经内分泌肿瘤的治疗原则

对于 1 型胃 NET 患者的处理，保守治疗 (内镜下切除并随访) 优先于外科手术已成共识指南。而对于内镜下切除的处理方式，有主张对于胃内 <1cm 的病灶进行内镜随访，只对 ≥ 1cm 的病灶给予内镜下切除 (内镜下黏膜剥离切除术或内镜黏膜下层剥离术)；也有主张内镜下钳除所有可见的小病灶，≥ 0.5cm 的病灶内镜下切除。对于是采取积极的内镜下处理还是选择性的内镜切除 (只切除较大的病灶) 需要进一步的比较研究。笔者建议，内镜下切除较大的病灶，小于 0.5cm 的病灶可观察。外科治疗机会较少，仅用于胃内病灶较大侵及肌层，或有淋巴结转移的患者。对于部分胃多发性、小病灶、内镜下无法切净，或内镜切除后反复复发的患者，

笔记

生长抑素类似物奥曲肽 / 兰瑞肽也是一种治疗选择，其主要机制是降低血清胃泌素，使肿瘤退缩，减少复发。SSA 治疗 1 型胃 NET 应长期使用，中断治疗疾病可复发。如何长期、间断用药，以维持疗效，降低费用及不良反应，也是临床工作中需要探索的问题。1 型患者除了注意肿瘤的复查和治疗，自身免疫性萎缩性胃炎常引起消化不良、贫血、甚至神经系统病变，需要关注和同时治疗。部分患者可合并其他自身免疫性疾病如桥本氏甲状腺炎，需注意监测和适时治疗。

5.1 型胃神经内分泌肿瘤伴维生素 B_{12} 缺乏症

维生素 B_{12} 具有参与制造骨髓红细胞、维护神经系统健康等生理功能。长期维生素 B_{12} 缺乏，可引起巨幼红细胞贫血和神经系统病变。1 型胃神经内分泌肿瘤患者多数伴有维生素 B_{12} 缺乏，是因为自身免疫性胃炎患者，胃壁细胞抗体和内因子抗体阳性，内因子缺乏，维生素 B_{12} 吸收障碍。1 型胃神经内分泌肿瘤伴维生素 B_{12} 缺乏的患者可能出现贫血，舌头发炎，口腔溃疡，或手脚麻木、甚至全身疼痛等神经系统症状。因此，1 型患者应常规检测维生素 B_{12} 水平，如有缺乏必须肌注补充。

病例点评

胃神经内分泌肿瘤是一组高度异质性的少见肿瘤，从惰性发展的 1 型到高度恶性的 4 型，诊治过程中不仅要考虑病理分级、临床分期，更要重视临床分型。医者如果没有分型意识，缺乏相关疾病知识，临床上容易导致误诊误治。

笔记

1 型胃神经内分泌肿瘤，部分患者没有症状，可能因其他疾病就医而偶然发现，部分患者因嗳气、胃胀、食少等消化不良症状就医，还有些患者因贫血就医，而伴有严重神经系统症状的患者较少。该例患者在病程中出现全身疼痛、刺麻，医者起初并没有考虑到是严重缺乏维生素 B_{12} 引起的，就医过程中一直未曾化验维生素 B_{12}，而是接受了很多影像学检查，查找肿瘤，延误诊断一年余。后经补充维生素 B_{12} 治疗，患者全身疼痛、刺麻症状很快得到缓解。

胃泌素是一种胃肠激素，正常由胃窦的 G 细胞分泌，具有重要的生理功能。临床发现血清胃泌素升高，要注意鉴别。引起胃泌素升高的主要原因有：①慢性萎缩性胃炎，胃酸缺乏；②胃泌素瘤，肿瘤分泌。胃泌素瘤多发生在十二指肠或胰腺，患者往往伴有胃酸过多的症状；③药物引起，如长期使用 PPI。该患者在就诊过程中，发现血清胃泌素升高，曾有医者认为患者可能患有胃泌素瘤，进行全身各种影像学检查去查找肿瘤而无果。事实上，慢性萎缩性胃炎、胃酸缺乏是引起胃泌素升高最常见的病因。该自身免疫性萎缩性胃炎相关，符合 1 型胃 NET 的诊断。

1 型胃神经内分泌肿瘤胃镜下多表现为多发性的病灶，伴有胃底体萎缩性胃炎。该例患者为胃体单发小病灶，胃镜下萎缩性胃炎表现并不典型，同时取胃黏膜活检，结果病理显示胃体萎缩，胃神经内分泌细胞增生，明确了胃体萎缩性胃炎的诊断，与 1 型胃 NET 疾病背景吻合。2 型胃神经内分泌肿瘤是由于胃泌素瘤引起，胃酸多，引起肥厚性胃炎，胃黏膜活检，病理表现是完全不一样的。因此，对胃镜检查的要求，除了息肉样病灶取活检外，应该对胃底、胃体、胃窦的黏膜分别取 2 块，用以评估疾病背景情况，对临床分型具有实际的指导价值。

笔记

1 型胃神经内分泌肿瘤患者，由于病因是自身免疫性胃炎，对其治疗不仅要关注胃内肿瘤是否复发，还应该重视消化不良、贫血、维生素 B_{12} 缺乏症的治疗。不断普及胃神经内分泌肿瘤临床分型的相关知识，可以减少临床误诊误治。

病例提供者：李远良　刘继喜　罗　杰　谭煌英

点评专家：依荷芭丽•迟

1 型胃神经内分泌肿瘤内镜下诊治一例

病历摘要

患者女性，28 岁，因“贫血 1 年余，胃镜发现神经内分泌肿瘤”入院。患者 2 个月前因“头晕伴活动后胸闷气短”，于当地医院住院治疗，入院后实验室检查示 Hb 56g/L，RBC 3.62×10^{12}/L，诊断为“小细胞低色素性贫血”，给予治后 Hb 71g/L，RBC 3.80×10^{12}/L，住院期间当地胃镜检查示“胃多发息肉”，病理诊断为神经内分泌肿瘤。患病来精神、食欲、睡眠尚可，大小便正常，体重无明显下降。余既往史无特殊。

笔记

体格检查

患者贫血貌，余无明显异常。

辅助检查

胃镜检查（图 3-44~图 3-46）：①胃体下部大弯侧结节样病变（性质待病理，距门齿约为 53cm），考虑为神经内分泌肿瘤，建议超声内镜检查及内镜下治疗。②胃体散在息肉样病变（性质待病理），考虑为胃多发神经内分泌肿瘤，建议内镜下治疗。③胃窦小弯亚蒂息肉样病变（性质待病理），建议内镜下治疗。④慢性萎缩性胃炎，以胃底及胃体为著。

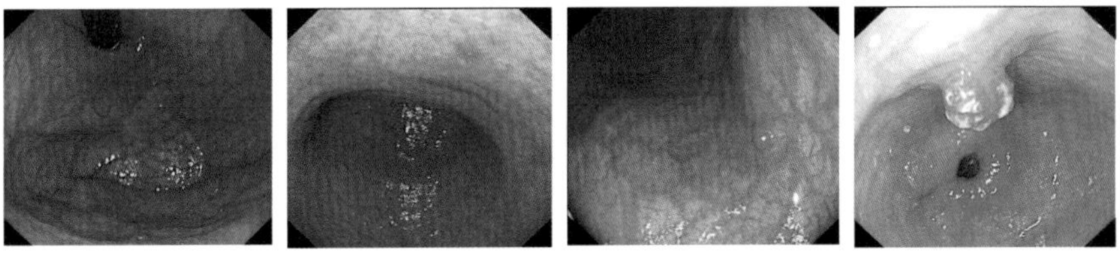

图 3-44　内镜下观察胃底多发息肉样隆起

活检病理提示：

胃体（42cm）、胃体（53cm）：胃黏膜组织呈慢性炎，伴黏膜固有层内可见散在小圆细胞团增生，不除外神经内分泌来源。

胃体（45cm）、胃体（48cm）、胃体（50cm）：胃黏膜组织呈慢性炎，伴黏膜固有层淋巴细胞灶状聚集及肠上皮化生，局灶可见巢状生长的小圆细胞团，考虑为神经内分泌肿瘤，建议免疫组化染色辅助诊断。

胃体（57cm）：胃黏膜组织呈慢性炎，伴黏膜固有层淋巴细胞灶状聚集及肠上皮化生，可见两小团小圆细胞，不除外神经内分泌来源。

笔记

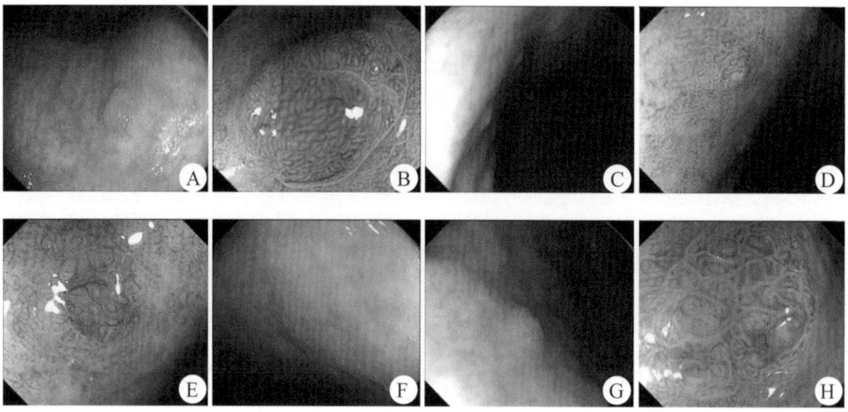

图 3-45　超声内镜检查

注：A、B：胃体（42cm）；C：胃体（45~48cm）；D：胃体（45cm）；E：胃体（48cm）；F：胃体（50cm）；G、H：胃体（53cm）

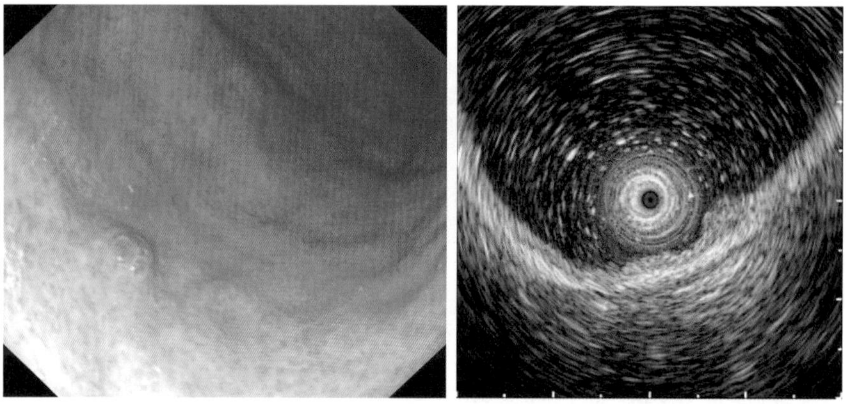

图 3-46　内镜下超声小探头观察其中 1 例病灶，主要局限于黏膜层

入院查 CT 示胃壁未见明确增厚及肿物，建议结合镜检及活检病理结果。

诊治过程

结合患者上述病史，实验室检查、内镜检查及病理结果，临床诊断考虑为：胃神经内分泌肿瘤（1 型），术前评估可行内镜下切除。患者入院后行术前相关检查行内镜（图 3-47）下病灶黏膜切除。

笔记

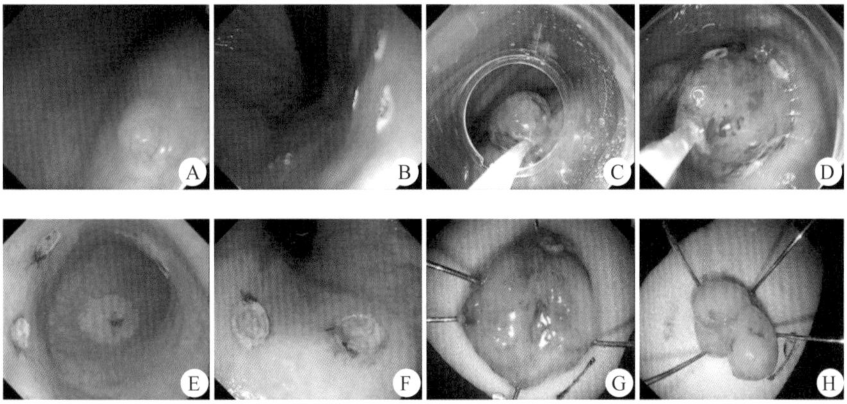

图 3-47　该病例内镜下治疗情况

注：A：胃体；B：内镜下标记；C、D：内镜下切除；E、F：切除后创面；G、H：切除后标本

1. 术后病理诊断（图 3-48）

（1）胃体（42cm）内镜下切除标本

胃神经内分泌瘤，G1，核分裂象＜ 1/10HPF。肿瘤最大径约 2.5mm，侵达黏膜下层，侵犯黏膜下层深度 1370μm（镜下所见黏膜下层厚度 1750μm），未见明确脉管瘤栓及神经侵犯；周围胃黏膜呈慢性萎缩性炎，伴泌酸腺消失、假幽门腺化生及肠上皮化生，可见神经内分泌细胞线性及微结节状增生。基底切缘及侧切缘未见神经内分泌瘤。

（2）胃体（45cm）内镜下切除标本

胃神经内分泌瘤，G1，核分裂象＜ 1/10HPF。肿瘤呈两灶，最大径约 1mm，局灶侵达黏膜下层，侵犯黏膜下层深度 100μm（镜下所见黏膜下层厚度 850μm）。未见明确脉管瘤栓及神经侵犯；周围胃黏膜呈慢性萎缩性炎，伴泌酸腺消失、假幽门腺化生及肠上皮化生，局部神经内分泌细胞线性及微结节状增生。基底切缘及侧切缘未见神经内分泌瘤。

笔记

（3）胃体（48cm）内镜下切除标本

胃黏膜呈慢性萎缩性炎，伴泌酸腺消失、假幽门腺化生、胰腺腺泡细胞及肠上皮化生，局部神经内分泌细胞线性及微结节状增生。基底切缘及侧切缘未见神经内分泌瘤。

（4）胃体（53cm）内镜下切除标本

胃神经内分泌瘤，G1，核分裂象＜ 1/10HPF。肿瘤最大径约 500μm，局灶侵达黏膜肌层，未见明确脉管瘤栓及神经侵犯；周围胃黏膜呈慢性萎缩性炎，伴泌酸腺消失、假幽门腺化生及肠上皮化生，可见神经内分泌细胞线性、微结节状增生和异型增生。基底切缘及侧切缘未见神经内分泌瘤。

（5）胃体小弯（50cm）内镜下切除标本

胃黏膜呈慢性萎缩性炎，伴泌酸腺消失、假幽门腺化生及肠上皮化生，局部神经内分泌细胞线性及微结节状增生。基底切缘及侧切缘未见神经内分泌瘤。

（6）胃窦内镜下切除标本

胃窦增生性息肉，周围胃黏膜组织呈慢性非萎缩性炎。基底切缘及侧切缘未见明确肿瘤。注：此例胃体、胃底黏膜萎缩，泌酸腺消失，多灶神经内分泌瘤及神经内分泌细胞增生，提示本例可能是自身免疫性胃炎基础上发生的多发性神经内分泌瘤及神经内分泌细胞增生，建议结合临床，查血中胃泌素、壁细胞抗体、内因子抗体及维生素 B_{12} 水平等，并内镜随诊。

pTNM 分期：pT1b（m）。

免疫组化结果显示：AE1/AE3（3+），CD56（2+），ChrA（3+），Syn（3+），Ki-67（+＜ 1%）。

笔记

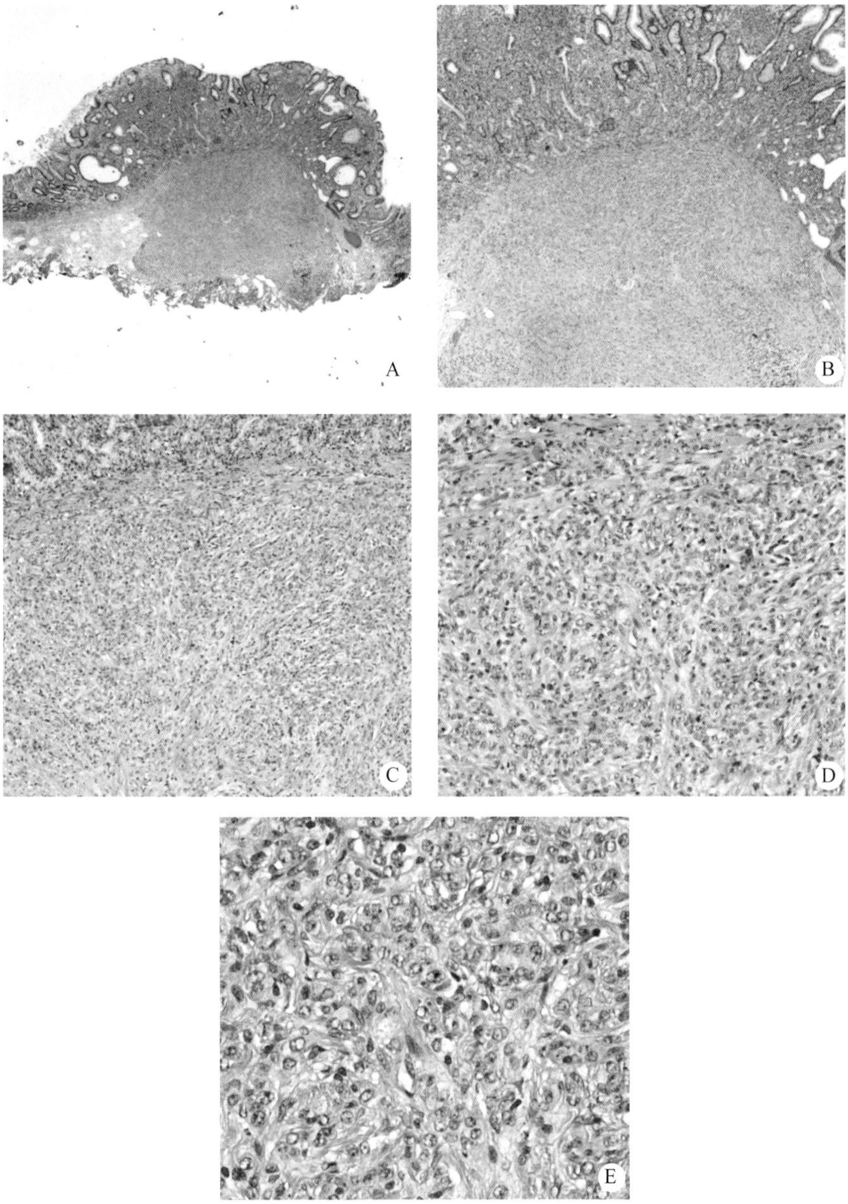

图 3-48　不同放大倍数下的 HE 染色病理

注：A：4×；B：10×；C：20×；D：40×；E：100×

2. 术后 6 个月复查（图 3-49）

胃体大弯侧颗粒样改变（距门齿约为 52cm），活检病理示符合神经内分泌肿瘤。

患者拒绝进一步治疗，后续随访观察中。

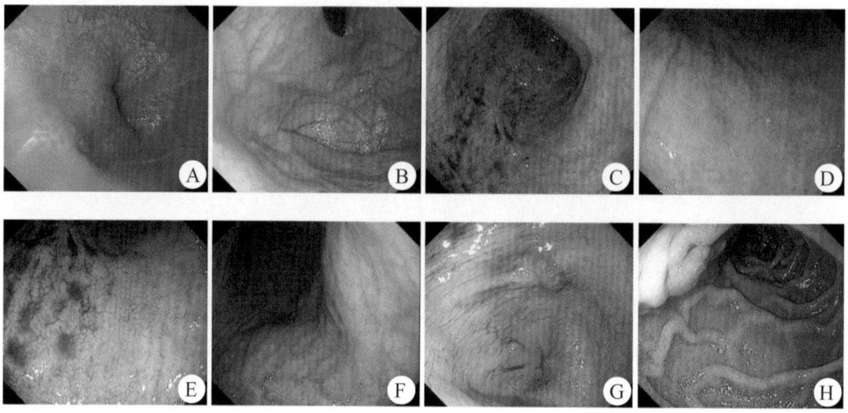

图 3-49　术后 6 个月内镜复查

注：A：交界线；B：贲门至胃底；C：胃体；D、E：胃体（52cm）；F：胃体；G：胃窦；H：十二指肠降部

病例讨论

1. 胃神经内分泌肿瘤鉴别诊断

胃神经内分泌肿瘤诊断主要依靠内镜下诊断，胃镜在胃神经内分泌肿瘤诊断中起着不可替代的作用。胃镜下神经内分泌肿瘤主要表现为黏膜的隆起，具有一定的特征性，如镜下观察色泽发红，发黄，伴有或不伴有异型的血管，隆起的坡度较钝，表面的微结构发生改变等，但需要与增生性息肉、胃底腺息肉、胃间质瘤及异位胰腺等进行鉴别，胃镜下准确活检病理诊断是确诊必不可少步骤。鉴于胃神经内分泌肿瘤多为多发，因此掌握其内镜下表现对于准确活检部位的选择，避免漏诊具有重要的作用。

内镜下超声小探头对于胃神经内分泌肿瘤的诊断（图 3-50），尤其是＜ 2cm 的神经内分泌肿瘤具有一定的诊断价值，其图像具有一定的特征性，表现为胃壁的中等或中等偏低均匀回声占位，与周

笔记

围黏膜没有明显的界限，没包膜的高回声影，可以很好的与息肉及间质瘤相鉴别。

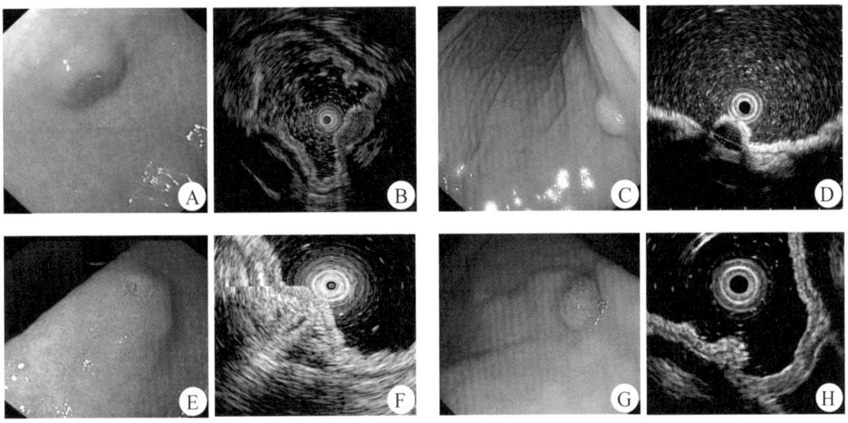

图 3-50　不同病变的内镜及超声内镜

注：A、B：胃窦神经内分泌肿瘤内镜及内镜下超声图像特征；C、D：胃间质瘤内镜及内镜下超声图像特征；E、F：胃异位胰腺内镜及内镜下超声图像特征；G、H：胃息肉内镜及内镜下超声图像特征

2. 胃神经内分泌肿瘤分型诊断

依据中国胃肠胰神经内分泌肿瘤专家共识（2016 版）将神经内分泌肿瘤分为 4 型。

（1）1 型（图 3-51）是由（自身免疫性）萎缩性胃底炎继发胃酸缺乏引起，复发率高。临床通常是因消化不良、大细胞或缺铁性贫血行胃镜检查时发现，多数预后良好。常表现为胃底息肉，65% 为多发，中位直径为 5mm；内镜检查时首先注重观察胃部萎缩情况，在萎缩背景下发生的多发息肉样改变其中表面有黏膜结构改变及异型血管者需要重点观察及活检明确诊断。

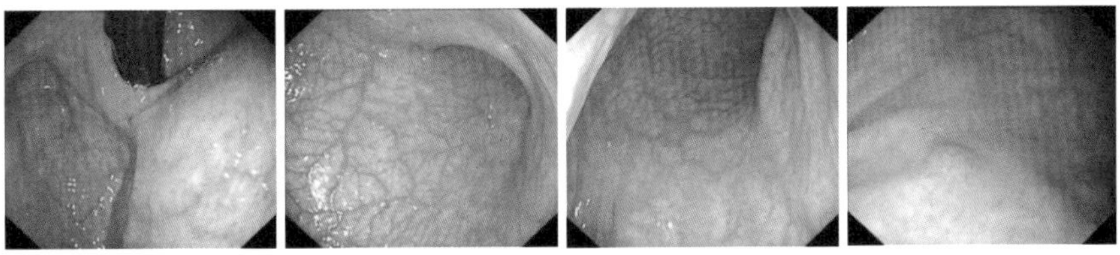

图 3-51　1 型胃神经内分泌肿瘤

笔记

（2）2 型（图 3-52）则是由于胃泌素瘤分泌大量激素导致高胃泌素血症（卓艾综合征）引起，绝大部分患者合并多发性内分泌腺瘤病 1 型。该型往往伴有胃黏膜过度增厚，伴多发胃息肉基础上发生的神经内分泌肿瘤。

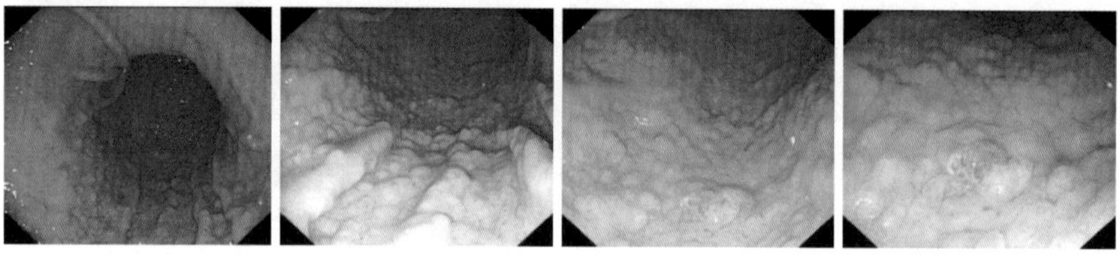

图 3-52　2 型胃神经内分泌肿瘤

（3）3 型（图 3-53）多为散发，无胃泌素升高，可以是 G1、G2 或 G3。

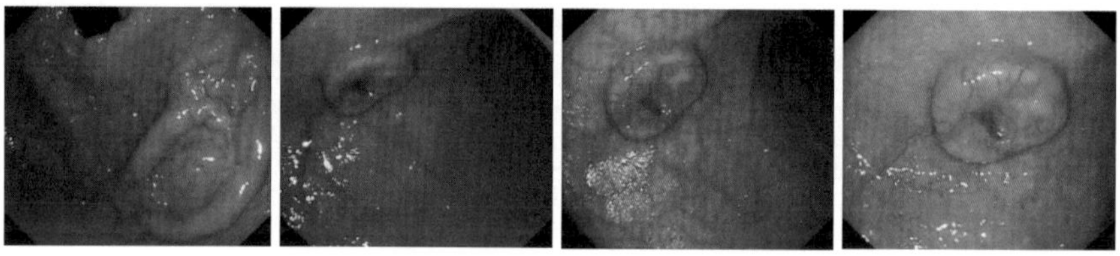

图 3-53　3 型胃神经内分泌肿瘤

（4）4 型（图 3-54）较少见，恶性度较高，生物学行为类似胃腺癌，治疗原则也参照胃癌。

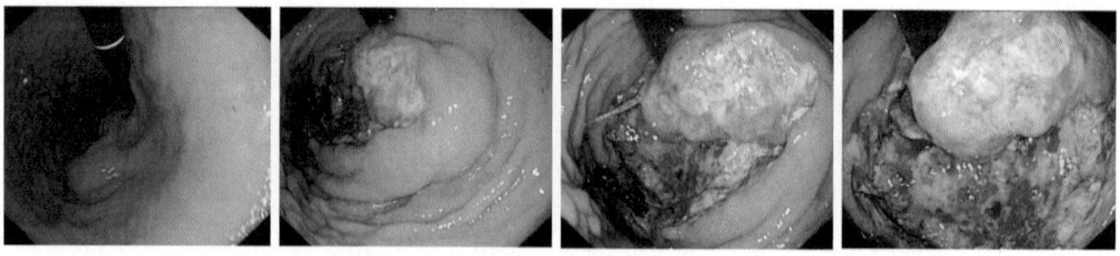

图 3-54　4 型胃神经内分泌肿瘤

病例点评

胃镜在胃神内分泌肿瘤诊治中起着不可获缺的作用。目前胃神

笔记

经内分泌肿瘤欧洲神经内分泌肿瘤学会指南、美国国家综合癌症网络神经内分泌肿瘤指南及中国临床肿瘤学会提出的“中国胃肠胰神经内分泌肿瘤专家共识”是神经内分泌肿瘤诊疗常用的三大指南。但这三个指南中对于胃神经内分泌肿瘤分型和治疗上存在一定的争议。如 ENETS 及 NCCN 将胃神经内分泌肿瘤分为 3 型，由于考虑到在 3 型胃神经内分泌肿瘤中依然有少部分分化较好高增殖活性的 NET 存在，因此中国专家共识将 3 型中分化差的 NEC 单列为第 4 型。中国的分型方法除了考虑到肿瘤大小、形态、伴随疾病、生化指标外，将癌与瘤区别开来，应该更有助于治疗和随访方案的选择。而在治疗上，对 1 型胃神经内分泌肿瘤，NCCN 推荐随访或内镜下切除，而 ENETS 仅推荐内镜下切除；对 2 型神经内分泌肿瘤，NCCN 推荐与 1 型类似的处理方式，而 ENETS 明确推荐行外科手术；对 3 型，NCCN 认为＜ 2 cm 的胃神经内分泌肿瘤可考虑内镜下治疗，而 ENETS 不论大小全部推荐根治性手术。

尽管各大指南共识对不同部位及不同大小的胃神经内分泌肿瘤的内镜处理原则略有争议，但对于体积较小、未累及固有肌层、无转移的胃神经内分泌肿瘤仍推荐或考虑内镜下切除。我们的意见认为对于所有直径＜ 2cm，无脉管癌栓、局限于黏膜下层的Ⅰ、Ⅱ型胃神经内分泌肿瘤均可行内镜下切除治疗，术前需完善生长抑素扫描排除远处转移，而对于内镜下活检后无法再次发现的可采用内镜下观察。而内镜下切除的方式对于＜ 1cm 者可考虑行 EMR 或 ESD 技术，而对于＞ 1 cm 者尽量选择 ESD 的切除方式。

而对于内镜切除术后病理评估目前几大指南均无明确的结论，如何定义为治愈性切除？是否可以采用早期胃腺癌的内镜下切除后标准来评价？复发及转移的风险？这些问题仍有待于进一步的数据总结及前瞻性的研究。

笔记

术后随访也同样存在争议，本例患者在随访过程中再次发现 1 处神经内分泌肿瘤，如何界定随访时间，以及复发后病例的再处理也同样存在争议，ENETS 推荐复发者再次治疗后，胃镜检查 /12 个月而无复发者，胃镜检查 /24 个月，而 NCCN 推荐为治疗后前 3 年，内镜复查 /6 个月无复发者，内镜复查 /12 年，而我们更倾向于积极的监测策略，即治疗后 3 个月、6 个月、12 个月常规复查胃镜，如无复发则改为每半年复查胃镜。但那种策略更合理需要进一步的研究来证实。

病例提供者：贺　舜　李政奇　张月明　窦利州　刘　勇　王贵齐

点评专家：赵东兵

2 型胃神经内分泌肿瘤病例一例

病历摘要

患者女性，46 岁，主因“反复上腹痛、反酸、烧心 15 年，发现胰腺神经内分泌肿瘤 1 年”就诊。患者 2000 年因上腹痛伴反酸、烧心行胃镜发现“霉菌感染”，经治疗后好转。2005 年症状加重，伴恶心、呕吐，胃镜示“十二指肠球部霜斑样溃疡伴糜烂”，口服奥美拉唑 20mg qd 可缓解。2009 年复查胃镜示“胃大弯处息肉”并

笔记

行电切术（病理不详）。2014 年 4 月外院行腹部超声发现胰头部实性占位，奥曲肽扫描示胰头及胰尾生长抑素受体高表达，考虑神经内分泌肿瘤可能性大；肝右叶、胰头旁及腹膜后多发生长抑素受体高表达，肝、淋巴结转移不除外。2014 年 5 月外院行胰头占位穿刺示发现瘤细胞，符合神经内分泌肿瘤，穿刺细胞较少，无法分级。遂诊断为胰腺神经内分泌肿瘤，肝转移，腹膜后淋巴结转移，2014 年 5 月开始口服舒尼替尼 37.5mg qd 靶向治疗，治疗期间曾多次出现白细胞减少、血压升高、多浆膜腔积液、蛋白尿、下肢水肿等不良反应，对症治疗可少稍缓解。2014 年 7 月腹部增强 MRI 示胰颈、胰尾占位，肝占位，十二指肠降段肠壁受侵犯，多发肿大淋巴结。后定期复查，疗效评价 SD。2015 年 1 月于因索坦不良反应开始来我院门诊中药治疗，2015 年 4 月开始索坦减量至 25mg qd。2015 年 5 月入我院住院系统诊治。入院症见：乏力，头面及双下肢肿胀，二便可，纳食可，睡眠可。

既往有糖尿病史 16 年，十二指肠球部溃疡 10 余年。曾行“胃镜下息肉电切术”“垂体瘤切除术”，曾因“甲状腺肿物”行“甲状腺部分切除术”，术后病理不详，规律口服优甲乐 50μg qd。家族史中母亲因胰头癌去世，无 MEN1 家族史。

辅助检查

化验血清 CgA 1949 ng/ml（<100ng/ml），血清胃泌素 1696.8 pg/ml（< 100pg/ml）。i-PTH 107.4pg/ml(< 88pg/ml)，血钙正常。甲状旁腺超声可见甲状腺后方低回声结节，不除外甲状旁腺增生。肿瘤标志物 CEA、CA199、AFP、NSE 均正常。胃镜：可见胃底体黏膜皱襞粗糙肿胀感，胃体中段可见直径约 1.2cm 的山田Ⅲ型息肉样隆起（图 3-55）。活检病理示（胃底）胃底腺壁细胞明显增生，

笔记

神经内分泌细胞呈线性和微小结节状增生。（胃体）神经内分泌肿瘤 G2，Ki-67（+，3%），CgA（+），Syn（+），周围黏膜显示胃底腺壁细胞明显增生，结合临床有胰腺神经内分泌瘤病史，考虑为胃 2 型 NET 可能性大（图 3–56、图 3–57）。腹部增强 CT：胰尾部结节，腺头上方多发结节，肿大淋巴结可能；胃体壁增厚（图 3–58）。入院后因肝脏病灶太小未能行穿刺活检明确病理分级。外院胰腺肿物穿刺我院病理会诊，考虑为低级别神经内分泌肿瘤，NET G1 可能性大。

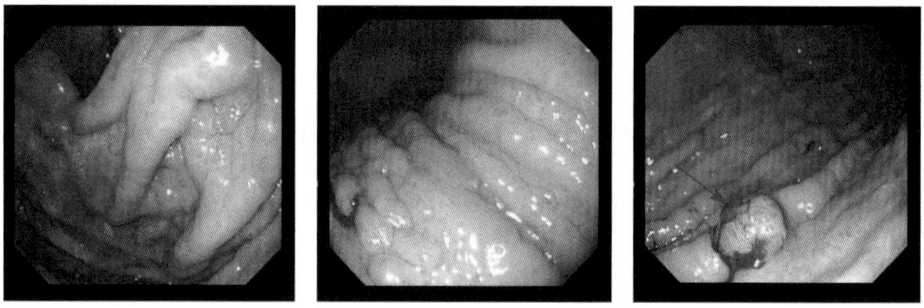

图 3–55　胃镜表现为肥厚性胃炎和胃体息肉样隆起（箭头所指处）

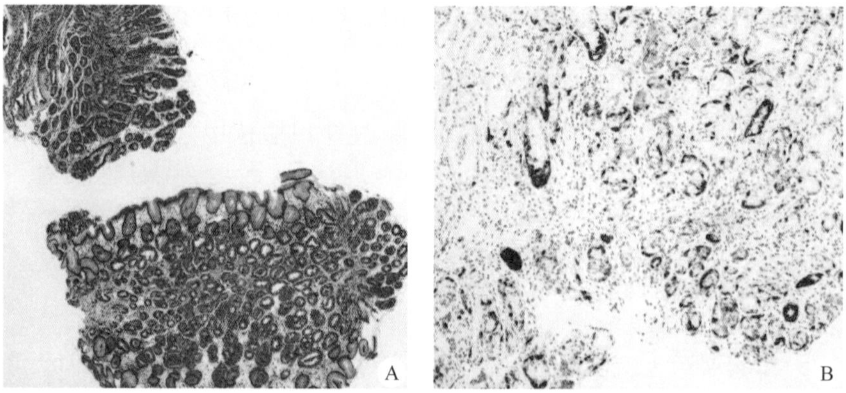

图 3–56　胃体黏膜胃底腺增生，神经内分泌细胞增生

注：A：HE × 40；B：Syn × 100

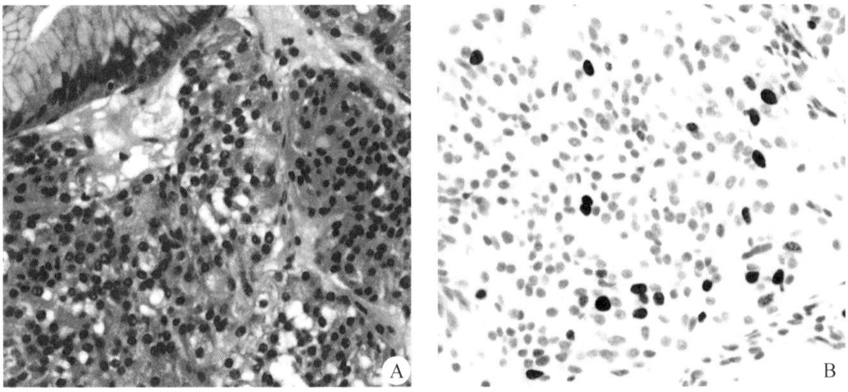

图 3-57　胃神经内分泌肿瘤 NET G2

注：A：HE × 400，B：Ki-67 × 400

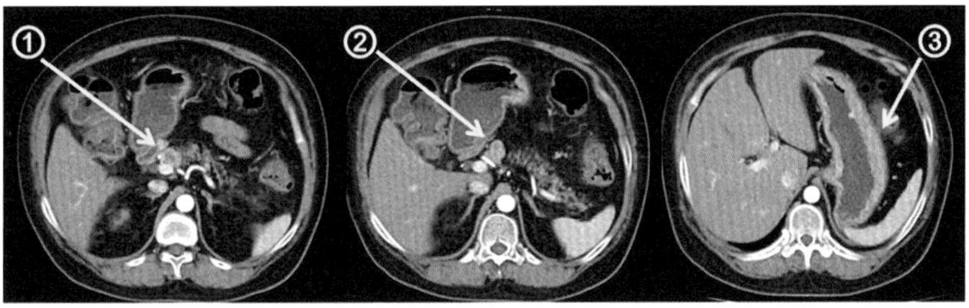

图 3-58　腹部增强 CT 提示胰头上方多发肿大淋巴结，胃体壁增厚（2015 年 5 月）

诊治过程

该患者以“反复烧心、反酸，口服 PPI 缓解”为主要症状，在外院经奥曲肽扫描及胰腺穿刺活检诊断为胰腺神经内分泌肿瘤肝转移腹膜后淋巴结转移Ⅳ期，予以口服索坦每天 37.5mg 治疗，有明显药物不良反应，且未经系统全身评估。入我院后仔细询问病史，发现患者有上腹疼痛、反酸烧心病史十余年，长期口服抑酸药缓解症状。进一步胃镜检查发现胃黏膜肥厚、胃体息肉病变，病理确认胃神经内分泌肿瘤 G2、胃底腺壁细胞明显增生，提示 2 型胃神经内分泌肿瘤可能性大。查血清胃泌素、CgA 明显升高，结合患者典型卓艾综合征的临床症状，符合功能性胰腺神经内分泌肿瘤（胃泌素瘤）的诊断。综合患者胰腺神经内分泌肿瘤、甲状旁腺增生及既往垂体

笔记

瘤术甲状腺术后、胃息肉术后等病史，可临床诊断为多发性内分泌腺瘤病 1 型。

该患者经我院系统评估，临床诊断：MEN1，垂体瘤术后，甲状旁腺增生，甲状腺肿瘤术后，胰腺胃泌素瘤腹膜后淋巴结转移肝转移（Ⅳ期），2 型胃神经内分泌肿瘤（T2NxMx）。

治疗方面，考虑该患者肿瘤发展缓慢（低级别胰腺 NET），肿瘤负荷低，之前舒尼替尼不良反应较明显，建议治疗方案：兰瑞肽 40mg q14d 肌注控制肿瘤，继续口服奥美拉唑 20mg qd 控制症状，中药扶正抑瘤中西医结合治疗。患者对此治疗方案耐受性良好，一般情况改善，无反酸、烧心等不适，但 PPI 不可停药，偶尔漏服即出现腹痛、反酸等不适。患者规律接受治疗，每半年复查腹部 MRI，疗效评价 SD。治疗期间监测血清 CgA 及胃泌素水平，兰瑞肽治疗 3 个月后血清胃泌素和 CgA 较前明显下降，之后 3 年余血清 CgA 700 ng/ml 左右，血清胃泌素 900 pg/ml 左右。内科治疗 2 年病情稳定以后，曾建议患者行外科手术，但患者及家属拒绝接受手术治疗，继续药物治疗。

患者末次随访时间为 2019 年 4 月，复查胃镜示胃体黏膜皱襞较肥大，未见明显息肉样隆起，十二指肠球部未见溃疡及变形。腹部 MRI 示原诊胰头、颈及胰尾 NET 变化不明显，肝右叶小囊性病变。患者一般情况良好，无明显不适主诉。继续原内科治疗方案，定期随访复查。

病例讨论

（1）胃神经内分泌肿瘤的临床分型

影响胃神经内分泌肿瘤治疗决策和预后的因素，除了病理分级、

笔记

临床分期，与临床分型关系最为密切。根据不同的病因，结合病理分级，胃神经内分泌肿瘤可分为4型，不同分型，治疗策略和预后大不一样。分化良好的胃神经内分泌肿瘤分3型（1型、2型和3型），分化差的神经内分泌癌归于第4型。分化良好的胃神经内分泌肿瘤分型标准：胃泌素升高、胃酸缺乏，与（自身免疫性）萎缩性胃炎相关的属于1型；胃泌素升高、胃酸分泌多，与胃泌素瘤/MEN1相关的属于2型；胃泌素正常，胃酸分泌正常，无萎缩性胃炎、无胃泌素瘤者属于3型。

（2）2型胃神经内分泌肿瘤的临床病理特点

2型胃NEN占全部胃NEN的5%～6%，1型和2型患者均有高胃泌素血症，但引起原因不同。2型胃神经内分泌肿瘤与胃泌素瘤/MEN1有关，患者的血清胃泌素升高是肿瘤分泌所致。胃泌素瘤常见于胰腺和十二指肠，胃窦及其他部位少见，胰腺胃泌素瘤往往是MEN1患者。患者血清胃泌素明显升高，伴胃酸分泌过多。胃镜表现为胃底/体部多发、息肉样隆起，同时伴有胃溃疡或十二指肠溃疡，肥厚性胃炎。组织病理学多为NET G1或NET G2，伴有壁细胞、主细胞增生，有别于1型患者的萎缩性胃炎疾病背景。主要临床表现为卓艾综合征，烧心反酸、胃痛，可伴腹泻，口服质子泵抑制剂可缓解，停药后复发。2型胃NEN罕见，预后与1型患者相比稍差，10%～30%的患者确诊时已有转移（胃泌素瘤转移），肿瘤相关死亡率＜10%。

（3）2型胃神经内分泌肿瘤的治疗

2型胃NEN的治疗主要通过外科手术切除胃泌素瘤及转移灶，如肿瘤无法手术切除或患者拒绝接受手术，可给予生长抑素类似物（奥曲肽/兰瑞肽）抑制胃泌素瘤，胃泌素水平下降，胃内息肉样

笔记

病灶可消退。值得注意的是，2 型胃 NET 患者常需同时给予 PPI 抑酸对症治疗。

病例点评

该例胃神经内分泌肿瘤，系继发于 MEN1 相关的胃泌素瘤，临床分型属于罕见的 2 型胃神经内分泌肿瘤。胃泌素瘤常发生在十二指肠或胰腺，有散发性，也有 MEN1 相关的遗传性疾病。该患者除了胰腺神经内分泌肿瘤，既往有垂体瘤手术史，并发现甲状旁腺增生，故 MEN1 临床诊断成立。但较为遗憾的是，患者未进行相关基因检测，无法确诊 MEN1，而患者母亲的“胰腺癌”家族史究竟是胰腺腺癌还是胰腺神经内分泌肿瘤也无从考证。

胃泌素瘤起病隐匿，症状不典型，常常表现为顽固性消化道溃疡久治不愈，甚至反复的消化道出血、穿孔，长年不愈的腹泻等。该患者间断上腹疼痛、反酸、烧心十余年，用 PPI 症状能缓解，因而一直未予重视，甚至确诊为胰腺神经内分泌肿瘤肝转移时，初诊医院也没有提出功能性胰腺神经内分泌肿瘤（胃泌素瘤）的诊断。

2 型胃神经内分泌瘤的特点在于，其胃内的肿瘤是由于其他部位的神经内分泌瘤大量分泌胃泌素从而刺激胃内的 ECL 细胞增生所致，可以将其看做是一个胃泌素瘤的继发结果。当内镜下怀疑 2 型胃神经内分泌瘤时，应当进行评估胃酸分泌情况，检测血清胃泌素，同时在胰腺、十二指肠等部位寻找原发灶。

对于 2 型胃神经内分泌肿瘤的治疗，主要在于治疗原发病 - 胃泌素瘤。手术是唯一可能达到根治的治疗手段，但 MEN1 患者的手术应当更加慎重，这是因为 MEN1 患者的胰腺病灶通常为多点原发，即使手术也很难达到根治效果，并且通常生长十分缓慢。而该例患

笔记

者较为特殊，确诊时已出现远处转移，无法手术切除或拒绝手术治疗者可选择生长抑素类似物、依维莫司、替莫唑胺联合卡培他滨，胰腺原发患者还可选择舒尼替尼等方案。该患者初诊医院给予舒尼替尼治疗，后因不良反应大而停药。患者后来接受生长抑素类似物兰瑞肽治疗，耐受性好，同时给予 PPI 控制症状，中药扶正抑瘤，患者获得长期的疾病稳定，生活质量良好。

病例提供者：陈莹莹　刘继喜　罗　杰　谭煌英

点评专家：贾　茹

诊断困难的胃混合性腺癌－神经内分泌癌综合治疗一例

病历摘要

患者男性，61 岁，主因“腹胀伴食欲下降，确诊胃腺癌 1 个月”入院。患者于 2017 年 7 月初无明显诱因出现腹胀伴食欲下降，无反酸、烧心、腹痛、恶心、呕吐、呕血、黑便、消瘦、心悸、潮红等不适。2017 年 7 月当地医院查胃镜病理示胃窦腺癌。

个人史：饮酒 10 年，白酒每次 150～200ml，每周 2～3 次，发病后戒酒。患者既往史、婚育史及家族史无特殊。

笔记

体格检查

生命体征平稳，全身浅表淋巴结无肿大，心肺无明显异常，腹平坦，腹软，无压痛、反跳痛，肝脾肋下未触及，肠鸣音正常，直肠指诊（－）。

辅助检查

1.2017 年 7 月 胸部正位片：左肺尖第 1 前肋重叠处高密度小结节，约 0.7cm × 0.5cm，界清，考虑左肺尖陈旧性病变可能性大。

2.2017 年 7 月 腹盆增强 CT（图 3-59）：胃窦癌伴胃左区、肝门区淋巴结转移，大者短径约 2.6cm，胃窦浆膜面尚光整。肝脏多发囊肿。肝左叶强化结节，血管瘤与转移待鉴别。双肾多发小囊肿。

3.2017 年 7 月 肝脏 MRI（图 3-60）：肝左叶结节，约 1.6cm × 1.6cm，倾向为不典型血管瘤。肝左叶另两个结节，大者 1.2cm × 0.9cm，考虑为血管瘤。余肝多发囊肿。肝门区转移淋巴结，大者短径约 2.6cm。余腹盆腔及腹膜后、双侧腹股沟区未见明确肿大淋巴结。

4.2017 年 7 月 胃镜（图 3-61）：①胃癌，病变主要位于胃体窦交界至胃窦；②慢性萎缩性胃炎伴糜烂，以胃窦为著。Hp（3+）；③贲门黏膜充血、粗糙。

5. 胃镜病理：胃体窦交界至胃窦小弯及后壁少许腺癌，小灶合并神经内分泌分化。贲门及胃体胃黏膜组织呈急性及慢性炎，伴肠上皮化生。胃体处小灶腺体轻度异型。免疫组化：AE1/AE3（3+），CD56（3+），ChrA（1+），Syn（1+），S-100（－），SSTR2（2+），P53（3+），AFP（－），MGMT（－），Ki-67（+，80%）。

笔记

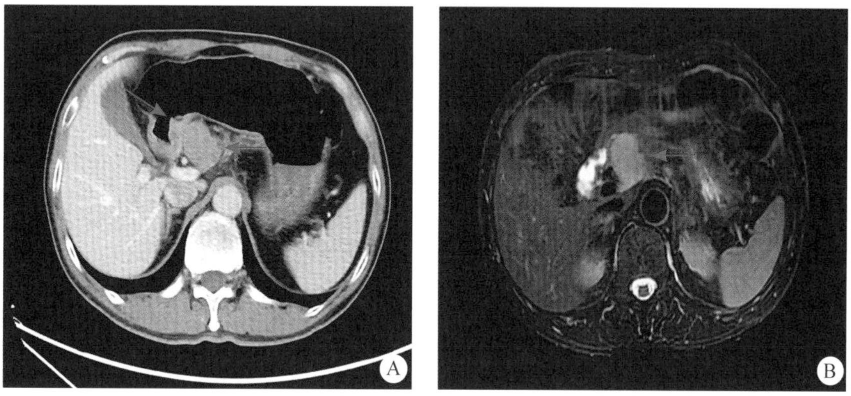

图 3-59 腹部检查

注：A：腹盆增强 CT，箭头所指分别为胃原发病灶与腹腔内转移淋巴结；B：腹部增强 MRI，箭头所指为腹腔内转移淋巴结

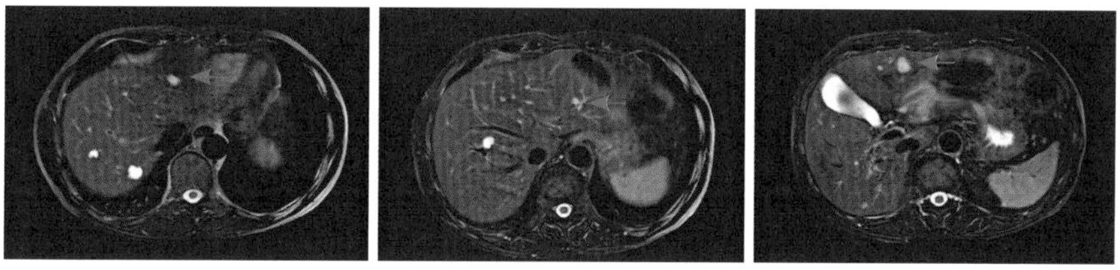

图 3-60 腹部增强 MRI，箭头所指为肝多发血管瘤

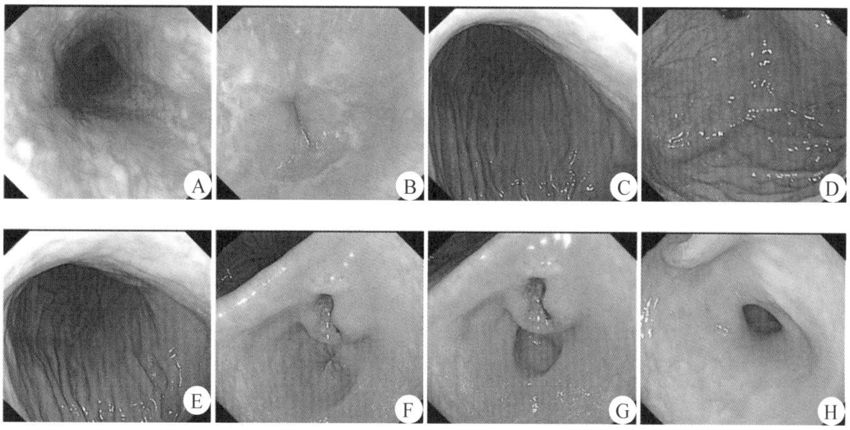

图 3-61 胃镜，胃体窦交界至胃窦胃癌

注：A：食管；B：交界线；C：贲门；D：贲门至胃底；E：胃体（50cm）；F、G：胃体窦交界至胃窦；H：胃窦

笔记

诊治过程

手术：

患者胃镜活检病理证实为胃腺癌合并神经内分泌分化，影像学提示胃左区及肝门部淋巴结转移，无远处转移证据。考虑诊断为胃癌（TxN+M0）胃左区及肝门区淋巴结转移。外科评估可手术切除，查无手术禁忌，2017 年 7 月于我院外科行胃癌根治术（D2 根治术）。

1. 术后病理

胃窦局限溃疡型中 - 低分化腺癌（Lauren 分型：肠型），结合免疫组化提示部分区域具有神经内分泌免疫表型（约 10%），根据最新 WHO 消化道肿瘤分类诊断标准（至少 30%），尚不足以诊断混合性腺神经内分泌癌。肿瘤最大径 2.5cm，侵透肌层达浆膜内脂肪组织，可见脉管瘤栓及神经侵犯，各切缘未见癌。淋巴结转移性癌（2/17），转移成分形态及免疫组化均符合高级别神经内分泌癌（NEC G3）。

2. 免疫组化

（1）2 号主体病变：AE1/AE3（3+），ChrA（灶状 +），Syn（灶状 +），HER2（1+），MLH1（+），PMS2（+），MSH2（+），MSH6（+），EGFR（1+），C-MET（–），AFP（–），Ki-67（+70%）。

（2）6 号主体病变：Syn（灶状 +），ChrA（灶状 +），SSTR2（灶状 +），PD-1（–），PD-L1（–），Ki-67（+70%）。

（3）7 号、B2 号、B3 号主体病变：ChrA（灶状 +），Syn（灶状 +），Ki-67（+ 70%）。

（4）18 号淋巴结转移病变：AE1/AE3（2+），ChrA（3+），Syn（3+），SSTR2（3+），PD-1（–），PD-L1（–），Ki-67（+80%）。

（5）主体病变原位杂交结果：EBER- 原位杂交（–）。

笔记

3. 基因检测

BRAF、*c-KIT*、*EGFR*、*HER2*、*KRAS*、*NRAS*、*PDGFRA*、*PIK3CA*、*RET* 基因未检测到突变。

术后辅助治疗

患者胃部肿瘤侵犯达浆膜内脂肪组织，为 T3，淋巴结转移 2 枚，为 N1，病理分期为 T3N1M0 ⅡB 期。病理诊断上，胃原发灶存在两种成分，即中低分化腺癌与神经内分泌癌，比例上以腺癌为主（90%），尚不满足混合性腺神经内分泌癌诊断标准。因此，结合患者主要病理类型及 NCCN 指南，参照胃腺癌治疗模式，术后行辅助化疗。患者于术后复查 CT 未见复发及转移（图 3-62）。2017 年 8 月至 2017 年 10 月行 SOX 方案化疗 3 周期，具体为 OXA 200mg ivgtt d1，S1 60mg bid po d1～d14，q21d。化疗后出现 1 级恶心、1 级呕吐、1 级神经毒性及 2 级骨髓抑制。

3 周期后复查：2017 年 10 月 胸腹 CT：肝门区、门腔间隙及腹膜后新出现多发肿大淋巴结，大者短径约 2.3cm，考虑转移（图 3-63）。右肺上叶结节，约 0.5cm×0.4cm，较前增大，性质待定（图 3-64）。2017 年 11 月 肝脏 MRI（图 3-65）：肝门区及腹膜后淋巴结增大、增多，大者短径约 2.7cm，考虑转移。肝血管瘤及囊肿同前。

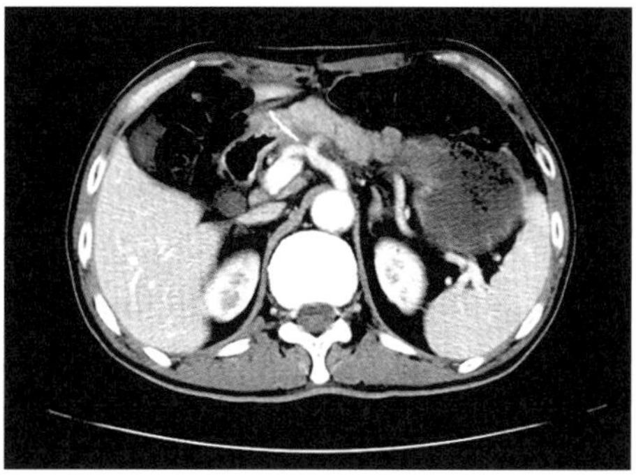

图 3-62 术后复查胸腹部增强 CT 无复发及转移

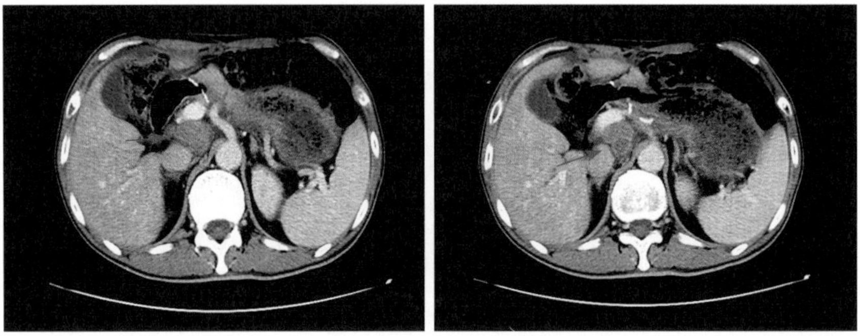

图 3-63　3 个周期辅助化疗后复查胸腹增强 CT，
箭头所指为腹膜后新出现淋巴结移

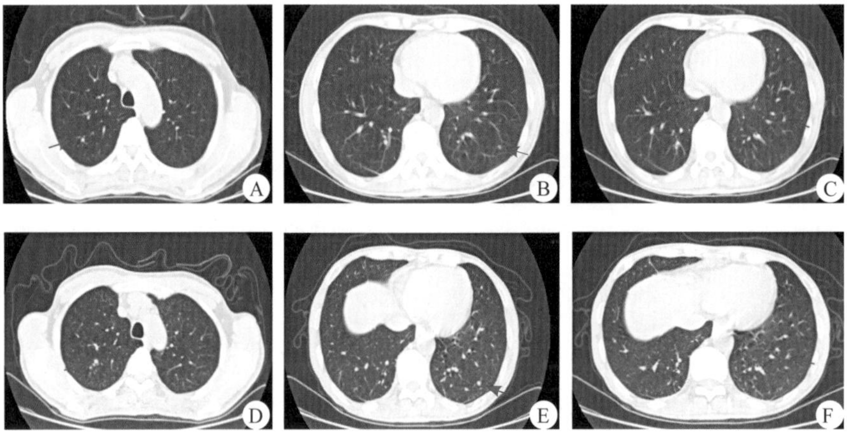

图 3-64　胸部增强 CT

注：A、B、C：术后胸部增强 CT，箭头所指为右肺上叶及左肺下叶结节；D、E、F：3 个周期辅助化疗后胸部增强 CT，箭头所指为右肺上叶及左肺下叶结节

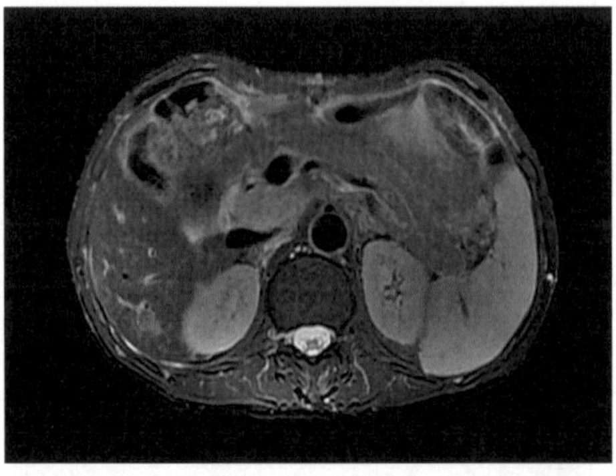

图 3-65　3 个周期辅助化疗后复查腹部增强 MRI，
箭头所指为腹膜后新出现淋巴结转移

笔记

二线治疗

患者胃混合性癌，术后 SOX 方案辅助化疗中复发，出现肝门区及腹膜后淋巴结转移，考虑更换二线化疗。晚期胃癌二线化疗，CSCO 胃癌诊疗常规及 NCCN 指南均常规推荐紫衫类及伊立替康等药物。但对于本患者，胃原发灶混合腺癌及神经内分泌癌两种成分，淋巴结转移灶均为神经内分泌癌且 Ki-67 高达 80%，常规腺癌辅助治疗短期内复发，相比单纯胃腺癌，本例肿瘤生物学行为差，恶性度高，具有神经内分泌癌特点。对于胃肠 NEC 二线治疗可选择 FOLFIRI、替莫唑胺、卡培他滨等方案，ORR 约 30%，中位 PFS 约 4 个月。对于本患者，HER2 免疫组化 1+，无曲妥珠单抗治疗指征。结合患者术后病理情况，化疗方案的选择上，需同时兼顾胃腺癌及神经内分泌癌的治疗。故于 2017 年 11 月 至 2018 年 2 月行伊立替康联合替莫唑胺化疗 4 周期，具体为伊立替康 240mg ivgtt d1、d5，替莫唑胺 200mg qd po d1 ~ d7，q28d。化疗后出现 2 级骨髓抑制。

2 周期后复查：2018 年 1 月 胸腹盆 CT（图 3-66、图 3-67）：肝门区、门腔间隙及腹膜后多发转移淋巴结较前减少、缩小，大者短径约 1.5cm。右肺上叶小结节较前缩小，倾向炎性结节。双肺多发结节同前相仿。2018 年 1 月肝脏 MRI（图 3-68）；肝门区及腹膜后淋巴结，大者短径约 1.6cm，较前缩小。肝血管瘤及囊肿同前。评效 PR。

4 周期后复查：2018 年 3 月 胸腹盆 CT（图 3-69）：肝门区、门腔间隙及腹膜后多发转移淋巴结，明显增大，大者短径约 2.5cm。双肺多发结节同前相仿。2018 年 3 月 肝脏 MRI（图 3-70）：肝门区、门腔间隙及腹膜后转移淋巴结，较前增大，大者约 4.2cm × 3.2cm。肝血管瘤及囊肿同前。评效 PD。

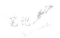

笔记

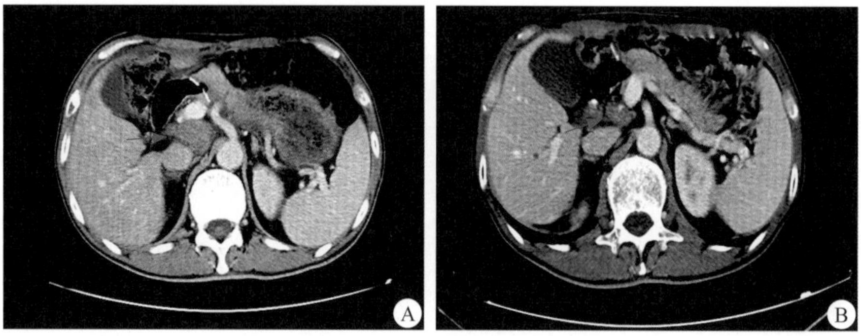

图 3-66 腹盆增强 CT

注：A：腹盆增强 CT，箭头所指为二线化疗前腹腔内转移淋巴结，短径 2.3cm；B：腹盆增强 CT，箭头所指为 2 个周期二线化疗后腹腔内转移淋巴结，短径 1.5cm

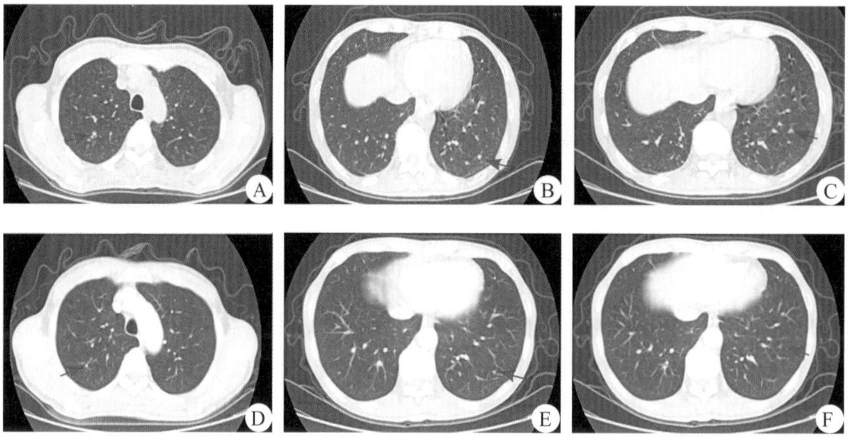

图 3-67 胸部增强 CT

注：A、B、C：胸部增强 CT，箭头所指为二线化疗前肺内结节；D、E、F：胸部增强 CT，箭头所指为 2 个周期二线化疗后肺内结节，右肺上叶结节倾向炎性结节，余肺内结节同二线化疗前相仿

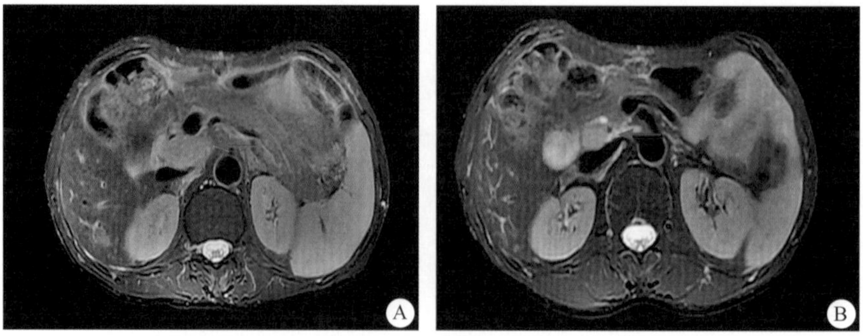

图 3-68 腹部增强 MRI

注：A：腹部增强 MRI，箭头所指为二线化疗前腹腔内转移淋巴结，短径 2.7cm ；B：腹部增强 MRI，箭头所指为 2 个周期二线化疗后腹腔内转移淋巴结，短径 1.6cm

笔记

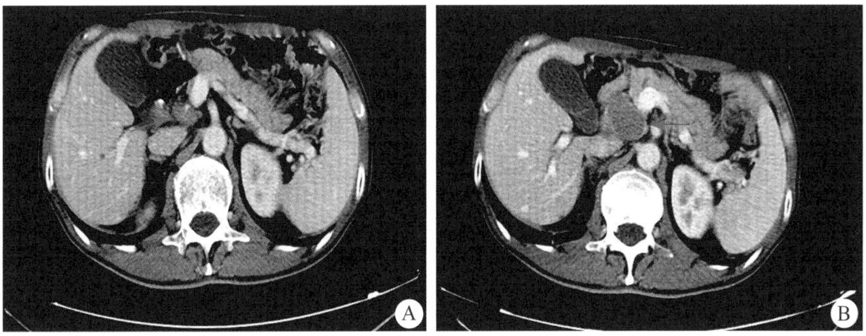

图 3-69　腹盆增强 CT

注：A：腹盆增强 CT，箭头所指为 2 个周期化疗后腹腔内转移淋巴结，短径 1.6cm；B：腹盆增强 CT，箭头所指为 4 个周期化疗后腹腔内转移淋巴结，短径 2.5cm

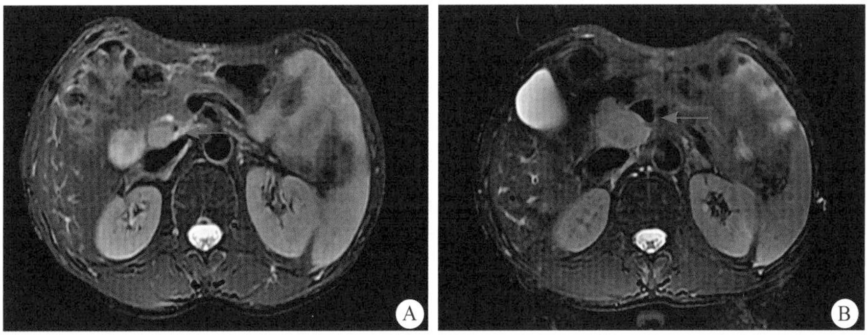

图 3-70　腹部增强 MRI

注：A：腹部增强 MRI，箭头所指为 2 个周期化疗后腹腔内转移淋巴结，短径 1.6cm；B：腹部增强 MRI，箭头所指为 4 个周期化疗后腹腔内转移淋巴结，短径 3.2cm

局部姑息性放疗

全身化疗腹腔内淋巴结转移控制不佳，故 2018 年 4 月至 2018 年 5 月 4 日行局部姑息性放疗，95 % PTV 45Gy/1.8Gy/25f，95 % PGTVnd 56Gy/2.24Gy/25f。

放疗后复查：2018 年 6 月胸腹盆 CT（图 3-71）：肝门区、门腔间隙及腹膜后转移淋巴结较前减少，大者短径约 1.3cm。双肺结节同前。2018 年 6 月 肝脏 MRI（图 3-72）：肝门区、门腔间隙及腹膜后多发淋巴结较前缩小，大者短径约 1.2cm。肝血管瘤及囊肿同前。评效 PR。

笔记

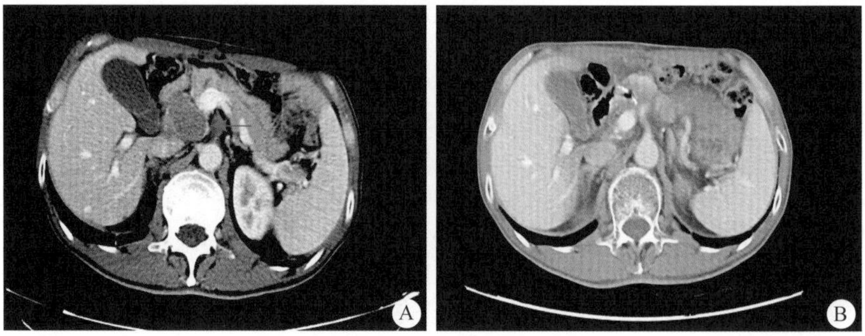

图 3-71　腹盆增强 CT

注：A：腹盆增强 CT，放疗前腹腔内转移淋巴结；B：腹盆增强 CT，放疗后腹腔内转移淋巴结

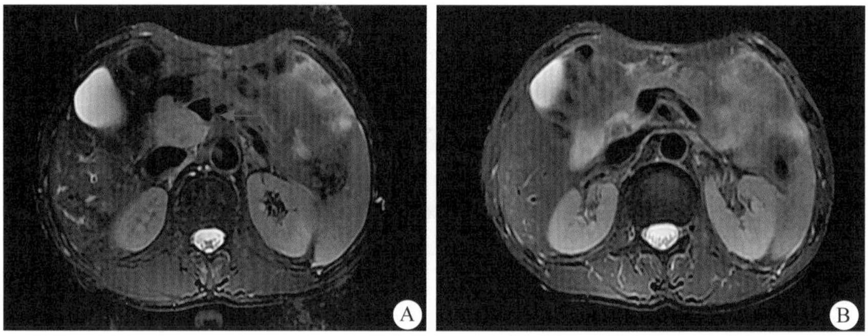

图 3-72　腹部增强 MRI

注：A：腹部增强 MRI，放疗前腹腔内转移淋巴结；B：腹部增强 MRI，放疗后腹腔内转移淋巴结

维持治疗

2018 年 6 月至 2018 年 8 月单药替吉奥 40mg bid po d1～d14，q21d，治疗 2 周期。

2 周期维持治疗后：2018 年 8 月 颈胸 CT（图 3-73）：左侧锁骨上新出现转移淋巴结，短径约 1.7cm。2018 年 8 月 腹盆 CT（图 3-74）：肝门区、门腔间隙及腹膜后转移淋巴结明显增大，大者短径约 2.6cm。评效 PD。

笔记

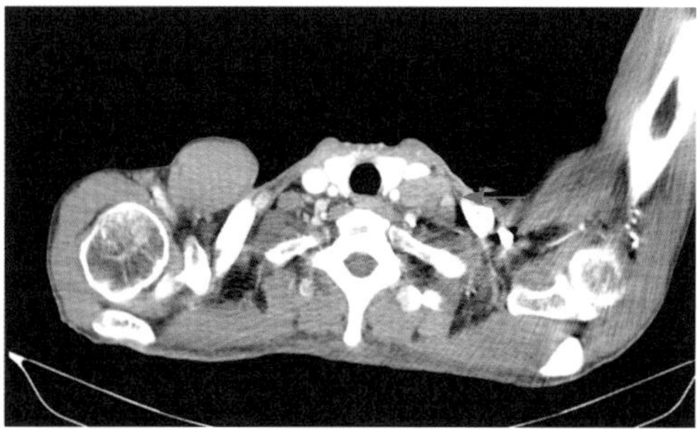

图 3-73　颈胸增强 CT，箭头所指为 2 个周期维持化疗后新出现左侧锁骨上淋巴结转移，短径 1.7cm

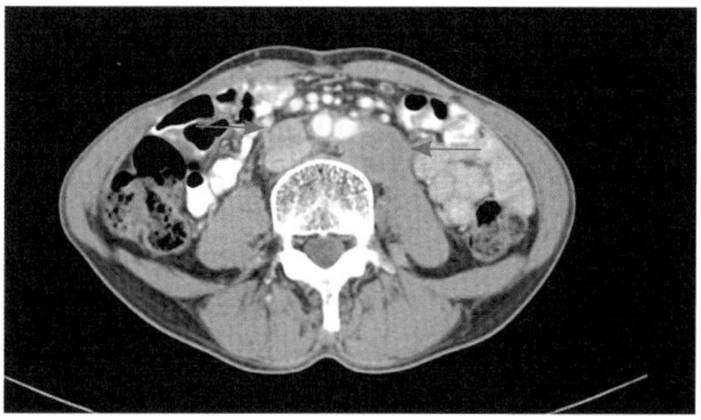

图 3-74　腹盆增强 CT，箭头所指为 2 个周期维持化疗后腹膜后转移淋巴结明显增大，大者短径 2.6cm

三线化疗

2018 年 8 月起行紫杉醇脂质体化疗 2 个周期，具体为紫杉醇脂质体 210mg ivgtt d1，q14d。因耐受良好，于 2018 年 9 月至 2018 年 10 月行紫杉醇脂质体联合顺铂化疗 4 个周期，具体为紫杉醇脂质体 210mg ivgtt d1，顺铂 70mg ivgtt d2，q14d。

3 个周期后复查：2018 年 9 月颈胸 CT：左侧锁骨上转移淋巴结缩小，短径约 1.0cm。双肺结节同前。2018 年 9 月腹盆 CT：肝门区、门腔间隙及腹膜后多发转移淋巴结较前缩小，大者短径约 1.0cm。肝血管瘤及囊肿同前。评效 PR。

6 个周期后复查，淋巴结进一步缩小。2018 年 11 月 颈胸 CT（图 3-75）：左侧锁骨上淋巴结大者短径约 0.4cm。2018 年 11 月 腹盆 CT（图 3-76）：肝门区、门腔间隙及腹膜后转移淋巴结较前缩小，大

笔记

部分显示不清，大者短径约 0.7cm。评效 PR。

因出现 4 级中性粒细胞减少，2018 年 11 月起行单药紫杉醇脂质体双周方案化疗 2 周期，具体为紫杉醇脂质体 210mg ivgtt d1，q14d。2018 年 12 月起加用阿帕替尼 250mg qd po，行紫杉醇脂质体 + 阿帕替尼治疗 2 周期，末次化疗 2019 年 1 月。之后继续单药阿帕替尼 250mg qd po 治疗至今。2019 年 3 月复查疗效评价持续 PR。

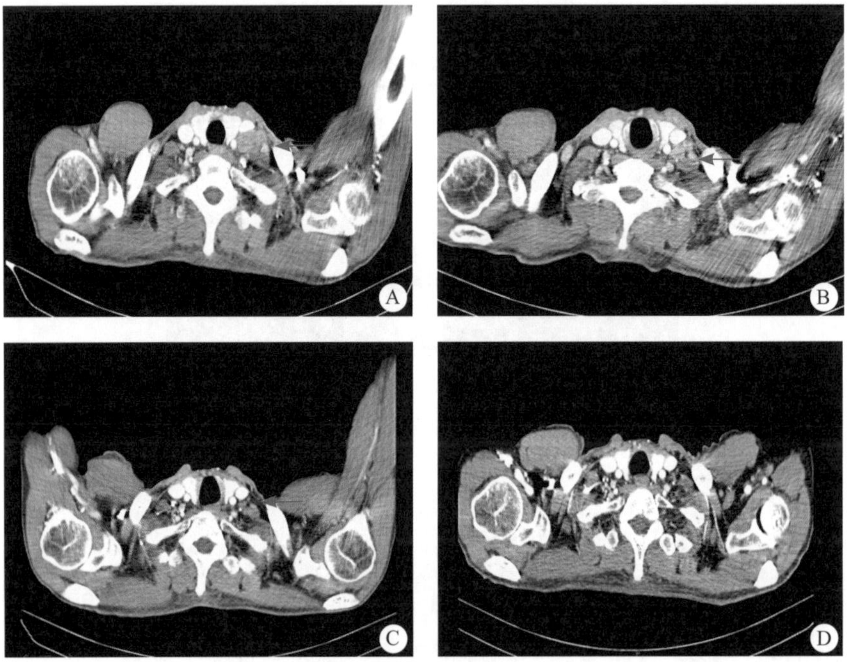

图 3-75 颈胸增强 CT

注：A：颈胸增强 CT，箭头所指为化疗前左侧锁骨上转移淋巴结，短径 1.7cm；B：颈胸增强 CT，箭头所指为 3 周期化疗后左侧锁骨上转移淋巴结，短径 1.0cm；C：颈胸增强 CT，箭头所指为 6 周期化疗后左侧锁骨上转移淋巴结，短径 0.4cm；D：阿帕替尼治疗中左侧锁骨上转移淋巴结，显示不具体

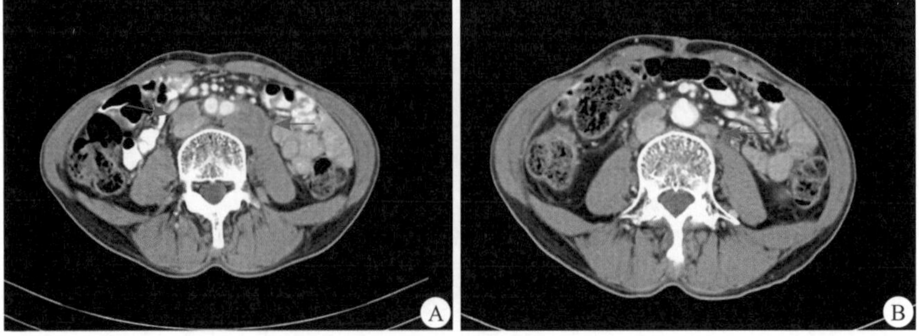

笔记

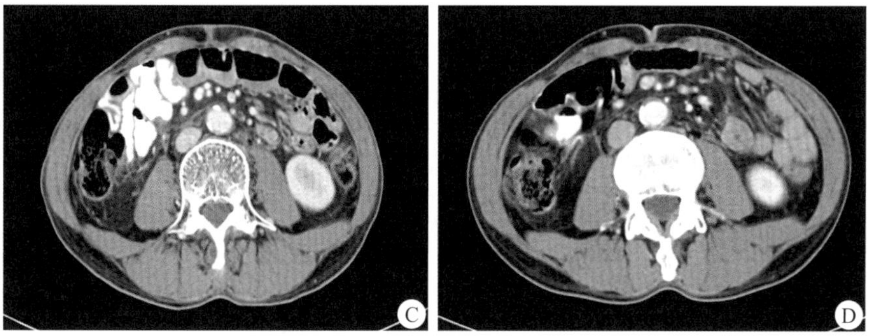

图 3-76　腹盆增强 CT

注：A：腹盆增强 CT，箭头所指为化疗前腹膜后转移淋巴结，大者短径 2.6cm；B：腹盆增强 CT，箭头所指为 3 周期化疗后腹膜后转移淋巴结，大者短径 1.0cm；C：腹盆增强 CT，6 周期化疗后腹膜后转移淋巴结，显示不具体；D：腹盆增强 CT，阿帕替尼治疗中腹膜后转移淋巴结，显示不具体

病例讨论

1. 本例患者诊断要点

神经内分泌肿瘤是一类起源于内胚层神经内分泌细胞的肿瘤，可发生于全身多个组织器官，其中以消化系统最常见，占 55%~70%。胃混合性腺神经内分泌癌是一类特殊类型胃癌，两种成分以不同比例混合，而每种成分至少各占肿瘤的 30%。胃混合性腺神经内分泌癌发病率较低，主要好发于老年男性，中位年龄约 60 岁，临床表现缺乏特异性，其预后一般较神经内分泌癌差，治疗上采用综合治疗模式，以手术为主，同时联合化放疗。

本例患者为老年男性，主要临床表现为腹胀伴食欲下降。胃镜示胃癌，影像学检查提示肿瘤未累及浆膜面，有区域淋巴结转移，初诊可行手术切除。术后病理提示原发灶具有胃腺癌（约 90%）及神经内分泌癌（约 10%）两种成分，淋巴结转移灶均为神经分泌癌。本例虽不满足胃混合性腺神经内分泌癌诊断标准，但混合性癌诊断

笔记

明确。术后分期 pT3N1M0 ⅡB 期，因胃腺癌成分占主体，故术后常规以胃腺癌行 SOX 方案辅助化疗。

2. 治疗目的及方案的选择

患者 D2 根治术后，ⅡB 期，辅助化疗过程中短期内出现肝门区、腹膜后多发淋巴结转移，DFS 仅为 3 个月。根据 CLASSIC 研究结果，对于Ⅱ~Ⅲ期胃腺癌 D2 术后患者，XELOX 方案 3 年 DFS 为 74%，杨林教授等报道胃腺癌 SOX 方案术后辅助化疗 1 年 DFS 为 85.2%，3 年 DFS 为 75.9%。结合本患者复发转移特点及既往胃腺癌复发资料，本例肿瘤生物学行为较同期单纯胃腺癌差。分析原因，本例除胃腺癌外混合有神经分泌癌，且神经内分泌癌成分在早期即发生转移，表现为仅有的 2 枚转移淋巴结病理上均为神经分泌癌且 Ki-67 高达 80%，提示神经分泌癌成分恶性程度高，复发早，进展快。故结合患者病理特点，考虑二线化疗方案需兼顾腺癌及神经内分泌癌，可参考混合性腺神经内分泌癌的治疗。对于晚期胃肠混合性腺神经内分泌癌，目前治疗上尚无标准化疗方案，一线化疗可选择 EP 方案。有小样本量研究显示 IP 方案（伊立替康联合顺铂）有一定疗效，可覆盖腺癌及神经内分泌癌，此外亦可选择 FOLFOX、FOLFIRI、替莫唑胺、卡培他滨等化疗方案。

对于本患者，奥沙利铂联合氟尿嘧啶类治疗进展且无曲妥珠单抗治疗指征。治疗上拟覆盖腺癌及神经内分泌癌两种成分，故选择伊立替康联合替莫唑胺化疗，以达到延缓进展、延长生存、改善生活质量的目的。二线化疗最佳疗效达 PR，PFS 为 3.5 个月，虽然后续腹腔内淋巴结增大，但未出现新发病灶。

经局部姑息放疗及维持治疗后患者出现左侧锁骨上淋巴结转移，疾病进展。根据 NORDIC NEC 研究，对于胃肠胰神经内分泌癌，

笔记

Ki-67 ≥ 55%的患者，对铂类疗效好，ORR 可达到 42%。患者胃原发灶及淋巴结转移灶术后病理 Ki-67 均在 55% 以上，故可考虑顺铂或卡铂治疗。此外，紫杉类药物及顺铂均为晚期胃腺癌常用化疗药，综上，三线治疗选择紫杉醇脂质体联合顺铂。上述方案最佳疗效达 PR，后因 4 级血液学毒性改行维持治疗，疗效持续 PR，缓解期近 6 个月。

3. 争议

本例患者诊断困难，术后病理提示胃窦腺癌、部分区域具有神经内分泌免疫表型（约 10%），根据目前国内外指南对于混合性腺神经内分泌癌的诊断标准，本例患者不足以诊断 MANEC，但患者转移淋巴结均为神经内分泌癌成分，故治疗方面，在一定程度上应考虑倾向于 MANEC 的治疗。目前此类患者在诊断上仍存在空白，有待后续根据临床病理特征、治疗反应及预后等进一步探索。

病例点评

本例患者胃腺癌神经分泌癌混合性癌，初诊评估可手术，D2 根治术后，2 枚淋巴结转移且均为神经分泌癌，术后病理分期 pT3N1M0 ⅡB 期。术后辅助治疗过程中复发，出现腹腔内淋巴结转移，无内脏转移，DFS 仅 3 个月。经过 MDT 团队的成功治疗，经化疗、局部姑息性放疗，患者复发转移后生存期已达 17 个月，三线治疗疗效达 PR，缓解期超过半年。整个治疗过程中，关键点在于多学科合作、全身系统性治疗。本例患者虽不满足 WHO 混合性腺神经内分泌癌诊断标准，但生物学行为与同期别单纯腺癌相比存在差异。表现为辅助化疗不敏感，无病生存期短。分析原因，本例胃病变主体为腺癌，

笔记

但手术淋巴结转移灶成分为神经分泌癌，故不除外恶性度较高的部分过早地发生了转移，进而导致后续疾病进展。本例患者病理类型复杂，复发转移后未进行再次活检，转移成分病理类型不详，此为不足之处。

对于混合性腺神经内分泌癌或具有混合性腺神经内分泌癌特点的肿瘤，目前的认识尚不够深入和全面，诊断标准尚不能完全覆盖此类疾病。临床实践中可见此类兼具腺癌和神经内分泌癌两种成分但不满足混合性腺神经内分泌癌诊断标准的病例。对于此种肿瘤，目前尚无标准治疗，在临床实践中推荐采用多学科综合治疗模式。对于复发转移的患者，需强调再次病理活检的重要性，临床上可结合病理学特点，进行个体化治疗，争取进一步改善患者预后。

病例提供者：姜志超　周爱萍

点评专家：依荷芭丽•迟

G2 胃神经内分泌肿瘤肝多发转移综合治疗一例

病历摘要

患者女性，53 岁，因“体检发现肝脏占位 4 年余”入院。患者 2009 年体检行腹部超声发现“肝血管瘤，直径 5～6cm”，未予诊治。

笔记

2013年4月再次体检B超发现肝内多发占位，最大10.2cm×7.5cm，内见多个液性暗区。患者无明显不适症状，体重无明显下降。既往史：多发子宫肌瘤，左侧胫腓骨骨折内固定术后，糖耐量减低；碘、青霉素、左氧氟沙星过敏。个人史、月经婚育史、家族史无特殊。

体格检查

患者全身皮肤、黏膜无黄染，心肺（－）。腹部平坦，无胃肠型、蠕动波；腹软，无压痛、反跳痛，全腹未及明确包块，肝脾肋下未及；叩诊鼓音，移动性浊音（－）；肠鸣音正常。

辅助检查

入院后完善检查，血AFP 5.77ng/ml，CEA 1.43ng/ml，CA199 442U/ml，NSE 19.6ng/ml，ProGRP 21.0pg/ml。腹部B超：肝内多个低回声及混合回声，较大者位于右叶，约10.2cm×9.7cm×7.3cm，边界欠清，内见多个不规则无回声区，较大范围约7.1cm×5.2cm，内透声差，充满细密光点，CDFI：实性区可见条形血流信号。腹部增强MRI提示肝多发占位，部分中心囊变坏死，增强后部分可见异常强化，部分边缘可见强化，中心未见明显强化，恶性病变可能性大（图3-77）。

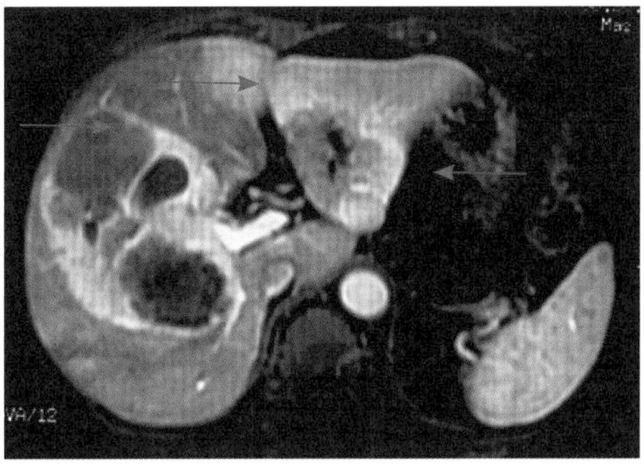

图3-77　增强MRI示肝内多发占位，可见异常强化，最大直径10.2cm

诊断过程

患者于 2013 年 4 月在全麻下行剖腹探查、粘连松解、胆囊切除、右肝联合肝段切除、胃肿物切除术。术中于右肝Ⅴ、Ⅵ段可见肿物，深红色、部分灰白、囊实性、质韧，累及Ⅶ、Ⅷ段，大小约 15cm；左肝内侧叶膈面中部可见肿物，灰白、实性、质韧，大小约 4cm；左肝外侧叶脏面紧邻静脉韧带可见肿物，灰白、实性、质韧，大小约 4cm；肝门多发肿大淋巴结；胃小弯近幽门处可见一 1.5cm 外生性肿物（图 3-78、图 3-79）。术中冰冻病理提示神经内分泌肿瘤可能。解剖肝十二指肠韧带，未见明确右肝动脉，考虑若同期行左肝肿物切除损伤左肝动脉，术后可能出现肝功能衰竭，且神经内分泌肿瘤相对恶性度低，故行二期切除。术后病理：胃神经内分泌瘤（NET G2，核分裂象 3～5 个 /10HPF），侵透胃壁深肌层达周围脂肪组织；右肝符合转移性神经内分泌瘤，紧邻肝被膜，离断面可见癌，淋巴结未见转移癌（肝门部 0/2）；免疫组化 AE1/AE3（+），CD56（NK-1）（+），CgA（+），Syn（+），Ki-67 index 约 10%。

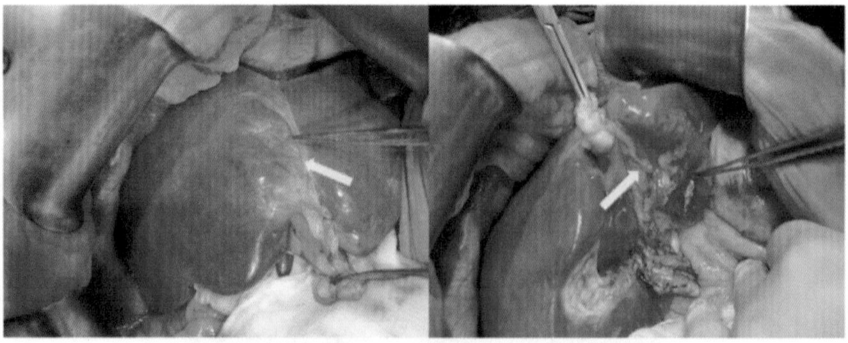

图 3-78　第一次术中见肝脏多发占位

笔记

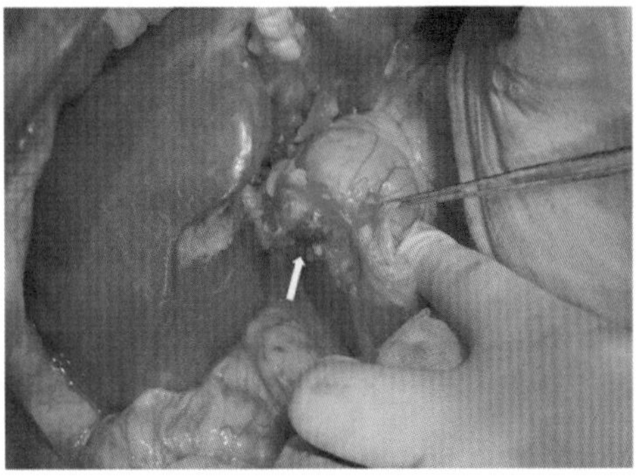

图 3-79　胃小弯约 1.5cm 外生性肿物

第一次术后患者恢复良好，左肝体积逐渐增大（表 3-4，图 3-80）。术后 2 个月复查 CA199 207.7U/ml，CEA、NSE、ProGRP（ – ）。术后 4 个月复查生长抑素受体显像提示肝内多发大小不等生长抑素受体高表达病变，考虑为神经内分泌瘤多发肝转移（图 3-81）。

表 3-4　历次左右肝非瘤体积

	右半肝非瘤体积	左半肝非瘤体积
第一次术前	585 ml	496 ml
术后 10 天	385 ml	527 ml
第二次术前	404 ml	555 ml

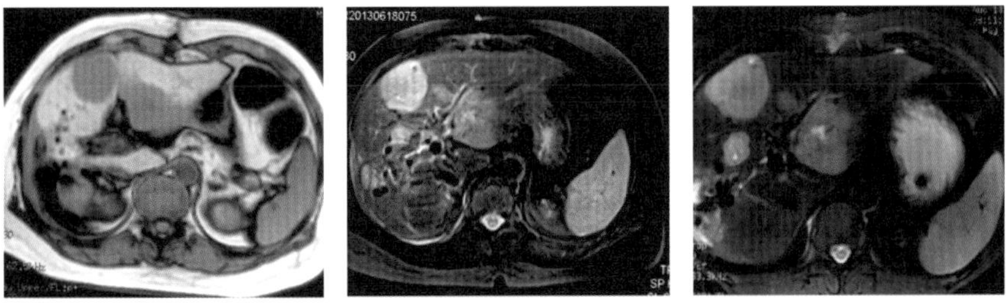

图 3-80　由左至右依次分别为第一次术后 10 天、2 个月、4 个月肝脏情况

笔记

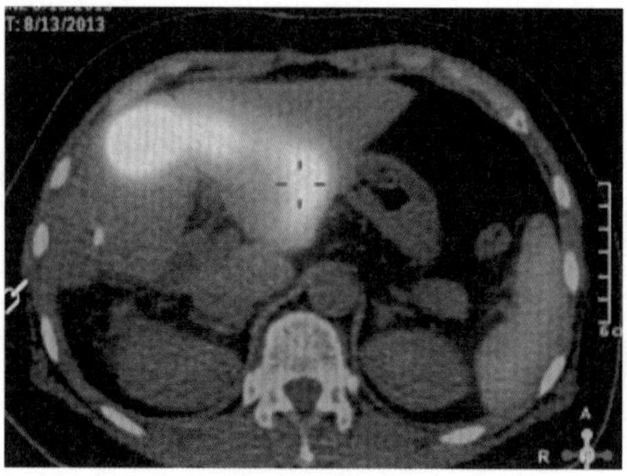

图 3-81　生长抑素受体显像显示肝内多发高表达病变

患者于 2013 年 8 月在全麻下行剖腹探查、粘连松解、超声探查、左肝联合肝段切除、肝多发肿物切除术（图 3-82）。术中见右肝无明显增生；左肝外侧叶脏面紧邻静脉韧带可见一约 8cm 肿物，灰白、质硬；左肝内侧叶膈面见一肿物，表面大小约 4cm，黄白、质软；左肝内侧叶脏面可见一外生性肿物，大小约 1cm，灰黄、质软。术后病理：肝组织中见神经内分泌瘤（NET G2，核分裂象 8 个 /10HPF），可见脉管内瘤栓，局部紧邻肝被膜及离断面。免疫组化 AE1/AE3（+），CD56（NK-1）（部分 +），CgA（部分 +），Syn（+），Ki-67 index 8%。

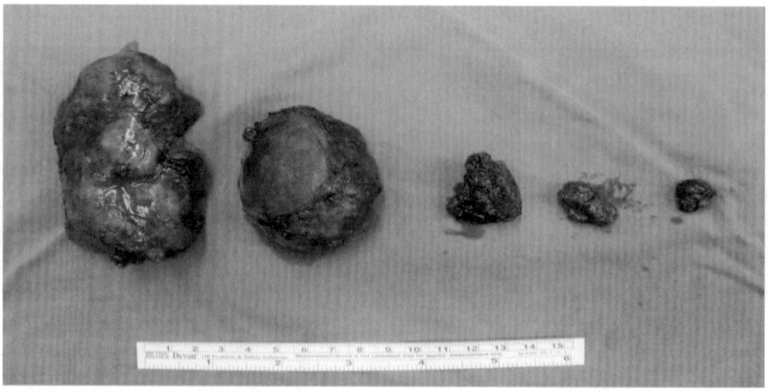

图 3-82　第二次手术切除肝脏多发肿物标本

第二次术后患者恢复良好，规律随访。2013 年 9 月复查 CA199 78.0U/ml，NSE、ProGRPG（ - ）。腹部 MRI 提示肝脏多发异常信号，结合病史考虑转移瘤。自 2013 年 9 月开始使用善

笔记

龙 20mg（qm 肌内注射）治疗，期间先后于 2014 年 4 月、2014 年 6 月行两次经皮肝脏肿物射频消融术。2015 年 1 月复查 CA199 55.4U/ml，NSE 15.4ng/ml，ProGRP 29.3pg/ml。肝脏常规 MRI 提示肝内多发异常信号，转移瘤可能，较前增大、可疑增多。考虑善龙效果不佳。2015 年 3 月开始口服索凡替尼 6# qd 治疗，用药后出现高血压（BPmax 148/96mmHg），颜面部浮肿、乏力、腹泻（初 3 次 / 日，为稀糊便；服用利尿药后腹泻增加，6 ~ 7 次 / 日，为水样便）。2015 年 12 月查腹盆常规 MRI：肝内多发转移灶，病灶较前增多，部分病灶略增大。评估 PD，于 2015 年 12 月退出临床研究。自 2016 年 1 月开始依维莫司 5mg qd+ 善龙 20mg im q2 ~ 3W 至 2018 年 4 月，期间分别行 MRI 检查，评效为 SD。自 2018 年 5 月至 2019 年 1 月患者继续依维莫司 5mg qd+ 善龙 20mg im q2 ~ 3W 治疗，期间于 2018 年 7 月行 CT 引导下肝占位微波消融术。2018 年 11 月行肝脏 MRI 提示肝内多发异常信号团片、结节，考虑多发转移瘤，较前变化不大（图 3-83）。

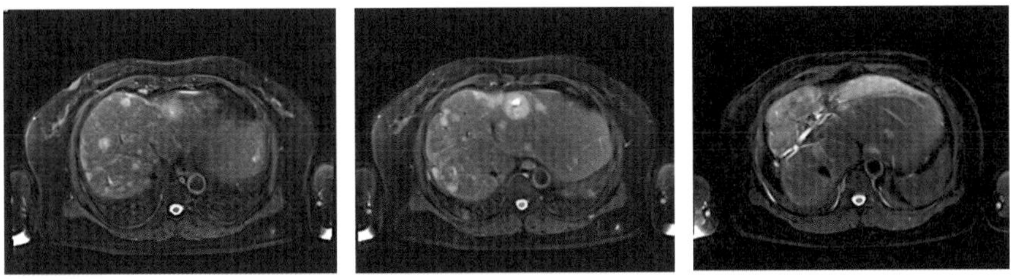

图 3-83　肝脏 MRI 显示肝内多发异常信号，考虑转移瘤

病例讨论

胃肠胰神经内分泌肿瘤是一类异质性肿瘤，可起源于整个胃肠道任何部位。其发病率低，约为每年 3.65/10 万，但近年来呈现上升

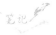

笔记

趋势，现已成为仅次于结直肠癌的第二位的消化道肿瘤。在中国胃肠胰神经内分泌肿瘤中，胃神经内分泌肿瘤发病率仅次于直肠神经内分泌肿瘤，占据重要地位。

1. 临床表现

胃神经内分泌肿瘤可分为 4 型：1、2 型是由高胃泌素血症引起的肠嗜铬细胞样细胞瘤。其中 1 型是由慢性萎缩性胃炎继发胃酸缺乏引起，复发率高，临床通常是因消化不良、大细胞或缺铁性贫血经胃镜检查时发现，多数预后良好，常表现为胃底、胃体息肉，65%为多发，中位直径为 5mm，大于 1cm 的肿瘤易出现转移；2 型则是由于胃泌素瘤分泌大量激素导致高胃泌素血症引起，绝大部分患者为 MEN1 合并十二指肠或胰腺神经内分泌肿瘤。3 型多为散发，无胃泌素升高，可以是 G1、G2 或 G3。4 型较少见，恶性度较高，生物学行为类似胃腺癌，治疗原则也参照胃癌。本例患者为偶然发现的胃小弯 1.5cm 外生性肿物，无明显胃泌素升高相关症状，考虑分型为 3 型。

2. 治疗

①手术治疗：1 型胃神经内分泌肿瘤，小于 1cm 的多发肿瘤，经活检证实后可以随访观察；大于 1cm 的，应当行 EUS，根据浸润深度和淋巴结转移情况决定内镜下切除还是外科手术切除。2 型仅需要行局部切除术。3 型的 G3 和 4 型，应当按照胃癌的处理模式进行手术及术后治疗。

②局部治疗：局部治疗主要是针对肝转移灶的 RFA、TACE。可通过局部治疗手段，控制肝转移灶，有效地减轻肿瘤负荷，减少激素分泌，改善患者的生活质量。

笔记

③肽受体介导的放射性核素治疗：生长抑素受体显像阳性的胃神经内分泌肿瘤患者（G1/G2）可考虑 PRRT 治疗。

④药物治疗：目前可用于胃神经内分泌肿瘤的药物包括生长抑素类似物、干扰素、依维莫司和化疗药物等，对于不同分级的患者首选的治疗方案不同。

本例患者起病即出现肝脏多发转移。文献报道约 46%~93% 的胃肠胰神经内分泌肿瘤会发生肝脏转移。已经发生肝转移的病例，若不进行相应的治疗，5 年生存率只有 30%~40%。ENETS 指南将神经内分泌肿瘤肝转移分为 3 型：单纯型，即转移灶局限在同一肝叶或相邻两个肝段；复杂型，即转移灶主要位于肝脏右叶或左叶，另一叶存在较小的卫星灶；弥漫型，即转移灶弥漫分布于左右两叶。从可切除性的角度，单纯型为可切除，复杂型为潜在可切除，而弥漫型为不可切除。该患者肝转移灶为复杂型，接受多次手术行原发灶和肝脏转移灶切除，术后继续 SSA、依维莫司的药物治疗，同时联合肝脏转移、复发灶的局部消融等治疗，获得长期生存。

病例点评

本例患者 53 岁女性，G2 胃神经内分泌肿瘤合并肝脏多发转移。虽缺乏胃泌素检查结果，但结合病史及病变单发等情况考虑临床分型 3 型可能大。

患者影像诊断方面的特点值得注意：初次就诊时已发现肝占位，但因动脉期强化明显误诊为肝血管瘤。需要强调低级别神经内分泌肿瘤肝转移往往表现为高血供病变，需要多期扫描与血管瘤鉴别。此外 2013 年患者肿瘤进展时胃原发灶仅为 1.5cm，而肝内转移灶多发，且最大病灶超过 10cm。体现了神经内分泌肿瘤的

笔记

另一个特点，即使转移灶很大原发灶仍可能非常隐匿。因此当穿刺提示肝占位为神经内分泌肿瘤时应结合功能性显像积极寻找原发病灶。

治疗方面，该例患者肝转移分型介于复杂型和弥漫型之间，单纯手术切除若要达到 NED 状态残余功能性肝体积不够 30%，故采取了二期手术的策略，并结合术后消融处理深在小病灶。兼顾了实现 NED 的目标和保障患者安全双重目标。因考虑临床隐匿病灶的存在，术后采用善龙辅助治疗是一个选择。进展后改为依维莫司联合善龙治疗至今（术后 5 年 9 个月），病情相对稳定。

目前，对于 G1/G2 神经内分泌肿瘤肝转移的治疗已有共识，即以 R0 为目的完整切除原发灶和转移灶并达到 NED 状态时首选手术切除，可联合消融等局部治疗手段。对于功能性肿瘤，即使肝转移灶不能达到 R0 切除，若其功能性症状常规药物不能很好控制，且肝脏转移灶可切除 90%以上，也可考虑行减瘤手术。

虽然很多其他肿瘤综合治疗实践证明，新辅助 + 手术 + 术后辅助治疗是提高整体疗效的优选选择。但是由于临床实验数据的缺乏，目前 ENETS 和 NCCN 指南对于神经内分泌瘤肝转移的围手术期全身治疗并无明确推荐意见。建议在 MDT 指导下，根据患者的功能性症状情况、肿瘤负荷、一般情况、Ki-67 指数及奥曲肽受体显像情况等综合判断，进行选择。

病例提供者：万雪帅　杜顺达

点评专家：赵　宏

笔记

3 型胃神经内分泌肿瘤肝多发转移综合治疗一例

病历摘要

患者女性，39 岁，主因“体检发现胃神经内分泌肿瘤伴肝脏多发转移 1 个月”入院。2014 年 9 月患者在当地医院体检行腹部 CT 检查提示胃占位及肝脏多发占位，胃镜活检提示为胃神经内分泌肿瘤。否认腹胀、腹痛、腹泻、恶心、呕吐、呕血、皮肤颜面潮红等症状。

患者既往史、个人史、婚育史及家族史无特殊。

体格检查

生命体征平稳，全身浅表淋巴结无肿大，心肺无明显异常，腹平坦，腹软，无压痛、反跳痛，肝脾肋下未触及，肠鸣音正常，直肠指诊（–）。

辅助检查

1. 胃镜及超声内镜：本院胃镜（2014 年 10 月）提示胃体小弯侧见一不规则隆起样病变（距门齿约 39～40cm），无慢性萎缩性胃炎表现。超声内镜提示病灶主体位于黏膜及黏膜下。

2. 腹部普美显 MRI（2014 年 10 月）（图 3-84）提示肝内多发异常信号结节，双叶分布，动脉期强化明显，DMI 扩散明显受限，肝胆期病灶无摄取，考虑多发转移瘤；胃体小弯侧胃壁局部增厚；胃左区多发淋巴结，有明显强化，倾向转移。

笔记

3. 生长抑素受体显像（2014 年 11 月）提示肝内多发生长抑素受体高表达病灶及胃小弯旁多发生长抑素受体高表达病灶，考虑转移；胃小弯侧胃壁略增厚，未见明确生长抑素受体高表达病灶。

4. 实验室检查：血清 CgA（2014 年 12 月）224.56ng/ml（正常值＜ 100ng/ml），血清胃泌素 51.41pg/ml（正常值＜ 100pg/ml）。

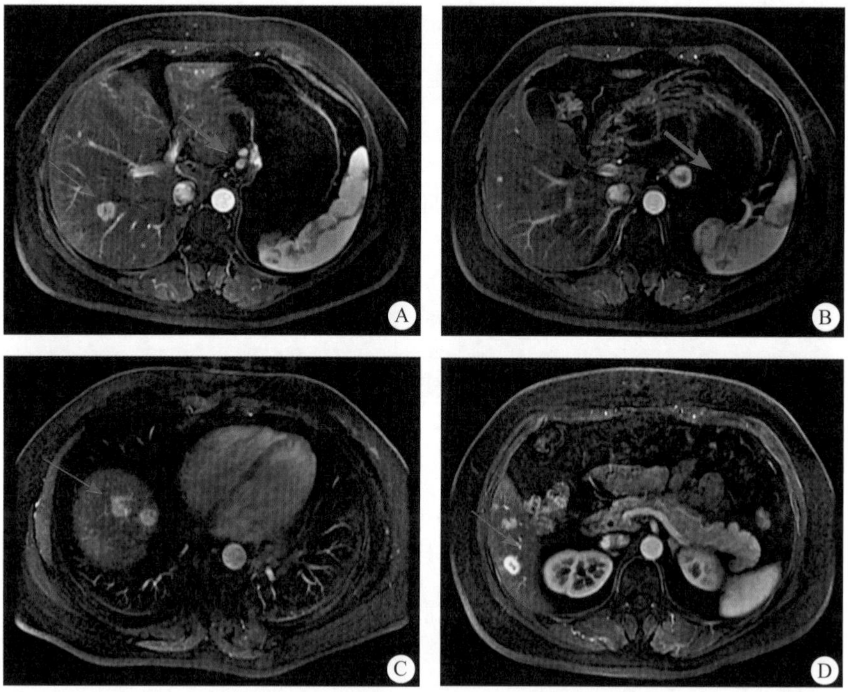

图 3-84　2014-10-20 腹部 MRI（治疗前）示胃小弯侧病灶、胃周强化淋巴结及肝内多发转移瘤

注：A：胃周转移淋巴结（粗箭头）及肝Ⅵ段转移瘤（细箭头）；B：胃周转移瘤淋巴结（粗箭头）；C：肝顶多发转移瘤（细箭头）；D：肝Ⅵ段多发转移瘤（细箭头）

5. 胃镜活检病理：符合高分化神经内分泌肿瘤（G1），免疫组化示 CgA（+），Syn（+），Ki-67 ＜ 2%。

诊治过程

患者活检病理证实为 NET，血清胃泌素不高，无萎缩性胃炎病史，影像学提示肝多发转移，考虑诊断为 3 型胃神经内分泌肿瘤伴肝多

笔记

发转移。

诊断：3型胃神经内分泌肿瘤（G1），淋巴结转移，肝多发转移瘤。

第一次 MDT 讨论

患者诊断明确，肝转移为双叶分布，多位于外周，考虑为复杂型肝转移，为潜在可切除。建议先行全身治疗评价疗效后判断是否具有手术可能。因生长抑素受体扫描阳性，Ki-67 指数小于 10%，拟行善龙治疗。

患者于 2014 年 11 月下旬开始行善龙（20mg/月）治疗。善龙 2 周期治疗后复查腹部 MRI（图 3-85）提示肝内转移灶及胃周淋巴结较前缩小，胃体小弯侧胃壁增厚较前减轻；复查胃镜（图 3-86）提示胃小弯病灶未见明显改变，整体疗效评价 PR。患者善龙治疗 6 周期治疗后再次复查腹部 MRI（图 3-85）及胃镜（图 3-86）提示肝内转移灶、胃周淋巴结及胃小弯侧病灶大致同前。CgA 水平较前明显下降。

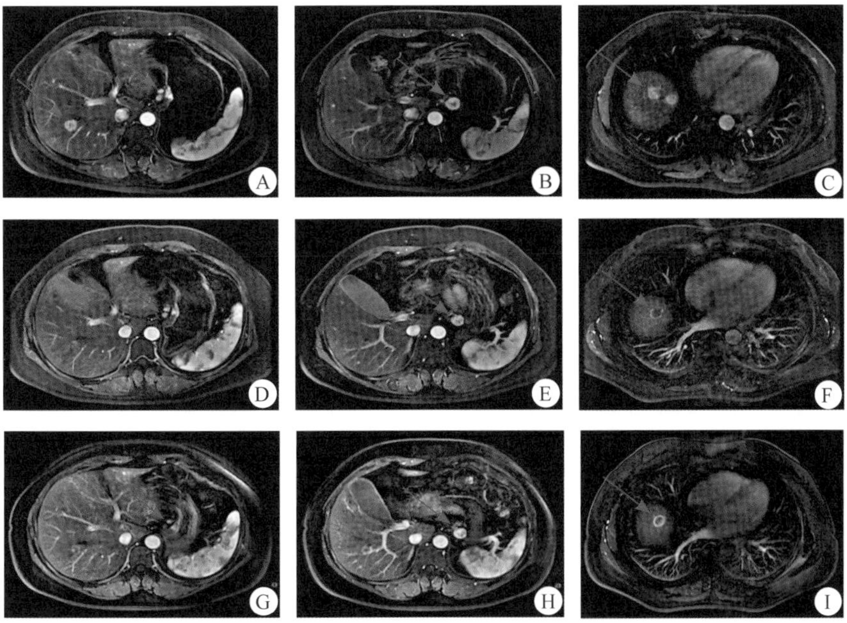

图 3-85　善龙治疗前后肝转移及淋巴结转移变化情况

注：A、B、C：善龙治疗前肝转移及淋巴结转移情况；D、E、F：善龙治疗 2 周期后对应层面，可见肝转移病灶部分较前缩小，部分强化程度降低；G、H、I：善龙治疗 6 周期后，与 2 周期治疗时相比无明显改变

笔记

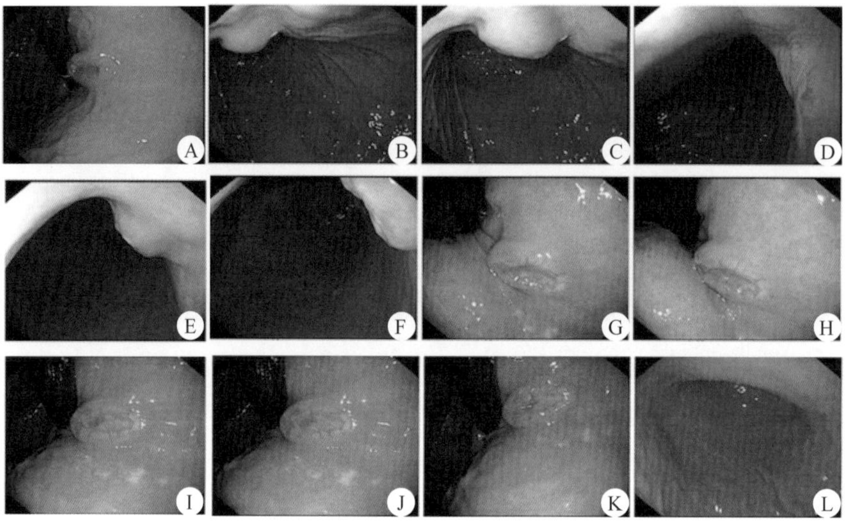

图 3-86　善龙治疗前后胃原发病灶图像

注：A～D：治疗前；E～H：治疗 2 周期后；I～L：治疗 8 周期后

第二次 MDT 讨论

讨论认为善龙治疗有效，已达到新辅助治疗效果，手术可能实现 R0 根治。建议行手术治疗切除全部病灶。

手术治疗：2015 年 7 月在全麻下行术中探查，见原发病灶位于胃体小弯侧，约 2cm × 3cm；胃周可及肿大淋巴结数枚，约 0.5~2.0cm；术中超声示肝右叶内多发转移病灶，肝左叶多发病灶，但肝左叶病灶基本位于肝表面，深在病灶仅 1 个。预计可行肝转移瘤 R0 切除，决定行根治性近端胃大部切除 + 右半肝切除 + 左肝部分切除 + 胆囊切除术，过程顺利。切除全部病灶后再次行术中超声确认肝内无肿瘤残存。术后大体标本见图 3-87。

术后病理（图 3-88）：

1.（近端胃大部）胃神经内分泌肿瘤，G1，未见明确核分裂象，可见较多脉管瘤栓及神经侵犯。肿瘤细胞退变不明显，治疗反应

笔记

轻微。肿瘤侵透肌层达浆膜下脂肪组织，未累及食管胃交界及大网膜。

2. 右半肝、4a 段结节 1、4a 段结节 3、3 段结节 2、3 段结节 1、4b 段结节肝内多发性转移性神经内分泌肿瘤，结合 Ki-67 标记指数（3%）符合 G2，核分裂象＜ 1 个 /10HPF。肿瘤细胞退变较明显，伴明显纤维化，符合中度治疗后改变。

3. 淋巴结转移性神经内分泌肿瘤（3/20），局部累及淋巴结被膜外。

4.pTNM 分期：pT3N2M1。

5. 免疫组化：胃：AE1/AE3（3+），CD56（3+），CgA（2+），Syn（3+），Ki-67（+ 1%），SSTR2（3+）；肝转移肿瘤：AE1/AE3（3+），CD56（3+），CgA（3+），Syn（3+），Ki-67（+ 3%），SSTR2（3+）。

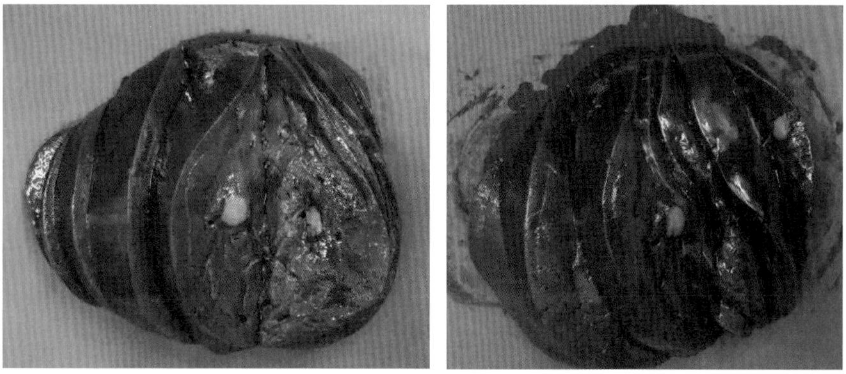

图 3-87　肝右叶转移瘤大体表现

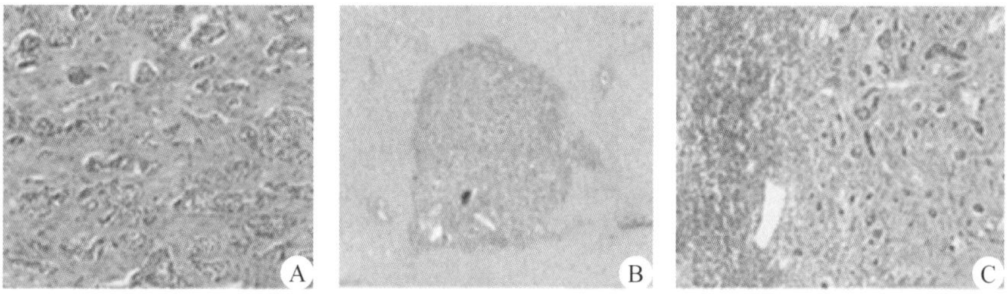

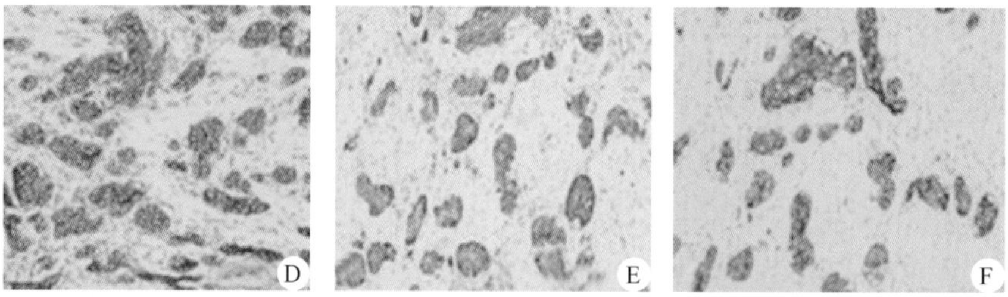

图 3-88　病理及免疫组化

注：A：胃肿瘤 HE×200；B：肝转移瘤 HE×40；C：转移淋巴结 HE×100；D：CD56 免疫组化 ×200；E：ChrA 免疫组化 ×200；F：Syn 免疫组化 ×200

术后随访

患者术后 12 天顺利出院，术后采用善龙进行辅助治疗，定期复诊，末次随访时间为 2019 年 3 月，胸腹盆 CT 及肝脏 MRI 未见明确复发转移表现，无瘤生存 44 个月。

病例讨论

1. 本例患者诊断要点

临床上对于胃神经内分泌肿瘤，根据其组织分化程度的差异可分为分化良好的胃神经内分泌肿瘤（包括 1 型、2 型及 3 型）和分化差的神经内分泌肿瘤（即 4 型），各型胃 NENs 特点如下：

1 型：最常见，占 70%～80%。主要与 A 型萎缩性胃炎相关，血胃泌素水平升高，而胃酸缺乏；肿瘤常多发，直径较小，组织病理学多为分化良好的 NET G1。1 型 gNENs 预后较好，罕见远处转移。

2 型：占 5%～6%。其发病主要与胃泌素瘤或 MEN1 相关，血胃泌素水平升高，同时伴高胃酸；肿瘤常多发，直径较小，组织病理学多为 NET G1 或 NET G2。其预后较 1 型 gNENs 差，10%～30% 患者在确诊时已有远处转移。

笔记

3 型：占 14%~25%。该型患者无萎缩性胃炎或高胃泌素相关疾病，血胃泌素及胃酸水平均正常；肿瘤多单发，直径多＞ 2cm；组织病理学多为分化良好的 NET G1/G2/G3。超过 50% 的 3 型患者初诊时已有远处转移，肿瘤相关死亡死约 25%~30%，预后较Ⅰ型及Ⅱ型 gNENs 差。

4 型：即为 NEC 及 MANEC，临床上较少见，血胃泌素多正常或轻度升高；多单发，病灶直径多＞ 5cm。4 型患者预后最差，确诊时 80%~100%的患者已有转移，生存期短，肿瘤相关死亡率＞ 50%。

本例患者胃镜提示胃单发占位，无明显慢性萎缩性胃炎表现，血清胃泌素水平正常，且病理提示高分化神经内分泌肿瘤（G1），故诊断考虑为 3 型胃神经内分泌肿瘤，同时伴有胃周淋巴结转移及肝内多发转移。

2. 患者治疗目标的确定

初诊治疗选择的关键是可切除性的判断。手术切除仍是 GEP-NET 肝转移最主要的治疗手段，也是唯一有可能达到根治性目的的治疗方式。对于起源于中肠和后肠的神经内分泌肿瘤伴肝脏转移的患者，接受原发病灶与转移病灶的完整切除（R0/R1）后 5 年生存率可达到 60%~80%，相反，如不接受手术切除，其 5 年生存率仅为 30%。另有数据显示，接受完整切除（R0/R1）的低级别（G1/G2）NET 伴肝转移患者其 5 年生存率在 80%~96%，而未接受任何治疗的患者其 5 年生存率仅为 23%~35%。

本例患者初诊时即为胃神经内分泌肿瘤（G1）伴肝脏多发转移，结合术前影像学资料及术中探查所见，考虑为Ⅱ型肝转移（转移灶虽累及双叶，但未呈弥漫分布），为潜在可切除，故主要治疗目标应力争获得根治性切除。

笔记

3. 围手术期治疗方案的选择

神经内分泌肿瘤是一种高异质性疾病，由肿瘤外科、肿瘤内科、影像科、分子病理科等组成的多学科诊治团队是使患者得到最佳治疗方案必不可少的重要条件。因此确定治疗目标后，MDT 团队最终决定对患者进行术前新辅助治疗。主要考虑本例肝转移为潜在可切除，且为多发，数目超过 10 个，行新辅助化疗可能达到两个目的：降期及评价新辅助方案疗效从而决定该方案是否用于术后辅助治疗。新辅助治疗方案选择上，活检病理为 G1，生长抑素受体扫描阳性，符合 ENETS 指南 SSA 推荐使用的指征，故采用善龙进行治疗。治疗中评价有效后积极进行手术，获得了根治效果，术后采用善龙进行辅助治疗，患者术后随访 44 个月无瘤生存。

病例点评

本例胃神经内分泌肿瘤肝转移获得了非常好的治疗结果。首先，全面细致的分期检查必不可少。在首次 MDT 讨论中确定患者存在治愈机会，至少应该将 NED 作为目标。其次，通过新辅助治疗同时达到了判断肿瘤生物学行为和肿瘤控制两个目的。第二次 MDT 在已经取得新辅助治疗预期效果的时候制定果断的手术干预措施，为患者正确治愈提高机会，这是需要很大的勇气。首先对于复杂肝转移联合胃原发灶切除的手术安全性面临挑战，基于患者预防较好的考虑，手术风险的承受能力显著下降。其次对于肝脏手术 R0 切除效果也需要精准的术前影像评估（MRI，超声），和术中超声探查相结合。最后，同样由于患者预计生存时间长，在消化道重建方式的选择上可以考虑双通路吻合等方式尽可能提高近端胃切除术后患者

笔记

的生活质量。一旦执行手术策略，就不应该在手术安全性和根治性这两方面进行妥协。MDT 策略的执行需要高水平的外科团队。

这一病例的多发肝转移灶与胃 NET 原发灶在 Ki-67 及对于善龙治疗反应方面的差异非常值得我们深入研究。可以说充分体现了 NEN 是一类异质性较强的肿瘤，术前病理活检的诊断在一定程度上无法反应肿瘤的全貌。因此一旦治疗出现瓶颈，肿瘤对于治疗的反应出现分化，就应该考虑就靶病灶进行单独的活检，并进行治疗调整。最后，低级别 NEN 在根治范围手术后是否应该进行辅助治疗，以及辅助治疗持续时间方面仍存在较大争议，我们也在期待更多的临床依据。

病例提供者：陈 晓 鲁海珍 赵 宏

点评专家：冷家骅

胃窦－十二指肠壁胃泌素瘤肝多发转移一例

病历摘要

患者男性，48 岁，主因“反酸、腹泻两年，口服抑酸药物后症状仍反复。体检发现肝多发占位、胃窦占位 1 月余”入院。患者否认腹胀、恶心、呕吐、呕血、皮肤颜面潮红等症状。

笔记

既往史：2018 年 4 月右侧眼部蜂窝织炎病史。

患者个人史、婚育史及家族史无特殊。

体格检查

生命体征平稳，全身浅表淋巴结无肿大，心肺无明显异常，腹平坦，腹软，无压痛、反跳痛，肝脾肋下未触及，肠鸣音正常，直肠指诊（－）。

辅助检查

1. 实验室检查：胃泌素：553pg/ml（正常范围 28.1 ~ 106.5 pg/ml）。

2. 生长抑素受体显像：胃窦小弯侧生长抑素受体高表达病灶，考虑 NET 可能性大，肝内多发生长抑素受体高表达灶，考虑转移可能性大。

3. ^{68}Ga-DOTATEPET/CT：胃窦 - 胰头区域异常生长抑素受体显著高表达灶，考虑为神经内分泌肿瘤。多发肝转移，诸病灶均伴生长抑素受体显著高表达。

4. 电子胃镜（图 3–89）：食管、贲门、胃底及胃体未见明显异常，胃窦部黏膜充血、粗糙，局部可见散在片状糜烂灶，幽门充血、水肿。所见十二指肠球部浅溃疡，周围黏膜充血、粗糙。

5. 电子超声内镜（图 3–90）：胃窦至十二指肠球部胃壁及十二指肠壁内低回声占位，间质瘤？病变主要位于胃壁的黏膜层及黏膜下层。

6. 腹部普美显 MRI（图 3–91）：胃窦部胃壁增厚，可见异常信号肿物影，边界欠清楚，大小约为 3.0cm × 2.3cm，T_1WI 呈等信号，T_2WI/FS 中高信号，DWI 高信号，增强扫描可见延迟强化。肝内多

笔记

发异常信号结节，大者约 4.0cm × 2.5cm，T_1WI 稍低信号，T_2WI/FS 中高信号，DWI 高信号，增强扫描可见环形强化，肝胆期呈低信号。胆囊、胰腺、脾脏、双肾上腺及双肾未见明显异常。腹腔、腹膜后未见明确肿大淋巴结。未见腹水。诊断：①胃窦部肿物，符合神经内分泌肿瘤影像学表现；②肝内多发结节，考虑转移瘤。

7. 十二指肠球部壁外占位穿刺病理：神经内分泌肿瘤，考虑 NET G1。免疫组化结果显示：AE1/AE3（3+），CK18（3+），LCA（－），ChrA（2+），Syn（3+），CD56（2+），CD117（－），CD34（－），DOG1（－），Ki-67（+，平均＜ 2%）。

8. 肝穿刺病理：肝转移性神经内分泌瘤（NET G1）。免疫组化结果显示：AE1/AE3（3+），AFP（－），CD56（3+），ChrA（2+），P53（－），S-100（1+），SSTR2（3+），Syn（3+），MLH1（+），MSH6（+），MSH2（+），PMS2（+），PD-1（－），PD-L1（－），Ki-67（+，1%）。

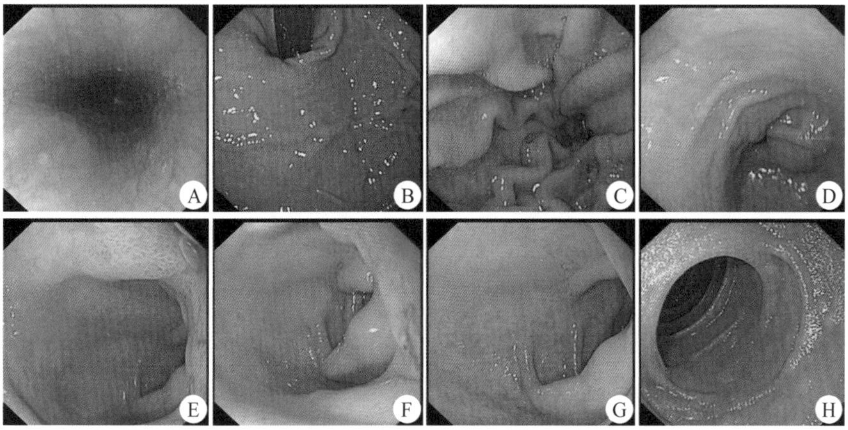

图 3-89　电子胃镜（2018 年 5 月）：十二指肠球部浅溃疡

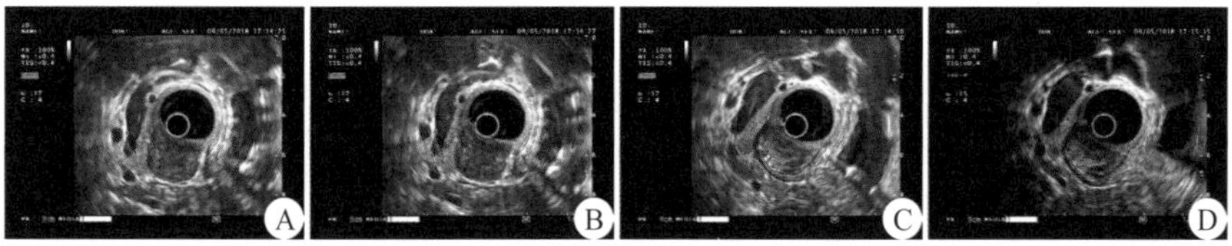

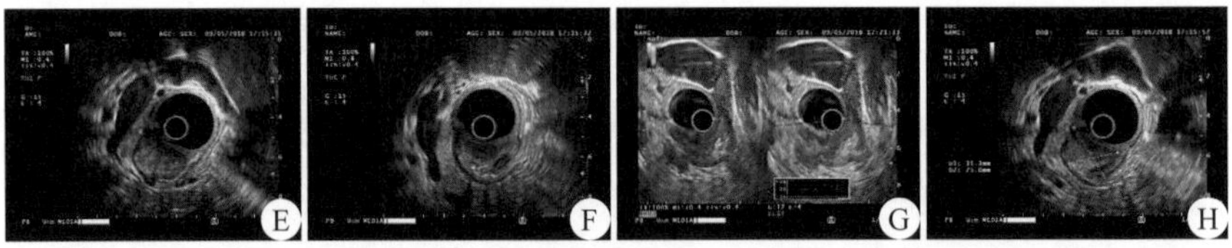

图 3-90　电子超声内镜（2018 年 5 月）：胃窦至十二指肠球部胃壁及十二指肠壁内低回声占位，行超声内镜引导下细针穿刺活检

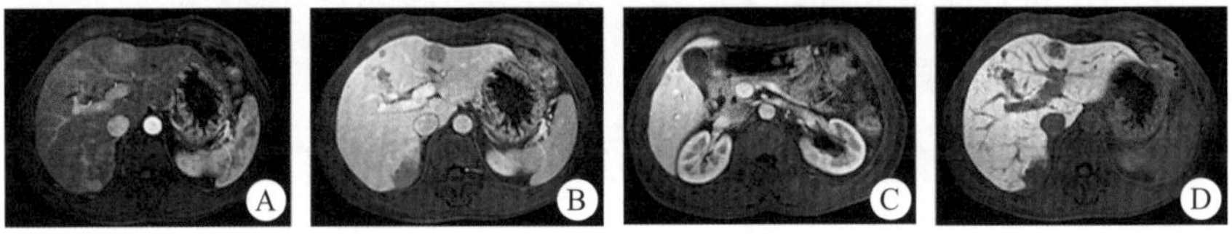

图 3-91　2018 年 5 月腹部普美显 MRI

注 A：肝转移瘤动脉期；B：肝转移瘤门脉期；C：原发灶动脉期；D：肝转移瘤普美显

诊断

胃窦 - 十二指肠壁胃泌素瘤伴肝内多发转移。

诊治过程

第一次 MDT 讨论

患者有典型反酸、腹泻症状，胃镜下高胃酸导致十二指肠溃疡表现。穿刺病理诊断神经内分泌肿瘤 G1，血胃泌素明显升高，影像学提示肝多发转移。考虑诊断为胃泌素瘤伴肝内多发转移。

肝转移约 20 余个，为双叶分布，介于Ⅱ型（复杂型）~ Ⅲ型（弥漫型）肝转移，评估潜在可切除。因患者为功能性神经内分泌肿瘤，且肿瘤负荷大，建议行术前新辅助治疗，目的一是控制症状，二希望肿瘤降期能通过手术联合射频消融达到 NED 状态。同时也能评价药物治疗的反应性。因患者生长抑素受体扫描阳性，SSTR2（3+），Ki-67 指数小于 10%，拟行善龙治疗。

患者于 2018 年 5 月开始行善龙（20mg/3 周）治疗，洛赛克 20mg bid 抑酸。善龙 2 周期治疗后复查胸腹盆强化 CT 考虑肝内多发转移瘤较前不同程度缩小。腹部 MRI（图 3-92）提示胃窦部胃壁增厚较前减轻，需警惕肿瘤残存；肝脏多发转移瘤较前不同程度缩小，考虑为肿瘤较前好转、仍有残存。善龙 6 周期治疗后疗效评价 PR。

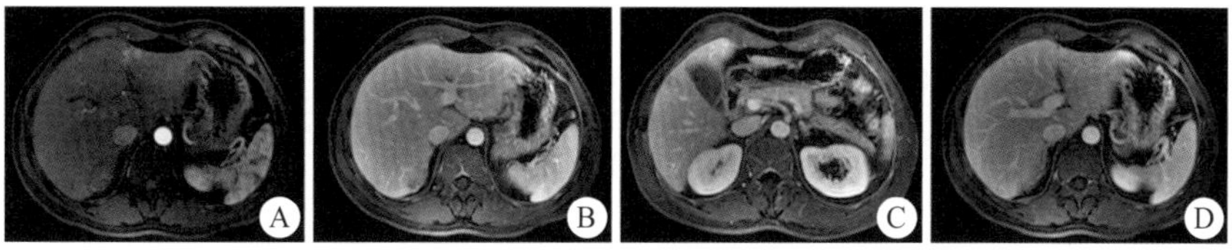

图 3-92　2018 年 10 月 MRI

注：A：肝转移瘤动脉期；B：肝转移瘤门脉期；C：原发灶动脉期；D：肝转移门脉期

治疗期间监测 CgA 及胃泌素水平，降至正常：CgA（2018-9-29）：29.70ng/ml（正常范围 19.4 ~ 98.1 ng/ml），Gastrin：11.32pg/ml（正常范围 28.1 ~ 106.5 pg/ml）。

第二次 MDT 讨论

讨论认为善龙治疗有效，已达到新辅助治疗效果，有可能通过手术 + 射频消融实现 NED，建议行手术治疗。

手术治疗：患者于 2018 年 11 月全麻下行剖腹探查，术中见肿瘤位于胃窦及十二指肠连接处十二指肠壁内，与胰头关系密切，肿瘤下缘与十二指肠乳头尚有约 2 厘米距离。B 超探查全肝，可及多发转移瘤，分布于肝脏各段，除Ⅰ段外均有累及，其中大者位于Ⅶ段和Ⅷ段，约 3cm 大小。遂行“远端胃大部 + 部分十二指肠切除毕Ⅱ吻合术 + 肝多发转移瘤切除术”，其中Ⅳ段肝实质内肿物位置深在，如行手术切除，损伤较大，拟行术后行射频消融治疗。手术过程顺利，术中共切除肝结节 21 枚。

术后病理：胃神经内分泌肿瘤善龙治疗后（远端胃及部分十二指肠）

低级别神经内分泌肿瘤，核分裂象 0 ~ 1 个 /10HPF，结合形态及免疫组化染色结果，符合神经内分泌瘤（NET G1），肿瘤细胞部分退变，伴间质纤维化及炎细胞浸润，符合中度治疗后改变（Mandard

笔记

TR G3 级）；肿瘤浸透深肌层达浆膜下组织，可见大量神经侵犯，未见明确脉管瘤栓；肿瘤累及幽门及十二指肠组织，上切缘、下切缘均未见癌。21 处肝切除占位中 17 处均发现神经内分泌瘤 G1。

结合细胞形态及免疫组化染色结果（图 3–93），符合神经内分泌瘤多发肝转移（NET G1），肿瘤细胞部分退变，伴间质纤维化及炎细胞浸润，符合轻度治疗后改变，淋巴结可见转移性神经内分泌瘤（1/9）。

免疫组化：

胃：AE1/AE3（2+），AFP（－），CD56（2+），ChrA（3+），Ki-67（+，＜1％），P53（－），S-100（2+），Syn（2+），CK7（－），BRAF-V600E（－），MSH2（+），MLH1（+），MSH6（+），PMS2（弱 +），C-MET（－），HER2（－），EGFR（－）。

肝：AE1/AE3（2+），CD56（2+），ChrA（3+），Ki-67（+，＜1%），P53（－），Syn（2+）。

诊断：胃泌素瘤（G1）肝转移，ypTNM：ypT3N1M1

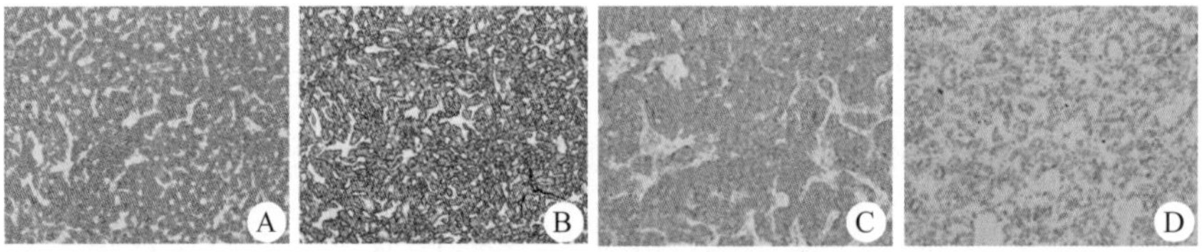

图 3–93　术后免疫组化染色

注：A：CD56 × 100；B：CgA × 200；C：Syn × 200；D：Ki-67 × 200

术后治疗：术后予经皮射频消融 2 处肝转移病灶，并继续予善龙 20mg/3 周辅助治疗。目前无瘤生存状态。

病例讨论

1. 本例患者诊断要点

胃泌素瘤分为散发型和 MEN1 相关型，散发型占 75％~ 80％。

笔记

其余 20%~25% 为 MEN1 型，可并发其他内分泌肿瘤，如甲状旁腺、胰腺、垂体、肾上腺、甲状腺等。MEN1 型有以下特点：①有明确的家族史，家系中有第 11 号染色体 q13 的突变；②胃泌素瘤常为微小、多发且多分布于十二指肠及其他部位；③肿瘤生长相对缓慢，带瘤生存时间长，预后好。散发型胃泌素瘤 60%~90% 位于十二指肠，约为胰腺的 3~9 倍。原发于胰腺的胃泌素瘤更容易出现肝转移，预后更差。总体而言散发型胃泌素瘤约 13%~53%（平均 34%）发现时即出现肝转移，而且往往为弥漫型。

胃泌素瘤临床最典型表现为卓艾综合征，有明显的胃酸产生和复发性、难治性和非常见部位消化性溃疡。可出现腹泻，腹泻常呈大量、水样和脂肪泻，与大量胃酸进入小肠导致消化酶失活及胃酸促进消化液大量分泌形成的高渗状态有关。实验室检查以胃泌素显著升高为主要表现，大多数患者空腹的胃泌素水平高于 500pg/ml，少数患者空腹胃泌素正常或轻度升高，如临床高度怀疑，可行激发试验如促胰液素激发试验或钙剂激发试验加以明确。内镜下常可见胃及十二指肠溃疡。

本例患者病变位于胃窦与十二指肠交界部，为单发病变，有典型的反酸、溃疡症状及镜下表现，伴血清胃泌素水平显著升高，活检病理提示高分化神经内分泌肿瘤（G1），^{68}Ga-DOTATE-PET/CT 未见其他合并的神经内分泌肿瘤，故诊断考虑为散发型胃泌素瘤伴肝内多发转移。需要鉴别的是继发于胃泌素瘤的 2 型胃 NET，往往为多发息肉样病变，本例患者尚无继发病变出现。

2. 胃泌素瘤的处理原则

散发型胃泌素瘤的治疗：无论 ENETS、NANETS 还是 ESMO 的指南均指出，如肿瘤局限，能实现 R0，建议外科治疗。然而局部

笔记

进展侵犯肠系膜血管的胃泌素瘤，其外科治疗尚存在一定争议，如果肿瘤位于胰头或者十二指肠，大多数指南建议在肿瘤较小时行剜除术，而不推荐行 whipple 术。这样的处理缺点是无法对淋巴结进行有效清扫（30%~70%会出现淋巴结转移），但考虑到少量残留病灶的胃泌素患者仍能获得长期生存，以及 whipple 术后长期并发症的风险，仍建议谨慎行 whipple 手术。对于转移性散发型胃泌素瘤，如术前影像评估转移灶可切除，推荐行手术切除。

MEN1 型胃泌素的治疗：MEN1 患者几乎全部合并有显微镜下多发的无功能胰腺神经内分泌肿瘤，同时 MEN1 型胃泌素瘤往往多发，且直径小于 0.5 厘米，并且 40%~60%出现淋巴结转移。因此，如果不行 whipple 或者全胰切除这样的超大型手术，可以认为 MEN1 型胃泌素瘤是无法治愈的，但是其预后仍相对良好：合并直径小于 2.5 厘米胰腺神经内分泌肿瘤的 MEN1 型胃泌素瘤 15 年生存率 100%，而即使出现弥漫肝转移，15 年生存率也能达到 52%。同时，越来越多证据表明，MEN1 中除胃泌素瘤以外的其他 NET，恶性程度明显高于胃泌素瘤（如胸腺类癌），他们的进展和严重程度才真正决定 MEN1 患者的生存。因此，原则上 MEN1 型胃泌素瘤不推荐针对胃泌素瘤进行手术治疗，而以内科治疗为主。

3. 该患者综合治疗方案的确定

NEN 肝转移往往比较复杂，需综合考虑可切除性、肿瘤负荷、肿瘤生长速度等情况，需由肿瘤外科、肿瘤内科、影像科、分子病理科等组成的多学科诊治团队来制定最佳治疗方案。MDT 的作用首先是明确诊断，然后确定治疗目标，并根据治疗目标来制定综合治疗方案。

本例为功能性 NEN 肝转移，肝转移分型介于Ⅱ～Ⅲ型，但患者肝脏转移瘤大多位于肝脏外周，可通过手术联合射频消融达到 NED

笔记

状态，为潜在可切除，故长期治疗目标应力争获得NED，围手术期通过全身治疗来提高疗效，延长生存。根据肿瘤负荷较大、有功能性症状、Ki-67 ＜ 10%这几个特点，MDT团队决定对患者采用善龙进行术前新辅助治疗，建议30mg/月，由于院内剂型为20mg，故采用20mg/3周方案。除控制症状外新辅助化疗可能达到两个目的：降期及评价新辅助方案疗效从而决定该方案是否用于术后辅助治疗。治疗中评价有效后积极进行手术，获得了NED效果，术后继续采用善龙进行辅助治疗。

病例点评

本例患者为中年男性，临床表现反酸、腹泻，口服抑酸药物症状反复。确诊时病程超过2年，已为晚期转移性胃泌素瘤。对于功能性神经内分泌瘤由于临床症状出现早，若能早期发现并准确肿瘤定位，手术切除预后好。胃泌素瘤肝转移患者的10年生存率仅为30%，而无肝转移患者的15年生存率为83%。该患者经过MDT团队综合治疗，术前长效奥曲肽新辅助治疗、手术、术后继续奥曲肽治疗，疗效显著。

胃泌素瘤诊断必须有该肿瘤产生和分泌胃泌素所致的临床综合征，而不单是根据病理形态学表现或分泌颗粒内存在胃泌素。如果肿瘤细胞胃泌素染色阳性，但并不产生ZES的症状，不能诊为胃泌素瘤。诊断ZES后，必须确定胃泌素瘤的位置和分期。

胃泌素瘤是最常见的功能性胰腺NETs之一，但起源于胰腺的胃泌素瘤仅占25%。散发型ZES患者和MEN1相关型ZES患者中分别有50%~88%和70%~100%起源于十二指肠胃泌素瘤。胃泌素瘤起源于腹内非胰腺、非十二指肠部位（胃、胰周淋巴结、肝脏、胆管、卵巢），以及腹外部位（心脏、小细胞肺癌）发生

笔记

率为 5% ~ 15%。相比胰腺胃泌素瘤，十二指肠胃泌素瘤通常较小（＜ 1cm），常呈多发性，在诊断时已转移至肝脏的可能性较小（0~10% *vs*.22%~35%）。

对于 ZES 为 MEN1 综合征表现的大多数患者，目前的标准治疗是内科治疗；而散发性 ZES 患者适合外科治疗。PPI 通过不可逆地结合并抑制位于胃壁细胞腔面的氢 / 钾 ATP 酶，从而有效抑制胃酸分泌。PPI 不能控制胃酸分泌时，奥曲肽等生长抑素类似物和依维莫司能抑制胃泌素分泌。但生长抑素类似物并不是症状性高胃泌素血症患者的一线治疗。晚期不能手术切除患者，除控制症状外尚需要抑制肿瘤进展，生长抑素类似物联合依维莫司可以选择。

病例提供者：李腾雁　赵　宏

点评专家：白春梅

十二指肠神经内分泌肿瘤术后肝转移手术切除一例

病历摘要

患者男性，38 岁，2012 年因“十二指肠占位”于北京的某医院行“十二指肠肿物切除 + 部分胰腺切除术”，术后病理提示（十二

笔记

指肠切除标本）神经内分泌肿瘤（G2），肿瘤侵及肌层。部分肿瘤结节伴坏死及脉管瘤栓，周边见灶状淋巴组织残留，考虑淋巴结转移。免疫组化结果：CD56（3+），CgA（1+），Syn（3+），Ki-67（+，平均约15%）。2012年7月开始行醋酸奥曲肽微球治疗，每月1次，2015年7月至2015年9月我院行放射治疗。后定期复查，并继续行醋酸奥曲肽微球治疗。2018年9月复查腹部增强CT提示肝右后叶可疑强化结节，大者直径约1.8cm，需警惕转移瘤可能，建议结合MRI进一步检查。2018年11月复查腹部增强MR提示肝脏散在多发结节，考虑为多发转移瘤。患者及家属为求系统诊治，再次就诊我院。

患者既往高血压病史6年，血压最高可达180/130mmHg，规律口服缬沙坦氢氯噻嗪、盐酸阿罗洛尔及硝苯地平治疗，血压控制在120/80mmHg左右。余病史无特殊。

体格检查

未见明显异常。

辅助检查

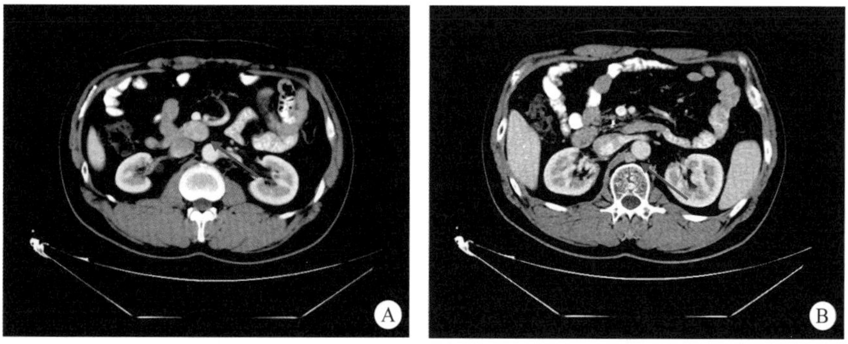

图3-94　下腔静脉前方软组织密度结节（A）及右侧膈脚后结节（B）

2014年11月腹盆增强CT提示下腔静脉前方可见软组织密度结节（图3-94A），大小约2.0cm×2.7cm，密度均匀，CT值约

笔记

82HU，与同层静脉密度相近，高于同层肌肉密度，与邻近空肠间脂肪间隙隐约可见，至今缓慢增大，考虑肿瘤复发或淋巴结转移可能大，建议超声除外肠管的可能。

2015 年 7 月腹盆增强 CT 提示：十二指肠下部、下腔静脉前方软组织密度结节，约 2.4cm × 3.4cm，密度均匀，CT 值约 70HU，同前相仿，继续随诊。右侧膈脚后结节（图 3–94B），强化形式与之相似，约 1.6cm × 1.1cm，大致同前相仿，亦考虑转移可能大。

2015 年 10 月腹盆增强 CT 提示十二指肠下部、下腔静脉前方软组织密度结节，较前缩小，现约 2.1cm × 3.0cm；密度均匀，右侧膈脚后结节，强化形式与之相似，亦较前缩小，现约 1.0cm × 1.1cm；考虑转移可能大，建议继续追随。

2018 年 9 月腹盆增强 CT 提示十二指肠水平段前下方小结节，约 0.6cm × 0.7cm，大致相仿。右侧膈脚后小结节，约 0.3cm，同前相仿。余腹膜后小淋巴结大致相仿。盆腔、腹股沟区未见明确肿大淋巴结。肝后叶可疑强化结节，大者直径约 1.8cm，需警惕转移瘤可能，建议结合 MRI 进一步检查。

2018 年 11 月腹部增强 MR 提示：肝脏散在多发结节，边缘光整，大者约 1.9cm × 1.6cm，T_1WI/DUAL 稍低信号，T_2WI/FS 中高信号，DWI 高信号，增强扫描动脉期明显强化，门脉期及延迟期可见强化减退，考虑为多发转移瘤（图 3–95）。

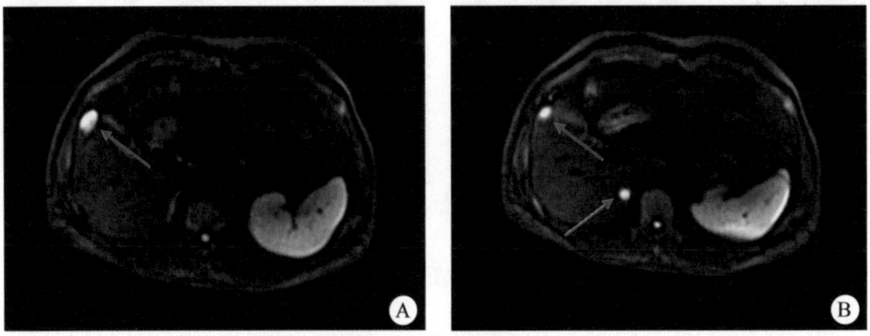

图 3–95　肝内多发转移瘤

笔记

诊断

根据患者既往病史，病理结果，考虑患者诊断为：十二指肠神经内分泌肿瘤肝转移。

治疗

结合患者上述病史、体征和辅助检查，临床诊断考虑为：十二指肠神经内分泌肿瘤肝多发转移。于 2018 年 12 月行肝多发转移瘤切除术 + 胆囊切除术 + 肝门部淋巴结清扫术，手术过程顺利。

术后病理提示：肝内多发性神经内分泌瘤（NET G2），肿瘤细胞未见显著退行性改变，符合轻度治疗后反应，可见脉管瘤栓，结合病史可能来源于十二指肠；未累及肝被膜，各段肝组织切缘未见癌。周围肝组织轻度脂肪变，Scheuer 评分：炎症 G1，肝纤维化 S0。慢性胆囊炎伴胆结石形成，局部胆囊壁内可见胆汁伴大量多核巨细胞及组织细胞浸润。淋巴结未见转移癌（0/5）。

免疫组化结果显示 AE1/AE3（3+），AFP（－），CD56（3+），ChrA（3+），Ki-67（+，5%），P53（－），S-100（－），Syn（－）。

术后予以抗炎营养对症治疗，恢复良好，出院。

随访

出院后患者定期复查，并继续行醋酸奥曲肽微球治疗。

病例讨论

（1）胃肠道神经内分泌肿瘤肝转移的治疗原则

目前认为 GEP-NENs 肝转移的总体治疗原则是当所有的病灶均可被切除时，应同时切除转移灶和原发灶，但 G3 除外。按照欧洲

笔记

神经内分泌肿瘤学会的分类，GEP-NENs 肝转移分 3 型：转移灶局限于一侧肝脏，可安全手术切除为Ⅰ型；转移灶分布在两侧肝脏，但有希望手术切除为Ⅱ型；转移灶弥散分布在肝脏为Ⅲ型。肝转移灶的全部切除应是手术的目标，即使行减瘤，也要求尽可能切除全部转移灶的 90%，尤其是功能性肿瘤，而对无功能性肿瘤目前不推荐常规减瘤，当患者出现出血、消化道梗阻或黄疸时。可考虑行减瘤术，但仅限于 G1 和 G2 肿瘤。肝转移灶临床切除手段丰富，单纯手术无法切除全部病灶时，可采用手术切除联合射频消融、TACE、冷冻或微波消融、无水乙醇注射等多种手段，尤其是对于Ⅱ型肝转移，联合切除能使患者获益更多。在临床上对于Ⅲ型是先给予以肝脏为目标的介入治疗，还是全身化疗，或是靶向治疗，抑或二者可同时进行，首先需明确肿瘤的病理，尤其是分级，其次是重视肿瘤的来源（胃肠道或胰腺），另外区分肿瘤是功能性还是无功能性。如果肿瘤来源于胰腺，病理分级为 G1 或 G2 可考虑分子靶向治疗，如果是 G3 可选择化疗；如果肿瘤来源于胃肠道，可选择化疗，身体状况不适合行全身化疗，TACE 为其首选。如上述单一方案无效时，可联合生长抑素，尤其是功能性肿瘤。如果治疗过程中发现肝脏转移灶减少、局限或消失，有机会手术时应积极手术治疗。目前共识推荐对于较为年轻、肿瘤原发灶已切除、同时不伴有肝外转移、分化好的 G1 和 G2 患者，肝移植可作为一种治疗选择。其 5 年生存率为 36%~47%。肝移植的指征包括：①内分泌肿瘤肝脏转移，无肝外转移和区域淋巴结转移；②胰腺和原发灶可完整切除，肝脏双侧叶不可切除的多发转移灶；③肿瘤 Ki-67 ＜ 10%（＜ 5% 预后则更好）；④存在无法用药物控制的，明显影响患者生命质量的症状，无其他肝移植禁忌证。当患者满足上述条件时，肝移植是其最佳的治疗手段。

笔记

（2）十二指肠神经内分泌肿瘤的诊断与治疗

十二指肠神经内分泌肿瘤的诊断主要依靠内镜及影像学检查。超声、CT、MRI 检查可发现直径＞ 1cm 的肿瘤，检出阳性率为 60%～90%，在评估肿瘤与邻近器官、血管关系，周边淋巴结转移，手术可行性，术前分期等方面有指导意义。超声内镜对十二指肠神经内分泌肿瘤的定位具有特殊的优势，可以检出直径＜ 1cm 的肿瘤，诊断敏感度高达 80%～90%。术前超声内镜检查可以确定肿瘤的大小、浸润的深度、周围邻近脏器有无侵犯及周围有无肿大的淋巴结，对于肿瘤术前分期、临床选择治疗方式可以提供很好的指导作用。

十二指肠神经内分泌肿瘤的最终诊断需要依靠病理检查结合免疫组化染色。一直以来，对神经内分泌肿瘤的命名比较混乱，以往称为类癌、胃泌素瘤、胰高血糖素瘤等。近年来通过 Ki-67 阳性指数及核分裂象进行对肿瘤增殖活性的评估。Ki-67 是一种表达于细胞核的细胞周期依赖性标志物。参照 2010 年 WHO 分类标准及 2010 神经内分泌肿瘤胃肠胰腺神经内分泌肿瘤的分级建议，将十二指肠神经内分泌肿瘤分为：Ⅰ级高分化神经内分泌肿瘤（G1，核分裂象＜ 2/10HPF，Ki-67 指数≤ 2）；Ⅱ级高分化神经内分泌肿瘤（G2，核分裂象 2～20/10HPF，Ki-67 指数 3～20）；Ⅲ级神经内分泌肿瘤（NEC G3，核分裂象＞ 20/10HPF，Ki-67 指数＞ 20），混合性腺神经内分泌肿瘤、部位特异性和功能性神经内分泌肿瘤。Ⅰ级高分化神经内分泌肿瘤即以往典型的类癌。

十二指肠神经内分泌肿瘤的治疗首选外科手术切除，其次为内镜下切除。手术方式有十二指肠局部切除、十二指肠肠段切除、胰十二指肠切除术。术前肿瘤定位、肿瘤大小、肿瘤浸润深度、周边淋巴结转移、肿瘤术前分级是临床医师决定治疗模式的主要因素。

笔记

日本学者对神经内分泌肿瘤的生物学行为研究发现肿瘤直径＜2cm者转移率为2.9%，＞2cm者转移率达到36.4%；肿瘤局限于黏膜下层者转移率为1.5%，肿瘤浸润深度达到或超过肌层者转移率达到42.9%。而十二指肠乳头部的神经内分泌肿瘤，即使肿瘤直径＜1cm，淋巴结转移率也接近50%。故若肿瘤直径＞1.5cm或术前经超声内镜及病理免疫组化分级为G2、G3者，应采用外科手术切除；对于未突破浆膜层、超声内镜无周边淋巴结转移者可行十二指肠局部切除；对肿瘤突破浆膜层、术前超声内镜明确淋巴结转移、肿瘤侵犯周边脏器如胰头、胆总管下段及胃窦部者建议行根治性胰十二指肠切除术。对于肿瘤最大直径＜1.5cm、术前分级为G1、肿瘤结节表面无凹陷和溃疡形成、未见所属淋巴结或远隔脏器转移的神经内分泌肿瘤可经胃镜行肿瘤局部切除或局部黏膜切除，再根据病理结果决定下一步治疗。术后应每3～6个月行内镜复查，若内镜病理检查发现肿瘤细胞异型性明显或肿瘤浸润脉管、有残留等应再次行内镜下扩大切除或外科手术切除。对于中晚期广泛转移不能手术治疗的患者可考虑使用氟尿嘧啶、多柔比星、甲氨蝶呤等联合化疗，生物治疗及分子靶向治疗也展示出良好的治疗前景，生长抑素的应用是治疗上的一个有效选择，也可考虑行肝动脉结扎或肝动脉化疗栓塞等治疗手段减小肿瘤转移灶，但总体上十二指肠神经内分泌肿瘤对放疗和化疗不敏感。

病例点评

本例患者为青年男性，初始发病时因考虑手术创伤，行十二指肠局部切除术，未行根治性胰十二指肠切除术，虽然减少了对患者的损伤，但区域淋巴结清扫难于兼顾，术后采取生长抑素治疗，术后半年复查时发现可疑腹膜后淋巴结转移，继续定期复查半年余，

笔记

明确为转移。初始治疗时对该病的认识不够，按照其病理结果，采用根治性胰十二指肠切除加淋巴结清扫更为规范。经 MDT 团队讨论后采取局部放疗控制腹膜后转移淋巴结获得较理想的效果，获得了 3 年无病生存时间，显示出放疗对局限淋巴结转移的控制具有一定的优势。之后出现肝转移病灶，因在全身治疗基础上出现未控转移病灶，且转移病灶为可切除病灶，采取手术切除的局部干预措施达到 R0 切除，结合综合治疗，肝切除术后随访 8 个月未见复发迹象，获得较理想的无瘤生存。

病例提供者：葛大壮　李智宇

点评专家：吴峻立

MEN1 儿童胰岛素瘤手术切除一例

病历摘要

患者女性，9 岁，因“反复晨起发作性意识不清 2 年”入院。2 年前患者晨起后出现意识不清、凝视、呼之不应、面色苍白、神情惊恐，肢体痉挛等症状，持续 10~60 分钟后自行好转，此后症状反复发作（每周 1~2 次），伴记忆力下降。患者遂当地医院就诊，考虑“癫痫发作”可能性大，未予特殊治疗，症状未改善。半年前再次至当地医

笔记

院就诊，查 24 小时动态脑电图、头颅磁共振未见明显异常，空腹血糖 2.68mmol/L，考虑诊断“低血糖症”。行 CT 胰腺平扫 + 增强三维重建提示胰腺颈体部交界处局部膨隆，可疑强化结节，胰岛细胞瘤不除外。建议手术治疗，患者家属拒绝，予睡前规律加餐，患者症状缓解。2 个月前晨起上述症状再次发作，表现同前。患者遂至我院就诊，行胰腺灌注 CT 示胰尾部结节，胰腺灌注提示该病变略呈高灌注，结合病史考虑胰岛素瘤可能性大。发病以来，患者平素精神尚可，发作时意识模糊，胃纳一般，大便 1 天 1 次，夜尿 0 次，睡眠良好，体重近 1 年增加 6kg。

既往史：无特殊。

个人史：第 3 胎第 1 产，自然分娩，产程顺利，出生体重 3.2kg，身长 50cm。出生时无窒息、抽搐，母乳喂养，无喂养困难，生长发育与同龄相仿，身高中等，学习中上等。未出现生长减慢，无乳房发育。花粉过敏。

家族史：祖母糖尿病史；祖父高血压、急性胰腺炎病史；外祖母高血压病史。

体格检查

体重 31kg（中位数至 +1SD），身高 136cm（－ 1SD 至中位数）。发育正常，营养良好，体形中等，神清语利，计算能力下降。心肺、腹部、神经系统查体（－）。

辅助检查

入院后完善检查：

（1）低血糖症（表 3-5、表 3-6）

发作时空腹血糖：2.2mmol/L

笔记

表 3-5 OGTT 试验

	血糖 (mmol/L)	胰岛素 (μIU/ml)	C- 肽 (ng/ml)
0h	3.0	14.69	2.57
1h	7.0	28.15	4.25
2h	6.4	33.47	9.31
5h	3.1	11.6	1.82

表 3-6 同步血糖、胰岛素、C- 肽

	血糖（mmol/L）	胰岛素（μIU/mL）	C- 肽（ng/mL）
2016-3-3	2.9	14.27	2.56
2016-3-3	2.4	14.72	1.85
2016-3-6	2.2	11.86	1.73
2016-3-7	2.2	14.15	1.86

（2）胰腺原发病灶

查胰腺增强 CT+ 胰腺灌注提示胰尾部可见类圆形结节影，大小约为 11.6mm × 13.2mm（图 3-96）；查 ^{68}Ga-exendin4 PET 显像提示胰尾末端腹侧摄取异常增高灶，为 GLP-1R 过度表达，考虑胰岛素瘤（图 3-97）；查神经原特异性烯醇化酶：18.2ng/ml（< 5.2 ng/ml）。

（3）MEN1 筛查

血钙、血磷、内分泌激素、降钙素、垂体 MRI 及肾上腺超声未见明显异常，但基因检测提示 *MEN1* 基因突变阳性（图 3-98）。

（4）先天性高胰岛性低血糖

ABCC8、*KCNJ11*、*GCK*、*GLUD1* 等基因检测未见突变。

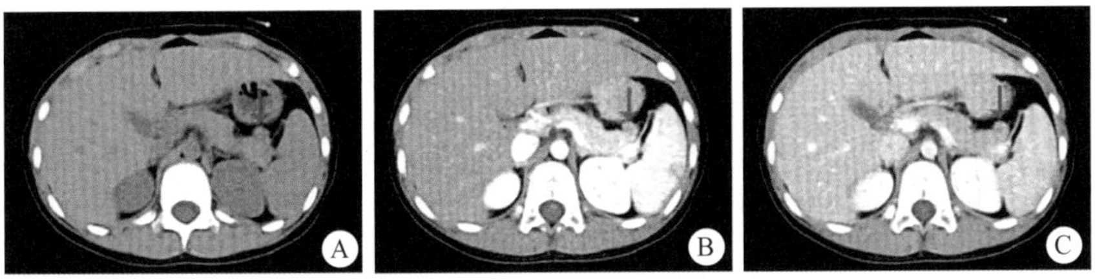

图 3-96　胰腺增强 CT（2016-2-4）所见增强扫描强化低于胰腺实质

注：A：平扫期；B：动脉期；C：门脉期

笔记

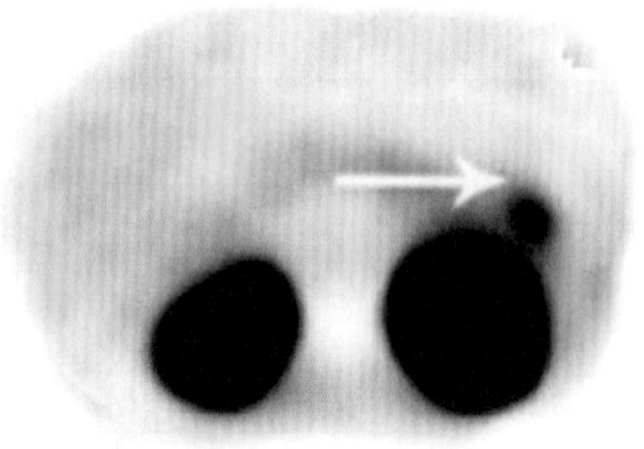

图 3-97　^{68}Ga-exendin4 PET 显像

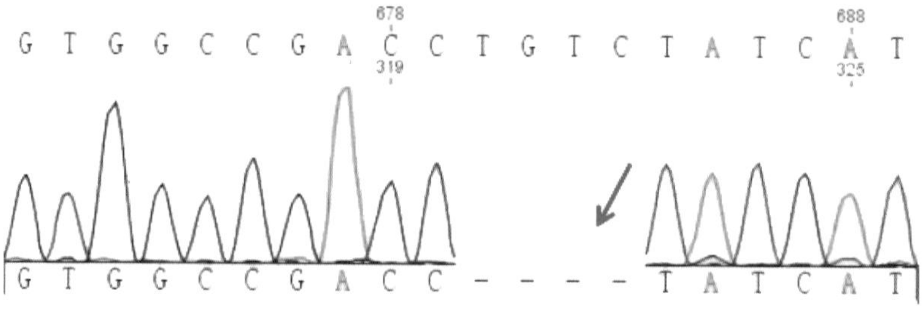

图 3-98　外周血基因测序

诊断过程

结合患者上述现病史，体征和实验室检查，临床诊断考虑为：低血糖症；胰岛素瘤（多发性内分泌腺瘤病 1 型）可能。

术前评估肿瘤可切除。患者入院后予睡前规律加餐，术前控制血糖至 50～60mg/dl 水平。完善术前准备后全麻下行机器人胰岛素瘤摘除术。术中超声可见胰尾部类圆形低回声病灶，直径约 10mm，边界清晰。超声定位后完整切除肿瘤（图 3-99）。

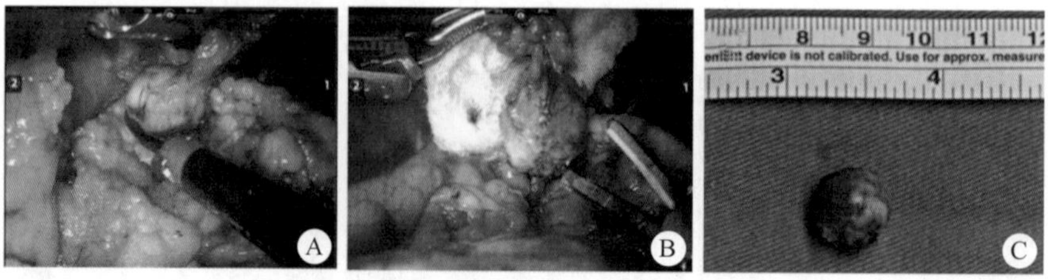

图 3-99　所见肿瘤

注：A、B：术中所见照片；C：标本大体照

术程顺利，术中监测患者血糖（表 3-7）。

表 3-7 血糖监测

时间	血糖值（mg/dl）
手术切除前	59.4
切除肿瘤后立即检测	68.0
切除肿瘤后 15min	82.8
切除肿瘤后 30min	90.0
切除肿瘤后 40min	75.6
切除肿瘤后 60min	90.0

术后病理报告诊断为（胰尾肿物）神经内分泌瘤（NET G2）。免疫组化：Ki-67（+，4%），Insulin（部分阳性），CgA（2+），Syn（2+）（图 3-100）。患者术后随访 1.5 年，已停睡前加餐，未再有低血糖症状发作，定期复查腹部 CT 未见新发病灶。

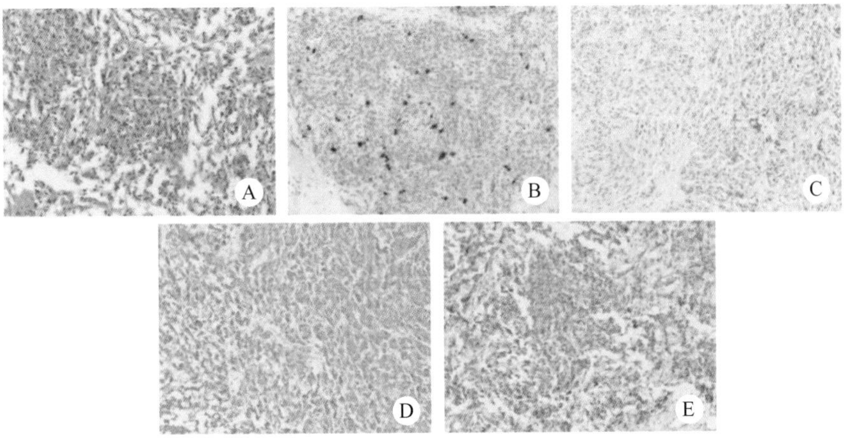

图 3-100 肿瘤组织 HE 及免疫组化 ×100

注：A：HE 染色，显示肿瘤细胞呈细的梁索状及实性片状排列，细胞浆较丰富，细胞核染色质细腻，未见明显异型性；B：Ki-67 免疫组化染色，显示部分肿瘤细胞核阳性，阳性率约 4%；C：Insulin 免疫组化染色，显示部分肿瘤细胞浆内见棕黄色颗粒；D：Syn 免疫组化染色，显示肿瘤细胞浆内见棕黄色颗粒；E：CgA 免疫组化染色，显示肿瘤细胞浆内见棕黄色颗粒

笔记

病例讨论

胰岛素瘤最常见的一类胰腺神经内分泌肿瘤。其年发病率为1~4/百万。该病大多为散发型，呈单发病灶，肿瘤体积较小（≤2.0cm）。约90%的胰岛素瘤属良性肿瘤，外科手术切除可实现彻底治愈。另有10%胰岛素瘤呈恶性表现，其诊断明确时已伴有远处转移，且该类患者预后较差，中位生存期不足2年。

1. 儿童胰岛素瘤

胰岛素瘤集中发病于50~60岁人群，然而该病在儿童人群中发病则极为罕见。近10年来全世界仅有65例儿童胰岛素瘤病例见于相关文献报道。胰岛素瘤本身表现多样，导致儿童胰岛素升高性低血糖的原因还有先天性高胰岛素性低血糖、Beckwith-Weidemann综合征、自身免疫性低血糖等疾病。儿童及青少年出现低血糖症时，应与上述疾病进行鉴别，明确诊断需基因测序、血氨、乳酸、体格检查等。

2.MEN1 型胰岛素瘤

MEN1综合征是一种常染色体显性遗传的内分泌肿瘤综合征，在普通人群中患病率约为1/3万，其主要临床表现包括甲状旁腺功能亢进症、胃肠胰内分泌肿瘤、垂体腺瘤等，部分患者可累及肾上腺。若临床医师发现患者罹患其中一种疾病，尤其是儿童患者，则应考虑该患者合并MEN1可能，并行全面筛查予以排除。胰岛素瘤患病群体中，4%~12%的个体合并MEN1，且该类患者胰岛素瘤病灶往往呈多发表现。合并MEN1的胰岛素瘤患病群体发病年龄段也具有其特殊性。较之于散发型胰岛素瘤多发于40岁以上人群，

笔记

MEN1 型胰岛素瘤患者往往发病于 40 岁前，更有少数人群发病时不满 20 岁。

3. 微小胰岛素瘤的外科干预

近年来微创技术（腹腔镜或机器人）胰腺肿瘤摘除术被广泛应用于胰岛素瘤的外科治疗中。其优势在于切除范围小、手术创伤小，最大程度保留胰腺功能。胰腺肿瘤摘除术与标准切除术（胰十二指肠切除术和胰腺远端切除术）相比较，胰腺肿瘤摘除术的手术时间短、出血量少，而术后病死率和并发症发生率与标准切除术无差异。长期来看，胰腺肿瘤摘除术术后内分泌功能和外分泌功能损害的概率更低，综合疗效更好。其缺点在于术后胰瘘风险高，发生率显著高于接受标准切除术式的患者，因此，临床医师术前应通过影像学手段明确肿瘤与主胰管的距离，以 3mm 以上为宜。

值得一提的是，随着微创技术的普及，腔镜手术及机器人辅助手术的开展大大促进了微小胰岛素瘤的治疗。其可行性、安全性及微创优势，大大改善了患者的手术治疗效果。

本例患者行机器人辅助胰岛素瘤摘除术，手术顺利，创伤较小，切除肿瘤后患者血糖水平迅速恢复正常水平，且术后恢复较快，未出现胰瘘等并发症。

病例点评

1. 该 MEN1 型儿童胰岛素瘤患者的诊断

该患者为相对罕见的儿童胰岛素瘤，学龄起病。儿童胰岛素升高性低血糖需注意与以下可能疾病鉴别：

笔记

（1）先天性高胰岛性低血糖：该病可在婴儿和儿童出现，主要与遗传密切相关，与 *ABCC8*、*KCNJ11*、*GCK*、*GLUD1* 基因突变有关，可有常染色体隐性及显性遗传，部分伴血氨、乳酸的升高，单纯饮食控制或联合二氮嗪即可奏效。患者无明显家族史，不排除患者为先证者，需完善基因监测明确。

（2）Beckwith-Weidemann 综合征：该综合征患者约 50% 有高胰岛素血症，特点是巨大身体和内脏、大舌、小头畸形和脐疝，耳廓外侧或耳垂有裂纹，发育落后。鉴别过程中应重视患者生长发育史及体格检查。

（3）自身免疫性低血糖：该病多与患者长期使用含巯基药物相关，机体产生胰岛素抗体、胰岛素受体抗体，前者以 IAA 多见。胰岛素抗体与胰岛素可逆性结合后，血中胰岛素储存容量扩大，胰岛素不断生成以维持有效游离浓度，当胰岛素从复合物大量解离时，则发生低血糖。临床上反复出现低血糖，发作无明显时间规律。可通过完善 IAA、甲状腺球蛋白抗体、甲状腺过氧化酶抗体等自身抗体检查进行鉴别。另一种是因长期胰岛素注射产生抗体，应考虑有无胰岛素应用史，予以排除。

（4）先天性糖代谢异常：如糖原累积症，可存在肝脏肿大、空腹或餐前低血糖伴血乳酸、酮体、尿酸水平增高，伴乳酸性酸中毒等表现。

本例结合患者现病史、既往史、体格检查、辅助检查、基因检测结果等综合考虑，诊断胰岛素瘤。儿童胰岛素瘤大多合并 MEN，应同时考虑合并 MEN1 可能，进一步行 MEN1 筛查。该患者外院机构基因检查示 *MEN1* 基因阳性，虽然无其他内分泌器官的表现，但 MEN1 累及脏器表现有先后顺序，可在再次复查 *MEN1* 基因。

笔记

2. 微小胰岛素瘤的外科治疗

手术切除是彻底治愈胰岛素瘤的唯一方式。近年来微创技术胰腺肿瘤摘除术被广泛应用于散发的良性和低度恶性微小肿瘤的外科治疗中。一般而言，对于直径小于 2cm 且距离主胰管 2～3mm 的胰岛素瘤可行肿瘤摘除术。胰腺肿瘤摘除术优势在于切除范围小、手术创伤小，最大程度保留胰腺功能。其手术时间短、出血量少，且与胰十二指肠切除术或胰体尾切除术相比，术后病死率及并发症发生率无显著差异。但其风险在于胰管损伤及术后胰瘘发生率较高。若术中损伤主胰管，可转行胰腺部分切除、节段切除、胰十二指肠切除或胰体尾切除术。

值得一提的是，随着微创技术的普及，胰体尾部胰岛素瘤摘除术的治疗效果逐步提高。有学者对比了机器人辅助胰腺肿瘤摘除术和传统开放胰腺肿瘤摘除术的疗效，研究结果提示，机器人辅助组手术出血量降低了 59.3%，手术时间缩短 22%，但两组患者住院时间及术后胰瘘发生率无差异，显示了微创胰腺肿瘤摘除术在微小胰岛素瘤治疗中的优势。

3. 总结

总体而言，该个体属于较为罕见且典型的儿童胰岛素瘤合并 MEN1 病例，其确诊过程曲折，干预处理复杂，充分体现了儿童胰岛素瘤诊疗的特殊性和困难性。通过对该病例的总结讨论，能使我们更加熟悉该类疾病的知识背景和临床要点，从而有助于临床医师更加全面、深入地理解儿童胰岛素瘤患者的诊治思路。

病例提供者：韩显林　吴文铭

点评专家：赵　宏

笔记

家族性 MEN1 综合征二例

病例一　姐姐

病历摘要

患者女性，45 岁，因“发现胰腺多发占位”入院，患者 2012 年因烧心、反酸、胃痛等胃部不适行胃镜检查发现慢性非萎缩性胃炎、幽门螺旋杆菌感染，间断服用奥美拉唑治疗；2018 年 9 月胃部症状加重，于当地医院抗幽门螺旋杆菌治疗，自觉好转。2018-11-6CT 检查发现胰腺多发占位，遂至我院就诊。

既往史及家族史

患者 2012 年 10 月行甲状腺结节切除术，自述良性结节，同期右腹部脂肪瘤切除史，无病理报告。其父 1985 年曾因“胃十二指肠溃疡”手术治疗，具体不详；1989 年因胸腔巨大占位行胸腔肿瘤切除术，术后不久去世，具体不详。其叔十二指肠息肉内镜下切除术，具体不详。其弟 2018 年 10 月发现胰体、尾部多发占位。

辅助检查

入院检测 Hb 90g/L；血小板 495×10^9/L；血钙 2.72mmol/L；无机磷 0.62mmol/L；甲状旁腺素 158.7pg/ml；泌乳素 657.8mIU/L；肿瘤标志物阴性；降钙素正常；促肾上腺皮质激素、皮质醇正常；肝功能正常。外院胃镜检查示胃窦、贲门慢性非萎缩性胃炎；十二指肠黏膜慢性炎。外院腹部 CT 检查示胰腺多发占位，考虑神经内分

笔记

泌肿瘤部分伴囊性变机会大；胰腺萎缩；胃贲门壁增厚，建议结合内镜检查；左肾小结石，左肾囊肿。左侧肾上腺结节，建议随访；左侧卵巢生理性囊肿。入院前超声检查示甲状腺双侧叶增生结节，甲状腺左叶背侧实质占位，考虑甲状旁腺来源可能。

入院检查脑 MRI 示脑内少许腔隙缺血灶。入院前腹部 MRI（图 3-101）示胰头部囊性肿块，边缘见实性成分，约 47mm × 46mm，实性成分 T_1WI 等信号、T_2WI 稍低信号，增强后实性成分及囊壁明显强化，病灶与胰管不通，胰尾部另见一枚小结节，约 13mm × 13mm，胰腺体部另见数枚结节。考虑胰腺多发肿瘤和囊肿（包括单纯囊肿、囊腺瘤及神经内分泌肿瘤等）；左肾囊肿。

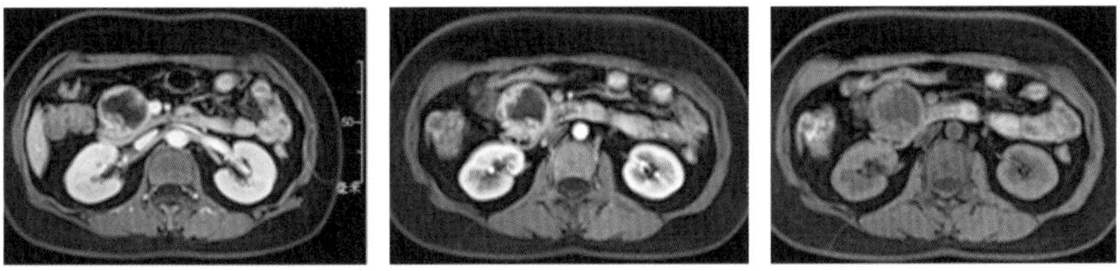

图 3-101　腹部 MRI 示胰腺头部肿块及胰腺尾部结节

入院后甲状旁腺显像（图 3-102）示甲状腺左叶上极后方、下极下方，右叶上极和中部后方、下极下方分别见软组织结节影，大小分别约为 10.3mm × 6.3mm、8.2mm × 5.0mm、9.3mm × 6.3mm、6.3mm × 4.2mm 和 6.7mm × 4.7mm，其中左叶上极后方、下极下方、右叶上极及中部后方结节伴显像剂浓聚；其余颈部及上胸部未见显像剂异常浓聚或占位。考虑甲状旁腺区多枚软组织结节，均考虑为甲状旁腺来源，部分功能亢进。

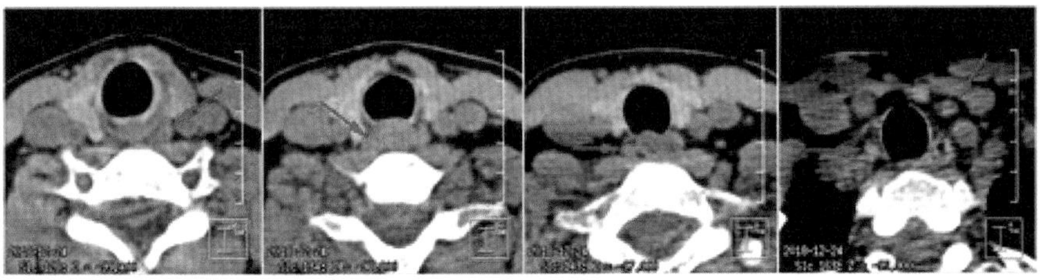

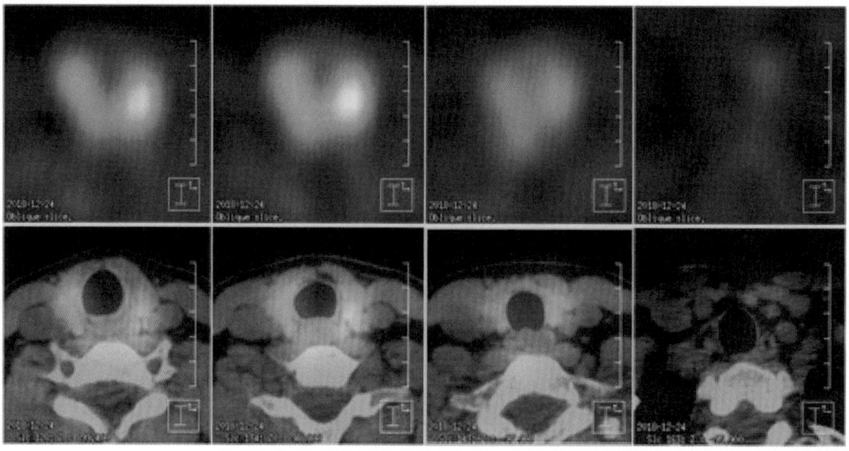

图 3-102　甲状旁腺显像

诊断过程

结合患者上述现病史、家族史和实验室检查，临床诊断考虑为：MEN1，经神经内分泌肿瘤多学科讨论后予评估垂体及甲状旁腺功能，拟行胰腺手术，遂于全麻复合硬膜外麻醉条件下行胰头肿瘤剜除术，术中探查未见肝转移灶，见肿瘤位于胰头部，囊实性，肿瘤体积约 5.0cm × 4.0cm，肉眼未见局部浸润。

术后病理报告诊断为胰头神经内分泌肿瘤（图 3-103），Ki-67 指数约为 2%，核分裂象难见，根据 2017 年 WHO 标准，符合胰腺神经内分泌瘤（NET G1）。1 枚淋巴结见肿瘤转移，另见肿瘤结节 1 枚。

免疫组化结果示肿瘤组织神经内分泌标记 Syn、CgA、CD56 阳性，ATRX、DAXX、TSC2、PTEN、pVHL、Rb 均表达正常，Menin 呈阴性表达，SSTR2 及 SSTR5 呈阳性表达。

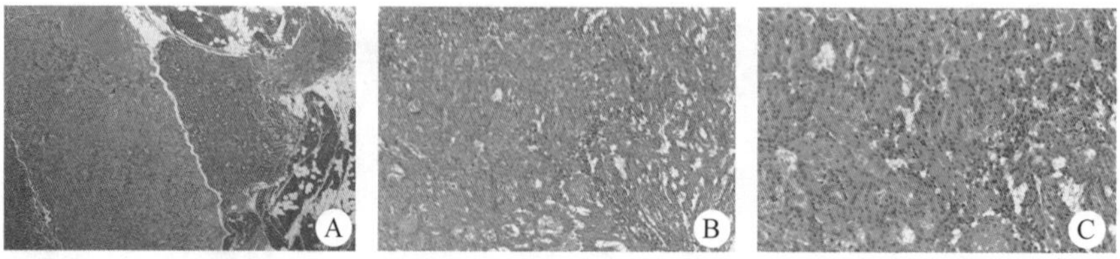

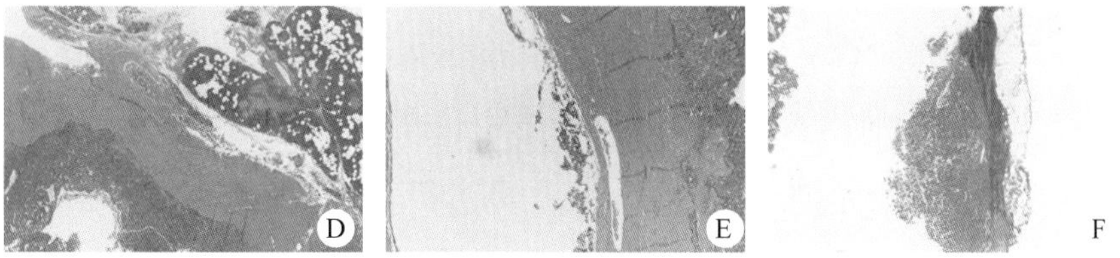

图 3-103　术后病理

注：A：肿瘤组织穿插于周围胰腺内，周围胰腺脂肪变性（HE×25）；B：肿瘤组织呈条索状生长（HE×100）；C：肿瘤组织条索状生长、细胞分化较好（HE×200）；D、E：肿瘤囊性变，可见脉管内瘤栓（HE×25）；F：肿瘤淋巴结转移（HE×25）

患者术后肿瘤组织及外周血行遗传病基因检测（表 3-8、图 3-104）：患者样本进行二代测序，发现 *MEN1* 基因上一个缺失变异 c.1350+1_1350+11delGTGAGGGACAG（变异频率约为 47.07%），该变异导致 9 号内含子的剪接供体位点丢失，推测影响 *MEN1* 基因 mRNA 剪接。对患者外周血样本进行验证，发现外周血样本中也存在该变异，即该变异为胚系变异。*MEN1* 基因异常导致常染色体显性遗传的多发性内分泌腺瘤 1 型。

表 3-8 遗传病基因检测结果

基因	染色体位置（hg19）	dbSNP ID	变异描述	gnomAD_EAS 人群频率	ACMG 变异评级	合子类型
MEN1	chr11：64572495-64572505	rs764570645	NM_130799.2：c.1350+1_1350+11delGTGAGGGACAG	未收录	致病	杂合

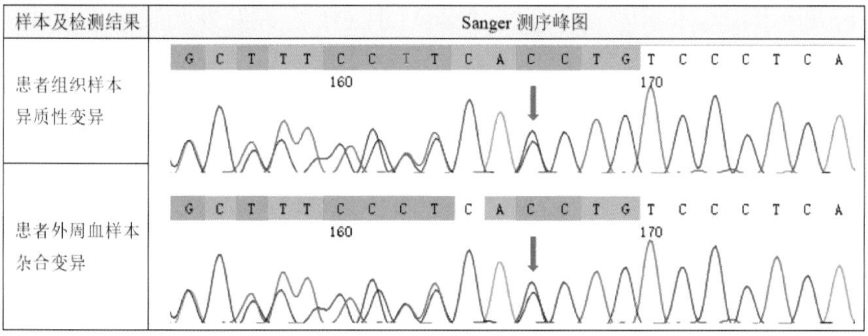

图 3-104　患者肿瘤组织及外周血标本 Sanger 测序峰图

笔记

诊断

结合患者临床表现、家族史、基因检测等结果，考虑确诊为多发性内分泌腺瘤 1 型。

术后患者恢复良好出院。嘱患者出院后定期随访。

病例二 弟弟

病历摘要

患者男性，39 岁，因“发现胰腺多发占位 1 月余”入院，患者自述 2017 年 5 月胆囊手术后自觉上腹部游走性刺痛，每次持续 10 余秒，余无不适。2018 年 10 月于外院行 MRI 检查发现胰腺体尾部多发占位，考虑神经内分泌肿瘤可能。起病以来，患者食欲睡眠可，二便如常，体重无明显改变。体格检查无殊。

既往病史及家族史

慢性非萎缩性胃炎、幽门螺旋杆菌感染病史，自述幽门螺旋杆菌已治愈。2017 年 5 月因胆囊结石行胆囊切除术。其父 1985 年曾因“胃十二指肠溃疡”手术治疗，具体不详；1989 年因胸腔巨大占位行胸腔肿瘤切除术，术后不久去世，具体不详。其叔十二指肠息肉内镜下切除术，具体不详。其姐 2018 年 11 月 CT 检查发现胰腺多发占位，考虑神经内分泌肿瘤囊性变可能大。

辅助检查

入院前检测神经元特异烯醇化酶 23.2ng/ml；钙 2.72mmol/L；甲状旁腺素 92.3pg/ml；促肾上腺皮质激素 84.7pg/ml；降钙素正常；皮质醇阴性；肿瘤标志物、前列腺特异性抗原等阴性；血常规正常。入院

笔记

前超声检查示左叶中上极背侧另见 12mm × 6mm 低回声团块，边界尚清，形态欠规则，CDFI 内见短线状彩色血流，RI 0.61。考虑甲状腺左叶下极后下方实质占位，考虑甲状旁腺来源，性质待定。头颅 MRI 平扫未见异常。腹部 MRI（图 3-105）示胰体后缘、胰尾部见 3 枚结节，T_1WI 稍低，T_2WI 稍高，DWI 稍高，增强后较大两枚病灶动脉期明显强化，门脉及延迟期持续强化，约 25mm × 18mm，较小一枚在轻度强化，直径约 10mm，病灶与胰管不通，胰管无扩张；肝门部、胰头部见稍肿大淋巴结。结合病史，胰腺多发肿瘤和囊肿（包括单纯囊肿、囊腺瘤、神经内分泌肿瘤等），肝门部、胰头旁淋巴结稍肿大。

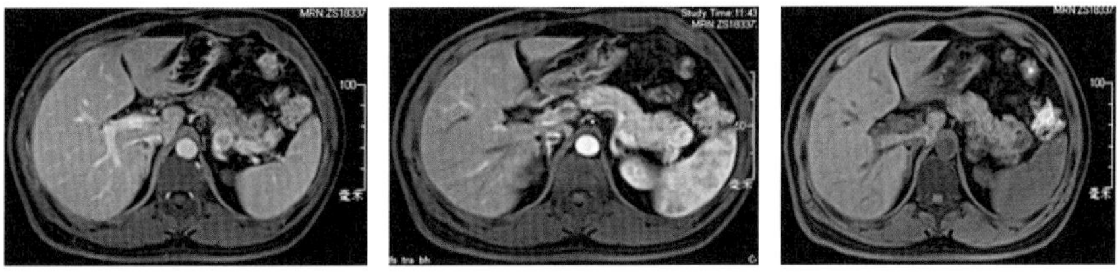

图 3-105　腹部 MRI 示胰腺多发肿瘤

诊断过程

结合患者上述现病史、家族史和实验室检查，临床诊断考虑为：多发性内分泌腺瘤综合征，经神经内分泌肿瘤多学科讨论后评估垂体及甲状旁腺功能，考虑甲状旁腺结节为功能性结节，拟行胰腺肿瘤切除术及甲状旁腺切除术。入院后完善术前检查，遂于全麻复合硬膜外麻醉条件下予行胰体尾 + 脾切除术 + 甲状旁腺切除术；术中见左甲状腺下极可及 1 枚结节，直径约 2cm 结节，质硬实质性；探查胰腺尾部见肿瘤 2 枚，直径约 2cm，质地硬，未见局部浸润。

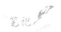

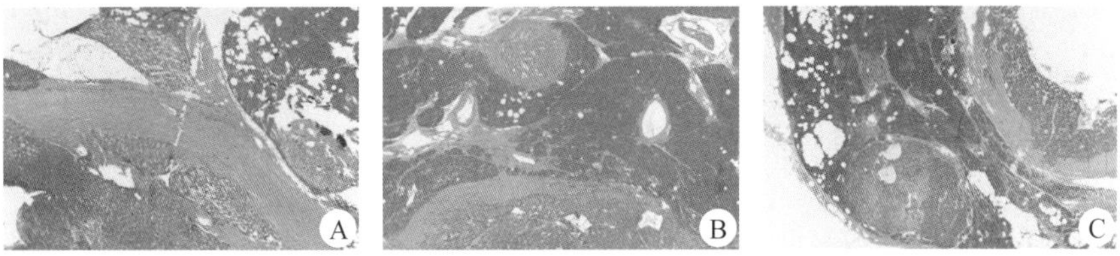

笔记

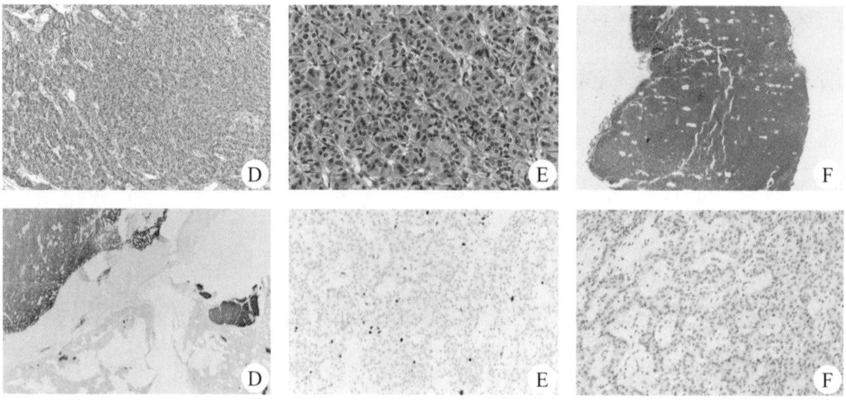

图 3-106　术后病理

注：A、B、C：可见肿瘤周围内胰腺内神经内分泌微腺瘤（HE × 20）；D：神经内分泌肿瘤细胞呈条索状排列（HE × 100）；E：肿瘤细胞分化良好，核分裂象难见（HE × 400）；F：甲状旁腺腺瘤（HE × 20）；G： Syn 肿瘤及周围胰腺内结节状增生神经内分泌细胞膜阳性（免疫组化 × 20）；H： Ki-67 增殖指数低（免疫组化 × 20）；I： Menin 染色阴性（免疫组化 × 25）

术后病理报告（图 3-106）诊断

左甲状旁腺增生伴腺瘤形成，右甲状旁腺组织增生。多发胰腺神经内分泌肿瘤（NET G2，2 灶），核分裂象 3 个 /2mm^2，Ki-67 增殖指数约 3%，伴周围多灶神经内分泌细胞腺瘤性增生，肿瘤组织位于胰腺实质内。胰腺切缘见少量增生神经内分泌细胞。神经束及脉管未见肿瘤侵犯。胰周淋巴结均未见肿瘤转移。免疫组化结果示肿瘤组织神经内分泌标记 Syn 、CgA、CD56 阳性，激素标记 Insulin、Gastrin 、Glucagon、Somatostatin、VIP 均呈阴性表达，P.P 呈阳性表达，ATRX、DAXX、TSC2、PTEN、pVHL 均表达正常，Menin 呈阴性表达，SSTR2 及 SSTR5 呈阳性表达。

取患者术后肿瘤组织及外周血行遗传病基因检测（表 3-9、图 3-107）：对患者组织样本进行二代测序，发现患者 *MEN1* 基因上的 1 个缺失变异 c.1350+1_1350+11delGTGAGGGACAG（变异频率约为 72.55%），该变异导致 9 号内含子的剪接供体位点丢失，推测影响 *MEN1* 基因 mRNA 剪接。对患者外周血样本进行验证，发现外周血样本中也存在该变异，即该变异为胚系变异。*MEN1* 基因异常导致常染色体显性遗传的多发性内分泌腺瘤 1 型。

表 3-9 遗传病基因检测结果

基因	染色体位置(hg19)	dbSNP ID	变异描述	gnomAD_EAS 人群频率	ACMG 变异评级	合子类型
MEN1	chr11：64572495-64572505	rs764570645	NM_130799.2：c.1350+1_1350+11 delGTGAGGGACAG	未收录	致病	杂合

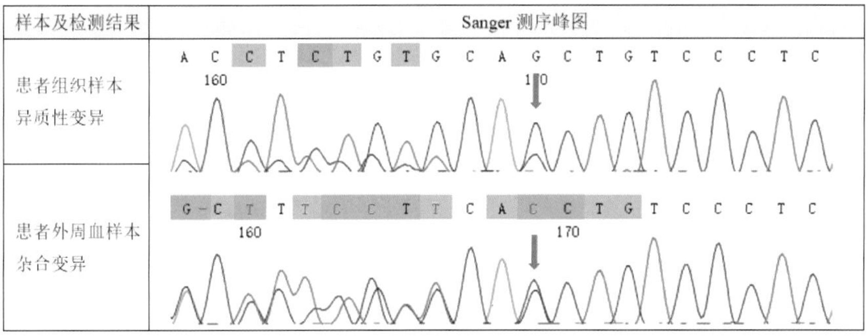

样本及检测结果
Sanger 测序峰图
患者组织样本异质性变异
患者外周血样本杂合变异
160
170

图 3-107　肿瘤组织及外周血 Sanger 测序峰图

诊断

结合患者临床表现、家族史、基因检测等结果，考虑确诊为多发性内分泌腺瘤 1 型。

术后患者恢复良好出院。嘱患者出院后定期随访。

病例讨论

上述两例病例患者为姐弟，为较典型 MEN1 综合征患者表现。

1. 遗传性神经内分泌肿瘤鉴别

多发性内分泌腺瘤 1 型、多发性内分泌腺瘤 2 型、VHL 综合征

笔记

（Von Hippel-Lindau syndrome）是已知的相对常见的遗传性神经内分泌肿瘤，此三种疾病皆易发生胰腺神经内分泌肿瘤，但临床表现又有所不同。

MEN1 是一种常染色体显性遗传病，其发病与位于 11q13 的 *MEN1* 基因相关，常伴有多个部位内分泌肿瘤形成，其特征是同一家族的同一个体或不同个体共同发生多个部位的无功能性或功能性神经内分泌肿瘤，包括甲状旁腺肿瘤、胰腺神经内分泌肿瘤、十二指肠神经内分泌肿瘤、垂体腺瘤、肾上腺皮质肿瘤及胸腺、支气管和胃神经内分泌肿瘤。患者临床表现与各部位神经内分泌肿瘤所产生激素的有关外，最常见的临床表现是原发性甲状旁腺功能亢进症，常表现为甲状旁腺激素分泌过多引起的高血钙、低血磷、高碱性磷酸酶血症及继发的肾结石、骨质疏松等；次常见为胰十二指肠神经内分泌肿瘤引起的不同临床表现，包括胃泌素瘤引起的卓艾综合征（难治性消化性溃疡及腹泻）、胰岛素瘤引起的低血糖、胰高血糖素瘤引起的高血糖等；垂体肿瘤最常见为泌乳素瘤，表现为泌乳素分泌过多引起的女性患者闭经、不孕及男性患者阳痿。MEN1 患病率约 1/3 万，全年龄段均可发病。在 *MEN1* 基因变异携带者中，外显率于 20 岁时可达 50%，50 岁时约为 95%。

MEN2 是一种罕见的遗传综合征，MEN2 的发生与 10q11.21 上的 *RET* 基因功能获得性突变有关，其典型临床表现为家族性甲状腺髓样癌，伴或者不伴嗜铬细胞瘤，原发性甲状旁腺功能亢进或其他典型表现（包括马凡综合征，黏膜神经瘤）等。临床上将 MEN2 分为 MEN2a 和 MEN2b，MEN2a 患者表现为甲状腺髓样癌可伴有嗜铬细胞瘤、甲状旁腺功能亢进，部分患者表现为皮肤苔藓淀粉样变或先天性巨结肠；MEN2b 患者也表现为甲状腺髓样癌及嗜铬细胞瘤，但髓样癌恶性程度常较 MEN2a 轻，不伴有甲状旁腺功能亢进，且可

笔记

出现其他特征性病变包括马凡综合征样体型、黏膜神经瘤、肠道神经节瘤等。

VHL 综合征是一种常染色体显性疾病，其特征在于由肿瘤抑制基因 *VHL* 的胚系突变引起的多种肿瘤的易感性。这种疾病肿瘤发生率高且死亡率高，临床表现多样，在不同发病家族表现不同，在同一患者一生累及不同脏器。VHL 的主要临床表现是多发的非内分泌肿瘤，包括中枢神经系统和视网膜的血管母细胞瘤，肾癌和肾囊肿，双侧嗜铬细胞瘤，胰腺囊性肿瘤和实体瘤（包括神经内分泌肿瘤），附睾囊腺瘤和内淋巴囊肿瘤。内分泌学家关于此病的临床调查发现 17% 的 VHL 患者患胰岛细胞瘤，35% 患者是嗜铬细胞瘤，这些患者的神经内分泌肿瘤多数是无功能性的，但有时会导致相关临床症状如高血压，低血糖，心律失常和类癌综合征。

遗传性神经内分泌肿瘤的诊断均需密切结合患者的家族史、临床表现、病理结果、基因检测等，对多发肿瘤有不同优先处理原则。一旦发现多发肿瘤的存在，应积极排查有无综合征可能，尤其是 VHL 综合征患者，只要发现与其相关的肿瘤，就应立刻排查其他的肿瘤。多学科参与在该类患者的诊疗中非常重要。此外，应全面了解这些患者并使其能够参与决策程序。除了多学科参与外，还应尽一切努力遵循国家和国际组织发布的建议和指南。

2. *MEN1* 基因与 menin 蛋白的关系

MEN1 基因是位于第 11 号染色体 11q13 的一种抑癌基因，是 MEN1 综合征的常见基因，可编码 menin 蛋白调控基因转录、基因稳态，细胞的分裂、增殖及细胞周期与凋亡，menin 蛋白通过影响 MLL 组蛋白甲基转移酶复合体从而影响抗增殖基因如细胞周期蛋白依赖性激酶抑制剂；menin 蛋白在神经内分泌肿瘤的生长分化中

笔记

起重要作用，据报道大约 40% 11q13 杂合性缺失的胰腺神经内分泌肿瘤 menin 免疫组化核染色缺失。但有临床研究显示，93%的胰腺肿瘤免疫组化 menin 表达异常，但只有 14.3%存在 *MEN1* 基因改变，这表明可能存在其他调控 menin 的基因。这也提示在临床工作中，免疫组化 menin 蛋白染色缺失可能提示 *MEN1* 基因改变，但并非特异性指标，具有一定临床指导意义，但不可作为 MEN1 的诊断指标。

病例点评

此两例为较为典型的 MEN1 综合征患者表现，两例中"姐姐"因疑为胃病症状偶然发现胰腺占位，"弟弟"因姐姐发现胰腺多发占位，恐自身患相同疾病进一步至医院检查而发现胰腺占位，由于患者姐弟均发病，且存在多发占位，临床医师较为谨慎，建议检查其他内分泌器官且有阳性发现而协助诊断，最终加做基因检测确诊。MEN1 综合征的患者发病常无特殊症状，与其发生的肿瘤发病症状相同，甚至可无临床表现，体检发现。常在垂体、甲状腺、肾上腺、胰腺等诸多部位同时或先后形成肿瘤，若发现患者全身多个部位同时或先后发生神经内分泌肿瘤，需考虑是否存在 MEN1 可能，基因检测辅助确诊十分重要。

但在实际工作中，由于各部位肿瘤可能先后出现，常不会同时发现多个部位的多发占位，需注意患者病史及家族史，结合患者肿瘤发生部位，垂体、胰腺、甲状旁腺、肾上腺等高发部位应多加注意，最后基因检测可帮助确诊。

MEN1 综合征患者肿瘤分级相对较低，临床处理相对保守，若为无功能性肿瘤及未出现占位症状的肿瘤，可选择随访。对功能性肿瘤

笔记

及有占位症状的肿瘤予以手术切除。对远处转移及无法切除的肿瘤，针对肿瘤的其他治疗，如生物治疗、靶向治疗、化疗等均可考虑。

病例提供者：黄素明　吴文川　纪　元

点评专家：程月鹃

MEN1 相关难治性胃泌素瘤诊治病例一例

病历摘要

患者女性，39 岁，因“顽固性消化性溃疡 7 年，伴穿孔 2 次”于 2014 年 10 月入院。患者 2007 年因“中上腹疼痛不适”胃镜检查发现十二指肠溃疡，服用“雷贝拉唑”症状缓解。2011 年 10 月中旬因“消化道穿孔”外院急诊手术，探查发现十二指肠球部溃疡穿孔，行“毕Ⅱ式胃大部切除术”，术后服用“雷贝拉唑”，病情好转后自行停药。2013 年 9 月上旬因“腹痛伴呕吐 2 月余”收住我院，予制酸剂等药物治疗，症状无明显缓解，实验室检查：血红蛋白 7.4g/L，腹部平片提示结肠扩张积气，胃镜检查：吻合口溃疡及残胃炎，活检病理提示：吻合口黏膜慢性炎症。拟诊“不完全性肠梗阻”行剖腹探查，术中发现输入及输出空肠袢与横结肠系膜粘连成角，行“肠

笔记

粘连松解 + 胃空肠 Roux-en-Y 吻合术”，术后病理提示原胃肠吻合口慢性炎症伴出血，空肠急慢性炎症伴出血，局灶溃疡形成。术后患者间断服用制酸剂，腹痛症状间歇发作。2014 年 2 月中旬复查胃镜见 Roux-en-Y 吻合口空肠起始段前壁有 2.0cm × 1.5cm 溃疡，予“奥美拉唑”治疗。患者 2014 年 9 月上旬再次因“消化道穿孔”于我院急诊手术，探查发现吻合口空肠部 2.5cm 穿孔，行“穿孔修补术 + 活检”，术后病理提示：炎性肉芽组织增生伴坏死。术后口服“奥美拉唑”治疗。其他既往病史，个人史及家族史无特殊。

体格检查

生命体征平稳，全身皮肤黏膜无黄染，浅表淋巴结无肿大，心肺检查无明显异常。腹部平坦，上腹部见手术瘢痕，未见胃肠型、蠕动波及腹壁静脉曲张，全腹部无压痛及反跳痛，Murphy’s 征（–），未及包块，肝脾肋下未及，肝肾区无叩击痛，移动性浊音阴性，肠鸣音正常，直肠指诊（–）。

辅助检查

实验室检查：

血清胃泌素（2014-9-29）：198.95pg/ml（正常参考值＜106.5pg/ml），血清 CgA（2014-10-22）：1450.06ng/ml（正常参考值 27～94ng/ml），血清 NSE：7.9ng/ml，血清甲状旁腺激素：217.20pg/ml，降钙素：77.4pg/ml，泌乳素：773.39mIU/L，血红蛋白：96g/L，血钙：2.84mmol/L，血磷：0.63mmol/L，其余肿瘤标志物、生化指标、凝血功能均正常。

影像学检查：

1. 腹部 MRI（平扫 + 增强）（图 3-108）：胰尾部及十二指肠

降段可疑外生性占位；右肾上腺两枚结节，腺瘤可能。

2. 甲状腺及甲状旁腺 B 超：甲状腺双叶结节，TI-RADS 3 类；甲状腺双叶后方见不均质回声区，考虑双侧甲状旁腺增生。

3. 垂体 MRI：垂体后部小异常信号，直径 2.5mm，考虑垂体微腺瘤。

4. ^{68}Ga PET/CT（2014 年 10 月）（图 3–109）：胰头、胰尾、十二指肠和后腹膜淋巴结多发生长抑素受体阳性病变；肾上腺腺瘤可能；颈部、甲状腺、两肺、纵隔、肝脏、脾脏未见异常放射性浓聚。

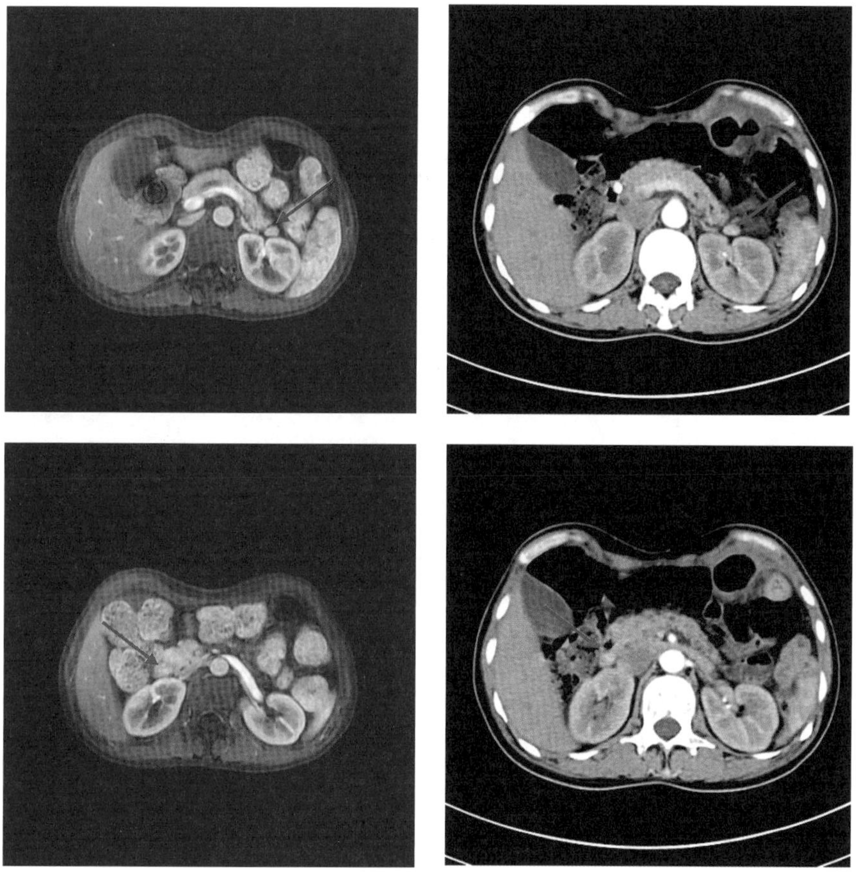

图 3–108　上腹部增强 MRI（左侧）及追溯既往上腹部增强 CT（2014 年 2 月）

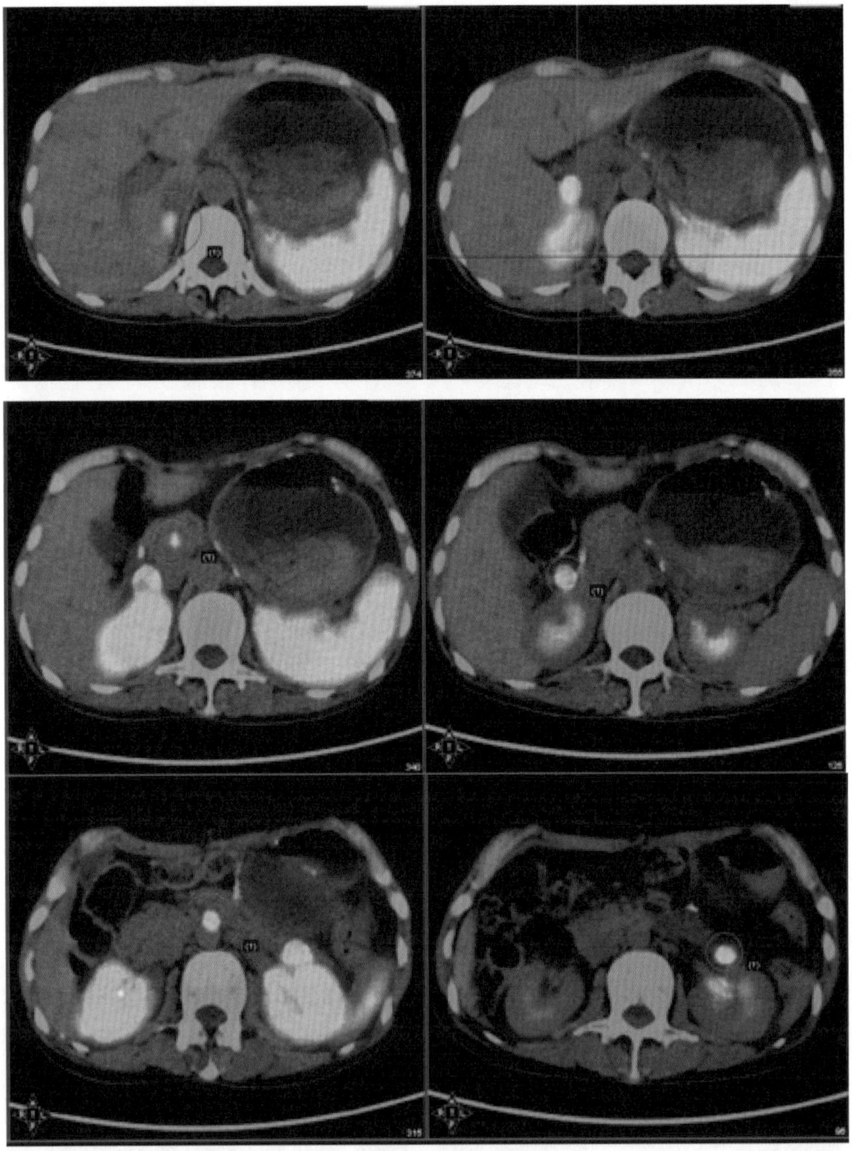

图 3-109 ^{68}Ga PET/CT

诊治过程

患者有难治性消化性溃疡病史，血清胃泌素和 CgA 水平升高，^{68}Ga PET/CT、MRI、CT 等影像学检查提示胰腺、十二指肠区域多发结节，首先考虑胃泌素瘤诊断；同时患者有高钙、低磷血症，甲

笔记

状旁腺激素水平升高，B 超提示双侧甲状旁腺增生，符合甲状旁腺机能亢进诊断；患者泌乳素水平增高，MRI 发现垂体微腺瘤，^{68}Ga PET/CT 提示肾上腺摄取，综合考虑，患者临床诊断为多发性内分泌肿瘤综合征 1 型。

诊断：多发性内分泌肿瘤综合征 1 型，胰腺胃泌素瘤，原发性甲状旁腺机能亢进，垂体微腺瘤，右侧肾上腺腺瘤可能。

第一次 MDT 讨论

患者目前诊断基本明确，既往难治性、复发性消化性溃疡是 MEN1 背景下胃泌素瘤所致，多次发生穿孔，既往 3 次手术仅针对溃疡和穿孔本身，彻底切除多发肿瘤病灶才是治疗的关键。综合评估患者全身情况，讨论决定处理胃泌素瘤是首要任务，其他 MEN1 相关肿瘤待后续择期处理，既往多次手术对消化道结构改变及腹腔粘连会增加手术难度和风险，应该充分考虑。

完善术前检查，于 2014 年 11 月手术，结合术前影像结果，术中探查发现（图 3-110、图 3-111）：十二指肠降部 2cm、8mm 结节各一枚、十二指肠水平部 8mm 结节一枚、胰腺颈部背侧与 SMV 之间 4mm 结节一枚、胰尾部 1cm 外生型结节一枚、SMV 左侧胰腺钩突处 5mm 可疑淋巴结一枚，右侧肾上腺 8mm 结节一枚及右肾上极脂肪囊内 5mm 结节一枚，切除上述所有病灶 + 右侧肾上腺切除 + 局部淋巴结清扫。

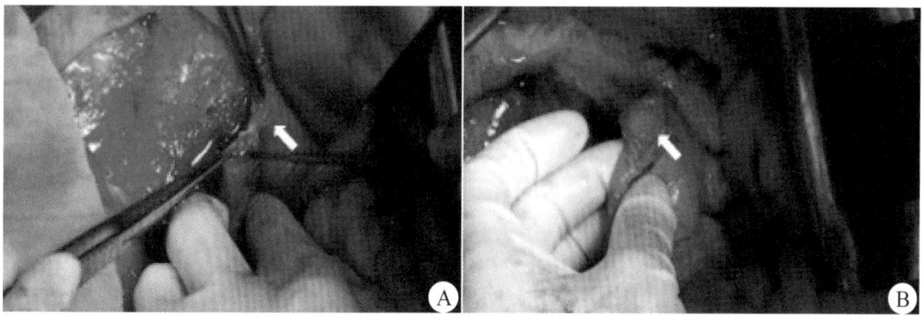

笔记

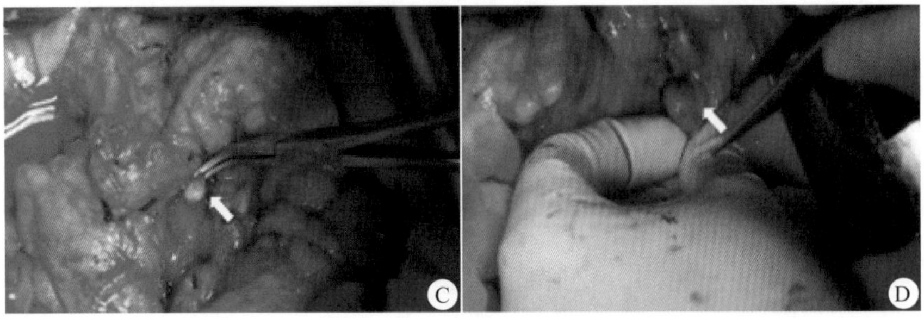

图 3-110　术中探查

注：A：十二指肠降部的病灶；B：十二指肠水平部的病灶；C：胰颈背侧肠系膜上静脉前方的病灶；D：胰尾的病灶

术后病理

1. 十二指肠降部大结节：NET（G2），核分裂象 2 个 /10HPF，Ki-67 约 5%~ 10%。

2. 十二指肠降部小结节：NET（G1），核分裂象＜ 2 个 /10HPF，Ki-67 ≤ 2%。

3. 十二指肠水平部结节：NET（G1），核分裂象＜ 2 个 /10HPF，Ki-67 ≤ 2%。

4. 胰颈结节：NET（G1）核分裂象 ＜ 2 个 /10HPF，Ki-67 ≤ 2%

5. 胰尾结节：NET（G1）核分裂象＜ 2 个 /10HPF，Ki-67 ≤ 2%。

6.SMV 左侧淋巴结：慢性炎。

7. 肾上腺大、小结节：肾上腺皮质腺瘤。

8. 免疫组化，(十二指肠、胰颈肿瘤)：CKP（+），Syn（+），CgA（+），CD56（+），Insulin（–），Glucagon（–），Gastrin（灶+），Somatostatin（–）；（胰尾肿瘤）肿瘤细胞：CKP（+），Syn（+），CgA（+），CD56（+），Insulin（–），Insulin（–），Glucagon（–），Gastrin（–），Somatostatin（–）。CKP（+），SYN（+），CgA（+），CD56（+），Gastrin（ 灶 +），Somatostatin（–），Glucagon（–），Insulin（–）。

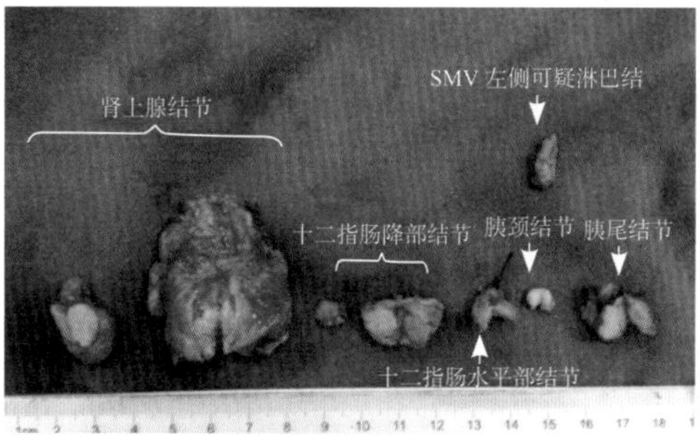

图 3-111　术后标本，十二指肠及胰腺病灶切面为瓷白色，肾上腺病灶切面为金黄色

术后患者恢复顺利，继续服用“埃索美拉唑”，复查胃镜观察（图 3-112）：胃肠吻合口空肠部溃疡病灶逐渐愈合；复查血清胃泌素（2014 年 12 月）：85.72pg/ml，降至正常范围；复查血清 CgA（2014 年 10 月）：336.03ng/ml，较术前显著下降，嘱患者定期复查，再决定其他相关肿瘤治疗。

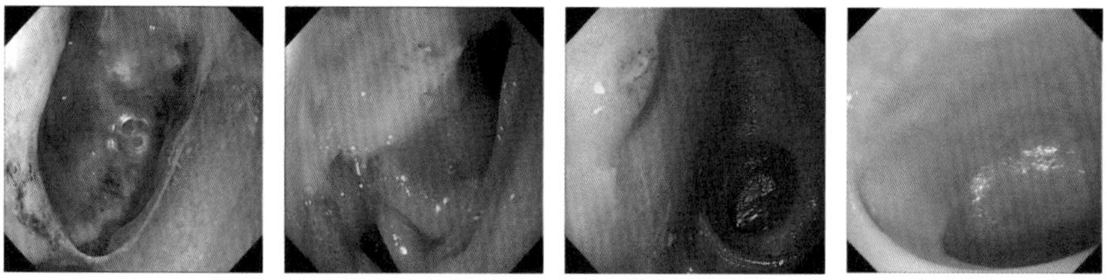

图 3-112　从左到右依次为 2014 年 12 月、2015 年 3 月、2015 年 9 月、2016 年 3 月胃镜观察吻合口空肠部溃疡病变，见病灶逐渐缩小愈合

进一步诊治过程

于 2015 年 3 月复诊完善相关检查，甲状旁腺 B 超见：双侧甲状旁腺增生；甲状旁腺核素扫描提示双侧甲状旁腺功能亢进；双肾 B 超提示双肾结石；骨密度扫描提示骨密度降低；血清甲状旁腺激素：247.80pg/ml，降钙素：77.37pg/ml，泌乳素：545.96mIU/L，血钙：2.95mmol/L，血磷：0.92mmol/L。

第二次 MDT 讨论

患者术后消化性溃疡治愈，仍存在甲状旁腺功能亢进和垂体微腺瘤，患者否认闭经、泌乳病史，泌乳素水平在正常范围，垂体微

笔记

腺瘤可以暂不处理，定期随诊复查。甲状旁腺功能亢进相关检查提示甲状旁腺激素水平升高，高钙、低磷血症，伴泌尿系统结石（双肾结石），骨密度降低导致牙齿松脱，建议进一步手术治疗甲状旁腺机能亢进。

患者于 2015 年 4 月再次手术，术中探查发现左上、左下、右上、右下 4 个甲状旁腺均肿大，行“甲状旁腺全切+左前臂自体移植术”（图 3–113），术后病理证实 4 处病灶均为甲状旁腺增生，术后恢复顺利，复查甲状旁腺激素：1pg/ml，血钙：2.11mmol/L，较术前显著下降，无口周麻木、肢体乏力等低钙症状，术后予口服“罗盖全、碳酸钙”，定期复查随诊。

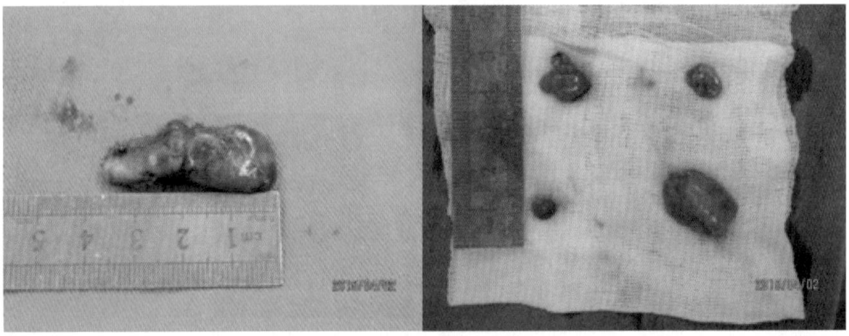

图 3–113　左侧示左下甲状旁腺最大径超过 3.5cm；
右侧示 4 处甲状旁腺切取部分送检病理后，均予以冷冻保存

病例分析

1. 本例患者诊断要点

临床诊治中遇到难治性、复发性、多发性、非典型部位的消化性溃疡病例，需要高度怀疑胃泌素瘤的诊断。患者除了溃疡相关症状及并发症以外，可伴有腹泻。其定性诊断主要包括相关激素检测（胃泌素、CgA）及胃液分析等。胃泌素瘤病灶往往较小，位置隐匿，

笔记

好发于十二指肠和胰腺，常规影像学检查（CT 或 MRI）容易漏诊，超声内镜检查有助于定位诊断，^{68}Ga PET/CT 是目前诊断神经内分泌肿瘤最有效的影像学工具，在本例患者术前定位诊断中起到了至关重要的作用，影像结果和术中的实际探查情况高度符合，为根治手术提供了良好的基础。胃泌素瘤患者常常合并多发性内分泌肿瘤综合征 1 型，患者通常有家族史，多合并其他疾病，主要包括甲状旁腺增生或腺瘤及垂体瘤等，临床表现为原发性甲状旁腺亢进或功能性垂体瘤相关症状，因此对于胃泌素瘤患者需要仔细检查全面评估，以免漏诊 MEN1 相关其他疾病。

2. 患者治疗目标的确定

MEN1 各受累器官可以有不同的临床表现，其中甲状旁腺亢进和胃泌素瘤是最常见、最突出，最需要优先去处理的问题。本例患者肿瘤负荷大，激素相关症状明显，反复发作消化性溃疡病史 7 年，发生两次危及生命的消化道穿孔并发症，针对胃泌素瘤的根治手术是首要治疗目标。患者既往多次手术史，明显增加了手术的难度和风险，因此在治疗过程中选择 PPI 和长效生长抑素类似物控制症状也曾被提出讨论，综合考虑患者状况，结合 ^{68}Ga PET/CT 的显像结果，最终选择根治性手术治疗方案，取得了理想的结果。在胃泌素瘤有效治疗后，患者仍存在甲状旁腺功能亢进的临床表现，再次行“甲状旁腺全切 + 左前臂自体移植术”，进一步解决了影响患者的主要问题。

3. 多学科团队诊治优势

MEN1 相关胃泌素瘤的诊治和其他神经内分泌肿瘤一样，要求多学科团队的协作，影像学及核医学专业可以对包括胃泌素瘤、甲状旁腺增生、垂体瘤、肾上腺肿瘤等多器官疾病充分评估，为手术成功提供了关键信息。而 MEN1 相关疾病的外科治疗也需要

笔记

包括胰腺外科、甲状腺外科、神经外科等多学科的协作完成。确定本例患者优先完成急需解决的胃泌素瘤手术，为后期择期甲状旁腺手术打下了良好的基础，垂体瘤经神经外科和内分泌科评估后建议予随访观察，患者顺利的治疗流程得益于优化的 MDT 协作模式。

病例点评

本例患者诊断为多发性内分泌肿瘤综合征 1 型，胃泌素瘤导致顽固性、难治性消化性溃疡伴穿孔为主要症状，危及生命，既往多次手术无法根本解决问题，这种难治性、复发性消化性溃疡正是典型胃泌素瘤的表现。患者多发性胃泌素瘤，散在分布于十二指肠、胰腺等多个部位，给手术治疗增加了很大难度，而 ^{68}Ga PET/CT 检查结果就像给手术者提供一份精准的导航图，得以成功完成保留脏器和功能的肿瘤局部切除手术，避免了创伤很大的胰腺切除手术。MDT 协作模式下对于 MEN1 相关胃泌素瘤的个体化治疗策略和方式的探索在本例患者诊治过程中得到了良好体现。

病例提供者：徐文彬　高文涛　沈美萍　斯　岩　王　峰　李明娜　吴峻立　苗　毅

点评专家：赵东兵

笔记

转移性多发性内分泌肿瘤 1 型综合治疗一例

病历摘要

患者女性，46 岁，因“体检发现肝脏占位 2 月余”入院；体检无明显特殊；既往有“乙肝”史 6 年，抗病毒治疗 4 年，停药 2 年；2002 年行“垂体瘤”手术，后出现复发，行伽马刀治疗，复查至今无明显异常。2014 年 10 月出现上腹部不适伴返酸，当地医院诊治，胃镜提示“胃十二指肠溃疡”，胃泌素升高：> 1000.00pg/ml，予以止酸药治疗后好转。2015 年 2 月 MRI 示肝内多发病灶，考虑神经内分泌肿瘤可能。2015 年 3 月 CT 示肝中叶占位，考虑恶性肿瘤（转移瘤？）可能性大；胰腺与胃之间占位，考虑脂肪瘤；胰腺受压。2015 年 3 月 ^{18}F-PET/CT 示十二指肠降水平段交界处代谢增高结节，考虑胃泌素瘤可能伴肝脏多发转移，胰颈体脂肪瘤可能。2015 年 4 月肝穿刺活检示：神经内分泌肿瘤，G2，首先考虑为转移性。奥曲肽扫描：胰腺 NET 肝转移可能。2015 年 4 月来我院诊治，拟“胰腺神经内分泌肿瘤伴肝转移，腹腔内占位，脂肪瘤？”收住入院。

家族史

大哥：肝炎史（何种肝炎不详），患肝癌，已去世。二哥：垂体瘤，已手术；患胃癌，已去世。三哥：身体健康。患者：垂体瘤，已手术，甲状旁腺瘤，胰腺神经内分泌肿瘤伴肝转移，腹腔脂肪瘤。

笔记

五弟：垂体瘤，已手术，目前身体健康。父母身体均健康；丈夫及儿子身体健康。

体格检查

未发现阳性体征。

辅助检查

2015 年 4 月入院检查如下所示，肝功能：总胆红素：4.5 μ mol/L；直接胆红素：1.4 μ mol/L；总蛋白：64g/L；白蛋白：41g/L；丙氨酸氨基转移酶：33U/L；门冬氨酸氨基转移酶：31U/L；前白蛋白：0.23g/L；胰岛素样生长因子：32.8ng/ml；胰岛素样成长因子结合蛋白 3：2.53 μ g/ml；降钙素：＜ 2.00pg/ml；生长激素：0.1ng/ml；钙：2.67mmol/L；甲状旁腺素：135.1 pg/ml；促肾上腺皮质激素：39.5pg/ml；皮质醇：111.4nmol/L；血管紧张素 I：0.40 μ g/L；肾素（活性）：0.29 μ g/L；血管紧张素 Ⅱ：46.25 μ g/L；泌乳素：902.2mIU/L；乙肝病毒表面抗原：（+）6226COI；乙肝病毒表面抗体：＜ 2.0mIU/ml；乙肝病毒 e 抗原：（–）0.096COI；乙肝病毒 e 抗体：（+）0.010COI；乙肝病毒 DNA：低于检出下限；AFP：2.3ng/ml；CEA：0.6ng/ml；CA19-9：9.1U/ml；神经原特异性烯醇化酶（NSE）：9.1ng/ml（＜ 16.3ng/ml）。嗜铬粒蛋白 A（CgA）530.32 ng/ml ↑（＜ 94 ng/ml）。胃泌素＞ 1000.00pg/ml ↑（20 ~ 160pg/ml）。

2015 年 4 月胃镜：慢性胃炎（浅表型）；十二指肠球降交界处占位。活检病理：（十二指肠球降交界）黏膜急慢性炎。

2015 年 4 月超声检查提示肝右后叶稍低回声占位，考虑良性病

笔记

变可能；肝脂肪浸润，肝囊肿。

2015 年 4 月上腹部 MRI（平扫 + 增强）提示肝左内叶及右前叶占位，考虑转移灶，胃胰间隙脂肪瘤，肝左内叶囊肿（图 3–114）。

2015 年 4 月胰腺 CT（平扫 + 增强）提示肝左内叶及右前叶占位，转移瘤可能大；腹膜腔脂肪瘤可能大，分化较好脂肪肉瘤待排，十二指肠水平段结节灶，MT 较十二指肠乳头可能大，肝左内叶囊肿。

2015 年 4 月 垂体 MRI（平扫 + 增强）提示部分空碟鞍；垂体柄略增粗，垂体内未见明显异常信号灶。

2015 年 4 月甲状旁腺断层提示右侧甲状旁腺区占位伴放射性异常浓聚，考虑为功能亢进的甲状旁腺组织。

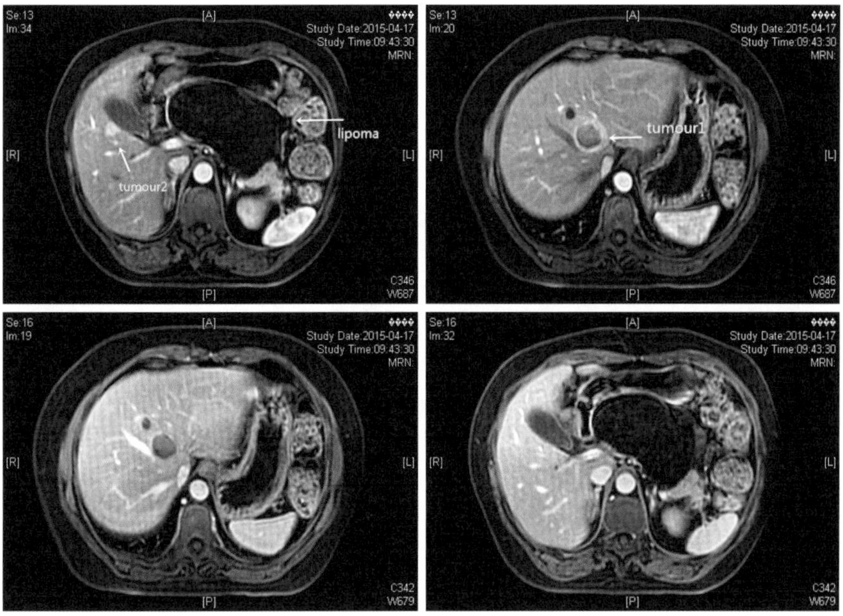

图 3–114　MRI

笔记

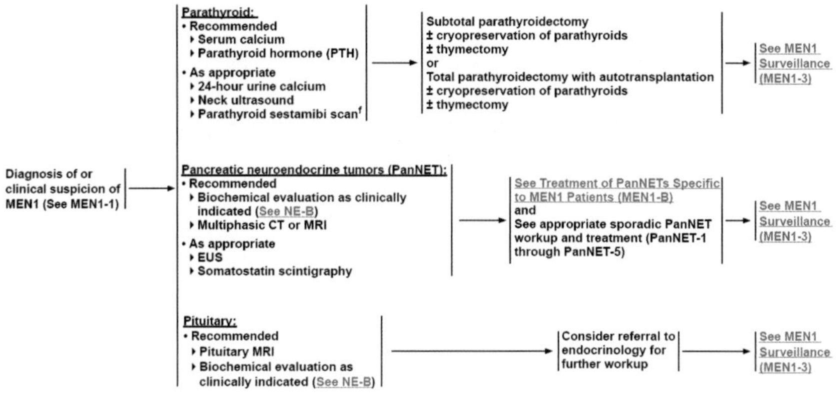

图 3-115　NCCN 关于 MEN1 的诊断指南

结合患者上述现病史，体征和实验室检查，临床诊断考虑为：转移性多发性内分泌肿瘤 1 型。合并腹腔多发脂肪瘤。垂体瘤术后。MEN1 累及器官包括：胰腺神经内分泌肿瘤（胃泌素瘤）合并肝转移、甲状旁腺瘤、垂体。

MEN1 的诊断（图 3-115）

– 甲状旁腺功能亢进√

– 垂体瘤√ 既往手术明确

– 胰腺 NET？

其中符合 2+/3

– 此外，可能并发

• 肺和胸腺类癌

• 肾上腺瘤

• 多发脂肪瘤√

• 皮肤血管瘤

其中符合 1/4

笔记

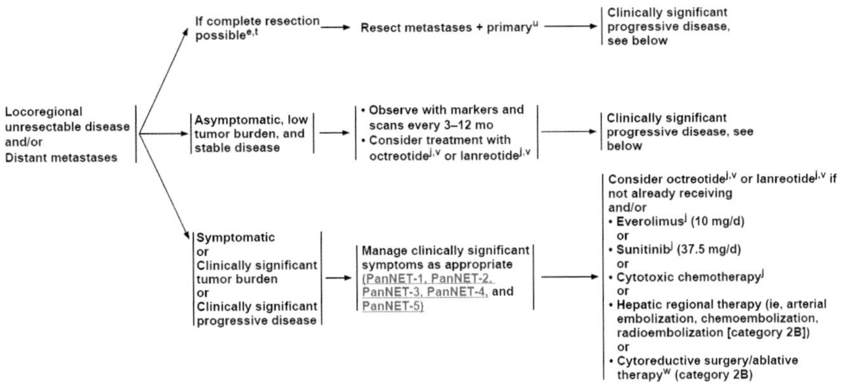

图 3-116　NCCN 关于 NET 的治疗指南

患者肿瘤虽然多发且合并肝转移，但经 MDT 团队讨论，进行充分术前评估后提示肿瘤可以切除，根据 NCCN 指南（图 3-116），准备予以行多学科联合切除手术。

围手术期准备：内分泌科完善各项检查和患者内分泌轴评估，调整甲状腺素和皮质激素水平，为手术创造条件；普外科胰腺外科团队仔细评估手术风险，完善术前准备，与肝外科联合行胰腺肿瘤切除和肝转移灶切除；肝外科团队请内分泌科调整患者激素水平，与普外科联合手术，注意术后的内分泌激素替代和各种应激情况。

积极完善术前准备后，患者于 2015 年 5 月在全麻下行手术治疗，术中探查情况胰腺：胰尾部表面肿瘤一枚，直径 1.5cm，樱桃红色，界清，包膜完整（图 3-117）；十二指肠：球部中度炎症，扪及瘢痕样组织，结合术前胃镜病理提示慢性炎症，考虑该部位为炎症组织；脂肪瘤：胰头部上方及胃后壁后腹膜脂肪瘤一枚，大小 12cm × 9cm × 9cm，界清，无包膜（图 3-118）；肝脏：肿瘤 2 枚，直径分别为 3.5cm 和 1.5cm，肿瘤界清，质软，包膜完整（图 3-119）。手术情况：普外科切除胰腺肿瘤及后腹膜脂肪瘤；肝外科切除肝脏转移病灶，手术顺利，术中出血 200ml。

笔记

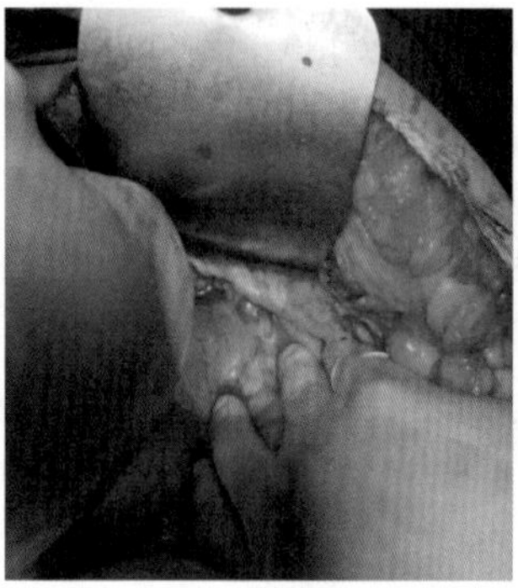
图 3-117　胰尾表面肿瘤

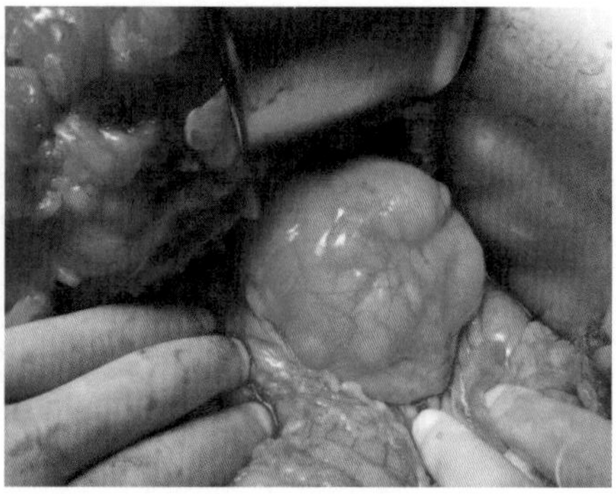
图 3-118　腹腔脂肪瘤

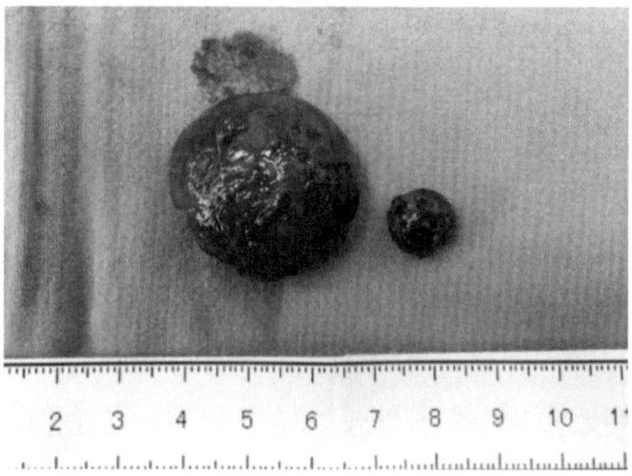
图 3-119　肝脏占位两枚

术后病理：（胰尾部）神经内分泌肿瘤，细胞丰富，轻度异型，核分裂象约 2 个 /10HPF，符合神经内分泌瘤（NET G2）。免疫组化（2015-N6627）：15S13389-003：4E-BP1（部分 +），ATRX（+），DAXX（+），Menin（缺失），mTOR（部分膜 +），P70S（部分 +），PS6（部分 +），PTEN（+），Somatostatin（－），TSC2（+），SSTR2（2+），SSTR5（部分 +），Syn（+），CgA（+），CD56（灶 +），CK（部分 +），Gastrin（－），Glucagon（部分 +），Insulin（－），Ki-67（+，5%），P.P（部分 +），VIP（散在 +）。

（胰腺脂肪瘤）脂肪源性肿瘤，结合肿瘤巨大（最大径 15cm）及肿瘤发生位置，脂肪肉瘤不能除外。基因检测：双色荧光原位杂交：（CDK4）计数 50 个肿瘤细胞，其中：CEP12 值 1～2，平均约 1.8，*CDK4* 基因呈点状，拷贝数 1～2，平均约 1.7，提示 FISH 检测结果

笔记

为阴性（*CDK4* 基因无扩增）。（MDM2）计数 50 个肿瘤细胞，其中：CEP12 值 1～3，平均约 1.9，*MDM2* 基因呈点状，拷贝数 1～3，平均约 2.0，提示 FISH 检测结果为阴性（*MDM2* 基因无扩增）。

（肝脏）上皮样细胞肿瘤，结合病理结果（图 3-120）及临床病史，倾向转移性神经内分泌肿瘤。

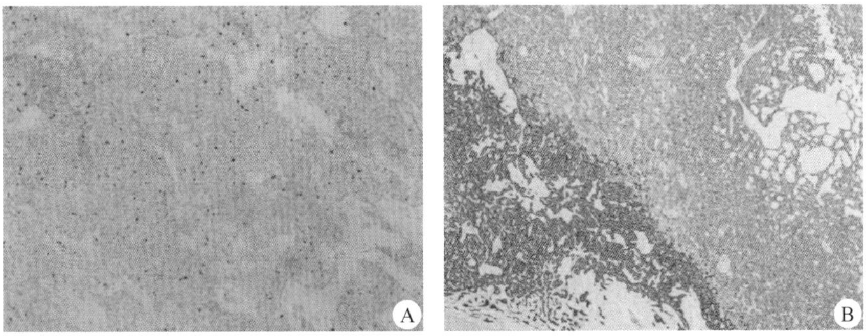

图 3-120　病理显示胰腺神经内分泌肿瘤

注：A：Ki-67 IHC（×100）密集处约 5% 阳性，B：CgA IHC（×100）呈强阳性

根据 NCCN 指南，为了术后预防复发转移，给予患者长效生长抑素类似物（奥曲肽，即善龙 30mg 每月 1 次）进行辅助治疗。

患者术后规律复查

2015 年 6 月 彩超：肝脂肪浸润，肝囊肿；2015 年 7 月彩超：肝右前叶可疑占位——建议超声造影；脂肪肝；肝囊肿。2015 年 7 月超声造影：肝右前叶实质占位，考虑继发性转移，脂肪肝，肝囊肿。

2015 年 7 月局麻下行肝肿瘤射频消融术。

2015 年 9 月复查 MRI 提示肝转移术后，未见复发灶；2015 年 12 月复查 MRI 提示肝转移术后，未见复发灶，射频消融治疗后改变。

术后长期随访胃泌素，嗜铬粒蛋白 A，目前已降至正常水平（图 3-121、图 3-122）。

术后长期随访 fT3、fT4 明显降低，2015 年 7 月调整甲状腺素片 1.5 片口服替代；随访皮质醇及糖皮质激素水平下降，氢化可的松调整为早 25mg 晚 12.5mg 口服替代治疗；随访泌乳素水平目前正常。

笔记

2015-7-6 血钙 2.9 mmol/L，甲状旁腺素 182.3 pg/ml。2015-12-8 血钙 2.81 mmol/L，甲状旁腺素 241.5 pg/ml。

为了治疗患者原发性甲状旁腺亢进症，患者于 2015 年 12 月再次入我院普外科。入院超声检查提示甲状腺右叶中上极背侧低回声区，考虑良性病变，甲状旁腺来源可能性大。入院查甲状旁腺素 203.4 pg/ml，超敏甲状腺激素 0.040 uIU/ml，血钙 2.65 mmol/L。遂于 2015 年 12 月在全麻下行右侧甲状旁腺切除术，术顺。术后病理提示：甲状旁腺组织伴上皮增生。术后当天查甲状旁腺素 148.1 pg/ml。

现患者仍在密切随访。

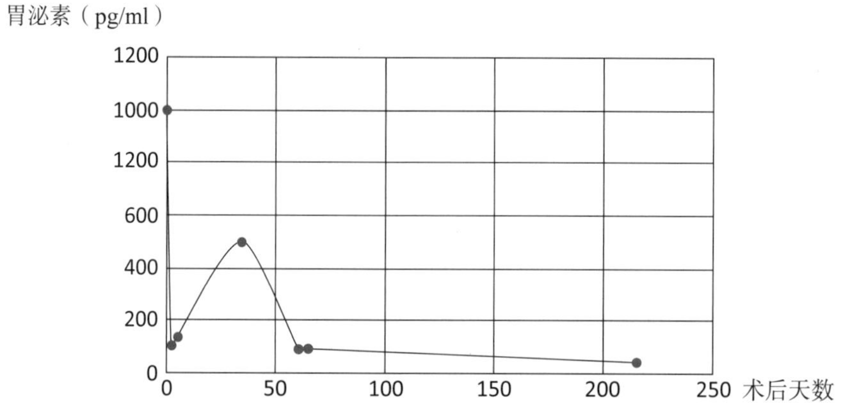

图 3-121 术后胃泌素变化情况

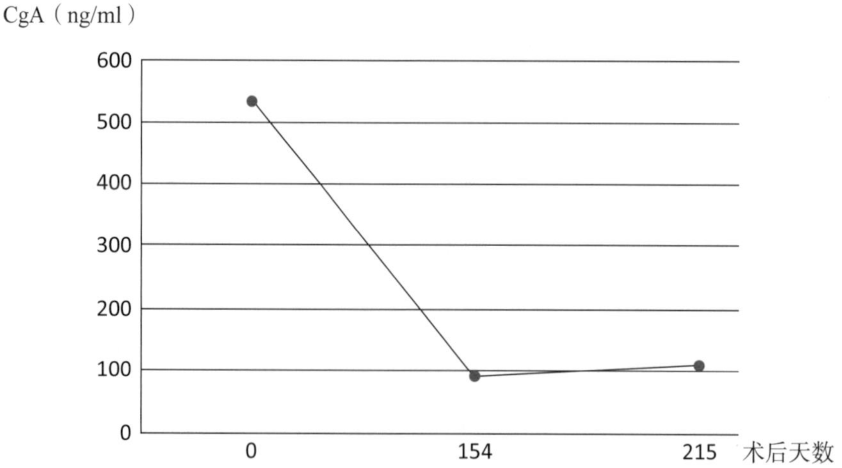

图 3-122 术后嗜铬粒蛋白 A（CgA）变化情况

病例讨论

胰腺神经内分泌肿瘤伴 MEN1 的外科治疗？

伴 MEN1 的胃泌素瘤、胰岛素瘤、无功能性胰腺神经内分泌肿瘤外科治疗的疗效尚不明确；伴 MEN1 的胰岛素瘤建议行胰头肿瘤剜除术的远端胰腺切除术；伴 MEN1 的胃泌素瘤建议行胰十二指肠切除术、常规多发性肿瘤切除和淋巴结清扫术；减瘤术（＞2.0~2.5cm）有助于控制症状（胰岛素瘤）和降低转移风险（胃泌素瘤）。

病例点评

本例患者同时患有甲状旁腺功能亢进、胰腺神经内分泌肿瘤、垂体瘤，临床诊断 MEN1，如有可能，可行患者本人及家庭成员外周血 *MEN1* 基因突变检测，进一步明确诊断。

本例患者胰腺神经内分泌肿瘤切除前有血胃泌素水平显著升高，消化性溃疡病史，术后血胃泌素水平降至正常，因此考虑胰腺神经内分泌肿瘤为胃泌素瘤。20%~30% 胃泌素瘤患者合并 MEN1，超过 70% 的 MEN1 中胃泌素瘤患者的原发灶为十二指肠，常为多发，但本例患者肿瘤位于胰尾，非常见的“胃泌素瘤三角区”。来源于胰腺的胃泌素瘤肝转移发生率高于来源于十二指肠的胃泌素瘤，本例患者确诊时已有多发肝转移，经手术切除和射频消融后目前未有复发。

病例提供者：楼文晖

点评专家：吴文铭

笔记

无功能性胰腺神经内分泌肿瘤根治切除一例

病历摘要

患者男性，64 岁，2013 年 6 月当地体检发现胰腺占位，入院前 2 周（2013 年 12 月）外院复查 CT 提示肿物较前增大。就诊期间无不适主诉，无阵发性高血压、头痛、多汗、自发低血糖、whipple 三联征等临床症状，既往体健。

体格检查

体格检查未发现阳性体征。

辅助检查

1.2013 年 11 月腹部增强 CT：胰腺钩突低密度肿物，大小约 35mm × 29mm，增强扫描可见不均匀明显强化，延迟期呈等略高密度，内可见斑片状低强化区，病灶周围见多发迂曲血管影，病变远端胰管未见明显增宽。提示胰头钩突占位，神经内分泌肿瘤不除外。

2.2013 年 12 月 ^{18}F-FDGPET/CT/^{68}Ga-DOTATATE 显像（图 3-123、图 3-124）：胰头见大小约 2～3cm 稍低密度灶，胰头见葡萄糖代谢增高灶；生长抑素受体显像示胰头生长抑素高表达灶。

3.2013 年 12 月肿瘤标志物（CEA、CA199、CgA）均在正常范围；24h 尿儿茶酚胺正常。

笔记

4. 影像科会诊意见：胰腺钩突部见明显强化肿块，密度不均匀，内有坏死、变性、囊性变区。静脉期呈略高或等密度。考虑为腹膜后胰腺钩突高血供肿瘤，腹膜后嗜铬细胞瘤？胰腺神经内分泌癌？胰腺无功能胰岛细胞瘤？

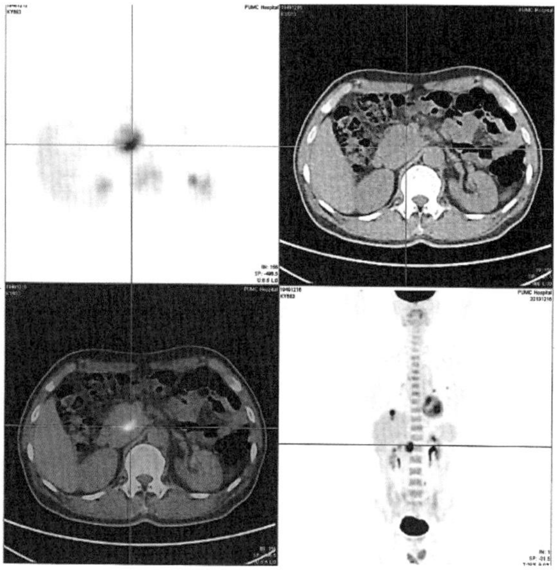

图 3-123　^{18}F-FDG PET/CT

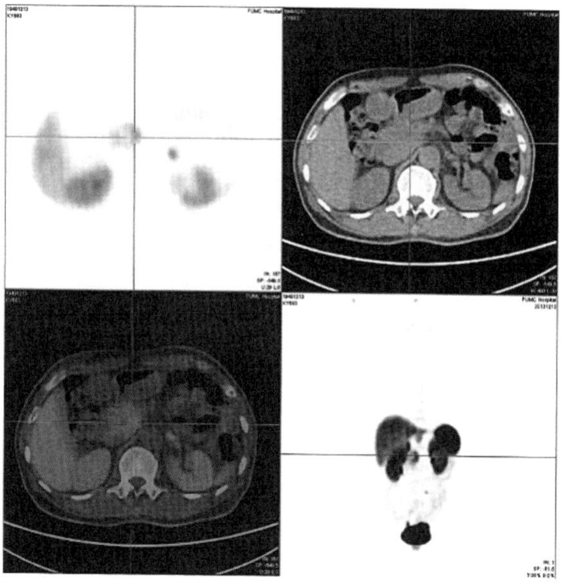

图 3-124　^{68}Ga-DOTATATE 生长抑素受体显像

诊断、诊断依据及鉴别诊断

1. 诊断：胰腺钩突占位无功能性神经内分泌肿瘤可能性大。

2. 诊断依据：患者老年男性，因体检发现胰腺钩突占位性病变入院。患者无明显不适主诉，否认头痛、大汗、阵发性高血压、自发性低血糖等症状。腹部增强提示胰腺钩突部大小约 35mm × 29mm 低密度肿物，可见强化密度不均；PET/CT 提示胰头部可见葡萄糖高代谢灶；^{68}Ga-DOTATATE 提示胰头生长抑素受体高表达灶。结合上述病史及检查结果，考虑患者为胰腺无功能性神经内分泌肿瘤可能性大。

3. 鉴别诊断：该患者应与胰腺癌、腹膜后嗜铬细胞瘤、胰腺实性假乳头瘤相鉴别。

诊治经过

结合上述检查，考虑患者为胰腺无功能性神经内分泌肿瘤可能性大。而对于＞ 2cm 的无功能性神经内分泌肿瘤，指南推荐进行根治性手术切除。该患者术前 CT 提示肿瘤可切除，遂决定进行手术治疗。

2013 年 12 月于全麻下行胰十二指肠切除术。术中情况：探查未见脏器转移及腹盆腔种植转移，见肿瘤位于胰头钩突部，直径约 2.5cm，肿瘤质软，未累及腹主动脉及下腔静脉。进一步分离见胰腺与肠系膜上静脉间隙存在。沿门静脉腹侧向下分离，胰后间隙存在，至此判断肿瘤可切除。遂行胰十二指肠切除术，行胰肠 + 胆肠 + 胃肠 + 空肠空肠侧侧吻合。术中放置胰管、胆管引流（图 3–125），并于远端空肠内放置营养管，术程顺利，出血约 200ml。

术后患者出现低蛋白、低钾、低钠血症，经营养支持、抗炎、抑制胰腺分泌等治疗，切口于术后 9 日拆线，愈合良好。腹腔引流

笔记

管于术后 12 日拔除，术后 20 日夹闭胆管引流、保留胰管出院。

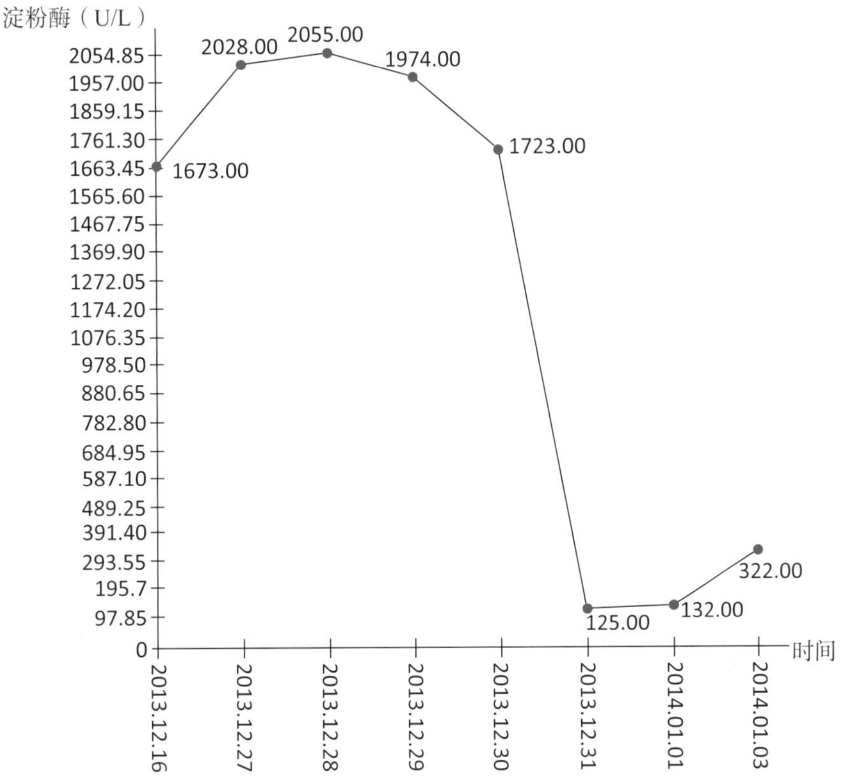

图 3-125　术后引流液淀粉酶

术后病理

大体所见：部分胃、十二指肠及胰腺切除标本：小弯长 8cm，大弯长 23cm。十二指肠长 22cm，宽 3.5cm。胰腺大小 7.0cm × 4.0cm × 2.7cm。距幽门环 4cm，胰腺内见一肿物，大小 3.2cm × 2.5cm × 2.0cm，切面灰白质中，部分囊性变，肿物临近胆总管。胆总管长 4cm，周经 1.3cm。大小弯侧及胰腺周围找到结节数枚，直径 0.1 ~ 0.8cm。另附网膜组织，大小 15.0cm × 8.0cm ×（0.1 ~ 0.5）cm，多切面切开，未触及明确结节及质硬区。胆囊大小 7.0cm × 3.0cm × 2.5cm，壁厚 0.5cm，浆膜面部分光滑，部分粗糙，剖开胆囊，可见墨绿色胆汁，胆囊黏膜面呈

笔记

绒毯状。

病理诊断：胰腺高分化神经内分泌瘤（NET G2）。肿瘤大小 3.2cm × 2.5cm × 2.0cm，细胞异型显著，核分裂象 2 个 /10HPF，局灶浸润包膜、血管及周围胰腺组织，未累及胆总管及十二指肠壁，胆总管切缘、胰腺切缘、胃切缘及十二指肠切缘未见癌。网膜组织未见癌。十二指肠壁胰腺异位。胆囊呈慢性炎。

淋巴结：未见转移癌（0/10），大弯淋巴结 0/7，小弯淋巴结 0/3。

免疫组化：AE1/AE3（+），CK18（3+），CD56（3+），Syn（3+），ChroA（+），Vimentin（－），CD10（－），Ki-67（+，2%～5%）

pTNM 分期：T2N0

AJCC 分期：Ⅰ B。

病例讨论

1. 胰腺神经内分泌肿瘤的外科手术指征

关于胰腺无功能性神经内分泌肿瘤（non-functional pancreatic neuroendocrine neoplasms，NF-pNENs）的手术时机存在争议。单发直径小于 2cm 的病变仅 6% 为恶性，因此，选择密切随诊或手术治疗需要考虑多种因素。但是，通常对直径大于 2cm 或出现临床症状的病灶行手术切除，手术以切缘阴性为前提，可根据病变部位选择术式。手术的选择可参考下列程序（图 3-126）。

笔记

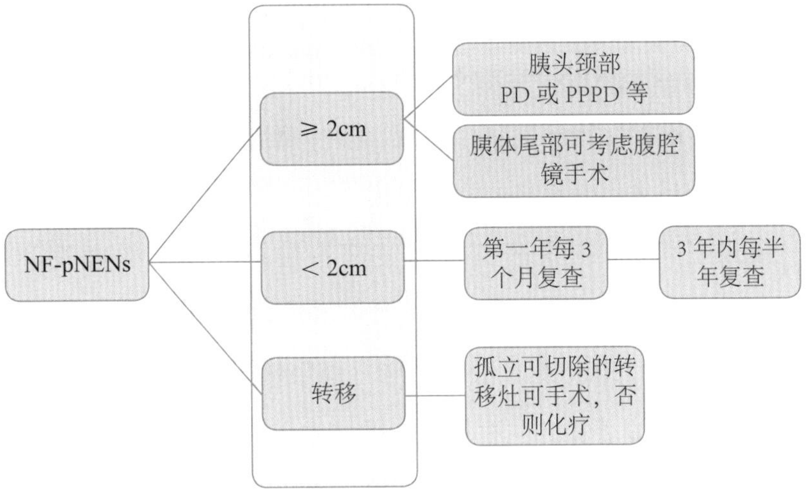

图 3-126　NF-pNENs 手术治疗的选择

注：PD：胰十二指肠切除术；PPPD：保留幽门的胰十二指肠切除术

2. 胰腺神经内分泌肿瘤的预后评价（表 3-10、表 3-11）

表 3-10　ENETS 分级系统

分级	核分裂象计数（个 /10HPF）	Ki-67 指数（%）
NET G1 低级别	＜ 2	≤ 2
NET G2 中级别	2～20	3～20
NEC G3 高级别	＞ 20	＞ 20

表 3-11　WHO 胰腺神经内分泌肿瘤预后因素

生物学行为	转移	固有肌层浸润	组织学分化程度	肿瘤最大径	脉管浸润	Ki-67 阳性指数	激素综合征
良性	–	–	高分化	≤ 1cm	–	＜ 2%	–
良性或低度恶性	–	–	高分化	≤ 2cm	+/ –	＜ 2%	–
低度恶性	+	+	高分化	＞ 2cm	+	＞ 2%	+
高度恶性	+	+	低分化	任意	+	＞ 30%	–

病例点评

NF-pNENs 是指没有激素分泌综合征的一类病变。pNENs 以无功能性为主，这些肿瘤的神经内分泌起源分类是指突触素和嗜铬粒

笔记

蛋白 A 的免疫组化阳性。根据最新的 WHO 神经内分泌肿瘤分类和分级标准，将 pNENs 分为 NET G1，NET G2，NET G3 和 NEC。NF-pNENs 通常无特异性临床表现，当肿瘤造成邻近器官压迫及侵犯或有转移后才引起明显的临床症状。

该病例为体检发现胰腺钩突部占位，常规影像学及 ^{68}Ga-DOTATATE-PET/CT 显像提示该病变神经内分泌肿瘤可能性较大，病灶体积大于 2cm。手术治疗是所有局限性 pNENs 的首选方法，手术切除可以显著提高生存期。影像技术的改进大大增加了小 NF-pNENs 的检出率。目前争论的焦点在于是否应该切除所有无症状的小 NF-pNENs。大多数小于 2cm 的病变可能是良性或中危病变，偶然发现小于 2cm 的 NF-pNENs 只有 6% 是恶性的。因此对于偶然发现的小于 2cm 的 NF-pNENs，可以暂时选择非手术治疗，建议在第 1 年内每 3 个月随访一次，之后每 6 个月随访一次至少观察 3 年。局限性 pNENs 外科治疗包括标准和非标准切除。根据肿瘤部位的不同，胰头病变采用胰十二指肠切除术，体尾部病变则采用保留脾脏或不保留脾脏的胰体尾切除术。标准的胰腺切除术围手术期并发症发生率及内、外分泌功能不全发生率较高。因此非标准切除在 NF-pNENs 的治疗中被提出，特别是对于分化良好且体积较小的病变。目前在肿瘤切除的范围上还没有达成共识。虽然恶性肿瘤的风险不能完全排除，一般认为 2cm 的切除范围应该是足够安全的。中段胰腺切除术主要针对胰腺颈体部的小肿瘤。在主胰管确定无损伤的前提下，可以考虑单纯剜除病变。非标准切除与标准切除相比，主要优点在于远期胰腺内、外分泌功能不全发生率低。单纯肿瘤剜除有可能达不到阴性切缘，同时在单纯剜除和中段胰腺切除术中，通常都不进行区域淋巴结清扫，因此非标准切除仅适用于良性或低度恶性生物学行为的小病灶。腹腔镜手术在 pNENs 的治疗中有着广泛地

笔记

应用，有研究表明，腹腔镜胰体尾切除术和单纯剜除术在 pNENs 的治疗中是安全可行的。

病例提供者：李　鹏　王童博　赵东兵

点评专家：吴峻立

无功能性胰头神经内分泌肿瘤局部切除一例

病历摘要

患者男性，62 岁，因“检查发现胰腺肿物 1 个月”入院。患者 1 个月前因外伤致右肋骨骨折，于当地医院查 CT 提示胰头部偏下方可见团块状稍低密度影，边界较清晰，密度不均匀，大小约 3.3cm × 2.8cm × 3.0cm，病灶与胰头钩突分界欠清晰。患者无恶心、呕吐，无腹痛、腹胀等不适。余既往史无特殊。

体格检查

患者一般情况良好，无皮肤、巩膜黄染，腹部平坦，无胃肠型及蠕动波，无腹壁静脉曲张，无压痛、反跳痛及肌紧张，腹部未触及肿块，Murphy 征阴性，肠鸣音 4 次 / 分。

笔记

辅助检查

入院腹部增强 CT 检查见：胰腺头部可见类圆形肿物，大小约 4.2cm × 3.1cm，平扫近等密度，增强扫描呈明显不均强化，其内可见囊变坏死区（图 3-127A ~ 图 3-127D），胰管、胆总管下段略扩张，胆总管直径约 1.3cm，神经内分泌肿瘤可能，不除外实性假乳头状瘤或其他恶性肿瘤；肝右叶血管瘤，肝左叶多发强化灶，不除外血管瘤。腹部 MRI 检查见：胰腺头部类圆形肿物，大小约 3.3cm × 3.1cm，T_1WI 呈低信号，T_2WI/FS 呈中高信号，DWI 呈高信号，增强扫描呈渐进性中等强化，内见片状无强化区，延迟期强化高于正常胰腺实质，边界尚清（图 3-127E ~ 图 3-127G），神经内分泌肿瘤？实性假乳头状瘤？肝顶部及肝左叶结节，考虑为血管瘤，肝实质动脉期强化灶，考虑为血供异常可能大。入院检测血常规：红细胞计数 5.17×10^{12}/L；血红蛋白：147 g/L；白蛋白：45 g/L；空腹血糖：5.24 mmol/L；糖类抗原 CA199 和 CEA 均正常。生长抑素受体显像示相当于右中腹生长抑素受体高表达灶，考虑神经内分泌肿瘤，建议断层融合显像明确定位（图 3-128）。断层显像显示胰头钩突部可见一 3.1cm × 3.2cm 低密度占位性病变，放射性摄取异常浓聚，考虑神经内分泌肿瘤；肝右上叶见一 2.2cm 类圆形低密度区，未见明显放射性摄取增高，肝脏囊肿可能（图 3-129）。

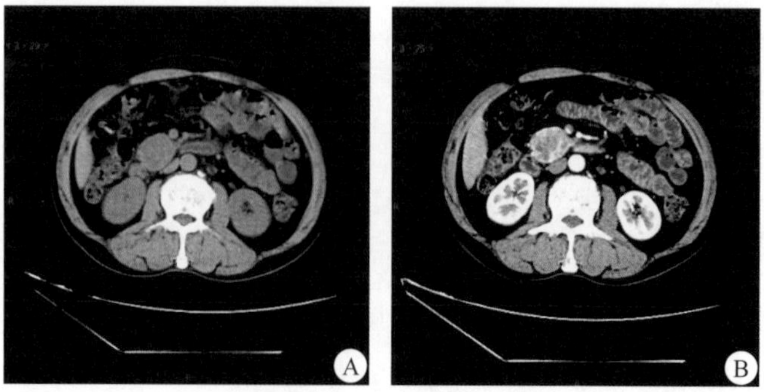

笔记

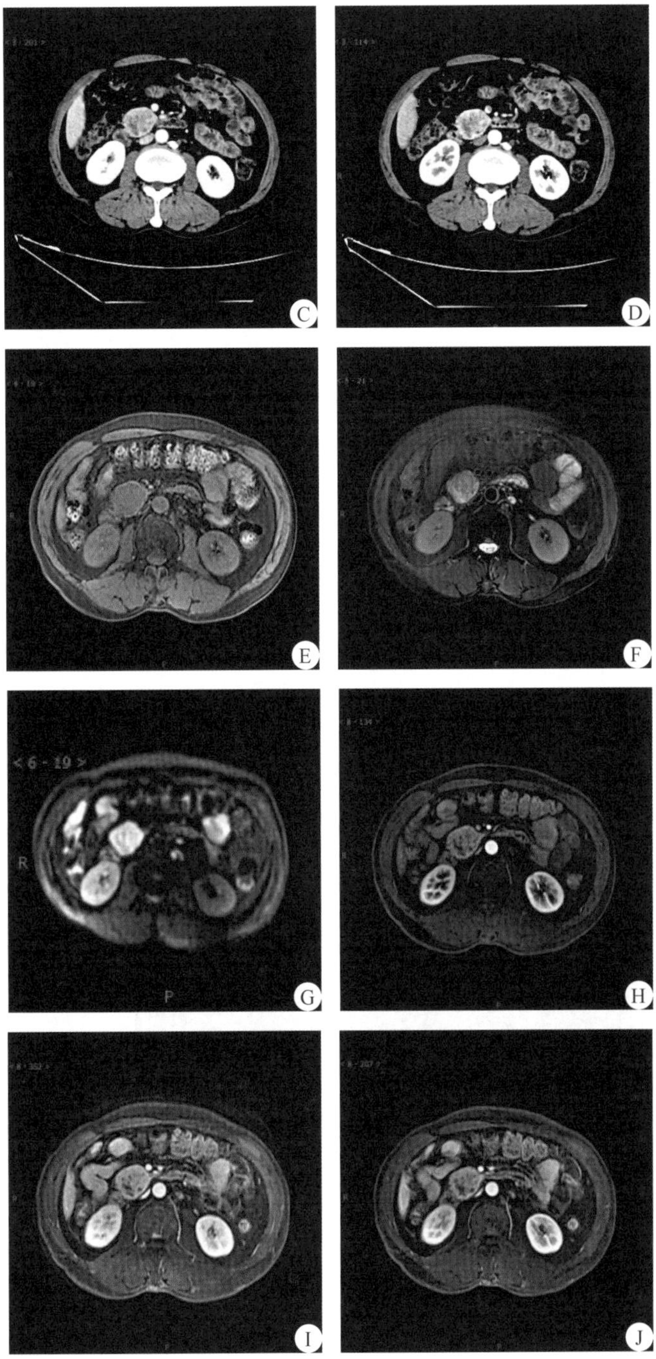

图 3-127　腹部增强 CT

注：A：CT 平扫；B：CT 动脉期；C：CT 门静脉期；D：CT 胰腺期；E：MRI T_1WI；F：MRI T_2WI；G：MRI DWI；H：MRI 动脉期；I：MRI 门静脉期；G：MRI 胰腺期

笔记

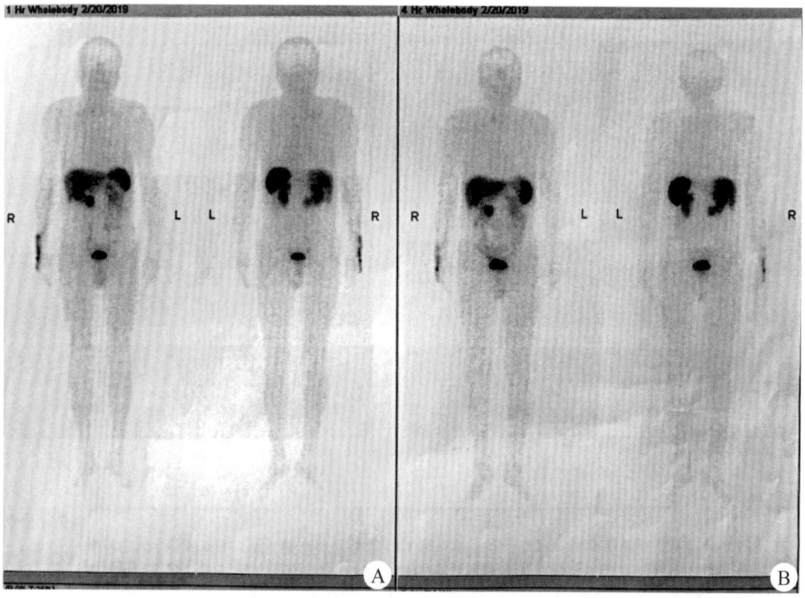

图 3-128　生长抑素受体显像

注：A：静脉注入示踪剂后 1 小时全身显像；B：静脉注入示踪剂后 4 小时全身显像

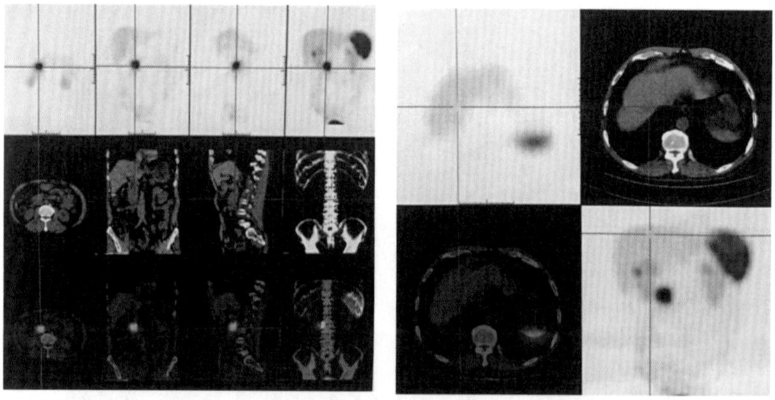

图 3-129　静脉注入示踪剂后 4 小时腹部断层显像

诊断过程

结合患者上述现病史，体征和实验室检查，临床诊断考虑为：胰腺钩突神经内分泌肿瘤，术前评估肿瘤可切除。术前检查重度通气功能障碍，术中麻醉后患者氧饱和度 90%。遂在全麻下行胰腺钩突肿物切除 + 部分十二指肠切除 + 胃空肠吻合 + 十二指肠空肠吻合

笔记

术，术中见肿瘤体积约 3cm × 3cm，界清，包膜完整。术程顺利，出血约 100ml。

术后病理报告诊断为（胰腺钩突肿物）神经内分泌瘤（NET G2），核分裂象约 3 个 /10HPF，Ki-67 约 3 %，肿瘤大小约 3.7cm × 3.0cm × 2.5cm，累及胰腺周围脂肪组织；未见明确脉管瘤栓及神经侵犯，胰腺切缘未见肿瘤。免疫组化显示：AE1/AE3（核旁点状 +），AFP（－），CD56（3+），ChrA（3+），Ki-67（3% +），P53（10% +），S-100（1+），Syn（3+），CK7（－），CK20（－）（图 3-130）。术后患者出现 I 型呼吸衰竭，转入 ICU 治疗后好转，恢复良好出院。

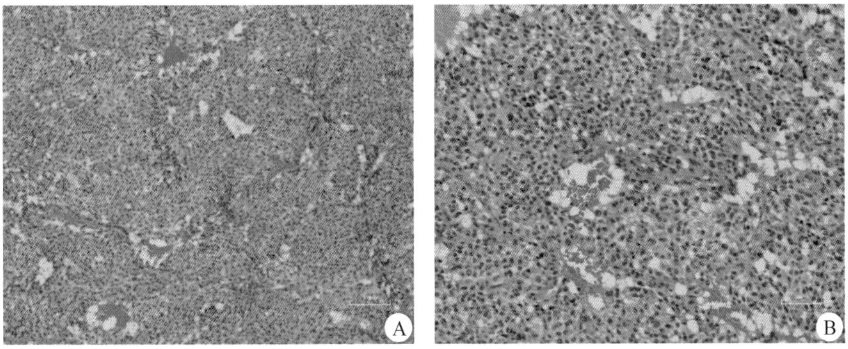

图 3-130 病理显示（胰腺钩突）神经内分泌肿瘤

注：A：HE × 40；B：HE × 100

病例讨论

1. 胰腺神经内分泌肿瘤的分级

胰腺神经内分泌肿瘤（pancreatic neuroendocrine neoplasms，P-NENs）是一组明显异质性的肿瘤，可以表现为惰性的缓慢生长、低度恶性、高转移性等不同的生物学特征。P-NENs 占胰腺肿瘤的 2%～7%。按

笔记

照 2010 年 WHO 消化系统神经内分泌肿瘤分类和命名及 2014 年中国 P-NENs 诊治专家共识，P-NENs 分为神经内分泌瘤、神经内分泌癌和混合性腺神经内分泌癌。按照中国 2013 胃肠胰神经内分泌肿瘤的分级标准，根据分化程度、核分裂象计数及 Ki-67 增殖指数将 P-NENs 分为 NET G1 级（分化良好，核分裂象≤ 1 个 /10HPF，Ki-67 ≤ 2%）、NET G2 级（分化良好，核分裂象 2~20 个 /10HPF，Ki-67 为 3%~20%）、NET G3 级（分化良好，Ki-67 ＞ 20%~ 60%）、NEC G3 级（分化差，核分裂象＞ 20 个 /10HPF，Ki-67 ＞ 20%）。P-NENs 的分级、分期与临床治疗方案选择及预后评估密切相关。

2. 胰腺神经内分泌肿瘤的治疗

（1）手术治疗

手术是 P-NENs 的重要治疗手段，P-NENs 的切除指征也仿照胰腺癌分为可切除、临界可切除和不可切除。2017 版 ENETS 治疗标准对不可切除的 P-NENs 给出明确定义，即肿瘤包绕肠系膜上动脉、腹腔干和（或）肝总动脉，以及肠系膜上静脉栓塞的 P-NENs 应视为不可切除，而肿瘤与肠系膜上动脉、腹腔干和（或）肝总动脉毗邻及无节段性肠系膜上静脉栓塞的 pNETs 称为临界可切除。最大径＜ 2cm 的 P-NENs 手术指征：①合并多发内分泌肿瘤综合征 1 型可暂不手术；②其他高龄或有严重合并症的患者也可考虑保守观察，而年轻健康的患者则建议首选手术处理；③有主胰管受累和（或）其他局部侵袭征象 [如主胰管扩张、黄疸、血管和（或）淋巴结受累] 的患者建议尽早手术。

局限性的胰腺神经内分泌肿瘤的外科治疗包括标准的和非标准的切除。根据肿瘤部位的不同，胰头病变采用胰十二指肠切除术治疗，而体尾部病变则采用保留脾脏或不保留脾脏的胰体尾切除术。

笔记

标准的胰腺切除与围手术期并发症的发生率高及外分泌和内分泌功能不全有关。因此，非标准切除在胰腺 NF-NETs 的治疗中被提出，特别是在分化良好且体积较小的情况下。目前，在肿瘤切除的界限问题上还没有达成共识。虽然恶性肿瘤的风险不能完全排除，但 2cm 的界限应该是足够安全的。中胰切除术只对胰体的小肿瘤进行，而只有在主胰管能够安全保存的情况下，才应考虑摘除。一方面，非标准切除与标准切除相比的主要优点是长期内分泌 / 外分泌损害减少。另一方面，非标准性切除胰瘘的发生率高，尽管它们大多是暂时性的，临床影响很小。此外，在肿瘤剔除后不能获得阴性的边缘，在两种胰腺切除术中，通常不进行淋巴结清扫术。因此，应始终进行节段切除，非标准切除仅适用于良性或不确定行为的小病灶。腹腔镜手术在胰腺内分泌肿瘤的治疗中起着重要的作用。

中国抗癌协会胰腺癌专业委员会神经内分泌肿瘤学组（Chinese study group for neuroendocrine tumors，CSNET）也建议除了肿瘤最大径＜ 1cm 或手术风险大者，其他最大径≤ 2cm 的无功能 P-NENs 均应行手术切除和淋巴结清扫。

（2）围手术期治疗

围手术期治疗化疗药物的选择取决于肿瘤的部位、功能状态、病理分级和肿瘤分期。传统的细胞毒化疗药物对于分化差的 G3 级神经内分泌肿瘤依然是一线治疗，但分化好的 G1、G2 级神经内分泌肿瘤对化疗不敏感。生物治疗和靶向治疗是 G1、G2 级神经内分泌肿瘤的主要药物治疗。生长抑素类似物在胰腺和胃十二指肠起源、缓慢进展的低增殖 NETs（G1）患者的亚组中可能有价值。

目前用于神经内分泌肿瘤生物治疗的药物主要是生长抑素类似物，包括奥曲肽和兰瑞肽。靶向药物包括哺乳动物雷帕霉素靶蛋白抑制剂依维莫司和受体酪氨酸激酶抑制剂舒尼替尼。对于转移性神

笔记

经内分泌肿瘤也可以应用核素标记的生长抑素类似物进行肽受体介导的放射性核素治疗，简称 PRRT 治疗。PRRT 在功能性和非功能性 NETs 中都被考虑，与原发肿瘤部位无关。根据小规模Ⅱ期试验和回顾性数据，部分缓解率在 0～33%。舒尼替尼，一种多酪氨酸激酶抑制剂，针对 PDGF-R、VEGF-R、c-kit、RET 和 Flt-3，在进展的胰腺 NETs。舒尼替尼的主要适应证是将其用于第二或第三阶段治疗。如果生长抑素类似物、化疗和（或）区域疗法不可行或前景不佳，可将舒尼替尼作为一线治疗的选择。

病例点评

该患者按肿瘤部位和肿瘤大小，标准的手术方式应该是胰十二指肠切除术，但是患者合并肺功能不全，肿瘤位于钩突，尝试实施了缩小手术范围，术后病理并无高危因素，无需辅助治疗。该例患者术中进行冰冻病理学的检查，考虑为分化较好的肿瘤，因此实施了非标准性的手术，患者短期预后良好。长期结果有待进一步随访观察。因此，对于合并基础性疾病的部分位于钩突的神经内分泌肿瘤，有证据证实分化较好的患者，实施局部切除也是一个选择。

病例提供者：王年昌　王童博　赵东兵

点评专家：王　峰

笔记

功能性胰腺神经内分泌肿瘤肝转移综合治疗一例

病历摘要

患者男性，33 岁，因“胰腺神经内分泌肿瘤术后 2 年余”就诊。患者 2016 年 12 月体检发现肝内占位病变和血糖升高，外院进一步行腹部 MRI 检查示胰尾肿物 5.1cm × 4.6cm，考虑胰腺癌，侵犯脾及脾门伴脾梗死，胰尾周围多发淋巴结，肝内多发结节及肿物，考虑转移。2017 年 3 月行肝病灶穿刺活检，病理提示肝转移性神经内分泌肿瘤（NET G2），CgA（+），Syn（+），Ki-67（+，10 %）。期间化验血钾波动在 2.7~2.9mmol/L，对症补钾治疗后血钾恢复正常。

2017 年 4 月于外院行“腹腔镜探查 + 脾胰体尾切除术 + 结肠区段切除术 + 规则肝Ⅷ段切除术 + 肝Ⅱ段肿物切除术”。术后病理提示（胰腺）神经内分泌肿瘤（NET G2），核分裂象 4 个 /10HPF，Ki-67（+，3%），侵犯周围脂肪组织，可见脉管瘤栓及神经侵犯。免疫组化：CgA（+），Syn（+），Ki-67（+，3 %）。肝Ⅱ段、Ⅷ段均为转移性神经内分泌瘤（NET G2），免疫组化：CgA（+），Syn（+），Ki-67（+，5 %），Hepatocyte（－）（图 3–131、图 3–132）。

患者术后于 2017-5-10 期间肌肉注射善龙（30mg，每 28 天 1 次）6 次，多次化验血钾和血糖水平正常，肝内未见明显病灶，停用善龙。2018 年 1 月患者再次出现血糖升高，口服降糖药控制血糖，同时发

笔记

现躯干四肢出现密集分布红色丘疹，部分融合。2018 年 2 月查腹部超声见肝内多发占位病变，考虑转移。2018 年 4 月于外院入组索凡替尼临床试验，2019-1-30 因病情进展出组，随后于 2019 年 2 月第一次就诊于我院。患者服用索凡替尼期间出现血压升高，服用降压药物控制血压。

辅助检查

2019 年 2 月实验室检查，空腹血糖 8 mmol/L（3.9~6.1mmol/L），血钾 2.4 mmol/L（3.5 ~ 5.5 mmol/L），伴血压升高，最高至 166/112mmHg。肿瘤标志物 CEA、CA199、NSE 和 AFP 均在正常范围。

2019 年 3 月肝穿刺活检，形态学结合免疫组化符合高增殖活性神经内分泌瘤［NET G3，Ki-67（+，35%），核分裂象 7 个 /10HPF］，与原发胰腺肿瘤相比［NET G2，Ki-67（+，3%）］，此次肝转移灶增殖活性明显增高。免疫组化，CK（AE1/AE3）(+)，CgA（+），Syn（+），Hepatocyte（－），SSRT2（3+），MGMT（－）（图 3-133）。

2019 年 3 月化验血清 ACTH 和 COR（0 时和 8 时）水平均显著升高，且皮质醇水平无昼夜节律变化，24 小时 UFC 显著升高，肾上腺 CT 提示双侧肾上腺明显增粗，垂体 MRI 未见异常。

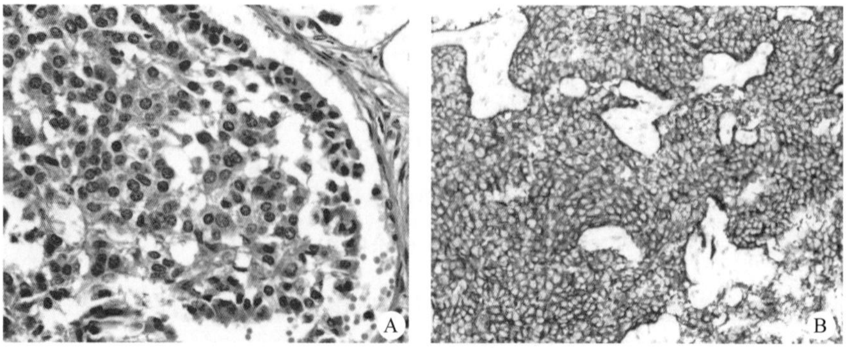

图 3-131　胰腺 NET G2

笔记

注：A：HE×400；B：CgA×200

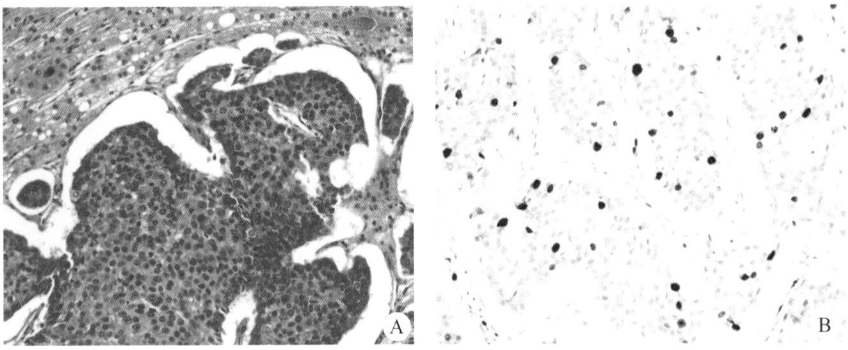

图 3-132　同时性肝转移病灶，NET G2

注：A：HE×200，B：Ki-67×200

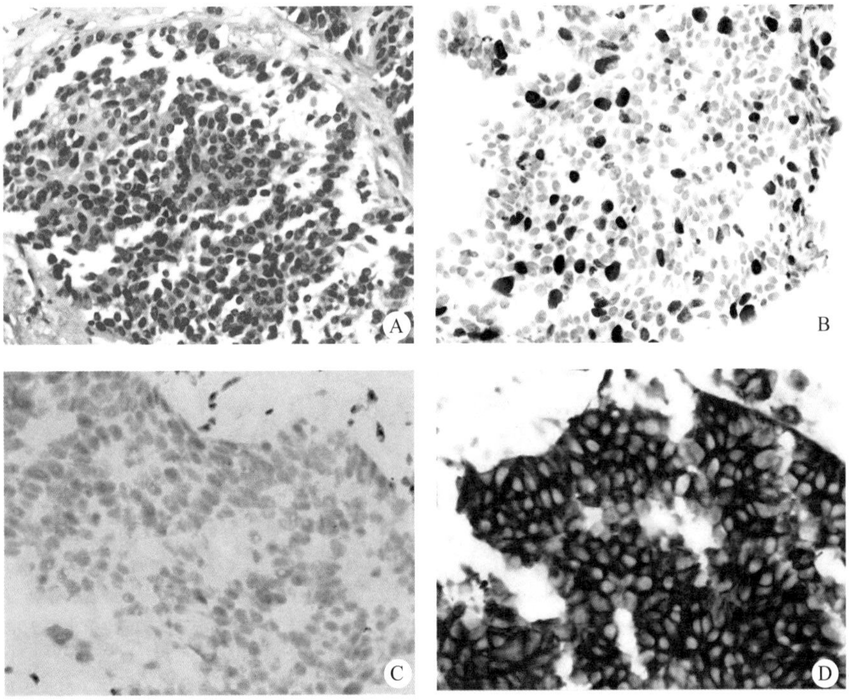

图 3-133　胰腺 NET 异时性肝转移病灶

注：A：HE×400；B：Ki-67×400；C：MGMT×400；D：SSTR2×400

诊治过程

该患者在外院诊断为胰腺神经内分泌肿瘤（NET G2），肝转移，并行手术及内科治疗，但没有发现该肿瘤为功能性胰腺神经内分泌肿瘤，来我院就医后给予相关检查化验。根据患者血压升高，血糖明显升高，顽固性低血钾，血清 COR 和 ACTH 及 24 小时 UFC 明显升高，双侧肾上腺增粗等检查化验，结合体征（颜面部和胸部皮疹），诊断为功能性胰腺神经内分泌肿瘤（ACTH 瘤），异位 ACTH 综合征，继发性糖尿病，继发性高血压，低钾血症。

患者高血糖、高血压、低血钾，颜面部和胸部皮疹，考虑为 ACTH 分泌过多刺激肾上腺皮质分泌大量皮质醇引起，治疗上给予口服替吉奥 / 替莫唑胺化疗联合善龙治疗，第 1 周期化疗第 14 天患者出现精神症状，予口服奥氮平治疗后精神症状得到控制，随后行肝动脉栓塞术治疗，现已行 6 周期替吉奥 / 替莫唑胺化疗 + 善龙治疗，4 周期化疗后疗效评价为 PR（图 3-134）。

末次随访时间为 2019 年 07 月，患者一般情况良好，颜面部及胸部痤疮样皮疹完全消褪，多次化验血 COR、ACTH 均正常，血 COR 呈现昼夜节律变化（图 3-135），血压、血糖、电解质均在正常范围内。患者仍在继续化疗和随访中。

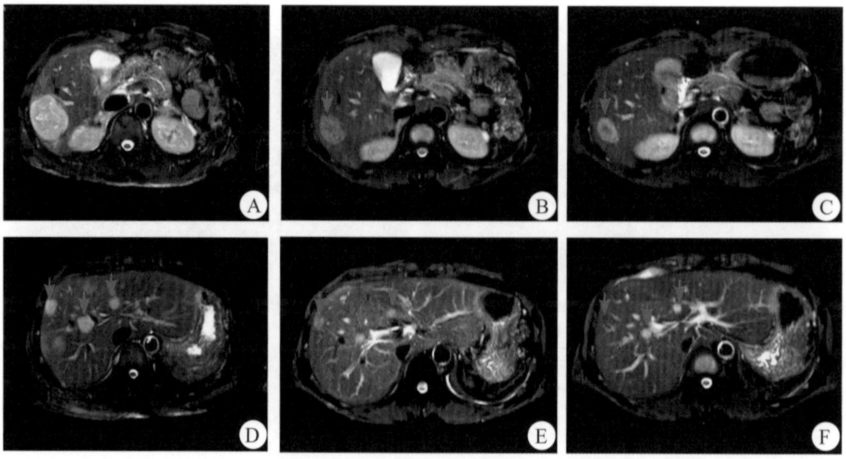

图 3-134　患者胰腺 NET 异时性肝转移病灶（箭头所指）治疗前后的腹部核磁共振影像

注：A、D：治疗前（2019-2-22）；B、E：化疗 1 周期 +TAE 后（2019-4-29）；C、F：化疗 4 周期后（2019-6-12）

笔记

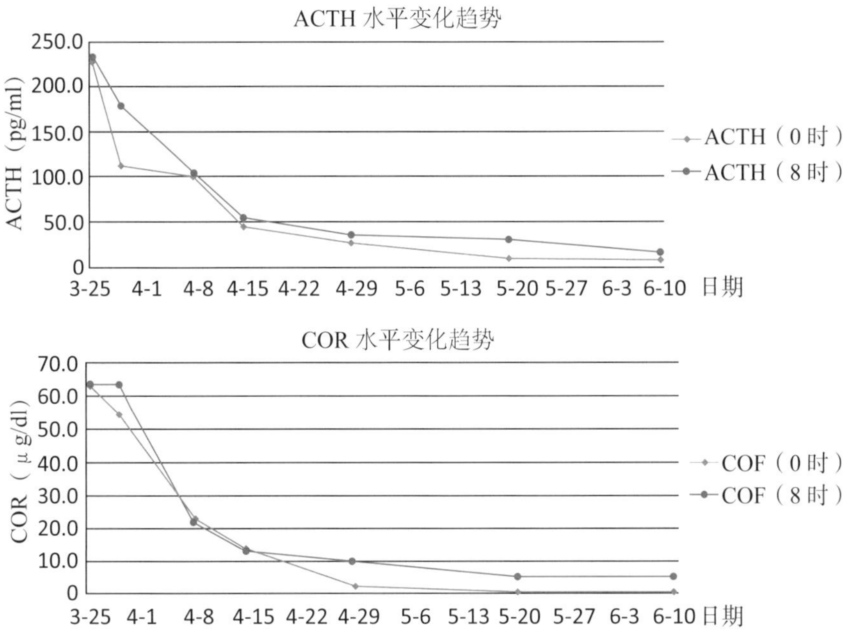

图 3-135　患者血 ACTH 和 COR 水平的变化趋势

病例讨论

1. 胰腺神经内分泌肿瘤的分类

胰腺神经内分泌肿瘤根据是否出现激素相关症状，可分为功能性和无功能性胰腺神经内分泌肿瘤。功能性胰腺神经内分泌肿瘤的常见类型有胰岛素瘤和胃泌素瘤，罕见类型包括胰高糖素瘤、血管活性肠肽瘤、生长抑素瘤、分泌促肾上腺皮质激素和导致库欣综合征的 NETs、导致类癌综合征的 NETs、导致血钙过多的 NETs，以及非常罕见的异常分泌黄体类激素、凝乳酶或促红细胞生成素的 NETs 等。本例患者属于罕见的功能性胰腺神经内分泌肿瘤——ACTH 瘤，肿瘤分泌大量 ACTH，导致库欣综合征。

2. 异位促肾上腺皮质激素综合征的诊治

异位 ACTH 综合征是一种由于垂体外的肿瘤组织分泌过量 ACTH，刺激肾上腺皮质增生，从而分泌过多皮质类固醇引起的临床症候群，其在库欣综合征中所占的比例为 5%~ 10%。异位 ACTH 综合征的起病有缓急之分。显性和迅速进展型肿瘤的皮质醇水平明显升高，分泌的 ACTH 明显增多，肾上腺增生显著，导致高皮质醇血症，常伴有严重的低钾碱中毒，病情凶险变化快，该类型病例更易通过影像学检查发现。与之相反的是，隐性和缓慢发展型异位 ACTH 综合征的肿瘤不大，恶性程度相对较低，疾病进展慢。患者往往具有多血质、满月脸及紫纹等皮质醇增多的表现，血清皮质醇水平升高伴节律紊乱，尿游离皮质醇水平升高，小剂量地塞米松抑制试验不被抑制等特点，通过实验室检查和影像学检查进行诊断和鉴别诊断。治疗原则上，早期发现异位肿瘤的位置行根治性切除术，通常能取得良好的预后效果。针对晚期肿瘤患者，可考虑行双侧肾上腺切除术，从而使临床高皮质醇水平得到有效控制，也可以考虑药物治疗，有时亦可获取满意的效果。

本例患者确诊异位 ACTH 综合征之前有血糖升高、间断低血钾病史，未予重视，病程过程中肿瘤进展，出现血糖明显升高、顽固性低钾血症才引起医者警觉。该患者检测 ACTH 和 COR 激素水平异常升高，昼夜节律消失，影像学排除了垂体肿瘤，并提示双侧肾上腺明显增粗，因此，胰腺神经内分泌肿瘤（ACTH 瘤），异位 ACTH 综合征诊断成立。治疗上经院内 MDT 会议讨论，多位专家建议行双侧肾上腺切除，去除 ACTH 作用的靶器官，为抗肿瘤治疗赢得时机。而本例患者因多种原因，并未行肾上腺手术，而是先接受替吉奥 / 替莫唑胺口服化疗，化疗一周期后给予肝动脉

笔记

栓塞治疗，所幸肿瘤治疗有效，患者的激素水平迅速下降，高血糖、低血钾等问题均得到改善，最终避免了双侧肾上腺切除的手术治疗。

3. 皮质醇水平和精神异常

皮质醇水平变化可引起精神和行为的异常，皮质醇水平增高可导致认知、记忆、情感方面的异常，表现为兴奋、抑郁、惊恐发作、自杀倾向、木僵，甚至感觉障碍、幻视、幻听、妄想等精神分裂症样症状。一部分皮质醇增多患者，以精神异常、抑郁为首要表现，而其他表现并不典型。异位 ACTH 瘤患者起病急，往往在数月内就出现明显的乏力、抑郁等非特异性表现。本例患者库欣面容不典型，而以抑郁和其他精神异常为突出表现，推测与皮质醇水平在短期的急剧变化有关。患者在化疗第 14 天后开始出现精神症状，而化验血皮质醇水平与治疗前相比其实是明显下降的，因此推测精神症状的出现与皮质醇水平的激烈波动有关。

病例点评

胰腺 ACTH 瘤在临床上较为罕见，无特异性临床表现，以及临床医师对本病认识普遍不足，非常容易出现误诊和漏诊，导致患者长期误诊误治，甚至出现严重的不可逆的损害。诊断为胰腺神经内分泌肿瘤后，需要详细地询问病史及完善必要的相关检查，明确是否为功能性肿瘤。本例胰腺神经内分泌肿瘤患者没有常见的满月脸和水牛背，仅有皮疹、间断发作的低钾血症和胰腺肿瘤常见的血糖升高，症状较为隐匿，容易漏诊。

对于怀疑异位 ACTH 综合征的患者，首先应检测 ACTH、

笔记

COR 水平及 COR 的昼夜节律变化，评估患者是否有皮质醇增多症，确认后通过小剂量地塞米松抑制试验，排除肥胖等生理性因素后确诊皮质醇增多症；确诊后通过大剂量地塞米松抑制试验，排除垂体性库欣综合征，再通过影像学手段明确肿瘤定位。在功能性神经内分泌肿瘤中，异位 ACTH 综合征常见的原发部位为胰腺和胸腺。

异位库欣综合征患者，极易出现感染、消化道出血、血栓形成、精神症状等合并症，严重时可能危及生命。该类患者的治疗应当经过肿瘤内科、外科、内分泌科等多个科室全面充分的 MDT 讨论，制定治疗方案。该患者一线采用替吉奥 / 替莫唑胺化疗 + 善龙治疗，1 周期后复查肿瘤明显缩小，相关症状消失，血清学指标恢复正常，表明治疗有效。但是对于 NET G3 的患者，药物控制的时间有限，基于患者目前肝内病灶较多，后续很难达到完全根治，应建议患者症状稳定期间行双侧肾上腺切除，以防止后续库欣综合征再次出现，难以控制。

针对晚期胰腺神经内分泌肿瘤肝转移（NET G3）合并异位 ACTH综合征的内科治疗比较棘手。由于该患者 Ki-67 指数并不太高，应用铂类为基础的化疗很可能疗效甚微。考虑到患者 SSTR2 的表达为强阳性，如目前方案失败，后续应当首选 PRRT 的治疗。

病例提供者：祁志荣　邱旭东　罗　杰　谭煌英

点评专家：贾　茹

笔记

胰头血管活性肠肽瘤术后肝转移综合治疗一例

病历摘要

患者男性，60 岁，因“水样泻伴体重减轻 2 年，加重 2 个月”入院。患者 2 年前开始出现腹泻，为黄色稀水样便，伴透明黏液、食物残渣，无脓血，腹泻频率 6～8 次 / 天，每日大便总量 4～6L。禁食及治疗腹泻药物无效。患者 2 个月前腹泻加重，频率 11～12 次 / 天，总量 6～8L，均为黄色稀水样便，伴口干、纳差、乏力（严重时翻身困难），尿量减少（300～400ml/d），偶有一过性面部潮红。患者近 2 年体重下降 30kg。余既往史无特殊。

体格检查

患者呈脱水貌，精神状态差，舟状腹，四肢肌力 5（－）。余查体无特殊。

辅助检查

入院检验，血钾 1.51mmol/L，丙氨酸转氨酶 138U/L，天冬氨酸转氨酶 258U/L，神经原特异性烯醇化酶（NSE）5.0ng/ml；CT 2.73pg/ml；INS 4.70μIU/ml ↓；Gastrin 33.2pg/ml；胰高血糖素：82pg/ml。肿瘤标志物：ProGRP 69.7pg/ml ↑（0～50pg/ml），CEA 5.45ng/ml ↑（0～5.00pg/ml）。腹部增强 CT（图 3-136）示胰头 5.7cm × 3.7cm

笔记

占位，边界清晰，不均匀强化，压迫主胰管和胆总管，导致远端胰腺萎缩及胆囊增大。动态增强 MRI（图 3-136）示胰头占位等 T_1、高或等 T_2 信号，边界清晰，均匀强化。无远处转移。^{68}Ga-GLP-1 PET/CT（^{68}Ga-Exendin4 分子探针）：胰头部软组织占位，摄取低于正常胰腺组织，考虑病变表达 GLP-1R 程度较低；胰腺钩突摄取较高，可能为受压的胰腺钩突生理性摄取；胰腺体尾部萎缩，胰管扩张。^{68}Ga-DOTATATE PET/CT：胰头部可见一大小约 4.9cm × 4.8cm × 4.8cm 的高摄取灶，SUVmax 19.7，余部位未见高摄取（图 3-137）。同时使用 ^{68}Ga-Exendin4 作为放射性示踪剂进行功能性 PET 扫描，肿物放射摄取较低，排除了胰岛素瘤的可能性。

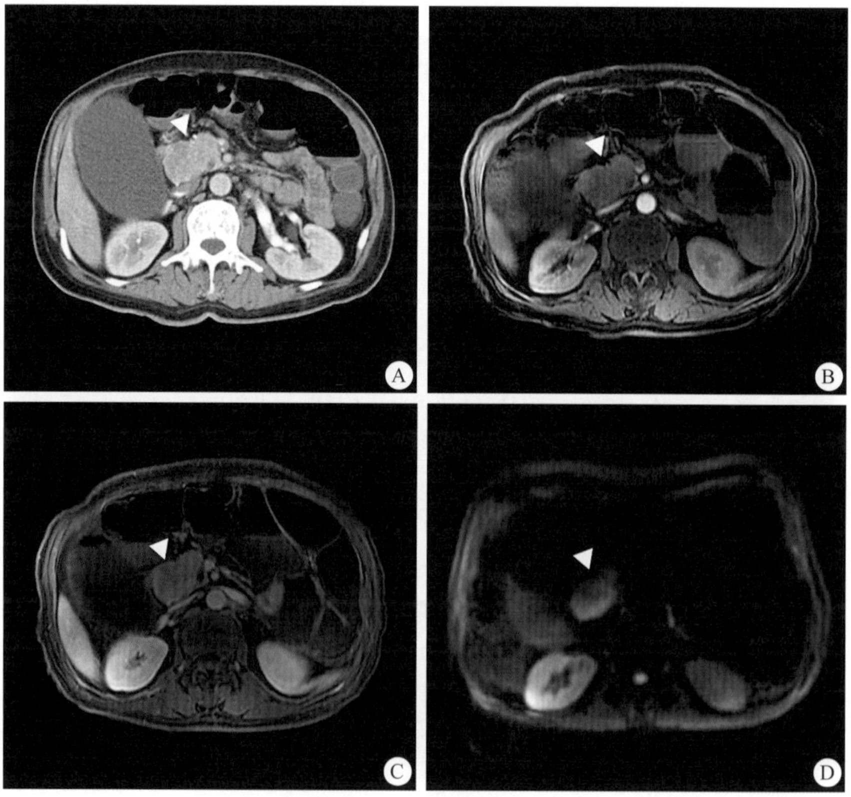

图 3-136　术前影像学检查

注：A：增强 CT 扫描显示胰头部 5.7cm × 3.7cm 占位，边界清晰，不均匀强化，压迫主胰管和胆总管；B：动态对比增强 MRI；C：门脉期；D：核磁弥散加权成像（DWI）

笔记

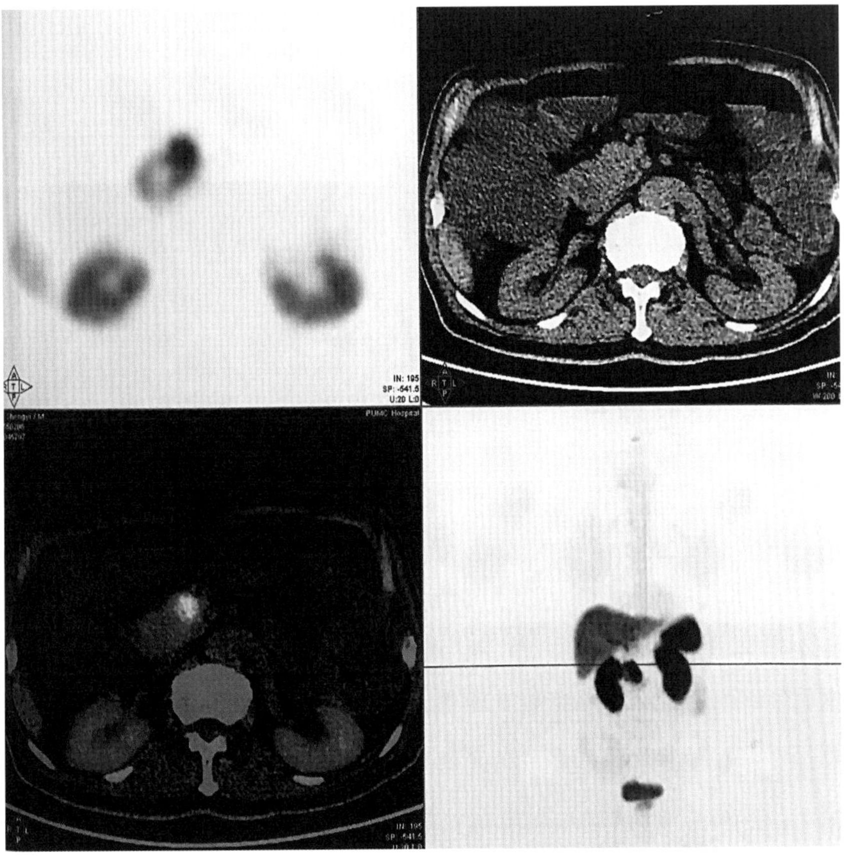

图 3-137 ^{68}Ga-DOTATATE PET/CT 显示胰腺肿块中生长抑素受体的高表达

诊断过程

结合患者病史及实验室检查，临床诊断考虑为：胰头血管活性肠肽瘤。入院后予奥曲肽 0.2mg q8h 皮下注射治疗，腹泻明显改善。排除手术禁忌后行胰十二指肠切除术，术后予奥曲肽 0.1mg q8h 皮下注射 7 天，停药后未再发生腹泻，血钾升至 3.6mmol/L。

病理（图 3-138）提示血管活性肠肽瘤（NET G2），Ki-67 index 7%，无区域淋巴结转移。免疫组化染色，Syn（+），CD56（+），AE1/AE3（+），CgA（+），CAM5.2（+），PGP9.5（+），CEA（-），CK7（-），P53（±），Vimentin（-），Gastrin（±），Glucagon（-），Insulin（-），

Somatostatin（－）。术后持续予醋酸奥曲肽微球 20mg 每月一次肌注治疗，术后 41 个月随访复查腹部 MRI 及 CT 未见肿瘤复发。

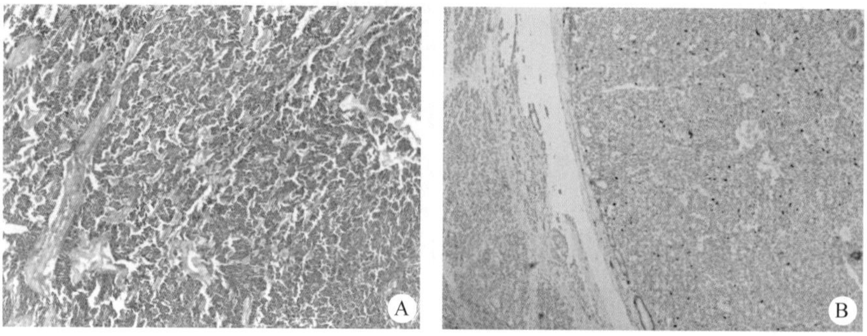

图 3-138　病理显示胰腺神经内分泌肿瘤

注：A：HE×100；B：Ki-67×100

术后 44 个月再次出现腹泻症状，每隔 3～5 天出现腹泻 2～3 次，均为黄色稀便，无脓血，便前无腹痛、无里急后重、有肠气增多。术后 45 个月后腹泻较前明显加重，再次出现稀水样便，4～5 次 / 天，总量 2～3L，伴口干、乏力、食欲减退，感恶心，未呕吐，尿量减少，每天仅 400～500ml，无明显面色潮红，伴有低钾血症。胸腹盆增强 CT：肝左叶、右叶多发软组织密度灶伴异常（图 3-139）强化（平扫多发低密度，动脉期明显强化，门脉期与肝实质强化相近，延迟期低于肝实质）。生长抑素受体显像（SAS）：肝脏放射性分布欠均匀，似见多个异常放射性增高区。

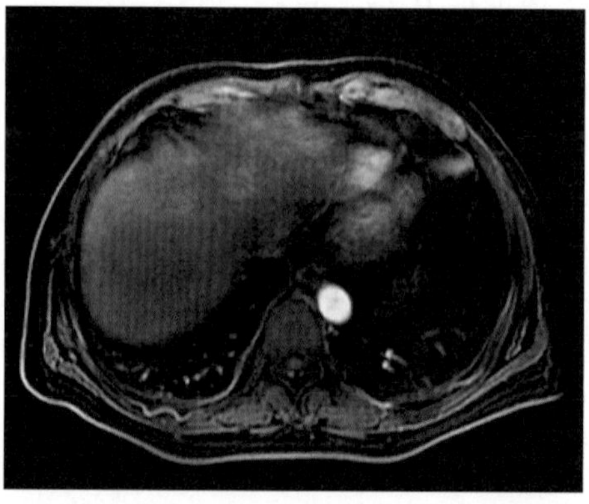

图 3-139　肝脏动态核磁提示肝左右叶多发异常信号

笔记

患者目前醋酸奥曲肽微球 20mg 肌注后腹泻改善不明显，每天腹泻 8~10 次，腹泻量最多达 4L，考虑为长期应用奥曲肽微球存在受体不敏感的情况，故加用奥曲肽 0.1mg q8h 皮下注射，患者腹泻次数减少到 6~8 次，腹泻量减少到 2~3L。^{68}Ga-DOTATATE PET/CT 回报肝内多发生长抑素受体表达增高灶，明确的有 4 处，较大者位于肝左叶，大小约 2.0cm×2.0cm×3.0cm，SUVmax 57，考虑为转移灶，较 CT 新见 2 处病灶，分别位于肝顶被膜下、左肝外侧叶及肝圆韧带之间近尾侧叶处。肝脏外科会诊：MRI 提示左肝及右肝多发动脉期增强病灶，遍布右肝，其中四处 ^{68}Ga-PET 回报生长抑素受体表达增高，考虑其余病灶亦转移不除外。患者目前肝内转移病灶多，分布弥漫，目前无手术指征，建议介入下行经肝动脉化疗栓塞术治疗。于局部麻醉下行 TACE 术，术中肝动脉造影见肝内多发多血供异常染色灶，经微导管超选择肝左动脉及肝右动脉分支，以碘油栓塞，碘油沉积明确。患者术后腹泻症状明显好转。

病例讨论

1. 血管活性肠肽瘤的临床表现

VIPoma 综合征的特征是水样腹泻，低钾血症和胃酸缺乏或胃酸过少，因此它也被称为 WDHA 或 WDHH 综合征。其他名称包括胰腺霍乱综合征和 Verner-Morrison 综合征。VIPoma 综合征是由于肿瘤过量分泌血管活性肠肽（vasoactive intestinal peptide，VIP）引起的。 VIP 是由 28 个氨基酸组成的多肽，通常作为神经递质发挥作用。VIP 与肠上皮细胞的受体结合，通过 G 蛋白偶联途径激活细胞腺苷酸环化酶，促进环磷酸腺苷（cyclic adenosine monophospate，

笔记

cAMP）产生增多。cAMP 的产生导致净液体和电解质（尤其是钾离子）分泌入肠管，引起分泌性腹泻和低钾血症。VIP 的其他生物学作用有舒张血管、抑制胃酸分泌、骨吸收；5- 羟色胺产生增加引起阵发性面部潮红，以及胃酸过少、高钙血症和高血糖等。

2. 血管活性肠肽瘤的诊断

大多数肿瘤在 CT、MRI 及超声检查中发现。少部分患者由超声检查发现肿瘤。生长抑素受体显像、^{18}FDG PET/CT、^{68}Ga-DOTATATE PET/CT 均可作为后续检查手段。

3. 血管活性肠肽瘤的治疗

手术切除原发肿瘤是根本治疗手段。术前可以使用生长抑素类似物治疗，控制腹泻症状，常用奥曲肽 0.1 ~ 0.2mg q8h 皮下注射，同时注意维持围术期水、电解质平衡。如有复发，可予靶向治疗或化疗。

病例点评

血管活性肠肽瘤是与分泌性腹泻相关的罕见功能性神经内分泌肿瘤。患者由出现症状至最终确诊历经 2 年之久，一方面体现了 VIPoma 的罕见性；另一方面也反映出各级医院对于罕见病的诊治水平仍存在较大差距。

手术是治疗 VIPoma 的首选方式，明确定性定位诊断肿物后应尽快行手术治疗。但由于患者长期大量腹泻往往伴有内环境紊乱、水、电解质失衡等问题，若术前准备不够充分则不利于患者的进一步康复。围术期使用奥曲肽等药物控制肿瘤的神经内分泌功能，同

笔记

时维持电解质平衡对于患者来说至关重要。奥曲肽等药物可有效控制肿瘤过度分泌激素，进而有助于维持电解质平衡，在患者的围手术期管理中显得尤为重要。

通常来说 VIPoma 的病理分级多为较低级别，即细胞增殖程度不高，但患者在确诊前一般已有较长病程，因此肿瘤体积往往较大，且常常伴有淋巴结转移等情况。即使手术切除范围足够、淋巴结清扫充分、VIPoma 的生物学行为仍表现出较高的恶性程度，易复发转移。一旦出现复发、转移等情况，患者通常很难有再次手术机会。减瘤手术可能带来一定程度的获益。VIPoma 的非手术治疗方式包括：加用奥曲肽剂型、功能性神经内分泌肿瘤靶向药物治疗、介入治疗等，但总体而言，血管活性肠肽瘤的预后较差。

病例提供者：郑志博　陈楚岩　李秉璐

点评专家：吴文铭

胰高血糖素瘤手术切除一例

病历摘要

患者男性，60 岁，因“全身皮肤反复红斑、瘙痒 3 年，加重伴消瘦 3 个月”入院。患者 3 年前开始出现双小腿皮疹，渐累及大腿、下腹、腰背、头面部及手足，皮肤先局部发痒，渐出现红斑、水泡并

笔记

破溃结痂，周围红斑进一步扩展，最后结痂脱痂。在当地诊断“皮炎”，予对症处理，症状无好转。治疗过程中发现血糖升高，诊断为“糖尿病”，给予口服药物控制血糖，空腹血糖波动在 6～9mmol/L。入院前 3 个月症状加重伴纳差、明显消瘦。自患病以来体重下降约 20kg。余既往史无特殊。

体格检查

患者贫血貌，全身皮肤大量斑片状红斑，结痂、脱屑、色素沉着等多种形态并存（图 3-140），以手足和鼻唇周为重，左中腹可触及大小约 8.0cm × 6.0cm 的包块，边界清楚，质地中等，包块固定，无压痛。

辅助检查

入院检测嗜铬粒蛋白 A 492.0 ng/ml（＜ 94 ng/ml）。入院检测血清胰高血糖素 648 ng/L，神经原特异性烯醇化酶 20.45 ng/ml（＜ 5.2 ng/ml）。入院超声检查提示胰腺占位，直径约 5cm。入院腹部增强 CT 检查见：胰腺头部萎缩，体尾部增大，约为 5.3cm × 8.5cm 的略低密度占位，增强后病灶不均强化，后期其内局部强化减退，另中央坏死区始终无强化，肿块边界不清，病灶局部压迫脾动静脉，分界不清，与左侧肾上腺外侧支关系密切，下腔静脉内见低密度充盈缺损，腹腔见扭曲血管（图 3-141）。入院检测血常规：红细胞计数 2.86×10^{12}/L；血红蛋白：84 g/L；白蛋白：22 g/L；空腹血糖：8.4 mmol/L。余糖类抗原 CA199 和 CEA 均正常。

笔记

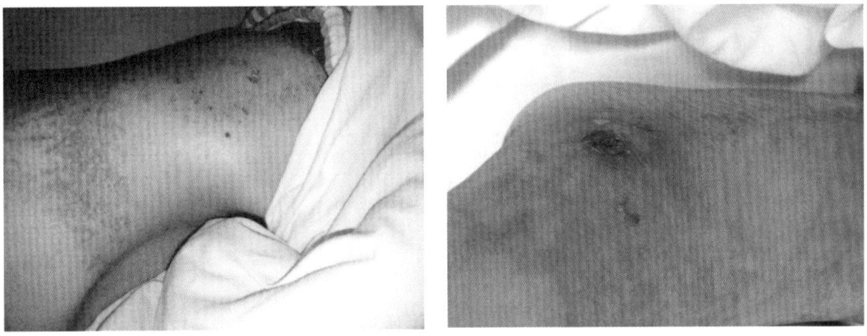

图 3-140　显示红斑、水泡、结痂、色素沉着等多病形态并存

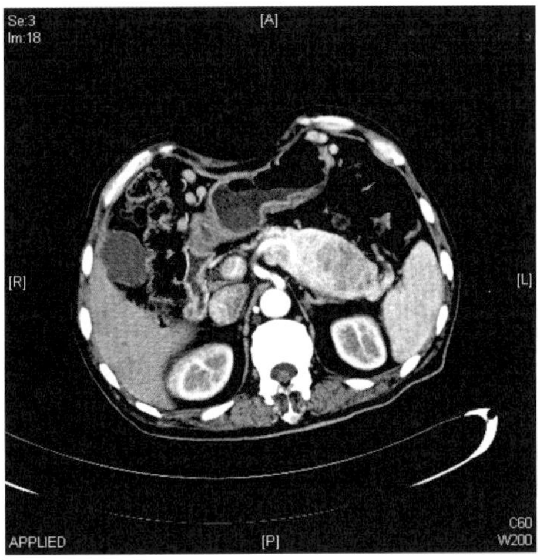

图 3-141　显示胰体尾占位和下腔静脉血栓形成

诊断过程

结合患者上述现病史，体征和实验室检查，临床诊断考虑为：胰体尾神经内分泌肿瘤，胰高血糖素瘤可能，坏死性松解性游走性皮炎。术前评估肿瘤可切除。患者入院后经静脉营养支持治疗，下腔静脉滤器置放术等术前准备后，遂在全麻下行胰体尾联合脾脏切除术，术中见肿瘤约 6.0cm × 6.0cm，突破胰腺包膜。术程顺利，出血约 100ml。

术后病理报告诊断为（胰体尾及脾）神经内分泌肿瘤，核分裂象约 1 个 /10HPF，Ki-67 密集处约 10%，符合 NET G2。检出

笔记

脾门淋巴结 8 枚，其中 3 枚见肿瘤转移（3/8）。免疫组化：光谱 CK（2+），CD56（+），Syn（3+），CHG（+），Ki-67（+，10 %），CD10（－），CK7（－），PR（90 %，3+），SSTR2（3+），SSTR5（+），C-met（90%，+），B-cat（膜，+）（图 3-142）。术后患者皮肤症状缓解明显，血糖控制良好，滤器植入两周后予以行腔静脉造影、滤器取出术。整个治疗过程顺利，术后患者恢复良好出院。

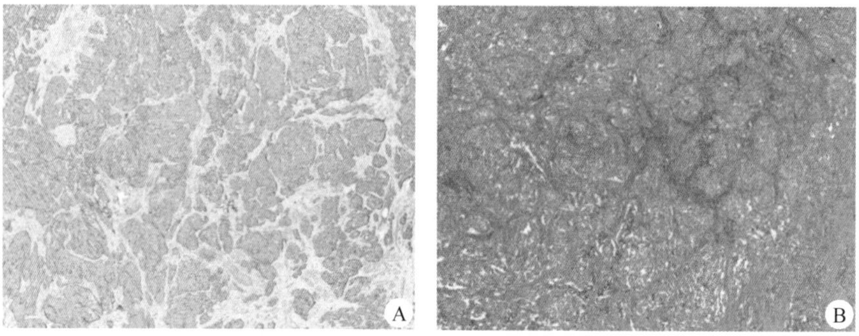

图 3-142　病理显示（胰体尾及脾）神经内分泌肿瘤

注：A：免疫组化 ×100；B：HE ×100

病例讨论

1. 胰高血糖素瘤典型的临床表现

（1）坏死松解性游走性红斑（necrolytic migratory erythema，NME）：是本病最具特征性的临床表现，也是大多数病例的主要诊断依据。典型皮损过程为 7～14 天，病初表现为红斑，形态不定，并出现红斑中心苍白隆起呈现疱疹，破溃后形成湿润创面，周围有上皮脱落，有时覆盖一层银屑癣样皮痂，中心部可愈合，而周围继续向外扩展形成边界清楚的边缘，愈合后皮肤留有褐色色素沉着，皮疹广泛分布全身，此起彼伏，好发于会阴、四肢末端。病变时组

笔记

织学改变为表皮上 1/3 突然坏死溶解，棘层细胞增厚，下 2/3 显示正常，坏死表皮与正常表皮界限清楚。其发病机制不甚清楚，目前普遍认为可能与血胰高血糖素升高，促进分解代谢作用和糖异生造成低氨基酸血症、锌缺乏导致皮肤营养不良有关。但也有人认为是胰高血糖素升高诱导表皮产生大量花生四烯酸及其代谢产物，引起皮肤炎性损害。

（2）糖尿病：见于 2/3 以上的胰高血糖素瘤患者，一般为轻度糖尿病或仅糖耐量异常，多为非胰岛素依赖型糖尿病，无并发症及酮症酸中毒。其原因可能为胰高血糖素过量引起的糖代谢紊乱，但血中胰高血糖素水平与糖尿病程度之间并不一定平行。通常饮食控制或口服降糖药即可控制症状。

（3）贫血：为正细胞正色素性贫血，骨髓象正常或偶有红细胞增生不良，血清铁、叶酸水平可正常。因而口服铁剂不能改善患者贫血。贫血原因可能与疾病的消耗作用及胰高血糖素过量引起的红细胞生成受抑有关。

（4）消瘦：常有明显的体重减轻，可能是胰高血糖素产生的高分解代谢、肿瘤的消耗及长期慢性腹泻有关。

（5）血栓形成：大约 25% 的患者合并深静脉血栓形成。

以上五个典型表现在本例患者中均可见到。其他常见症状有舌炎、唇炎，腹泻，神经精神症状及伴发其他内分泌疾病。

2. 胰高血糖素瘤患者围手术期的处理

术前建议检查血清 CgA 和 NSE。血清 CgA 水平的变化可以反应肿瘤的转移和复发，而且对预后也有重要的预测价值。对于功能性的胰高血糖素瘤，术前还应检测相应的激素水平。术前应尽可能用药物控制激素过量分泌引起的症状，对于胰高血糖素瘤，可以使

笔记

用短效生长抑素受体拮抗剂控制激素综合征，纠正水和电解质的失衡，这对保障手术的安全非常重要。术后针对胰高血糖素瘤的辅助治疗，可以考虑长期使用长效生长抑素类似物奥曲肽。

3. 胰高血糖素瘤是否需要清扫淋巴结

我们认为淋巴结转移是胰腺神经内分泌肿瘤的不良预后因素，除胰岛素瘤外，均建议行规则的胰腺切除＋周围淋巴结清扫术。此病例中我们行周围淋巴结清扫术，检出脾门淋巴结 8 枚，其中 3 枚见肿瘤转移（3/8）。

病例点评

本例胰高血糖素瘤临床症状典型，伴血胰高血糖素水平升高，手术切除肿瘤后症状缓解，诊断胰高血糖素瘤明确。该病属于罕见功能性胰腺神经内分泌肿瘤，仅占 1%～3%，50%～80% 患者可出现远处转移，因此应在手术切除胰腺肿瘤前应全面检查，明确有无肝或其他部位转移。多项回顾性研究评估了根治术后胰腺神经内分泌肿瘤的复发风险因素，并提出评分方法评估肿瘤的复发风险，但尚未在前瞻性研究中加以证实。因此，早期胰腺神经内分泌肿瘤术后是否应针对高危复发风险的患者进行辅助治疗、具体药物治疗方案及药物治疗时间，目前均尚无定论。

病例提供者：楼文晖

点评专家：吴文铭

笔记

无功能性胰腺神经内分泌肿瘤伴弥漫型肝转移内科治疗一例

病历摘要

患者女性，27 岁。2017 年 11 月于当地医院体检腹部超声发现胰尾部、脾之间占位，进一步行腹部增强 CT 提示不除外神经内分泌肿瘤。

2018 年 1 月我院增强 MRI 提示胰尾部、脾门区肿物，考虑来源于胰腺的恶性肿瘤，神经内分泌癌？肝脏多发转移可能性大。2018 年 1 月外院 ^{68}Ga-SSA PET/CT：胰尾部脾门区 SSTR 高表达，侵及脾脏及左肾前筋膜；肝内多发转移结节，SSTR 高表达，T1 右侧椎弓根 SSTR 高表达。2018 年 2 月超声引导下肝穿刺活检：结合免疫组化符合转移性神经内分泌肿瘤，NET G1。

体格检查

一般情况可，查体未见明确异常。

辅助检查

1. 2018 年 1 月上腹部增强 MRI 提示胰尾部、脾门区肿物，最大横截面 5.5cm × 4.5cm，考虑来源于胰腺的恶性肿瘤，神经内分泌癌？肝脏多发转移可能性大（图 3-143）。

笔记

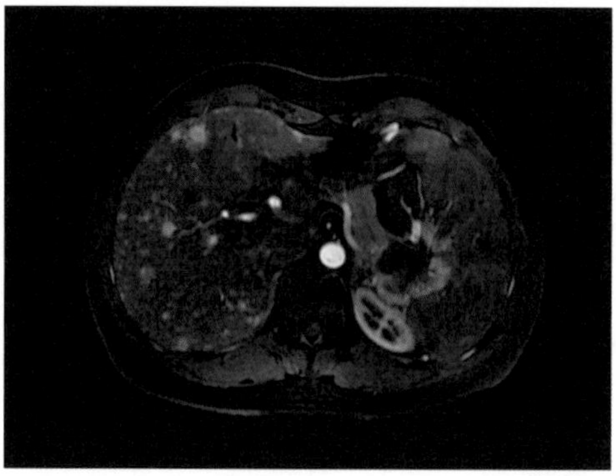

图 3-143　上腹部增强 MRI（动脉期）

2. 2018 年 1 月 ^{68}Ga-SSA PET/CT（图 3-144）

①胰尾脾门区肿块，SSTR 高度表达灶，侵及脾脏及左肾前筋膜；肝内多发转移结节，SSTR 高度表达；T1 右侧椎弓根 SSTR 高度表达灶。②门脉高压；脾大；食管腹段、胃底及脾静脉曲张。③盆腔少量积液。

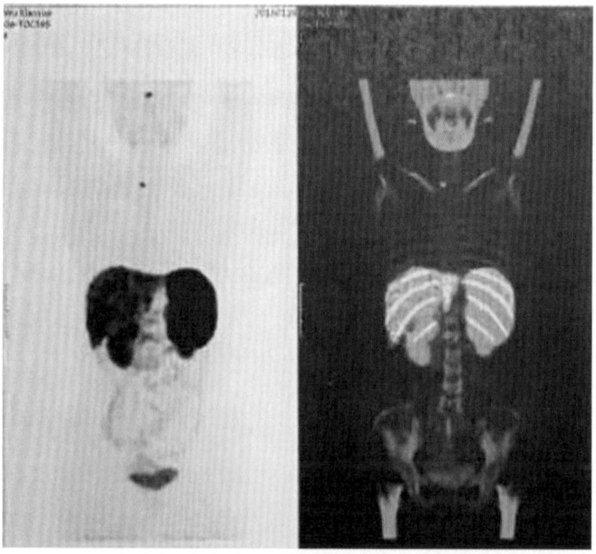

图 3-144　^{68}Ga-SSA PET/CT 诊断报告

3. 2018 年 2 月超声引导下肝穿刺活检：结合免疫组化符合转移性神经内分泌瘤（NET G1）。免疫组化：AE1/AE3（3+），AFP（－），CD56（3+），ChrA（2+），Ki-67＜1%，P53（－），S-100（3+），

Syn（2+），Hepatocyte（－），CK7（2+），SSTR2（3+），PMS2（－），MLH1（+），MSH6（+），MSH2（－），MGMT（3+），BRAF-V600E（－）。

4. 2018 年 11 月上腹部增强 MRI 提示胰尾部、脾门区肿物，同前相仿，最大横截面 4.9cm × 4.0cm，肝脏多发转移瘤（图 3–145）。

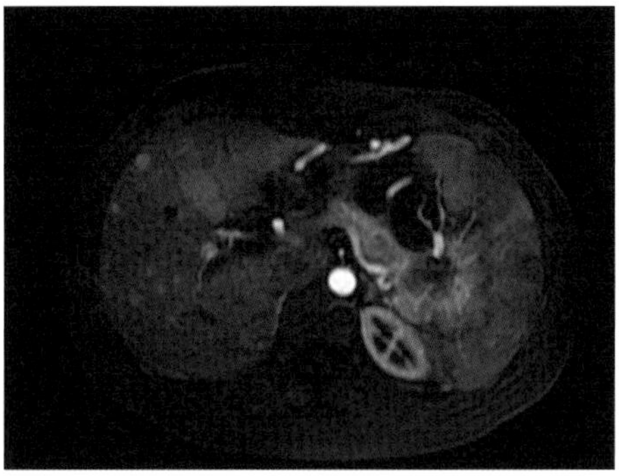

图 3–145　上腹部增强 MRI（动脉期）

5. 实验室检查

血糖 5.24mmol/L；CA199、AFP、CEA 均正常。

初步诊断

1. 胰腺神经内分泌肿瘤。

2. 肝多发转移瘤。

3. 门静脉高压。

诊疗经过

根据病史、辅助检查结果，诊断胰腺神经内分泌肿瘤肝多发转移较明确，2018 年 3 月开始行善龙治疗，至 2018 年 12 月共行善龙（醋酸奥曲肽微球）治疗 11 次（20mg 肌肉注射，每 20 天一次）。间隔 3 个月复查上腹部增强 MRI。疗效评价稳定。

笔记

病例讨论

对于 pNETs 出现肝转移时，应该进行多学科会诊进行个体化综合治疗。总的原则是当所有病灶均可被切除时，应同时切除转移灶和原发灶，但 G3 级除外。按照欧洲神经内分泌肿瘤学会的分类，GEP-NETs 肝转移分 3 型：转移灶局限于一侧肝脏，可安全手术切除为Ⅰ型；转移灶分布在肝脏两侧，但有希望手术切除为Ⅱ型，转移灶弥散分布在肝脏为Ⅲ型。

该病例为无功能性神经内分泌肿瘤，G1，Ⅲ型肝转移合并肝外转移（脾脏及肾前筋膜，T1 右侧椎弓根转移不除外），本次治疗目标主要以控制疾病进展，改善生活质量，暂无减瘤手术指征。该患者使用生长抑素类药物治疗，善龙（醋酸奥曲肽微球）20mg，肌内注射，每 20 天一次。生长抑素类药物治疗 pNENs 的 ORR 不到 10%，但 DCR 可达 50%～60%，SSTR2 和奥曲肽扫描阳性可对善龙的有效性有一定提示作用。虽然有不少 RCT 及回顾性研究结果表明：生长抑素类药物可用于进展缓慢的胰腺神经内分泌瘤 [G1 级和（或）G2 级] 和生长抑素受体阳性的胰腺神经内分泌癌 [（pancreatic neuroendocrine carcinoma，pNEC），G3 级] 的治疗，且不良反应较小，但目前仍存在着一定的争议。ENETS 指南推荐：SSA-LAR 用于功能性和非功能性中肠 NET 的抗肿瘤治疗。没有激素相关症状但 SRS 阳性者也应考虑该治疗（2B 类证据）。PROMID 试验是 GEP-NETs 生物治疗史上的首个前瞻性、随机、双盲、安慰剂对照、多中心Ⅲ期临床试验，对分化良好的转移性中肠（NETs）患者进行了一项安慰剂对照。首次用于实验治疗的患者（共 85 例）随机分配到安慰剂组或奥曲肽 LAR 组 30 毫克，每月一次肌内注射，直至肿瘤进展或死

笔记

亡。主要疗效终点是肿瘤的发展，次要终点是存活时间和肿瘤的反应。显示奥曲肽可延长治疗的主要终末时间点（14.3 个月 *vs*.6 个月；*P*=0.000072），66.7% 的奥曲肽 LAR 组和 37.2% 的安慰剂组患者病情稳定。与服用安慰剂的患者相比，奥曲肽 LAR 大大延长了有功能或无功能的转移性中肠 NETs 患者肿瘤的进展。

值得注意的是 PROMID 试验亚组分析中原发肿瘤切除并肝转移瘤负荷较小的患者接受长效奥曲肽治疗后 TTP 获益尤为显著（29.4 个月 *vs*.6.1 个月）；一些回顾性分析表明，接受 *vs*. 不接受原发肿瘤切除患者的 OS 分别为 36～111 个月 *vs*.12～52 个月（表 3-12），这也为该患者后续行原发病灶切除提供了一定程度的询证依据。

表 3-12　几组回顾性分析显示接受 *vs*. 不接受原发肿瘤切除患者的 OS 情况

研究	例数	手术切除患者（n，%）	中位生存期	5 年生存率	*P*
Lewis（2016）	250	27（10.8%）	手术组：57 个月 非手术组：12 个月	48.9% 13.1%	＜0.0001
Bertanl（2016）	124	63（51%）	手术组：111 个月 非手术组：52 个月	未达到 未达到	0.003
Bettinl（2009）	51	19（37%）	手术组：54.3 个月 非手术组：39.5 个月	40.4% 41.8%	0.741
Nguyen（2007）	73	20（39%）	手术组：未达到 非手术组：未达到	60% 30%	0.025
Solorzano（2001）	96	16（17%）	手术组：36 个月 非手术组：21.6 个月	49% 16%	0.06

在应用善龙治疗的期间若出现进展，必要时可增加给药剂量和频率，应用长效奥曲肽时可加入短效奥曲肽。其次，分子靶向药物：前瞻性临床研究结果表明，舒尼替尼和依维莫司对晚期和转移性 pNENs 具有较好的疗效及耐受性。化疗：链脲菌素＋多柔比星方案（DS 方案）被认为是标准一线化疗方案，但毒性较大。且链脲菌素在中国尚未上市。转移性 pNETs 可采用替莫唑胺与卡培他滨方案。

笔记

病例点评

此例患者为胰腺 NETs，Ⅲ型肝转移，虽然肝脏弥漫多发转移和骨转移，但肿瘤小、瘤负荷较低、体检发现无临床症状（进展缓慢）、年轻，肝转移瘤穿刺病理 Ki-67 < 1%，SSTR2（3+），MSI 等特点。治疗可选择观望或长效奥曲肽治疗（SSA）。CLARINET 研究和 PROMIDE 研究已证实在胃肠胰腺和中肠 NETs，尤其 Ki-67 ≤ 2% 者接受 SSA 可显著延长中位无进展生存期。此例患者首选善龙治疗 11 个月，疗效稳定。对于年轻、无基础疾病、SSA 长期稳定的患者，MDT 讨论后应探讨是否可行原发肿瘤切除联合肝移植手术？如果 SSA 治疗进展，全身治疗选择有 mTOR 抑制剂依维莫司、舒尼替尼、化学治疗和 PRRT 治疗，此例是 NEN 中罕见 MSI 患者，进展后也可以考虑进行抗 PD1 免疫治疗。

病例提供者：李星辰　李　俏

点评专家：依荷芭丽•迟

笔记

无功能性胰腺神经内分泌肿瘤肝转移手术切除一例

病历摘要

患者女性，50 岁，主因“体检发现胰腺占位半月余”就诊。患者于 2018 年 5 月中旬在当地医院体检行腹部 CT 检查发现胰腺占位，无明显恶心、呕吐、腹痛、腹泻、消瘦、血糖异常等不适。患者随后就诊于我科门诊，行上腹部 MRI 检查提示“胰腺尾部结节影，大小约 1.8cm × 1.8cm，考虑为胰腺神经内分泌肿瘤可能性大，实性假乳头状瘤不除外”。进一步行生长抑素受体显像提示胰腺体尾部高摄取病变，考虑神经内分泌肿瘤，肝Ⅳ段高摄取病变，考虑肝转移。

患者既往史、个人史、家族史无特殊。

体格检查

生命体征平稳，全身浅表淋巴结无肿大，心肺（–），腹平坦，腹软，无明显肌紧张、压痛及反跳痛，未及明显腹部包块，肝脾肋下未触及，叩诊鼓音，肠鸣音正常，直肠指诊（–）。

辅助检查

2018 年 5 月胸腹盆 CT 平扫 + 增强扫描（图 3-146）：胰腺尾部结节影，大小约 2.5cm × 1.8cm，平扫呈欠均匀等密度影，动脉期及静脉期密度呈略低密度，延迟期部分区域略高于胰腺实质，部分

笔记

区域略低密度影，实性假乳头状瘤可能性大；肝内可见多发大小不等无强化低密度影，肝左叶病灶呈融合状，范围约 7.6cm × 6.6cm，边界清楚，内部似见分隔，肝左叶囊性肿物考虑囊腺瘤，余肝多发囊肿。

2018 年 5 月上腹部 MRI 增强扫描（图 3–147）：胰腺尾部结节影，大小约 1.8cm × 1.8cm，分叶状，边界尚清，LAVA 动脉多期增强呈动脉期未见明显强化，实质期及延迟期可见边缘强化，考虑为胰腺神经内分泌肿瘤可能性大，实性假乳头状瘤不除外；肝脏散在异常信号占位，大者位于肝脏左叶外侧段，大小约 7.9cm × 7.2cm，分叶状，内见分隔；肝左叶下缘可见一结节，直径约 1cm，T2/FS 及 DWI 呈高信号，增强扫描呈明显强化。

2018 年 5 月生长抑素受体显像（图 3–148）：胰腺体尾部生长抑素受体高表达病变，考虑神经内分泌肿瘤；肝Ⅳ段生长抑素受体高表达病变，考虑肝转移。

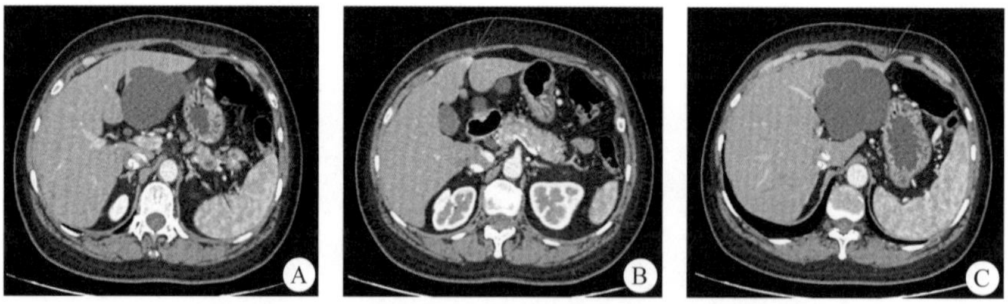

图 3–146　2018 年 5 月胸腹盆 CT 平扫 + 增强

注：A：胰尾部富血供结节，大小约 2.5cm × 1.8cm，考虑实性假乳头状瘤可能性大；B：左肝Ⅳ段富血供结节，大小约 1.0cm；C：左肝外叶囊型肿物，大小约 7.9cm × 7.2cm，分叶状，考虑囊腺瘤

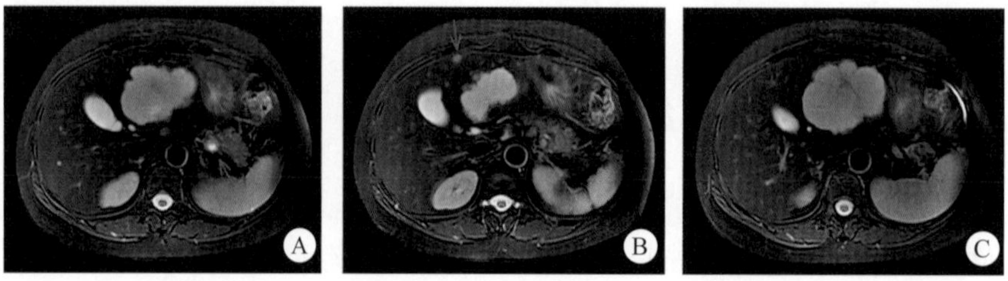

笔记

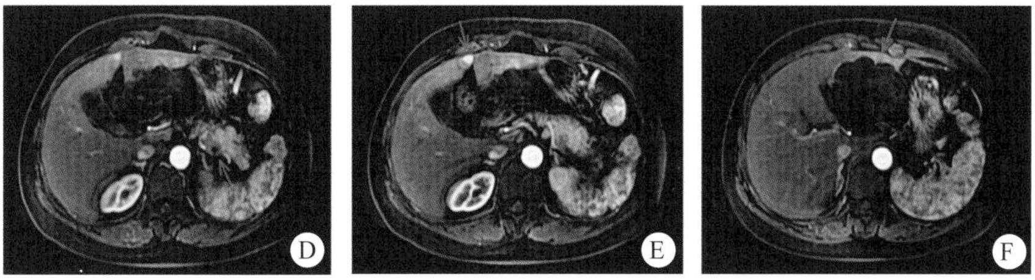

图 3–147　2018 年 5 月上腹部 MRI 增强扫描

注：A：T_2WI 示胰尾部结节，大小约 1.8cm × 1.8cm；B：T_2WI 示左肝Ⅳ段结节，大小约 1.0cm；C：T_2WI 示左肝外叶囊肿肿物，大小约 7.9cm × 7.2cm；D：动脉期示胰尾部结节，未见明显强化；E：动脉期示左肝Ⅳ段结节明显强化；F：动脉期左肝外叶肿物未见明显强化

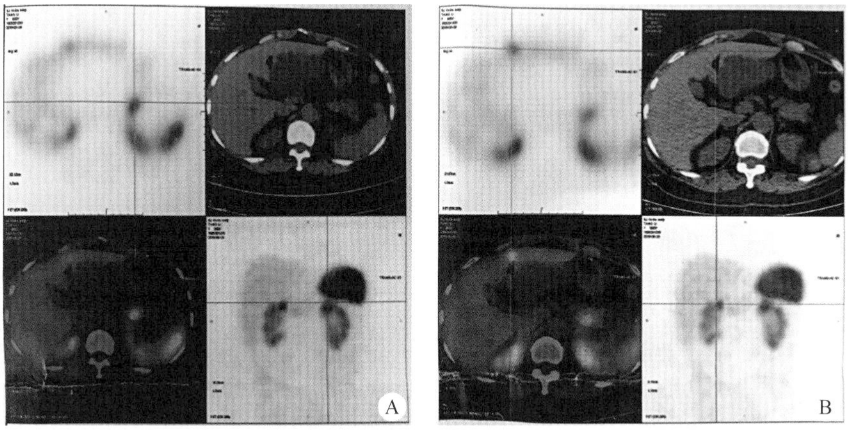

图 3–148　2018 年 5 月生长抑素受体显像

注：A：胰腺体尾部生长抑素受体高表达病变，考虑神经内分泌肿瘤；B：肝Ⅳ段生长抑素受体高表达病变，考虑肝转移

诊治经过

结合患者病史、体征及辅助检查，考虑诊断为无功能性胰腺神经内分泌肿瘤伴肝转移。肝转移为单发，可切除。决定行胰腺肿瘤加肝转移瘤切除术。

诊断：胰腺神经内分泌肿瘤；左肝内叶结节，考虑转移；肝多发囊肿。

手术治疗

患者完善术前相关检查及化验，未见明确手术禁忌，于 2018 年 6

月在全麻下行胰体尾 + 脾切除 + 左肝外叶切除术 + 肝多发结节切除术。

术中探查见胰腺肿物位于胰尾，大小约 2.5cm；术中超声探查左肝Ⅳ段和右肝Ⅷ段分别可及结节一枚，1cm 左右大小，均予以切除；左肝外叶可及囊性肿物，大小约 8cm，予以切除。标本大体照片见图 3-149。

术后病理：

（1）胰腺神经内分泌瘤，NET，G2，可见神经侵犯，未见明确脉管瘤栓。肿瘤最大径 2.5cm，累及胰腺被膜外及脾静脉，未累及脾组织，胰腺切缘未见肿瘤。

（2）（肝Ⅳ段结节）肝转移性神经内分泌瘤（NET G2），切缘未见肿瘤。

（3）肝Ⅷ段结节、左肝外叶形态符合肝囊肿。

（4）淋巴结未见肿瘤转移（0/2）。

（5）胰腺肿瘤免疫组化：AE1/AE3（3+），CD56（2+），ChrA（2+），Syn（3+），SSTR2（3+），P53（－），PD-1（－），PD-L1（－），PMS2（+），MLH1（+），MSH6（+），MSH2（+），B-Catenin（膜+），PR（20% + 中阳），MGMT（－），Ki-67（+，3%）。

（6）肝肿瘤免疫组化：AE1/AE3（2+），CD56（2+），ChrA（2+），Syno（3+），SSTR2（3+），Ki-67（+，10%）。

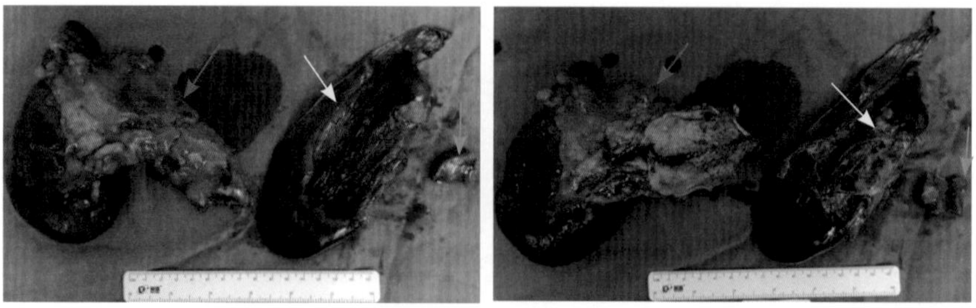

图 3-149　标本大体照片：胰体尾 + 脾（红色箭头），左肝外叶囊肿（黄色箭头），左肝Ⅳ段转移瘤（蓝色箭头）

笔记

病例讨论

1. 明确诊断

①本例特点是胰腺高血供病变，合并左肝外叶囊性占位及左肝内叶不足 1 厘米占位。在诊断过程中，由于左肝内叶肿物较小并位于肝表面，CT 及核磁均未明确诊断肝占位为转移。功能性显像奥曲肽扫描在诊断过程中起到了非常重要的指导作用。由于 NET 肝转移的治疗首先要对病期有准确判断，合并肝转移的病例还要对转移灶在肝内的分布、负荷、数量有精准评估。因此原则上，建议采用功能性显像来对肿瘤进行定性判断，同时明确是否存在远处转移，尤其是隐匿的肝外转移。肝内病灶的评估和可切除性的判断，建议采用增强核磁，并对动脉期、T_2 相和 DWI 进行综合判断。核磁和功能性显像的结合有助于发现较小容易遗漏的病灶。

②治疗方案的选择

该患者经体检发现胰腺及肝脏占位性病变，相关激素检查未见明显分泌异常，结合影像学诊断考虑为“无功能性胰腺神经内分泌肿瘤伴肝转移”，肝转移单发，分型为Ⅰ型，考虑可行根治性手术切除。

2. 术后治疗方案的选择

肝切除术是分化良好的神经内分泌肿瘤肝转移的主要治疗方式，但是术后仍有超过 70% 的患者将出现肿瘤复发。ENETS 指南仅推荐对 G3 术后辅助化疗，G1/G2 的患者不推荐进行辅助治疗。其主要原因是缺乏循证医学证据。

然而，在临床实践中，由于 NEN 肝转移术后的高复发率；以及从生物学行为上看，手术往往只能实现肿瘤的 NED 状态而非真正意

笔记

义的 R0 切除。因此，肝转移瘤切除后的全身治疗不是完全没有标靶的辅助治疗，而是某种意义上的姑息治疗。许多学者推荐对 G1/G2 肝转移术后患者进行全身治疗。

作为辅助治疗的全身治疗方案目前并无共识，往往由有经验的 MDT 决定。其原则需兼顾有效性和耐受性。该患者 Ki-67 ＜ 10%，且生长抑素受体扫描阳性，建议采取善龙治疗，周期半年至 1 年，期间每 3 个月随访复查相关实验室及影像学资料。目前随访 7 个月，患者生存状态良好。

病例点评

患者为无功能胰腺神经内分泌肿瘤伴肝转移，肝转移单发，分型为Ⅰ型，治疗上可行根治性手术切除。CSNET 研究指出，对于Ⅰ型肝转移 NET 患者行手术切除转移灶有明确生存获益，Ⅲ型肝转移患者不能从手术中获益。肿瘤的功能状态、分级和分期是影响患者是否接受手术治疗及确定手术方式的重要因素。

小样本研究表明对于转移性 pNETs，原发灶和肝转移灶行 R0/R1 切除，5 年生存率和 PFS 率分别为 71%（中位：76 个月）和 5%（中位：21 个月）。其他研究发现原发灶和肝转移灶切除的 NET 患者 5 年和 10 年生存率分别为 61% 和 35%，而且胃肠和胰腺 NET 或功能性和无功能性 NET 生存没有差异。

对于合并肝转移不能切除的 pNET 是否行原发灶姑息切除术，2017 版 ENETS 诊断标准建议：合并肝转移的胰头部 pNET 患者，仅行原发灶姑息切除是没有意义的，而位于胰体尾部的分化良好的部分 pNET 合并肝转移患者可以考虑行胰腺原发灶切除术。

笔记

转移性 pNETs，原发灶和肝转移灶行 R0/R1 切除术后，是否需要辅助治疗、辅助治疗药物选择，以及治疗时长或周期数，目前指南和共识均无推荐。部分学者考虑肿瘤复发风险高建议进行辅助治疗。有研究发现对于 R0 和 R2 切除，5 年复发率分别为 76% 和 91%（中位复发时间 30 个月和 16 个月，P=0.0004），所以术后辅助治疗研究值得开展。

病例提供者：李腾雁　赵建军

点评专家：白春梅

无功能性胰腺神经内分泌肿瘤肝转移综合治疗一例

病历摘要

患者女性，44 岁，因“发现胰腺、肝脏占位 1 个半月，胰腺神经内分泌肿瘤术后 1 月余”入院。患者于 2014 年 9 月无明显诱因左上腹出现阵发性隐痛不适感，于当地医院行腹盆增强 CT 提示胰腺占位及肝脏多发低密度灶，遂于 2014 年 10 月在当地医院行“胰体尾＋脾切除术”，术后病理提示胰腺神经内分泌肿瘤（未见报告），患者术后未行药物等特殊治疗。就诊期间患者无不适主诉，无阵发性高血压、头痛、多汗、自发低血糖等临床症状，既往 2014 年 10 月发现患“乙肝”，余无特殊。

笔记

体格检查

生命体征正常，一般情况好，营养中等。全身浅表淋巴结无肿大，心肺（－），腹平坦，全腹无压痛、反跳痛，未及腹部包块，肝、脾肋下未及，腹部叩诊鼓音，肠鸣音正常。

辅助检查

2014 年 12 月胸腹 CT 平扫提示腹腔呈术后改变，胰体尾部及脾缺如，脾区见椭圆形低密度影，约 8.1cm × 4.8cm，以脂肪密度为主，内见少量条索影，术后改变？建议追随。肝内见多发低密度结节及肿物，大者约 3.3cm × 2.1cm，边界不清，考虑为多发转移瘤（图 3–150）。肝脏 MRI 提示肝内见多发大小不等异常信号结节影，大者直径约 3.3cm，增强动脉期边缘强化，门脉期与肝实质强化程度相当，延迟期造影剂退出，肝特异期未见明显摄取，考虑多发转移瘤（图 3–151）。

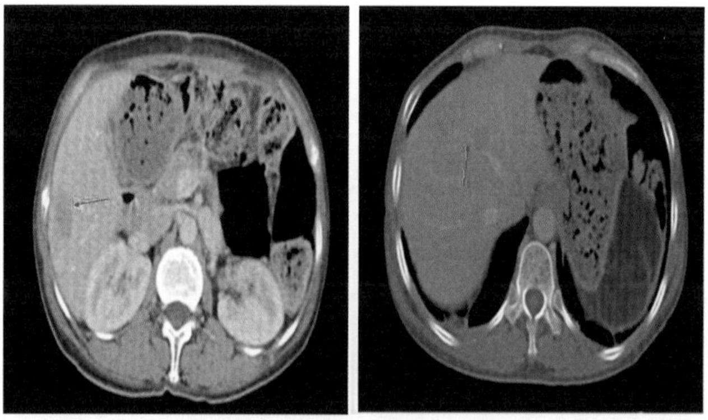

图 3–150　胸腹 CT

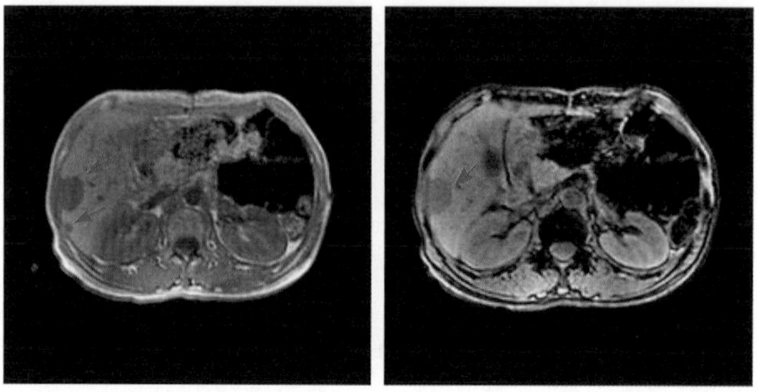

笔记

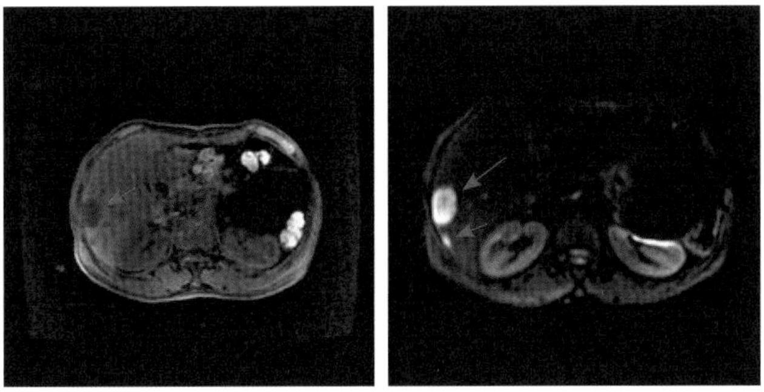

图 3-151　肝脏 MRI

外院病理切片于我院病理科会诊提示（远端胰腺和脾脏）胰腺低级别神经内分泌瘤（NET G2），肿瘤大小约 4cm；肿瘤浸润至胰腺周围软组织；可见脉管瘤栓，可见肿瘤浸润神经；13 个胰腺周围淋巴结含有转移性神经内分泌肿瘤，其余 3 个淋巴结未见肿瘤（13/16）；脾脏及切缘未见肿瘤。外院免疫组化显示肿瘤细胞 CgA（+），Syn（+），Ki-67（+，10%）。于外院行生长抑素受体显像检查提示肝内见多发放射性摄取异常增高灶。融合断层显像可见肝内多发放射性摄取异常增高灶，胰腺胰颈区可见一轻度放射性摄取异常增高区。影像：肝内多发生长抑素受体高表达病灶，考虑为转移灶；相当于胰颈区生长抑素受体轻度表达病灶，考虑为术后改变（图 3-152）。

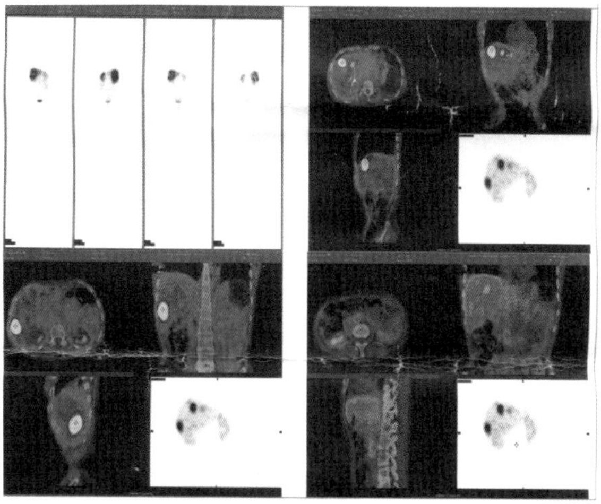

图 3-152　显示肝内多发生长抑素受体高表达病灶，考虑为转移灶

入院检测嗜铬粒蛋白 A 233ng/ml。血常规、血生化、凝血正常；病毒指标提示小三阳。

诊断

结合患者上述现病史，体征和实验室检查，临床诊断考虑为：肝转移瘤，胰腺神经内分泌肿瘤术后。

治疗

患者于 2014 年 12 月在全麻下行肝多发转移瘤切除 + 射频消融术，结合术中超声共发现 11 处病灶，均为界清，质硬肿物。

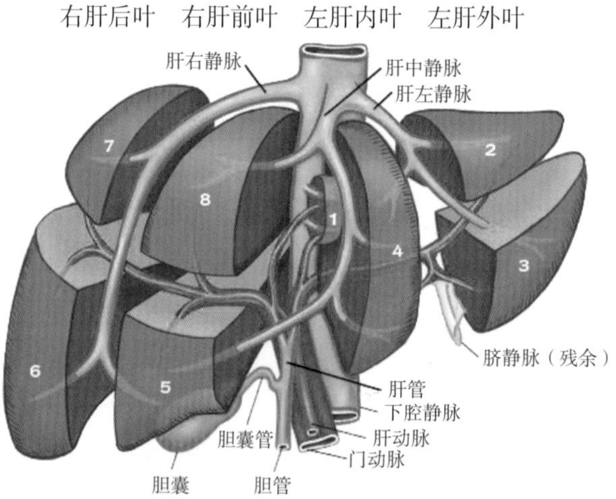

图 3-153　肝脏的解剖

术后病理诊断：6 段肿物、肝 8 段肿物、肝 5 段结节、肝尾叶结节、肝 7 段肿物、8 段肿物 2（图 3-153）肝转移性神经内分泌瘤（NET G2），核分裂象 3~16 个 /10HPF（平均 8~9 个 /10HPF），肿瘤呈多灶，可见脉管瘤栓，部分累及肝被膜。基底切缘均未见肿瘤。周围肝组织汇管区见慢性炎细胞浸润。免疫组化结果显示：AE1/AE3（1+），CK18（3+），CD56（3+），Syn（3+），CgA（2+），Ki-67（+，10%），Hepatocyte（－）。

笔记

术后患者出现低蛋白血症及胸腔积液，经营养支持、抑制胰腺分泌、胸腔闭式引流等治疗，术后 11 日患者情况稳定出院。

2014 年 12 月至 2015 年 2 月善龙治疗 3 次，定期复查。

随访

2015 年 11 月复查肝脏 MRI 提示①肝脏形态不规则，术区多发肝转移瘤术后、射频消融治疗后改变，范围较前缩小；肝右叶被膜下新见数个结节，大者约 1.0cm × 1.2cm（图 3-154），T_1WI 稍低信号，T_2WI/FS 中高信号，DWI 较高信号，增强扫描环形强化，考虑新发转移瘤。②余肝实质信号弥漫异常，T_1WI/Dual 反相位较正相位信号明显减低，倾向为脂肪肝，请追随。③胰体尾部及脾缺如，术区未见明确异常信号或强化影，请追随。胆囊、双肾及双侧肾上腺未见明确异常。④腹膜后未见明显肿大淋巴结。⑤肝周、双侧胸腔少量积液，较前减少。

门诊建议患者 1 个月后复查，并行射频消融治疗，后因患者自身原因未行系统诊治，于 2016 年 3 月我院复查。腹盆 CT 提示：肝左叶近膈顶可见一轻度强化灶（图 3-155），约 0.8cm × 1.0cm，边界模糊，同前相仿，请继续追随，必要时行 MRI。余肝内多发不规则低密度区，同前相仿。余未见明确异常。遂于 2016 年 3 月行超声引导下经皮肝转移瘤姑息微波消融术，术中超声造影探查到肝脏 4 个肿物，分别位于肝Ⅵ段（1.3cm × 1.3cm），Ⅱ段、Ⅲ段之间（1.2cm × 0.9cm），Ⅷ段（1.0cm × 1.0cm）和Ⅵ段（1.1cm × 0.8cm）。

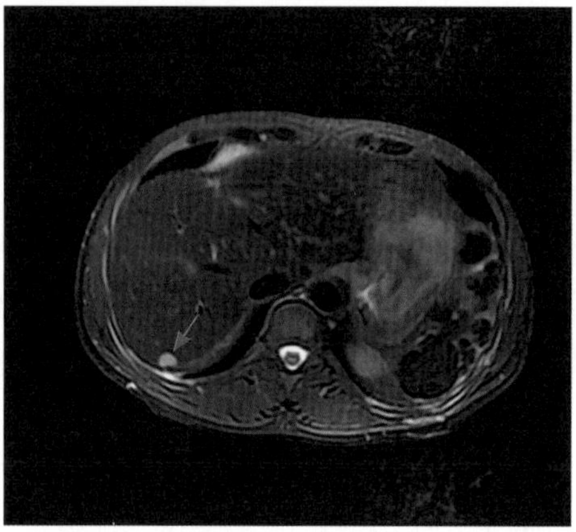

图 3-154　显示肝右叶被膜下数个结节，考虑新发转移瘤

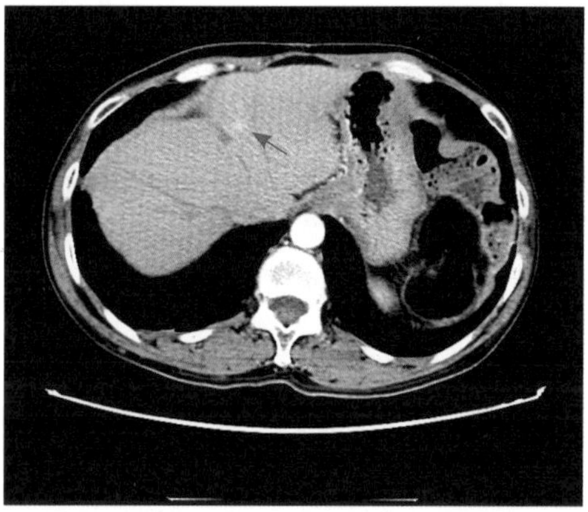

图 3-155　显示肝左叶近膈顶处一轻度强化灶

2016 年 10 月复查肝脏 MR ①肝脏形态不规则，术区多发肝转移瘤术后、射频消融治疗后改变，大者约 1.2cm × 2.3cm，同前相仿；②肝脏数个转移瘤，部分同前相仿，部分较前饱满，大者约 2.1cm × 1.2cm（图 3-156），增强扫描动脉期强化明显，肝胆期未见明确摄取。

2016 年 11 月行经肝动脉介入栓塞治疗。

笔记

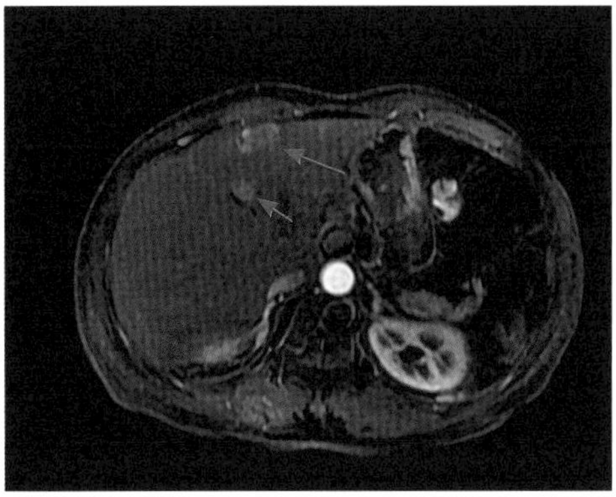

图 3-156　显示肝脏数个转移瘤

2017 年 4 月复查肝 MR 示①肝脏形态不规则，术区多发肝转移瘤术后、射频消融治疗后改变，同前相仿，大者约 1.8cm × 1.4cm；②肝脏数个转移瘤，部分同前相仿，部分较前缩小，可见新发病灶，大者约 1.5cm × 1.1cm（图 3-157），增强扫描动脉期强化明显，肝胆期未见明确摄取。2017 年 5 月再次行介入栓塞治疗。

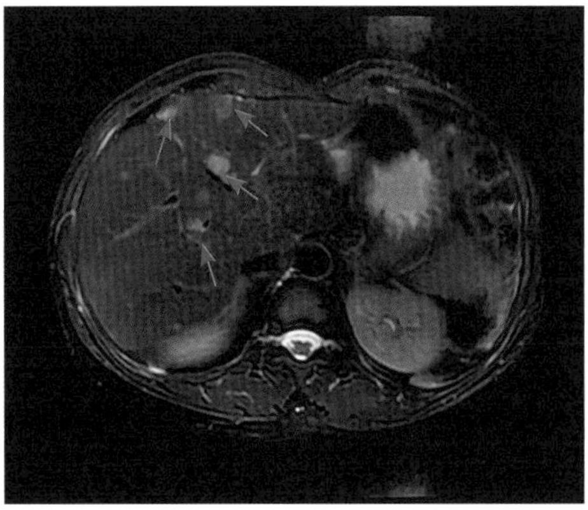

图 3-157 显示肝脏数个转移瘤，可见新发病灶

2017 年 9 月开始口服替吉奥 + 替莫唑胺治疗 2 周期，化疗评效 SD。后因经济原因，改为替吉奥单药治疗 6 周期，2018 年 1 月化疗评价稳定（SD），2018 年 4 月化疗评价 PD。2018 年 4 月开始依托泊苷 + 沙利度胺治疗 8 周期，化疗评价 PD。2018 年 12 月开始口服安罗替尼。

笔记

最近一次检查 2019 年 1 月复查肝 MRI ①胰体尾部及脾缺如，术区膈下团状脂肪信号影同前；邻近腹膜呈片状增厚，范围约 2.9cm × 0.8cm，增强扫描呈明显强化，大致同前相仿；②肝脏多发转移瘤，部分较前增大，现大者约 2.2cm × 1.9cm（图 3-158），增强扫描动脉期呈明显环形强化，门脉期及延迟期强化程度下降；③肝门区、门腔间隙、腹膜后多发淋巴结，大致同前，大者短径约 1.0cm。

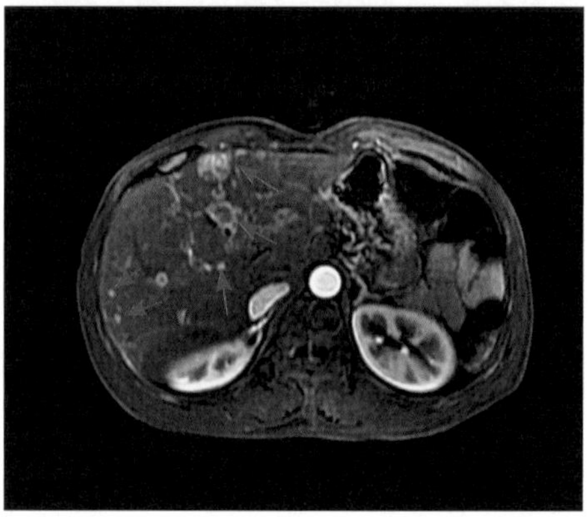

图 3-158　显示肝脏多发转移瘤

病例讨论

（1）胰腺神经内分泌肿瘤的诊断方法

胰腺神经内分泌肿瘤的诊断包括定性诊断和定位诊断。

定性诊断即明确病变的性质，穿刺活检是常用的手段，但对可切除胰腺肿瘤，不要求术前一定取得病理学证据。胰腺神经内分泌肿瘤常用的血清学指标有嗜铬粒蛋白 A 和神经特异性烯酸化酶，异常升高提示有神经内分泌肿瘤的可能。对于功能性胰腺神经内分泌肿瘤，依据激素分泌的相关症状和血清激素的水平，可判断肿瘤的功能状态，并指导对激素相关症状的对症治疗。

笔记

定位诊断对于胰腺神经内分泌肿瘤的手术治疗是关键步骤，定位诊断除明确原发肿瘤的部位，同时评估肿瘤周围淋巴结的状态及是否有远处转移。定位诊断方法可大体分为两类：一是无创性检查，包括B超、螺旋CT三维重建及血管灌注成像、内镜超声、MRI、PET/CT、生长抑素受体显像和术中超声等；二是有创性检查手段，包括选择性动脉血管造影、选择性动脉内刺激试验（ASVS）、经皮经肝门静脉分段采血测定激素水平（PTPC）等。有创性检查是20世纪定位诊断PET的主要手段之一，血管造影、ASVS和PTPC诊断敏感性可分别高达70%、94%及88%。但上述检查繁琐复杂、耗时长，患者痛苦大，且存在一定手术风险，随着无创检查技术诊断率的提高，目前在国内外已被逐步淘汰，仅在所有无创检查均阴性，临床又高度怀疑PET诊断的患者中应用。多排螺旋CT是目前临床定位诊断的首选方法，利用三维重建技术可清晰显示肿瘤与周围血管、胰管、胆管之间的关系，为选择手术方式提供依据。国外报道其对胰岛素瘤的诊断灵敏度达85%~100%，我国文献报道其对PET诊断阳性率也已提高到80%以上。胰腺血流灌注显像技术为近年来迅速发展的一项新技术。EUS是近年来广泛应用的新技术。国内报道其诊断阳性率为90%左右，且EUS对腹部超声及CT检查均无法发现的PET的检出率仍可达80%，因此可与上述检查相互补益。但EUS对位于胰尾的疾病诊断能力较低，敏感性仅为40%左右。国外有学者对肿瘤较小，考虑术中定位困难的患者于手术前数小时行EUS引导下细针穿刺注射印度墨，易于术中迅速定位肿瘤。

（2）转移性NET的全身化疗

NET对化疗不敏感，在没有其他治疗选择时方予考虑。主要药物为卡培他滨（希罗达）、5-FU、达卡巴嗪、替莫唑胺、链脲霉素等。化疗方案包括：①链脲霉素 + 5-Fu（有效率30%）；②链

脲霉素 + 阿霉素（有效率 30%）；③替莫唑胺 + 卡培他滨（有效率 35%~40%）。

目前美国已批准链脲菌素用于晚期胰腺神经内分泌肿瘤的化疗，但对胃肠道神经内分泌肿瘤可能无效。链脲菌素在中国尚未上市。

关于替莫唑胺，目前已有转化医学研究证实 CAPTEM 方案的理论基础，增长缓慢的分化好的神经内分泌肿瘤具有延长的 G0 期细胞，亲脂性的烷化剂可诱导静止的 G0 期细胞凋亡，达卡巴嗪或替莫唑胺均为亲脂性烷化剂，如持续暴露于对神经内分泌肿瘤有效的抗代谢药物可能提升疗效，神经内分泌肿瘤类癌细胞系 BON 体外培养试验证实 5-FU 与替莫唑胺的协同增效作用与给药时间和先后顺序有关，在 5-FU 给药 9 天后给予 TMZ 产生的杀伤力最强，可致 68% BON 细胞凋亡。相关机制研究显示，替莫唑胺作为口服的烷化剂，通过使 DNA 烷基化进而杀伤肿瘤细胞，在鸟嘌呤 N7、O6 处形成 DNA 交联，细胞内 O6- 甲基鸟嘌呤 -DNA 甲基转移酶（O6- methylgnanine DNA methytransferase，MGMT）的活性与烷化剂耐药有关，MGMT 蛋白的表达在胃肠神经内分泌肿瘤和胰腺神经内分泌肿瘤中有差异，经免疫组织化学证实 MGMT 在 24%~51% 胰腺神经内分泌肿瘤中低表达，而在胃肠胰腺神经内分泌肿瘤中 MGMT 往往正常表达。而卡培他滨与替莫唑胺之间也可能存在一定的协同关系，卡培他滨在肿瘤组织中选择性转化成 5-FU 后，5-FU 进一步通过不同的生化途径产生单磷酸氟脱氧尿苷（FdUMP）、三磷酸氟脱氧尿苷（FdUTP），整合 5-FdUTP 到 DNA 干扰 DNA 复制，5-FdUMP 抑制胸苷酸合成酶，进而降低从 dUMP 合成 dTMP，可以降低 O6-MGMT 活性，进而提升替莫唑胺阻断 DNA 复制的效果。

笔记

病例点评

本例中年女性患者初始诊断时，发现胰腺占位及肝占位，当地医院行胰体尾切除术，若能术前获得病理诊断则更为恰当。合并有肝转移的胰腺神经内分泌瘤，积极的手术治疗仍具有重要的治疗作用。该例患者通过手术、射频消融、介入栓塞等局部治疗方法，肿瘤得到长期控制。药物治疗方面，胰腺神经内分泌肿瘤还可以考虑生物治疗、靶向治疗及化疗等手段。

病例提供者：葛大壮　李智宇

点评专家：孙永琨

胰腺神经内分泌瘤术后肝转移、双附件转移及腹盆腔多发转移综合治疗一例

病历摘要

患者女性，33 岁，2014 年 4 月体检行超声检查发现胰尾低回声区，进一步行腹部增强 CT+ 胰腺薄层 + 三维重建，提示胰腺体尾部占位，肝左叶低强化结节，考虑恶性不除外，腹膜后及肠系膜上多发小淋巴结。生长抑素受体显像：胰尾部生长抑素受体高表达

笔记

病灶，考虑神经内分泌肿瘤可能大，伴肝转移。2014 年 4 月于外院行胰体尾及肿物切除，术后病理：胰腺高分化神经内分泌瘤（NET G2），胰腺断端未见特殊，可见脉管瘤栓，淋巴结转移性肿瘤（胰周 6/8），免疫组化：CgA（+），Syn（+），Ki-67（3%）。1 个月后行肝肿瘤射频消融术，术后行善龙治疗 1 年余。2015 年 8 月复查发现肝占位，考虑复发，遂就诊于我院。于 2015 年 9 月开始索坦 37.5mg qd 治疗。2016 年 5 月复查 CT 提示，肝左内外叶交界区被膜下不规则低密度，最大截面约 2.0cm × 1.3cm，同前相仿，考虑治疗后改变；双侧卵巢囊性结节，大者约 5.6cm × 3.5cm。2017 年 3 月（图 3-159 ~图 3-161）疗效评价：PD。遂于 2017 年 3 月底开始口服替吉奥 + 替莫唑胺化疗 12 周期。余既往史无特殊。

体格检查

生命体征平稳，全身浅表淋巴结无肿大，心肺无明显异常，腹平坦，腹软，无压痛、反跳痛，肝脾肋下未触及，肠鸣音正常，直肠指诊（–）。

辅助检查

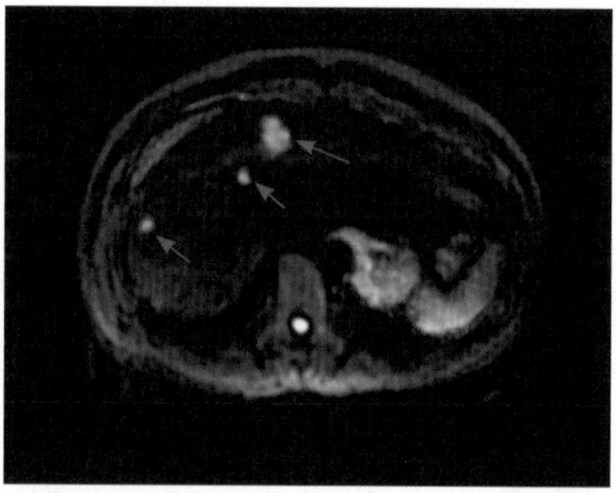

图 3-159　肝内多发转移瘤（2017 年 3 月肝脏 MR）

笔记

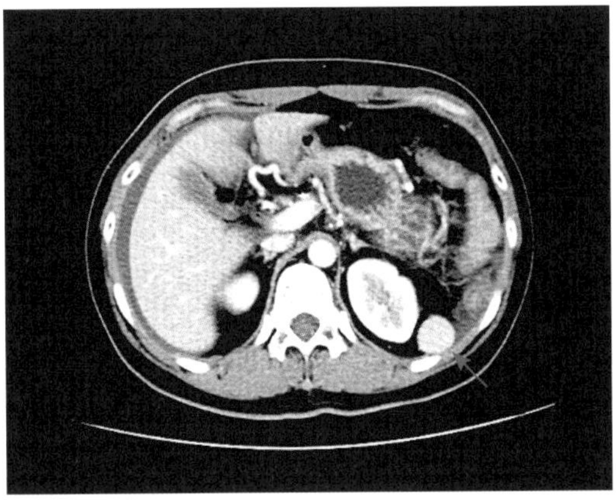

图 3-160　左肾后外实性结节，脾种植？（2017 年 3 月腹部增强 CT）

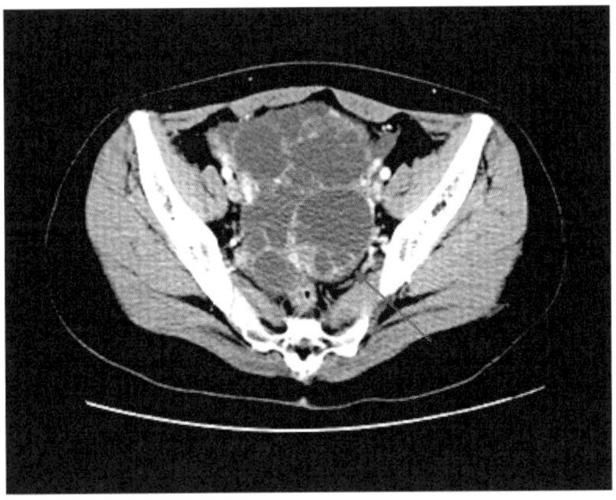

图 3-161　双侧卵巢实性肿物，考虑恶性，转移瘤可能性大
（2017 年 3 月腹部增强 CT）

诊治过程

结合患者上述现病史，体征和辅助检查，临床诊断考虑为：胰体尾神经内分泌肿瘤肝多发转移瘤，双侧卵巢转移瘤。遂于 2018 年 5 月在我院行腹腔镜双附件切除术 + 开腹探查左肝外叶切除术 + 右肝多发转移瘤切除术 + 腹膜转移瘤减瘤术，手术过程顺利。

术后病理：

（膀胱反折腹膜）、（膀胱后壁腹膜结节）、（右侧膈肌表面结节）纤维、脂肪组织中可见肿瘤浸润，结合病史，符合胰腺神经内分泌

笔记

瘤转移。

（左附件）、（右附件）、（左卵巢肿物）双侧卵巢组织中可见肿瘤浸润，结合病史，符合胰腺神经内分泌瘤转移。

（左半肝）、（Ⅷ段表面结节）、（Ⅵ段结节 1）、（Ⅵ段结节 2+3）、（Ⅵ段结节 4）肝组织内可见多灶肿瘤细胞浸润，结合病史，符合胰腺神经内分泌瘤转移。基底切缘未见肿瘤。

（肝门淋巴结）淋巴结可见转移性肿瘤（1/1）。

术后予以抗炎营养对症治疗，恢复良好，出院。

出院后患者定期复查，并继续善龙治疗至今。

病例讨论

1. 多靶点小分子酶抑制剂与 pNETs 治疗新进展

pNETs 确诊时超过一半患者为晚期。对于分化较好的进展期 pNETs，一线治疗可选择生长抑素类似物、靶向药物或细胞毒化疗。以舒尼替尼和依维莫司为代表的靶向药物在分化好的 pNETs 中显示出较好的抗肿瘤增殖作用，无进展生存期（progression- free survival，PFS）约为 11 个月，较安慰剂明显延长。以链脲霉素或达卡巴嗪为基础的联合化疗对分化好的 NET G1/G2 有一定的有效率，但临床中往往因不良反应而导致患者耐受性较差。在中国，靶向药物及 SSA 的治疗费用昂贵导致其在临床中应用受限，故高效、低毒的化疗方案具有极高的临床需求。近年来，国外有学者研究证实卡培他滨联合替莫唑胺的化疗方案在神经内分泌肿瘤中，尤其是分化好的 pNETs 的治疗中具有较高的有效率和安全性。

替莫唑胺是一种治 pNETs 的新型口服化疗药，一项回顾性研究表明替莫唑胺 + 卡培他滨治疗的 30 例 pNETs，有效率 70%，无进

笔记

展生存期达 18 个月。目前一项新的替莫唑胺、卡培他滨联合治疗 pNETs 的研究正在进行中，这项研究将能提供更丰富的前瞻性数据来评价其疗效。

2. 晚期胰腺神经内分泌肿瘤（pNETs）的综合治疗

（1）pNETs 肝转移的治疗

1）肝脏是 pNETs 最容易出现远处转移的部位，如果手术能切除绝大部分（＞ 90% 的病灶）转移灶，可考虑行原发灶和肝转移灶同期或分期切除。如肿瘤位于胰头部，建议先行肝转移灶切除，然后二次手术切除胰十二指肠。拟行肝转移灶切除时，应满足以下条件：①分化好的 G1/G2 肿瘤；②无远处淋巴结转移和肝外转移、无弥漫性腹膜转移；③无右心功能不全。肝转移灶切除的患者 5 年生存率为 47%~ 76%，高于未切除者的 30%~ 40%，但切除后的复发率可达 76%，且多数于 2 年内复发。

2）射频消融、动脉栓塞化疗、选择性内放射治疗等局部治疗手段可用于控制肝转移灶，有效减轻肿瘤负荷，减少激素分泌，从而改善患者的生活质量。目前尚无前瞻性临床研究证明针对肝脏的局部治疗可改善患者的预后，但在临床实践中，这些局部治疗通常会与全身治疗联合应用。

3）肝移植：肝移植是治疗 pNETs 肝转移的手段之一，但须严格掌握手术指征。行肝移植的指征是 pNETs 伴不可切除的肝脏多发转移灶，无肝外转移和区域淋巴结转移；原发灶可完整切除，活检肿瘤 Ki-67 ＜ 10%（Ki-67 ＜ 5% 预后更好）；存在无法用药物控制的、影响患者生活质量的症状；无肝移植禁忌证。

（2）转移性 pNETs 的药物治疗

1）生长抑素类药物治疗 pNETs 的客观有效率＜ 10%，但疾病控制率可达 50%~60%。大量回顾性研究及随机的前瞻性研究表明，

笔记

生长抑素类药物可用于进展缓慢的 pNETs（G1/G2）和生长抑素受体阳性的 pNEC（G3）的治疗，且不良反应较小。

2）分子靶向药物，前瞻性临床研究研究表明，舒尼替尼和依维莫司对晚期和转移性 pNETs 具有较好的疗效及耐受性。舒尼替尼是多靶点酪氨酸激酶抑制剂；依维莫司是口服的 mTOR 抑制剂，二药均可显著延长 pNETs 的无肿瘤进展生存期。

3）化疗，链脲霉素联合 5- 氟脲嘧啶（5-FU）和（或）表阿霉素治疗 pNETs G1/G2 的证据最为充分，客观有效率为 35%~40%。近期的小样本、回顾性研究提示，替莫唑胺单药或联合卡培他滨对转移性 pNETs 也有一定疗效。5-FU 或卡培他滨联合奥沙利铂或伊立替康等方案也可以作为 pNETs 二线治疗的选择。

（3）术后辅助治疗

R0/R1 切除术后，目前尚无高质量的循征医学证据支持长效生长抑素、化疗或分子靶向药物等辅助治疗能使 pNETs 患者获益，故不推荐对行根治术后的 G1/G2 患者常规给予辅助性药物治疗；对有肿瘤复发高危因素的患者，如淋巴结转移、血管内癌栓，切缘阳性，可考虑开展辅助治疗的临床研究。对于根治术后病理检查报告为 G3 患者，可按照导管腺癌的治疗原则给予全身辅助治疗和（或）局部治疗。对初始合并转移的 pNETs，如转移灶和原发灶均获得 R0 切除，因复发率高，建议给予辅助治疗预防复发。但采用何种治疗方法或药物，目前没有成熟的方案，建议开展前瞻性临床研究。

病例点评

胰腺神经内分泌瘤肝转移强调综合治疗，该患者综合应用了手术、射频消融、药物治疗等多种治疗手段。药物治疗中，也先后使

笔记

用了善龙、舒尼替尼、替莫唑胺+替吉奥等有效的方案，对于控制疾病进展起到了积极的作用。在药物治疗长期控制的情况下，患者接受了双附件切除+腹膜转移切除+肝转移切除的减瘤手术，是一种积极而有益的探索，值得临床借鉴和思考。提示对于胰腺神经内分泌肿瘤应采取积极的治疗策略，从而使患者获益。

病例提供者：葛大壮　李智宇

点评专家：孙永琨

胰腺神经内分泌肿瘤肝转移综合治疗一例

病历摘要

患者女性，35岁，主因“间断腹痛3年余，消瘦10个月”于2016年11月就诊于我院。

患者3年前无明显诱因出现腹痛，可自行缓解，未行诊治，症状反复，近10个月来体重下降约20kg，就诊于外院，查腹部CT示肝脏多发占位，考虑转移瘤；胰尾及脾门区强化减低灶，考虑恶性可能性大。患者为进一步诊治就诊于我院。起病以来精神良好，食欲可，大小便正常，体重变化如前描述。余既往史无特殊。

笔记

体格检查

神清，精神良好，对答切题，全身皮肤、黏膜无黄染，无肝掌、蜘蛛痣，腹部平坦，触诊腹软，左上腹压痛，全腹无反跳痛，未及异常包块。余查体无阳性表现。

辅助检查

1. 实验室检查（2016 年 11 月）

肿瘤标志物：CA199 68.54U/ml（＜37U/ml），AFP 20.86ng/ml(＜7.0ng/ml)，CA242 46.337U/ml（＜20U/ml），NSE 215.40 ng/ml（＜18 ng/ml）。

血常规、肝肾功能、凝血、病毒指标未见明显异常。

2. 腹部超声（2016 年 11 月）

肝多发转移瘤，肿物大者约 12.4cm × 10.4cm。

3. 影像学检查

胸腹盆增强 CT（2016 年 11 月）：肝脏多发结节及肿物，边界清，密度不均匀，动脉期强化，门脉期强化程度略减低，大者 8.2cm × 1.3cm，考虑恶性，转移可能性大；脾门区可见软组织影，边界欠清，与胰尾分界不清，强化较低，包绕脾门区血管，考虑恶性，胰腺癌？脾门淋巴结转移？

肝脏 MR（2016 年 11 月）：胰尾部肿物，边界欠清，约 4.2cm × 1.9cm，T_1 稍低信号，T_2 稍高信号，DWI 高信号，增强扫描轻度强化，低于正常胰腺实质，包绕脾门结构，与脾脏及左肾关系密切，考虑恶性，神经内分泌肿瘤？肝内多发结节及肿物，大者约 13.8cm × 8.8cm，T_1 稍低信号，T_2 混杂高信号，DWI 高信号，增强扫描见不均匀明显强化，呈环形及分隔样，门脉期及延迟期持续强化，内可见不强化区，考虑转移瘤（图 3-162）。

笔记

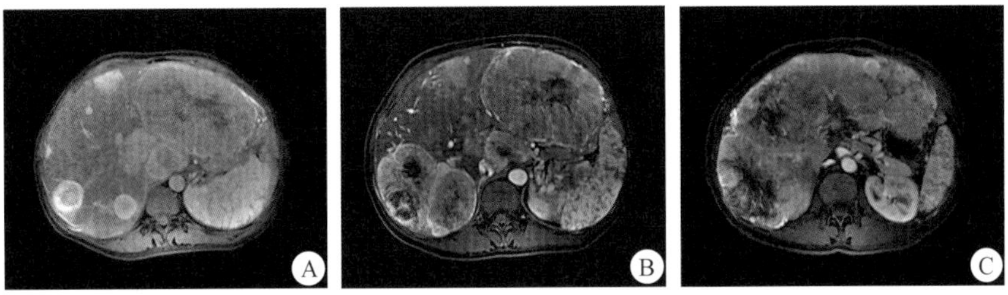

图 3-162　MR 显示胰尾部肿物；肝内多发结节及肿物

初步诊断

胰腺占位恶性可能大。

肝多发结节。

转移瘤可能性大。

诊治过程

患者就诊于我院后行超声引导下肝穿刺活检（2016 年 11 月），病理结果：结合形态及免疫组化结果符合神经内分泌瘤（NET，G2)，免疫组化结果示：AE1/AE3（3+），CK18（3+），CK19（3+），CD56（3+），CgA（3+），Syn（3+），CA（－），CK7（－），AFP（－），CA199（－），GPC-3（－），Hepatocyte（－），Ki-67（+，10%），P53（－），MGMT（－）。

第一次 MDT 讨论

诊断胰腺神经内分泌肿瘤（G2）、肝多发转移瘤（Ⅲ型）成立，根据 ENETS 指南建议，不适宜手术治疗，且患者虽有腹痛、消瘦等表现，但暂无急诊手术指征，目前治疗目标以缩小肿瘤负荷，缓解症状为主。因肿瘤负荷大，建议予化疗为主的全身治疗。考虑到患者肝脏肿瘤负荷较重，一旦开始化疗若治疗无效有引起肝功能衰竭风险，因此建议先行介入治疗缩小肝脏肿瘤负荷。

笔记

2016 年 11 月行介入治疗，造影显示病灶位于肝内，供血动脉为肝左、右动脉，可见浓染色多结节巨块型病灶，无瘤栓及动静脉瘘，经肝右动脉分支行栓塞术。

出院后复查血常规、肝肾功能等未见明显异常。术后复查肝脏肿瘤缩小。

第二次 MDT 讨论

介入治疗有效，肝脏肿瘤负荷较前减小，且肝功能正常，可开始下一步治疗。本病例为分化良好的无功能神经内分泌肿瘤（G2），无相关功能性激素治疗指征，而肿瘤负荷较大，亦不适合选用生长抑素类似物全身治疗，患者年龄较轻，一般情况良好，选择以细胞毒药物为主的全身化疗，评估后该病例符合我院进行中的替莫唑胺 + 替吉奥临床试验入组标准，遂选择该方案化疗。

2016 年 12 月为明确全身情况行生长抑素受体显像：肝脏多发生长抑素受体高表达病变，胰腺显示不清，余未见生长抑素受体高表达病灶。

2016 年 12 月开始行化疗：替莫唑胺 200mg d10～d14+ 替吉奥 40mgbid d1～d14/21 天 1 周期治疗 ×17 周期。肿瘤 PR（图 3-163、图 3-164）。

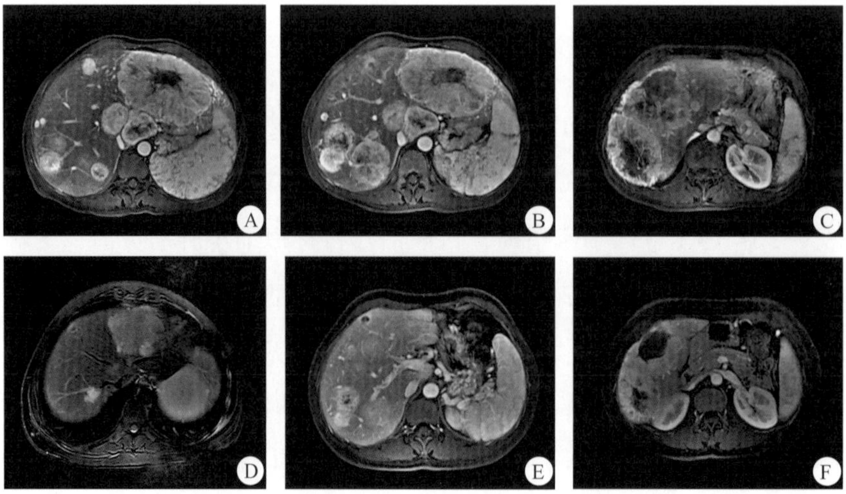

笔记

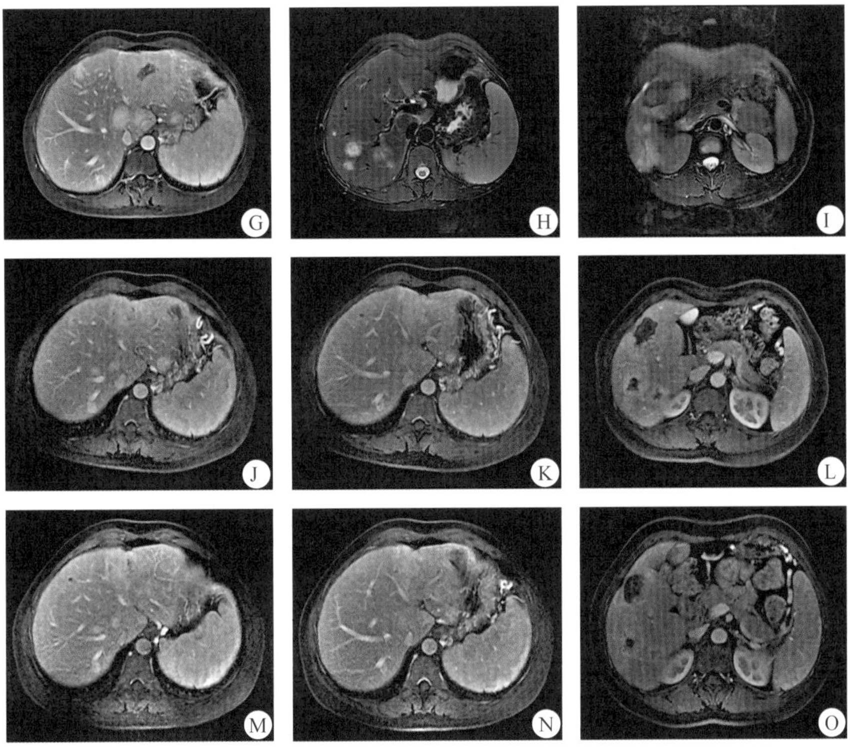

图 3-163　化疗后肿瘤变化趋势

注：A、B、C：化疗 1 周期；D、E、F：化疗 4 周期；G、H、I：化疗 8 周期；J、K、L：化疗 12 周期；M、N、O：化疗 16 周期，肝脏、胰尾部肿瘤稳定

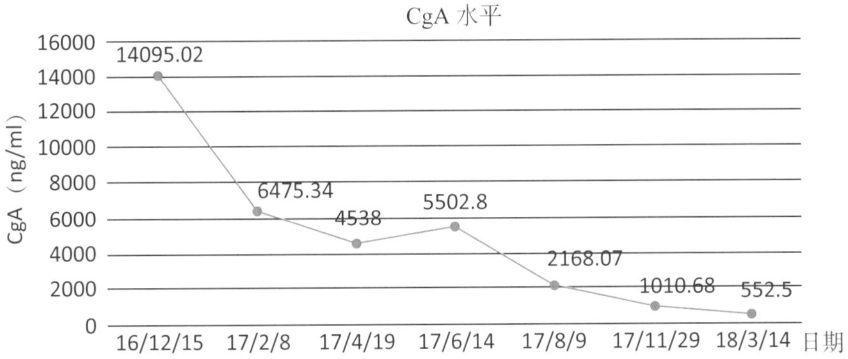

图 3-164　CgA 变化趋势

第三次 MDT 讨论

回顾患者治疗过程，确诊胰腺神经内分泌肿瘤 G2，肝多发转移，评估肿瘤不可切除，行全身化疗，期间联合介入治疗 2 次，维持 PR

7 个月以上，稳定 9 个月，共维持化疗 16 个月。根据 ENETS 标准：分化良好的胰腺神经内分泌肿瘤（G2），肝多发转移（Ⅲ型，化疗有效后肿瘤负荷小于肝脏总体积 50%），影像学无肝外转移，年龄小于 60 岁，Ki-67 10%，基本符合肝移植适应证，可行胰体尾 + 脾切除 + 肝移植达到根治性治疗，以获得优于继续维持化疗、靶向治疗、介入治疗、PRRT 等姑息性治疗的预后。现患者一般情况良好，肝肾等重要脏器功能考虑可耐受手术，建议手术治疗。

积极准备供体、完善术前检查后，于 2018 年 5 月全麻下行同种异体原位肝移植 + 胰体尾 + 脾切除术。术中情况：胰尾处可及约 1.5cm 质硬肿物，肝脏可及多发质硬肿物，较大者约 5cm × 4cm，行胰体尾 + 脾切除 + 同种异体背驮式肝移植。术后患者移植肝功能恢复顺利，术后 4 周出院。

术后病理回报（图 3-165）：胰腺近脾门处见灰白质硬区，直径 1.3cm，肝脏病灶共 5 处，较大约 6cm × 4cm × 3cm，肝脏多处肿瘤及胰腺组织内紧邻脾门处肿瘤均为神经内分泌肿瘤，G2，可见血管侵犯，肝门血管断端及胆管断端净，脾门淋巴结可见癌转移（2/5）。

免疫组化结果：CK（3+），CK7（－），CK8/18（3+），CD56（2+），SYN（2+），CgA（3+），CEA（+），Ki-67（+，3%），MLH1（+），MSH2（+），MSH6（－），PMS2（+），弹力（提示血管侵犯），D2-40（未提示淋巴管侵犯）。

笔记

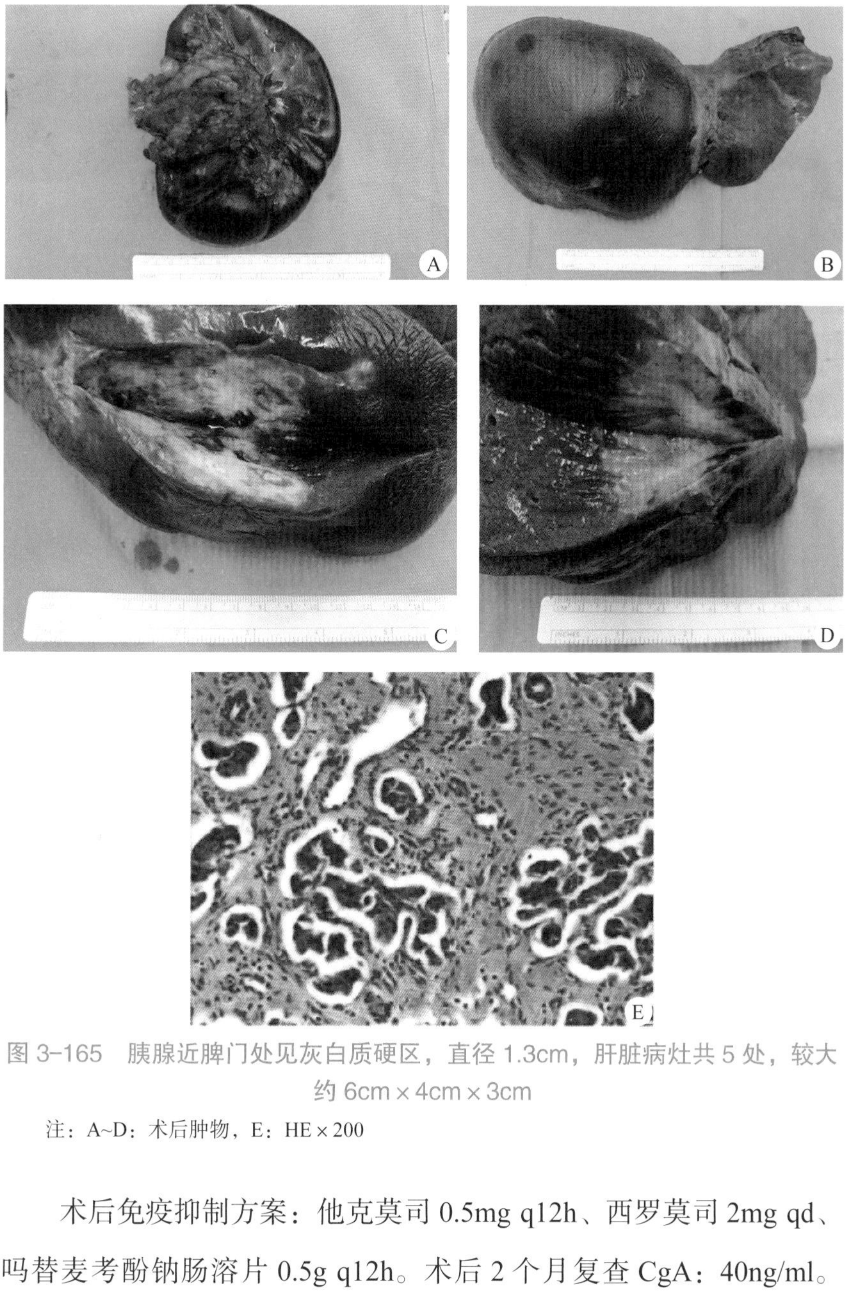

图 3-165　胰腺近脾门处见灰白质硬区，直径 1.3cm，肝脏病灶共 5 处，较大约 6cm × 4cm × 3cm

注：A~D：术后肿物，E：HE × 200

术后免疫抑制方案：他克莫司 0.5mg q12h、西罗莫司 2mg qd、吗替麦考酚钠肠溶片 0.5g q12h。术后 2 个月复查 CgA：40ng/ml。随访至术后 8 个月，患者无特殊不适，未见肿瘤复发、转移迹象（图 3-166）。

笔记

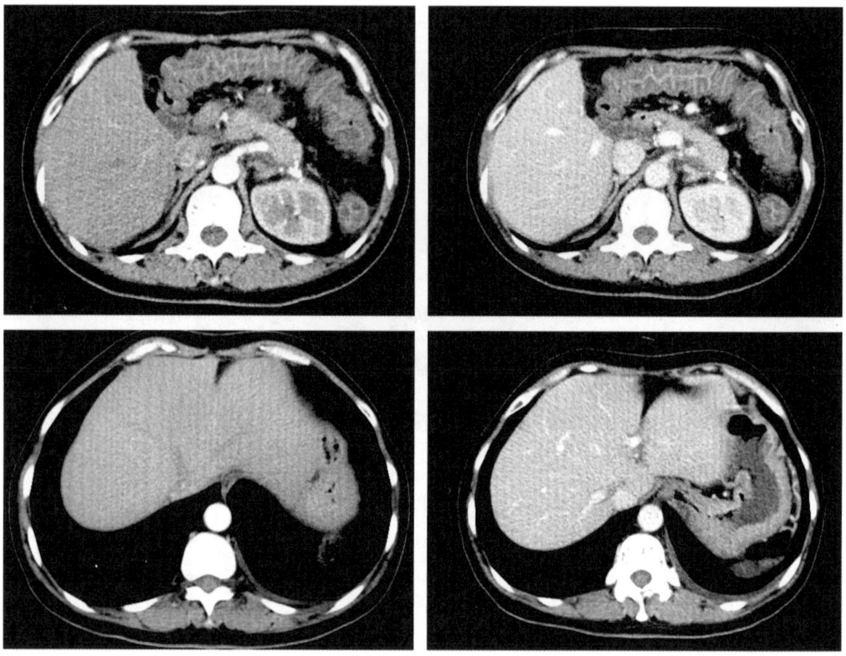

图 3-166 术后 8 个月 CT：未见肿瘤复发、转移迹象

病例讨论

1. 不可切除 pNETs 的全身治疗选择

全身治疗并不一定适用于所有的不适合行根治性切除的进展期及转移性 pNETs 患者，除全身治疗外，根据肿瘤负荷及生物学行为可选择观察稳定病灶、局部治疗、减瘤手术等。本例患者在初治选择治疗方案时，考虑到肿瘤负荷大，青年，且病灶主要位于肝脏，因此选择全身治疗联合肝局部介入治疗。而在全身治疗上亦有多种方案可供选择，主要包括：生长抑素类似物（奥曲肽、兰瑞肽）、mTOR 抑制剂（依维莫司）、舒尼替尼、PRRT、全身化疗等。本例患者因病理提示为分化良好的 G2，Ki-67 10％且肿瘤负荷较大，选择全身化疗。替莫唑胺＋卡培他滨为常用方案，其他药物包括 5-FU、

笔记

铂类、链脲霉素、达卡巴嗪等。因本中心正在进行替莫唑胺＋替吉奥临床试验，选择该方案化疗，肿瘤反应良好。进行肝移植手术后在免疫抑制剂方案上选择 mTOR 抑制剂西罗莫司，亦兼顾抗排斥及抗肿瘤两方面作用。

2. 肝移植在 pNETs 肝转移中的应用

肝移植在转移性神经内分泌肿瘤的应用并不多，仍处于探索阶段，并不作为常规推荐。早年有荟萃分析显示肝移植后 5 年生存率高达 63%～90%，但术后复发率较高。选择适合的患者是治疗成功的关键，ENETS 指南中肝移植手术应满足以下标准：分化良好的神经内分泌肿瘤（G1～G2，Ki-67 ＜ 10%），已切除原发灶，肝脏受累＜ 50%，年龄小于 60 岁，移植前病灶稳定至少 6 个月。本例患者为青年女性，分化良好的 G2，Ki-67 10%（术前活检），经过化疗后肝脏受累体积小于 50%，虽术前未切除原发灶但可对原发灶进行同期切除，基本符合 ENETS 标准。但术后需进行密切随访，以尽早发现肿瘤复发、转移并进行处理。

病例点评

对于合并有远处转移的肿瘤来说，积极的局部治疗措施能否使患者获益，取决于肿瘤的生物学行为及对全身治疗的反应。器官移植作为局部治疗的一种，由于涉及到手术的复杂性、术后治疗的长期性和器官来源的限制，在病情评估和伦理评价时应更为慎重。本例患者肿瘤分化良好、全身治疗敏感、转化治疗后肝脏受累体积小于50%，同时患者年轻，综合考虑后决定行同期原发灶切除和肝移植，通过了伦理审批。截止到目前已无瘤生存 8 个月，有望获得更好的

笔记

预后。类似患者的处理应在MDT团队的指导下仔细斟酌，如有可能，尽量采用临床试验或前瞻性观察的方式，以求获得更多更高级的循证医学证据以指导以后患者的治疗。

病例提供者：胡翰杰　张业繁　黄　振　郎　韧

点评专家：楼文晖

晚期胰腺神经内分泌肿瘤多学科诊治一例

病历摘要

患者男性，50岁，2010年5月因后背部酸痛行腹部B超：胰颈体部占位。2010年6月行胰体尾 + 脾切除术。术后病理：胰体神经内分泌瘤（NET G2），直径3.3cm，可见脉管癌栓，（肝总动脉旁）淋巴结可见癌转移（1/2），胰腺切缘未见癌；网膜组织未见特殊；免疫组化：Syn（+），CgA（+），CK（部分+），CK8/18（+），CD56（－），Ki-67%（+，约5%）。术后定期复查。

2012-6-15腹部CT及生长抑素受体显像发现胰腺断端2枚转移灶（图3-167）。

笔记

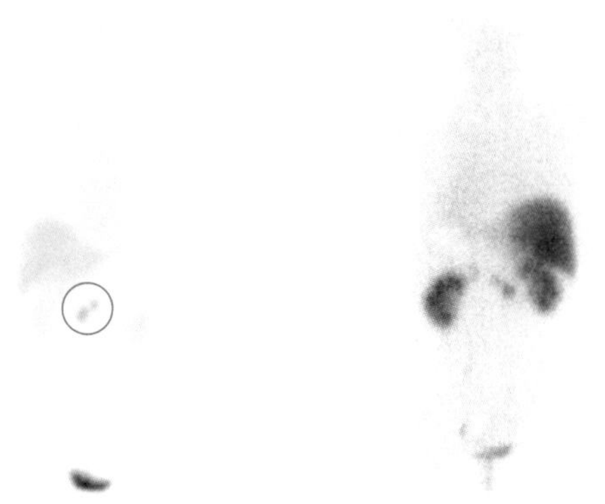

图 3-167　2012 年 6 月胰腺断端可见 2 枚病灶，呈 SSTR 阳性表达

2012 年 7 月行腹腔 2 枚转移灶切除术，术后病理：Syn（+），CgA（+），CD56（–），Ki-67（+，5%）；神经内分泌瘤淋巴结转移，大小分别为 3.0cm × 2.0cm × 2.0cm 和 2.5cm × 1.8cm × 1.5cm，脉管癌栓（+）。（肿瘤基底）纤维脂肪组织及神经未见肿瘤累及。

2014 年 6 月腹盆 CT：肠系膜血管根部新见淋巴结，约 1.2cm × 0.9cm，转移可能大，NSE 17.84 ng/ml（图 3–168）。

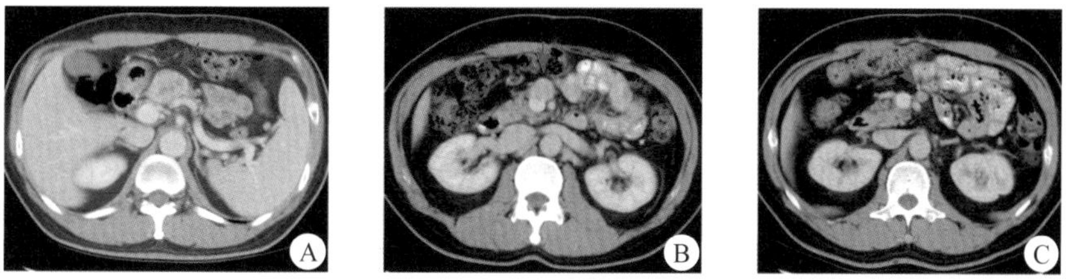

图 3–168　2010 年 6 月手术前基线检查，2012 年 6 月首次肠系膜根部淋巴结复发和 2014 年 6 月二次术后肠系膜根部淋巴结再次复发

注：A：基线检查；B：术后复发；C：二次术后复发

2014 年 6 月生长抑素受体显像：肝右叶膈顶部、肝右前叶、L1 水平肠系膜根部淋巴结生长抑素受体高表达，考虑转移。

笔记

2014 年 6 月腹部 MRI（图 3-169）：肝右叶多发转移。肠系膜根部淋巴结转移。

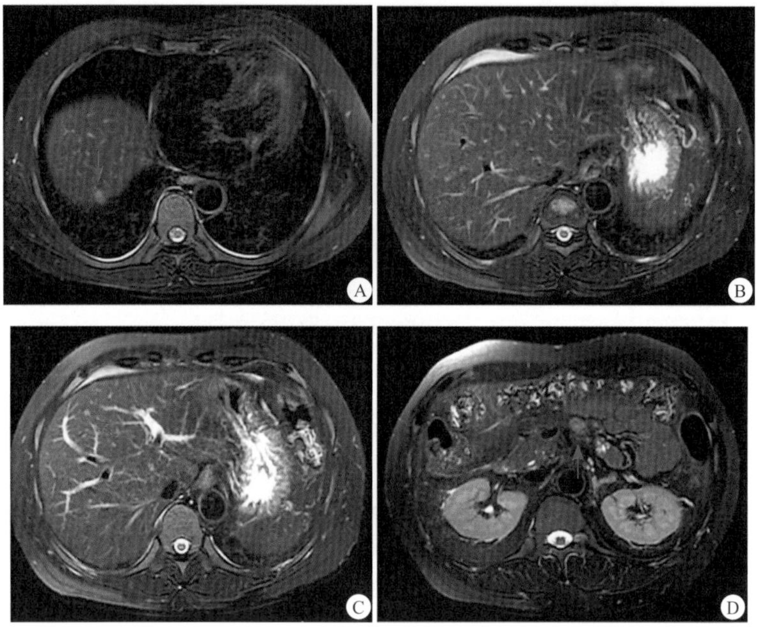

图 3-169　2014 年 6 月腹部 MRI

注：A、B、C：胰体尾及脾脏切除术后；肝多发结节，倾向转移；D：肠系膜根部肿大淋巴结，倾向转移

诊断

无功能性胰腺神经内分泌肿瘤 NET G2 术后，肝转移，腹腔淋巴结转移。

治疗

2014 年 7 月开始醋酸奥曲肽微球（善龙）30mg 治疗 6 周期，末次 2014 年 11 月，评效 SD（略增大）（图 3-170），醋酸奥曲肽微球（善龙）加量至 40mg（qm 肌内注射）治疗 3 周期，评效 PD（2015-4-3）。

笔记

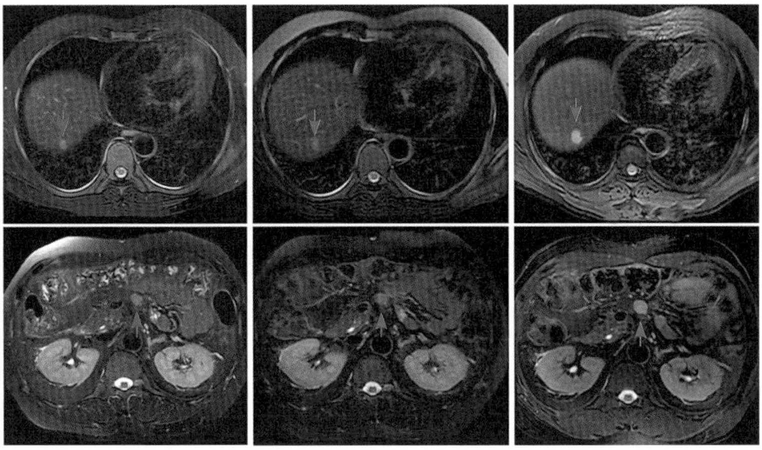

图 3-170　2014 年 7 月至 2014 年 11 月善龙治疗过程中，
肝脏病灶和肠系膜根部淋巴结缓慢增大

2015 年 4 月开始苹果酸舒尼替尼 37.5mg，口服，qd 治疗，至 2016 年 11 月，期间评效 SD（略增大）（图 3-171）。

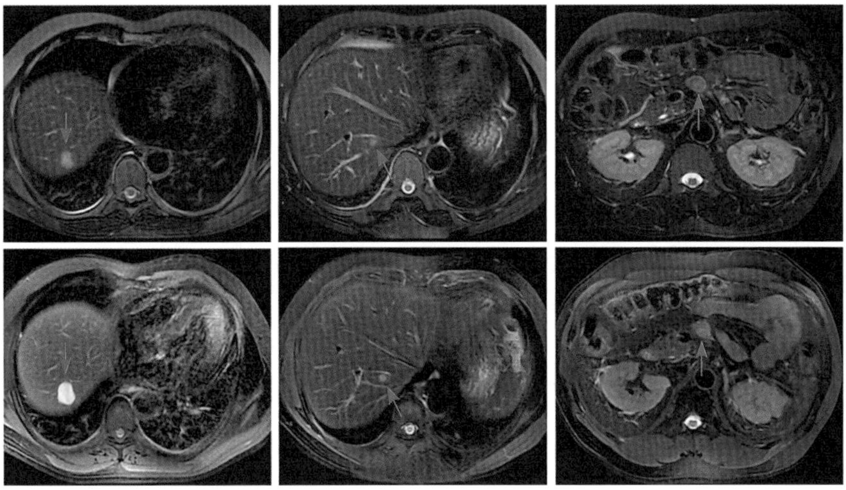

图 3-171　2015 年 4 月至 2016 年 11 月舒尼替尼治疗中，
肝脏病灶和肠系膜淋巴结缓慢增大

MDT 讨论：胰腺 NET G2 术后，肝转移，淋巴结转移，善龙及舒尼替尼治疗，肿瘤发展缓慢，生物学行为好，尽管治疗中病灶有增大，但无新发病灶出现，肝内三个病灶，其中一个深在，位于肝中静脉和肝右静脉之间，可以行肝部分切除术 + 术中射频消融术 +

笔记

腹腔淋巴结切除术，达到 R0 切除。

治疗：2016 年 12 月在全麻下行左肝部分 + 右肝部分 + 术中射频 + 肠系膜上动脉根部淋巴结切除术，术中探查肝转移有 3 个，分别位于 S4、S8、S7，其中 S8 病灶深在，其余表浅，遂行 S4+S7 部分切除，S4 病灶行射频消融；肠系膜上动脉根部肿大淋巴结，约 3cm，行切除术，术程顺利（图 3-172）。

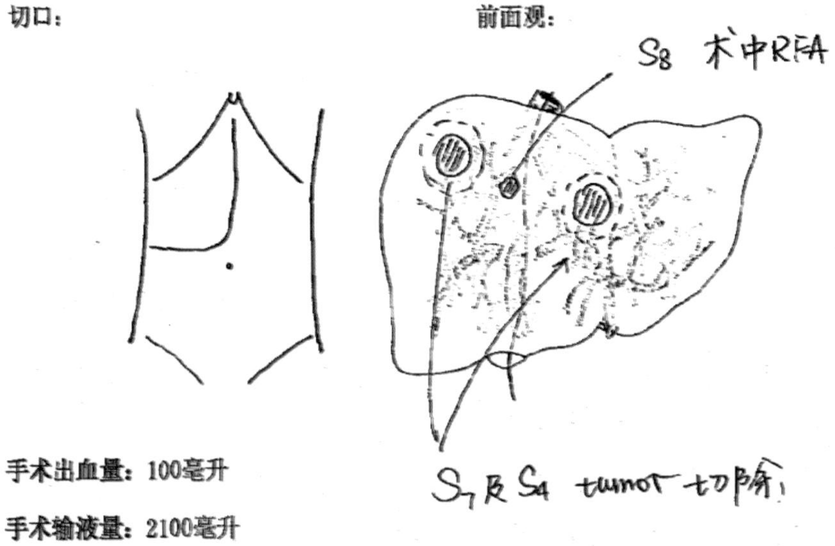

图 3-172　2016 年 12 月左肝部分 + 右肝部分 + 术中射频 + 肠系膜上动脉根部淋巴结切除术

术后病理：胰腺神经内分泌肿瘤术后、化疗后（肝部分 S4）：肝组织内可见小圆细胞肿瘤浸润，结合病史符合胰腺神经内分泌肿瘤（NET G2）转移，大小 1.1cm × 0.7cm × 0.5cm；肿瘤未累及肝被膜；未见脉管瘤栓；肝切缘未见肿瘤；（肝部分 S7）肝组织内可见肿瘤细胞浸润，结合病史符合胰腺神经内分泌肿瘤（NET G2）转移，大小 2.1cm × 2.5cm × 1.3cm；未见脉管瘤栓；肿瘤未累及肝被膜；肿瘤紧邻肝切缘；淋巴结可见癌转移（1/2）。免疫组化结果显示：CD56（－），CgA（+），CK（+），Ki-67（+，

笔记

10％），MGMT（+，50％～75％），SSTR2（+，25％～50％），Syn（+）。

术后定期复查（图 3-173），未再治疗。

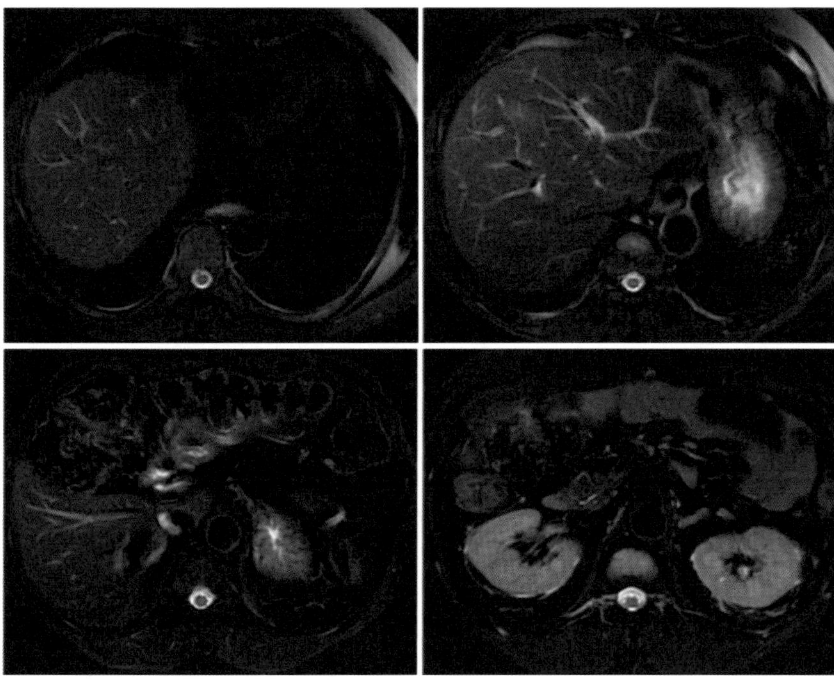

图 3-173 2017 年 7 月复查无复发转移征象

病例讨论

本例为中年男性，胰腺神经内分泌肿瘤 NET G2，首次根治术后（淋巴结 1/2），2 年区域淋巴结复发，二次手术后 2 年再次复发，肝脏转移和区域淋巴结转移，结合奥曲肽扫描和 MRI 评估，肝脏 3 枚病灶 + 区域淋巴结，无其他转移灶，参考指南和 PROMID 研究结果，采取标准长效奥曲肽 30mg qm 治疗 6 个月，肿瘤略增大，尝试进行了长效奥曲肽加量治疗，肿瘤仍缓慢增大；考虑肿瘤在进展中，且既往已行两次手术，此时未选择手术治疗，参考舒尼替尼Ⅲ期试验结果，采用标准二线舒尼替尼 37.5mg qd 治疗 1.5 年，在治疗过程中，间断评效为 SD，但仍有缓慢增大，此时考虑到从二次复发到 2016 年 11 月已经 2 年余，无新发病灶出现，此时进行 MDT 讨论，具有 R0 切除治疗机会，且患者和家属也能接受再次手术的选择，因此选择了手术治疗，术后考虑到辅助治疗并无循证医学证据，采取观察随访的方式，保证患者生活质量。DFS 超过 2 年。

病例点评

结合该病例提示对于胰腺 NET G2，尤其是 Ki-67 指数在 10% 以内的患者，SSTR2 阳性，生物学行为往往比较好，即使复发，如果可以达到 R0 切除，包括有肝外转移灶，在药物治疗稳定的情况下，通过 MDT 讨论，积极手术可以让患者生存时间延长和提高生活质量，此外该病例两次复发均出现于区域淋巴结，也提示对于可切除的胰腺神经内分泌肿瘤，根治性手术，区域淋巴结清扫是必要的。

病例提供者：陆　明

点评专家：李　洁

笔记

局部晚期胰腺神经内分泌肿瘤术后肝转移综合治疗一例

病历摘要

患者男性，49 岁，因“胰腺神经内分泌瘤切除术后半年，发现肝多发占位 1 个月”入院。患者 2013 年 11 月体检发现胰尾占位，术前腹部增强 MRI 示胰尾肿瘤，肝血管瘤（图 3-174）。2013 年 11 月下旬当地医院行全麻下胰体尾加脾切除术 + 结肠脾曲切除术 + 复杂肠粘连解离术。术中探查发现胰尾部肿物，大小约 5cm × 4cm，肿物侵犯结肠脾曲和肾周脂肪囊。术后病理：胰体尾神经内分泌瘤，G2，核分裂象 3~5 个 /10HPF，侵犯胰腺周围组织和脾区结肠壁肌层，脉管内见瘤栓，切缘（ – ）。2014 年 4 月当地医院腹部增强 CT：肝内多发转移瘤。自患病以来，无明显不适症状。既往体健，体格检查未见明显异常。

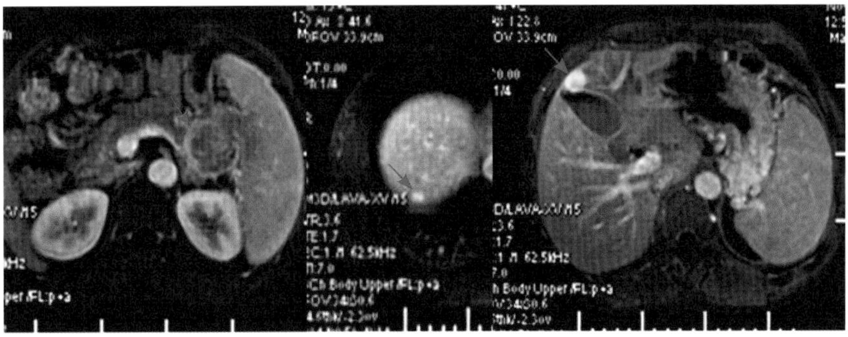

图 3-174　患者术前增强 MRI（2013 年 11 月），箭头指示胰尾肿物及多发肝肿物

笔记

辅助检查

患者入院查血常规、肝肾功能正常，血神经元特异性烯醇化酶，血癌胚抗原，血糖链抗原 199 水平正常。会诊外院病理：（胰尾部）神经内分泌瘤（NET G2）。原单位免疫组化：CgA（+），Syn（+），CD56（+），β-catenin（+），CK（+），AACT（+），CD7（–），CD10（–），Vimentin（–），Ki-67（+，约 3%）。生长抑素受体显像：肝脏多发占位，部分病灶高度表达生长抑素受体，伴中心坏死。

初步诊断：胰腺神经内分泌瘤（NET G2，Ⅳ期）。胰体尾 + 脾切除术后。肝转移。

治疗过程

患者 2014 年 5 月入组“苹果酸法米替尼治疗晚期或转移性胃肠胰腺神经内分泌瘤多中心Ⅱ期临床试验”。2014 年 7 月复查胸腹 CT 提示肝多发转移瘤较前增大，考虑病情进展，于 2014 年 7 月入“恩度联合达卡巴嗪及 5- 氟尿嘧啶治疗晚期胰腺神经内分泌瘤的Ⅱ期临床研究”，2014 年 7 月至 2014 年 12 月共行 8 周期化疗，最佳疗效部分缓解（图 3–175）。因出现 3 度肝酶升高而停止化疗，停药后肝功能逐渐恢复正常。2015 年 2 月肝区动态核磁显示多发肝转移灶可手术切除（图 3–176），^{68}Ga-DOTA-TATE 未见肝内及肝外高摄取病灶。2015 年 3 月底行剖腹探查，左肝内侧叶肿物切除，右肝后叶切除术，术中 B 超探查，于肝脏Ⅳ A、Ⅳ B 段分别可见直径 1.0cm、0.6cm 肿物各一，Ⅶ段可见直径 0.5cm 肿物，Ⅵ段可见直径约 0.8cm 肿物，肿物旁肝脏表面有凹陷，考虑化疗后改变。术后病理未见瘤细胞。随诊至 2018 年 11 月无疾病复发。

笔记

病例讨论

胰腺神经内分泌瘤的化疗

晚期胰腺神经内分泌瘤的内科治疗药物包括长效生长抑素类似物，分子靶向药物依维莫司与舒尼替尼，链脲霉素或替莫唑胺为基础的方案。一项随机对照Ⅱ期临床研究纳入 144 例晚期胰腺神经内分泌肿瘤患者，结果显示替莫唑胺联合卡培他滨治疗晚期胰腺神经内分泌肿瘤无进展生存期（22.4 个月 *vs*.14.4 个月，*P*=0.023）及总生存期（未达到 *vs*.38.0 个月，*P*=0.012）均优于单药替莫唑胺。联合治疗组和单药治疗组的客观缓解率分别为 33.3% 和 27.8%（*P*=0.47）。综合既往回顾性及非随机对照前瞻性研究结果，替莫唑胺为基础的化疗方案治疗晚期胰腺神经内分泌肿瘤客观缓解率，高于生长抑素类似物或分子靶向药物（＜ 10%），是目前治疗晚期胰腺神经内分泌肿瘤缓解率最高的药物治疗方法，尤其适用于肿瘤负荷重，生长迅速，症状明显的患者。但是既往小样本研究中替莫唑胺与多种药物联合，包括贝伐珠单抗，沙利度胺等，有效率均高于 30%。因此最佳联合方案仍无定论。

由于链脲霉素尚未进入中国市场，而替莫唑胺价格昂贵，本例患者的经济条件不允许使用上述化疗方案及前述生长抑素类似物或分子靶向药物，因此选择参加临床研究。一线法米替尼治疗失败后，患者接受了恩度联合达卡巴嗪及 5- 氟尿嘧啶的研究方案治疗。达卡巴嗪与替莫唑胺在体内均代谢成为 MTIC 进而发挥抗肿瘤作用，达卡巴嗪虽为静脉用药，但价格便宜，在数项回顾性研究中显示出对神经内分泌肿瘤的治疗作用。恩度是有抗肿瘤血管形成作用的药物，其他抗血管生成药物，如舒尼替尼已显示出对于胰腺神经内分泌肿瘤的疗效。在小样本前瞻性临床研究中，抗血管生成分子靶向药物

笔记

贝伐珠单抗与替莫唑胺联合治疗晚期胰腺神经内分泌肿瘤客观缓解率为 33%。

本例患者接受恩度联合达卡巴嗪为基础的化疗后疗效显著，进而接受了肝转移灶的切除，避免了进一步内科药物治疗可能出现的毒性，病理显示疾病完全缓解。

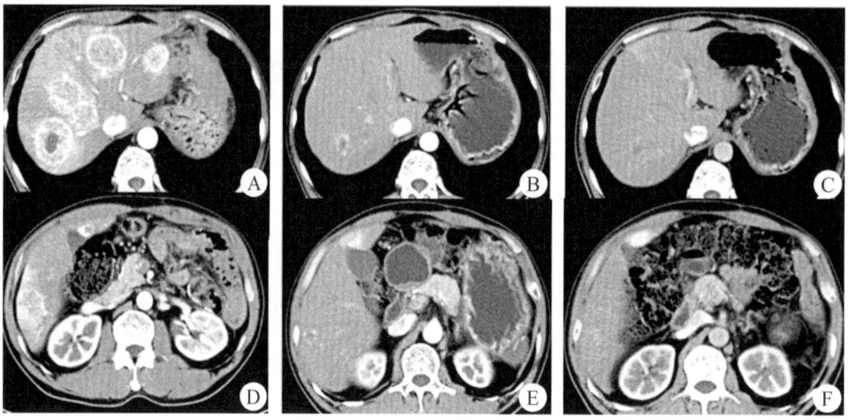

图 3-175　恩度联合化疗 6 周期治疗后患者肝转移灶变化

注：A、D：治疗前；B、E：3 周期后；C、F：6 周期后

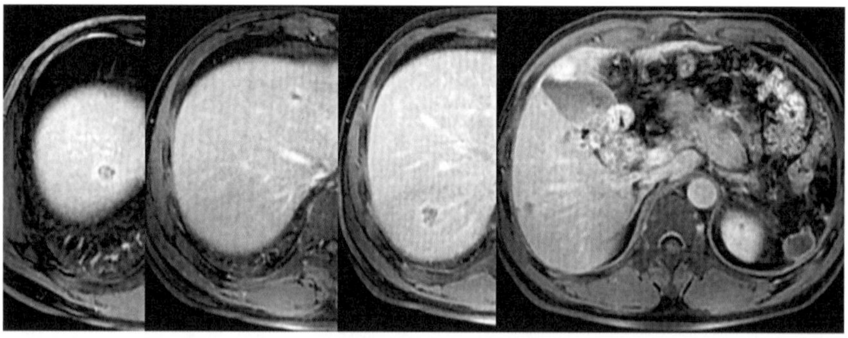

图 3-176　肝转移灶切除术前肝区动态核磁

病例点评

本病例为原发胰腺神经内分泌肿瘤（NET G2），肝转移，首次确诊仅发现胰腺占位，但同时提示肝脏存在血管瘤，考虑到神经内分

笔记

泌肿瘤肝转移多呈丰富血供表现，易与血管瘤混淆，且初始并未行生长抑素受体显像，因此，高度怀疑初始手术时即有肝转移存在，术后5个月病灶增大，但仍仅限于肝内，从病变数量和分布来看属于可切除或潜在可切除类型，考虑到病变进展中，首先采取分子靶向治疗是标准治疗之一，后续进展采用达卡巴嗪为基础的方案，达到了控制肿瘤，肿瘤显著缩小，进一步为手术创造了条件，在合适的时机手术干预，术后病理PCR，为一个晚期转移的病例提供了治愈的可能性，是值得临床借鉴的很好病例。对于胰腺原发的神经内分泌瘤，由于替莫唑胺为基础的化疗方案具有很好的疗效，联合卡培他滨有效率可以达到30%以上，对于一些潜在可切除的，尤其是Ki-67指数10%以内的生物学行为比较好患者，需要MDT争取转化治疗的机会。

病例提供者：程月鹃

点评专家：陆　明

不可切除胰腺神经内分泌瘤肝转移内科治疗一例

病历摘要

患者主因“皮肤黄染、上腹部进食后不适半月余”于2016年5

笔记

月就诊于当地医院查 CT 示：胰头肿物并多发肝转移（具体不详）。于 2016 年 5 月行胆道支架置入术（支架为金属支架）。2016 年 6 月行超声引导下肝脏穿刺病理示：（肝穿刺病理）小圆细胞肿瘤，考虑神经内分泌癌；免疫组化：AE1/AE3（2+），CD56（2+），CK7（－）。于 2016 年 7 月在当地医院给予“顺铂＋依托泊苷”方案化疗 2 周期（具体药物剂量不详），2016 年 8 月当地医院疗效评价 PD。

患者诉食欲欠佳，进食后腹胀，无腹痛，无恶心、呕吐，无发热，皮肤黏膜无黄染，精神尚可，大小便不正常。

体格检查

患者发育正常，营养中等，生命体征平稳，全身皮肤黏膜无黄染，浅表淋巴结未触及肿大，腹软、腹部平坦，全腹无压痛、反跳痛及肌紧张，肝脾肋下未触及，肝区叩击痛阴性。双下肢无水肿。

辅助检查

2016 年 8 月我院再次行超声引导下肝脏穿刺，病理示：肝组织中见恶性肿瘤浸润，免疫组化检查结果支持为神经内分泌肿瘤，考虑为 G2，结合临床（胰腺占位）不除外胰腺肿瘤转移；免疫组化检查结果显示：AE1/AE3（3+）、CD56（3+）、Syn（3+）、CgA（3+）、CK7（－）、CA199（－）、CK20（1+）、Hepatocyte（+）、Ki-67（+，10%～15%）。

诊治过程

2016 年 9 月至 2016 年 12 月给予“舒尼替尼”治疗（具体药物剂量：舒尼替尼 37.5mg 每日 1 次口服），期间患者耐受可。期间 2016 年 10 月我院复查 CT（图 3-177）与外院对比：胰腺肿瘤及肝多发转移

笔记

瘤均有缩小，但 2016 年 12 月（图 3-178）我院复查疗效 PD。

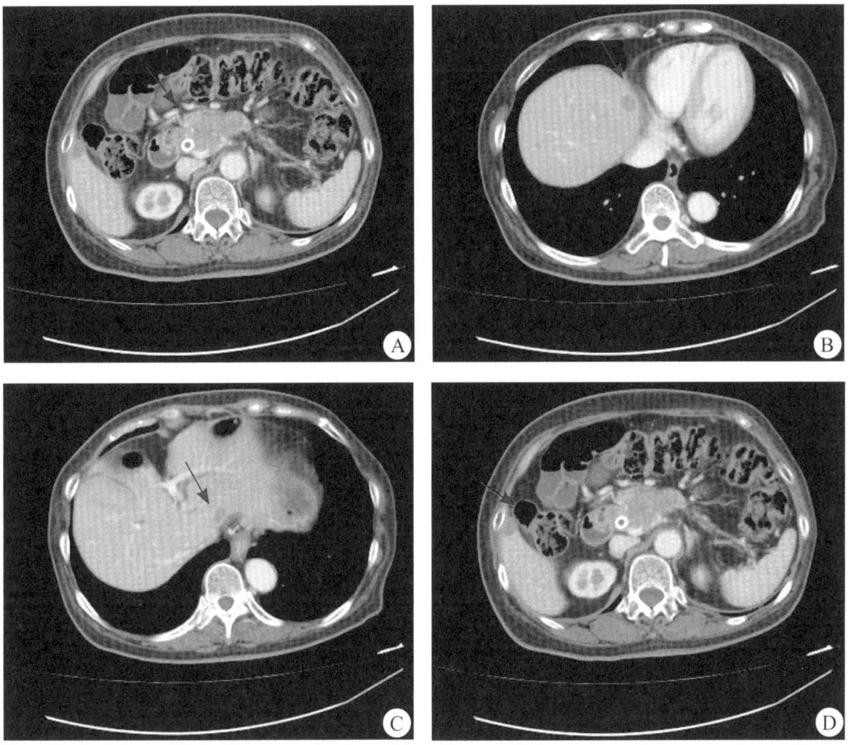

图 3-177　CT

注：A：胰腺；B：肝脏 1；C：肝脏 2；D：肝脏 3

2016 年 10 月腹盆 CT：与外院 2016 年 8 月腹部 CT 比较：①胰腺头颈部肿物较前缩小，最大截面约 5.9cm × 3.4cm，边界不清，累及门脉主干、肠系膜上静脉、脾静脉及腹腔干分支；肿物部分包绕胆总管，胆总管内见支架影，其上方胆总管及肝内胆管稍扩张，胆总管最宽处 1.5cm；胰腺体尾部萎缩；②肝内多发转移瘤较前缩小，强化程度减低，并低于周围肝脏，较大者 1.2cm × 1.2cm。

笔记

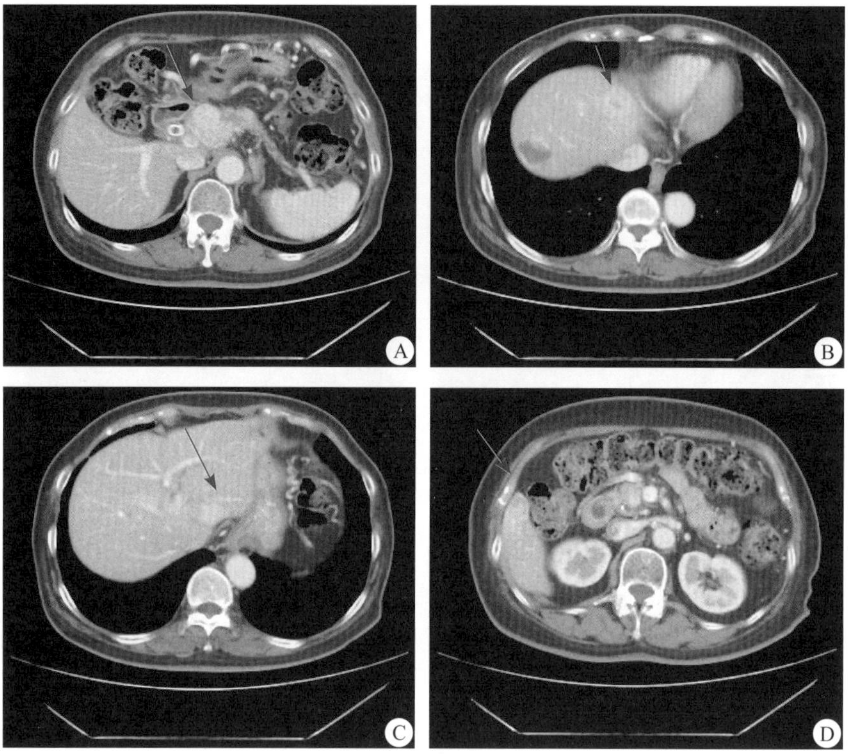

图 3-178　CT

注：A：胰腺；B：肝脏 1；C：肝脏 2；D：肝脏 3

2016 年 12 月我院腹盆 CT：①胰腺头颈部肿物较前增大，最大截面约 5.9cm × 3.6cm，边界不清，累及门脉主干、肠系膜上静脉、脾静脉及腹腔干分支；肿物部分包绕胆总管，胆总管内见支架影，其上方胆总管及肝内胆管稍扩张，胰腺体尾部萎缩，同前大致相仿；②肝内多发转移瘤较前增大、增多，强化扫描明显不均匀强化，大者 2.9cm × 2.1cm 。

2016 年 12 月至今予以“替吉奥 + 替莫唑胺”化疗（具体药物剂量：替吉奥 40mg bid po d1 ~ d14；替莫唑胺 200mg qd po d10 ~ d14/21 天 1 周期），期间患者耐受可，无明确不良反应。

笔记

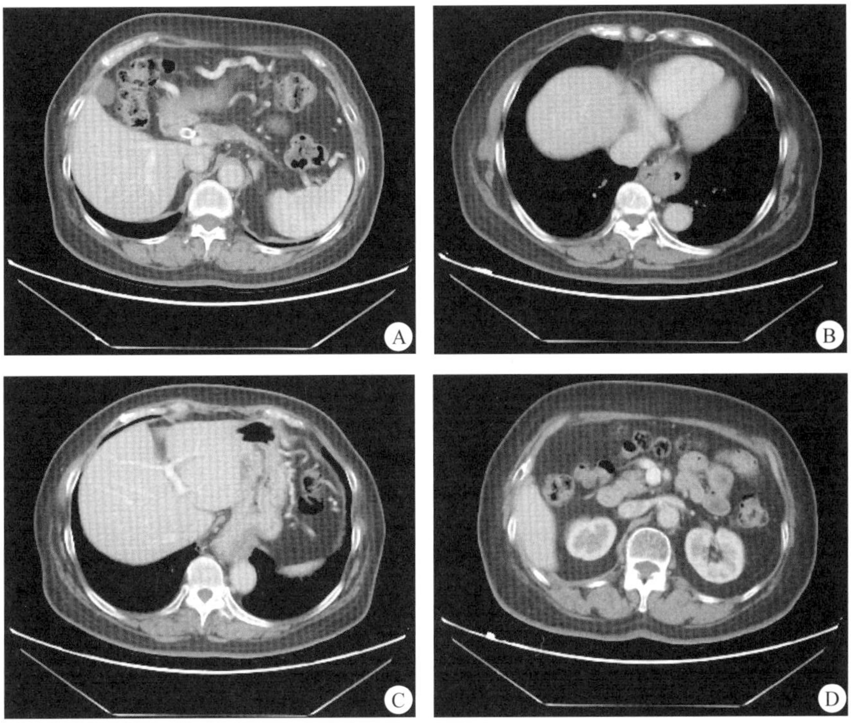

图 3-179　CT

注：A：胰腺；B：肝脏 1；C：肝脏 2；D：肝脏 3

2019 年 2 月腹盆 CT（图 3-179）：胰腺头颈部肿物，边界欠清，同前大致相仿，现最大截面约 2.6cm × 1.8cm，不均匀强化，包绕门脉主干、肠系膜上静脉、脾静脉及肝总动脉，胰腺体尾部萎缩；腹腔多发迂曲血管影，胆总管内见支架影，其上方胆总管及肝内胆管稍扩张，均同前大致相仿；肝脏散在小低密度灶，本次扫描显示不具体，建议结合 MR 检查。

病例讨论

胰腺神经内分泌肿瘤是一组起源于肽能神经元和神经内分泌细胞的异质性肿瘤，占胰腺恶性肿瘤的 3%~ 7%。近年来，随着医疗诊断技术的进步，以及对本类疾病认识的加深，pNET 的发病率、

笔记

诊断率均呈上升趋势。pNET 发病的多见于 40～60 岁成人，男女发病率无明显差别。根据是否伴有全身内分泌症状分为功能性和非功能性，非功能性占 40%～60%，功能性神经内分泌肿瘤包括胰岛素瘤、胃泌素瘤、血管活性肠肽瘤、胰高血糖素瘤等。非功能性胰腺神经内分泌肿瘤常以腹腔脏器的占位性改变为首发症状就诊，肝脏是常见的转移部位之一。影像学和病理检查常作为有效的诊断手段，外科手术切除是治疗本病的根治性手段之一，化疗和靶向药物治疗是其重要的治疗方式。

目前对于晚期分化良好的胰腺 NET 的内科治疗，有生长抑素类似物、链脲霉素（国外）为主的化疗或替莫唑胺为基础的化疗、舒尼替尼及依维莫司等。PROMID 研究证明，长效奥曲肽明显延长中肠 NET 患者的中位 TTP（14.3 个月 *vs*.6.0 个月，$P < 0.001$）；CLARIENT 研究对比了兰瑞肽对比安慰剂在中肠 NET 和胰腺 NET 中均显示出优势。两项研究确定了 SSA 在神经内分泌肿瘤中的地位，其主要针对的是 Ki-67 < 10% 的患者及功能性神经内分泌肿瘤的患者。

舒尼替尼与依维莫司两种靶向药物分别证明在转移性 pNET 中有较好的疗效及耐受性。舒尼替尼是一种多靶点酪氨酸激酶抑制剂，可抑制包括血管内皮生长因子受体与血小板源性生长因子受体在内的至少 9 种受体酪氨酸激酶。在Ⅱ期临床研究中，有效率为 16.7%，疾病控制率达 68%，1 年生存率为 81.1%。一项随机、Ⅲ期临床研究比较了舒尼替尼和安慰剂用于治疗晚期 pNET 的疗效，该研究预计入组 340 例患者，但由于中期分析观察到舒尼替尼显著优于安慰剂而提前终止。舒尼替尼组患者的 PFS 为 11.4 个月，而安慰剂组患者仅为 5.5 个月（$P < 0.001$）。依维莫司是一种口服的 mTOR 抑制剂。RADIANT3 研究是一项前瞻性、随机、安慰剂对照

笔记

的Ⅲ期研究，410 例高、中分化的晚期 pNET 患者分别接受安慰剂和依维莫司的治疗，依维莫司组的中位 PFS 为 11 个月，而安慰剂组仅为 4.6 个月，两者之间存在显著性差异（$P < 0.001$）。基于此，舒尼替尼和依维莫司被批准用于进展期无法切除的局部晚期或转移性 pNETs 患者。

对于化疗，链脲霉素 (我国未上市) 联合 5-FU 或表阿霉素对于 G1/G2 的 pNENs 证据最为充分，客观有效率为 35%~40%。英国 NET01 研究在此方案基础上联合顺铂对疗效并无提高。替莫唑胺联合卡培他滨治疗转移性 pNEC 的一项小样本（n=30）回顾性研究中，客观缓解率达到 70%，无进展生存时间达到 18 个月。2012 年一项小样本的前瞻性研究入组 35 例 NENs 患者，给予替莫唑胺联合贝伐珠单抗治疗，其中 pNET 患者（15 例）的有效率达到 33%，PFS 达到 14.3 个月。尽管目前循征医学证据尚不充分，但根据替莫唑胺在临床使用中的良好疗效，推荐其单药或联合化疗或联合靶向药物治疗转移性 pNET 或 pNEC。

综上，患者系胰腺神经内分泌瘤，G2，肝多发转移，既往予以舒尼替尼靶向治疗，PFS 为 3.5 个月；二线予以“替吉奥 + 替莫唑胺”方案化疗，肿瘤在缓慢的缩小中，至治疗 26 个月肝脏肿瘤缓解，目前该方案无进展生存超过 30 个月。

病例点评

本例患者为胰腺神经内分泌瘤 G2，肝多发转移，以黄疸为首发症状，经胆道金属支架植入解除黄疸，为后续治疗奠定了基础。但该患者肝转移瘤为Ⅲ型，无法行根治性手术切除，内科全身治疗为首选治疗。在晚期转移性胰腺神经内分泌瘤的内科治疗中，

笔记

目前证据比较充分的包括 SSA、化疗及靶向治疗等。在肿瘤负荷较小、侵袭性弱的 pNET 可选择 SSA 治疗；肿瘤负荷较大，侵袭性强和进展较快的肿瘤可考虑化疗或靶向治疗（依维莫司、舒尼替尼）。另外，化疗的肿瘤缓解率较 SSA 和靶向治疗更高，在局部晚期的转化治疗及肿瘤负荷较大、进展较快且引起相关症状的患者，化学治疗可快速降期和缓解肿瘤相关症状；靶向治疗的适应人群较宽，靶向治疗在化疗和 SSA 治疗进展的患者作为有效治疗选择之一。

分化好的神经内分泌瘤和分化差的神经内分泌癌治疗和预后完全不同，因此病理诊断的规范和准确性是正确治疗的前提。本例患者在外院诊断为神经内分泌癌，采用 NEC 首选治疗 EP 方案治疗，疗效 PD。我院肝穿刺病理明确 NET G2，且肿瘤进展较快，推荐舒尼替尼治疗后进展后。三线治疗选择替莫唑胺联合替吉奥方案治疗，经过 26 个月的治疗后胰腺原发病灶和肝转移瘤均达到临床肿瘤完全缓解疗效。进一步肯定了替莫唑胺联合替吉奥方案在 pNET 疗效。但对于疗效 cCR 后续是否停止治疗或维持治疗有待进一步探讨。

病例提供者：魏文健　依荷芭丽•迟

点评专家：谭煌英

笔记

胰腺神经内分泌肿瘤肝转移伴类癌综合征综合治疗一例

病历摘要

患者男性，64 岁，内蒙古锡林浩特人，主因“体检发现腹膜后神经内分泌肿瘤伴肝转移 4 月余”入院。患者于 2015 年 12 月至 2016 年 7 月无明显诱因出现消瘦，体重下降约 10kg；同时伴有排便习惯及粪便性状改变，由平素 1 次 / 日（黄色成形软便）增至 2~3 次 / 日（黄色糊状便）。2016 年 7 月患者于外院行腹部超声检查发现肝右后叶实性占位及腹膜后实性占位。2016 年 8 月，患者就诊于本院，行肝脏 MRI 提示腹膜后恶性肿瘤，大小约 7.2cm × 7.0cm，肿瘤包绕侵犯脾血管及脾门，同时伴有肝脏多发转移瘤；进一步行超声内镜提示腹膜后见一大小约 55.4mm × 38.7mm 低回声占位，病理及免疫组化提示神经内分泌瘤（NET G2）。

患者既往乙肝病史 30 余年，未治疗；个人史、家族史无特殊。

体格检查

生命体征平稳，全身浅表淋巴结无肿大，心肺（–），腹平坦，腹软，无明显肌紧张、压痛及反跳痛，未及明显腹部包块，肝脾肋下未触及，叩诊鼓音，肠鸣音正常，直肠指诊（–）。

辅助检查

（1）实验室检查：病毒指标提示 HBsAg（+）、HBsAb（+）、

笔记

HBeAb（+）及 HBcAb（+），HBV DNA 定量（-）；血常规、血生化、凝血功能及肿瘤标志物未见明显异常。

（2）肝脏 MRI（图 3-180）：腹膜后可见一大小约 7.2cm × 4.1cm 不规则囊实性肿物，呈多结节融合状，肿瘤包绕侵犯脾血管及脾门；肝内多发转移瘤，大者约 4.7cm × 4.1cm。

（3）超声内镜（图 3-181）：腹膜后见一大小约 55.4mm × 38.7mm，低回声占位，回声不均匀，病变与胰体尾及胃壁关系密切。

（4）超声内镜下穿刺病理：（腹膜后肿物）神经内分泌瘤（NET，G2），免疫组化示 Syn（3+），CgA（3+），SSTR2（3+），Ki-67（+，3%）。

（5）外院生长抑素受体显像（图 3-182）：胰尾及肝左叶、右后叶生长抑素受体高表达灶，考虑胰尾神经内分泌肿瘤，伴肝内多发转移。

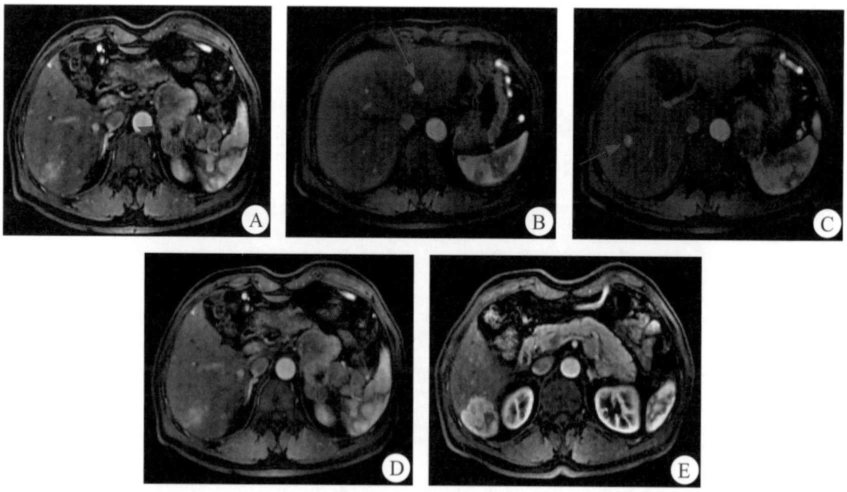

图 3-180　治疗前肝脏 MRI（2016 年 8 月）

注：A：胰尾不规则囊实性肿物，形态、大小、信号及强化均同前相仿，现大小约 7.1cm × 5.4cm；B：肝左外叶转移结节，动脉期明显强化；C：肝Ⅴ段转移结节，动脉期明显强化；D：肝Ⅴ段下腔静脉旁转移结节，动脉期明显强化；E：肝Ⅷ段转移瘤，大小约 4.7cm × 4.1cm，动脉期肿瘤明显强化，肿瘤内部可见液化坏死

笔记

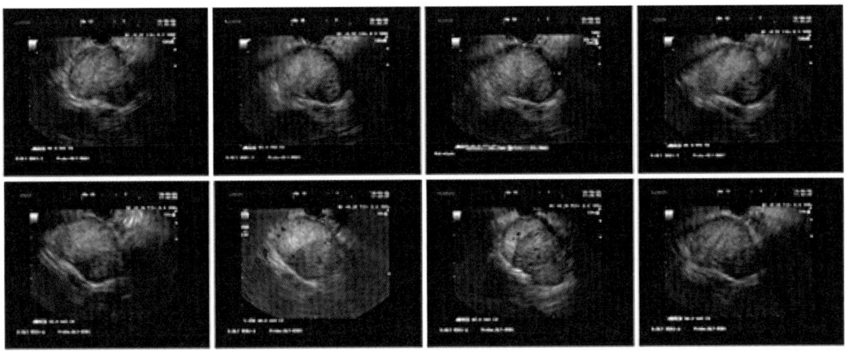

图 3-181 超声内镜（2016 年 8 月）

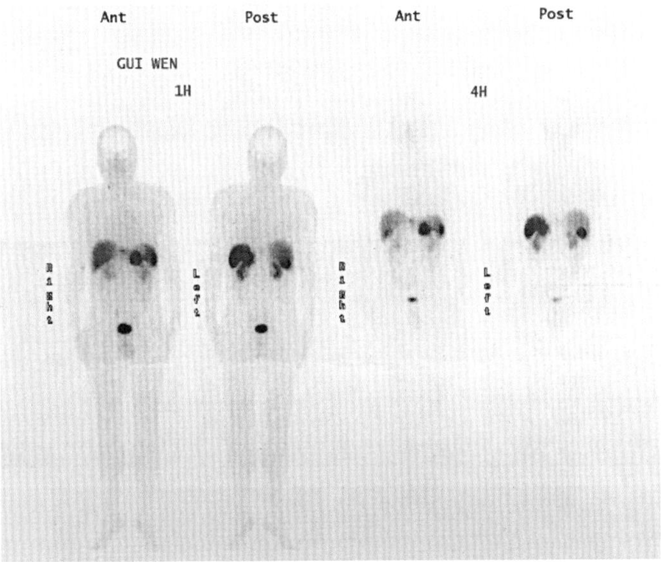

图 3-182　生长抑素受体显像（2016 年 8 月）

诊断过程

诊断

（1）胰腺神经内分泌肿瘤（G2）。

（2）肝多发转移瘤。

（3）慢性乙型病毒性肝炎。

术前治疗

第一次 MDT 讨论，患者腹膜后神经内分泌肿瘤，考虑来源于

笔记

胰腺，肿物体积较大，侵犯脾动静脉并累及脾门，同时伴肝内多发转移，肿瘤负荷较大。患者免疫组化提示 Ki-67 指数较低、SSTR2（3+），生长抑素受体显像提示胰尾及肝内转移灶生长抑素高表达，同时患者伴有类癌综合征（腹泻），故建议行善龙治疗。患者于 2016 年 8 月和 2016 年 9 月分别行善龙（20mg 肌注）治疗一次。患者善龙治疗 2 周期后排便习惯及粪便性状恢复，复查腹膜后 MRI（图 3-183）提示腹膜后不规则囊实性肿物，形态、大小、信号及强化均同前相仿，现大小约 7.1cm × 5.4cm；肝脏多发转移瘤，同前相仿，现大者约 4.1cm × 3.6cm。总体疗效评价 SD。

第二次 MDT 讨论，考虑胰腺原发灶及肝转移灶经手术联合术中射频消融治疗可达 R0 切除，改善预后，延长生存。建议手术治疗。

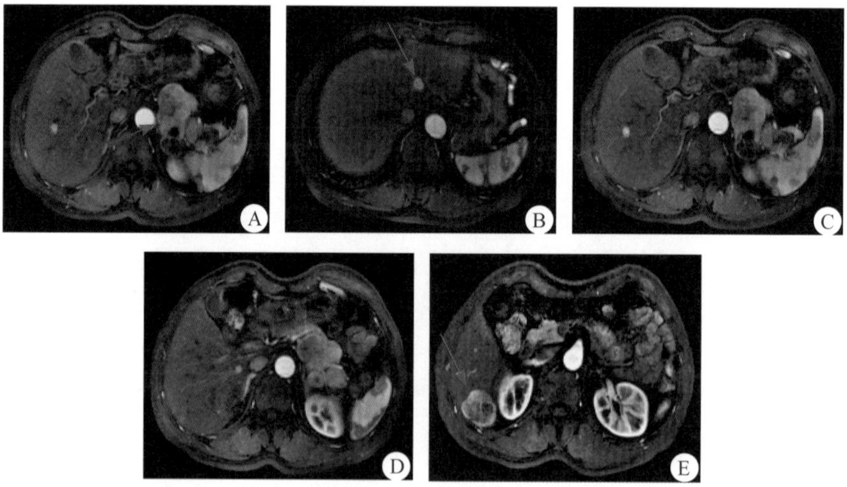

图 3-183 术前、善龙 2 周期治疗后腹膜后 MRI（2016 年 11 月）

注：A：胰尾肿物，大小约 7.2cm × 4.1cm，形态不规则，包绕侵犯脾血管及脾门，动脉期肿瘤不均匀显著强化，肿瘤内部可见液化坏死；B：肝左外叶转移结节；C：肝Ⅴ段转移结节；D：肝Ⅴ段下腔静脉旁转移结节；E：肝Ⅷ段转移瘤，现约 4.1cm × 3.6cm

手术治疗

2016 年 11 月在全麻下行胰体尾 + 脾切除 + 肝Ⅷ段转移瘤切除 + 肝转移瘤射频消融术。

笔记

术中探查见腹膜后肿瘤位于胰体尾，长径约 6cm，与脾动静脉及胃左动脉关系密切。术中超声示肝内 4 处病灶，1 处位于肝Ⅷ段，大小约 4cm，病灶表浅，予以手术切除；另 3 处病灶分别位于肝左外叶、下腔静脉旁、及肝Ⅴ段，大小为 0.5～1.5cm，位置深在，予以术中射频消融。手术完毕，术中超声再次探查全肝示消融灶消融完全，同时确认肝内无肿瘤残存（标本情况详见图 3-184）。

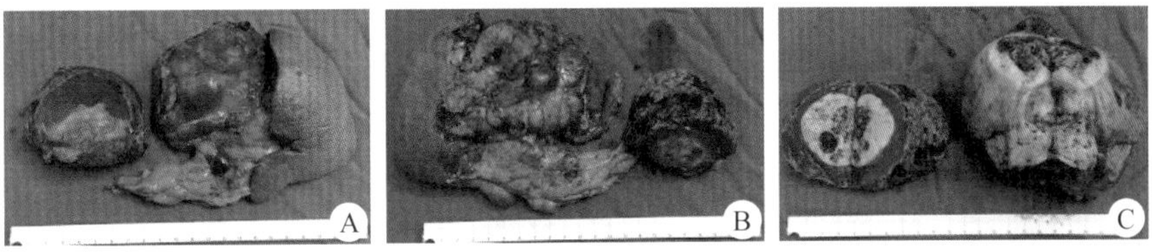

图 3-184　标本照片

注：A：正面观；B：背面观；C：剖面观

术后病理

（1）（胰体尾加脾及肿物）胰腺组织中仍可见分化较好的神经内分泌肿瘤残存（NET G2）。瘤细胞轻度退变，伴间质纤维化反应，符合轻度治疗后改变。残存肿瘤大小 6.0cm × 5.5cm × 3.0cm，呈缎带样、巢状及部分实性片状排列，瘤细胞轻 - 中度异型，核分裂可见（0~3 个 /10HPF）。

（2）（右肝Ⅷ段）肝组织中可见肿瘤组织浸润，形态与胰腺肿瘤相似，符合胰腺神经内分泌肿瘤肝转移。转移瘤累及肝被膜。

（3）淋巴结转移性癌（3/7）。

（4）免疫组化（图 3-185）：AAT（3+），ACT（3+），NSE（3+），Vim（－），PR（3+），CD10（－），CD56（3+），CyclinD1（散 1+），β-catenin（3+），Syn（3+），ChrA（3+），S100（－），AE1/AE3（2+），CK18（3+），P53（－），Ki-67（3%～5%）。

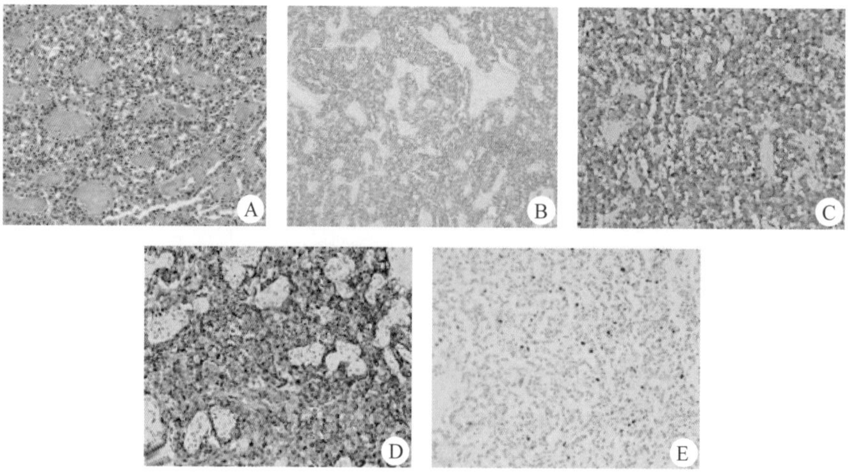

图 3-185 胰腺肿瘤 HE 染色及免疫组化

注：A：胰腺肿瘤 HE×200；B：CD56×200；C：Syn×200；D：CgA×200；E：Ki-67指数

术后随访

患者术后第 7 天复查腹部 CT 增强扫描（图 3-186）提示肝内 3 处转移灶消融完全，同时腹盆腔未见明显积液及胰瘘，术后第 12 天顺利出院。出院后再次 MDT 查房讨论，建议继续善龙治疗。患者术后规律复诊，末次随访时间为 2018 年 4 月，本院肝脏 MRI 未见明显复发及转移（图 3-187）。患者术后无病生存 17 个月。

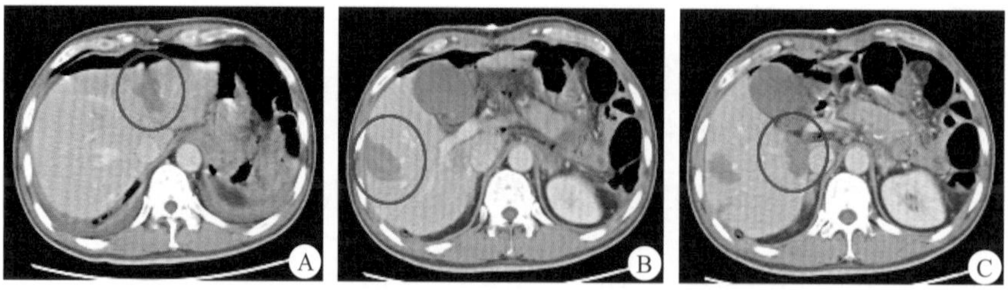

图 3-186 术后复查腹部 CT（2016 年 11 月）

注：A：肝左外叶转移灶消融后；B：肝Ⅴ段实质内转移灶消融后；C：肝Ⅴ段下腔静脉旁转移灶消融后

笔记

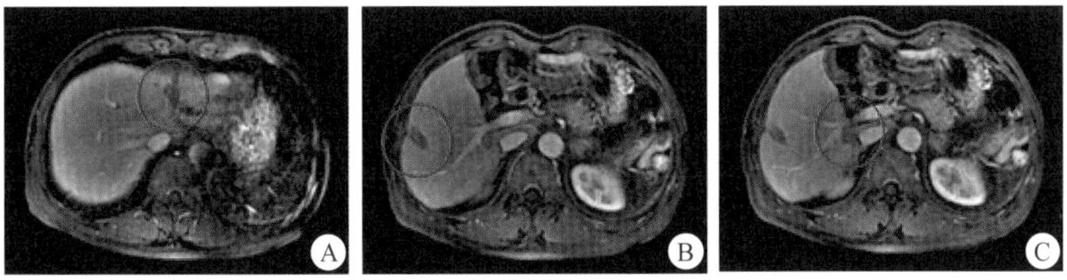

图 3-187 术后复查肝脏 MRI（2018 年 4 月）

注：A：肝左外叶转移灶消融后；B：肝Ⅴ段实质内转移灶消融后；C：肝Ⅴ段下腔静脉旁转移灶消融后

病例讨论

胰腺神经内分泌肿瘤占所有胰腺原发肿瘤的 2% 左右，是仅次于胰腺癌的第二常见的胰腺原发肿瘤。在过去的 40 多年里，随着临床诊断水平的提高，胰腺神经内分泌肿瘤的发病率逐年增高，总体的年发病率在 0.5/10 万左右，其高发年龄在 60～80 岁。

胰腺神经内分泌肿瘤分为功能性和无功能性，其中，无功能性胰腺神经内分泌肿瘤占大部分，约 90%。功能性神经内分泌肿瘤主要包括胰岛素瘤、胃泌素瘤、VIP 瘤、胰高血糖素瘤等。本例患者主要表现为体重下降及腹泻，经 SSAs 治疗后腹泻症状缓解，故考虑为功能性神经内分泌肿瘤。

由于 90% 以上胰腺神经内分泌肿瘤患者为无功能的且无明显临床症状，因此，大部分患者在初诊时即伴有远处转移（60%）或局部晚期（21%），预后不良。肝脏是胰腺神经内分泌肿瘤最常见的远处转移部位，根据术前影像学的转移灶分布评估，我们可以将肝转移病灶分为三种类型：

Ⅰ型：转移灶局限于肝脏一叶或相邻的两个肝段内，可以通过标准的解剖性切除完整移除病灶。这种“单纯型”的 GEP-NET 肝转移病例占 20%～25%。

笔记

Ⅱ型：转移灶主要分布于肝脏的右叶或左叶，但在另外一叶仍存在较小的卫星灶。该种类型约占 10%～15%，对于这种类型的 GEP-NET 肝转移，临床上仍然可以通过以手术切除为主、辅以消融治疗等方式的综合治疗进行处理。

Ⅲ型：转移灶弥漫分布在肝脏的两叶，无法行手术治疗。该种类型占 60%～70%。

目前，对于伴有肝内多发转移的胰腺神经内分泌肿瘤来说，治疗策略多种多样，但手术切除仍然是唯一可能达到根治效果的治疗方式。对于分化良好、肝内病灶可切除、无肝外转移的患者来说，手术切除是首选的治疗方式，其 5 年生存率在 76%左右（非手术治疗组其 5 年生存率约为 30%～40%）。本例患者，术前影像学评估胰位局部原发灶可切除，肝内转移灶属于Ⅱ型肝转移灶，经手术切除辅以术中射频消融可到达 R0 切除，使患者获益同时可缓解临床症状。但进行肝转移瘤切除术应严格掌握适应证，目前肝转移瘤可切除的标准主要包括：①分化良好（G1 或 G2）、肝内转移瘤可切除、手术相关死亡率＜ 5%；②无右心功能不全；③无腹腔外转移；④无腹膜弥漫性种植转移。

虽然肝切除术是分化良好的神经内分泌肿瘤肝转移的主要治疗方式，但相当一部分患者在初诊时已伴有弥漫、多发的肝转移病灶（Ⅲ型），因此，只有 20%～30%的患者适合根治性手术治疗。而对于大多数无法达到 R0 切除的神经内分泌肿瘤肝转移患者，一方面，我们可以考虑原发病灶的切除，有研究报道，对于不可切除的胰腺神经内分泌肿瘤肝转移患者，在确保手术相关死亡率可以控制的前提下，患者可从原发病灶切除中获益。另一方面，对于不可切除的分化良好的胰腺神经内分泌肿瘤肝转移患者，我们可以采取 SSAs、索坦、依维莫司、替莫唑胺等全身治疗；同时我们还可以采取 TAE、TACE、消融治疗、PRRT、肝移植等局部治疗方式控制肝转移瘤的进展；而对于分化差的、

笔记

不可切除的胰腺神经内分泌肿瘤肝转移患者，指南主要推荐全身化疗，其顺铂和依托泊苷为基础的化疗方案的有效率在 42%～67%。

病例点评

胰腺神经内分泌肿瘤肝转移的治疗面临巨大的挑战。首先胰腺作为腹膜后器官，缺乏天然筋膜的保护，毗邻大血管，局部进展期病变极容易浸润毗邻脏器，特别是对主要血管形成包绕，极大的降低了手术的根治性效果。其次，多发肝转移行解剖性切除时面临大体积的功能肝体积丧失，加大了围手术期风险。最后，对于肝外转移的评价不应被忽视。

本例患者的治疗取得了很好的效果，总结经验主要是以下两个方面。第一，针对类癌综合征和肿瘤负荷较大的特点制定了新辅助治疗的方案。正如前述，在具体方案选择上并行的一线方案有多种选择，善龙在用药安全性和类癌综合征症状控制方面占优，但在肿瘤客观缓解率方面并不理想，对于 Ki-67 值接近 10% 的 NEN G2 可以考虑替莫唑胺联合卡培他滨的方案。第二，针对肝脏转移瘤分布较广，部分病灶处于肝脏实质深部，为避免手术风险，最大保留肝脏体积的考虑，应用多种局部治疗手段（手术结合射频）达到肝脏 RO 切除的目的。也就是说不论微波、冷冻、射频等局部消融手段，还是 TAE 等介入手段，都可以和手术方案有机结合，从而达到根治性治疗的效果。

同时，本病例的治疗也为我们提出了相应的问题，第一，仍然是术后辅助治疗的话题。目前没有充分的询证医学证据进行指导。第二，对于肝脏联合胰腺切除手术风险和获益的平衡问题。特别是在面临胰十二指肠切除术联合大范围肝脏切除术的安全性考虑。虽然部分回顾性文献报道了原发灶切除对于转移性胰腺神经内分泌肿瘤患者的预后具有积极

笔记

作用，但笔者并不常规推荐，应该充分考虑肿瘤生物学行为，局部占位效应，类癌综合征严重程度等因素，在多学科平台上进行科学决策。第三，胰腺神经内分泌肿瘤的淋巴结清扫问题。我们注意到胰腺 NEN 的淋巴结转移率随着肿瘤体积的增大，显著提高，但目前仍没有针对淋巴结清扫范围的充足询证医学证据。特别是在面临联合脏器切除的情况下，往往忽视标准，规范的淋巴结清扫，影响手术的根治性。

病例提供者：陈　晓　赵　宏

点评专家：冷家骅

胰腺神经内分泌肿瘤肝转移、腹腔多发转移伴类癌综合征全身系统性治疗一例

病历摘要

患者男性，59 岁，2012 年 4 月发现腹壁肿物，期间出现每日排稀便 4~5 次，间断上腹痛，伴阵发性面部潮红。无支气管痉挛、昏厥、血糖波动、游走性红斑等。2013 年 4 月 CT 提示胰头占位，最大截面积约 3.2cm × 3.0cm，伴肝、腹盆腔多发占位。当地医院肝占位穿刺病理提示纤维组织内见腺癌浸润；上级医院病理会诊未见明确肿瘤。近 2 个月体重下降 5kg。

笔记

患者既往史、个人史、婚育史及家族史无特殊。

体格检查

生命体征平稳，面部潮红，无支气管痉挛、昏厥、游走性红斑等。全身浅表淋巴结无肿大，心肺（－）；腹平坦，腹软，无明显肌紧张、压痛及反跳痛，腹壁可触及多发肿物，质硬，活动度差，最大直径2cm；未及明显腹部包块，肝脾肋下未触及，叩诊鼓音，肠鸣音正常，直肠指诊（－）。

辅助检查

初始检查胃镜、肠镜未见异常；CT 提示胰头占位，肝多发转移，大网膜、肠系膜、腹盆腔多发肿物，考虑转移瘤；外院肝穿刺提示纤维组织内见腺癌浸润，但进一步病理会诊未见明确肿瘤；肿瘤标志物：AFP、CEA、CA125、CA199 和 CA153 均正常；2013-5-2 复查腹盆 CT（图 3-188）。

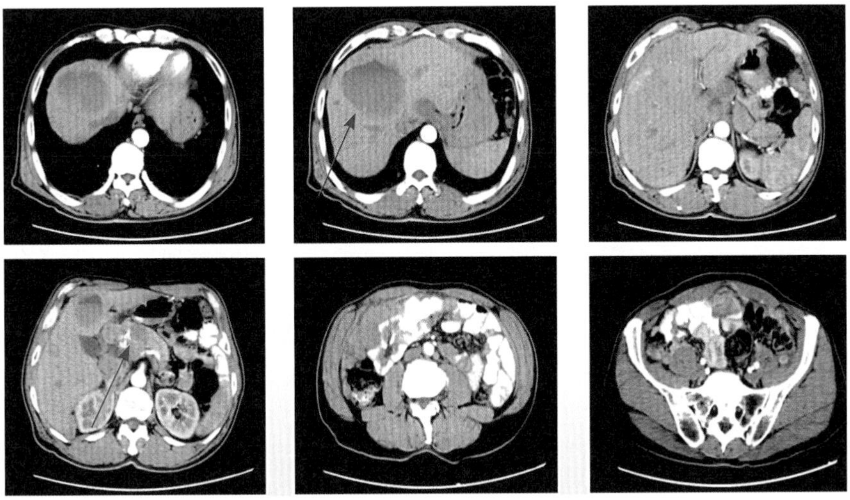

图 3-188　腹部盆腔增强 CT（2013 年 5 月）：胰腺颈部肿物，最大截面积约 3.9cm × 3.4cm，边界不清，胰管略扩张，考虑为恶性；肝内见多发大小不一低密度区，增强扫描边缘强化，大者约 8.3cm × 7.1cm；多发转移；腹盆腔及腹膜后多发肿大淋巴结，大者 3.3cm × 2.5cm；网膜弥漫性增厚，呈饼状

笔记

诊断过程

1.2013 年 5 月 B 超引导下行腹壁肿物穿刺术，细胞学报告：有肿瘤细胞，结合免疫细胞化学结果，考虑为神经内分泌肿瘤。病理：纤维组织中见极少许小圆细胞肿瘤浸润，结合临床，考虑为转移性神经内分泌肿瘤（G2），可能伴腺泡分化。免疫组化：AE1/AE3（3+），Hepotocyte（–）CgA（2+），Syn（3+），CD56（2+），NSE（3+），CD117（–），AAT（2+），ACT（1+），Ki-67（3% +）（图 3–189）。

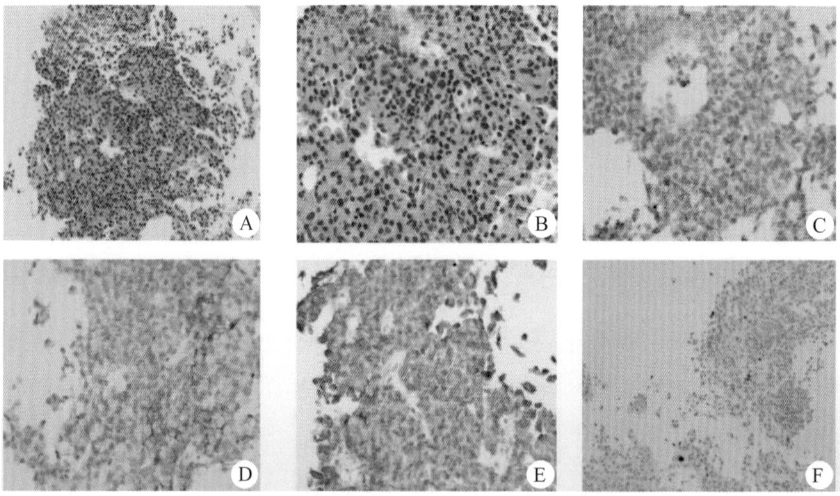

图 3–189 病理免疫组化（2013–5–2）

注：A：HE × 40；B：HE × 100；C：CgA × 100；D：CD56 × 100；E：Syn × 100；F：Ki-67

2.2013 年 5 月外院生长抑素受体显像：胰腺、肝脏及腹盆腔多发生长抑素受体高表达，符合神经内分泌肿瘤（图 3–190）。

笔记

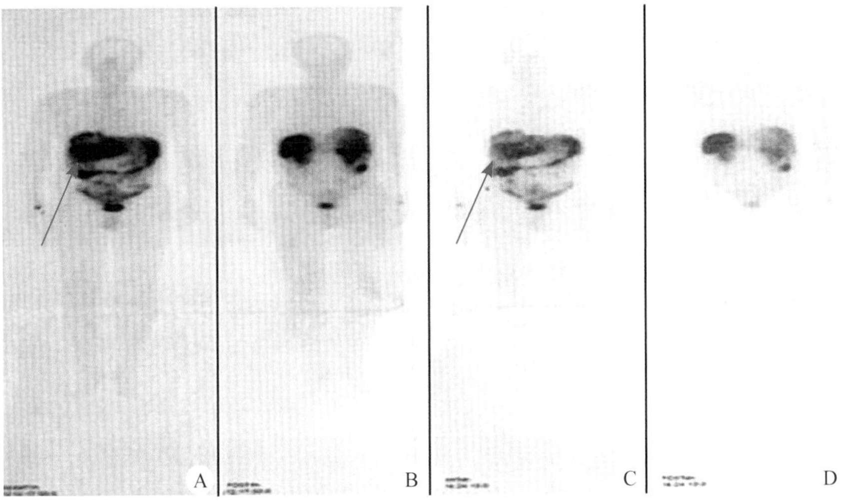

图 3-190 生长抑素受体显像（2013-5-7）

3. 诊断：①胰腺颈部神经内分泌肿瘤（G2），多发肝转移、腹腔多发转移；②类癌综合征。

4.2013 年 5 月本院行 MDT 查房：本例患者临床症状表现为腹泻、腹痛，且伴阵发性面部潮红，结合相关辅助检查考虑为合并类癌综合征的胰腺颈部神经内分泌肿瘤（G2），且伴肝脏、腹腔多发转移，肿瘤晚期负荷量大，初始评估已丧失手术治疗机会，病理活检 Ki-67 低表达，生长抑素受体显像提示生长抑素受体高表达，建议善龙 + 索坦联合治疗。

5. 治疗后患者规律复查自觉一般情况较前明显缓解，自述腹部肿物较前缩小，食欲增加，无腹泻，排便每日 1 次，治疗后 1 年体重增加 4kg。复查检查结果见图 3-191~图 3-194。

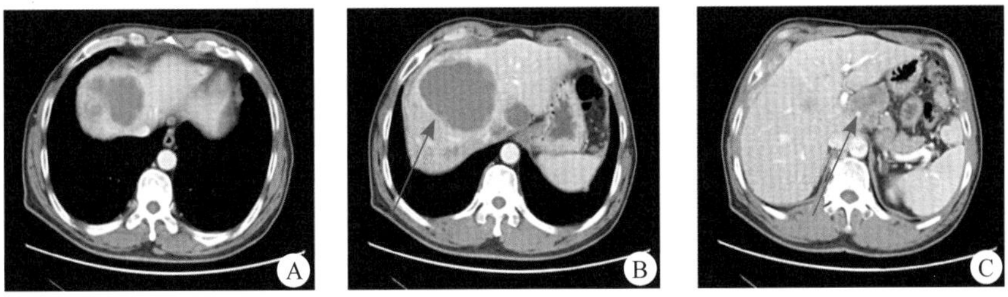

笔记

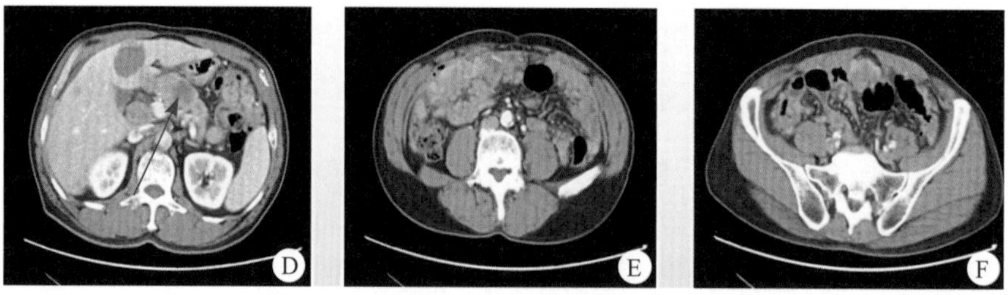

图 3-191　善龙 + 索坦治疗 3 个月，腹部盆腔增强 CT（2013 年 8 月）：胰颈肿物较前略缩小，边界不清；肝内多发大小不一低密度区，增强扫描边缘强化，肿物部分增大、部分缩小。腹腔、腹膜后、右侧髂内多发肿大淋巴结及网膜同前相仿

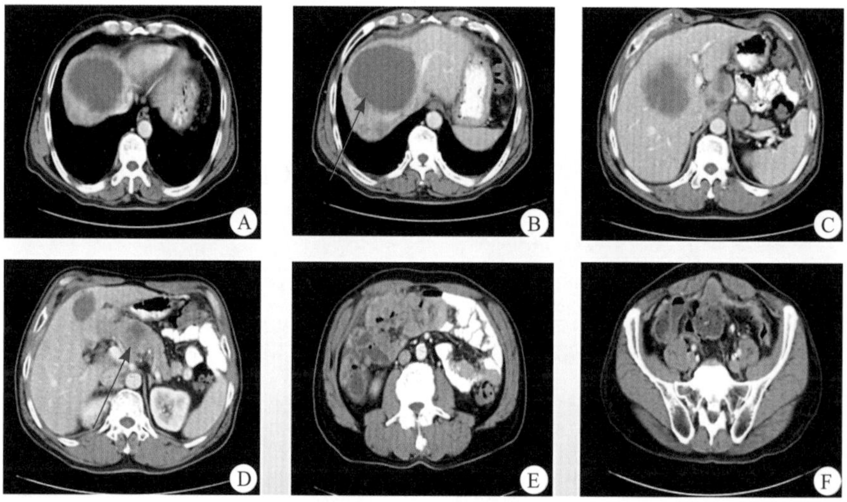

图 3-192　善龙 + 索坦治疗 9 个月，腹部盆腔增强 CT（2014 年 2 月）：胰颈肿物同前相仿，边界不清；肝内多发大小不一低密度区，大者主要呈囊性，约 9.2cm × 9.7cm，疗效评价 SD；腹腔、腹膜后及右侧髂内多发肿大淋巴结，部分较前略增大，部分较前缩小

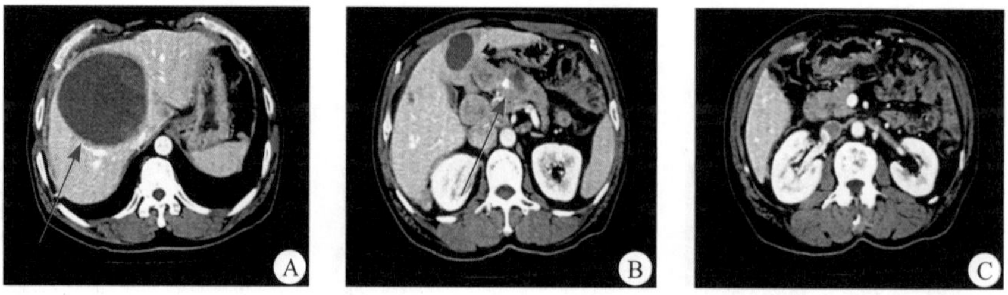

笔记

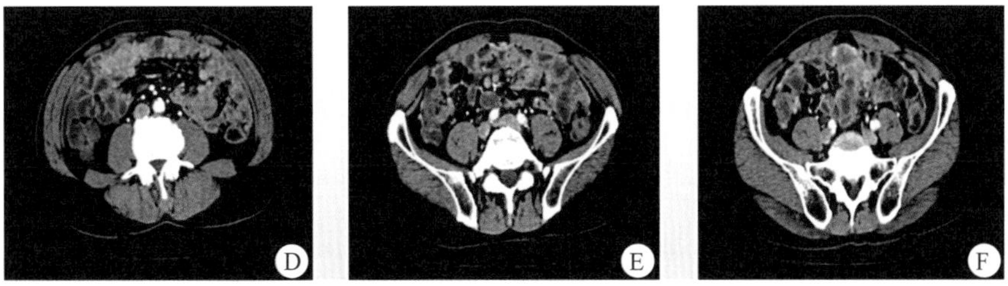

图 3-193　善龙 + 索坦治疗 13 个月，腹部盆腔增强 CT（2014 年 6 月）：胰颈肿物较前略缩小，边界较前略显具体，胰管无扩张；肝内多发大小不一低密度区，大者主要呈囊性，约 10.2cm × 9.7cm；腹腔、腹膜后及右侧髂内多发肿大淋巴结，较大者约 2.7cm × 3.5cm，部分较前略显饱满，肠系膜间隙新出现淋巴结

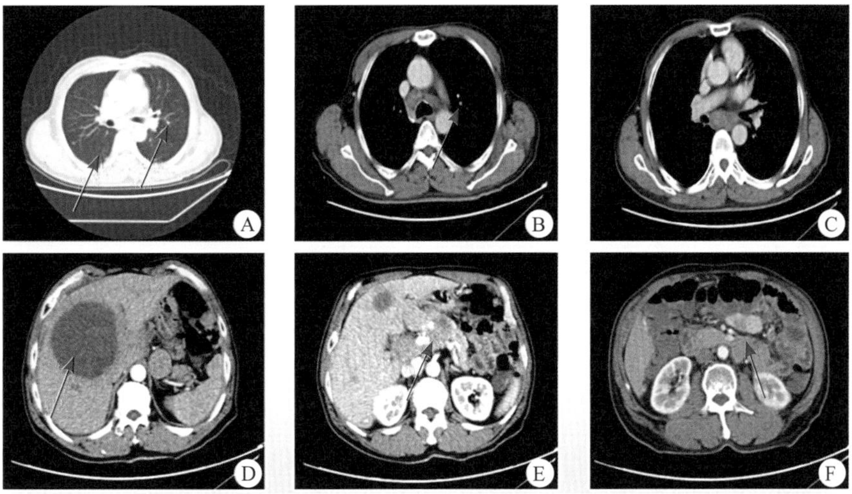

图 3-194　善龙 + 索坦治疗 22 个月，腹部盆腔增强 CT（2015 年 3 月）：胰颈肿物，最大截面约 3.5cm × 3.5cm，同前大致相仿；肝内多发大小不一低密度区，大者 10.2cm × 9.7cm，部分较前缩小，部分同前相仿；腹腔、腹膜后及右侧髂内多发肿大淋巴结，部分较前略增大，考虑为转移；双肺内及胸膜下多发小结节，为新出现，考虑为多发转移瘤；纵隔（1、2R、4R/L、7 区）、右肺门、右侧心包横膈组、贲门旁多发肿大淋巴结，考虑为转移

6.2015 年 7 月因索坦耐药，已停服，予以对症支持治疗；随访至 2019 年 1 月，患者一般情况良好。

笔记

病例讨论

胰腺神经内分泌肿瘤是一类源于肽能神经元和神经内分泌细胞的肿瘤，约占原发性胰腺肿瘤的 3%。依据激素的分泌状态和患者的临床表现，分为功能性和无功能性胰腺神经内分泌肿瘤。本例患者主要表现为腹泻、腹痛、体重下降，未出现低血糖及低血糖引起的出汗、震颤、心悸等肾上腺素能系统兴奋症状，经生长抑素类似物治疗后腹泻症状缓解，考虑为合并类癌综合征的胰腺神经内分泌肿瘤。

（1）pNETs 临床分类及分级

pNETs 的临床分类及分级标准主要参照 2010 年 WHO 胃肠胰神经内分泌肿瘤的分类标准及 2016 年神经内分泌肿瘤 ENETS 指南分级标准（表 3-13）。本例患者病理结果证实为中度恶性的 G2 级 pNETs。

表 3-13　pNETs 分类及分级标准

分类	分级	核分裂象（10HPF）	Ki-67 指数（%）
神经内分泌瘤 / 低度恶性	G1	＜ 2	≤ 2
神经内分泌瘤 / 中度恶性	G2	2～20	3～20
神经内分泌癌 / 高度恶性	G3	＞ 20	＞ 20
混合腺神经内分泌癌	由外分泌和神经内分泌细胞构成，两组成分均具恶性潜能，各自在肿瘤中的比例不小于 30%		

（2）pNETs 血清学及影像学检查

pNETs 常用的血清学指标有嗜铬粒蛋白 A 和神经特异性烯酸化酶，异常升高提示有神经内分泌肿瘤的可能。影像学检查如增强 CT 和 MRI 对胰腺神经内分泌肿瘤有重要的诊断价值，多表现为增强动

笔记

脉早期强化的富血供病灶；生长抑素受体显像作为一种敏感性、特异性较高的诊断技术，在 NETs 的诊断中得到了广泛使用。肝脏是胰腺神经内分泌肿瘤最常见的远处转移部位，根据影像学对转移灶分布评估，可以将肝转移病灶分为三种类型并根据不同的分型采取相应的治疗方式：Ⅰ型：可解剖性切除、完整移除病灶；Ⅱ型：以手术切除为主、辅以消融治疗等方式的综合治疗；Ⅲ型：无手术机会，内科治疗。本例患者影像学评估为Ⅲ型肝转移灶弥漫性分布，首选内科治疗。

（3）pNETs 肝转移的综合治疗

1）外科手术治疗

肝脏是 pNETs 最常见的远处转移器官，约占 pNETs 远处转移的 90%。pNETs 肝转移是影响患者预后的重要危险因素。手术是 pNETs 唯一可能取得治愈的治疗手段。研究表明原发灶和可切除肝转移灶做同期切除能明显改善预后。姑息性手术是指能切除绝大部分（＞90% 的病灶）转移灶，可考虑行原发灶和肝转移灶同期或分期切除，如分期切除，应先切除肝脏转移灶，再切除胰腺的原发病灶，目的在于避免肝脓肿及肝脏肿瘤细胞经胆肠吻合向肠道转移。

2）非手术治疗

非手术治疗主要针对不可切除的肝脏转移灶或多发转移的晚期 pNETs，主要为内科治疗：生物治疗、分子靶向治疗等。其目的在于控制症状，改善生活质量，延长生存期。

内科治疗中的生物治疗主要是指 SSAs，对功能性 pNETs 的控制率可达 50%～60%，对于分泌大量激素的功能性 pNETs 的治疗，SSAs 的使用优先于手术治疗。SSAs 如缓释的兰瑞肽和长效的奥曲肽可作用于 pNETs 细胞上的生长抑素受体，能有效缓解和控制神经内分泌症状，抑制 pNETs 肿瘤的生长，延长生存时间。大量回顾性

笔记

研究及前瞻性研究表明，生长抑素类药物可用于进展缓慢的 pNETs（G1/G2）和生长抑素受体阳性的 pNEC（G3）的治疗，能明显改善患者的生存且不良反应较小。内科治疗中的分子靶向药物主要有抗表皮生长因子药物（舒尼替尼、索拉菲尼等）和哺乳动物雷帕霉素抑制剂（如依维莫司等），对于晚期 pNETs 患者具有显著抗肿瘤活性。舒尼替尼是多靶点酪氨酸激酶抑制剂，具有抑制肿瘤血管生成和抗肿瘤细胞生长的多重作用。一项Ⅲ期临床试验表明，同安慰剂相比，舒尼替尼能明显延长晚期高分化 pNETs 的无进展生存时间（5.5 个月 *vs*.11.4 个月）。雷帕霉素靶蛋白信号通路基因是 pNETs 常见的突变基因，约占 16%，阻断该信号通路可抑制部分 pNETs 的生长，依维莫司是口服的 mTOR 抑制剂，相关研究表明该药对晚期和转移性 pNETs 有较好的疗效及耐受性，能明显改善低中度分化进展期 pNETs 的无进展生存时间。相比较于单药治疗，SSAs 与分子靶向药的联合用药已成为 pNETs 的潜在治疗手段。相关研究表明奥曲肽联合依维莫司可显著提高 NETs 的疗效。而舒尼替尼联合 SSAs 在 pNETs 的治疗中也得到了广泛使用，在一项回顾性队列研究中，83% 分化良好的 pNETs 患者接受了舒尼替尼联合 SSAs 治疗，此外 Barriuso 等报道了在 40 例接受舒尼替尼作为姑息治疗手段的患者中，87.5% 患者同时接受了 SSAs 治疗，均取得了较好的疗效。本例患者为合并类癌综合征的功能性胰腺颈部神经内分泌肿瘤（G2），且伴肝脏、腹腔多发转移，肿瘤晚期负荷量大，初始评估已丧失手术治疗机会，病理活检 Ki-67 低表达，生长抑素受体显像提示生长抑素受体高表达，因此善龙 + 索坦联合治疗为初始首选治疗方案。内科治疗中化学治疗对于神经内分泌肿瘤并不敏感，主要适用于不能手术的晚期患者，以链脲霉素为基础联合 5-FU 和（或）表阿霉素治疗 G1/G2 pNEN 的证据最为充分，是标准方案；替莫唑胺单药或联合

笔记

卡培他滨对转移性 pNETs 也有一定疗效；奥沙利铂或伊立替康等方案也可以作为 pNETs 二线治疗的选择。放射治疗主要用于脑或骨转移患者，局部治疗中射频消融、动脉介入治疗对于 pNETs 肝转移患者具有重要的作用，能有效的控制肝脏转移病灶，减轻神经内分泌症状。

内科治疗后的肿瘤治疗反应的评价有利于提供患者的预后信息及治疗方案的调整。治疗过程中 CT 的检查是最通用、最直观的评估手段。在 CT 基础上的 RECIST 标准被广泛运用于抗肿瘤治疗疗效的评估。本例患者接受了多周期的善龙 + 索坦联合治疗，但 CT 上显示肝转移瘤的大小并未发生明显变化，而肿瘤密度却发生了显著下降，治疗初期 RECIST 标准评估疗效仅显示为 SD。其原因可能如下：相关研究表明 RECIST 标准往往低估或高估肿瘤的实际治疗反应。RECIST 标准的评估常依赖于 CT 单一层面上肿瘤长径的变化及有限的肿瘤数目，而 pNETs 肝转移常伴形状不规则的肝多发转移瘤，RECIST 标准并不能准确评估肿瘤的治疗反应。同时，药物的治疗反应并不总是伴随肿瘤的缩小，包括舒尼替尼在内的靶向治疗药物，其对肿瘤的治疗反应主要表现为肿瘤内部的囊性变、出血等，可不伴有肿瘤大小的变化，且在治疗的早期阶段肿瘤大小的变化往往落后于肿瘤内部的治疗反应。因此，有学者提出通过评估 CT 层面上治疗前后 pNETs 肝转移瘤密度的变化可有效的提高肿瘤治疗反应评估的准确性，但代表性 CT 层面的选择及肿瘤内部不同层面对治疗反应的异质性限制了该种评估方法的使用。为了有效弥补上述两种评估方法的局限性，Yi Wang 等研究提出了通过 CT 三维重建技术计算肝转移瘤治疗前后体积的差异，联合治疗前后肝转移瘤平均密度的差异评价胃肠神经内分泌肿瘤广泛肝转移患者治疗反应的方法，其预测效果优于两个指标的单独使用与 RECIST 评估标准。该

笔记

方法既考虑了肿瘤体积、肿瘤内部治疗反应的变化而且有效避免了肿瘤内部对治疗反应异质性的偏差。该方法有待进一步大样本的前瞻性研究加以证实。

病例点评

肝脏是胰腺神经内分泌肿瘤最常见的远处转移器官。pNETs 肝转移是 pNETs 不良预后的重要因素，肝转移患者的 5 年生存率明显低于无肝转移者。pNETs 肝转移患者的诊治已成为临床研究的热点。外科手术治疗是 pNETs 肝转移患者唯一可能获得治愈的治疗手段，由于绝大多数 pNETs 早期缺乏典型的临床表现，大部分患者在发现疾病时已失去了手术治疗的机会。包括生物治疗、靶向治疗在内的内科治疗在控制症状及延缓肿瘤进展方面取得的突破性进展为 pNETs 肝转移患者提供了新的治疗选择。在由外科、肿瘤内科、影像科、介入科等组成的多学科团队的指导下，全面评估 pNETs 肝转移患者的临床病理学特征，充分权衡风险与获益后，制定多学科个体化综合治疗计划是 pNETs 肝转移患者目前最主要的治疗手段。

本例患者的临床特点为：老年男性患者，胰腺颈部神经内分泌肿瘤（G2），多发肝转移、腹腔转移，合并类癌综合征。经 MDT 讨论，考虑患者肿瘤晚期负荷量大，初始评估已丧失手术治疗机会，病理活检 Ki-67 低表达，生长抑素受体显像提示生长抑素受体高表达，决定行善龙联合索坦治疗，治疗后肝转移瘤内部多发囊性变伴密度明显下降，改善患者生存预后。

病例提供者：陈启晨　周健国

点评专家：杜顺达

笔记

胰头神经内分泌肿瘤伴单纯型肝转移手术切除一例

病历摘要

患者女性，50岁，因“间断腹泻7年余，加重伴呕吐1个月”就诊。患者7年前无明显诱因下出现腹泻，解黄色稀水便，严重时可伴呕吐，每月发作1次左右，每次对症治疗后好转，未正规诊治。曾因“甲状旁腺功能亢进症”行“甲状旁腺切除术”，因“子宫肌瘤”行“子宫切除术”，既往有“胰腺炎”病史，自诉治疗后好转。

体格检查

体温36.5℃，脉搏76次/分，呼吸18次/分，血压100/70mmHg，神清，精神可，自动体位，查体合作。皮肤、巩膜无黄染，全身浅表淋巴结未及肿大，头颈无畸形。颈软无抵抗，气管居中，甲状腺不大。胸廓对称，两侧呼吸运动对称，两侧呼吸音清。未闻及干湿性啰音。心律齐，各瓣膜听诊区未闻及杂音。腹平软，无胃肠型及蠕动波，无腹壁静脉曲张，全腹无压痛及反跳痛，肝脾肋下未触及，Murphy氏征（–），肝、肾区无叩击痛，移动性浊音（–），脊柱、四肢活动度正常，双下肢无水肿。生理反射存在，病理反射未引出。

辅助检查

胃镜示贲门炎，慢性浅表性胃炎伴糜烂，HP阴性，胃底多发息

笔记

肉（已镜下治疗），十二指肠球炎。

肠镜：慢性直肠炎，直肠多发息肉（已镜下治疗）。

腹部 MRI：肝左叶异常强化灶，转移可能。

^{68}Ga-DOTA-NOPET/CT（图 3-195）：肝左叶低密度影，SSTR 高表达，SUVmax=97.60，SUVmean=49.44，神经内分泌肿瘤肝转移可能；胰头与十二指肠间 SSTR 高表达结节（图 3-196），SUVmax=27.70，SUVmean=14.14，胰腺来源神经内分泌肿瘤可能。

实验室检查：嗜铬粒蛋白 A 1260.3ng/ml（27～94ng/ml）；胃泌素 148.9pg/ml（＜ 106.5pg/ml）。

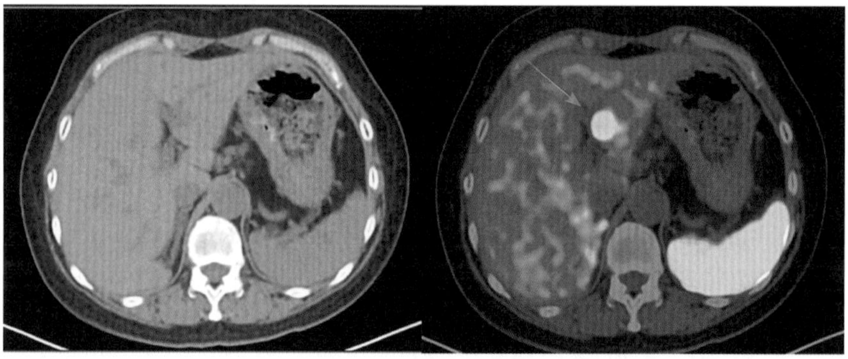

图 3-195　肝左叶低密度影、SSTR 高表达，SUVmax=97.60，SUVmean=49.44（蓝色箭头所示）

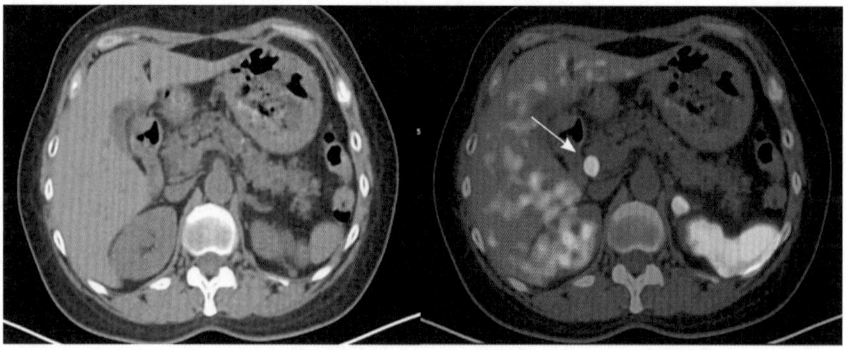

图 3-196　胰头与十二指肠间 SSTR 高表达结节，SUVmax=27.70，SUVmean=14.14（白色箭头所示）

笔记

诊断过程

结合患者上述现病史，体征和辅助检查，临床诊断考虑为：胰头区神经内分泌肿瘤，伴肝脏转移可能。术前评估肿瘤可切除，患者入院后经静脉营养支持治疗，遂在全麻下行胰十二指肠切除术＋左肝外叶切除术，术中可见左肝外叶肿物，大小约 2cm × 2cm；胰头部肿块，大小约 3cm × 3cm。手术顺利，术后安返，术后予补液、营养等对症处理。

术后病理报告诊断为“肝脏”神经内分泌瘤（NET，G1）（图 3–197），大小 1.5cm × 1.2cm × 0.8cm，长及肝被膜，肝脏切缘未见瘤组织。“胰腺”神经内分泌微腺瘤，3 灶，最大径 0.10 ~ 0.15cm；周围胰腺组织部分自溶；胰腺切缘未见特殊。“12 组”淋巴结未见瘤转移（0/4）；“7 组、8 组、9 组”示脂肪组织，未见淋巴结结构。免疫组化结果：CgA（2+），Syn（3+），CD56（3+），GLP-1（–），Insulin（–），SSTR1（–），SSTR2（3+），SSTR3（–），SSTR4（–），PTH（–），Ki-67（2%）。整个治疗过程顺利，术后患者恢复良好出院。

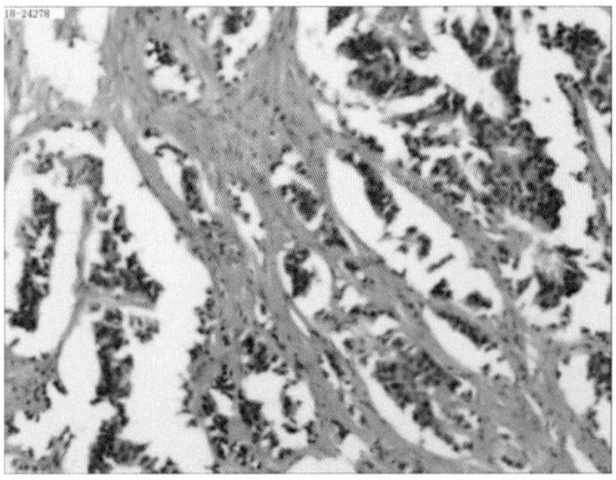

图 3–197　术后病理

注：HE × 200

笔记

病例讨论

胰腺神经内分泌肿瘤，多发生于中年女性，外生性生长，包膜完整，富血供，可有囊变、坏死、钙化。如患者伴有低血糖、贫血、难治性胃溃疡、腹泻等临床表现有助于诊断。常需要与以下几种病变鉴别。

1. 胰腺囊腺瘤：分为浆液性和黏液性囊腺肿瘤，多发生于 40～60 岁的女性，呈类圆形或分叶状囊实性肿块。浆液性囊腺瘤由多个小囊腔构成，呈多房蜂窝状改变。黏液性囊腺肿瘤多为大单囊，有分隔及壁结节，囊壁和分隔厚薄不均，可有瘤壁的壳状钙化和囊内的斑块状钙化，分隔和囊壁明显强化。

2. 实性假乳头状瘤：年轻女性好发，多为囊实性，多数体积较大，呈膨胀性生长，包膜完整，与胰腺境界清楚。包膜及囊壁可有线状钙化或弧形钙化。实性部分呈低或等密度，漂浮在更低密度的囊性部分中，呈“浮云征”；或呈囊实性不规则相间分布，可见壁结节，可有出血、坏死、囊变，很少出现胰管或胆管梗阻扩张或血管受侵现象。

3. 胰腺癌：为乏血供肿瘤，无包膜，与胰腺组织分界不清，很少出现钙化，常伴有坏死和囊变。边缘不清，常侵犯胰、胆管及血管。

4. 腺泡细胞瘤：好发于中老年男性，以膨胀生长为主，很少沿胰管浸润。体积常较大，有包膜，内部乏血供，可有囊变、坏死、出血。

本例患者为中老年女性、有 8 年腹泻病史，血清 CgA 明显升高，血清胃泌素轻度升高，^{68}Ga-DOTA-NOCPET/CT 示胰头区及肝左叶 SSTR 高表达病灶，首先考虑胰腺来源神经内分泌肿瘤。患者有甲状旁腺功能亢进病史和腺瘤摘除手术病史，最终诊断应为多发性内分

笔记

泌腺瘤 1 型（MEN1），功能性胰腺神经内分泌肿瘤伴肝转移（NET G1）。绝大部分 MEN1 型，胰腺肿瘤多是良性胰岛素瘤，还少有肝脏转移，该患者主要表现为长期腹泻，用 PPI 无法缓解，术后腹泻症状消失，分析患者腹泻与胰腺肿瘤相关，而临床长期误诊为功能性腹泻。

病例点评

胰腺神经内分泌肿瘤是一类起源于肽能神经元和神经内分泌细胞的异质性肿瘤，约占原发性胰腺肿瘤的 3%，恶性 pNET 约占胰腺恶性肿瘤的 1%，发病高峰年龄为 40~69 岁，男女之比为 1.33 ：1。pNET 是中国发病率居首位的神经内分泌肿瘤，发病年龄较轻，起病隐袭，临床症状多样化，临床诊断较困难。

依据激素的分泌状态和患者的临床表现，分为功能性和无功能性胰腺神经内分泌肿瘤。无功能性 pNENs 约占 pNENs 的 75%~85%，功能性 pNENs 约占 20%。大部分 pNENs 是散发和无功能性的，多因肿瘤局部压迫症状或体检时发现，部分因肝脏及其他部位转移意外发现。功能性 pNENs 如胰岛素瘤、胃泌素瘤、VIP 瘤等，表现为激素相关的症状，如低血糖、多发性消化性溃疡、腹泻等，临床上通常较早发现。多发性内分泌腺瘤病是指同时或先后患有两种或以上的内分泌腺肿瘤或增生而产生的一种临床综合征。MEN 是由于基因缺陷所致的罕见的遗传性疾病，为常染色体显性遗传，具有家族聚集性。MEN1 人群患病率 1/3 万，甲状旁腺功能亢进是 MEN1 最为常见的临床表型，伴有胰腺和十二指肠肿瘤，主要表现为胃泌素瘤和胰岛素瘤，前者临床主要为胃泌素升高所致顽固性溃疡、腹泻、胃食管返流等，后者表现为低血糖，其中十分之一

笔记

的胰岛素瘤由 MEN1 引起。该病例符合 MEN1 的诊断，但患者否认有家族史，无低血糖或顽固性溃疡的临床症状和体征，仅表现为腹泻和甲状旁腺功能亢进的症状。

手术切除是局限性 pNET 的最佳治疗方式，术前定位诊断是关键步骤，除明确原发肿瘤的部位，同时评估肿瘤周围淋巴结的状态及是否有远处转移，是单发还是多发。pNET 常用检查手段包括① CT 和（或）MRI；②内镜超声检查；③生长抑素受体显像和 ^{68}Ga-SSA PET/CT；④经皮经肝穿刺脾静脉分段取血；⑤动脉造影；⑥术中超声。CT，MRI 动脉期，pNET 显著强化，对直径＞ 3cm pNET 诊断不难，但对于直径＜ 1cm 功能性 pNET 和转移瘤检出率不足 50%，且胰岛素瘤和胃泌素瘤常多发，CT/MRI 容易漏诊。EUS、激素梯度功能定位，术中超声定位等可弥补常规影像学检查的不足；^{68}Ga-SSA PET/CT 对 pNET 有较好的诊断价值，表现在原发病灶定位，分期和远处转移灶的探测，渐成为 GEP-NET 诊断金标准。^{68}Ga-SSA PET/CT 对胰岛素瘤的诊断效能受到一定限制，^{68}Ga 标记胰高血糖素样多肽（GLP-1）对胰岛素瘤有很好的诊断价值。

总之，^{68}Ga-SSA PET/CT 对分化良好的 GEP-NET 有很好的诊断价值，在原发病灶定位，肿瘤分期，远处转移探测方面有较大优势；^{68}Ga-SSA PET/CT 可定量评价 SSTR 表达水平，有助于评价肿瘤生物学行为，是分子病理的有效补充，对 NEC G3 也有一定的辅助诊断价值。

病例提供者：王　峰

点评专家：霍　力

笔记

脾脏神经内分泌肿瘤手术切除一例

病历摘要

患者 68 岁，女性，主因“食欲减退伴上腹部疼痛 2 个月”就诊。2014 年 2 月，患者无明显诱因出现食欲减退，伴上腹部隐痛，2014 年 4 月，患者就诊于我院，查腹部平扫 CT 提示脾脏占位性病变。门诊以脾脏肿物收住院。患者无明显发热、黄疸、腹泻、皮肤潮红、皮肤瘀斑等表现；既往有高血压、糖尿病病史。其父亲因食管癌去世。体格检查无明显阳性体征。

辅助检查

1. 影像学检查

1）2014 年 4 月腹部平扫 CT

脾脏肿瘤累及胃大弯，与胰尾分界不清。最大截面尺寸约 10.7cm × 7.4cm，考虑恶性。胰腺后方脾门区结节，部分为迂曲血管可能大，平扫部分淋巴结与血管难以鉴别（图 3-198）。

2）2014 年 4 月腹部 MRI 平扫

脾脏前部肿物，形态不规则，密度不均，边界不清。局部侵犯胃大弯，局部与胰尾分界不清。最大截面约 9.4cm × 6.9cm。T_2WI/FS 呈中高信号，DWI 扩散显著受限（图 3-199）。

2.2014 年 4 月肿瘤标志物检测

检测结果显示 CA199、CA242、CEA、NSE 水平正常。

笔记

3.2014 年 4 月胃镜及超声内镜检查

胃底体交界处略隆起，隆起处黏膜光滑，胃窦部充血水肿，幽门充血水肿。所见食管、十二指肠未见异常。超声内镜：脾脏可见一大小约 35mm × 28mm 低回声占位，多普勒显示周围组织血运丰富，超声探测范围内未见肿大淋巴结。

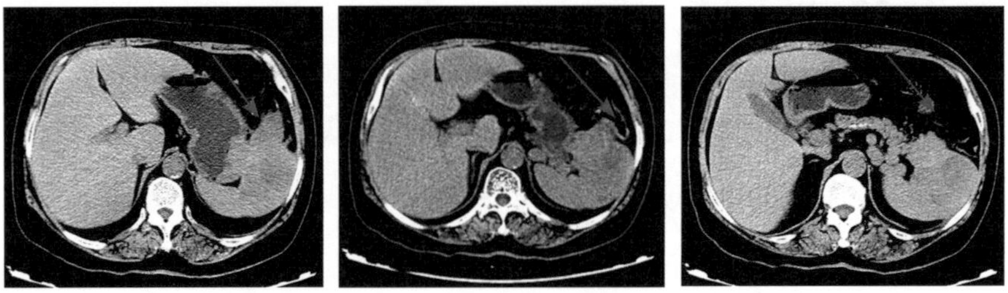

图 3-198　术前腹部 CT 平扫提示脾脏占位大小约 12cm × 10cm

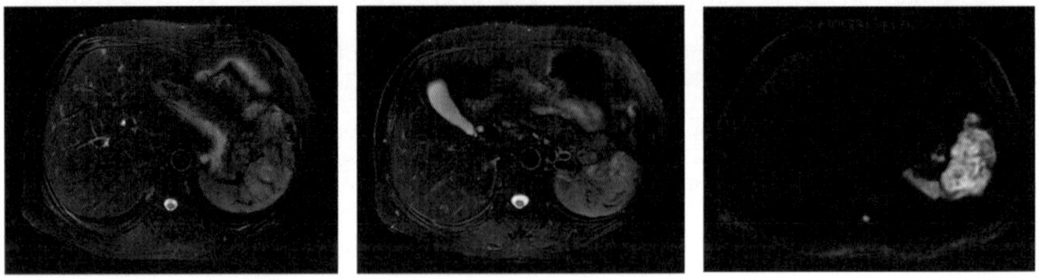

图 3-199　术前腹部 MRI 平扫示脾占位

术前诊断

1. 脾脏占位，恶性可能性大。

2. 高血压。

3. 2 型糖尿病。

诊疗经过

根据病史、症状及辅助检查结果，诊断考虑脾占位，恶性可能性大，多学科查房后建议手术治疗。2014 年 5 月，全麻下行剖腹探查、胰体尾 + 脾 + 部分胃壁切除术。

术中探查所见：腹盆腔未见积液或种植 / 转移性结节。肿瘤位

笔记

于脾下极近脾门处，突出脾脏，大小约 12cm×10cm；侵犯结肠脾曲肠系膜、胃大弯侧胃壁（范围约 6.0cm×5.0cm）及胰尾。肝被膜下肝圆韧带左侧可见小结节。结节呈黄色，大小约 0.6cm×0.5cm（图 3-200）。切除送术中快速病理显示为肿瘤：原发性肿瘤、转移瘤（或肿瘤栓子）待鉴别。

手术范围：切除肝表面结节后，逐步分离并完整切除脾脏（及肿瘤）、部分胃壁，及胰尾部（图 3-201）。

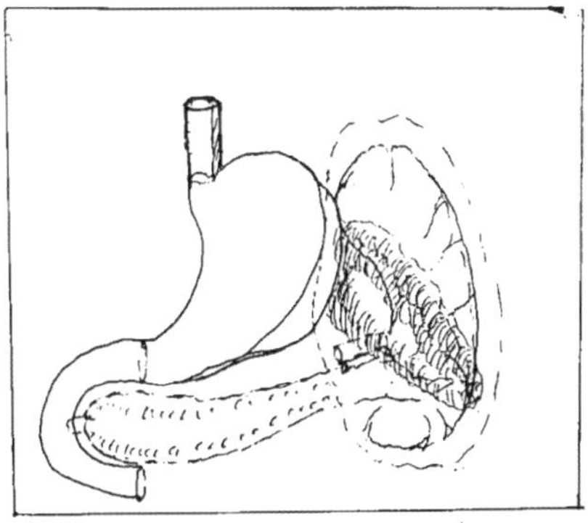
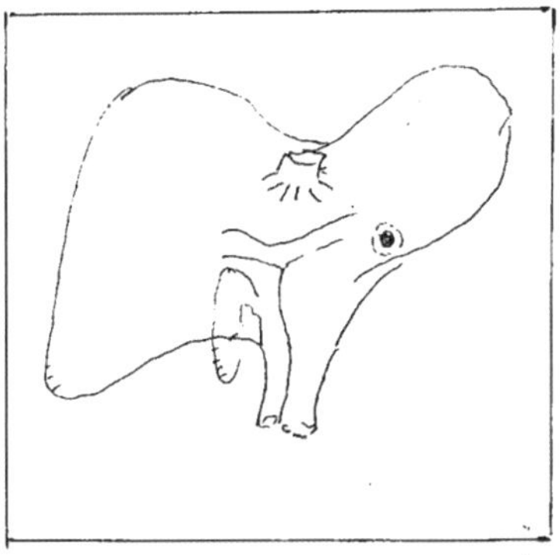

图 3-200 肿瘤侵犯胃壁和胰尾（左）左肝（右），结节冰冻提示原发性肿瘤、转移瘤待鉴别

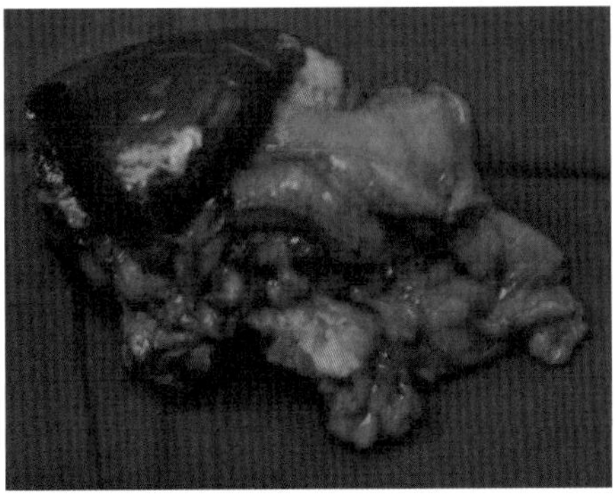
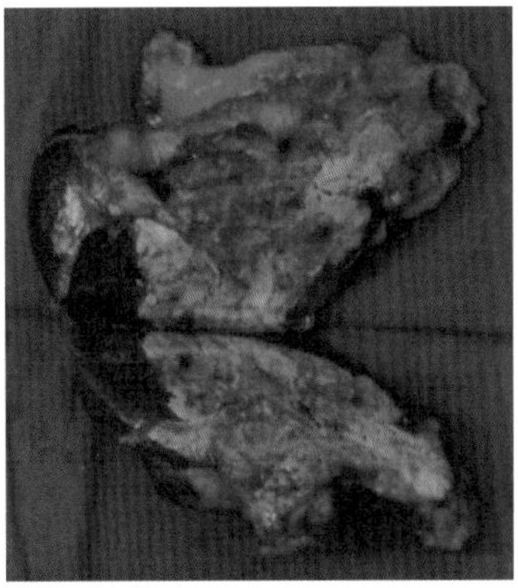

图 3-201 切除标本

术后恢复情况

患者术后返 ICU 重症监护治疗。术后第一天右侧肌体肌力下降，

神经内科会诊后考虑缺血性脑血管疾病。经抗凝、降压、右旋糖酐静脉输注等对症治疗，症状好转。患者于第 4 天返回病房，第 10 天出院。

术后病理

①胰腺体尾 + 胃底 + 脾：神经内分泌瘤（NET G1），核分裂象＜1 个 /10HPF，Ki-67（+，1%）。肿瘤主要位于脾脏，累及胰腺、胃壁、脾门脂肪组织及胰腺周围脂肪组织（结肠系膜）。切缘阴性。

②左肝组织中可见肿瘤组织的局灶性浸润，符合转移瘤诊断。

③肿瘤的形态学和免疫组化结果符合低级别神经内分泌瘤（NET G1）。但肿瘤体积大，累及范围广，生物学行为差。

④免疫组织化学结果：AE1/AE3（3 +），CK18（3 +），ChrA（1 +），Syn（2 +），CD56（3 +），S100（2 +），和 Ki-67（+，1%），SSTR2（3+）。

术后随诊

患者术后未行辅助治疗，规律复查，未见明确复发转移（图 3–202）。

2015 年 4 月生长抑素受体显像：生长抑素受体显像未见异常。

2015 年 10 月 MRI（术后 20 个月）：①腹部术后改变，原胰腺术区出现；② 1.0cm × 2.4cm 较低密度区，平扫信息量低，建议 MRI。

考虑不除外复发，多学科查房后予善龙治疗 6 周期（20mg 肌内注射，每 30 天重复）。末次治疗后定期随访，胰腺术区低密度灶动态随访排除转移。末次复查于 2018 年 6 月（术后 4 年）未见肿瘤复发、转移迹象：胰尾部术区低密度影，大小 2.0cm × 1.8cm，同前相仿，余未见明确肿瘤复发转移迹象（图 3–203）。

笔记

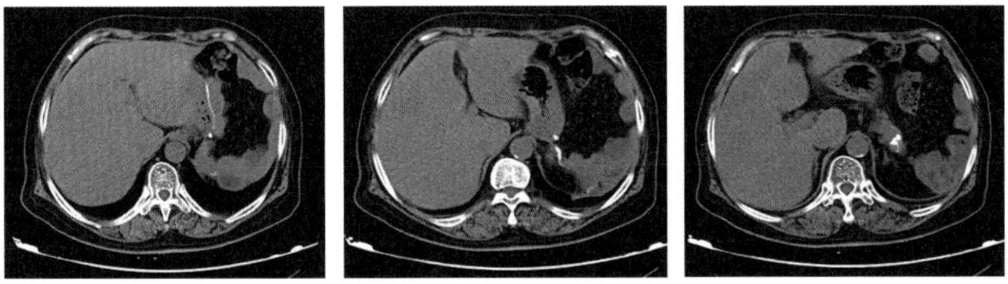

图 3-202　腹部 CT 未见明确复发转移表现 (2014-10-08)

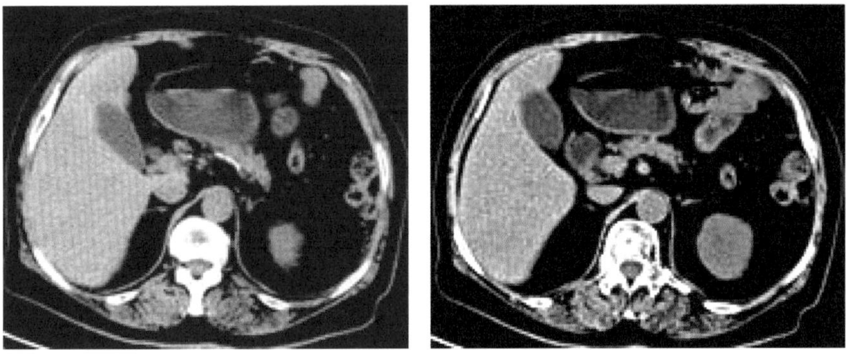

图 3-203　未见明确肿瘤复发转移迹象

病例讨论

1. 鉴别诊断

在本病例中，考虑原发肿瘤位于脾内的主要依据：① CT、MRI 提示肿瘤位于脾脏内；②胃镜及超声内镜未见消化道内病灶，且超声内镜提示病灶位于脾脏内；③病理标本显示肿瘤主要位于脾脏内，侵犯胃壁、胰尾。

2. 影像学评估

无功能性神经内分泌肿瘤因发病率低、缺乏临床特异性症状及肿瘤学指标，术前误诊率高。增强 CT 及增强 MRI 扫描仍为评估病灶，尤其是肝转移瘤大小、位置及分布的主要手段。其中 MRI 对微小肿瘤及肝转移灶的诊断准确率更高，且弥散加权成像具有快速简便的优点，能够满足临床上对肝转移灶的评估。生长抑素受体显像是一种功能性显影技术，对表达 SSTR 的神经内分泌肿瘤的诊断有非常大的帮助，而 ^{68}Ga-PET/CT 是利用具有放射性的 Ga 元素同位素标记的 DOTA-Octreotate 与 PET/CT 相结合的一种检查技术，特异性和敏感性分别达到，相比 CT 及奥曲肽显像，对肿瘤的诊断、分期、治疗后再分期都有极大的作用，缺点是价格较昂贵。在本病例中，患者因年龄、一般情况较差等原因无法行增强 CT 及 MRI 扫描，平扫提供信息有限，不能明确肿瘤强化特点，未发现肝上病灶。另外，患者治疗前并未行奥曲肽显像（即生长抑素受体显像）及 ^{68}Ga-PET/CT 检查，但术后病理免疫组化结果提示 SSTR2（3+），提示肿瘤存在 SSTR 高表达，在术后随访过程中曾行奥曲肽显像扫描（2015 年 4 月），未见高表达灶，提示肿瘤无复发，胰尾新出现肿物动态随访后考虑为术区包裹性积液，除外转移，患者无瘤生存。对于所有神经内分泌肿瘤患者，若有条件均行功能性影像检查。根据欧洲神经内分泌肿瘤学会，神经内分泌肿瘤肝转移可分为三型：任何大小的单发转移（Ⅰ型）；孤立转移灶，体积较小，常累及两个肝叶（Ⅱ型）；播散性满肝转移（Ⅲ型），影响肿瘤的治疗策略。通过影像学充分评估肝转移灶分型对患者制定治疗策略至关重要。

病例点评

神经内分泌肿瘤是一类起源于神经内分泌系统的肿瘤，可发生在任何有神经或内分泌组织的部位，消化道神经分泌肿瘤，尤其是胃肠胰神经内分泌肿瘤最为常见。脾脏是身体最大的淋巴器官，起源于间叶组织，以淋巴细胞为主，不存在神经内分泌细胞，理论上无发生神经内分泌肿瘤的组织学基础。同时查阅既往文献，未发现

笔记

可靠报道。因此，虽影像及术后病理考虑原发肿瘤位于脾脏，但还是应警惕是否来源于胰腺神经内分泌细胞。术中同时切除与肿瘤粘连的胰尾，而不是强行分离粘连，确保了手术的根治性。同时本例患者虽然合并远处转移，但是病理分级为 G1，根治性切除后可以不行辅助化疗。

病例提供者：胡翰杰　张业繁　黄　振　赵建军

点评专家：楼文晖

乙状结肠神经内分泌癌伴肝转移综合治疗一例

病历摘要

患者男性，56 岁，主因“便血 2 月余，排便困难 1 月余”入院。患者 2018 年 9 月因便血、排便困难、腹痛于北京某医院就诊，肠镜乙状结肠占位，进一步就诊于我院，肠镜示直肠至乙状结肠隆起型肿物（性质待病理，距肛门缘约为 10～19cm），考虑为恶性。活检病理示恶性肿瘤，免疫组化显示有神经内分泌免疫表型，不除外神经内分泌癌。我院 CT 示乙状结肠肿物，考虑癌，侵及浆膜面；直肠系膜区、病变肠管及盆腔系膜区、腹膜后及髂血管旁多发淋巴结，

笔记

考虑转移可能大；肝脏结节，考虑转移可能大。患者既往史、个人史、婚育史及家族史无特殊。

体格检查

生命体征平稳，全身浅表淋巴结无肿大，心肺无明显异常，腹平坦，腹软，无压痛、反跳痛，肝脾肋下未触及，肠鸣音正常。

辅助检查

入院前肠镜（图 3-204）提示直肠至乙状结肠隆起型肿物（性质待病理，距肛门缘约为 10～19cm），考虑为恶性。活检病理示恶性肿瘤，免疫组化显示有神经内分泌免疫表型，不除外神经内分泌癌。免疫组化结果显示 CD56（3+），Syn（2+），Ki-67（+，80%）。入院前 CT 提示（图 3-205）乙状结肠肿物，考虑癌，侵及浆膜面；直肠系膜区、病变肠管及盆腔系膜区、腹膜后及髂血管旁多发淋巴结，考虑转移可能大；肝脏结节，考虑转移可能大。

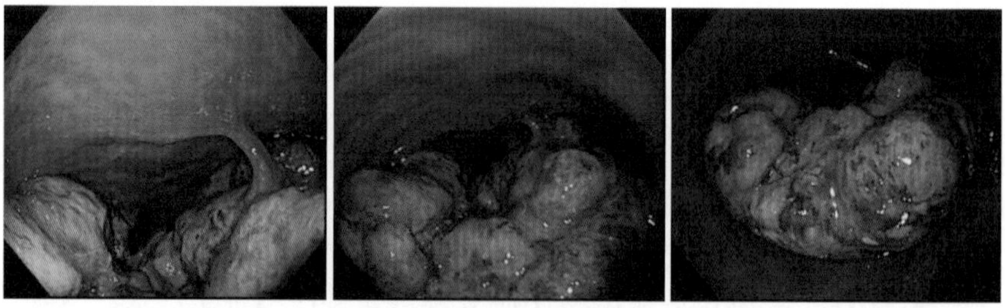

图 3-204　治疗前肠镜

注：A：结肠（10～19cm）；B：直肠（10～19cm）；C：直肠（10cm）

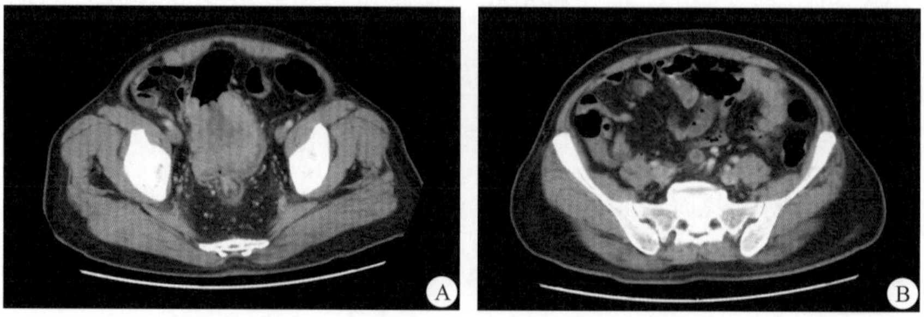

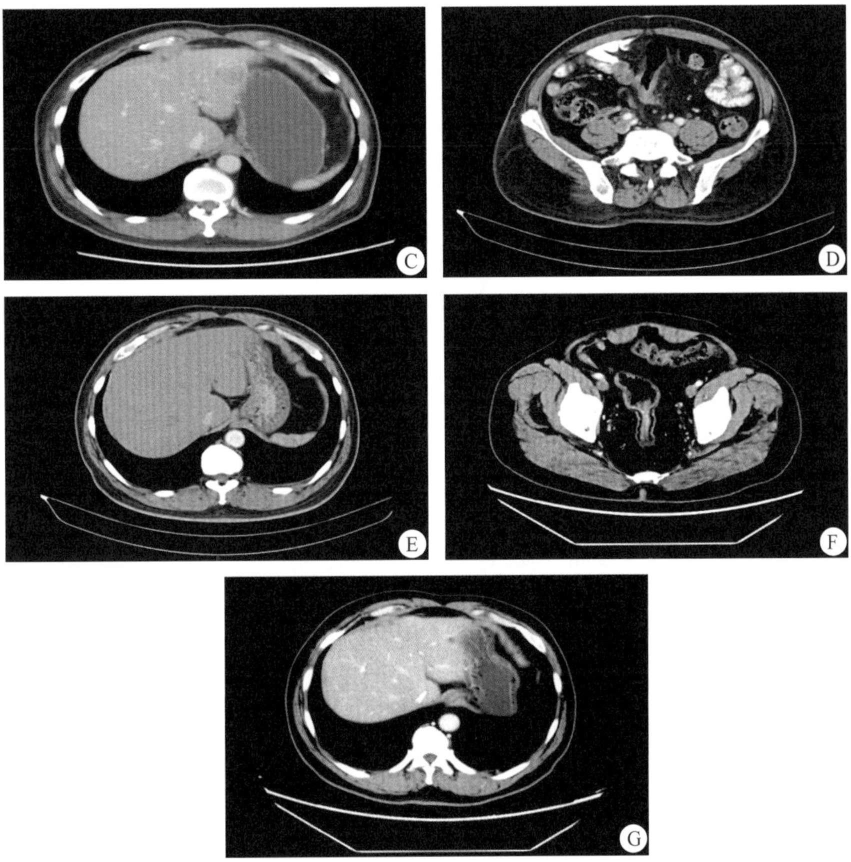

图 3-205　CT

注：A、B、C：治疗前；D、E：2 周期化疗后；F、G：4 周期化疗后

诊断过程

结合患者病史、体征，肠镜活检病理结果，考虑诊断为乙状结肠神经内分泌癌伴肝转移。

诊断：乙状结肠神经内分泌癌；淋巴结转移；肝转移。

第一次 MDT 讨论，建议行全身化疗。

入院后，经 MDT 查房讨论，考虑患者目前诊断明确，由于肿瘤期别较晚，暂不宜行手术治疗，建议先行全身化疗。遂患者于 2018 年 11 月起于我院行全身化疗治疗。方案为：顺铂 50mg 静滴 d1 40mg d2～d3+ 依托泊苷 100mg 静滴 d1～d5 21 天 / 周期。2

周期后复查 CT 提示乙状结肠肠壁不规则增厚，较前明显减轻、强化减低，现较厚处约 1.1cm；肠系膜、腹膜后、髂血管旁多发转移淋巴结，较前缩小，现大者短径约 0.9cm；肝脏多发转移瘤，边界模糊，大者直径约 1.2cm，较前缩小。4 周期后复查，疗效评价 PR。

第二次 MDT 讨论，建议行手术同时切除乙状结肠原发灶及肝转移病灶。

2019 年 2 月再次经我院 MDT 会诊讨论，建议行原发灶及转移瘤同期手术治疗。遂患者于 2019 年 3 月全麻下行“腹腔镜乙状结肠切除 + 开腹肝转移瘤切除术”。术中见：肿瘤位于乙状结肠下段，大小约 3cm × 4cm，已侵透浆膜层，肠系膜可及肿大淋巴结数枚，大小约 0.5cm。腹盆腔其余部位未发现种植结节或腹水。肝脏暗红色，无明确肝硬化表现，肝左外叶 ×1（2cm × 2cm）、V 段 ×1（1cm × 1cm），质硬。术中超声结合触诊肝脏其他部位未发现明确肿物。

术后病理回报

1.（乙状结肠）乙状结肠神经内分泌癌（小细胞癌），NEC，G3。肿瘤退变，伴泡沫细胞反应，符合中度治疗反应（Dworak TRG 2 级）。残存肿瘤侵达浆膜下脂肪组织。可见肌壁外静脉侵犯，可见神经侵犯。上切缘、下切缘及环周切缘未见肿瘤。

2.（左外叶肿物）肝组织中见局部纤维化，未见明确肿瘤。周围肝脂肪变性。（部分肝 5 段、肝 6 段脏面结节）肝组织脂肪变性，未见明确肿瘤。

淋巴结未见转移性癌（0/26）系膜淋巴结 0/18 肠壁淋巴结 0/8，其中 1 枚伴纤维化，未见明确存活癌细胞，不除外转移癌治疗后改变。

笔记

ypTNM：ypT3N0

免疫组化结果显示BRAF-V600E(–), C-MET(–), HER2(–), MLH1（+），MSH2（+），MSH6（+），PMS2（+），AE1/AE3（核旁+），AFP（–），CD56（1+），ChrA（3+），Ki-67（+, 80%），P53（95%+，提示错义突变表达方式），Syn（3+），CDX-2（–）。

第三次 MDT 讨论，建议手术后按原方案继续行辅助化疗

患者术后恢复良好，经全院 MDT 再次讨论建议：术后继续行 2 周期全身化疗，因术前化疗疗效显著，维持原化疗方案。

术后随访

2019 年 4 月，术后 1 个月复查腹盆增强 CT 及肿瘤标志物，未见明确肿瘤征象。

2019 年 6 月，术后 3 个月复查腹盆增强 CT 及肝脏增强 MR，未见明确肿瘤征象。

病例讨论

（1）CT 对于胃肠道神经内分泌肿瘤诊断的意义

胃肠道 NENs 的 CT 表现缺乏特异性，直径＞1cm 者常表现为壁的局部增厚、隆起、软组织肿块影，体积增大者常见坏死，中度强化，体积越大，检出率越高。

胃肠道 NENs CT 检查更大的意义在于分期，CT 检查可明显显示结肠壁增厚，软组织肿块形成、周围脂肪间隙模糊，并准确发现肠系膜上肿大的淋巴结，以及腹腔内、腹膜后转、移性淋巴结。而肝脏是胃肠道 NENs 常见的转移部位，肝转移灶强化方式与原发灶类似，多为动脉期明显环形强化，静脉期强化减退。同时，对肺部

笔记

小转移性结节，CT 也是首选的检查方法。

（2）胃肠道神经内分泌肿瘤肝转移的治疗原则

目前认为 GEP-NENs 肝转移的总体治疗原则是当所有的病灶均可被切除时，应同时切除转移灶和原发灶，但 G3 除外。按照欧洲神经内分泌肿瘤学会的分类，GEP-NENs 肝转移分 3 型：转移灶局限于一侧肝脏，可安全手术切除为 I 型：转移灶分布在两侧肝脏，但有希望手术切除为Ⅱ型；转移灶弥散分布在肝脏为Ⅲ型。肝转移灶的全部切除应是手术的目标，即使行减瘤，也要求尽可能切除全部转移灶的 90%，尤其是功能性肿瘤。而对无功能性肿瘤目前不推荐常规减瘤，当患者出现出血、消化道梗阻或黄疸时。可考虑行减瘤术，但仅限于 G1 和 G2 肿瘤。肝转移灶临床切除手段丰富，单纯手术无法切除全部病灶时，可采用手术切除联合射频消融、TACE、冷冻或微波消融、无水乙醇注射等多种手段，尤其是对于Ⅱ型肝转移，联合切除能使患者获益更多。在临床上对于Ⅲ型是先给予以肝脏为目标的介入治疗，还是全身化疗，或是靶向治疗，抑或二者可同时进行，首先需明确肿瘤的病理，尤其是分级，其次是重视肿瘤的来源（胃肠道或胰腺），另外区分肿瘤是功能性还是无功能性。如果肿瘤来源于胰腺，病理分级为 G1 或 G2 可考虑分子靶向治疗，如果是 G3 可选择化疗；如果肿瘤来源于胃肠道，可选择化疗，且我们不提倡行全身化疗，TACE 为其首选。如上述单一方案无效时，可联合生长抑素，尤其是功能性肿瘤。如果治疗过程中发现肝脏转移灶减少、局限或消失。有机会手术时应积极手术治疗。

目前共识推荐对于较为年轻、肿瘤原发灶已切除、同时不伴有肝外转移、分化好的 G1 和 G2 患者，肝移植可作为一种治疗选择。其 5 年存活率为 36%~47%。肝移植的指征包括：①内分泌肿瘤肝脏转移，无肝外转移和区域淋巴结转移；②胰腺和原发灶可完整切除，

笔记

肝脏双侧叶不可切除的多发转移灶；③肿瘤 Ki-67<10%（<5%预后则更好）；④存在无法用药物控制的，明显影响患者生命质量的症状，无其他肝移植禁忌证。当患者满足上述条件时，肝移植是其最佳的治疗手段。

病例点评

患者为中年男性，因便血、排便困难、腹痛行肠镜检查发现乙状结肠肿物，活检病理（免疫组化）提示神经内分泌癌。但腹部 CT 提示乙状结肠肿物侵及浆膜面；直肠系膜区、病变肠管及盆腔系膜区、腹膜后及髂血管旁多发淋巴结，考虑转移可能大；肝脏结节，考虑转移可能大。局部病期较晚，且有肝转移，经 MDT 会诊讨论因患者暂无肠梗阻症状，行顺铂 + 依托泊苷新辅助化疗 4 周期后复查原发灶及肝转移瘤明显缩小，疗效评价 PR。由于化疗疗效佳，病变得到控制，原发灶及肝脏转移瘤均可以切除，经 MDT 再次讨论后，建议行同期切除手术，术后病理证实为乙状结肠神经内分泌癌，NEC G3。肿瘤退变，伴泡沫细胞反应，符合中度治疗反应。肝脏转移病灶及病变周围淋巴结均达到病理完全缓解，肝脏肿物虽新辅助治疗前无病理证实，但化疗后肿物缩小亦间接证实为转移瘤。术后继续行全身化疗 2 次，患者定期复诊，目前术后已无病生存 6 个月。

病例提供者：葛大壮　李智宇

点评专家：王　峰

笔记

直肠混合性腺癌 - 神经内分泌肿瘤手术切除一例

病历摘要

患者男性，58 岁，因“停止排便 1 月余，发现直肠占位 20 天”于 2016 年 2 月入院，患者入院前 1 月余无明显诱因开始停止排便，同时排气减少，伴腹胀、腹痛，无恶心、呕吐；于外院行禁食补液治疗，腹痛症状较前缓解；外院完善腹部 CT 提示直肠壁可疑增厚，直肠周围多发肿大淋巴结。既往 2 型糖尿病病史 10 余年，哮喘病史 5 年，控制可，余无特殊病史。

体格检查

全身未触及明显肿大淋巴结。腹部平坦，未见腹壁静脉曲张，未见胃肠型及蠕动波。腹软，无压痛及反跳痛，未及明确肿物。肝脾肋下未及，Murphy 征阴性。叩诊鼓音，移动性浊音（－），肝脾区叩痛（－）。肠鸣音 3～5 次 / 分，未闻及气过水音和金属音。直肠指诊：距肛门 6cm 直肠后壁质硬肿物，约 1.5cm × 1.5cm 大小，表面不光滑，活动度可，退指指套无染血。

辅助检查

入院完善电子肠镜（2016 年 2 月）示距肛门缘约 7cm 处直肠可见一局限性隆起，宽基无活动性，表面黏膜粗糙、糜烂（图 3-

笔记

206），活检病理示直肠黏膜组织内见小团异型细胞，神经内分泌瘤（NET，G1）。免疫组化：CgA（3+）、Syn（3+）、CK（2+）、CD56（2+）、CDX2（－）、p53（－），Ki-67（+，＜1%）。直肠核磁示直肠肠壁增厚，厚处约 1.9cm，纤维膜面模糊，周围脂肪间隙内见散在条索、小结节影，直肠周围脂肪间隙多发结节，大者约 1.5cm，T_2WI/FS 呈稍高信号，DWI 扩散受限，考虑淋巴结转移可能大（图 3-207）。入院查胸片、心电图，CA242 23.951U/ml 余肿瘤标志物 CA199、CEA、TPS 均在正常范围内。

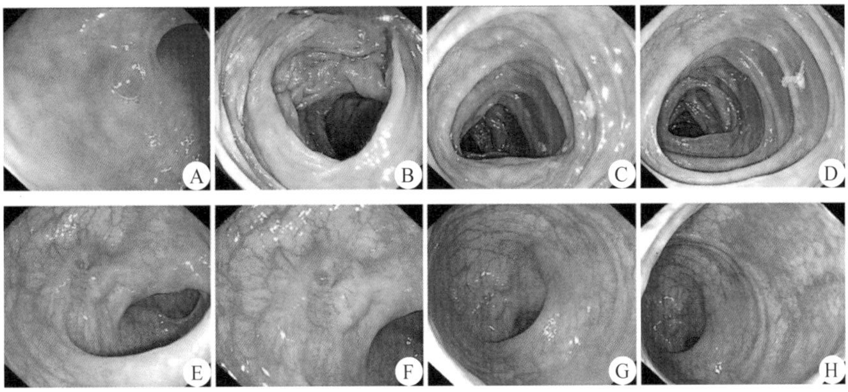

图 3-206　肠镜示直肠可见一宽基局限性隆起

注：A：回肠远端；B：回盲部；C：升结肠；D：升结肠；E：直肠（7cm）；F：直肠（7cm）；G：直肠；H：肛管至直肠

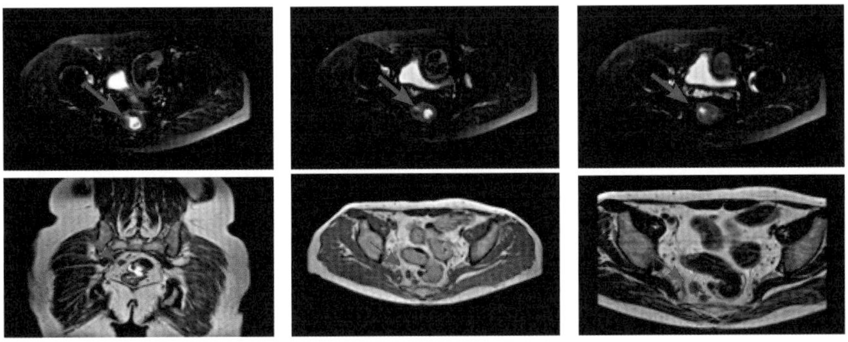

图 3-207　2016 年 2 月 直肠核磁示直肠肠壁增厚（粗箭头）伴周围脂肪间隙多发结节（细箭头）

笔记

诊断过程

结合患者病史、体征及辅助检查，考虑患者诊断为直肠神经内分泌肿瘤。

诊断：直肠神经内分泌肿瘤、系膜淋巴结转移、2 型糖尿病、哮喘。

手术治疗：术前 CT 提示肿瘤可切除，且无肝肺等远处转移，遂于 2016 年 3 月行腹腔镜辅助直肠低位前切除术，术前行肠镜下美兰染色并钛夹标记定位。术中探查腹腔内未见腹水，肝脾未触及占位性病变。术中见乙状结肠扭曲，与左侧腹壁多处粘连，乙状结肠系膜多处粘连，考虑与术前肠梗阻表现相关，肿瘤位于直肠腹膜反折下方，距肛缘约 6cm，大小约 1.5cm × 1.5cm，环腔 1/4 周，肠系膜区可见散在肿大淋巴结，术程顺利，出血约 10ml。

术后病理：直肠可见一大小 1.5cm × 1.2cm × 1.4cm 肿物，切面灰白灰黄，实性质硬，界欠清，似侵达深肌层，距肿物 1cm 于肠周脂肪组织中可见 2 枚结节样物，大小分别为 2.0cm × 1.2cm × 1.5cm 和 2.6cm × 1.0cm × 1.4cm，大者距环周切缘 0.7cm。

病理诊断为直肠隆起型混合性腺神经内分泌肿瘤，腺上皮成分为高分化腺癌，可见神经侵犯，未见明确脉管瘤栓，侵至深肌层；神经内分泌成分为神经内分泌肿瘤，G1，核分裂象 0 ~ 1 个 /10HPF，可见神经侵犯及脉管瘤栓，侵至深肌层，直肠旁脂肪组织中可见两枚神经内分泌肿瘤结节。淋巴结转移性神经内分泌肿瘤（12/27），部分累及淋巴结被膜外。免疫组化如表 3-14，另神经内分泌肿瘤 SMA，CD31，CD34，D2-40 显示脉管。pTNM 分期，腺癌：pT2N0M0，神经内分泌肿瘤：pT2N1M0。

笔记

表 3-14 患者术后病理免疫组化结果

免疫组化	腺癌	神经内分泌肿瘤
AE1/AE3	2+	2+
CD56	–	2+
CDX2	3+	–
CK20	2+	局灶 +
CgA	散在细胞 +	1+
Syn	散在细胞 +	3+
Ki-67	40%	＜ 2%
P53	–	–
SSTR2	–	3+
BRAF-V600E	–	–
MLH1	+	+
MLH2	+	+
MLH6	+	+
PMS2	+	+

经 MDT 讨论，建议行定期随访。

患者经 MDT 讨论，根据患者病理分期情况，决定定期随访，末次随访时间为 2019 年 2 月，随访期间未发现明确肿瘤复发转移征象。

病例讨论

第四版 WHO（2010）消化系统肿瘤分类标准，将胃肠神经内分泌肿瘤主要分为神经内分泌瘤、神经内分泌癌两大类，但发生于多个解剖部位的同一种肿瘤成分可以是神经内分泌瘤成分与非神经内分泌瘤并存，可以由不同形态的细胞明显地排列或密切混杂组成。过去此类肿瘤家族被命名为混合性腺神经内分泌癌，并曾认为这一类有“混合”特性的肿瘤神经内分泌部分通常为 NECs，非神经内分泌部分主要为腺上皮。不过，2017 年 WHO 内分泌器官肿瘤分类标

笔记

准中关于胰腺 NEN 将 MANEC 重新命名为混合性神经内分泌非神经内分泌肿瘤（mixed neuroendocrine-non-neuroendocrine neoplasms，MiNEN），而 2019 年 ENETS 会议及第五版（2019）WHO 消化系统肿瘤分类标准将该定义延伸至胃肠 NEN 中。这一更新的重点在于指出这类混合性肿瘤中的非神经内分泌组可以是腺上皮、鳞状上皮或其他细胞类型，且无论各组的病理分级如何。其中，每一组成成分应该大于等于 30% 的比例，病理报告里需要分别按照两种不同肿瘤成分各自进行分级诊断。本例患者术后病理诊断为直肠隆起型混合性腺神经内分泌肿瘤，由于当时命名与分类相对混乱，因此尚未形成统一标准，另本例病理报告中未进行两种成分的比例分析，因此本例患者术后病理有待进一步复阅。

结直肠 MiNEN 非常罕见，现有资料大多为病例报道，故其发生机制、发病率、临床表现和预后等尚不明确。大多数结直肠 MiNEN 属于无功能性，少数病例出现生长抑素、促肾上腺皮质激素、血管活性肠肽等激素的异常分泌而出现相应的激素症状。患者通常出现粪便潜血试验阳性或肉眼可见直肠出血、腹痛、肠梗阻、体重下降、腹泻等体征，MiNEN 内窥镜下表现为息肉样肿块或溃疡性缩窄的病变。本例患者以肠梗阻起病，但最终证实为乙状结肠粘连所致，间接发现直肠占位，虽未发生肝脏转移，但术后病理证实淋巴结转移，且转移灶表现为神经内分泌成分，该例患者内镜下表现为局限性隆起，与既往报道一致。

典型神经内分泌癌具有独特的形态学表现，但 MiNEN 镜下表现与常见的消化道腺癌相似，易被误诊。由于 MiNEN 在形态学上特异性不高，单靠形态学不易诊断，需进行神经内分泌抗体免疫组化染色明确诊断。中国胃肠胰神经内分泌肿瘤病理学诊断共识推荐将 Syn、CgA 作为肿瘤细胞神经内分泌分化的标记，本例患者术前

笔记

活检病理证实 CgA（3+）、Syn（3+），诊断为神经内分泌肿瘤，考虑患者活检取材较少，未取到腺癌成分。

由于结直肠 MiNEN 发病率低，针对其特异性治疗的研究甚少。目前认为在制定治疗方案时，应考虑其恶性程度和侵袭力，治疗原则采用以手术为主，联合放化疗的综合治疗方法，以提高患者的生存率。混合性肿瘤包含神经内分泌瘤和腺癌成分时，按腺癌进行治疗；混合性肿瘤包含神经内分泌癌成分时，则考虑给予针对神经内分泌癌的化学治疗。本例患者术后病理证实神经内分泌瘤，G1，腺上皮成分为高分化腺癌，且淋巴结转移为神经内分泌成分，经 MDT 查房后决定，按腺癌进行治疗，予以定期观察。

有关结直肠 MiNEN 预后研究较少，一般认为其预后优于腺癌，但比 NEC 预后差，研究认为神经内分泌分化程度可作为独立的预后预测指标，肿瘤体积、分化程度、浸润深度、淋巴结转移等因素亦为影响患者预后的因素。该例患者术后病理证实为 G1，虽伴淋巴结转移，但淋巴结转移为神经内分泌成分，预后相对较好。

总之，结直肠 MiNEN 是一种较为罕见的肿瘤类型，临床表现缺乏特异性，首诊确诊率低，仍需进行大样本量研究，以总结其特征性表现，为临床治疗提供依据，从而改善患者的预后。

病例点评

本例患者为中年男性，以肠梗阻起病，进一步行肠镜及直肠核磁提示直肠肿物伴周围淋巴结肿大，活检病理示神经内分泌肿瘤，故考虑患者诊断为直肠神经内分泌肿瘤。患者术前影像学检查未见肝肺转移，术前评估可切除，对于可切除胃肠神经内分泌肿瘤，指南推荐手术为首选方法，故行腹腔镜辅助直肠低位前切除术。术中将原发灶及

笔记

周围系膜完整切除，术后病理提示直肠隆起型混合性腺神经内分泌肿瘤，腺上皮成分为高分化腺癌，神经内分泌成分为神经内分泌肿瘤，G1，淋巴结转移性神经内分泌肿瘤。有相关研究建议混合性肿瘤包含神经内分泌瘤和腺癌成分时，按腺癌进行治疗，由于患者神经内分泌肿瘤为 G1，因此按腺癌治疗，患者腺癌成分分期为 pT2N0M0，腺癌分期较早，故经 MDT 讨论后建议定期随访，目前已无病生存 35 个月。本例病例为结直肠 MiNEN 的临床诊断及治疗提供了一定参考依据。

病例提供者：苏　昊　周海涛

点评专家：张　睿

直肠神经内分泌肿瘤术后肝转移综合治疗一例

病历摘要

患者男性，68 岁，因“间断大便带血 2 个月”于 2009 年 4 月入院，患者入院前 2 个月（2009 年 2 月）无明显诱因间断出现大便表面带血，未予特殊处理，入院 1 周前，因便血症状加重，外院行直肠指诊发现直肠占位，考虑直肠癌可能，遂来我院就诊。既往阵发性房颤、高血压病史 2 年，控制可，余无特殊病史。

笔记

体格检查

全身未触及明显肿大淋巴结。腹部平坦，未见腹壁静脉曲张，未见胃肠型及蠕动波。腹软，无压痛及反跳痛，肝脾肋下未及，Murphy 征阴性，全腹未及明确肿物。叩诊鼓音，移动性浊音（－），肝脾区叩痛（－）。肠鸣音 3~5 次 / 分，未闻及气过水音和金属音。直肠指诊：距肛缘 4~6cm 直肠左侧壁可触及隆起型肿物，活动度尚可，退指指套染血。

辅助检查

入院电子肠镜（2009 年 4 月）示距肛门缘约为 4 ～ 7cm 直肠可见一大小约 3cm × 3cm 半球形隆起性病变，基底宽活动性欠佳，表面破溃，质硬。超声内镜示病变处肠壁内有一大小约为 19.5mm × 11.3mm 的中等回声占位，欠均匀，边界欠清楚，主要位于肠壁的黏膜层和黏膜下层，部分层次病变与固有基层关系密切且无明确分界（图 3–208），活检病理示腺癌。腹盆腔平扫 CT（2009 年 4 月）示直肠中段左侧壁结节，约 2.2cm × 1.4cm，其黏膜面不光整，紧邻脂肪间隙内可见约 1.7cm × 1.5cm 结节，边缘及内部见多个小钙化，余脂肪间隙及骶前另见多个淋巴结，大者约 1cm。肝脏尾状叶约 3.2cm × 4.5cm 低密度肿物，边界欠清。肝脏核磁（2009 年 4 月）示肝尾状叶肿物，约 4.9cm × 3.9cm，形态欠规则，边缘较清晰、锐利，T_1WI 呈低信号，T_2WI 呈高信号，增强后动脉早期未见强化，强化范围逐渐向中央充填，考虑为肝尾状叶血管瘤。入院查肿瘤标志物 CA199、CEA、TPS 均在正常范围内。

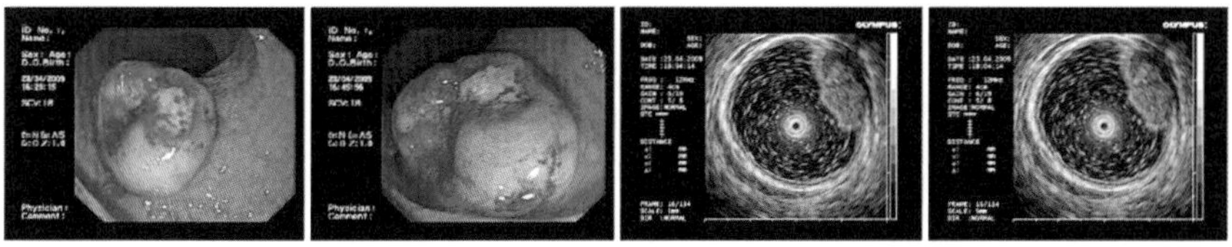

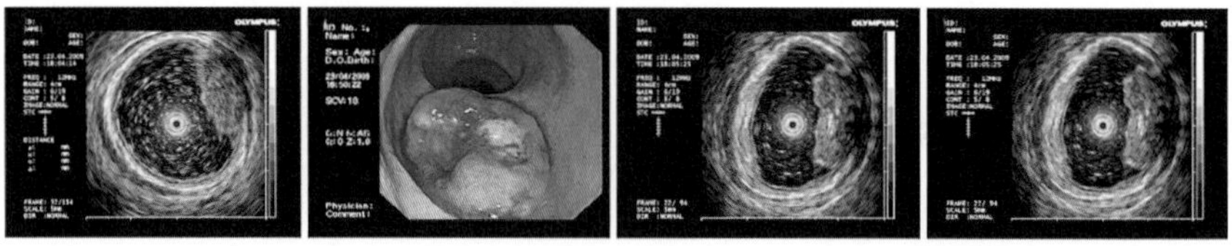

图 3-208 肠镜及超声内镜示距直肠肿物主要位于肠壁黏膜层和黏膜下层

诊断过程

结合患者病史、体征及辅助检查，考虑患者诊断为直肠癌。

诊断：直肠癌、原发性高血压病、房颤。

手术治疗：术前 CT 提示肿瘤可切除，遂于 2009 年 4 月行开腹直肠低位前切除术，术中探查腹腔内未见腹水，肝脾未触及占位性病变，癌肿位于直肠腹膜反折下方，距肛缘约 4cm，范围约 3cm 大小，未侵出纤维膜，环腔 1/3 周，肠系膜下动脉走行区域可见散在肿大淋巴结。术程顺利，出血约 20ml。

术后病理：直肠隆起型分化好的神经内分泌肿瘤（NET G2），肿瘤大小约 2cm × 2cm × 1cm，表面见溃疡形成，核分裂象 3 个 /10HPF，Ki-67 ＜ 1%，伴钙化形成，肿瘤侵达深肌层，上、下切缘及环周切缘未见癌。淋巴结：淋巴结转移性癌（5/10）。肠壁淋巴结，4/5 肠系膜淋巴结，1/5。免疫组化：AE1/AE3（局灶 +），CK20（ – ），CD56（2+），Syn（1+），CgA（局灶 +），NSE（2+），CD3（ – ）。

患者术后恢复良好，术后 7 天出院。患者术后 1 个月起行 10 周期化疗（2009 年 6 月至 2009 年 10 月），具体方案为：草酸铂 150mg ivgtt d1+ 希罗达 1500mg po BID d1 ~ d10+ 干扰素 600 万 IU ih d2 ~ d6，14 天为 1 周期 × 10 周期。患者术后定期随访，未见明确复发转移征象。2014 年 4 月复查腹部 CT 示肝尾叶血管瘤，同前相仿，肝内多发低密度结节，部分较前增大，可见新出现低密度结节，考虑转移可能性大（图 3-209）。我院外科建议患者手术切除

笔记

转移灶，患者拒绝手术，自服中药治疗。2014 年 12 月复查肝脏核磁示肝内见多发异常信号，最大者较前饱满，约 1.5cm × 1.4cm（图 3-210）。2015 年 6 月复查肝脏核磁示肝内多发转移瘤，较前增大，大者约 2.2cm × 1.8cm（图 3-211）。

第一次 MDT 讨论，建议行善龙治疗。

因患者拒绝手术治疗，且生长抑素受体显像为阳性，2015 年 7 月起定期善龙治疗，具体方案为：善龙粉针（注射用醋酸奥曲肽微球）20mg im q4w，治疗期间疗效评价为 SD。2017 年 5 月患者自行停药，未复查。至 2018 年 6 月复查肝脏核磁示肝脏多发转移瘤，较前明显增大，大者约 9.6cm × 6.9cm × 8.7cm（图 3-212）。

第二次 MDT 讨论，建议行替吉奥 + 替莫唑胺化疗。

2018 年 7 月起行 4 周期化疗（2018 年 7 月至 2018 年 10 月），具体方案为：替吉奥 40mg po bid d1 ~ d14+ 替莫唑胺 200mg po d10 ~ d14，14 天为 1 周期 ×4 周期，化疗期间出现发热，泌尿系感染，予以对症处理。2018 年 10 月复查肝脏核磁示肝脏多发转移瘤，部分较前增大，现大者约 9.6cm × 6.7cm × 8.1cm（图 3-213），疗效评价为 PD。

第三次 MDT 讨论，建议行安罗替尼靶向治疗。

2018 年 11 月始行靶向治疗，具体方案为：安罗替尼 12mg po d1 ~ d14，21 天为 1 周期。目前患者靶向药物治疗中，疗效待评价。

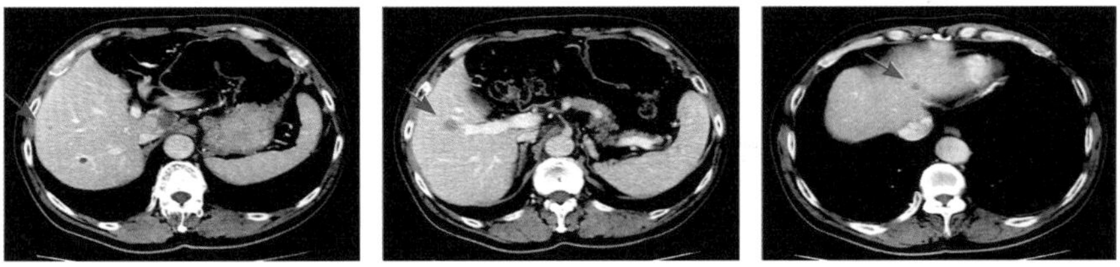

图 3-209　2014 年 4 月腹部 CT 示肝内多发低密度结节，部分较前增大，可见新出现低密度结节（箭头所指处）

笔记

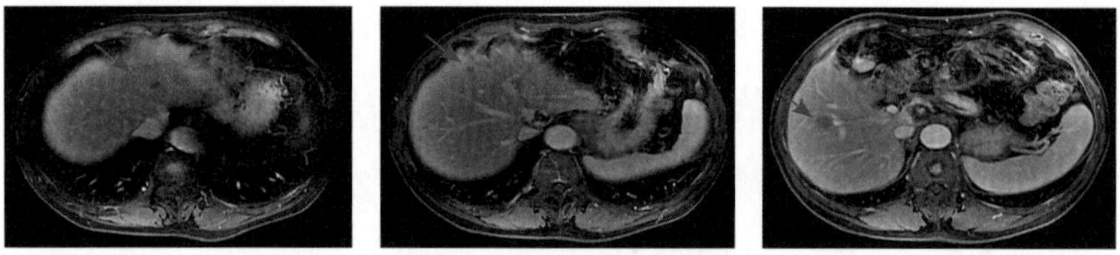

图 3-210　2014 年 12 月肝脏 MRI 示肝内见多发异常信号（箭头所指处）

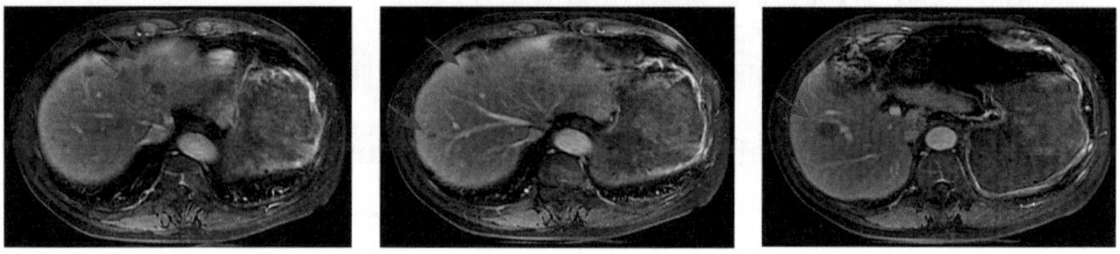

图 3-211　2015 年 6 月肝脏 MRI 示肝内多发转移瘤（箭头所指处）

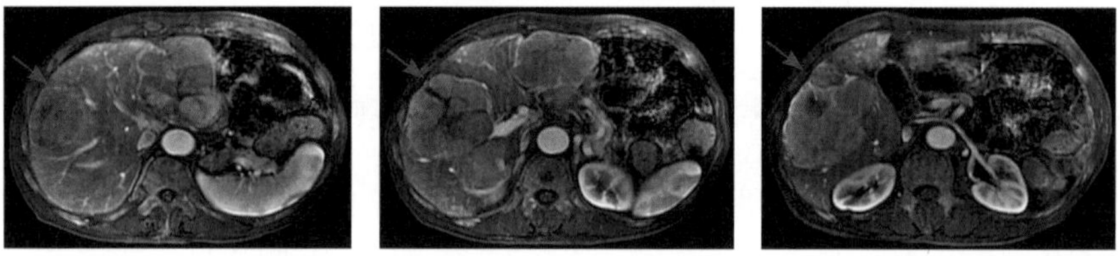

图 3-212　2018 年 6 月肝脏 MRI 示肝脏多发转移瘤（箭头所指处）

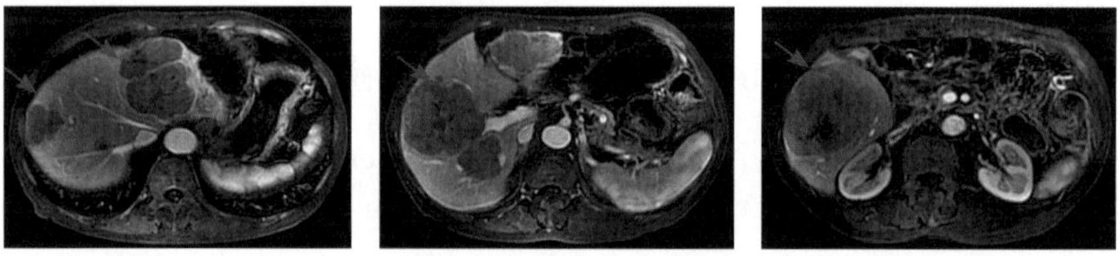

图 3-213　2018 年 10 月肝脏 MRI 示肝脏多发转移瘤（箭头所指处）

病例讨论

直肠神经内分泌肿瘤（rectal neuroendocrine neoplasms，rNENs）大多数为非功能性，没有与激素分泌相关的类癌综合征症状，仅表现为疼痛、肛周坠胀感、贫血、便血等非特异性症状，另外原发肿瘤或肝脏转移引起的占位效应也可引起相应症状。rNENs 缺乏特异性的生化指标：血清嗜铬粒蛋白 A 水平升高见于 60%~80%的胃肠

笔记

胰神经内分泌肿瘤，神经元特异性烯醇化酶诊断神经内分泌肿瘤的灵敏度和特异度均不高，其他血清标志物如嗜铬素 B、胰多肽、人绒毛膜促性腺激素 -p 等在部分直肠神经内分泌肿瘤中也可升高。本例患者因“间断便血”为首发症状，与常规直肠腺癌临床表现类似，亦无与激素分泌相关的类癌综合征症状。

ENETS 指南指出手术是治疗局限性 rNENs 的首选方法，对局部肿瘤应做到完整切除。rNENs 手术方式的选择主要依据原发病灶的大小和肿瘤分级：①对于 G1 级和 G2 级、直径≤ 1cm、局限于黏膜层或黏膜下层的肿瘤，可采用内镜下切除术，内镜下切除包括内镜下黏膜切除术和内镜下黏膜剥离术。并根据术后病理决定处理方案。如术后病理提示具有转移高危因素或切缘阳性，应做补救性的再次内镜下切除或经肛局部切除。②对于直径 1 ~ 2cm 的肿瘤，如果肿瘤无转移高危因素（肿瘤分级 G3 级、淋巴结转移、肌层浸润）或达到切缘阴性，可仅行局部切除，但应注意定期复查。对存在高危因素或切缘阳性的肿瘤，应行直肠根治性切除或腹会阴联合直肠切除。③对于直径＞ 2cm 的病例，以及病理提示为 G3 级而无远处转移的患者，无论肿瘤直径多大，治疗应等同于直肠腺癌，参照直肠腺癌的治疗方式，行标准的直肠恶性肿瘤根治术。④针对晚期患者，ENETS 指南鼓励通过不同方法降低肿瘤负荷：如在保证 R0 切除的前提下实施再次手术切除转移灶；通过射频消融、介入治疗减少肝脏转移病灶；针对年轻的、没有肝外转移的特定病例，肝移植也是可以考虑的治疗方式。本例中患者术前诊断时考虑到取材较少及当时技术水平所限，肠镜活检病理诊断为腺癌，由于 CT 示肿物可切除，因此先行根治性切除手术，且术后病理示肿瘤 G2 级，大小 2cm × 2cm × 1cm，肿瘤深达深肌层，更加证实了根治性手术的必要性。

笔记

对于 rNENs 发生肝转移来说，其治疗方式包括了手术治疗、生物治疗、靶向治疗、化学治疗、放射介入治疗及核素治疗等。① rNENs 肝转移的外科治疗原则应综合肿瘤病理分级、是否存在肝外转移、肿瘤的功能状态及肿瘤原发灶及转移灶的可切除性等方面进行考虑：a. 对于仅伴有肝转移的 G1/G2 级 rNENs，应完整切除原发灶及切除 90% 以上的肝转移灶。b. 对于存在肝外转移或者 G3 级 rNENs 肝转移患者，并不推荐积极手术治疗。c. 对于功能性 rNENs，其能分泌过多激素引起相应的症状或综合征，因此行原发灶及肝转移灶减瘤手术、肝转移灶射频消融术或肝动脉栓塞术等减瘤手术十分重要。d. 对于仅有肝转移的 G1/G2 级患者，肝移植也是可供选择的方案。②生物治疗：对于生长抑素受体表达阳性的低级别 rNENs，可考虑生长抑素类似物治疗，SSA 是如奥曲肽、兰瑞肽等是当前用于控制功能性 NENs 激素过度分泌引起相关症状的一线治疗药物。干扰素 α-2b 为功能性 NEN 的二线治疗药物，主要用于 SSA 难治性的类癌综合征等。③化学治疗：a. 对于肿瘤负荷相对较大的 G1 级和 G2 级或者 SSTR 表达阴性 rNENs 患者，可以考虑替莫唑胺单药或者联合卡培他滨的化疗。b. 对于 G3 级 rNENs 患者首选顺铂联合依托泊苷（EP 方案）或者顺铂联合伊立替康（IP 方案）的化疗。④靶向治疗：指南推荐依维莫司可以作为晚期肠道 NENs 的二线治疗药物，适用于 SSA 类药物或核素治疗后进展的肠道 NENs 病例，也有研究将舒尼替尼、索拉非尼、贝伐单克隆抗体等用于晚期 rNENs 的靶向治疗。⑤核素治疗：肽受体介导的放射性核素治疗用于晚期 NENs 的治疗，可用于晚期 G1/G2 级 rNENs 患者，可作为 SSA 或者依维莫司治疗失败的二线治疗方案。该病例中患者术后 5 年出现肝脏转移，根据影像学提示可考虑手术切除，但患者拒绝手术治疗，在后续病程中肝脏转移肿瘤进展后，由于转移肿瘤奥曲肽显像阳性，因此采用善龙

笔记

治疗，患者中途自行停药，肝转移较前进展明显，改用替莫唑胺联合替吉奥化疗后，肿瘤仍较前进展，因此改用靶向药物治疗。由于rNENs的异质性较高，对于其治疗方案仍有不同争议，本例rNETs，G2采用化疗和安罗替尼治疗尚缺少前瞻性随机对照临床研究数据。

病例点评

本例患者为中年男性，主因“间断大便带血2个月”入院，进一步行肠镜及影像学提示直肠中段肿物，活检病理示腺癌，术前考虑患者诊断为直肠癌，影像学检查未见肝肺转移，术前评估可切除，故行直肠低位前切除术，术后病理提示直肠隆起型分化好的rNETs，G2，淋巴结转移性癌，由于患者诊断时神经内分泌肿瘤规范化治疗尚未成熟，本例患者术后采用化疗。术后5年发现肝转移，指南建议对于仅伴有肝转移的G1/G2级rNENs，应完整切除原发灶及切除90%以上的肝转移灶，因此建议患者手术治疗，但患者拒绝。患者SSTR表达阳性，因此规律行善龙治疗，疗效评价为SD，但患者自行停药后肝转移较前进展，指南推荐对于肿瘤负荷相对较大的G1级和G2级患者，可以考虑替莫唑胺单药或者联合卡培他滨的化疗，因此患者后行替吉奥+替莫唑胺化疗4周期，疗效评价仍为PD，因此经MDT讨论后决定行晚期肠道NENs的二线治疗，目前行安罗替尼靶向治疗。

病例提供者：苏 昊 周海涛

点评专家：毕新宇

笔记

直肠神经内分泌肿瘤肝转移介入治疗一例

病历摘要

患者，男性，42 岁，因“排便习惯改变 1 个月，体检发现直肠神经内分泌肿瘤肝转移 1 周余”于 2013 年 11 月入我院介入治疗科。患者 2013 年 10 月于体检时 B 超发现肝脏多发占位，遂至上级医院行腹部 MRI 检查示肝内恶性肿瘤，考虑转移性。近 1 个月来患者大便次数减少，粪条变细；体重减轻 5 公斤。余无诉特殊不适。既往无特殊。

体格检查

距肛缘 5cm 可及一直径 2 ~ 3cm 肿块，质软，界尚清。

辅助检查

2013 年 11 月肠镜检查发现距肛缘 5cm 可见一 2cm 肿块，中央凹陷，表面糜烂坏死，质软，易出血。肛指可及肿块。余大肠无异常发现。

2013 年 11 月肠镜活检病理示灰白粟米大组织 6 粒。（距肛缘 5cm）神经内分泌肿瘤，核分裂象不易找到，现有活检组织，可符合神经内分泌瘤（NET G1）。请结合临床。免疫组化 SYN（+），CgA（部分 +），CD56（+），CK（+），CK20 广（－），CEA（－），CDX2（－），Ki-67（+，2 %），CD34（－），CD117（－），DOG-1（－），HMB45（－），S100（－），A103（－），CD68（组织细胞 +），DES（－）。

笔记

2013 年 11 月检测神经原特异性烯醇化酶（NSE）18.6ng/ml（＜ 15.2 ng/ml）CA199 11.3U/ml（＜ 37U/ml）。嗜铬粒蛋白 A（CgA）29.18 ng/ml（＜ 94 ng/ml）。余肿瘤标志物未见特殊。

2013 年 11 月我院 CT（平扫 + 增强）（图 3-214）提示肝内见多发低密度灶，增强后病灶动脉期见明显强化，门脉期强化减低，最大直径约为 5.7cm，腹膜后未见肿大淋巴结，考虑肝脏转移性瘤。

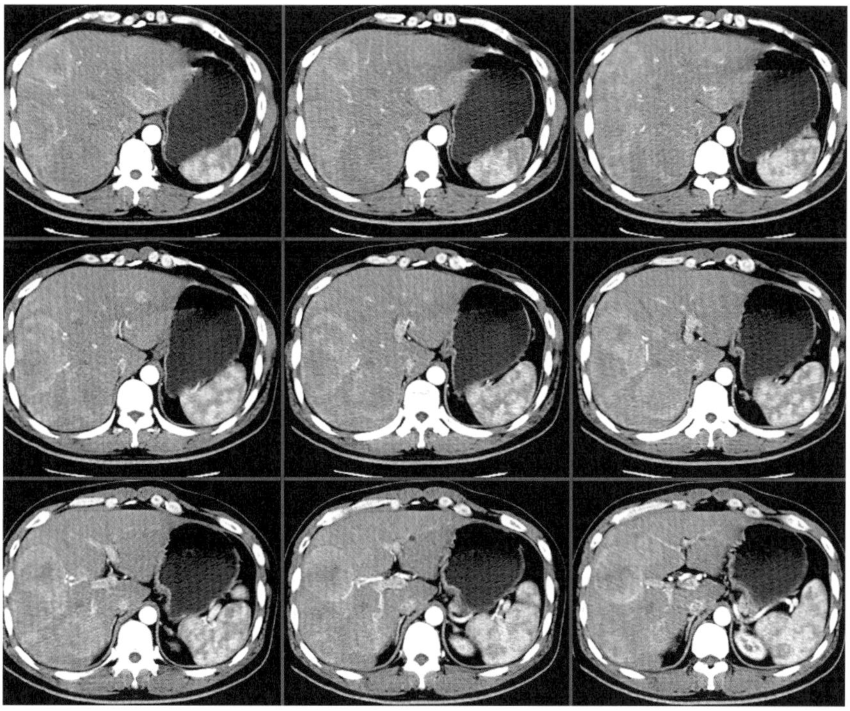

图 3-214 入院时（基线）CT

患者中青年男性，体检首次发现直肠和肝脏占位，直肠活检病理提示神经内分泌肿瘤（NET G1），肝脏多发富血供转移灶，肿瘤负荷＞ 70%。经 MDT 讨论，患者失去根治性手术时机，决定行针对肝转移灶和直肠原发灶的介入治疗，同时行肝穿刺活检，完善肝转移灶病理。

笔记

患者入院后于 2013 年 11 月行肝穿刺活检 + 经皮肝动脉化疗栓塞术 + 经肠系膜下动脉灌注化疗术。肝脏病灶介入术前穿刺病理报告:（右前叶转移灶）上皮细胞肿瘤，核分裂象不易见。参考酶标结果，符合神经内分泌瘤（NET G2），考虑直肠神经内分泌肿瘤肝多发转移。免疫组化: CgA（+），Syn（+），Ki-67（+，5%~10%），VILLIN（+），CDX-2（－），SR2（+），SR5（+），ISL-1（+），CD117（－），EPCAM（+），S100P（－）。

介入方案和时间如表 3-15，以奥沙利铂，伊立替康，表柔比星和超液化碘油栓塞剂为组合的方案。从 2013 年 11 月至 2015 年 8 月共行 9 次介入治疗。每次介入后均定期复查肿瘤标志物和影像学检查，评估介入疗效。

在第 1 次介入后（图 3-215~图 3-218），患者于 2013 年 12 月开始加用长效生长抑素类似物治疗（醋酸奥曲肽，善龙）30mg IM qm，持续 8 个月。

直至患者第 9 次介入术后（图 3-219），2015 年 10 月复查 CT 提示肝内多发肿瘤存活灶明显减少，较前好转; 直肠病灶同前片相仿。现患者仍在密切随访中。

本病例说明晚期直肠神经内分泌肿瘤患者进行针对肝转移灶和原发灶的介入治疗能控制肿瘤进展，尽可能延长患者生存期。

表 3-15 介入治疗方案汇总

	时间	部位	OXA (mg)	CPT11 (mg)	EADM (mg)	LIPIDOL (ml)	Gelfoam (Position)
介入 1	2013-11-23	肝脏	50	100	—	20	右叶
		直肠	100	100	—	—	—
介入 2	2013-12-28	肝脏	100	100	—	13	左叶，部分右叶
		直肠	50	—	30	—	—
介入 3	2014-02-13	肝脏	50	100	—	15	右叶
		直肠	100	100	—	—	—

笔记

续表

	时间	部位	OXA (mg)	CPT11 (mg)	EADM (mg)	LIPIDOL (ml)	Gelfoam (Position)
介入 4	2014-05-05	肝脏	50	—	20	10	右叶
		直肠	100	100	30	—	—
介入 5	2014-07-19	肝脏	50	—	20	10	右叶
		直肠	100	100	30	—	—
介入 6	2014-10-18	肝脏	50	—	20	8	右叶
		直肠	100	—	30	—	—
介入 7	2015-01-26	肝脏	50	100	—	12	右叶
		直肠	100	—	50	—	—
介入 8	2015-04-25	肝脏	50	—	30	13	右叶
		直肠	100	—	20	—	—
介入 9	2015-08-01	肝脏	50	—	30	13	右叶
		直肠	100	—	20	—	—

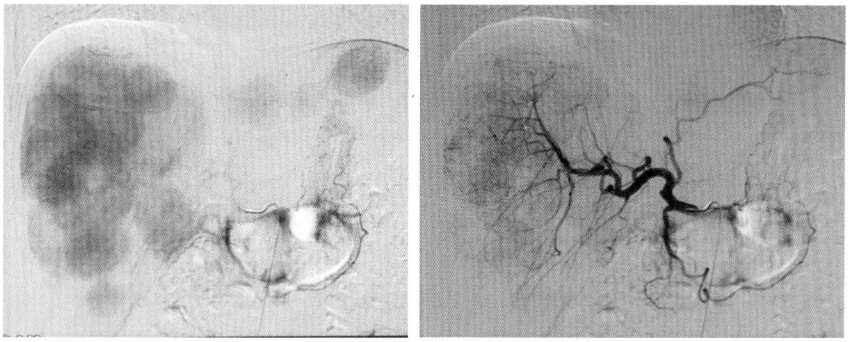

图 3-215　第 1 次介入手术，针对肝转移灶的 TACE 治疗

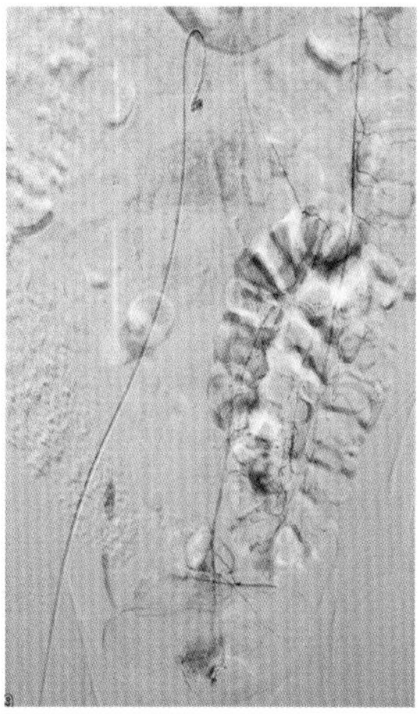

图 3-216　第 1 次介入手术，针对直肠原发灶的 TAI 治疗

笔记

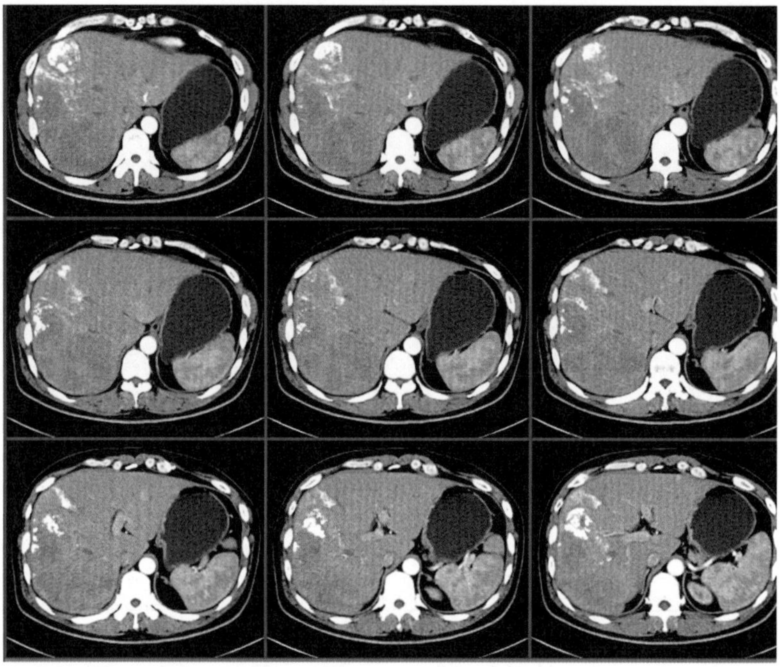

图 3-217　第 1 次介入后 CT 提示肝内见多发大小不等、团片状低密度灶，部分病灶内见碘油沉积，最大直径约 6.0cm，动态增强后动脉期病灶似有轻度强化。考虑肝多发转移介入术后，肝内多发病灶存活

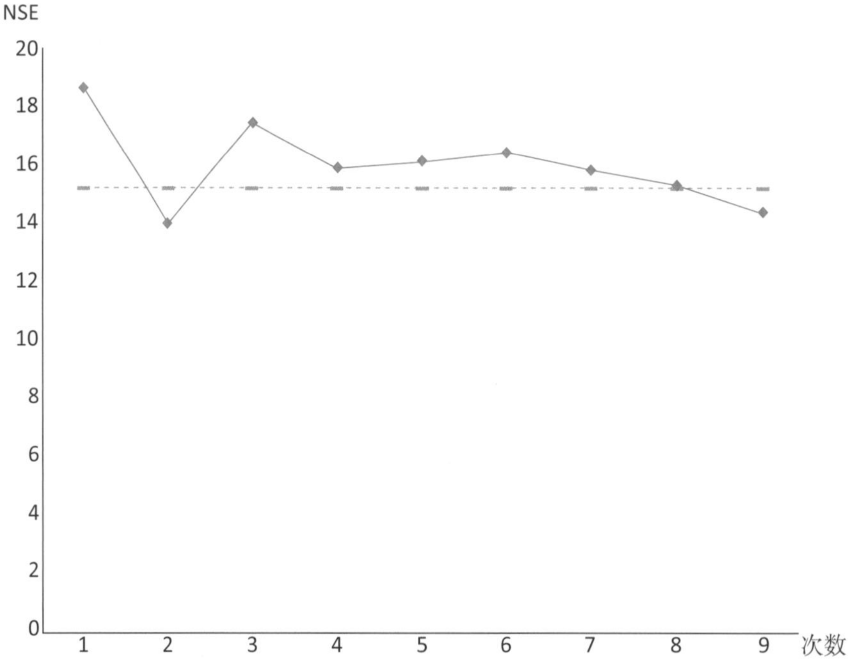

图 3-218　每次介入手术前 NSE 变化情况，红色虚线为正常参考值

笔记

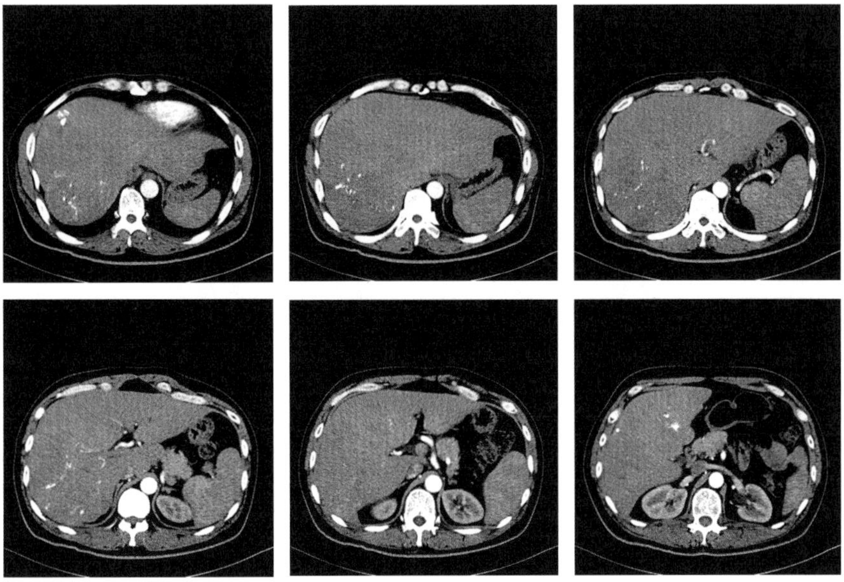

图 3-219　第 9 次介入后 CT 提示肝多发转移性 MT 介入术后

病例讨论

针对晚期直肠神经内分泌肿瘤肝转移灶的局部治疗？

包括射频消融、动脉栓塞化疗、选择性内放射治疗等局部治疗手段可用于控制肝转移灶，有效减轻肿瘤负荷，减少激素分泌，从而改善患者的生命质量。目前尚无大规模前瞻性临床研究评估针对晚期直肠神经内分泌肿瘤患者的肝转移灶局部治疗的具体疗效和预后情况，但在临床实践中，这些局部治疗通常会与全身治疗（如生长抑素类似物、mTOR 抑制剂）联合应用。

病例点评

本例患者明确诊断直肠神经内分泌肿瘤肝转移，根据 RADIANT-4 和 CLARINET 研究结果，可选择靶向药物和（或）生长抑素类似物，但是两药有效率均低于 5%，不能明显减小瘤负荷。本例患者针对肝脏富血供转移灶予 TACE 治疗，疗效明显。

由于肝脏是胃肠胰神经内分泌肿瘤的常见转移部位，肝脏局部治疗可以协助控制肿瘤负荷及激素分泌的症状，是各大指南推荐的治疗方法，但目前有限的证据未显示动脉栓塞化疗优于单纯栓塞化疗。此外，由于直肠神经内分泌肿瘤无明确有效化疗方案，针对直肠神经内分泌肿瘤原发灶的灌注化疗尚缺少证据。

病例提供者：楼文晖

点评专家：吴文铭

转移性直肠神经内分泌肿瘤综合治疗一例

病历摘要

患者女性，61 岁。2008 年因右上腹不适行腹部 CT 发现“肝脏多发占位”，定期复查发现肝占位逐渐增大。2010 年查血癌胚抗原、血糖链抗原 199、甲胎蛋白正常。2010 年 8 月分别行 ^{18}F-FDG PET/CT 及 ^{11}C-ACETATE PET/CT，未见高摄取病灶。2010-9-1 行“剖腹探查 + 粘连松解 + 肝多发肿物切除术”，术后病理：肝神经内分泌瘤（NET G2），考虑为转移性；免疫组化：AE1/AE3（+），CgA（+），

笔记

Syn（+），CD31（血管+），CD34（血管+），CD56（NK-1）（－），CDX2（－），CEA（－），CK19（－），CK8（+），Hepatocytc（－），p53（－），Ki-67 index 约 10%。

患者术后复查生长抑素受体显像：肝脏术后改变，多发骨转移。此后患者未接受任何治疗，间断右上腹不适，无便血，排便困难等。2012 年 10 月复查生长抑素受体显像，与 2011 年 11 月相比提示肝转移复发，全身骨转移灶增多，病情进展。因肝神经内分泌肿瘤原发灶不明，查 ^{68}Ga-DOTA-TATE PET/CT：肝脏、全身多发骨转移，直肠来源可能。结肠镜：距肛 3cm 直肠肿物 2.0cm × 2.5cm，表面不平，充血糜烂，活检病理符合神经内分泌肿瘤。2013 年 2 月行"经肛门内镜下直肠肿瘤切除术"，术后病理：（直肠肿瘤）神经内分泌瘤（NET G2），核分裂象约 1 个 /10HPF，累及侧切缘及底切缘；免疫组化：AE1/AE3（+），Syn（+），CD56（NK-1）（－），CgA（－），Ki-67 index 10%。既往体健。体格检查未见明显异常。

初步诊断：直肠神经内分泌瘤（G2，Ⅳ期）多发肝、骨、腹盆腔淋巴结转移。

治疗经过

患者 2013 年 4 月入组 RADIANT-4 国际多中心随机安慰剂对照临床研究，口服依维莫司 / 安慰剂，服药后出现口腔溃疡、鼻衄、乏力、下肢水肿等不适，最佳疗效病情稳定。2013 年 11 月胸部 CT 提示双肺多发斑片、索条影，双下肺及胸膜下为著，伴咳嗽、胸闷等症状，考虑药物不良反应，停药并口服强的松治疗后好转。2013 年 12 月 CT、骨扫描评估病情进展，退出临床研究，未再接受治疗。

2014 年 8 月起患者间断出现皮肤瘀斑，牙龈出血，查血白细胞，血红蛋白正常，血小板 49 × 10^9/L。骨髓涂片提示骨髓转移。复

笔记

查 CT 显示肝转移灶增多增大，病情进展。2014 年 11 月开始长效生长抑素类似物治疗，患者耐受好，血小板恢复正常。复查 CT 肝内病变及盆腔淋巴结有缩小，评估病情稳定。2015 年 3 月患者由于经济原因中断治疗，逐渐出现腹胀、无法进食、双下肢水肿等症状，2015 年 4 月查血常规正常，肝功能：TBIL 43.5μmol/L，DBIL 31.5μmol/L，ALT 30U/L，AST 63U/L。2015 年 4 月再次使用长效生长抑素类似物治疗后患者症状好转。精神食欲好，双下肢水肿消失，血 TBIL，DBIL 降至正常。2015 年 7 月始患者血小板逐渐下降至 63×10^9/L，无明显不适症状，增强 CT 提示病情进展。继续长效生长抑素类似物治疗，因经济因素不同意增加剂量或用药频率。2015 年 8 月再次出现腹胀，双下肢水肿，血小板下降至 43×10^9/L，血胆红素升高，2015 年 10 月死亡。总生存期 5 年。

病例讨论

1. 晚期直肠神经内分泌瘤的药物治疗

分化良好的直肠神经内分泌肿瘤（直肠 NET）多数为无功能局限性肿瘤，手术完整切除后预后良好，术后仅需定期随诊，辅助治疗缺乏证据。

局部晚期和转移性病变仅占 2%~5%，迄今为止，纳入直肠来源晚期 NET 患者的Ⅲ期临床研究有 RADIANT-2（伴类癌综合征晚期 NET 429 例，其中直肠 NET 11 例），RADIANT-4（无功能肺及胃肠 NET 302 例，直肠 NET 占 13.2%）及 CLARINET 研究（无功能晚期 NET 204 例，Ki-67 ＜ 10%，后肠来源 NET 14 例），晚期直肠 NET 所占比例均较少。RADIANT-2 研究中虽然总体人

笔记

群依维莫司联合长效奥曲肽未显著优于安慰剂联合长效奥曲肽，但在结直肠 NET 亚组（39 例）中，联合治疗组较安慰剂组无进展生存期有显著延长（PFS 29.9 个月 *vs*.6.6 个月，*HR*：0.34；95% *CI*：0.13 ~ 0.89，*P*=0.011）；RADIANT-4 研究中依维莫司组与安慰剂组比较，PFS 亦有显著延长（11 个月 *vs*.3.9 个月，*HR*：0.48，*P* ＜ 0.00001）；CLARINET 研究中，兰瑞肽 Autogel 120mg 治疗组较安慰剂组 PFS 显著延长（未达到 *vs*.18 个月，*HR*：0.47；95% *CI*：0.30～0.73，*P* ＜ 0.001）。因此针对晚期直肠 NET，长效生长抑素类似物及依维莫司均为可选择的药物。而舒尼替尼、链脲霉素或替莫唑胺为基础的化疗方案治疗胃肠 NET 有效率低于胰腺 NET。PRRT 在随机对照Ⅲ期临床研究中显示出对晚期中肠 NET 的疗效，其他来源的晚期 NET 治疗尚缺少研究数据。

本例为无功能转移性直肠 NET（G2），一线治疗参加临床研究，虽然 RADIANT-4 研究目前仍未完全揭盲，但患者出现了依维莫司治疗后常见的口腔溃疡，治疗后期出现的非感染性肺炎也是依维莫司特征性的不良反应，因此考虑患者使用药物为依维莫司。患者在用药期间病情缓慢进展，无进展生存期 8 个月。依维莫司治疗晚期非胰腺 NET 虽然客观缓解率低于 5%，但患者疾病进展延缓，PFS 显著优于安慰剂组患者。

本例患者退出临床研究后病情进展迅速，其生长抑素受体显像阳性，多次病理显示 Ki-67 指数为 10%，除病情在 3～6 个月内出现进展外，其余临床病理特征大致符合 CLARINET 研究纳入患者的条件。与依维莫司类似，生长抑素类似物治疗晚期 NET 通常客观缓解率低，其抗肿瘤增殖作用主要表现为稳定疾病，延缓进展。而本例患者疾病进展迅速，瘤负荷大，但治疗后患者疾病亦得到缓解，且生长抑素类似物安全性好，不良反应发生率低，多数患者耐受良好。

笔记

由于药物可及性问题，本例患者使用的生长抑素类似物为长效奥曲肽，与长效兰瑞肽均为 8 肽，与生长抑素受体 2，5 亲和力高。研究结果显示常规剂量生长抑素类似物治疗后疾病进展增加剂量或注射频率可以有效控制晚期 NET 患者的激素分泌症状，但在肿瘤增殖控制方面研究证据尚不充分，在缺少其他有效治疗手段时可尝试使用。

2. 核医学检查在胃肠胰神经内分泌肿瘤诊治中的应用

胃肠胰神经内分泌瘤有时转移灶明显而原发灶不明确，常规的影像学检查，如 CT、核磁、超声等常无法检测到原发肿瘤，或者能够检测到肿瘤但无法明确其特点。而功能显像在这些方面则存在一定优势。

生长抑素受体是一种 G 蛋白偶联受体，Krenning 在纳入 1000 余例患者的大规模研究中证实生长抑素受体显像在神经内分泌肿瘤原发病灶及转移灶的诊断中存在很大优势。

首先，SRS 可以检测及定位一些可疑 GEP-NETs，确定原发病灶的累及范围，局部浸润及远处转移，进行疾病分期。有研究认为 SRS 方法对 GEP-NETs 原发灶及转移灶的检出率为 89%（67%~100%），敏感性为 84%（57%~93%），其敏感性与肿瘤类型、解剖定位有关。近年常用的 PET/CT 显像剂 ^{68}Ga-DOTA-TATE 诊断敏感度更高，为 81%~96%，与 SRS 相比能够发现更多病灶。本例患者起初使用 SRS 检查，未发现原发灶，接受 ^{68}Ga-DOTA-TATE PET/CT 检查后，发现直肠病灶，从而明确原发灶，为治疗提供依据。

其次，SRS 方法可以协助评估针对生长抑素受体的治疗，如生长抑素类似物和 PRRT 治疗的可行性。生长抑素受体显像剂的浓聚程度可以直观反应病灶的生长抑素受体表达情况，如 CLARINET 研究纳入的患者要求 SRS 显像达到 Krenning 评分≥ 2 级。

笔记

病例点评

直肠在国内属于神经内分泌肿瘤常见发病部位，患病年龄早，但发病隐匿，大部分患者发现时病变不足 1cm，G1 为主，发生转移比例低，一般采用内镜下或经肛局部切除即可治愈，但随着病变的逐渐增大，超过 1cm 发生周边淋巴结转移和远处转移的可能性显著升高，本例病例是典型的转移性直肠神经内分泌肿瘤 NET G2，确诊年龄较大，病变直径已超过 2cm，已发生多发转移，尽管确诊后进行了肝脏转移灶切除，但直肠神经内分泌肿瘤的肝转移往往成弥漫性多发表现，难以 R0 切除，药物治疗目前主要有生长抑素类似物和 mTOR 抑制剂，其他靶向药物目前还缺少高水平循证医学证据，包括用于胰腺 NET 疗效较好的替莫唑胺为基础的方案，对于直肠 NET 疗效也较差。^{68}Ga-DOTATATE-PET/CT 阳性，且 SUV 值较高的转移性直肠 NET，PRRT 可能是一个选择。

病例提供者：霍　力　程月鹃

点评专家：陆　明

胰腺神经内分泌癌肝转移综合治疗一例

病历摘要

患者男性，25 岁，因“反复腹痛腹泻 3 月余”于 2013 年 10 月来我院就诊。2013 年 10 月胰腺增强 CT 示胰体颈部占位，首先考虑胰腺癌伴腹膜后淋巴结转移。查甲胎蛋白 171.7ng/ml。腹泻症状明显，每日大于 5 次。

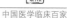

患者既往史、个人史、婚育史及家族史无特殊。

体格检查

生命体征平稳，全身浅表淋巴结无肿大，心肺无明显异常，腹平坦，腹软，无压痛、反跳痛，肝脾肋下未触及，肠鸣音正常，直肠指诊（－）。

辅助检查

2013 年 10 月 AFP：171.7ng/ml。2013 年 10 月 CT 胰腺平扫＋增强（图 3-220）：胰体颈部占位，胰腺癌伴腹膜后淋巴结转移首先考虑。

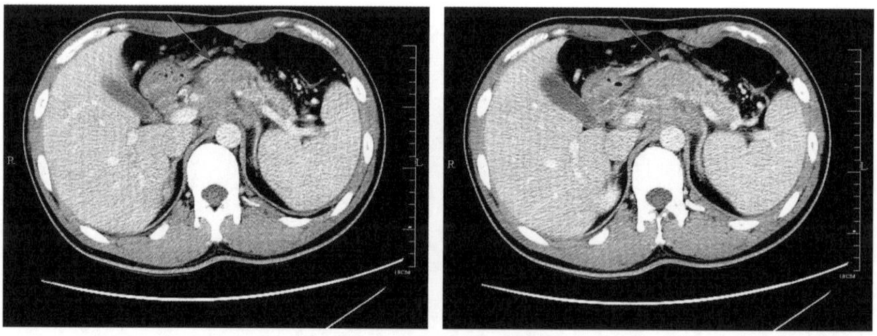

图 3-220　患者治疗前胰腺 CT

诊治过程

2013 年 10 月引导下胰腺肿块穿刺病理结果：首先考虑神经内分泌癌。CK18（＋），CK20（－），CgA（部分＋），Syn（＋），CD56（－），Hepatocyte（－），CK7（＋），Ki-67（＞20%）。患者 CT 提示后腹膜淋巴结转移，诊断：胰腺神经内分泌癌（NEC G3）。

笔记

第一次 MDT 讨论

患者诊断明确，为 G3 胰腺神经内分泌癌，目前肿瘤包绕腹腔干周围血管，暂无手术机会，建议先行全身治疗评价疗效后判断是否具有手术可能。因患者腹泻症状明显，不排除伴有神经内分泌肿瘤可能，予善龙 30mg 肌注每 28 天一次，同时予 PEP 化疗方案：紫杉醇 150mg d1，8+VP-16 180mg d1～d3+DDP 45mg d1～d3，每 3 周为 1 周期。

6 周期化疗后（图 3-221），疗效评价：PR，AFP 持续下降（图 3-222）。化疗期间出现Ⅳ度粒细胞缺乏，Ⅱ度呕吐，Ⅱ度乏力，化疗第 3 周期开始减量，腹痛腹泻症状基本消失。

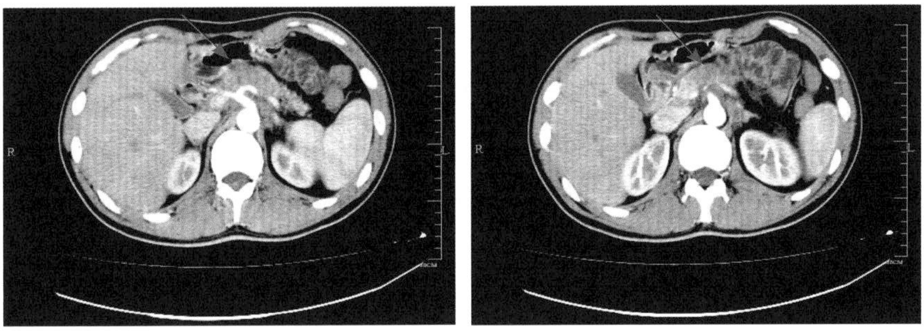

图 3-221 患者 6 周期化疗后 CT 图像，可见肿瘤明显缩小

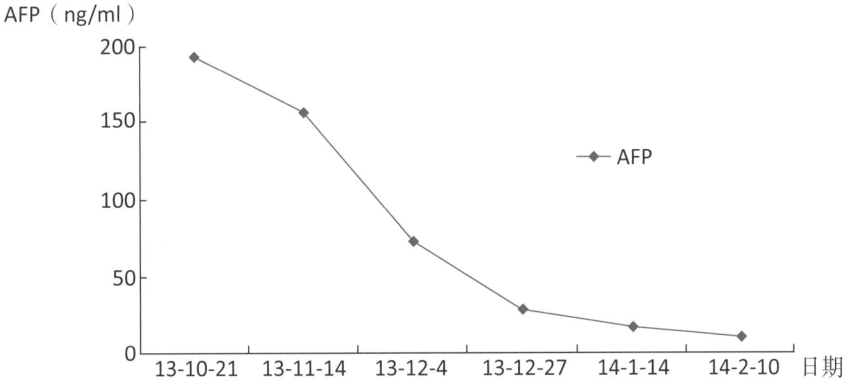

图 3-222 治疗过程中的 AFP

第二次 MDT 讨论

经过 6 周期治疗，肿瘤退缩明显，疗效评价 PR，讨论认为善龙联合化疗治疗有效，手术可能实现 R0 根治。建议行手术治疗切除全

笔记

部病灶。

手术治疗：2014 年 5 月行“全胰、十二指肠切除术 + 胰腺周围神经切除 + 脾切除 + 胆囊切除 + 肝部分切除 + 门静脉重建 + 肾上腺部分切除术”（图 3–223）。

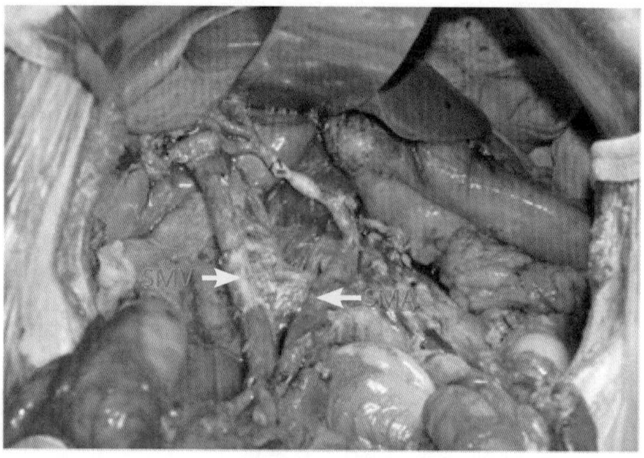

图 3–223　术中肿瘤全部剥除

术中所见：肿瘤位于胰颈及胰体部，周围有弥漫融合成团的淋巴结，累及胃小弯，肠系膜根部，腹主动脉周围，左肝外叶可见一枚小转移灶，肿瘤侵犯肠系膜上静脉、腹腔干及肠系膜上动脉。

术后病理（图 3-224）：①（胃十二指肠 + 全胰 + 脾脏切除标本）神经内分泌癌（NEC G3）伴淋巴结转移性癌，肿瘤大小：11cm × 3cm × 2cm。组织学类型：低分化神经内分泌癌（G3）；切缘：胆总管切缘、胃切缘、十二指肠切缘均阴性；脉管内见瘤栓转移情况：自检胰周淋巴结 4/6 枚见癌转移，送检后腹膜淋巴结 4/4 枚见癌转移。送检肝十二指肠淋巴结 1/1 枚，脾门淋巴结 0/6 枚见癌转移。送检脾脏未见肿瘤累犯。Hepatocyte（–），AFP（灶 +），Ki-67（+，80%），CK（+），Syn（+），CD56（–），CgA（+）。②（左肝）肝脏低分化癌浸润或转移伴大片坏死（大小直径 1cm）；（后腹膜）淋巴结 21/42 枚见癌转移，另见癌结节形成及神经侵犯、肾上腺侵犯；慢性胆囊炎 E-cadherin（+），β-Catenin（+），CgA（+），Syn（+），

笔记

CD56（－），CK5/6（－），Ki-67（+，50%），CK19（部分+），Hepatocyte（－），GPC-3（+），AFP（+）。

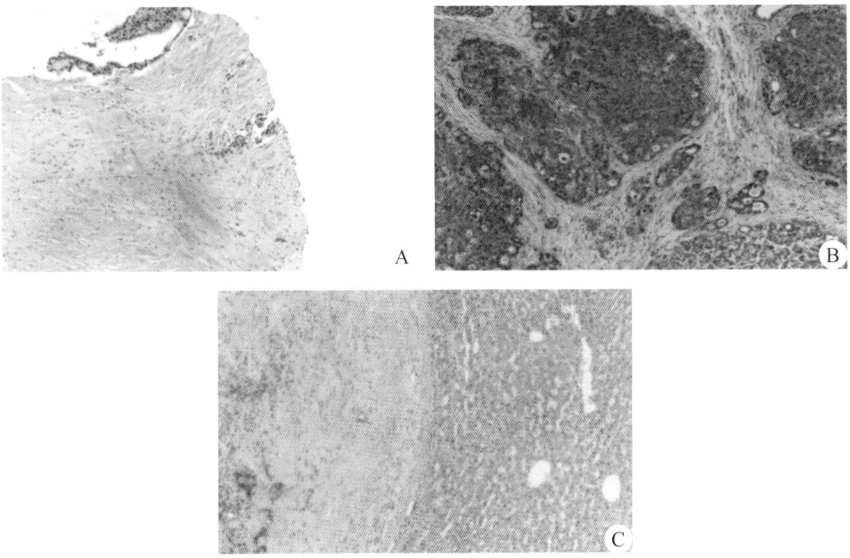

图 3-224　病理结果

注：A：（胰腺）纤维组织内可见小立方细胞，呈巢团状、假腺样、浸润性生长，核仁不易见（HE×40）；B：（胰腺）肿瘤呈实性巢团状及腺样排列，浸润性生长，周围可见残存胰腺组织（HE×100）；C：（肝脏）肝脏组织内查见少量肿瘤组织，呈巢状、条索状及腺样排列，肿瘤中间坏死明显，间质纤维化明显（HE×40）

术后诊断：胰腺神经内分泌癌伴肝转移（NEC G3）。

因患者术前化疗曾出现Ⅳ度粒细胞缺乏，Ⅱ度呕吐，Ⅱ度乏力，术后改 IP 方案化疗，具体用药：伊立替康 40mg d1 100mg d8+DDP 40mg d1～d3，化疗后出现较严重的呕吐不良反应，根据患者意愿，停第 3 天顺铂化疗，改口服希罗达治疗至 2014 年 10 月。患者于 2014 年 12 月去世。

病例讨论

1. 本例患者诊断要点

根据 2017 年 WHO 分期胰腺神经内分泌肿瘤按分化程度可分为

分化好的神经内分泌瘤和分化差的神经内分泌癌。分化好的神经内分泌瘤包括：G1 级，核分裂象＜ 2 个 /10HPF 和（或）Ki-67 指数≤ 2%; G2 级，核分裂象 2~20 个 /10HPF 和（或）Ki-67 指数 3%~20%; G3 级，核分裂象＞ 20 个 /10HPF 和（或）Ki-67 指数＞ 20%。分化差的神经内分泌癌为 G3 级，核分裂象＞ 20 个 /10HPF 和（或）Ki-67 指数＞ 20%。本例患者腹部 CT 提示胰腺占位，穿刺病理为低分化神经内分泌癌，Ki-67 指数＞ 20%，故诊断为胰腺神经内分泌癌（NEC G3）。

2. 患者治疗目标的确定

手术切除仍是 GEP-NET 肝转移最主要的治疗手段，也是唯一有可能达到根治性目的的治疗方式，而 ENETS 及 NANETS 指南并不推荐对于转移性或局部晚期不可切除的 NEC 行减瘤或根治术，不过由于没有明确的证据表明手术治疗对局部晚期或晚期 NEC 的作用，所以转化治疗后是否进行手术仍存争议，或者 NET 手术减瘤获益在特定情况下可适用于 NEC。但有回顾性研究及小样本研究表明，对于同时性转移的胰腺 NEC，切除原发灶或转移灶可以改善患者生存。因本病例中的患者为 NEC G3，首诊时胰腺肿瘤包绕腹腔周围血管，手术难度高，MDT 讨论可先行全身治疗；该患者经历 6 次化疗后肿瘤缩小明显，从对化疗应答的情况看，似乎生物学行为有类似 NET 的转化，且技术上达到可切除，而该患者年轻，手术治疗意愿非常强烈，经过充分沟通后，遂予争取根治性手术。从本病例实际手术效果来看，还是获益的。因此，对于 NEC 手术，似乎还有待于前瞻研究予以论证手术的价值，或许不同的生物学行为可导致不同的手术后获益。

3. 治疗方案确立

笔记

根据患者穿刺病理提示为胰腺神经内分泌癌（NEC G3），根据

NCCN 指南，建议予 EP 化疗方案化疗，但患者腹泻症状明显，不排除神经内分泌瘤成分，综合考虑加用善龙。6 周期化疗加 5 周期善龙治疗后疗效评价 PR，并进行根治性手术。手术时另发现有肝转移灶，综合术后病理结果，修正诊断为胰腺神经内分泌癌（NEC G3）伴肝转移。因患者术前化疗曾出现Ⅳ度粒细胞缺乏，Ⅱ度呕吐，Ⅱ度乏力，术后改 IP 方案化疗，具体用药：伊立替康 40mg d1 100mg d8+DDP 40mg d1～d3，化疗后出现较严重的呕吐不良反应，根据患者意愿，停第 3 天顺铂化疗，改口服希罗达至 2014 年 10 月。患者 OS 14 个月。

病例点评

本例患者术前诊断为胰腺神经内分泌癌（NEC G3），伴有 AFP 升高及腹泻的症状。根据 NCCN 指南，给予 EP 化疗方案化疗，结合患者腹泻症状明显，不排除神经内分泌瘤成分，加用善龙。6 周期化疗加 5 周期善龙治疗后，疗效评价 PR，效果明显，说明治疗方法正确。为了寻求根治，做了“全胰、十二指肠切除术 + 胰腺周围神经切除 + 脾切除 + 胆囊切除 + 肝部分切除 + 门静脉重建 + 肾上腺部分切除术”。目前 ENETS 指南、NCCN 指南对神经内分泌癌转化治疗并无推荐意见，且仅有回顾性及小样本研究证明对于晚期胰腺 NEC 患者手术切除原发灶或转移灶可以提高患者生存，对于转化成功的患者， 是否手术切除仍存争议。本例患者胰腺神经内分泌癌，伴 AFP 增高及腹泻，AFP 增高的患者恶性程度更高，更易肝脏转移，虽然患者年轻、手术意愿强烈，行根治性手术欠妥，术前评估不足。应该继续术前的治疗方案继续治疗，可能效果更好。

病例提供者：童　舟　方维佳　白雪莉

点评专家：石素胜

笔记

无功能性胰腺神经内分泌肿瘤伴肝转移转化治疗后手术切除一例

病历摘要

患者女性，41 岁，因“反复腹痛 40 余天”入院。40 余天前患者无明显诱因下反复感上腹胀痛不适，可忍，无放射痛，无恶心呕吐、发热寒战、肤黄眼黄、腹泻黑便等不适。患者初未予重视，腹痛症状逐渐加重，遂至当地医院就诊，全腹部 CT 扫描提示胰尾部占位性病变，囊腺癌首先考虑，肝内多发转移瘤。为进一步诊治转至我院。患者既往体健，否认消化道恶性肿瘤家族史。曾长期从事“化验”工作，有化学试剂接触史（具体不详）。

体格检查

BMI：22.51kg/m^2，BSA：1.47m^2；腹平软，肝肋下 4 指，质硬，全腹无明显压痛、反跳痛及肌紧张，Murphy 征阴性，移动性浊音阴性。ECOG：0 分，疼痛 NRS：1 分。

辅助检查

血常规、凝血功能、肝肾功能等基本正常。血肿瘤标志物提示 CA199 53U/ml（正常值 0~37U/ml），CA125 77.8U/ml（正常值 0~35U/ml），NSE 74.3ng/ml（正常值 0~25ng/ml）。CgA 未测。

入院超声检查提示胰尾部神经内分泌肿瘤伴肝内广泛转移，声学

笔记

造影下肿块的增强模式呈“快进快出”。胸部CT平扫：未见明显异常。上腹部MRI增强扫描：胰腺尾部恶性肿瘤，考虑神经内分泌癌，肿瘤局部侵犯左肾及结肠脾曲，大小约为88.4mm×64.6mm×83.5mm；伴肝脏广泛转移（图3-225）。患者肝脏穿刺病理提示神经内分泌肿瘤，G3。免疫组化结果：Syn（+），CgA（+），Ki-67（+，60%~70%），P53（-），CK7（-），CK20（-），CK19（+），CAM5.2（+），EMA（+）（图3-226）。

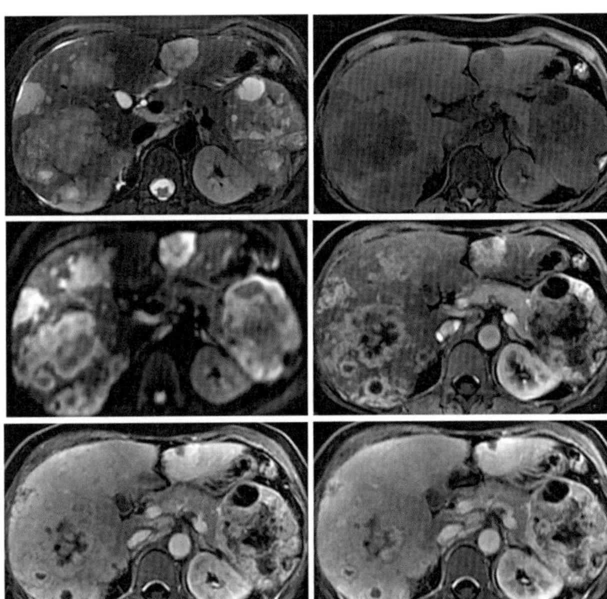

图3-225 MRI增强扫描

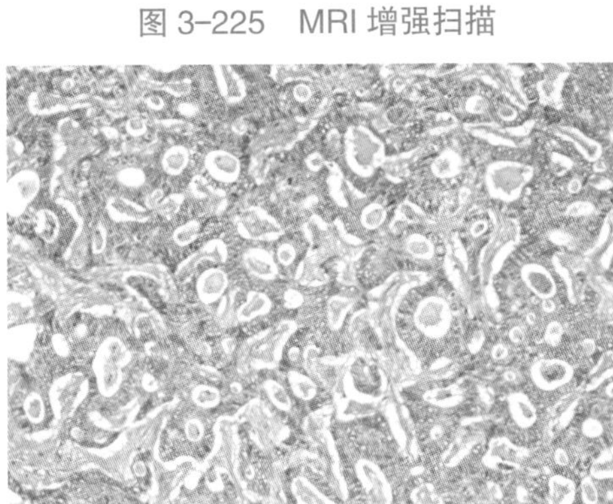

图3-226 肝穿刺病理

注：HE×200

笔记

诊断过程

结合患者上述现病史，体征和实验室检查，临床诊断考虑为：无功能性胰尾部神经内分泌肿瘤伴肝内广泛转移。参考肝转移瘤的穿刺病理结果，患者为Ⅳ期，基于 Ki-67（+，60%～70%），为 G3 期神经内分泌肿瘤。

经过 MDT 讨论，专家一致认为目前为进展期神经内分泌肿瘤伴肝脏广泛转移，无法全部一期切除。参照 2016 版 NCCN 及 ENETS 胰腺神经内分泌肿瘤诊治指南，决定选择 EP 方案作为首选全身治疗方案。若肿瘤对化疗的反应良好，再考虑手术切除原发灶及残余的肝转移瘤。

患者接受了 6 周期的 EP 方案化疗，化疗期间耐受可，无严重不良反应。2 周期化疗后疗效评价 PR，4 周期化疗后疗效评价持续 PR。化疗 6 周期后复查上腹部 MRI 增强扫描提示胰腺体尾部肿瘤体积大致相仿，但强化程度略减低，内部坏死范围增大，肝脏转移瘤明显减少缩小，强化不明显，大部分呈坏死表现。肝门部淋巴结缩小，胰腺周围及后腹膜未见明显肿大淋巴结（图 3-227）。

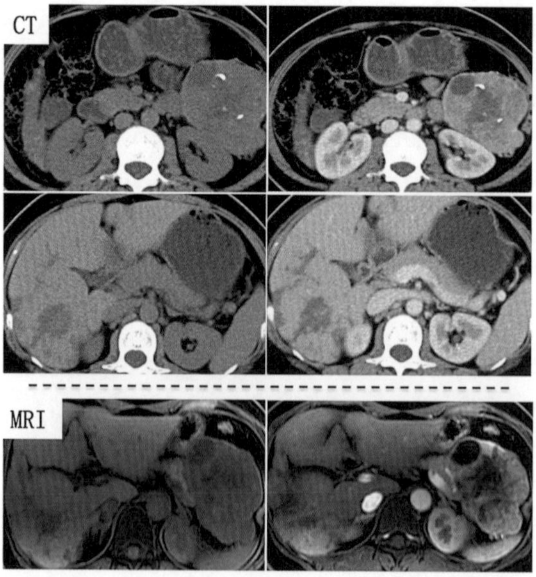

笔记

图 3-227　6 次 EP 化疗后复查上腹部 MRI 增强扫描

排除禁忌后行胰体尾切除 + 脾脏切除 + 右半肝切除 + 左肝转移瘤切除 + 胆囊切除术，手术顺利（图 3-228）。

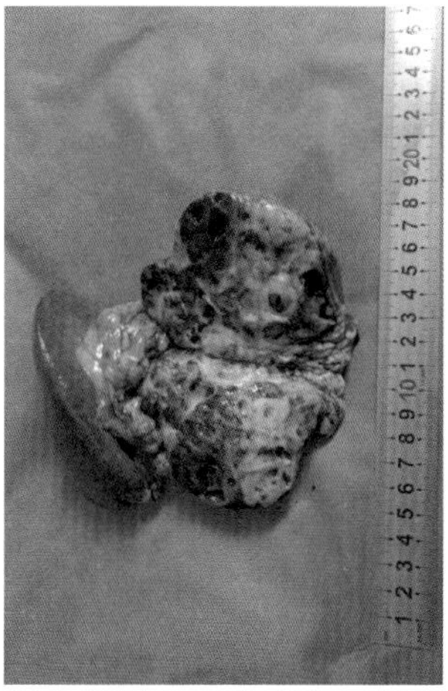

图 3-228　手术切除的胰腺病灶标本剖面

术后病理提示（胰尾）神经内分泌肿瘤，G2，核分裂象 5 ~ 15 个 /10HPF，Ki-67 指数约 5%，大小 8.5cm × 6cm，胰腺断端切缘阴性，脾脏未见肿瘤累及。免疫组化结果：Syn（+），CgA（+），EMA（－），CEA（－），Ki-67 约（+，5%），P53 散在弱（+），CK7 部分（+），CK20 灶（+），CD117（－），CD10（－），Beta-catenin 膜（+）。（右半肝）转移性神经内分泌肿瘤，高分化，G3，Ki-67 指数约 40%，核分裂象 20 ~ 30 个 /10HPF，大小 1.5cm × 1.4cm，断端切缘阴性（图 3-229）。

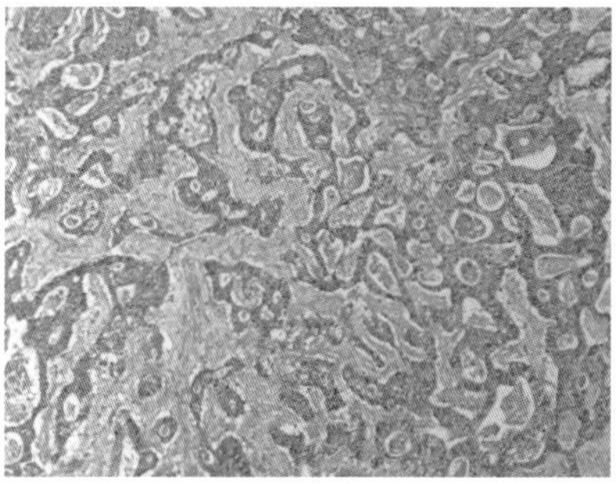

图 3-229　术后病理

注：HE × 100

笔记

术后 2 个月患者肝脏出现新发病灶，考虑疾病进展，行超声引导下肝脏肿物微波消融术；2 个月后复查肝脏 MRI 提示肝内病灶再次进展，结合病史，首先考虑恶性程度较高的 G3 病灶复发，再次选用 EP 方案化疗；EP 化疗 1 周期后（1 个月后）评估提示肝脏病灶增多，更改为 IP 方案治疗；IP 化疗 2 周期（2 个月后）评估再次进展，更换为三线 Xelox 方案化疗。在之后的随访过程中，患者肝脏病灶增多，分次予以局部射频治疗、TACE 及放射性粒子植入等治疗，但病灶控制效果不明显。

病例讨论

1. 该患者术前肝穿刺活检病理提示 NEC G3，Ki-67 指数达 60%~70%，而经历过 EP 方案新辅助化疗后的肝切除标本病理提示高分化 NET G3，Ki-67 指数约 40%，为何会出现病理不一致的情况？

这体现了神经内分泌肿瘤病理的异质性及穿刺活检在获取准确病理诊断的局限性。① pNETs 的异质性。神经内分泌肿瘤具有相当高的异质性，除了不同类型 NETs 之间的异质性，这种异质性在同一个患者体内主要体现在时间和空间角度的异质性，如原发灶和转移灶之间、不同的转移灶之间、不同疾病时期的病灶之间及系统治疗前后等，不仅仅是肿瘤的病理分级、分化程度，甚至一些特异标志物的表达也不一致。因此，若临床怀疑肿瘤存在异质性，可进行多次、多部位活检以明确肿瘤病理的全貌。②穿刺活检在 NET 病理诊断上的局限。肿瘤穿刺活检具有固有的局限。穿刺有时无法准确获得肿瘤的分化程度，而且加上肿瘤转移灶可能存在空间异质性，单纯局部穿刺活检无法判断肿瘤的整体情况。

笔记

一般说来仅有5%左右的病例会因原发肿瘤内的异质性而改变组织学分级，大约1/3的病例原发肿瘤与转移灶的组织学分级不同（多数为级别升高，特别是异时性转移灶）。有但是若能获得多种标本，全面系统进行组织学分级对于全面评估肿瘤生物学行为可能十分有益，特别是对于鉴定演进性肿瘤尤为重要。

2. 因两者的预后和对治疗反应有明显差别，有效鉴别NET G3与NEC G3非常重要。如何从病理上有效鉴别NEC G3与NET G3？

鉴别NET G3与NEC G3的在增殖活性上有交叉，而且评价组织学分化程度存在着一定的主观性，给两者的区分带来一定困难。鉴别NET G3与NEC G3首先需要判断肿瘤属于高分化还是低分化，在划定NET G3与NEC G3的增殖活性阈值方面，Ki-67标记率有50%、55%和60%等不同标准。“2017版ENETS共识”及“2017版胰腺NEN的WHO肿瘤分级系统”采用了50%的界定值，即NET G3通常Ki-67标记率低于50%，而NEC G3的Ki-67标记率高于50%。在鉴别NET G3与NEC G3的增殖活性的核分裂象阈值方面，目前的共识均强调大于20个/10HPF。研究发现Ki-67标记率高于20%，而核分裂象在2～20个/10HPF的患者预后，明显优于Ki-67标记率高于20%，而核分裂象大于20个/10HPF的患者，中位生存时间分别为54.1个月 *vs.*11.0个月，5年生存率分别为29.1%和16.1%。提示对于核分裂象大于20个/10HPF的患者，诊断NET G3应持慎重态度。有文献称RB失表达、P53、SSTR2阴性，支持NEC G3的诊断；而ATRX、DAXX、SSTR2阳性，支持NET G3的诊断，但这些分子生物学标志物尚未成为共识。

3. 该患者肝切除标本病理提示高分化NET G3，Ki-67指数约40%，核分裂象20～30个/10HPF。高增殖活性NET G3的系统治疗

笔记

原则是什么？

当前指南中对于 NEN G3（包括 NET G3 及 NEC G3）的一线治疗均推荐顺铂或卡铂联合依托泊苷，二线治疗推荐伊立替康或奥沙利铂为基础的联合方案。但近年来随着新的临床证据的不断涌现，该推荐受到挑战。

Ki-67 指数较低的 NEN G3 患者对铂类方案反应率低。研究表明，将 G3 患者分为 NET G3、NEC（Ki-67 21%～55%）和 NEC（Ki-67 ＞ 55%）三组，预后显著不同。对于 Ki-67 ＜ 55%的患者，无论 NET G3 还是 NEC，替莫唑胺＋卡培他滨方案（CAPTEM）的 6 个月 PFS 均达到 77%，显著高于含铂方案的 25%，因此，依据 Ki-67 指数来选择化疗方案可能更有意义。欧洲的一项研究也表明，只有 Ki-67 大于 55%的 NEC 对含铂方案疗效更好，NET G3/NEC Ki-67 21%～55% /NEC Ki-67 ＞ 55%组的 ORR 分别是 24%、25%和 44%。而对于 NET G3 来说，PRRT 也是二、三线治疗的选择之一，ORR 可达到 31%～42%，其中 Ki-67 低的患者获益更多。结合这些循证依据，NET G3 的一线治疗可以更多参考 NET G2，建议根据 Ki-67 指数等进行系统治疗方案选择，若 Ki-67 ＜ 55%，优选 CAPTEM 方案；若肿瘤发展快速，Ki-67 ＞ 55%，可以考虑采用 EP 方案；另外，对于转移性 NET G3，如能行根治性切除建议手术治疗。若 Ki-67 指数 50%～60%，一线选择取决于临床表现、肿瘤增长速度、肿瘤负荷和原发灶等因素，EP 方案是首选治疗，其他方案选择包括 TEMCAP、FOLFIRI/FOLFOX（结直肠 NEC）或 PRRT。

4. 无功能性胰腺神经内分泌肿瘤原发灶切除的意义有多大？

对于是否要行原发灶的切除始终存在争议，并未证实切除原发灶有利于患者的远期生存率提高。一项回顾性研究对比了 19 例切除原发灶和 32 例未切除原发灶的 pNETs 患者的存活期，前者中位生

笔记

存期为54个月，后者为39个月，原发灶切除有延长生存期的趋势，但差异无统计学意义。另一项回顾性分析了71例转移性pNETs，发现积极的手术切除原发灶有助于改善患者的预后。《中国胃肠胰神经内分泌肿瘤专家共识》中推荐为预防危及生命的并发症如出血、消化道梗阻或黄疸时，可考虑行姑息性原发灶切除，但应仅限于原发灶局限的NET G1和G2（Ki-67指数≤10%）。

病例点评

晚期胰腺神经内分泌肿瘤较胰腺癌的预后相对较好。神经内分泌肿瘤的异质性极大，该病例给我们提示，肿瘤的原发灶和转移灶，以及之后的复发病灶都具有不同的生物学行为，临床最直观的表象就是对化疗的敏感性不同。对于晚期G3神经内分泌肿瘤，国内外指南意见较为统一，推荐EP方案全身化疗首选的治疗策略；对于G2级别的神经内分泌肿瘤，生长相对缓慢，对于化疗不敏感，目前国外指南及国内专家共识推荐采用长效生长抑素、分子靶向药物等治疗，化疗方面卡培他滨+替莫唑胺±贝伐珠单抗因其较高的ORR，目前比较推荐；由于经济原因，该患者未接受相关治疗。局部治疗如射频、微波、TCAE等对于肝转移性病灶的处理有一定的疗效，对于全身治疗是积极的补充。G3神经内分泌肿瘤治疗原则上可以参照NET G2治疗，但需要结合肿瘤进展速度。在进展速度较快且Ki-67指数＞55%的患者也可首选EP方案治疗，此例患者亦是如此。

该患者虽确诊为恶性程度较高的胰腺神经内分泌肿瘤伴广泛肝转移，但经过多学科联合诊治化疗有效前提下进一步行胰体尾切除+脾脏切除+右半肝切除+左肝转移瘤切除+胆囊切除术治疗。

笔记

但由于肿瘤生物学特性较恶，在术后 2 个月出现复发，二线、三线化疗和局部治疗等综合治疗。需要反思的问题：在 NET G3 且 Ki-67 指数较高患者，化疗有效后手术治疗时机选择？近期复发是否再次选用既往有效治疗方案？

病例提供者：马　涛　白雪莉

点评专家：依荷芭丽•迟

甲状腺髓样癌行全甲状腺切除、中央区淋巴结清扫及侧颈淋巴结清扫一例

患者中年女性，既往病史无特殊。常规体检中发现甲状腺结节，B 超和 CT 均提示颈部淋巴结有肿大。生化检查中发现降钙素异常升高，追查癌胚抗原显示升高。决定行穿刺细胞学穿刺获取病理，因为有明显的颈部淋巴结肿大，且临床高度怀疑颈部淋巴结转移，因此选择穿刺左颈部淋巴结，如果淋巴结穿刺为恶性，则就考虑甲状腺癌颈部转移。结合异常升高的降钙素和穿刺细胞学，临床考虑诊断为甲状腺髓样癌，伴颈部淋巴结转移。手术方式选择全甲状腺切除，双侧Ⅵ区清扫，左颈部Ⅱ，Ⅲ，Ⅳ区清扫。术中仔细清除了区域内的淋巴脂肪组织，“血管骨骼化”清扫区域，最大限度的去除淋巴脂肪组织，术后 6 个月患者的降钙素降至正常。目前常规随访中，无复发。

笔记

病历摘要

患者女性，44 岁，主诉“发现甲状腺肿物 1 月余”入院。患者于 1 个月前体检时发现“甲状腺结节”，2017 年 4 月就诊于我院。

既往史、个人史、婚育史无特殊。家族史：无甲状腺癌家族史。

查体：甲状腺左叶可触及直径 1cm 质硬结节，左上颈可触及直径约 2cm 质中淋巴结，活动度可。

间接喉镜：双侧声带活动正常，对称。

实验室检查

甲状腺功能五项：正常。

生化检查：血清降钙素为 627pg/ml，CEA 10.28ng/ml。

辅助检查

B 超：甲状腺左叶上极低回声结节，大小约 0.8cm × 0.5cm，边界不规则，内回声不均，另双侧甲状腺内见多个无回声结节，界清。左颈部Ⅱ区多个无回声结节，其一直径为 2.5cm，余右颈未见明显肿大淋巴结。考虑甲状腺左叶癌，左颈淋巴结转移。

增强 CT（图 3-330）：左侧颈动脉外侧可见肿物，最大截面约 2.2cm × 1.5cm，局部边缘密度稍高，不除外转移。肺部未见明显异常。

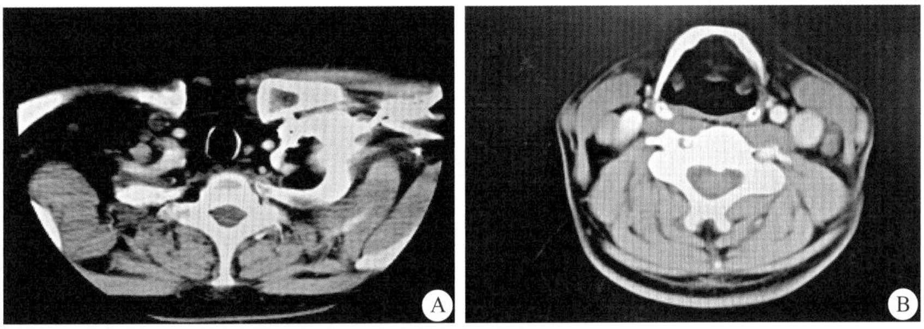

图 3-330　颈部增强 CT

注：A：左侧Ⅵ区（气管食管沟）淋巴结；B：左侧颈部Ⅱ、Ⅲ区交界处淋巴结，大小约 2.2cm × 1.5cm

笔记

细胞学检查

左颈部淋巴结穿刺细胞学：可见癌细胞。

术前诊断

甲状腺髓样癌，左颈淋巴结转移（cT1N1bM0）。

手术治疗

2017 年 4 月 23 日在全麻下行全甲状腺切除，双侧中央区（Ⅵ区）清扫，左颈清扫（Ⅱ、Ⅲ、Ⅱ区）。

术中见甲状腺左叶上级结节，直径约 1cm，紧邻被膜。左颈Ⅱ、Ⅲ区交界处肿大淋巴结，呈实性。

（1）行甲状腺左叶及峡部切除，左侧中央区清扫，仔细解剖喉返神经，注意保护上下甲状旁腺。术中冰冻回报：甲状腺癌，倾向甲状腺髓样癌。

（2）再行甲状腺右叶切除，右侧中央区清扫，术中注意保护上下甲状旁腺。

（3）行左颈淋巴结清扫（左侧Ⅱ、Ⅲ、Ⅳ区），注意保护Ⅱ区的副神经，保护颈侧方的颈Ⅱ、Ⅲ、Ⅳ神经丛，将颈动脉三角，颈鞘后方，颈Ⅳ区胸锁乳突肌和带状肌之间的淋巴结脂肪组织清除，“血管骨骼化”清扫区域。同时注意结扎左颈Ⅳ区颈内静脉交角处的淋巴管，预防术后乳糜漏。

（4）彻底止血，冲洗创面，放置引流管，术中出血约 15ml。

术后病理

甲状腺左叶及峡部为甲状腺髓样癌，直径 0.9cm，紧邻被膜，未见明确脉管瘤栓及神经侵犯。甲状腺右叶为结节性甲状腺肿。

笔记

淋巴结转移性癌（9/44）：左颈Ⅱ区（2/10），左颈Ⅲ区（2/8），左颈部Ⅳ区（1/12），环甲膜前清扫（0/2），左Ⅵ区（4/7），右Ⅵ区（0/5）。分期：pT1N1b。

术后随访

术后无声嘶，无手足麻木。术后间接喉镜：双侧声带活动正常，对称。术后第一天 PTH：23.0 pmol/L。术后第四天拔除引流管，出院。口服优甲乐，定期随诊观察。术后 6 个月复查血清降钙素为 5.1pg/ml（0～6.4pg/ml），CEA 3.3ng/ml（0～5ng/ml）。

小结

甲状腺髓样癌的预后要差于分化型甲状腺癌，手术是治疗甲状腺髓样癌的主要方法。

甲状腺髓样癌易复发，在初次手术时，手术范围和清扫干净程度是影响术后复发时间的重要因素，因此建议相比分化型甲状腺癌，手术清扫范围应激进些，本例进行了双侧中央区的清扫。术后随访应包括复查降钙素和癌胚抗原。

手术病例提供者：王　健　刘绍严

观看手术视频请扫二维码

笔记

直肠神经内分泌肿瘤内镜下黏膜下剥离术一例

病历摘要

患者于 2019 年 2 月上旬无明显诱因出现间断便血，表现为粪便表面带血，呈红色，量少。遂于 2019 年 3 月就诊于我院行肠镜检查提示距肛门缘 7~9cm 直肠可见大小约 1.5cm × 1.5cm 的局限性隆起，宽基宽，活动度尚可；超声内镜检查提示病变（距肛门缘约 7 ~ 9cm）横截面积大小约 6.6mm × 7.1mm，低回声占位，主要位于肠壁的黏膜层和黏膜下层，病变处肠壁固有肌层及外膜尚完整；活检病理提示符合神经内分泌肿瘤，G1。进一步完善胸腹盆 CT 平扫 + 增强未见明确肠周肿大淋巴结及远处转移；直肠 MRI 平扫 + 增强提示直肠中段前壁局部黏膜隆起，最厚处约 0.4cm，强化欠均，局部外膜光滑。

既往 2 型糖尿病病史 10 年，药物控制可。

个人史及家族史无特殊。

体格检查

一般情况良好，生命体征平稳，心肺腹（ – ）。

膝胸位直肠指诊：肛周皮肤完整，无破溃、出血，括约肌收缩有力，进指 7cm 6 点钟方向，可触及一大小约 1.0cm × 1.0cm 宽基底结节，活动度尚可，退指指套无染血，余肛管内未触及明显肿物。

笔记

辅助检查

1. 血常规、血生化、凝血功能及病毒指标未见明显异常。

2. 2019 年 3 月电子结肠镜（图 3-331）：距肛门缘 7 ~ 9cm 直肠可见大小约 1.5cm × 1.5cm 的局限性隆起，宽基宽，活动度尚可。

3. 2019 年 3 月超声内镜（图 3-332）：直肠局限性隆起样病变（距肛门缘 7 ~ 9cm），横截面积大小约 6.6mm × 7.1mm，低回声，主要位于肠壁黏膜层和黏膜下层，病变处肠壁固有肌层及外膜尚完整。考虑神经内分泌肿瘤。

4. 活检病理：（直肠 7 ~ 9cm）肠黏膜组织中可见呈巢状增生的小圆细胞团，结合免疫组化结果，符合神经内分泌肿瘤，G1。

免疫组化结果显示 AE1/AE3（2+），Syn（2+），CD56（2+），ChrA（1+），Ki-67（+，1%）。

5. 2019 年 3 月直肠 MRI 平扫 + 增强（图 3-333）：直肠中段前壁局部黏膜隆起，最厚处约 0.4cm，强化欠均，局部外膜光滑。

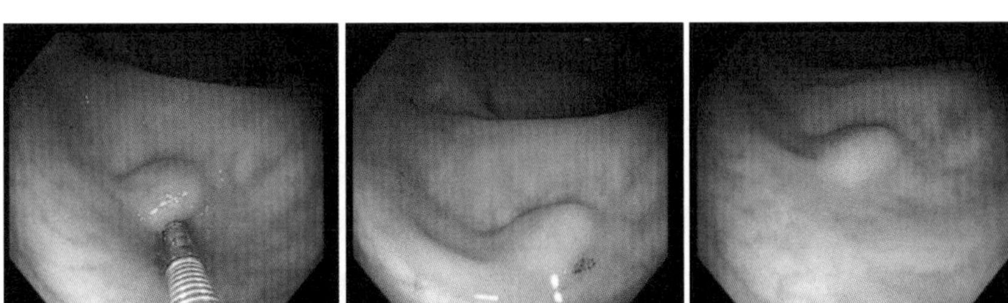

图 3-331　肠镜（距肛门缘 7 ~ 9cm）

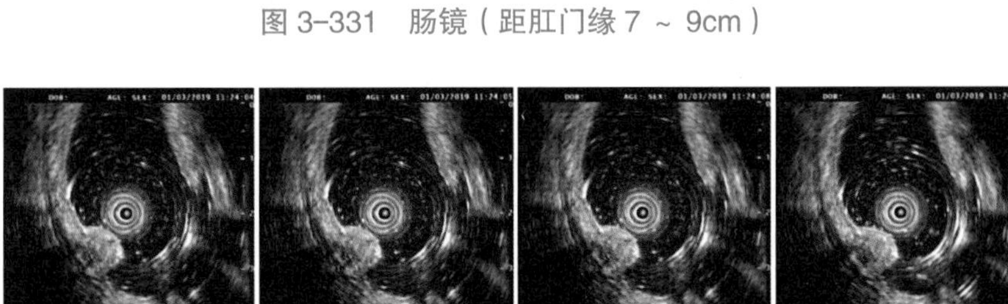

图 3-332　超声内镜

笔记

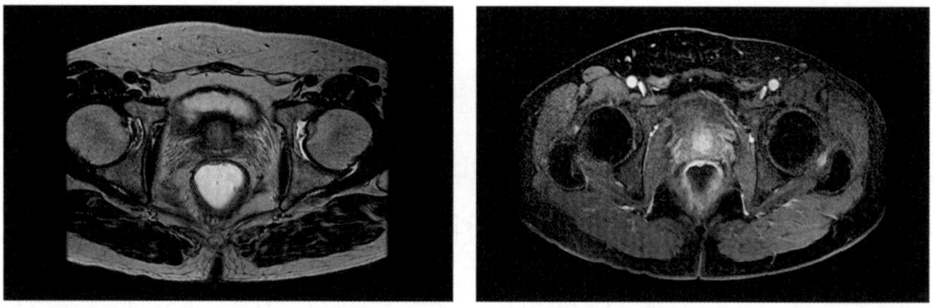

图 3-333　直肠 MRI 平扫 + 增强

诊疗过程

1. 诊断：直肠神经内分泌肿瘤（G1），2 型糖尿病。

2. 手术治疗

患者直肠神经内分泌肿瘤病理诊断明确，病灶小于 2cm，病理分级 G1，超声内镜提示病灶未累及固有肌层，胸腹盆 CT 及直肠 MRI 未见明确肠周淋巴结转移及远处转移。建议内镜下切除。遂于 2019 年 3 月在全麻下行内镜下黏膜下剥离术。手术过程顺利（图 3-334）。

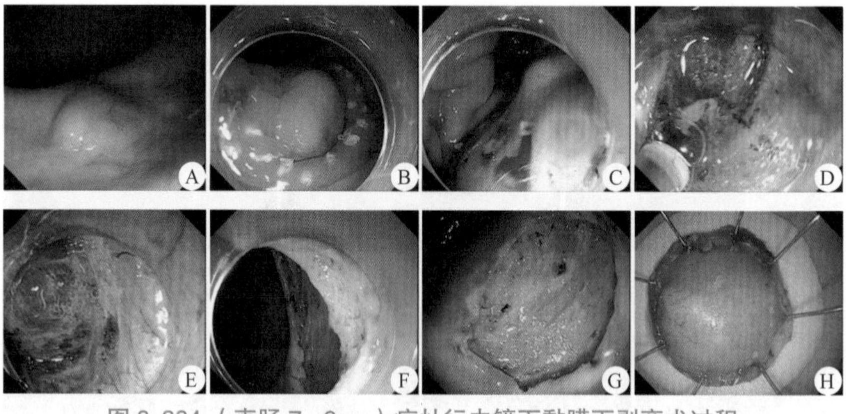

图 3-334（直肠 7～9cm）病灶行内镜下黏膜下剥离术过程

注：A：直肠（7～9cm）；B：内镜下标记；C：黏膜下注射；D、E：剥离；F、G：剥离后创面；H：标本

3. 术后病理

1.（直肠 7~9cm）直肠神经内分泌肿瘤（G1），肿瘤最大径约 0.8cm，

笔记

位于黏膜 - 黏膜下层，核分裂象 0～1 个 /10HPF。肿瘤距基底切缘最近 90μm。侧切缘及基底切缘未见肿瘤。

2. 免疫组化结果显示 AE1/AE3（2+），CK20（－），CDX-2（－），ChrA（1+），CD56（2+），Syn（2+），Ki-67（+，1%）。

3. pTNM 分期：pT1a。

4. 随访

患者术后恢复良好，术后第 3 日出院。术后 3 个月复查肠镜未见明确局部复发（图 3-335）。

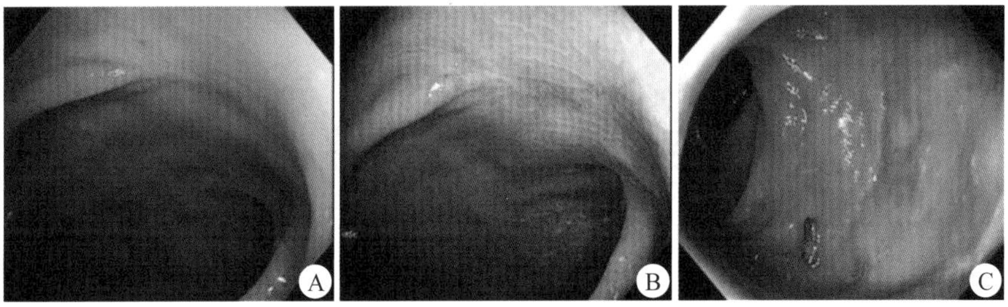

图 3-335　术后 3 个月复查肠镜

注：A、B：直肠（7 ～ 8cm）；C：肛管至直肠

小结

在我院内镜中心行直肠神经内分泌肿瘤内镜下黏膜下剥离术，使用 Olympus 内镜（CF-Q260J）进行。该过程如下：在围绕病变外围约 0.5cm 进行标记，使用高渗盐水与肾上腺素和美兰混合配制注射液，首先注入肿瘤的黏膜下层以保证充分的抬举征，从而降低穿孔和切除边缘受累的风险。并通过 Dual knife（使用 ENDO CUT Q，效果 3，时间间隔 4，最大功率 50W）进行预切开，预切开后将 Dual knife 推进至黏膜下层，注意神经内分泌肿瘤必须充分沿着固有肌层进行分离，以保证基底切缘无病灶残留，沿着固有肌层将肿瘤完全剥离。术后的组织病理学评估非常重要，切除的标本用苏木精和伊红染色，并用显微镜检查组织病理学诊断，肿瘤大小，浸润深度，组织学异型，侧向和垂直边缘受

笔记

累及淋巴血管侵犯均需在术后病理报告中体现。我们将完全切除定义为没有横向和纵向边缘受累的标本。

手术病例提供者：窦利州　王贵齐

观看手术视频请扫二维码

笔记